Ch. Fahlke, W.A. Linke, B. Raßler, R. J. Wiesner

Taschenatlas Physiologie
mit Grundlagen der Pathophysiologie

Ch. Fahlke, W.A. Linke, B. Raßler, R.J. Wiesner

Taschenatlas Physiologie

mit Grundlagen der Pathophysiologie

3. Auflage

Mit 504 Abbildungen und 44 Tabellen

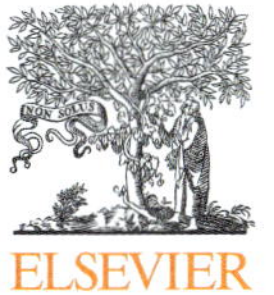

Elsevier GmbH, Bernhard-Wicki-Str. 5, 80636 München, Deutschland
Wir freuen uns über Ihr Feedback und Ihre Anregungen an kundendienst@elsevier.com

ISBN 978-3-437-41927-0
eISBN 978-3-437-09610-5

3. Auflage 2022

Wichtiger Hinweis für den Benutzer
Die medizinischen Wissenschaften unterliegen einem sehr schnellen Wissenszuwachs. Der stetige Wandel von Methoden, Wirkstoffen und Erkenntnissen ist allen an diesem Werk Beteiligten bewusst. Sowohl der Verlag als auch die Autorinnen und Autoren und alle, die an der Entstehung dieses Werkes beteiligt waren, haben große Sorgfalt darauf verwandt, dass die Angaben zu Methoden, Anweisungen, Produkten, Anwendungen oder Konzepten dem aktuellen Wissensstand zum Zeitpunkt der Fertigstellung des Werkes entsprechen.
Der Verlag kann jedoch keine Gewähr für Angaben zu Dosierung und Applikationsformen übernehmen. Es sollte stets eine unabhängige und sorgfältige Überprüfung von Diagnosen und Arzneimitteldosierungen sowie möglicher Kontraindikationen erfolgen. Jede Dosierung oder Applikation liegt in der Verantwortung der Anwenderin oder des Anwenders. Die Elsevier GmbH, die Autorinnen und Autoren und alle, die an der Entstehung des Werkes mitgewirkt haben, können keinerlei Haftung in Bezug auf jegliche Verletzung und/oder Schäden an Personen oder Eigentum, im Rahmen von Produkthaftung, Fahrlässigkeit oder anderweitig übernehmen.

Für die Vollständigkeit und Auswahl der aufgeführten Medikamente übernimmt der Verlag keine Gewähr.
Geschützte Warennamen (Warenzeichen) werden in der Regel besonders kenntlich gemacht (®). Aus dem Fehlen eines solchen Hinweises kann jedoch nicht automatisch geschlossen werden, dass es sich um einen freien Warennamen handelt.

Bibliografische Information der Deutschen Nationalbibliothek
Die Deutsche Nationalbibliothek verzeichnet diese Publikation in der Deutschen Nationalbibliografie; detaillierte bibliografische Daten sind im Internet über https://www.dnb.de abrufbar.

22 23 24 25 26 5 4 3 2 1

In ihren Veröffentlichungen verfolgt die Elsevier GmbH das Ziel, genderneutrale Formulierungen für Personengruppen zu verwenden. Um jedoch den Textfluss nicht zu stören sowie die gestalterische Freiheit nicht einzuschränken, wurden bisweilen Kompromisse eingegangen. Selbstverständlich sind **immer alle Geschlechter** gemeint.

Planung: Susanne Szczepanek, München
Projektmanagement: Annekathrin Sichling, München
Redaktion: Dr. Nikola Schmidt, Berlin
Bildredaktion und Rechteklärung: Andrea Ispan, München
Satz: abavo GmbH, Buchloe/Deutschland; TnQ, Chennai/Indien
Druck und Bindung: Drukarnia Dimograf Sp. z o. o., Bielsko-Biała/Polen
Zeichnungen: Stefan Dangl, München; Henriette Rintelen, Velbert
Umschlaggestaltung: SpieszDesign, Neu-Ulm

Aktuelle Informationen finden Sie im Internet unter **www.elsevier.de**

Widmung

Christoph Fahlke
Für Aysha und Patty

Wolfgang Linke
Meinen Eltern und meiner Familie mit Hannah, Paula und Sophie

Beate Raßler
Meiner Familie

Rudolf Wiesner
Für Veronika, Pia und Johannes

Vorwort zur 3. Auflage

Die Physiologie beschreibt die Funktion von Zellen, Geweben, Organsystemen und Organismen und ist damit die Voraussetzung für das Verständnis der Fehlfunktion von Zellen und Organen in Krankheiten. In den letzten Jahren ist die Verknüpfung von normaler Physiologie und Pathophysiologie immer enger geworden. Beispielsweise kann die Physiologie die Fehlfunktion einzelner Moleküle mit komplexen Krankheitssymptomen in genetischen Erkrankungen verknüpfen und erklären, wie Kompensationsmechanismen Krankheitsverläufe dominieren. Die Bedeutung dieser beiden eng verwandten Disziplinen ist durch die wichtige Rolle neuer Multisystemerkrankungen in den letzten Jahren noch deutlicher geworden. Wir haben dieser Entwicklung durch unseren neuen Titel

„Taschenatlas Physiologie
mit Grundlagen der Pathophysiologie"

Rechnung getragen.

Der Taschenatlas Physiologie ist als kurzes und prägnantes Lehrbuch angelegt, das die ganze Humanphysiologie wiedergibt, und bleibt dies auch in seiner dritten Auflage. Das Buch richtet sich an Studierende der Medizin und Zahnmedizin, der Biologie und verwandter naturwissenschaftlicher Fächer. Das Taschenatlas-Format zeichnet sich durch kurze Texte aus, die durch Bildertafeln ergänzt werden, und vermittelt damit eine übersichtliche thematische Darstellung. Darüber hinaus hat der Taschenatlas in seiner dritten Auflage einen Anhang mit Messgrößen und Maßeinheiten, ihrer Normalwerte, einer Erklärung möglicher grafischer Darstellungen von Messdaten und wichtiger Formeln in der Physiologie erhalten.

Jedes Kapitel beginnt mit einem Klinikfall, an dem die Bedeutung des vorklinischen Faches für klinische Fragestellungen aufgezeigt wird. Ein knapper Absatz „Physiologie im Fokus" schlägt eine Brücke vom Klinikfall zu den wesentlichen physiologischen Grundlagen. In alle Kapitel sind Krankheitsbilder, ihre Pathophysiologie sowie pharmakologische Bezüge eingegliedert. Wir hoffen damit, Physiologie anschaulicher zu machen und die Studierenden auf klinische Inhalte vorzubereiten.

Die Idee zum Buch entstand vor nunmehr sechzehn Jahren in Vorgesprächen mit dem Elsevier-Verlag. Seit 2020 betreuen Frau Susanne Szczepanek und Frau Annekathrin Sichling das Buchprojekt seitens des Verlages und wir möchten uns bei beiden für die konstruktive und erfolgreiche Zusammenarbeit sehr herzlich bedanken.

Frühling 2022 *Christoph Fahlke*
Wolfgang Linke
Beate Raßler
Rudolf Wiesner

Danksagung

Dieses Buch hat sehr von der Auseinandersetzung mit Medizin- und Zahnmedizinstudenten im physiologischen Unterricht profitiert, und wir möchten unseren Studenten an dieser Stelle für ihre Unterstützung herzlich danken, insbesondere Sarah Berthold, Agnes Kalenda, Susanne Mehlhorn und der studentischen Gegenleserin seitens des Verlages, Susanne Schulze. Für wertvolle Hinweise beim kritischen Korrekturlesen der Kapitel danken wir vielen kollegialen Helfern, u. a. Dr. rer. nat. Klaus-Peter Robiné, Dr. rer. nat. Andreas Otto, Prof. Dr. med. Heinz-Gerd Zimmer und Prof. Dr. rer. nat. Franz Thoss. Unser Dank geht auch an die Kollegen, die bei der Erstellung der klinischen Fälle beratend zur Seite standen, PD Dr. Klaus Krampfl, Prof. Dr. Karlheinz Reiners, Prof. Dr. Jörg Raßler, Dr. Cornelia und Nils Wohmann, PD Dr. Alexander Deten, Veronika Bieber, Nadja Abou-Ayash, Dr. Markus Schubert, Dr. Susanna Freude und Dr. Hannah Linke.

Abbildungsnachweis

Der Verweis auf die jeweilige Abbildungsquelle befindet sich bei allen Abbildungen im Werk am Ende des Legendentextes in eckigen Klammern.

E438	Swartz, Mark H.: Textbook of Physical Examination, Elsevier/Saunders, 6th ed., 2009
F623	Zülke C. et al.: Klinik und Genetik der Friedreich-Ataxie. In: Dt. Ärzteblatt, 93 (47), 1996, A3127
F624	Greinacher A. et al.: Heparin-induzierte Thrombozytopenie. In: Dt. Ärzteblatt 100 (34–35), 2003, A2220
F625	Del Rio-Hortega, P.: La microglia y su transformation en celulas an basoncito y cuerpos granulo-adiposos. Trab. Lab. Invest. Biol. Madrid 18 (1920) 37–82
J796	Beat Ernst, Basel
K350	Dr. Benno Bös, Siegen
L106	Henriette Rintelen, Velbert
L107	Michael Budowick
L231	Stefan Dangl, München
M841	Dr. Andreas van de Loo, Universitätsklinik Freiburg
O562	Dr. Andreas Dubitzky, Herbertshausen
S149	Roche Lexikon Medizin, 5. Auflage, Urban & Fischer Verlag, 2003
T689	Prof. Dr. Bernd Hoppe, Universitätsklinik Bonn
T690	Dr. Jörg Raßler, St. Elisabeth Krankenhaus, Leipzig
T691	Prof. Dr. Michael Scheurlen, Universitätsklinikum Würzburg
T692	Prof. Dr. Walter Hasibeder, Krankenhaus St. Vinzenz, Zams, Österreich
T693	Prof. Dr. Jochen Peters, Klinikum Dritter Orden, München
T694	PD Dr. Markus Hoopmann, Universitäts-Frauenklinik Tübingen
X333	Wikimedia Commons / Electron Microscopy Facility at The National Cancer Institute at Frederick (NCI-Frederick), USA

Abbildungsnachweis sortiert nach Abbildungsnummern

Abb. 1.A-a	Dr. Benno Bös, Siegen [K350]
Abb. 1.A-b	Dr. Andreas Dubitzky, Herbertshausen [O562]
Abb. 1.A-c	Beat Ernst, Basel [J796]
Abb. 2.17b	Del Rio-Hortega, P.: La microglia y su transformation en celulas an basoncito y cuerpos granulo-adiposos. Trab. Lab. Invest. Biol. Madrid 18 (1920) 37–82 [F625]
Abb. 3.6; 3.58	Michael Budowick/Stefan Dangl [L107/L231]
Abb. 5.A	Zülke C. et al.: Klinik und Genetik der Friedreich-Ataxie. In: Dt. Ärzteblatt, 93 (47), 1996, A3127 [F623]
Abb. 8.A	Greinacher A. et al.: Heparin-induzierte Thrombozytopenie. In: Dt. Ärzteblatt 100 (34–35), 2003, A2220 [F624]
Abb. 8.1b	Wikimedia Commons / Electron Microscopy Facility at The National Cancer Institute at Frederick (NCI-Frederick), USA [X333]
Abb. 9.C	Dr. Andreas van de Loo, Universitätsklinik Freiburg [M841]
Abb. 11.A-a	Prof. Dr. Bernd Hoppe, Universitätsklinik Bonn [T689]
Abb. 12.A-a	Dr. Jörg Raßler, St. Elisabeth Krankenhaus, Leipzig [T690]
Abb. 13.A	Swartz, Mark H.: Textbook of Physical Examination, Elsevier/Saunders, 6th ed., 2009 [E438]
Abb. 13.B-a	Prof. Dr. Michael Scheurlen, Universitätsklinikum Würzburg [T691]
Abb. 14.A-a	Prof. Dr. Walter Hasibeder, Krankenhaus St. Vinzenz, Zams, Österreich [T692]
Abb. 16.A	Prof. Dr. Jochen Peters, Klinikum Dritter Orden, München [T693]
Abb. 17.A-a, b	Roche Lexikon Medizin, 5. Auflage, Urban & Fischer Verlag, 2003 [S149]
Abb. 18.A-a, b	PD Dr. Markus Hoopmann, Universitäts-Frauenklinik Tübingen [T694]

Folgende Grafiken wurden erstellt von:
Stefan Dangl, München [L231]: Abb. 2.A, B, 2.1–2.10, 2.12–2.14, 2.16, 2.18–2.34, 3.A, 3.1–3.5, 3.7–3.14, 3.21–3.23, 3.54–3.57, 3.59–3.61, 6.A, 6.B, 6.C, 6.1–6.17, 9.A, 9.B, 9.1–9.60, 10.A, 10.3–10.4, 10.9, 10.11–10.12, 10.16–10.17, 10.24–10.26, 10.29–10.30, 10.35–10.36, 10.38–10.41, 10.47, 11.3, 11.10, 12.A-b, 12.1–12.14, 15.A, 15.1–15.18, 16.1–16.20, 17.B, 17.C, 17.1–17.27
Henriette Rintelen, Velbert [L106]: Abb. 1.B, 1.1–1.24, 2.11, 2.15, 2.17a, 3.15–3.20, 3.24–3.53, 4.A, 4.1–4.19, 5.B, 5.1–5.17, 7.A, 7.1–7.11, 8.B, 8.1a, 8.2–8.13, 10.B, 10.1–10.2, 10.5–10.8, 10.10, 10.13–10.15, 10.18–10.23, 10.27–10.28, 10.31–10.34, 10.37, 10.42–10.46, 10.48–10.49, 11.A-b, 11.B, 11.1–11.2, 11.4–11.9, 11.11–11.33, 13.B–b, 13.1–13.8, 14.A-b, 14.1–14.26, 18.A-b, 18.1–18.17

Autorenverzeichnis

Prof. Dr. Christoph Fahlke
Institut für Biologische Informationsprozesse,
Molekular- und Zellphysiologie
Forschungszentrum Jülich
Leo-Brandt-Straße
52428 Jülich

Prof. Dr. Wolfgang A. Linke
Institut für Physiologie II
Universitätsklinikum Münster
Robert-Koch-Str. 27B
48149 Münster

Prof. Dr. Beate Raßler
Universität Leipzig
Carl-Ludwig-Institut für Physiologie
Liebigstr. 27
04103 Leipzig

Prof. Dr. Rudolf J. Wiesner
Universität zu Köln
Institut für Vegetative Physiologie
Robert-Koch-Str. 39
50931 Köln

Abkürzungsverzeichnis

2,3-BPG	2,3-Bisphosphoglycerat
ABP	Androgen-bindendes Protein
AC	Adenylatcyclase
ACE	angiotensin converting enzyme
ACh	Acetylcholin
ACTH	adrenocorticotropes Hormon (Corticotropin)
ADH	antidiuretisches Hormon (Adiuretin, Vasopressin)
ADP	Adenosindiphosphat
Adr	Adrenalin
AEP	akustisch evozierte Potenziale
AGRP	Agouti-related peptide
AGS	adrenogenitales Syndrom
AMI	akuter Myokardinfarkt
AMP	Adenosinmonophosphat
ANF	atrialer natriuretischer Faktor (= ANP)
ANP	atrial natriuretic peptide (Atriopeptin)
ANV	akutes Nierenversagen
AP	Aktionspotenzial
Arg	Arginin
ARL	Atmungsruhelage
AS	Aminosäuren
Asp	Asparaginsäure
AT	Angiotensin
ATP	Adenosintriphosphat
ATPS	ambient temperature, pressure, saturated (aktuelle Umgebungsbedingungen)
AV	atrioventrikulär
$avDO_2$	arteriovenöse O_2-Konzentrationsdifferenz
BB	Pufferbasenkonzentration
BE	Basenüberschuss (base excess)
BMI	Body-Mass-Index
BNP	brain-derived natriuretic peptide
BTPS	body temperature, pressure, saturated (Körperbedingungen)
C	Compliance
C	Kapazität
CA	Carboanhydrase
Ca	Kalzium
cal	Kalorie
CaM	Calmodulin
CaMK	Calmodulin-abhängige Kinase
cAMP	zyklisches Adenosinmonophosphat
CART	Kokain-und-Amphetamin-reguliertes Transkript
CBV	zerebrales Blutvolumen
CCK	Cholezystokinin
CFTR	cystic fibrosis transmembrane regulator
CFU	colony forming unit
cGMP	zyklisches Guanosinmonophosphat
CIP	critical illness polyneuropathy
CK	Creatinkinase
CK-MB	Herzmuskel-spezifische Creatinkinase
Cl	Chlor
CO_2	Kohlendioxid
COPD	chronisch obstruktive Lungenerkrankung (chronic obstructive pulmonary disease)
COX	Cyclooxygenase
CPR	kardiopulmonale Reanimation
CREB	cAMP response element-binding protein
CRH	corticotropin releasing hormone
CRP	C-reaktives Protein
CSF	colony stimulating factor
CT	Computertomografie
Cys	Cystein
d	Tag
Da	Dalton
DAG	Diacylglycerol
DHEA	Dihydroepiandrosteron
DHPR	Dihydropyridinrezeptor
DM	Diabetes mellitus
DNA	Desoxyribonukleinsäure
E	Elastance
EBLS	Erregungsbildungs- und -leitungssystem
ECL	enterochromaffine Zellen
EDTA	Ethylendiamintetraessigsäure
EEG	Elektroenzephalogramm
EF	Ejektionsfraktion
EKG	Elektrokardiogramm
EMG	Elektromyogramm
ENS	enterisches Nervensystem
EPO	Erythropoetin
EPSP	erregendes postsynaptisches Potenzial
ER	endoplasmatisches Retikulum
ERV	exspiratorisches Reservevolumen
ES	Extrasystole
ET	Endothelin
EZF	extrazelluläre Flüssigkeit
EZR	Extrazellularraum
FDP	fibrin degradation products, Fibrinspaltprodukte
Fe	Eisen
FEV_1	forciertes exspiratorisches Volumen, Sekundenkapazität
FFM	fettfreie Körpermasse
FFS	freie Fettsäuren
FHC	familiäre hypertrophe Kardiomyopathie
f_R	Atmungsfrequenz
FRC	funktionelle Residualkapazität
FS	Fettsäure

FSH	Follikel-stimulierendes Hormon (Follitropin)
GABA	γ-Aminobuttersäure
GC	Glucocorticoid
GC	Guanylatcyclase
GDP	Guanosindiphosphat
GFR	glomeruläre Filtrationsrate
Ggl.	Ganglion
GH	growth hormone (Wachstumshormon, Somatotropin)
GHIH	somatotropin-inhibiting hormone (Somatostatin)
GHRH	somatotropin-releasing hormone (Somatoliberin)
G_i	G-Protein, inhibitorisch
GIP	gastric inhibitory peptid
GI-Trakt	Gastrointestinaltrakt
Gl.	Glandula
Glc	Glucose
GLP	Glucagon-like peptide
Glu	Glutamin
Gly	Glycin
Gn	Gonadotropin
GnRH	Gonadotropin releasing hormone (Gonadoliberin)
GOT	Glutamat-Oxalacetat-Transaminase
GP	Glykoprotein
GRP	gastrin-releasing peptide
G_S	G-Protein, stimulatorisch
GTP	Guanosintriphosphat
h	Stunde
H	Wasserstoff
H^+	Proton
H_2CO_3	Kohlensäure
H_2O	Wasser
Hb	Hämoglobin
HBDH	α-Hydroxy-Butyrat-Dehydrogenase
HC	Haptocorrin
HCG	humanes Choriongonadotropin
HCN-Kanäle	hyperpolarization-activated cyclic nucleotide-gated cation channels
HCO_3^-	Bicarbonat
HCS	Chorionsomatomammotropin
HDL	high density lipoproteins
HF	Herzfrequenz
HHL	Hypophysenhinterlappen
HIF	Hypoxie-induzierbarer Faktor
HIPA	heparin-induced platelet activation
HIT	Heparin-induzierte Thrombozytopenie
Hkt	Hämatokrit
HLA	humanes Leukozyten-Antigen
HLM	Herz-Lungen-Maschine
HMV	Herzminutenvolumen
HO-Pro	Hydroxy-Prolin
HPL	humanes plazentares Laktogen
HPO_4^{2-}	Phosphat
HPT	Hyperparathyreoidismus
HRE	hormonresponsive Elemente
HSP	Hitzeschockprotein
HVL	Hypophysenvorderlappen
HZV	Herzzeitvolumen
I	Stromstärke
i. v.	intravenös
IC	inspiratorische Kapazität
ICSH	interstitial cell stimulating hormone
IE	Internationale Einheiten
IF	intrinsic factor
Ig	Immunglobulin
IGF	insulin-like growth factor (Somatomedin)
IH	release-inhibiting hormone
Ile	Isoleucin
INR	international normalized ratio
IP_3	Inositol-1,4,5-trisphosphat
IP_3-R	IP_3-sensitiver Rezeptor
IRV	inspiratorisches Reservevolumen
ITGV	intrathorakales Gasvolumen
IZR	Intrazellularraum
J	Joule
JGA	juxtaglomerulärer Apparat
K	Kalium
K	Kelvin
kDa	Kilodalton
kg	Kilogramm
KG	Körpergewicht
KH	Kohlenhydrat
KP	Kreatinphosphat
kPa	Kilopascal
KV	Kollapsvolumen
L	Liter
LDH	Laktatdehydrogenase
LDL	low densitiy lipoproteins
LEMS	Lambert-Eaton-Myasthenie-Syndrom
Leu	Leucin
LH	luteinisierendes Hormon (Lutropin)
LT	Leukotrien
LTP	Langzeitpotenzierung
LVEDD	linksventrikulärer enddiastolischer Durchmesser
LVEF	linksventrikuläre Ejektionsfraktion
LVESD	linksventrikulärer endsystolischer Durchmesser
Lys	Lysin
M.	Musculus
Mb	Myoglobin
MC	Mineralocorticoide
MEF	mittlerer exspiratorischer Fluss
Met	Methionin
Mg	Magnesium
min	Minute
mL	Milliliter
MLCK	Myosin-leichte-Ketten-Kinase
MLCP	Myosin-leichte-Ketten-Phosphatase
MMC	migrating motor complex
MRT	Magnetresonanztomografie, Kernspintomografie

ms	Millisekunde
MSH	Melanozyten-stimulierendes Hormon, Melanotropin
MV	Minimalvolumen
MVV	Atemgrenzwert, maximale Willkürventilation (maximal voluntary ventilation)
MW	Molekulargewicht
N	Newton
N	Stickstoff
N.	Nervus
Na	Natrium
NA	Noradrenalin
NADH	reduziertes Nicotin-Adenin-Dinukleotid
NADPH	reduziertes Nicotin-Adenin-Dinokleotid-Phosphat
NBP	Nicht-Bicarbonat-Puffer
Ncl.	Nucleus
NH_4^+	Ammonium
Nm	Newtonmeter
NNM	Nebennierenmark
NNR	Nebennierenrinde
NO	Stickstoffmonoxid
NOS	NO-Synthase
NPY	Neuropeptid Y
O	Sauerstoff
OCT	organic cation transporter
OSA	obstruktive Schlafapnoe
OVLT	Organum vasculosum laminae terminalis
p	Druck
P	Phosphat
p.m.	post menstruationem
PAH	Para-Aminohippurat
PAI-1	Plasminogenaktivator-Inhibitor Typ 1
PAL-Wert	physical activity level
pCO_2	Kohlendioxidpartialdruck
PEF	exspiratorischer Spitzenfluss (peak expiratory flow)
PEPCK	Phosphoenolpyruvat-Carboxykinase
PET	Positronenemissionstomografie
PG	Prostaglandin
Phe	Phenylalanin
PIF	prolactin-inhibiting factor
PIP_2	Phosphatidylinositol-4,5-bisphosphat
PKA	Proteinkinase-A
PKC	Proteinkinase-C
PKG	Proteinkinase G
PLB	Phospholamban
PLC	Phospholipase C
pO_2	Sauerstoffpartialdruck
POMC	Proopiomelanocortin
PRL	Prolactin
Pro	Prolin
PS	Parasympathikus
PTH	Parathormon
PTT	partielle Thromboplastinzeit
PVR	pulmonal-vaskulärer Widerstand

r	Radius
R	Widerstand
RAAS	Renin-Angiotensin-Aldosteron-System
RBF	renaler Blutfluss
REE	resting energy expenditure, Ruheenergieverbrauch
REM	rapid eye movements
RH	releasing hormone
Rh-Faktor	Rhesusfaktor
RMP	Ruhemembranpotenzial
RPF	renaler Plasmafluss
rT_3	reverses Trijodthyronin
RV	Residualvolumen
RyR	Ryanodinrezeptor
S	Schwefel
s	Sekunde
s.c.	subkutan
SAS	Schlafapnoe-Sydnrom
SERCA	sarco-endoplasmic reticulum Ca^{2+}-ATPase
SR	sarkoplasmatisches Retikulum
β-Ala	β-Alanin
SSW	Schwangerschaftswoche
STH	Somatotropin
STPD	standard temperature, pressure, dry (Standardbedingungen)
SV	Schlagvolumen
SY	Sympathikus
T_3	Trijodthyronin
T_4	Thyroxin (Tetrajodthyronin)
TBG	Thyroxin-bindendes Globulin
TF	tissue factor, Thromboplastin
TG	Thyreoglobulin
TGF	tubuloglomeruläres Feedback
TGF-β	transforming growth factor β
Thr	Threonin
TLC	totale Lungenkapazität
TnC	Troponin C
TNF-α	Tumornekrosefaktor-α
TnI	Troponin I
TnT	Troponin T
tPA	tissue plasminogen activator
TPR	totaler peripherer Widerstand
TRH	thyreotropin-releasing hormone
Trp	Tryptophan
TSH	Thyreoidea-stimulierendes Hormon (Thyreotropin)
TX	Thromboxan
U	Spannung
Val	Valin
VC	Vitalkapazität
VEP	visuell evozierte Potenziale
VIP	vasoaktives intestinales Peptid
Vit.	Vitamin
VLDL	very low density lipoproteins
VNS	vegetatives Nervensystem
V	Volumen
$\dot{V}$	Volumen pro Zeiteinheit, Volumenfluss

V_T	Atemzugvolumen (tidal)
vWF	Von-Willebrand-Faktor
W	Watt
Ws	Wattsekunde
ZNS	zentrales Nervensystem
ZVD	zentralvenöser Druck
π	kolloidosmotischer Druck

Fehler gefunden?

https://else4.de/978-3-437-41927-0

An unsere Inhalte haben wir sehr hohe Ansprüche. Trotz aller Sorgfalt kann es jedoch passieren, dass sich ein Fehler einschleicht oder fachlich-inhaltliche Aktualisierungen notwendig geworden sind.

Sobald ein relevanter Fehler entdeckt wird, stellen wir eine Korrektur zur Verfügung. Mit diesem QR-Code gelingt der schnelle Zugriff.

Wir sind dankbar für jeden Hinweis, der uns hilft, dieses Werk zu verbessern. Bitte richten Sie Ihre Anregungen, Lob und Kritik an folgende E-Mail-Adresse: kundendienst@elsevier.com

Inhaltsverzeichnis

1 Physiologie der Zelle

Kasuistik

Ein 69-jähriger Ukrainer wird wegen heftigen Erbrechens und Durchfall sowie Engegefühl im Brustraum stationär aufgenommen. Da der Patient und seine Frau kaum deutsch sprechen, kann die Anamnese erst nach zwei Stunden mithilfe eines Dolmetschers erhoben werden: Acht Stunden vor der Aufnahme hat der Mann ein Glas Kräuterlikör getrunken, den seine Frau aus selbst gesammelten Krokusblüten hergestellt hat. Zwei Stunden später setzten Übelkeit und Erbrechen, kurz darauf auch wässrige Diarrhöen ein.

Patientendaten

- Allgemeine Daten: Alter: 69 Jahre, Größe: 1,75 m, Gewicht: 71 kg
- Status bei stationärer Aufnahme: dehydrierter Patient in schlechtem Allgemeinzustand; ausgeprägte Schläfrigkeit (Somnolenz), Herzfrequenz 100/min, Blutdruck: 140/80 mmHg
- körperliche Untersuchung: Leberrand vier Querfinger unter dem rechten Rippenbogen tastbar, sonst unauffällig
- EKG: Sinustachykardie mit 102/min bei verlangsamter Reizweiterleitung (QT-Zeit auf 400 ms verlängert)
- Röntgen-Thorax: diffuse schmetterlingsförmige Verschattung beider Lungen, Unschärfen im Bereich der Gefäßaustrittsstellen (Hili). Im Vergleich zu einer Voruntersuchung vor zwei Jahren unveränderte Herzgröße
- Labor bei Aufnahme: Hyperkaliämie (5,9 mmol/L), Kreatininerhöhung (1,42 mg/dL), Hyperosmolalität des Serums (337 mosmol/kg H_2O), Hämatokrit auf 0,61 erhöht (Austrocknung), erhöhte Kreatinkinase (937 U/L), erniedrigter Quick-Wert (Gerinnungsstörung).

Nach 6 Stunden haben sich eine Lakt(at)azidose (pH 7,11; BE –15,1 mmol/L, Laktat 13,7 mg/dL, → Kap. 12) und eine Hypokalziämie (1,88 mmol/L) ausgebildet. Die Kreatinkinase (CK) ist weiter gestiegen (1.142 U/L); auch das Myoglobin ist erhöht (823 µg/L). Als Ausdruck eines akuten Nierenversagens ist der Kreatininwert bis auf 2,01 mg/dL angestiegen; die Gerinnungsstörung ist progredient (Quick-Wert ↓).

Da der klinische Verlauf und der Hinweis auf den „Kräuterlikör" auf eine Vergiftung deuten, wird eine toxikologische Analyse durchgeführt. Sie weist – 20 h nach Aufnahme des Patienten – Colchicin im Serum (26 µg/L) sowie im Urin des Patienten und im „Kräuterlikör" nach.

Diagnose

Colchicin-Vergiftung.

Weiterer Verlauf

Es entwickelten sich eine fortschreitende Rhabdomyolyse (Zerstörung der quergestreiften Muskulatur → Myoglobin und Kreatinkinase ↑) und ein akutes Nierenversagen. Eine zunehmende Linksherzinsuffizienz mit Lungenstauung und ein beginnendes Lungenödem kommen als weitere schwerwiegende, potenziell tödliche Komplikationen hinzu.

Colchicin-Vergiftung

Pharmakologie

Colchicin ist das Gift der Herbstzeitlose (Colchicum autumnale), deren Blütenblätter einem Krokus ähneln. Verwechslungen sind auch mit Bärlauch-Blättern möglich (→ Abb. 1.A).

Alle Teile der Herbstzeitlose enthalten Colchicin, in den Blütenblättern ist es am höchsten konzentriert (0,7–1,4 %). 2–4 g Blütenblätter enthalten die für einen 70 kg schweren Erwachsenen potenziell tödliche Dosis von 0,4 mg/kg Körpergewicht. Das Gift wird oral rasch resorbiert. Die Eliminationshalbwertszeit beträgt zwischen 16 und 34 Stunden.

Colchicin unterliegt dem enterohepatischen Kreislauf, d.h., das Gift zirkuliert zwischen Darm, Leber und Gallenblase (→ Abb. 1.B). Die Ausscheidung solcher Gifte lässt sich durch Aktivkohle beschleunigen. Die Kohle bindet das Gift; dadurch wird es aus der Zirkulation zwischen Darm und Leber entfernt und mit der Kohle ausgeschieden.

Colchicin hemmt die Polymerisation von Tubulin zu Mikrotubulin (→ Kap. 1.5). Die Hemmung führt zu einer gestörten Proteinzusammensetzung im Golgi-Apparat, reduzierter Zellmotilität, Endozytoseverminderung und zum Stopp der Mitose in der Metaphase (Spindelgift).

Die Colchicin-Vergiftung verläuft mehrphasig: Nach der Intoxikation entwickeln sich Symptome einer akuten Gastroenteritis, die 2–24 h anhalten. Nach 24–48 h kommt es zum **Multiorganversagen,** wovon v. a. Leber, Nieren, Herz und Lunge betroffen sind. Werden rechtzeitig adäquate Gegenmaßnahmen ergriffen, schließt sich eine Erholungsphase an, die meist 5–8 Tage andauert.

Colchicum autumnale (Herbstzeitlose) links, Allium ursinum (Bärlauch) rechts.

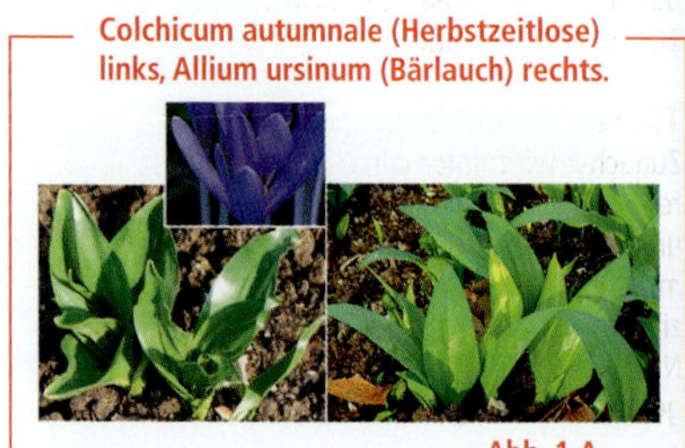

Abb. 1.A

Enterohepatischer Kreislauf (Pfeile).

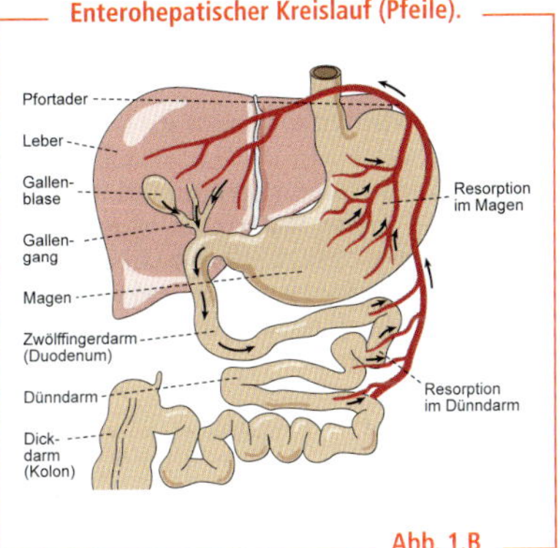

Abb. 1.B

Nach anfänglicher Zunahme der Leukozyten im **Blut** (periphere Leukozytose) kommt es rasch zur Reduzierung aller drei Blutzelltypen (Leukozyten, Erythrozyten und Thrombozyten; = Panzytopenie). Blutungen können Folge des Thrombozytenmangels sein oder im Rahmen eines akuten Leberversagens auftreten. Symptome wie Verwirrtheit, Somnolenz bis Koma oder Krampfanfälle deuten auf eine **zentralnervöse Beteiligung** hin; auch ein Hirnödem ist möglich. Die **kardiale Toxizität** von Colchicin äußert sich insbesondere in Herzrhythmusstörungen (S-T-Strecken- und T-Wellen-Veränderungen, AV-Block oder kardiale Arreste), Ventrikeldilatation sowie negativ inotropen Effekten (→ Kap. 9). Als Folge besonders schwerer Vergiftungen entwickelt sich eine Herzinsuffizienz mit Lungenödem und/oder Pleuraerguss. Kardiale Komplikationen sind für zwei Drittel aller Todesfälle durch Colchicin verantwortlich.

Colchicin als Therapeutikum

Colchicin wird zur Behandlung der Gicht (Anhäufung von Harnsäure im Körper) eingesetzt, weil es die Fresszellen (Makrophagen) auf der Jagd nach Harnsäurekristallen lahmlegt. Durch diese Hemmung der Phagozytose werden Entzündungen im Gewebe vermieden. Therapeutische Colchicin-Serumspiegel liegen bei etwa 0,5–5 µg/L (0,5–2 h nach 1 mg Colchicin oral), d. h. deutlich unter dem hier beschriebenen potenziell tödlichen Colchicin-Spiegel von 26 µg/L 20 h nach Ingestion!

Therapie und Ausblick

Zunächst wird unter der Verdachtsdiagnose „schwere akute Gastroenteritis mit Dehydratation" sofort unter intensivmedizinischer Überwachung eine Volumensubstitution eingeleitet, um das Flüssigkeitsdefizit des Körpers auszugleichen.

Nach Feststellung der Colchicin-Vergiftung wird umgehend eine Magenspülung zur Giftentfernung vorgenommen (solange seit der Intoxikation noch nicht zu viel Zeit vergangen ist), außerdem erhält der Patient stündlich 10 g Aktivkohle, um die Elimination des aufgenommenen Colchicins zu beschleunigen. Etwa 8 h nach Aufnahme muss der Patient wegen beginnender Linksherzinsuffizienz mit Lungenstauung intubiert und beatmet werden. Zur catecholaminergen Unterstützung von Herz und Kreislauf erhält er Adrenalin. Wegen des akuten Nierenversagens wird der Patient vorübergehend einer Hämodialyse (→ Kap. 1.2) unterzogen.

Unter dieser Therapie stabilisiert sich der Zustand des Patienten langsam; nach zwei Tagen kann die künstliche Beatmung beendet werden. Der Patient erholt sich in der Folgezeit und kann zehn Tage nach der Aufnahme nach Hause entlassen werden. Mithilfe des Dolmetschers werden er und seine Frau über die potenziellen Gefahren der in Deutschland wachsenden Giftpflanzen informiert.

Letale Colchicin-Vergiftungen sind heute selten. Wegen der hohen Toxizität dieses Gifts ist eine frühzeitige Diagnose lebensrettend.

Physiologie im Fokus

- zelluläre Transportvorgänge: passiv durch (erleichterte) Diffusion, aktiv durch primäre, sekundäre oder tertiäre Carrier-Mechanismen
- Zelldynamik: Migration durch Polymerisation/Depolymerisation von Aktin und Bewegung von Motorproteinen entlang von Mikrotubuli oder Aktin
- Zellorganisation: Funktion von Zellorganellen, Zytosol und dynamischem Zytoskelett
- Transport in Zellen: Stoffaufnahme durch Endo-, Phago- und Pinozytose, Stoffausscheidung durch Exozytose und Sekretion, im Zusammenspiel mit Vesikeltransport
- Zell-Zell-Kontakte und Transport über Zellverbände in Epithelien, Endothel und Glia
- Steuerung der Zellvorgänge durch Botenstoffe über Membranrezeptoren, die die cAMP-, die IP_3- oder die NO/cGMP-Signalkaskade in Gang setzen
- Zelltod durch Apoptose: physiologischer, gesteuerter Prozess
- Zelltod durch Nekrose: pathologischer Untergang durch Schädigung von außen

1.1 Stoffmenge und Konzentration

Stoffmenge

Die Stoffmenge einer Substanz wird in **mol** angegeben. Dabei gilt die **Avogadro-Konstante:**

$$1\,\text{mol} = 6{,}022 \cdot 10^{23}\,\text{Teilchen}$$

Berücksichtigt man bei den Angaben der Stoffmenge die **Wertigkeit** (z_i) der Substanz, verwendet man die Angabe in **val:**

$$1\,\text{val} = 1\,\text{mol} \cdot z_i$$

Beispiel: 1 val Mg^{2+} entspricht 0,5 mol Mg^{2+}.

Molekulare Masse

Die Größe von Molekülen wird als molekulare Masse mit der Einheit **Kilodalton (kDa)** in absoluten Werten angegeben oder als Verhältnis der molekularen Masse zur atomaren Masseneinheit relativ ausgedrückt (= relative Molekülmasse M_r). Beispiel: $M_r\,[H_2O] = 18 = 2 \cdot 1\,[H] + 1 \cdot 16\,[O]$.

Konzentration

Die biologischen Wirkungen einer gelösten Substanz werden durch die Konzentration bzw. Aktivität der Substanz bestimmt. Die Konzentration kann auf verschiedene Weise ausgedrückt werden (→ Tab. 1.1).

- Die **Massenkonzentration** gibt die Masse eines Stoffs pro Volumeneinheit an. So beträgt die Massenkonzentration von Hämoglobin im Blut bei Frauen 120–130 g/L (12–13 g/dL).
- Die **Stoffmengenkonzentration** (molare Konzentration) gibt die Stoffmenge pro Volumen an (Einheit: mol/L). So beträgt die Molarität einer physiologischen (0,9-prozentigen) Kochsalzlösung (NaCl) 154 mmol/L H_2O (→ Tab. 1.2).
- Die osmotisch wirksame Stoffmenge (= Konzentration) pro Liter Lösung (Einheit: osmol/L) bezeichnet man als **Osmolarität.**
- Die **molale Konzentration** gibt die Stoffmenge pro Masse Lösungsmittel an (Einheit: mol/kg).
- Die osmotisch wirksame Stoffmenge pro Kilogramm Lösungsmittel (Einheit: osmol/kg) bezeichnet man als **Osmolalität.**

Die molale Konzentration ist – anders als die volumenbezogene molare Konzentration – von Temperatur- und daraus resultierenden Volumenschwankungen unabhängig. Daher gibt man Konzentrationen osmotisch wirksamer Substanzen bevorzugt in molalen Einheiten an (z. B. Osmolalität von Blutserum: 290 mosmol/kg H_2O).

Aktivität und Ionenstärke

Für die biologische Wirkung eines Ions ist maßgebend, welcher Anteil des gelösten Ions frei verfügbar ist und eine Reaktion eingehen kann.

Diesen Anteil bezeichnet man als **Aktivität** (A) mit

$$A = f_i \cdot c_i$$

wobei f_i der **Aktivitätskoeffizient** und c_i die **molare Ionenkonzentration** ist. Der Aktivitätskoeffizient ist eine Funktion der **Ionenstärke** (μ) und bezeichnet den Anteil an gelöster Substanz, der für eine Reaktion zur Verfügung steht. Die **Ionenstärke** errechnet sich aus den Ionenkonzentrationen und deren jeweiligen Wertigkeiten. Für eine Lösung mit n verschiedenen Ionen gilt daher:

$$\mu = 0{,}5 \cdot \sum_{i=1}^{i=n} (z_i^2 \cdot c_i)$$

In 300 mmol/L NaCl-Lösung ist die Ionenstärke 0,3 mol/L; dagegen ist sie, weil Mg zweiwertig ist, in 300 mmol/L $MgCl_2$-Lösung 0,9 mol/L.

pH-Wert

Die Konzentration von Wasserstoff-Ionen (H^+) drückt man als negativen dekadischen Logarithmus der H^+-Ionen-Konzentration (in mol/L) aus:

$$pH = -\log[H^+]$$

Ein pH von 7,0 entspricht also einer H^+-Konzentration von 10^{-7} mol/L.

Partialdruck

Der Partialdruck eines Gases ist der Druck, den dieses Gas in einem Gasgemisch ausübt. Besteht z. B. ein Druck von 100 kPa und besteht ein Gasgemisch zu 20 % aus O_2, dann übt O_2 einen Partialdruck von 20 kPa aus. Die **Fraktion** eines Gases ist der Anteil, den dieses Gas im Gasgemisch einnimmt, im genannten Beispiel also 0,2.

Löslichkeitskoeffizient

Das **Volumen** eines Gases (V), das sich physikalisch im Plasma löst, ist vom **Partialdruck** (p) und vom **Bunsen-Löslichkeitskoeffizienten** (α) des Gases (sowie von der Temperatur) abhängig:

$$V\,[mL/L] = \alpha \cdot p\,[kPa] / 101{,}3 \cdot 1.000 \text{ bzw.}$$
$$V\,[mL/L] = a \cdot p\,[mmHg] / 760 \cdot 1.000$$

Die Kennzahl α entspricht der Menge eines Gases (in mL), die sich in 1 mL Flüssigkeit bei einem Druck von 101,3 kPa (bzw. 760 mmHg) löst; α nimmt mit zunehmender Temperatur ab, d. h., bei Erwärmung entweicht verstärkt Gas aus einer Flüssigkeit.
Für Blut bei einer Temperatur von 37 °C gilt:

$$\alpha(O_2) = 0{,}024 \text{ sowie } \alpha(CO_2) = 0{,}49$$

O_2 ist im Blut also relativ schlecht löslich. Die Menge des im Blut physikalisch löslichen O_2 entspricht nur rund 1,5 % des arteriellen O_2 (→ Kap. 10.11).

Tab. 1.1: Konzentrationsparameter

Begriff	Definition	Einheit
Massenkonzentration	Masse/Volumen	g/L; kg/m^3
Stoffmengenkonzentration (Molarität bzw. molare Konzentration)	Stoffmenge/Volumen	mol/L
Molale Konzentration (Molalität)	Stoffmenge/Masse	mol/kg
Fraktion	z. B. Volumen/Volumen oder Masse/Masse	einheitslos
Osmolarität	Osmol/Volumen	osmol/L
Osmolalität	Osmol/Masse	osmol/kg
Osmol: Summe der Konzentration an osmotisch aktiven Substanzen		

Tab. 1.2: Lösungshilfen zur Berechnung von Molaritäten und Stoffmengen

Stoffmenge, Masse und molare Masse	$n = \frac{m}{M}$
Stoffmengenkonzentration, Stoffmenge und Volumen	$c_n = \frac{n}{V}$
Massenkonzentration, Masse und Volumen	$c_m = \frac{m}{V}$

n = Stoffmenge (Molzahl) [mol]
m = Masse [g]
M = molare Masse, Molmasse, Molekulargewicht [g/mol]
c_n = Stoffmengenkonzentration (molare Konzentration) [mol/L]
V = Volumen [L]
c_m = Massenkonzentration [g/L]

Beispielrechnung: Wie viel Natriumchlorid (NaCl; M = 58,44 g/mol) muss zur Herstellung von 2 L physiologischer Kochsalzlösung (c_n=154 mmol/L) eingewogen werden?

$c_n = \frac{n}{V}$, also gilt

$n = c_n \cdot V$

$n = 0{,}154 \text{ mol/L} \cdot 2 \text{ L} = 0{,}308 \text{ mol}$

$n = \frac{m}{M}$, also gilt

$m = n \cdot M$

$m = 0{,}308 \text{ mol} \cdot 58{,}44 \text{ g/mol} = 18 \text{ g}$

Physiologische (= 0,9-prozentige) Kochsalzlösung:
0,9 g NaCl/100 g H_2O
Dichte von Wasser = 1 $\rightarrow c_m$ = 9 g NaCl/L H_2O

1.2 Osmose und Wassertransport

Osmose

Im Gegensatz zur ungehinderten Diffusion von Teilchen (→ Abb. 1.1) nennt man die Diffusion von Lösungsmittel durch eine semipermeable (halbdurchlässige) Membran Osmose. Trennt man z. B. durch eine semipermeable Membran Wasser von einer Glucoselösung, strömen H_2O-Moleküle entlang dem Konzentrationsgefälle in die Zuckerlösung (→ Abb. 1.2), während die größeren Glucosemoleküle an der Trennschicht zurückgehalten werden → das Volumen der Zuckerlösung steigt.

Das Prinzip der Osmose macht man sich u. a. bei der Hämodialyse (künstliche Blutwäsche) zunutze (→ Abb. 1.3): Dabei wird das Blut Nierenkranker (→ Kap. 11) von schädlichen Stoffen befreit.

Osmotischer Druck

Die nicht-diffusiblen Glucosemoleküle üben einen Druck auf die semipermeable Membran aus (→ Abb. 1.2), der als osmotischer Druck (P_{osm}) bezeichnet wird. Der P_{osm} hängt nicht von der chemischen Beschaffenheit der gelösten Teilchen, sondern nur von ihrer Anzahl (n) ab. Ist diese bekannt, kann P_{osm} analog zur allgemeinen Gasgleichung (nach van't Hoff) berechnet werden (R = die allgemeine Gaskonstante):

$$P_{osm} = \frac{n}{V} \cdot R \cdot T$$

P_{osm} steigt also proportional zur Temperatur und zur Anzahl n der in einem Volumen V gelösten Teilchen. Die Parameter Osmolarität und Osmolalität (→ Kap. 1.1) sind direkt proportional zu P_{osm}.

Der durch die Lösung erzeugte P_{osm} entspricht der **Tonizität.** Lösungen mit gleichem P_{osm} wie das Plasma (ca. 750 kPa bzw. 290 mosmol/kg H_2O) nennt man **isoton,** solche mit höherem bzw. geringerem P_{osm} als das Plasma **hyperton** bzw. **hypoton.**

Wassertransport

Wasser folgt einem osmotischen und einem hydrostatischen Druckgradienten (Δp). Der effektive osmotische Druckgradient ($\Delta\pi$) wird durch die Konzentrationsdifferenz zwischen den Kompartimenten und dem Anteil an Teilchen, der von der Trennschicht zurückgehalten (= reflektiert) wird, bestimmt. Dieser Anteil wird durch den **Reflexionskoeffizienten** (σ) beschrieben und beruht darauf, dass eine Membran in der Regel nicht ideal semipermeabel (d. h. für gelöste Teilchen völlig undurchlässig) ist. Der Reflexionskoeffizient liegt zwischen 0 (Membran völlig durchlässig) und 1 (Membran nur für Wasser durchlässig). Für $\Delta\pi$ gilt in Erweiterung der Van't-Hoff-Gleichung:

$$\Delta\pi = R \cdot T \cdot \sum (\sigma_i \cdot \Delta c_i)$$

wobei σ_i die jeweiligen Reflexionskoeffizienten der Teilchen und Δc_i die Differenz der molalen Ionenkonzentrationen jeder einzelnen osmotisch aktiven Substanz sind.

Bei Δc_i = 1 mosmol/kg H_2O und völliger Undurchlässigkeit gelöster Teilchen ist der osmotische Druckgradient $\Delta\pi$ = 2,2 kPa.

Der osmotische Lösungsmittelstrom kann auch kleinere gelöste Teile (z. B. Elektrolyte) mitreißen und durch die semipermeable Membran transportieren. Durch diesen **„Solvent-Drag"-Effekt** werden z. B. im proximalen Nierentubulus Na^+-Ionen aus dem Primärharn rückresorbiert (→ Kap. 11).

Hydraulische Leitfähigkeit

Der Transport von Wasser ist nicht nur von den treibenden Kräften abhängig, sondern wird auch durch die hydraulische Leitfähigkeit der Trennschicht zwischen den Kompartimenten bestimmt. Die hydraulische Leitfähigkeit von Zellmembranen wird durch **Wasserkanäle (Aquaporine)** gesteigert. Durch den Einbau von Aquaporinen sind Zellmembranen oft sehr gut für H_2O permeabel.

Onkotischer Druck

Der Anteil des osmotischen Drucks, der durch Makromoleküle (Kolloide), vor allem Proteine, hervorgerufen wird, heißt onkotischer oder kolloidosmotischer Druck. Er ist etwas größer als der P_{osm} kleiner Moleküle gleicher Konzentration.

Der onkotische Druck ist wegen der relativ geringen Plasmaprotein-Konzentration im Vergleich zum gesamten osmotischen Druck des Plasmas (745 kPa; hauptsächlich wegen Na^+ und Cl^-) sehr klein (3,3 kPa). Da aber die Proteine nicht einfach durch die Gefäßwände diffundieren können, spielt der onkotische Druck für die Flüssigkeitsverteilung im Organismus trotzdem eine große Rolle.

In den Blutgefäßen ist der Proteingehalt höher als in der interstitiellen Flüssigkeit, sodass der onkotische Druckgradient die H_2O-Aufnahme ins Plasma fördert. Sinkt die Konzentration der Plasmaproteine (v. a. von Albumin, z. B. bei Nierenkranken), tritt vermehrt H_2O aus dem Gefäßsystem in den interstitiellen Raum (Ödembildung).

Klinik

Bei **Hypovolämie** (z. B. durch starken Blutverlust) verwendet man zur Infusion manchmal keine isotonen Lösungen, sondern solche, die einen höheren onkotischen Druck als das Plasma haben **(Plasmaexpander).** Sie „saugen" Flüssigkeit aus dem Gewebe und erhöhen so das Volumen der Gefäße, wodurch der Kreislauf stabilisiert wird.

Diffusion: Transport von Teilchen aufgrund thermischer Brown-Molekularbewegung entlang einem Konzentrationsgefälle.

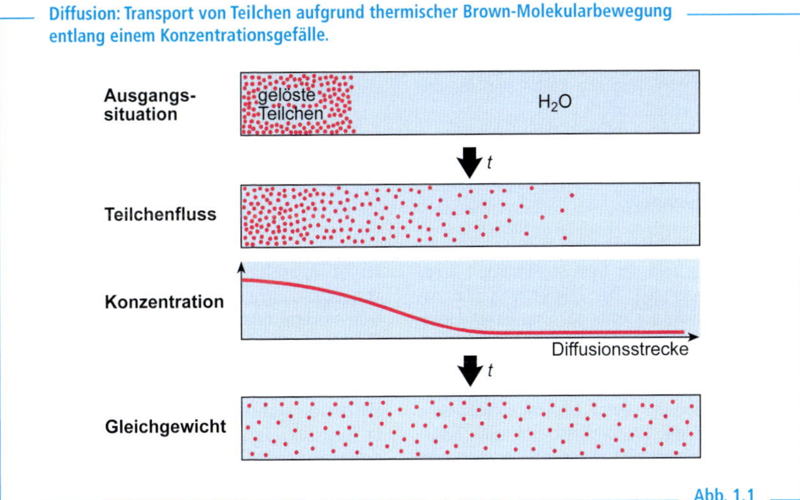

Abb. 1.1

Osmose: Die semipermeable Membran lässt Wasser, nicht aber die in ihm gelösten Glucosemoleküle diffundieren.

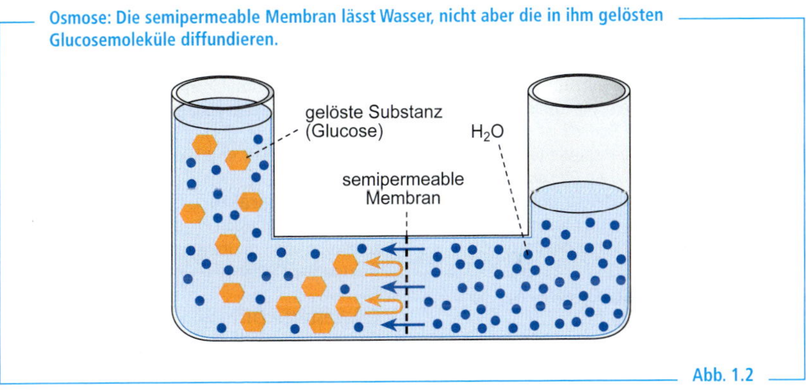

Abb. 1.2

Osmotisches Prinzip der Hämodialyse.

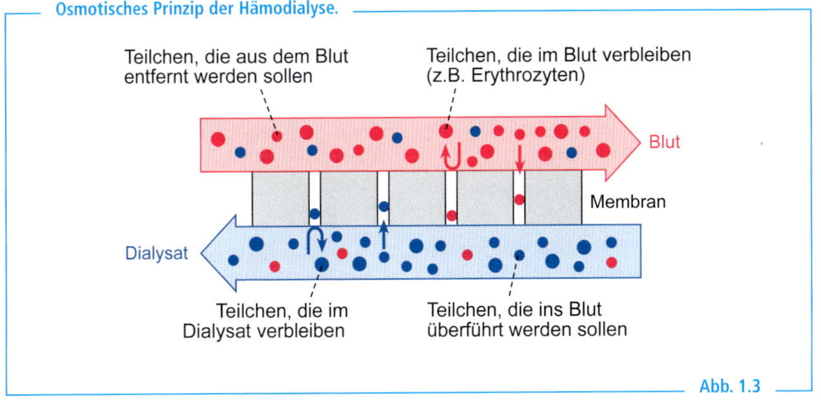

Abb. 1.3

1.3 Passiver Transport

In Gasen und Flüssigkeiten können sich gelöste Teilchen frei bewegen. Folgende Kräfte sind für den Stoffaustausch verantwortlich:

- Konzentrationsunterschiede → Diffusion
- Temperatur- oder Druckdifferenzen → Konvektion (= Stoffaustausch durch Strömung eines Gases bzw. einer Flüssigkeit).

Aufbau der Zellmembran

Im Organismus wird der freie Stofftransport durch Membranen behindert. Die Zellmembran (Plasmamembran) besteht aus einer ca. 5 nm dicken **Lipiddoppelschicht,** bei der die hydrophoben Fettsäurereste im Innern der Membran eine lipophile Phase bilden (→ Abb. 1.4). Die hydrophilen Phospholipid-Kopfgruppen sind dem Extra- bzw. Intrazellularraum zugewandt. In die Lipiddoppelschicht sind **Transportproteine** eingelagert, durch welche Ionen oder organische Substrate durchtreten. Zudem enthält die Zellmembran weitere integrale und periphere Proteine, die u. a. als **Rezeptoren** für Signalstoffe dienen.

Einfache Diffusion

Gelöste Gase (O_2, CO_2, N_2) oder kleine lipophile Substanzen (z. B. Harnstoff) können frei durch die Plasmamembran diffundieren. Die Diffusion folgt dem **Fick-Diffusionsgesetz.** Danach ist die pro Zeiteinheit durch Diffusion transportierte Stoffmenge J [mol/s] direkt proportional zur Diffusionsfläche A [m^2] und zur Konzentrationsdifferenz über der Membran Δc [mol/m^3] sowie umgekehrt proportional zur Membrandicke d [m], d. h. zur Diffusionsstrecke Δx:

$$J = -D \cdot \frac{A}{d} \cdot \Delta c$$

oder

$$J = -D \cdot A \cdot \frac{\Delta c}{\Delta x}$$

D ist ein **Diffusionskoeffizient,** der vom Radius der diffundierenden Teilchen, der Viskosität des Lösungsmittels und der absoluten Temperatur abhängig ist (Stokes-Einstein-Gleichung).

Diffusionskoeffizient und Dicke der Membran fasst man zur **Permeabilität P** zusammen:

$$P = \frac{D}{d} \text{ bzw. } P = \frac{D}{\Delta x}$$

P [m/s] gibt an, wie rasch eine bestimmte Substanz eine Membran passieren kann (→ Abb. 1.5). Die Lipidmembran ist z. B. kaum durchlässig für Ionen, da diese selbst bei geringer Größe (Na^+ oder K^+) wegen ihrer elektrischen Ladung an der Trennschicht zurückgehalten werden. Auch die **Lipidlöslichkeit** eines Stoffs ist für die Permeabilität wichtig: Hydrophile Substanzen lösen sich in der Membran wenig, lipophile stärker. Als ein Maß für die Lipidlöslichkeit dient der **Öl-Wasser-Verteilungskoeffizient k,** mit dem die Fick-Diffusionsgleichung erweitert werden kann:

$$J = -D \cdot k \cdot \frac{A}{d} \cdot \Delta c$$

oder

$$J = -D \cdot k \cdot A \cdot \frac{\Delta c}{\Delta x}$$

Nicht-ionische Diffusion

Von nicht-ionischer Diffusion spricht man, wenn die undissoziierte (ungeladene) Form einer schwachen Säure oder Base lipidlöslich ist und dadurch die Membran durch Diffusion überwinden kann.

Diffusion geladener Teilchen

Im Gegensatz dazu sind Ionen als dissoziierte (geladene) Teilchen für die Diffusion auf Ionenkanäle angewiesen (→ Abb. 1.6). Die Membranporen haben einen Durchmesser von unter 1 nm und sind durch die Molekülstrukturen in ihrer Wand meist relativ spezifisch für ein bestimmtes Ion (z. B. K^+, Na^+, Cl^- oder Ca^{2+}). Die treibende Kraft für den Ionentransport sind neben Konzentrationsgradienten elektrochemische Potenzialdifferenzen. Chemischer und elektrischer Gradient können sich gegenseitig aufheben, wodurch ein elektrochemisches Gleichgewicht geschaffen wird (Nernst-Gleichung, → Kap. 2.3).

Transportcharakteristik

Bei einfacher Diffusion nimmt mit zunehmender Konzentration des zu transportierenden Moleküls die Transportrate linear zu (→ Abb. 1.7a).

Erleichterte Diffusion

Sie wird über spezifische **Transportproteine** („Carrier") vermittelt. Die Carrier transportieren kleine Moleküle wie Glucose, wobei die treibende Kraft des Stofftransports auch hier ein Konzentrationsgradient ist. Die Zelle muss also keine Transportenergie aufwenden. Erfolgt die erleichterte Diffusion nur in eine Richtung, spricht man von **Uniport** (z. B. Glucose-Transport in die Zelle). Die erleichterte Diffusion weist ebenso wie der aktive Transport (→ Kap. 1.4) eine Sättigungscharakteristik nach der Michaelis-Menten-Kinetik auf (→ Abb. 1.7b).

Klinik

Treten **Störungen im Carrier-Transport** auf, betreffen sie oft die Darm- und Nierenfunktion. Bei der erblichen **Zystinurie** führt z. B. ein Defekt des Carriers für basische Aminosäuren (Zystin, Arginin, Lysin, Ornithin) im proximalen Nierentubulus zur Ausbildung von Zystinsteinen.

Hauptkomponenten einer Zellmembran (Plasmamembran).

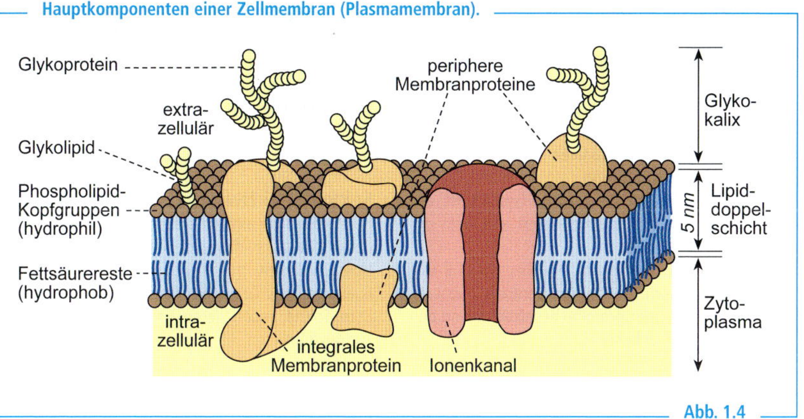

Abb. 1.4

Permeabilitäten von Substanzen an einer typischen Lipidmembran.

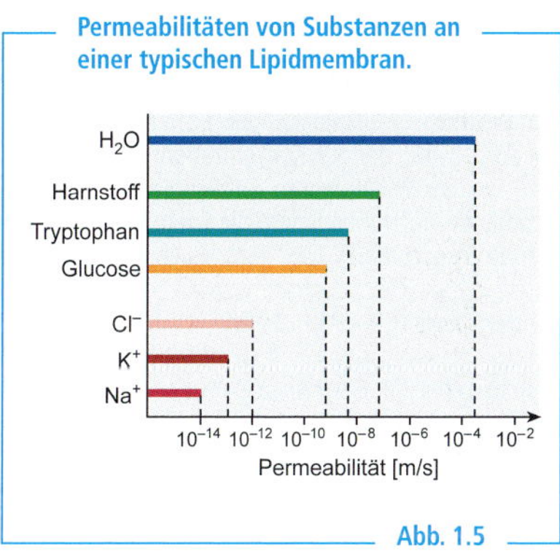

Abb. 1.5

Transport von Ionen durch Ionenkanäle erfolgt durch einfache Diffusion.

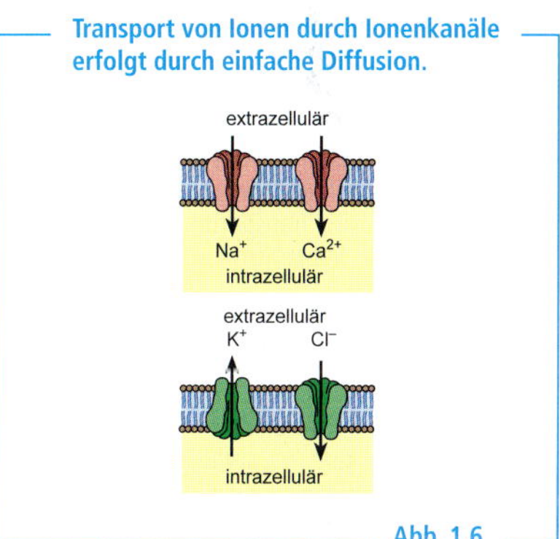

Abb. 1.6

Beziehung zwischen Transportrate und Konzentration eines durch eine Plasmamembran zu transportierenden Moleküls.

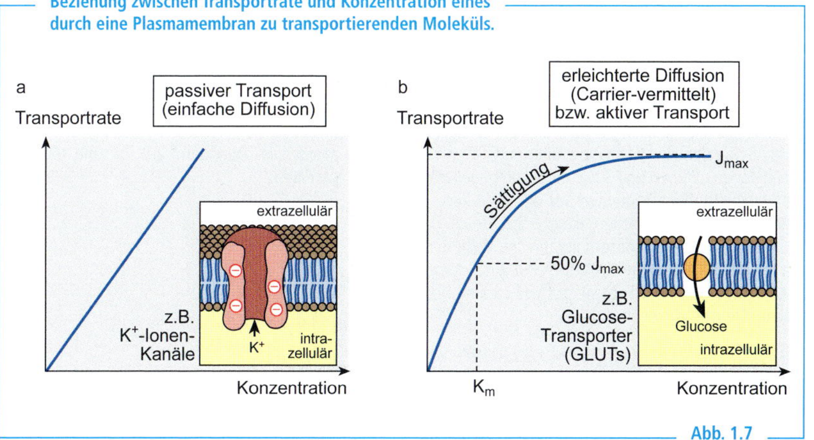

Abb. 1.7

1.4 Aktiver Transport

Im Gegensatz zum passiven kann der aktive Transport auch „bergauf", also gegen einen Konzentrationsgradienten, erfolgen. Dazu ist der Einsatz von Energie in Form von ATP erforderlich. Folgende Merkmale unterscheiden den aktiven Transport von der einfachen, passiven Diffusion:

- **Strukturspezifität:** Ein Transportsystem ist auf bestimmte Substanzen spezialisiert und kann nur diese transportieren.
- **Hemmbarkeit:** Stoffe mit ähnlicher Struktur wie die physiologisch zu transportierende Substanz können die Transportproteine besetzen und so den Stofftransport blockieren.
- **Sättigung:** Wegen der begrenzten Zahl der Transportproteine nähert sich die Transportrate J_A mit zunehmender Konzentration c des zu transportierenden Stoffs einem Maximalwert J_{max} an (→ Abb. 1.7b):

$$J_A = \frac{(J_{max} \cdot [c])}{(K_m + [c])}$$

In dieser **Michaelis-Menten-Gleichung, der Grundgleichung der Enzymkinetik,** gibt die Michaelis-Konstante K_m die Affinität des zu transportierenden Stoffs (Substrat) zum Transportprotein (Enzym) an: Sie bezeichnet die Substratkonzentration des Stoffs bei 50 % J_{max}.

Primär aktiver Transport

Unter ATP-Spaltung werden Ionen durch Transport-ATPasen durch die Plasmamembran hindurchgepumpt. K^+-Ionen sind intrazellulär deutlich höher konzentriert als extrazellulär (155 vs. 5 mmol/L). Bei den Na^+-Ionen ist es umgekehrt (c_{int} = 12 mmol/L; c_{ext} = 145 mmol/L). Diese Konzentrationsgradienten sind funktionell bedeutsam, würden sich ohne aktive Transportmechanismen aber schnell ausgleichen.

Na^+-K^+-Pumpe

Der wichtigste aktive Transportprozess läuft über die ubiquitäre Na^+-K^+-Pumpe (→ Abb. 1.8a), die etwa ein Drittel der verfügbaren Energie der Zelle beansprucht. Bei ATP-Spaltung werden auf der intrazellulären Seite der Na^+-K^+-Pumpe Bindungsstellen für 3 Na^+-Ionen aktiviert und 3 Na^+-Ionen entgegen dem Na^+-Konzentrationsgradienten aus der Zelle heraustransportiert. Im Gegenzug gelangen 2 K^+-Ionen gegen ihren Konzentrationsgradienten ins Zellinnere. Da die Na^+-K^+-Pumpe pro ATP-Molekül 3 Na^+ gegen 2 K^+ austauscht, verschiebt sie positive Ladung nach außen: Sie ist elektrogen.

H^+- und Ca^{2+}-Pumpen

Weitere physiologisch bedeutsame Transport-ATPasen sind die H^+-K^+-ATPase (Protonenpumpe), die z. B. H^+-Ionen für die Bildung der Salzsäure im Magen liefert (→ Kap. 14.7), sowie die H^+- und Ca^{2+}-ATPasen (→ Abb. 1.9a). Letztere findet sich z. B. in der Plasmamembran von Herzmuskelzellen, wo sie Ca^{2+} aus der Zelle herauspumpt. Die in der Membran des sarkoplasmatischen Retikulums von Muskelzellen befindliche Ca^{2+}-Pumpe transportiert Ca^{2+} in das intrazelluläre Speichersystem hinein (→ Kap. 4.3).

Sekundär aktiver Transport

Beim sekundär aktiven Transport wird ein Ionentyp passiv entlang seinem elektrochemischen Konzentrationsgradienten befördert, wobei die potenzielle Energie dieses Gradienten ausgenutzt wird, um andere Solute gegen deren Konzentrationsgradienten zu transportieren. Als Motor für solche Transportmechanismen dient v. a. der durch die Na^+-K^+-Pumpe aufgebaute elektrochemische Na^+-Konzentrationsgradient. Man unterscheidet Anti- und Symporter (→ Abb. 1.8b, c).

Antiporter (= Countertransporter)

Ein zweites Substrat wird in entgegengesetzter Richtung zum treibenden Na^+-Gradienten gefördert. Ein wichtiges Beispiel ist der Ca^{2+}-Na^+-Antiporter (→ Abb. 1.8b), der den Konzentrationsgradienten für Ca^{2+} an der Zellmembran aufrechterhält. Drei einströmende Na^+-Ionen liefern die Energie für den Auswärtstransport eines Ca^{2+}-Ions. Auch andere Ionen sowie organische Substrate werden mittels Antiporter transportiert (→ Abb. 1.9b).

Symporter (= Cotransporter)

Ein zweites Substrat wird in gleicher Richtung wie der treibende Na^+-Gradient gefördert (→ Abb. 1.8c). Bekanntes Beispiel ist der Na^+-Glucose-Symport in der Darmschleimhaut (→ Kap. 14) bzw. im proximalen Nierentubulus (→ Kap. 11). Auch Aminosäuren und viele andere Ionen werden über Symport-Mechanismen transportiert (→ Abb. 1.9c).

Tertiär aktiver Transport

Beim tertiär aktiven Transport wird der Konzentrationsgradient genutzt, den ein sekundär aktiver Transport auf der Basis eines primär aktiven Transports aufgebaut hat. Durch diese Form des aktiven Transports werden im Dünndarm z. B. Di- und Tripeptide aufgenommen.

Klinik

Protonenpumpeninhibitoren sind Wirkstoffe, die die Bildung von Magensäure durch Hemmung der H^+-K^+-ATPase in den Belegzellen des Magens unterdrücken. Sie werden zur Therapie und Prophylaxe von Ulkusleiden eingesetzt.

Aktive Transportmechanismen.

primär aktiver Transport
sekundär aktiver Transport
a Na⁺-K⁺-Pumpe
b Na⁺-Ca²⁺-Antiport
c Na⁺-Glucose-Symport
β-Untereinheit
α-Untereinheit
extrazellulär
Membran
intrazellulär
Na⁺ Na⁺ Na⁺
ATP
K⁺ K⁺
ADP
Ca²⁺
Na⁺ Na⁺ Na⁺
Glc
Na⁺

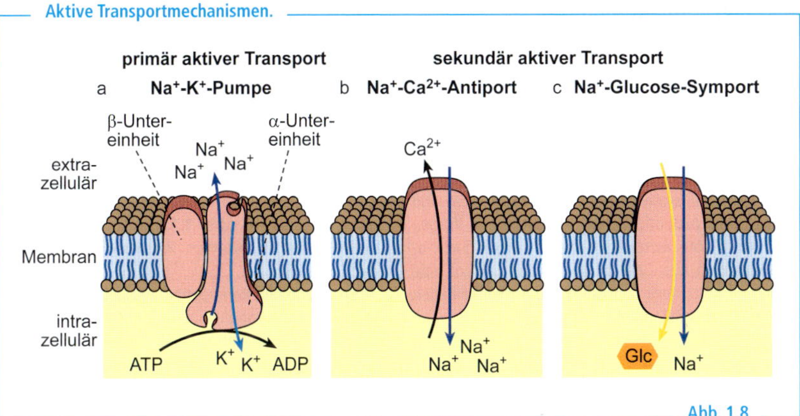

Abb. 1.8

Transportsysteme an Plasmamembranen.

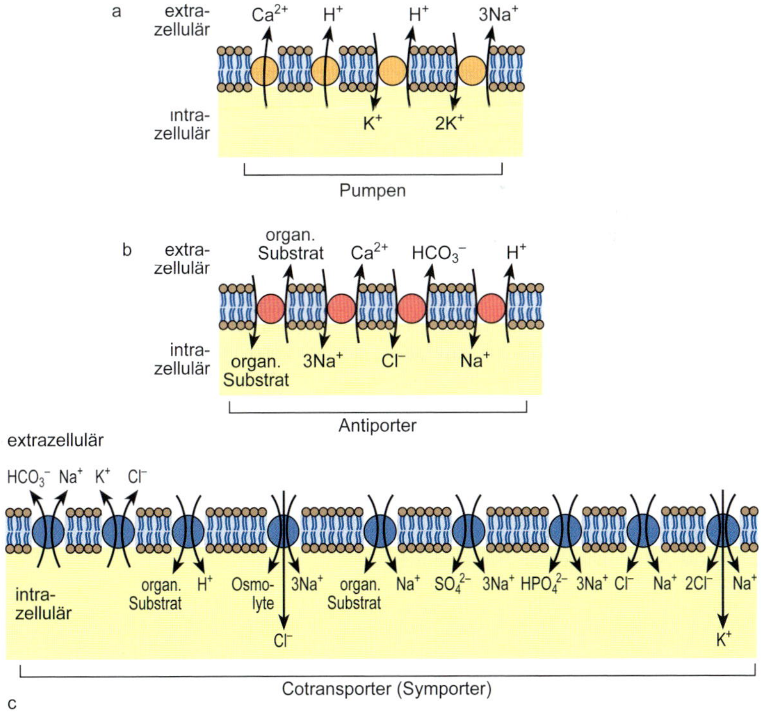

a
extrazellulär
Ca²⁺ H⁺ H⁺ 3Na⁺
intrazellulär
K⁺ 2K⁺
Pumpen
b
extrazellulär
organ. Substrat Ca²⁺ HCO₃⁻ H⁺
intrazellulär
organ. Substrat 3Na⁺ Cl⁻ Na⁺
Antiporter
extrazellulär
HCO₃⁻ Na⁺ K⁺ Cl⁻
intrazellulär
organ. Substrat H⁺ Osmolyte 3Na⁺ organ. Substrat Na⁺ SO₄²⁻ 3Na⁺ HPO₄²⁻ 3Na⁺ Cl⁻ Na⁺ 2Cl⁻ Na⁺
Cl⁻ K⁺
Cotransporter (Symporter)
c

Abb. 1.9

1.5 Zellorganisation

Zytosol

Von der Plasmamembran begrenzt (→ Abb. 1.4), fungiert das Zytosol im Zellinneren als wässriger Lösungsraum für Proteine. Hier finden Teile der Proteinbiosynthese statt, ferner laufen die Glykolyse, viele Schritte der Proteindegradation sowie Reaktionen des Intermediärstoffwechsels ab (z. B. Synthese und Abbau von Nukleotiden und Aminosäuren). Wegen der hohen Proteinkonzentration und starken Strukturierung durch das Zytoskelett hat das Zytosol eine gallertige Konsistenz. Zytosol und Zytoskelett bilden zusammen das Zytoplasma.

Zellorganellen

Im Zellinnern liegen die Organellen, deren Arbeitsräume durch ein- oder zweifache Doppellipidmembranen vom Zytosol getrennt sind (funktionelle Kompartimentierung, → Abb. 1.10):

- Im **Zellkern** befindet sich die genetische Information, die zur Proteinsynthese abgelesen wird (Transkription).
- Das **endoplasmatische Retikulum** (ER) umgibt den Zellkern und ist ein Ca^{2+}-Speicher (→ Kap. 4.3, → Kap. 9.7). Das raue ER, aus dem die Kernhülle hervorgeht, ist anders als das glatte ER mit Ribosomen besetzt.
- In den **Ribosomen** findet die Proteinsynthese entsprechend der Information der im Zellkern gebildeten Messenger-RNA statt (Translation).
- Im **Golgi-Apparat** werden Proteine glykosyliert, bevor sie in Membranen eingebaut oder abgeschieden werden. Auch die Lipidmembranen von Sekretvesikeln werden hier gebildet.
- In den **Mitochondrien** werden energiereiche Phosphate (ATP) unter Sauerstoffverbrauch (aerob) synthetisiert. Mitochondrien enthalten viele wichtige metabolische Enzyme.
- **Lysosomen** bauen über Protonenpumpen ein saures Milieu auf, das den im Organell-Inneren gespeicherten proteinabbauenden Enzymen (Proteasen) eine optimale Aktivität garantiert.
- **Peroxisomen** oxidieren phagozytierte Substanzen mithilfe von Peroxiden und machen sie so unschädlich. Das giftige H_2O_2 wird von einer Katalase in O_2 und H_2O umgewandelt.

Zytoskelett

Eukaryotische Zellen enthalten ein dynamisch auf- und abbaubares Zytoskelett. Es versetzt die Zellen in die Lage, ihre äußere Form, den Bewegungszustand, ihre Inneneinrichtung oder interne Transportvorgänge nach Bedarf unterschiedlichen Bedingungen anzupassen und sich zu teilen. Das Zytoskelett besteht aus Mikrotubuli, Aktin- und Intermediärfilamenten (→ Abb. 1.11).

Mikrotubuli

Diese langen, steifen Hohlzylinder (Durchmesser 25 nm) entstehen durch Polymerisation von Heterodimeren aus α- und β-Tubulin (→ Abb. 1.12). Die Polymerisation beginnt am Mikrotubuli-Organisationszentrum bzw. Zentrosom (aus 2 Zentriolen gebildet; → Abb. 1.10). Die Tubuli sind in der Zelle sternförmig organisiert. Das Wachstum der Tubuli erfolgt durch schnelle Aggregation von GTP-bindendem Tubulin am Plus-Ende (→ Abb. 1.12). Mikrotubuli sind zusammen mit assoziierten Proteinen verantwortlich für:

- Erhaltung und Veränderung der Zellform
- Ausprägung von Zellpolarität
- Beteiligung am intrazellulären Transport von Vesikeln und anderen Zellbestandteilen
- Bildung der Mitose-Spindel bei Zellteilung
- Strukturierung von Zentrosom und Zilien.

Aktinfilamente

Durch Polymerisation von Aktinmonomeren unter ATP-Einsatz entstehen Aktin-Doppelhelices mit 7 nm Durchmesser. In der Zelle sind sie überall zu finden, gehäuft jedoch in netzartigen Strukturen nahe der Zellmembran und in Membranausbuchtungen (→ Abb. 1.11), wo sie rasch auf- und abgebaut werden können. Zu ihren Aufgaben gehört:

- Stabilisation der äußeren Form der Zelle
- Vermittlung von Zellfortbewegung
- Fixierung membranständiger Proteine
- Beteiligung an der Ausbildung von Zell-Zell-Kontakten (fokale Adhäsions-Kontakte)
- Vermittlung von „Kurzstreckentransporten" in der Zelle und Muskelkontraktionen durch Interaktion mit dem Motorprotein Myosin.

Intermediärfilamente

Unter diesem Begriff fasst man einige bestimmte Typen von Proteinsträngen zusammen, die sich seilartig (Dicke 10 nm) und als weitmaschiges Netzwerk durch die Zelle ziehen (→ Abb. 1.11). Die Intermediärfilamente dienen u. a.:

- der mechanischen Stabilisierung der Zellen, da sie hohe Zugkräfte aushalten können
- der Bildung der die DNA schützenden Kernlamina (Kernhüllen-Innenseite) (→ Abb. 1.10)
- der Kommunikation über Zellgrenzen hinweg (Epithelzellen), da sie in bestimmte Zellverbindungen einstrahlen (Desmosomen).

Klinik

Der Einsatz von Colchicin bei der **Gichttherapie** (→ **Fallbeispiel**) gründet sich auf die Hemmung der Polymerisation von Mikrotubuli.

Ultrastruktur einer tierischen Zelle.

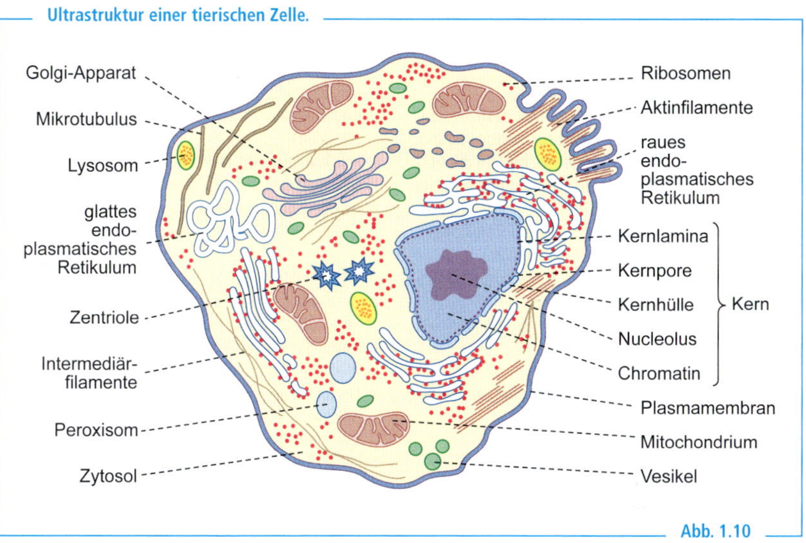

Abb. 1.10

Zytoskelettkomponenten.

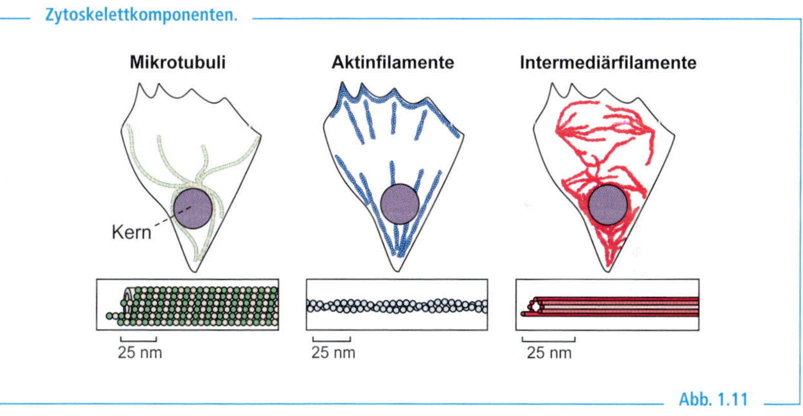

Abb. 1.11

Bildung von Mikrotubulin durch Polymerisation von Tubulindimeren.

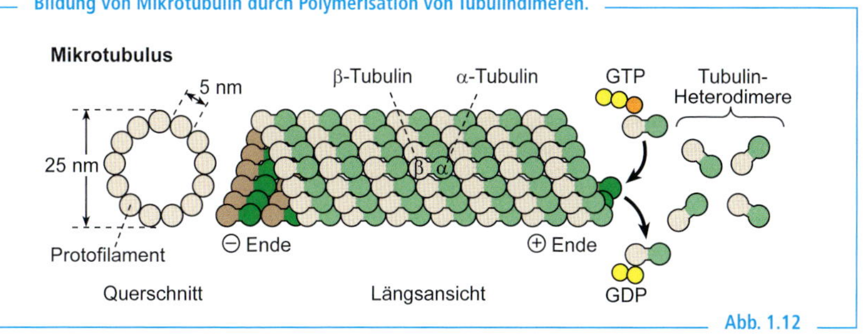

Abb. 1.12

1.6 Zellmigration und intrazelluläre Bewegung

Zellwanderung (Migration)

Die meisten Zelltypen im Organismus besitzen (zumindest prinzipiell) die Fähigkeit zur Fortbewegung. Die Zellwanderung (Migration) ist wichtig für die Aufrechterhaltung vieler physiologischer Funktionen. Sie ermöglicht z. B.:

- in der Embryogenese das kriechende Zurücklegen weiter Wege von Zellen der Neuralleiste
- den Zellen des Immunsystems, Fremdkörper zu finden und unschädlich zu machen
- den Fibroblasten, Wunden zu schließen und beschädigtes Gewebe zu ersetzen.

Zellmigration ermöglicht aber auch Tumorzellen, ihre schädigende Wirkung durch Einwanderung in diverse Gewebe zu entfalten (Metastasierung).

Tretmühlenbewegung von Aktin

Initiierend für die Migration wirkt die Polymerisation von Aktin (→ Abb. 1.13a) im Aktin-Netzwerk am Leitsaum einer wandernden Zelle (→ Abb. 1.13b). Die Polymerisation erfolgt ATP-abhängig und wird von akzessorischen Proteinen reguliert. Das am Aktin-Monomer gebundene ATP wird beim Einbau in das Aktinfilament zu ADP und Phosphat (P) hydrolysiert (→ Abb. 1.13a). Die Affinität des ATP-Aktins zur nächsten Untereinheit ist höher als die des ADP-Aktins. Daher wächst das Aktinfilament am Plus-Ende, das ATP trägt, während die verringerte Affinität von ADP-Aktin das Minus-Ende destabilisiert.

Mechanismus der Zellmigration

Die Zelle muss sich zur Migration an benachbarten Zellen oder Komponenten der extrazellulären Matrix „festhalten". Wandernde Fibroblasten verwenden als Haftstellen sog. fokale Kontaktpunkte (→ Abb. 1.13b). Dabei handelt es sich um komplexe Proteinstrukturen (enthalten z. B. Integrin, Talin und Paxillin), die an der Innenseite der Zellmembran mit Bündeln von Mikrofilamenten (Stressfasern) verbunden sind, welche größtenteils aus Aktin bestehen.

Die Wanderung erfolgt durch ein kompliziertes Wechselspiel verschiedener Prozesse:

- Am Vorderende der Zelle (Leitsaum) kommt es unter Mitwirkung von Profilin und dem Arp2/3-Komplex (Aktinvernetzungsprotein) zur Aktinpolymerisation, wodurch die Plasmamembran nach vorne gestülpt wird (Protrusion) und Zellausläufer, die Lamellipodien und Filopodien, gebildet werden (→ Abb. 1.13b).
- Diese Zellausläufer heften sich z. B. an die relativ steife extrazelluläre Matrix; neue fokale Kontaktpunkte werden geknüpft.
- Am Hinterende der Zelle kommt es durch Zusammenspiel von Stressfasern (Depolymerisation von Aktin!) und Myosin zur aktiven Kontraktion; die Zell-Matrix-Kontakte lösen sich, der Zellschwanz wird eingezogen (Retraktion) und der Zellkörper nach vorn geschoben.
- Membranteile und Elektrolyte werden während dieses Prozesses aufgenommen und wieder abgeschieden.

Durch konzertiertes Anhaften und Loslassen an den Kontaktpunkten bewegt sich die Zelle vorwärts. Die Bewegungsrichtung wird durch Signalstoffe vorgegeben, die an Oberflächen-Rezeptoren binden.

Motorproteine

Intrazelluläre Transportprozesse und Bewegungen werden durch Motorproteine gesteuert. Diese **Mechanoenzyme** wandeln die Bindungsenergie im ATP in mechanische Energie (Kraft) um.

- **Dyneine** (→ Abb. 1.14a) wandern entlang von Mikrotubuli bevorzugt von Plus- in Minus-Richtung (mit bis zu 14 µm/s). Sie transportieren Vesikel (z. B. retrograder axonaler Transport in Nervenzellen) und ermöglichen in Atemwegsepithelien den Zilienschlag.
- **Kinesine** (→ Abb. 1.14b) bewegen sich „watschelnd" (lange Hebelarmregion!) entlang von Mikrotubuli bevorzugt von Minus- in Plus-Richtung (mit bis zu 5 µm/s). Sie sind u. a. für die Chromosomenbewegung bei Zellteilung zuständig, können aber auch Mikrotubuli oder Organellen transportieren (schneller axonaler Transport vom Zellkörper weg in Neuronen).
- Die **ATP-Synthase** ist ein wichtiger Rotationsmotor der Atmungskette in Mitochondrien.
- **Myosine** interagieren mit Aktinfilamenten (→ Abb. 1.15). In Muskelzellen bildet Myosin Filamente aus, bei denen die Kopfdomänen seitlich herausragen und bei der Kontraktion zyklisch an Aktin binden (→ Kap. 4.2). Die funktionelle Vielfalt der Myosine (mindestens 18 Klassen) ist z. B. daran zu erkennen, dass Mutationen in Myosin-Genen Ursache für bestimmte Formen von vererbter Taubheit, Albinismus oder Wundheilungsstörungen sind.

Klinik

Phalloidin, ein **Gift des Grünen Knollenblätterpilzes,** hemmt die Aktindepolymerisation. Da es die Zellmembran nicht durchdringen kann, ist es aber nicht für die tödliche Wirkung des Pilzes verantwortlich; diese beruht auf dem leberschädigenden Amanitin.

„Tretmühlen"-Bewegung des Aktins (a) und durch Auf- und Abbau von Aktinfilamenten initiierte Migration eines Fibroblasten (b).

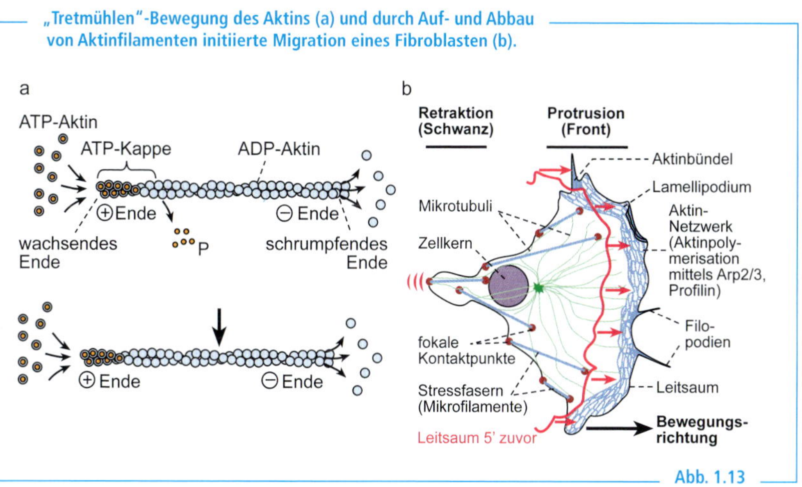

Abb. 1.13

Bewegung von Dynein (a) und Kinesin (b) entlang einem Mikrotubulus.

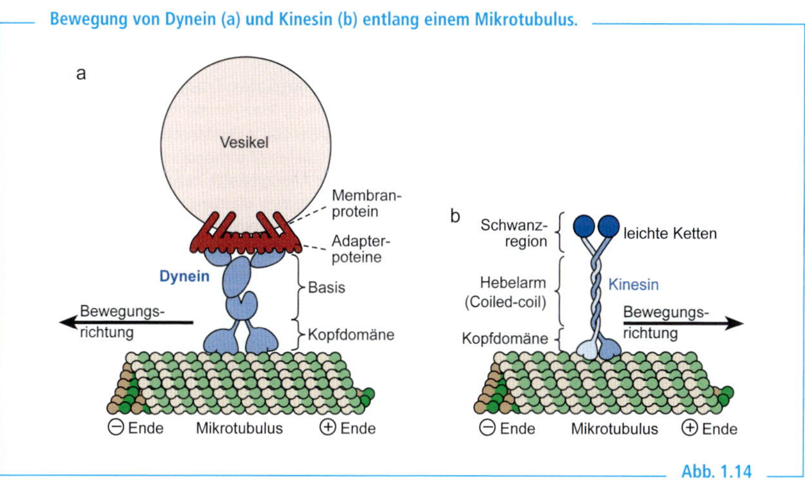

Abb. 1.14

Bewegung von Myosin entlang von Aktinfilamenten (z. B. Muskelzellen).

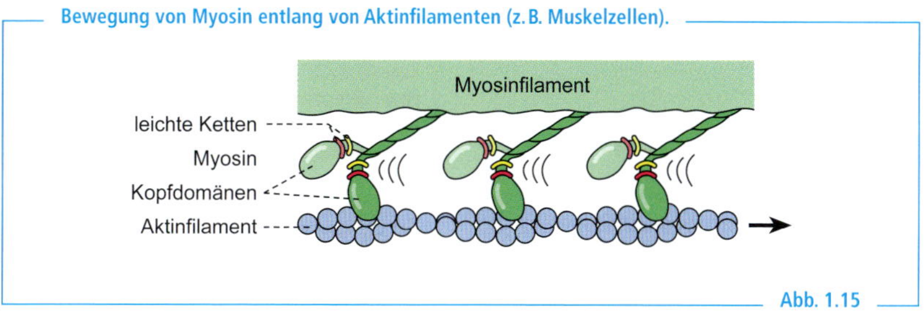

Abb. 1.15

1.7 Exozytose, Endozytose und Transport in Zellen

Der Zelle stehen verschiedene Mechanismen zum Transport von Teilchen zur Verfügung:

- Transport am Zytoskelett (→ Kap. 1.6)
- Transport über Membranen
- Transport in Vesikeln.

Vesikelentstehung und -transport

Intrazelluläre Transportvesikel bestehen aus einer Lipiddoppelschicht, die der Zellmembran oder dem endoplasmatischen Retikulum (ER) entstammt. Die an den Ribosomen des rauen ER synthetisierten Proteine (→ Abb. 1.16) erhalten z. B. eine Lipidhülle vom ER. Die entstehenden Vesikel schnüren sich vom ER ab, gelangen zum Golgi-Komplex und verschmelzen mit den Zisternen des Golgi-Apparats (Golgi-Stapel). Hier können Proteinmodifikationen, z. B. Glykosylierungen, vorgenommen werden. Im trans-Golgi-Netzwerk werden die Vesikel dann einem „Sorting" unterworfen (→ Abb. 1.16). Dabei handelt es sich um Sortierungs- und Weiterverteilungsprozesse zum gezielten Einbau von Proteinen in bestimmte Kompartimente bzw. Membranabschnitte.

Exozytose und Sekretionswege

Der Transport von Stoffen aus der Zelle heraus erfolgt durch Exozytose (→ Abb. 1.16). Man unterscheidet eine konstitutive von einer Rezeptor-vermittelten (regulierten) Exozytose (Sekretion):

Die **konstitutive Exozytose** läuft in praktisch allen Zellen ab und ist ein ständiger Strom von Vesikeln aus dem trans-Golgi-Netzwerk, die mit der Plasmamembran verschmelzen. Sie dient der Versorgung der Membran mit neuen Lipiden und Proteinen, aber auch der Sekretion von Proteinen.

Die **regulierte Exozytose** findet man bevorzugt in Zellen, die Hormone, Schleim oder Verdauungsenzyme produzieren. Proteine werden in sekretorische Vesikel verpackt, die nach Abschnüren vom Golgi-Netzwerk vorübergehend von einem Protein-Maschenwerk (meist Clathrin) umgeben werden. Eine Verschmelzung der Vesikel mit der Plasmamembran erfolgt erst nach einem stimulierenden Signal, das über die Bindung von Hormonen oder Neurotransmittern an Rezeptoren in der Plasmamembran sowie über Second Messenger (z. B. Ca^{2+}, IP_3, → Kap. 1.9) vermittelt wird.

Endozytose

Zellen können Flüssigkeiten und darin gelöste Substanzen, Makromoleküle oder Nahrungsteilchen aufnehmen, indem sie ihre Plasmamembran einstülpen, die Stoffe in Vesikel verpacken und sich einverleiben (Endozytose, → Abb. 1.16). Bei der Membraneinstülpung und Vesikelabschnürung hilft Clathrin. Nach dessen Entfernung entsteht ein frühes Endosom, von dem Membranrezeptor-haltige Teile recycelt und in die Plasmamembran eingebaut werden können (Rezeptor-Recycling). Auch späte Endosomen können Membranteile durch Austausch mit Vesikeln aus dem Golgi-Apparat wiederverwerten (Clathrin-abhängig). Der Inhalt von Endosomen sowie von Autophagosomen (Vesikel, die zelleigene Strukturen „fressen") wird zu den Lysosomen transportiert, in denen Makromoleküle „verdaut" werden.

Pinozytose

Die (unspezifische) Aufnahme sehr kleiner (100 bis 200 nm großer) Partikel in winzigen Flüssigkeitstropfen nennt man Pinozytose. Die meisten Zellen sind dazu in der Lage; besonders schnell und in großem Umfang können es jedoch die Makrophagen (Fresszellen, → Kap. 8.4).

Phagozytose

Durch diese Sonderform der Endozytose (→ Abb. 1.16) werden relativ große Strukturen (z. B. Bakterien, Zellen, Gewebsstücke) in die Zelle aufgenommen. Nur wenige Zelltypen sind zur Phagozytose fähig; dazu gehören v. a. Gewebsmakrophagen und weiße Blutzellen (→ Kap. 8.4).

Mitochondrialer Transport

Ein wichtiger Transportmechanismus auf Membranebene findet sich in den Mitochondrien (→ Abb. 1.17). An der inneren Mitochondrienmembran sind die Enzyme der Atmungskette lokalisiert, die H^+-Ionen vom mitochondrialen Matrixraum in den Spalt zwischen innerer und äußerer Mitochondrienmembran transportieren. Dadurch baut sich ein Protonengradient über der inneren Mitochondrienmembran auf, der eine dort lokalisierte ATP-Synthase antreibt. Der energiefreisetzende Rückstrom der Ionen in die Matrix ermöglicht die Synthese von ATP aus ADP.

Klinik

Bei einer **Blausäurevergiftung** werden Enzyme der Atmungskette inaktiviert und dadurch der Sauerstoff- und Elektronentransfer blockiert. Es kommt zum „inneren Ersticken". Da das Gewebe kein O_2 mehr aufnimmt, weist das venöse Blut einen dem arteriellen Blut vergleichbar hohen O_2-Gehalt auf; die Haut färbt sich typisch rot. Neben einer Beatmungstherapie und der Gabe von Aktivkohle zur Entgiftung behandelt man Patienten mit Hämoglobinbildnern und Natriumthiosulfat, das die Blausäure (Cyanid) in einen ungefährlichen Stoff (Rhodanid) umwandelt.

Prozesse der Endozytose und der Exozytose (Sekretionswege).

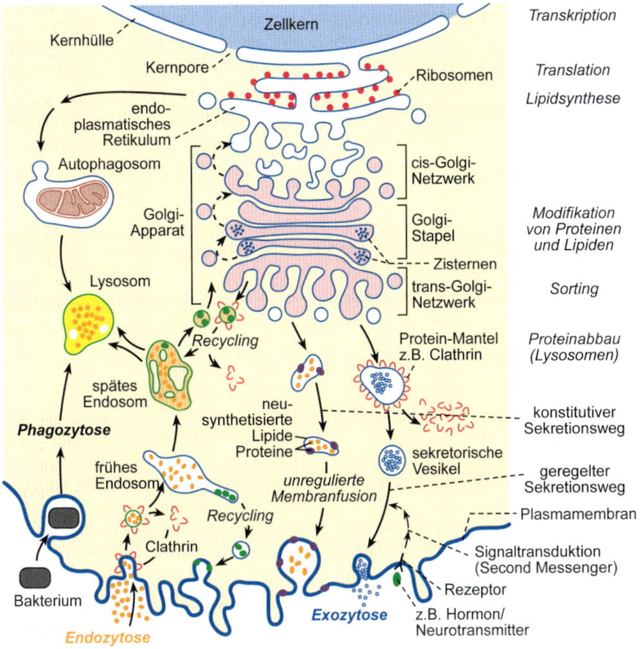

Kernhülle
Zellkern
Kernpore
Ribosomen
endo-
plasmatisches
Retikulum
Autophagosom
Golgi-
Apparat
cis-Golgi-
Netzwerk
Golgi-
Stapel
Zisternen
trans-Golgi-
Netzwerk
Lysosom
Recycling
Protein-Mantel
z.B. Clathrin
spätes
Endosom
neu-
synthetisierte
Lipide
Proteine
Phagozytose
frühes
Endosom
sekretorische
Vesikel
unregulierte
Membranfusion
Recycling
Clathrin
Bakterium
Endozytose
Exozytose
Plasmamembran
Signaltransduktion
(Second Messenger)
Rezeptor
z.B. Hormon/
Neurotransmitter
Transkription
Translation
Lipidsynthese
Modifikation
von Proteinen
und Lipiden
Sorting
Proteinabbau
(Lysosomen)
konstitutiver
Sekretionsweg
geregelter
Sekretionsweg

Abb. 1.16

Intrazellulärer transmembranaler Transport an Mitochondrien.

äußere
Mitochondrienmembran
Zytosol
hohe H+-
Konzentration
H+
H+
H+
H+
innere
Mitochondrien-
membran
2e−
ATP-
Syn-
thase
H+
H+
H+
NADH
2e−
ADP + P
ATP
energiereiche
Elektronen
(Citratzyklus)
H+-Pool
im Matrixraum
2H+
1/2O2
H+
H2O
Matrix

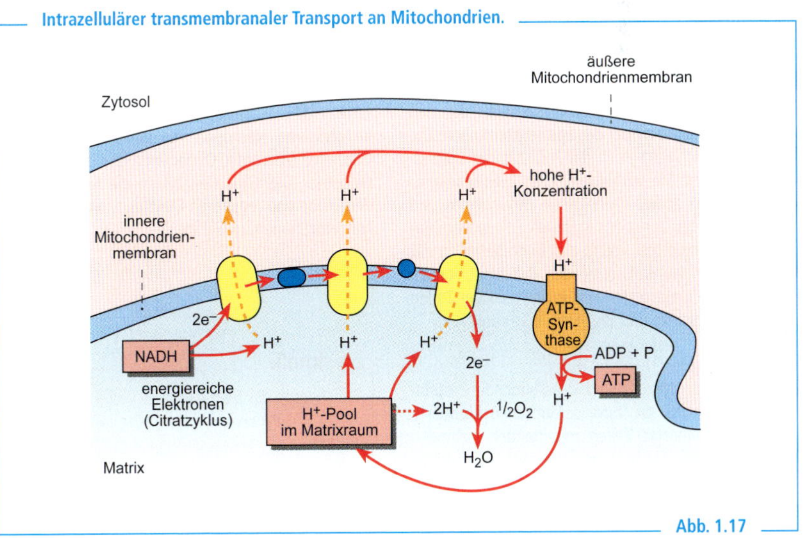

Abb. 1.17

1.8 Zell-Zell-Verbindungen

In Vielzellern sind übergeordnete Trennstrukturen zur Abgrenzung verschiedener Funktionsbereiche notwendig. Diese Barrieren müssen dennoch einen Stofftransport erlauben. Solche Trennschichten sind die Epithelien in der Haut, im Atemtrakt und im Gastrointestinaltrakt, das Endothel von Blutgefäßen und die Glia im ZNS.

Epithelien

Diese Barrieren grenzen den allgemeinen Extrazellularraum von Räumen mit innerem Milieu ab (→ Abb. 1.18) oder trennen zwei innere Flüssigkeitsräume voneinander, z. B. in den Nierentubuli oder im Magen. Dabei transportieren sie Wasser und gelöste Teilchen (transepithelialer Transport).

- Beim **transzellulären Transport** werden die Stoffe direkt durch die Zelle (passiv oder aktiv) transportiert, und zwar über Exo- und Endozytose bzw. rezeptorvermittelten Transport.
- Beim **parazellulären Transport** werden die Stoffe durch den Interzellularspalt und durch sog. Tight Junctions (s. u.) transportiert.

Epithelien besitzen eine polare Struktur (→ Abb. 1.18): An der apikalen Seite bilden sich häufig fingerartige Ausstülpungen, die Mikrovilli (Bürstensaummembran im Darm). Basolateral liegen die der Blutseite zugewandte Basallamina sowie die den Interzellularspalt bildenden lateralen Zellmembranen. Dort findet man die nachfolgend beschriebenen vier Typen von Zell-Zell-Kontakten (→ Abb. 1.19).

Tight Junction (Schlussleiste)

Die Tight Junction ist ein schmales Band aus zahlreichen Proteinen (→ Abb. 1.19a), das die Epithelzellen umgürtet und mit den Bändern von Nachbarzellen in enger Verbindung steht. Dadurch verschließen diese Strukturen den Zellzwischenraum und bilden eine Diffusionsbarriere (parazelluläre Barriere), die den Fluss von Molekülen über das Epithel kontrolliert. Die Schlussleisten halten auch die Polarität der Epithelzellen aufrecht: Sie verhindern, dass Membrankomponenten von apikal nach lateral diffundieren und umgekehrt. Tight Junctions kommen z. B. in Harnblasen- und Darmepithel vor. In den Endothelzellen der Hirnkapillaren verhindern sie den Durchtritt von im Blut gelösten Elektrolyten und Proteinen oder Zellen (Blut-Hirn-Schranke und Blut-Liquor-Schranke).

Gap Junction

Gap Junctions (Nexus) sind kanalbildende Proteinkomplexe, welche die zytoplasmatischen Kompartimente benachbarter Zellen miteinander verbinden (→ Abb. 1.19b). Sie bestehen aus zwei Halbkanälen (Konnexone aus sechs Untereinheiten, den Konnexinen), wobei jede Zelle einen Halbkanal beisteuert. Die Gap Junctions erlauben den Transport (Diffusion) von geladenen (Ionen) und ungeladenen Substanzen (Nukleotide, Aminosäuren, H_2O, Glucose). Die Kanäle können auch geschlossen werden, z. B. um bei starkem pH-Abfall in einer Zelle die Nachbarzellen nicht zu schädigen. Gap Junctions kommen u. a. in glatten Muskelzellen (→ Kap. 4.9) und im Herzen (→ Kap. 9.2) vor.

Adherens Junction

Die Zonula adherens ist ein unterhalb der Schlussleiste gebildeter Gürtel aus Adherens Junctions (→ Abb. 1.18). Adherens Junctions (→ Abb. 1.19c) stellen unter Beteiligung mehrerer Proteine (Cadherin, Vinculin, Catenin, α-Aktinin) Kontakte zwischen den Aktinfilamenten zweier Zellen her und verstärken die Zellen mechanisch.

Desmosomen

Diese scheibenartigen Kontaktstellen (→ Abb. 1.19d) findet man besonders in Epithelien mit intensiver mechanischer Belastung sowie im Herzmuskel und in der glatten Muskulatur. Die Desmosomen verbessern den mechanischen Zusammenhalt zwischen den Zellen durch Verknüpfung der Intermediärfilamente (Epithelien: Keratine; Muskel: Desmin) benachbarter Zellen. Die Anheftung an der Zellmembran wird durch weitere Proteine (Cadherin, Desmoplakin, Plakoglobin) ermöglicht. **Hemidesmosomen** (→ Abb. 1.18) haben eine ähnliche Struktur und verbinden die Zelle basal mit der extrazellulären Matrix.

Endothelzellen

Endothelien kleiden Blutgefäße aus; die Dichtheit der Tight Junctions zwischen den Zellen bestimmt die Durchlässigkeit des Endothels. Endothelien haben neben der Barrierefunktion andere wichtige Aufgaben, z. B. bei der Signalübertragung zwischen und innerhalb von Zellen (→ Kap. 1.9).

Gliazellen

Im ZNS sind Neuronen von weitaus zahlreicheren Gliazellen (Astroglia, Oligodendroglia und Mikroglia) umgeben. Die Gliazellen bilden die Myelinscheiden der Axone und regulieren Elektrolyt- und Transmitterkonzentrationen im Gehirn.

Klinik

Der Erreger der **Borreliose,** Borrelia burgdorferi, der durch Zeckenbiss übertragen wird, kann die Blut-Hirn-Schranke überwinden, was schwerste Schäden des Nervensystems zur Folge hat. Diese führen, wenn die Therapie nicht rechtzeitig erfolgt, zum Tod.

Zellen des Epithelgewebes in der Darmwand.

apikale Seite
extrazellulär
Mikrovilli
Schlussleiste
Aktin-Myosin-Gürtel
Tight Junction
Adherens Junction
Desmosomen
Zytoskelett-filamente
Gap Junction
Hemidesmosomen
intra-zellulär
basolaterale Seite
extrazelluläre Matrix
Basallamina

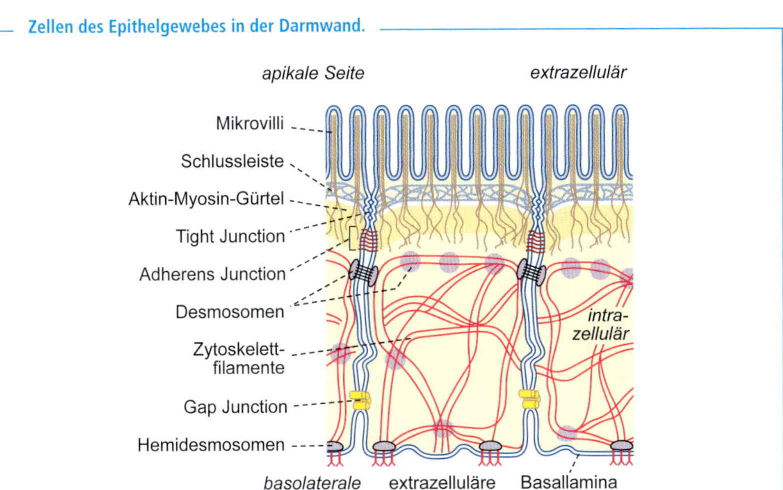

Abb. 1.18

Typen von Zell-Zell-Verbindungen in Epithelien.

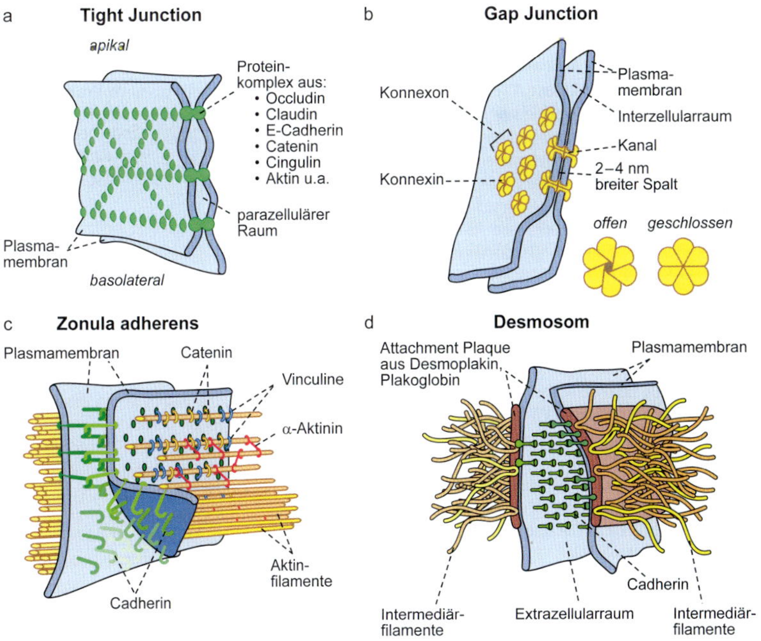

a
Tight Junction
apikal
Protein-komplex aus:
• Occludin
• Claudin
• E-Cadherin
• Catenin
• Cingulin
• Aktin u.a.
parazellulärer Raum
Plasma-membran
basolateral
b
Gap Junction
Konnexon
Konnexin
Plasma-membran
Interzellularraum
Kanal
2–4 nm breiter Spalt
offen
geschlossen
c
Zonula adherens
Plasmamembran
Catenin
Vinculine
α-Aktinin
Aktin-filamente
Cadherin
d
Desmosom
Attachment Plaque aus Desmoplakin, Plakoglobin
Plasmamembran
Cadherin
Intermediär-filamente
Extrazellularraum
Intermediär-filamente

Abb. 1.19

1.9 Second Messenger und zelluläre Signalkaskaden

„First Messenger" sind Rezeptorliganden wie z. B. Hormone, die die Zellmembran nicht passieren können und zur Entfaltung ihrer Wirkungen intrazelluläre Botenstoffe benötigen, die „Second Messenger". Dazu zählen zyklisches Adenosinmonophosphat (cAMP), Inositol-1,4,5-trisphosphat (IP_3), Ca^{2+}-Ionen, zyklisches Guanosinmonophosphat (cGMP) und Stickstoffmonoxid (NO).

cAMP-Signalkaskade

Sie umfasst folgende Schritte (→ Abb. 1.20):

1. Durch die Bindung eines Hormons an seinen spezifischen **Rezeptor (R)** ändert sich der Konformationszustand des Rezeptors.
2. Dadurch wird an der Innenseite der Zellmembran ein **G-Protein** aktiviert, wobei ein Molekül GDP (Guanosindiphosphat) am G-Protein durch GTP (Guanosintriphosphat) ersetzt wird. Das G-Protein besitzt entweder selbst GTPase-Aktivität oder benötigt einen aktivierenden Hilfsfaktor (GTPase-aktivierendes Protein).
3. Das aktivierte G-Protein reagiert mit einer ebenfalls an der Membran-Innenseite lokalisierten **Adenylatcyclase (AC),** die cAMP aus ATP bildet. Die G-Proteine kommen in zwei Varianten vor: stimulierende G-Proteine (G_S) aktivieren die AC und steigern die Hormonwirkung, hemmende G-Proteine (G_i) bremsen die AC.
4. Der Second Messenger cAMP aktiviert eine im Zytosol befindliche **Proteinkinase A (PKA).**
5. Die PKA phosphoryliert verschiedene Zielproteine, welche dann die jeweils spezifischen Hormonwirkungen in der Zelle vermitteln. Beispielsweise setzt Adrenalin in der Leber, vermittelt über die cAMP-Kaskade, Glucose durch Glykogenolyse frei. In Herzmuskelzellen aktiviert Noradrenalin β-Rezeptor-vermittelt den Ca^{2+}-Einstrom (β-adrenerge Signalkaskade, → Kap. 9.7).

Bei Deaktivierung von cAMP entsteht 5'-AMP unter Wirkung der **Phosphodiesterase** (→ Abb. 1.20), eines Enzyms, das durch Theophyllin und Koffein gehemmt wird. Diese in Tee und Kaffee natürlich vorkommenden Stoffe befördern also den cAMP-Signalweg und seine physiologischen Wirkungen.

IP_3-Signalkaskade

Ein anderer Signalweg, über den viele Hormone wirksam sind, verwendet IP_3 und Ca^{2+}-Ionen als Second Messenger (→ Abb. 1.21). Die Übermittlung der Hormonwirkung verläuft wie folgt:

1. Das Hormon bindet an seinen Rezeptor, der daraufhin seine Konformation ändert.
2. Dadurch wird ein Gq-Protein an der Innenseite der Plasmamembran durch Bindung von GTP aktiviert. Im Gegensatz zur cAMP-Kaskade gibt es in der IP_3-Kaskade **keine hemmenden G-Proteine.**
3. Das aktivierte Gq-Protein aktiviert seinerseits das ebenfalls an der Plasmamembran-Innenseite lokalisierte Enzym **Phospholipase C (PLC).**
4. PLC spaltet das in Plasmamembranen enthaltene **Phosphatidylinositolbisphosphat (PIP_2)** in Diacylglycerol (DAG) und IP_3.
5. IP_3 setzt aus dem ER Ca^{2+}-Ionen frei, die selbst der Regulation vieler Zellfunktionen dienen. Ca^{2+}-Bindung an Calmodulin (CaM) aktiviert die **Ca^{2+}-CaM-abhängige Kinase (CaMK).**
6. DAG aktiviert eine plasmamembranständige **Proteinkinase C (PKC).**
7. CaMK und PKC phosphorylieren Zielproteine, wodurch die spezifische Hormonantwort ausgelöst wird. Die Aktivierung der Kinasen kann auch Veränderungen der Genexpression hervorrufen.

NO/cGMP-Signalkaskade

Das kleine gasförmige Stickstoffmonoxid (NO) dient im Zusammenspiel mit cGMP der Signalübertragung zwischen und innerhalb von Zellen (→ Abb. 1.22). In Endothelzellen von Blutgefäßen (und einigen anderen Zelltypen) können Reize wie Ca^{2+}-Anstieg oder erhöhte Schubspannung (vorbeifließendes Blut!) die **NO-Synthase** stimulieren (vermittelt über Ca^{2+}-CaM). Bei der Umwandlung von Arginin zu Citrullin entsteht NO, das aus der Endothelzelle herausdiffundieren kann. Im Gefäßlumen hemmt NO die Thrombozytenaggregation. In benachbarten glatten Muskelzellen aktiviert NO eine Guanylatcyclase, die cGMP aus GTP herstellt, wodurch **Proteinkinase G (PKG)** aktiviert wird (→ Abb. 1.22). PKG-Stimulation bewirkt eine Ca^{2+}-Desensitivierung der kontraktilen Proteine (→ Kap. 4.10); die Gefäße erschlaffen (Vasodilatation).

Klinik

Choleratoxin ist das von den Bakterien Vibrio cholerae hergestellte Gift, das beim Menschen eine schwere Durchfallerkrankung, die **Cholera,** auslösen kann. Es entfaltet seine Wirkung, indem es die hydrolytische Inaktivierung des GTP-aktivierten stimulierenden G-Proteins (durch Ribosylierung einer Untereinheit des G-Proteins) verhindert (→ **Abb. 1.20**). Die Hemmung der GTPase-Aktivität führt zur Daueraktivierung der AC in Zellen des Darmepithels und zu einer chronisch erhöhten cAMP-Konzentration. Dies bewirkt eine ständige Abgabe von Cl^-, HCO_3^- und Wasser über den Darm. Die Folgen sind Dehydrierung durch Wasserverlust (mehrere L/d) und der Verlust von wichtigen Elektrolyten.

cAMP-Signalkaskade.

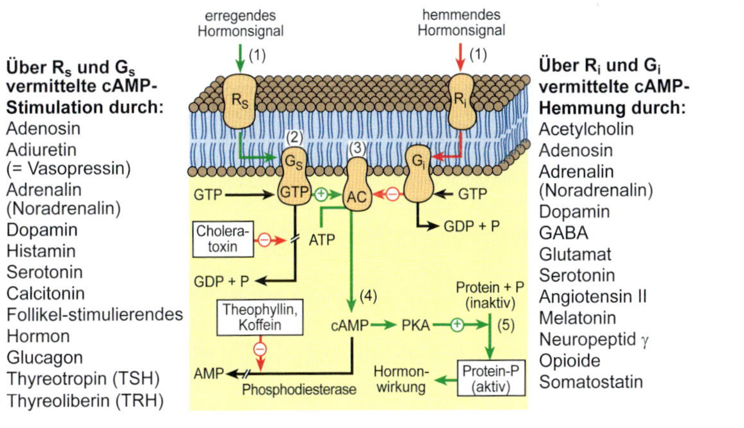

Abb. 1.20

IP_3-Signalkaskade.

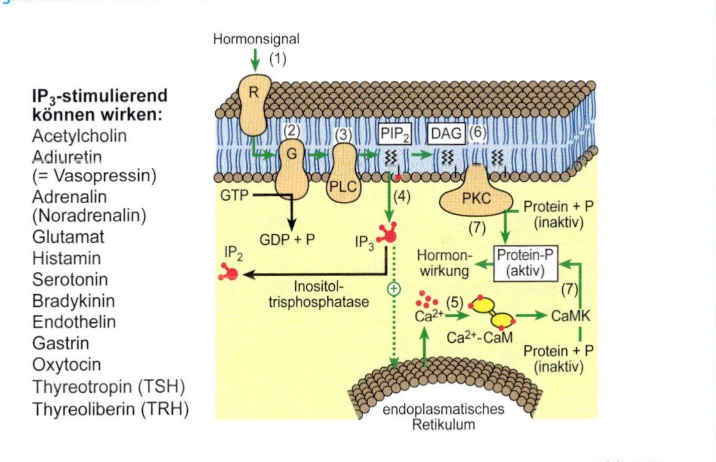

Abb. 1.21

NO/cGMP-Signalkaskade.

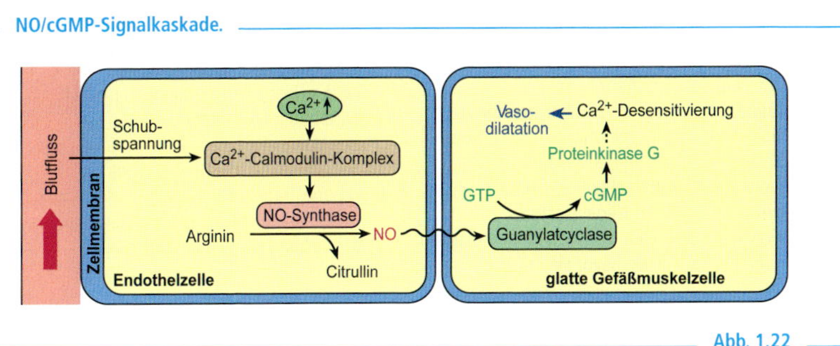

Abb. 1.22

1.10 Zelluntergang

Es gibt zwei Formen des Zelluntergangs:

- Wenn eine Zelle das Ende ihrer natürlichen Lebensspanne erreicht, ruft sie aktiv ein intrazelluläres Selbstmordprogramm auf. Dieser **programmierte Zelltod (Apoptose)** ist Teil des Zellstoffwechsels und ein **physiologischer Prozess.**
- Im Gegensatz dazu kann der Zelltod auch durch äußere Bedingungen (z. B. akute Verletzungen) erzwungen werden; dann kommt es zur **Nekrose (pathologischer Prozess).**

Morphologische Unterscheidung von Nekrose und Apoptose

Kennzeichen **nekrotischer Zellen** (→ Abb. 1.23):

- Schwellung
- Schädigung und Verlust der Organellen
- Verlust der Membranintegrität (Ruptur)
- Abbau der DNA durch Nukleasen
- lokale Entzündungsprozesse, da Zytoplasma und Zellorganellen in den Extrazellularraum freigesetzt und durch Makrophagen (Fresszellen) beseitigt werden.

Merkmale **apoptotischer Zellen** (→ Abb. 1.23):

- weiterhin intakte Zellmembran
- Schrumpfung der Zelle
- Organellen bleiben noch für längere Zeit intakt
- Zellkern enthält Fragmente von kondensiertem Chromatin
- Abbau der DNA durch Endonukleasen; es entstehen DNA-Fragmente (als DNA-Leiter mittels Elektrophorese nachweisbar)
- Fragmentierung der Zelle
- Bildung von apoptotischen Körperchen (Zellabschnürungen mit intakter Zellmembran)
- keine Schädigung des Nachbargewebes.

Funktion der Apoptose

Im Embryo ist die Apoptose unerlässlich zur Organentwicklung. Im Laufe der Entwicklung des Nervensystems stirbt z. B. die Hälfte der ursprünglich angelegten Zellen durch Apoptose wieder ab.

Die Apoptose ist ebenso wichtig für mannigfaltige Prozesse im adulten Organismus:

- Kontrolle von Zellzahl und Größe von Geweben (durch Apoptose sterben jede Stunde Milliarden von Blut- und Darmepithelzellen)
- Verjüngung von Geweben (z. B. Riechepithel)
- Selektion und Abbau unnötiger oder potenziell schädlicher Zellen des Immunsystems
- Eliminierung entarteter Zellen
- Plastizität des zentralen Nervensystems
- Selektion von Keimzellen (ca. 95 % der Keimzellen gehen apoptotisch unter, bevor sie reif sind).

Apoptotische Signalwege

Der programmierte Zelltod kann über zwei unabhängige Wege ausgelöst werden (→ Abb. 1.24):

- **Stressor-Stimulation** (intrinsischer oder mitochondrialer Signalweg)
- **Rezeptor-Stimulation** (extrinsischer oder Todesrezeptor-Signalweg).

Stressor-Stimulation

Stressreize wie UV-Licht, Hitze, Zytostatika oder ionisierende Strahlung können zur Apoptose führen (→ Abb. 1.24). Auch eine geschädigte DNA kann als Auslöser fungieren; Zellen mit Mutationen (Gendefekten) werden so eliminiert. Es kommt zur Einlagerung von proapoptotischen (z. B. Bax) und antiapoptotischen (z. B. Bcl-2) Proteinen in die Mitochondrien. Diese Proteine wirken als direkte Gegenspieler, deren Wechselspiel über die Lebensspanne einer Zelle entscheidet. Aus den Mitochondrien wird Cytochrom C ausgeschleust und aktiviert nacheinander verschiedene Proteinasen aus der Familie der Caspasen, die als Effektoren der Apoptose wirken (→ Abb. 1.24).

Rezeptor-Stimulation

Extrazelluläre Liganden binden an Transmembranrezeptoren („Todesrezeptoren") (→ Abb. 1.24). Dies geschieht physiologisch durch Zytokine (z. B. TNF-α) und Oberflächenmoleküle benachbarter Zellen (z. B. Fas-Ligand). Die Bindung der Liganden an die jeweiligen Rezeptoren triggert eine intrazelluläre Signalkaskade, die über Aktivierung verschiedener Caspasen zur Apoptose führt. Apoptotische Effektor-Caspasen sind Caspase-3, -6 und -7 (→ Abb. 1.24). Caspase-3 vermittelt z. B. direkt oder indirekt die Spaltung vieler zellulärer Proteine, DNA-Fragmentierung, Zytoskelett-Veränderungen und eine Desintegration der Zelle.

Klinik

Onkogene („Krebs-Gene") sind Teile des Erbguts einer Zelle, die durch Mutationen in Genen entstehen, die für das normale Zellwachstum, die Zellteilung und -differenzierung wichtig sind. Es kann sich auch um virale Gene handeln, die in die Wirtszellen eingebracht wurden. Sie fördern den Übergang vom normalen Wachstumsverhalten der Zelle zu ungebremstem Tumorwachstum. Onkogene tragen zur Tumorentwicklung bei, weil sie zelluläre Proliferation fördern und den apoptotischen Zelltod verhindern.

Morphologische Veränderungen bei Nekrose und Apoptose.

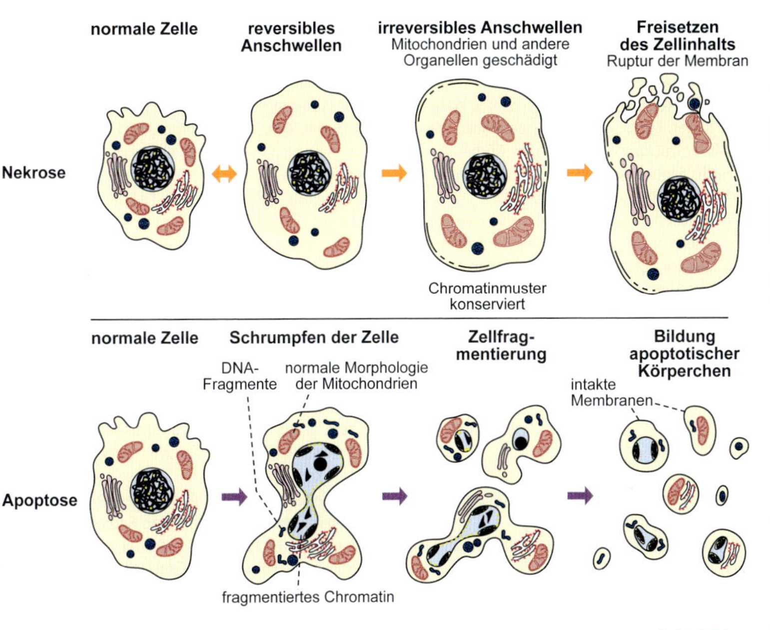

Abb. 1.23

Apoptose-Signalwege.

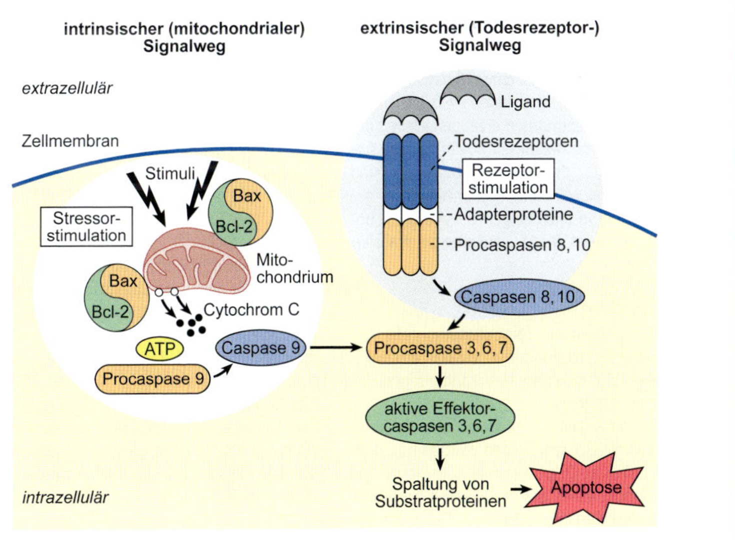

Abb. 1.24

2 Zellerregung und Neurophysiologie

Kasuistik

Der fünfjährige Andreas K. erwacht eines Morgens mit dem Gefühl, einen elektrischen Schlag zu bekommen. Es folgen kurze, weniger als eine Sekunde dauernde Muskelzuckungen am ganzen Körper. Andreas erholt sich danach schnell wieder, und die Familie versucht, den Vorgang zu vergessen.

In den nächsten Monaten wiederholen sich solche Anfälle jedoch mehrmals. Andreas' Mutter bemerkt einmal, dass ihr Sohn für einige Sekunden abwesend erscheint und nicht auf Ansprache reagiert. Er kann sich danach an den Vorfall nicht mehr erinnern. Seine Mutter sucht mit ihm den Kinderarzt auf, der ihn zur weiteren Abklärung zum Neurologen überweist.

Patientendaten

- Allgemeine Daten: Alter: 5 Jahre, Größe: 1,12 m, Gewicht: 19 kg
- körperlicher und neurologischer Status: altersgerecht entwickelter Junge; körperliche und neurologische Untersuchung unauffällig
- Anamnese: Andreas hat als Kleinkind häufig unter Fieberkrämpfen gelitten. Seine Mutter hat in ihrer Jugend ebenfalls ähnliche Symptome gehabt. Dabei habe es sich z.T. um reine Muskelzuckungen (konvulsive Anfälle), z.T. um kurzfristige Bewusstseinsverluste (nicht-konvulsive Anfälle) gehandelt.
- Elektroenzephalogramm (EEG): Das EEG ist ein elektrisches Messverfahren, das Spannungen zwischen zwei Elektroden, die auf der Oberfläche des Kopfes befestigt werden, ableitet. Diese Spannungen geben die elektrische Aktivität von Neuronen wieder (→ Kap. 6.2).

Epileptische Anfälle führen zu charakteristischen Veränderungen im EEG: Die synchronen elektrischen Aktivitäten von Neuronengruppen erzeugen Wellen mit großer Amplitude, von denen bei einem fokalen Anfall nur Abschnitte des Gehirns betroffen sind (→ Abb. 2.A oben), während sie sich bei einem generalisierten Anfall in allen zeigen (→ Abb. 2.A unten). Bei Andreas weist das EEG auf eine generalisierte Epilepsie hin.

Weiterer Verlauf

Bildgebende Verfahren wie Computertomografie (CT) und Magnetresonanztomografie (MRT) erbringen keinen Hinweis auf strukturelle Veränderungen des zentralen Nervensystems.

Die Tatsache, dass auch Andreas' Mutter in ihrer Kindheit an ähnlichen Symptomen gelitten hat, deutet auf eine familiäre Disposition hin. Der Neurologe stellt die Diagnose einer **generalisierten Epilepsie mit Fieberkrämpfen plus (GEFS+).** Dieses Krankheitsbild umfasst Epilepsien mit unterschiedlichen Arten von Anfällen.

Klassifikation von Epilepsien

Ein epileptischer Anfall ist eine anfallsartige Funktionsstörung des zentralen Nervensystems. Bei einem solchen Anfall beginnen ganze Gruppen von Neuronen im Gehirn synchron elektrisch aktiv zu sein **(paroxysmale synchrone Entladungen).** Man spricht von einer Epilepsie, wenn Anfälle rezidivierend auftreten. Epilepsien sind häufig; man geht davon aus, dass etwa jeder Zwanzigste an dieser Erkrankung leidet.

Es gibt eine Vielzahl von unterschiedlichen Epilepsieformen, die man nach der klinischen Symptomatik oder nach ihrer Pathogenese klassifizieren kann. Man unterscheidet **konvulsive** Anfälle, bei denen es zum Sturz oder zu Muskelzuckungen kommt, von **nicht konvulsiven** Anfällen, bei denen nur das Bewusstsein gestört ist. Bei **myoklonischen** Anfällen treten unregelmäßig wiederholte Zuckungen einzelner Muskelgruppen auf.

Bei einem **fokalen Anfall** beginnt das Anfallsgeschehen in einer bestimmten Region des Gehirns. Es kann später zur Beteiligung der restlichen Hirnrinde kommen **(sekundäre Generalisierung).** Beim **generalisierten Krampfanfall** dagegen gibt es keinerlei Hinweise auf eine anatomisch begrenzte Lokalisation.

Epilepsien können durch morphologische Veränderungen im Gehirn verursacht werden, beispielsweise als Folge embryonaler Entwicklungsstörungen und Fehlbildungen, von Tumoren oder entzündlichen oder atrophischen Veränderungen des Gehirns (**symptomatische** Epilepsien). Im Gegensatz dazu sind **idiopathische** Epilepsien nicht durch andere Krankheiten bedingt. Sie sind angeboren und haben keine erkennbare Ursache. Eine familiäre Disposition kommt vor. Oft ist die Zuordnung zu einer dieser beiden Gruppen nicht möglich. Man behilft sich dann mit dem Begriff der **kryptogenen** Epilepsie.

Pathogenese

Eine genetische Untersuchung zeigt, dass Andreas und seine Mutter eine Mutation in einem Gen aufweisen, das für einen spannungsabhängigen Natriumkanal kodiert. Dieser Natriumkanal ist ein membranständiges Protein, das Na^+-Ionen durch die Membran transportieren und damit die Ladung der Zellmembran umkehren kann (→ Kap. 2.2). Natriumkanäle sind in Ruhe geschlossen und öffnen sich erst, wenn das Membranpotenzial einen bestimmten Schwellenwert erreicht. Ihr Öffnen löst einen sich selbst verstärkenden Prozess aus, das Aktionspotenzial (→ Kap. 2.3). Nach einer kurzen Zeit, in der der Kanal Na^+ leitet, geht er in einen inaktiven Zustand über. Die Inaktivierung von Natriumkanälen führt zur Beendigung des Aktionspotenzials.

EEG-Ableitungen in der Epilepsiediagnostik.

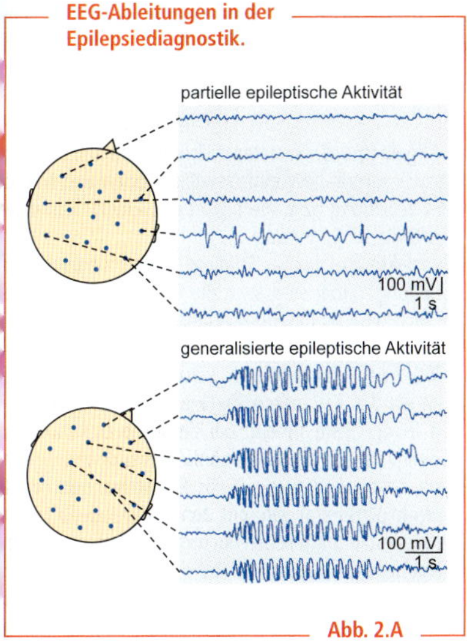

Abb. 2.A

Transmembrantopologie des Na^+-Kanals (a) sowie Einzelableitung bei normalem (b) und durch Mutation verändertem R1648H-Na^+-Kanal (c).

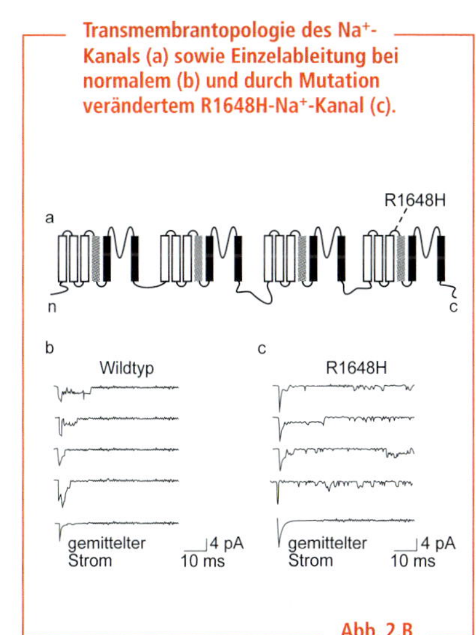

Abb. 2.B

Natriumkanäle weisen vier verwandte Domänen mit jeweils sechs Transmembranhelizes auf. Die Mutation, die Andreas' Erkrankung auslöst, führt zum Austausch eines Argininmoleküls durch Histidin in einer Transmembrandomäne des Kanals (R1648H, → Abb. 2.B). Diese Mutation stört das Inaktivierungsverhalten des Natriumkanals: Während sich die Kanäle ohne krankheitsverursachende Mutation nach Depolarisation rasch dauerhaft schließen, können sich die mutierten Kanäle nach Inaktivierung wieder öffnen. Die Neuronen werden übererregbar, da die Dauer des Aktionspotenzials verlängert ist. Diese Übererregbarkeit verursacht eine synchrone elektrische Aktivität der Neuronen.

Die Tatsache, dass die Veränderung eines Ionenkanals eine Epilepsie verursachen kann, zeigt die Bedeutung dieses Ionenkanals für die normale und gestörte Erregungsbildung in Neuronen.

Therapie und Prognose

Andreas wird nach Diagnosestellung mit einem Medikament behandelt, das spannungsabhängige Natriumkanäle blockiert. Dies reduziert den späten Strom durch nicht-inaktivierte Natriumkanäle und verhindert die synchrone Aktivierung von Neuronen. Die Prognose der Erkrankung ist gut. Die meisten Patienten werden unter der Therapie symptomfrei; manchmal kann später ganz auf Medikamente verzichtet werden.

Physiologie im Fokus

- Zellen bilden Aktionspotenziale als elektrische Signale.
- Alle Informationen werden als Aktionspotenzialmuster verschlüsselt.
- Aktionspotenziale werden durch das geordnete Öffnen und Schließen von spannungsabhängigen Natrium- und Kaliumkanälen gebildet.
- Schon geringfügige Veränderungen von Öffnungs- und Schließvorgängen in diesen Kanälen können zur Übererregbarkeit von Neuronen führen.
- In peripheren Zellabschnitten – wie beispielsweise dem Axon – erlauben Aktionspotenziale die Weiterleitung von elektrischen Signalen über lange Strecken.
- Die Weitergabe von Aktionspotenzialen an benachbarte Zellen geschieht an elektrischen oder chemischen Synapsen.

2.1 Aufbau und Funktion der Zellmembran

Alle Zellen sind von einer **Zellmembran** umgeben. Sie definiert die Zelle als Einheit und ist die Kontaktfläche zu anderen Zellen. Ihre besonderen elektrischen Eigenschaften führen zum Aufbau des **Membranpotenzials,** einer elektrischen Spannung zwischen Intra-(IZR) und Extrazellularraum (EZR). Die Änderung dieses Membranpotenzials ist ein Signal für viele zelluläre Vorgänge. Die hohe Geschwindigkeit, mit der ein elektrisches Signal gebildet und weitergeleitet wird, erlaubt einen schnellen Informationsaustausch zwischen Zellen und Zellabschnitten.
Das Grundgerüst der Zellmembran ist eine **Lipiddoppelschicht** (→ Kap. 1.3). **Ionen** sind in wässrigen Medien von einer **Hydrathülle** umgeben, die unter Energieaufwand von dem Ion entfernt werden muss, damit es die Zellmembran durchqueren kann. Da elektrischer Strom die Bewegung von Ionen durch die Zellmembran erfordert, ist die Lipiddoppelschicht deshalb ein **elektrischer Isolator** (→ Abb. 2.1). Als solcher kann die Membran eine **Ladungsdifferenz** und damit eine **elektrische Spannung** zwischen Zellinnerem und -äußerem aufrechterhalten.

Ionentransport durch Ionenkanäle

Der Transport von polaren Substanzen und Ionen durch die Zellmembran erfordert spezialisierte Membranproteine. Man kann diese nach dem Transportmechanismus in zwei Gruppen einteilen (→ Kap. 1.3):

- **Kanäle** bilden eine wassergefüllte Pore, durch die das Ion von einer Seite auf die andere Seite **diffundieren** kann, ohne dass eine Konformationsänderung erforderlich ist.
- **Transporter (= Carrier)** können von einer Seite das Substrat aufnehmen, sind dann allerdings zur anderen Membranseite hin geschlossen. Erst die Konformationänderung ermöglicht die Abgabe des Substrats auf der anderen Membranseite. **Pumpen** sind besondere Carrier, die ihre Konformationsänderung an die Hydrolyse von ATP koppeln und so Ionen gegen ihre Triebkraft transportieren können (→ Kap. 1.4).

Die Bewegung des Ions durch die Membran entlang einer Ionenkanalpore ist nicht an eine Konformationsänderung gebunden. Deshalb ist die pro Zeiteinheit transportierte Zahl von Ionen **(Transportrate)** in Ionenkanälen normalerweise höher als für Transporter und Pumpen.
Fast alle Ionenkanäle sind **selektiv,** d.h., sie können zwischen verschiedenen Ionenarten unterscheiden. Es gibt Ionenkanäle, die nur Anionen und Kationen unterscheiden können. Andere sind dagegen hoch selektiv. Kalium- oder Natriumkanäle lassen praktisch kein anderes in biologischen Flüssigkeiten vorkommendes Ion passieren.

Die **Triebkraft** für die Bewegung eines Ions ist sein **elektrochemischer Gradient ΔG:**

$$\Delta G = RT \ln \frac{c_i}{c_e} + zFU$$

R: allgemeine Gaskonstante, T: absolute Temperatur, c_i bzw. c_e: intra- bzw. extrazelluläre Konzentration des Ions, z: Ladung bzw. Wertigkeit des Ions, F: Faraday-Konstante, U: Spannung
Der elektrochemische Gradient ändert sich mit der Spannung, daher sind auch die Geschwindigkeit und die Richtung der Ionenbewegung durch die Membran spannungsabhängig. Bei negativen Spannungen, das heißt, wenn das Zellinnere eine negativere Ladung trägt als das Zelläußere, fließen positiv geladene Ionen in die Zelle hinein; bei positiven Spannungen strömen sie aus der Zelle heraus. Es gibt eine Spannung, an der kein Strom fließt. Diese Spannung wird **Umkehrpotenzial** genannt. Negativ geladene Ionen fließen in die umgekehrte Richtung, d.h. negativ zum **Umkehrpotenzial** aus der Zelle heraus.
Der Strom durch einen **einzigen Ionenkanal** kann mit der **„Patch-clamp"-Technik** direkt gemessen werden (→ Abb. 2.2). Dabei wird mit einer Glaspipette ein feiner Membranfleck („Patch") angesaugt. Die elektrisch dichte Verbindung zwischen Pipette und Patch lässt es zu, den durch einen dort vorhandenen Kanal fließenden Strom zu messen. Solche Messungen zeigen, dass Kanäle offen (in diesem Fall fließt ein Strom) oder geschlossen sein können.
Der Strom, der in einem bestimmten Zeitraum durch einen Ionenkanal fließt, wird durch die **Offenwahrscheinlichkeit** des Kanals und die **Einzelkanalstromamplitude,** d.h. die Größe des Stroms durch den einzelnen Ionenkanal, bestimmt (→ Abb. 2.2). Normalerweise wechseln Ionenkanäle häufig zwischen offenen und geschlossenen Zuständen. Die Offenwahrscheinlichkeit gibt den prozentualen Anteil der Zeit an, in dem der Kanal geöffnet ist (0: Kanal immer geschlossen; 1: Kanal immer offen).
Die Offenwahrscheinlichkeit von Ionenkanälen kann durch bestimmte Reize verändert werden:

- durch Spannung (→ Abb. 2.3a)
- durch intra- oder extrazelluläre chemische Reize (Liganden, → Abb. 2.3b, c)
- durch mechanische Reize (→ Abb. 2.3d).

Permeabilität verschiedener Substanzen durch eine Lipiddoppelschicht.

geladene Moleküle: Aminosäuren, ATP, Glucose-6-phosphat
Ionen: Na+, K+, Cl−, Ca2+, HPO42−
große polare Moleküle: Glucose
Wasser
kleine polare Substanzen: Harnstoff, Äthanol
Gase: O2, N2, CO2

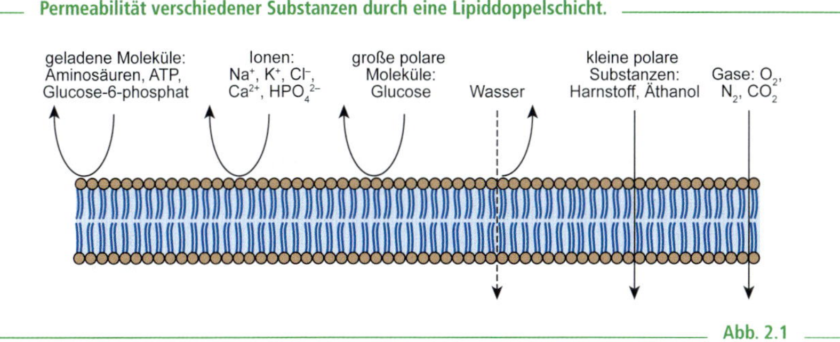

Abb. 2.1

Messung von Ionenströmen durch einzelne Ionenkanäle mithilfe der „Patch-clamp"-Technik.

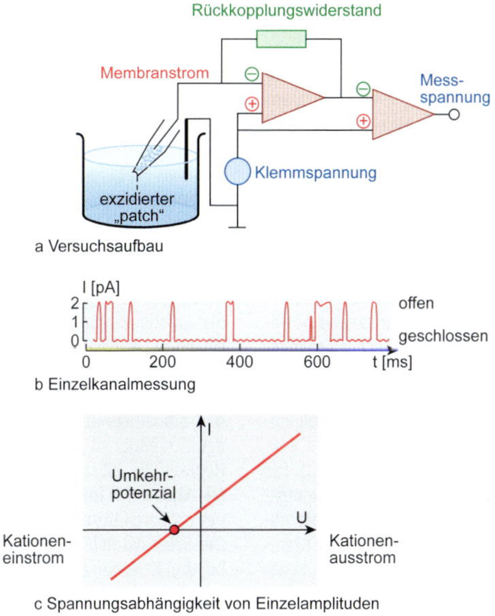

Rückkopplungswiderstand
Membranstrom
Mess-spannung
Klemmspannung
exzidierter „patch"
a Versuchsaufbau
I [pA]
2
1
0
offen
geschlossen
0
200
400
600
t [ms]
b Einzelkanalmessung
I
Umkehr-potenzial
U
Kationen-einstrom
Kationen-ausstrom
c Spannungsabhängigkeit von Einzelamplituden

Abb. 2.2

Mechanismen der Öffnungsvorgänge in Ionenkanälen.

a spannungsgesteuert
b interner Ligand
c externer Ligand
d mechanosensitiv
EZR
IZR
EZR
IZR

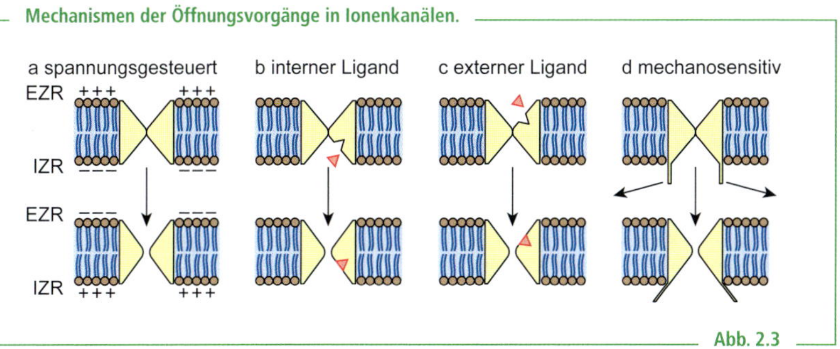

Abb. 2.3

2.2 Wie funktionieren Ionenkanäle?

Für elektrische Prozesse an der Zellmembran sind zwei Eigenschaften von Ionenkanälen bedeutsam: die Fähigkeit, zwischen verschiedenen Ionen zu unterscheiden, und ihre Öffnung oder Schließung als Antwort auf interne oder externe Signale.

Spannungsabhängige Ionenkanäle

Spannungsabhängige Na^+-, K^+- und Ca^{2+}-Kanäle (spannungsabhängige Kationenkanäle) funktionieren in ganz ähnlicher Weise. Die Veränderung der Membranspannung setzt bei diesen Ionenkanälen eine Kaskade von **Konformationsänderungen** in Gang. Sie beginnt am **Spannungssensor,** der viele positiv geladene Aminosäureseitenketten aufweist. Ändert sich die Membranspannung, verlagert der Spannungssensor seine Position. Auf die Bewegung des Spannungssensors folgen eine oder mehrere weitere Konformationsänderungen, welche die Ionenpore öffnen oder verschließen (→ Abb. 2.4). Viele spannungsabhängige Kationenkanäle weisen drei Hauptzustände auf: Sind sie **offen,** können Ionen hindurchtreten. Sie können aber auch **geschlossen** oder **inaktiviert** sein und dann keine Ionen mehr durch die Membran leiten (→ Abb. 2.4).

Spannungsabhängige Na^+- und K^+-Kanäle sind bei negativen Spannungen geschlossen. Ab einem bestimmten **Schwellenpotenzial** finden Übergänge in den offenen Zustand statt, die mit zunehmend positivem Membranpotenzial wahrscheinlicher werden. Vom offenen Zustand aus kann der Kanal inaktiviert werden. Im inaktivierten Zustand kann der Kanal weder Ionen leiten noch sich wieder öffnen. Erst bei negativen Potenzialen treten wieder Übergänge vom inaktivierten in den geschlossenen Zustand auf. Die Inaktivierung ist wie die Aktivierung ein spannungsabhängiger Prozess, er wird mit positiveren Membranspannungen wahrscheinlicher. Hält man die Membran auf einem konstanten Wert positiv zum Schwellenpotenzial, öffnen sich die Kanäle zunächst und inaktivieren dann. Dies führt zunächst zu einem Anstieg der Stromamplitude, gefolgt von einem Abfall (→ Abb. 2.4).

Ligandengesteuerte Ionenkanäle

Ligandengesteuerte Ionenkanäle besitzen einen Bindungsplatz, der selektiv bestimmte Substanzen binden kann. Sie öffnen sich nur, wenn ein chemisches Signal, der Ligand (z. B. ATP, Acetylcholin, Glyzin etc.), an seinem Bindungsplatz andockt. Die Bindung des Liganden verursacht Konformationsänderungen, die zur Öffnung des Kanals führen. Nach Dissoziation des Liganden kann der Kanal wieder schließen (→ Abb. 2.5). Allerdings kann der Kanal auch schließen, wenn der Ligand gebunden bleibt, ganz ähnlich der Inaktivierung spannungsabhängiger Kationenkanäle. Man nennt dies **Desensitisierung.** Nach Loslösung des Liganden geht der Kanal wieder in seinen geschlossenen Zustand zurück, von dem er durch Ligandenbindung wieder aktiviert werden kann. Die Desensitisierung verhindert eine lang andauernde oder überschießende synaptische Übertragung. Appliziert man eine bestimmte Konzentration des Liganden über eine lange Zeit, nimmt der Strom zunächst sehr schnell zu und danach, bedingt durch die Desensitisierung, wieder ab (→ Abb. 2.5).

Selektivität von K^+- und Na^+-Kanälen

Die Plasmamembranen praktisch aller lebenden Zellen sind unter Ruhebedingungen für K^+-Ionen weit besser durchlässig als für Na^+-Ionen (→ Abb. 2.6). Die Ursache dafür sind K^+-selektive Ionenkanäle. Da Na^+-Ionen einen kleineren Durchmesser haben als K^+, war lange unklar, wie selektive K^+-Kanäle effektiv K^+ leiten, aber Na^+-Ionen nicht passieren lassen. Diese K^+-Kanäle bestehen aus vier Untereinheiten, die um die Ionenpore angeordnet sind **(tetramere Struktur,** → Abb. 2.6a). Jede Proteinuntereinheit besitzt zwei Helizes, die die ganze Membran durchqueren, sowie eine kurze **Porenhelix,** die mit einem weiteren Proteinabschnitt die engste Stelle der **Kanalpore,** den sog. **Selektivitätsfilter,** bildet (→ Abb. 2.6b). Alle vier K^+-Porenhelizes tragen im Selektivitätsfilter die Aminosäurensequenz Glyzin-Tyrosin-Glyzin **(GYG-Motiv,** → Abb. 2.6c). Jeweils ein Carbonylsauerstoff der Tyrosinseitenkette und einer der inneren Glycinseitenkette jeder Untereinheit ersetzen die Hydrathülle des K^+-Ions perfekt. Die Bindung anderer Ionen, die kleiner als das K^+-Ion sind, stellt nicht genügend Energie bereit, um sie aus der Hydrathülle herauszulösen. Da die Engstelle der Pore deutlich enger ist als der Durchmesser eines Ions mit Hydrathülle, ist sie für die **Na^+- und Li^+-Ionen** (→ Abb. 2.6d) **impermeabel,** während K^+ trotz seines größeren Durchmessers durchtreten kann.

Der Selektivitätsfilter ist immer gleichzeitig von zwei bis drei K^+-Ionen besetzt. Die Bindung von K^+-Ionen innerhalb des Selektivitätsfilters ist sehr stark. Ein einzelnes K^+-Ion würde daher dauerhaft gebunden bleiben. Der Eintritt eines weiteren K^+-Ions in den Selektivitätsfilter schwächt diese Bindung ab, da sich Ionen mit gleicher Ladung abstoßen. Dies erlaubt die Dissoziation des äußersten, auf der anderen Seite gebundenen Ions.

Wie Na^+-Kanäle Na^+ von K^+ unterscheiden, ist noch nicht vollständig verstanden. Es scheint, dass der Selektivitätsfilter von spannungsabhängigen Na^+-Kanälen viel flexibler als der von K^+-Kanälen ist und so Na^+ mit höherer Affinität als K^+ binden kann. Ca^{2+} binden sehr stabil innerhalb des Na^+-Kanal-Selektivitätsfilters. Sie bleiben gebunden und werden daher nicht effektiv von Na^+-Kanälen geleitet.

Funktionszustände des spannungsabhängigen Na^+-Ionen-Kanals.

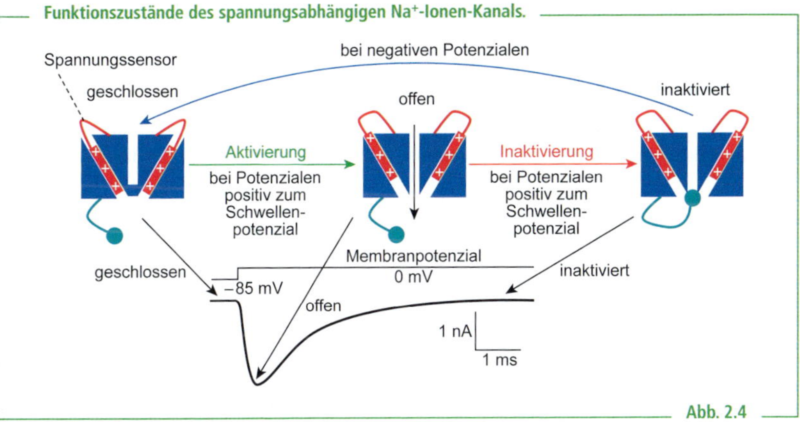

Abb. 2.4

Schaltvorgänge an ligandengesteuerten Ionenkanälen.

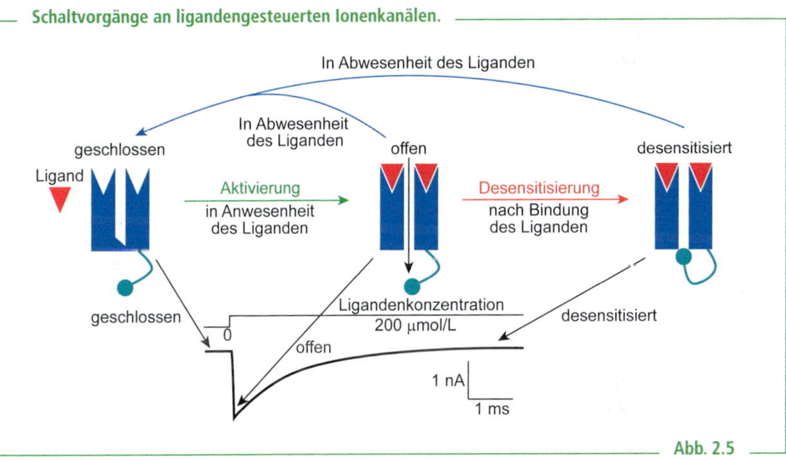

Abb. 2.5

Schematischer Aufbau des K^+-Kanals.

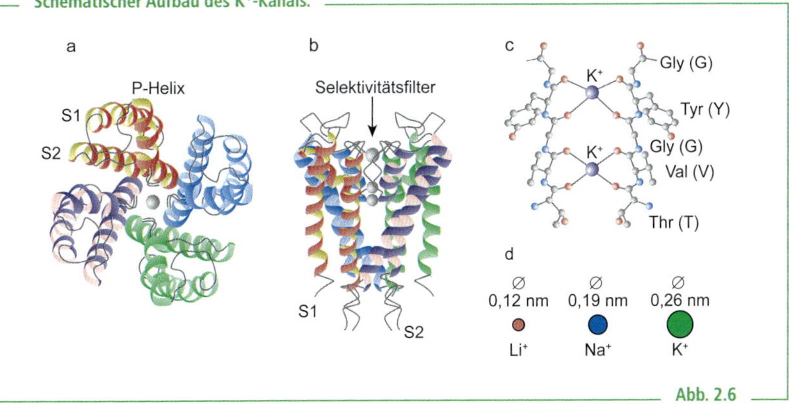

Abb. 2.6

2.3 Elektrische Signale (1)

Membranpotenzial

Sticht man mit einer feinen Glaspipette in eine Zelle ein, kann man eine **elektrische Spannung** messen, die zwischen dem Inneren und dem Äußeren aller lebenden Zellen anliegt: das **Membranpotenzial** (MP, → Abb. 2.7a). Diese Spannung ist ein **Diffusionspotenzial,** das entsteht, wenn eine Membran für ein bestimmtes Ion **selektiv permeabel** und dieses Ion ungleich über einer Membran verteilt ist (**Konzentrationsgradient,** → Tab. 2.1). Unter diesen Bedingungen diffundiert das Ion entlang seinem Konzentrationsgradienten durch die Membran, lässt aber die entgegengesetzt geladenen Ionen, die die Membran nicht passieren können, zurück. Diese Ladungstrennung erzeugt einen Spannungsunterschied.

Tab. 2.1: Ionenkonzentration

Ion	Intrazellulär	Extrazellulär
Na^+	12 mmol/L	140 mmol/L
K^+	155 mmol/L	4 mmol/L
Ca^{2+}	10^{-5}–10^{-4} mmol/L	2 mmol/L
Cl^-	4–100 mmol/L	120 mmol/L
HCO_3^-	8 mmol/L	27 mmol/L
A^-*	145 mmol/L	5 mmol/L

* makromolekulare Anionen

Da die intrazelluläre K^+-Konzentration $[K^+]_i$ mit 155 mmol/L deutlich höher ist als die extrazelluläre ($[K^+]_e$, 4 mmol/L), strömt K^+ entlang diesem Konzentrationsgefälle aus der Zelle heraus. K^+-Kanäle sind nur für K^+-Ionen durchlässig (→ Kap. 2.2) und daher entsteht intrazellulär ein negativer Ladungsüberschuss. Er ist die Triebkraft für spannungsgetriebene Ionenbewegungen, die der konzentrationsgetriebenen Diffusion entgegengesetzt sind. Der Prozess erreicht ein Gleichgewicht, wenn das Membranpotenzial so groß ist, dass die elektrische Triebkraft die chemische Triebkraft ausgleicht, d. h., wenn das **elektronische Potenzial** 0 wird. Man nennt dieses Potenzial das **Gleichgewichtspotenzial.** Am Gleichgewicht diffundieren pro Zeiteinheit ebenso viele K^+-Ionen von innen nach außen wie von außen nach innen.

Dieses Ruhemembranpotenzial pendelt sich in den meisten Zellen bei etwa –80 mV ein (→ Abb. 2.7). Das Membranpotenzial einer ideal selektiven Membran ist eine konstante Größe, solange sich die Ionenkonzentrationen nicht ändern und kein Strom von außen an die Zelle gelegt wird. Sie lässt sich direkt aus der Beziehung für den elektrochemischen Gradienten bestimmen. Das Diffusionspotenzial ist die Spannung, bei der der elektrochemische Gradient (ΔG) gleich 0 ist:

$$\Delta G = RT\ \ln\left(\frac{[K^+]_i}{[K^+]_e}\right) + FU = F\,(U - U_{rev})$$

Daraus ergibt sich die **Nernst-Gleichung** (→ Abb. 2.7d):

$$U_{rev} = \frac{RT}{F}\ln\left(\frac{[K^+]_e}{[K^+]_i}\right)$$

R: allgemeine Gaskonstante, T: absolute Temperatur, U: Membranpotenzial, F: Faraday-Konstante, U_{rev}: Umkehrpotenzial (Potenzial, bei dem kein Strom fließt.)

Die Nernst-Gleichung berechnet das Membranpotenzial nur dann korrekt, wenn wirklich nur ein einziges Ion durch die Membran durchtreten kann. Viele Zellmembranen sind auch unter Ruhebedingungen noch für weitere Ionen durchgängig. Dies führt zu einer Abweichung der gemessenen Potenzialwerte (Symbole) von den Werten der Nernst-Gleichung (→ Abb. 2.7b).

Das **Kaliumdiffusionspotenzial** beruht auf zwei Transportprozessen (→ Abb. 2.7c):

- primär aktive intrazelluläre K^+-Anreicherung durch die Na^+-K^+-ATPase (→ Kap. 1.4)
- passiver Kaliumstrom durch eine besondere Klasse von Kaliumkanälen, die auch bei negativen Spannungen geöffnet sind. Diese Kanäle heißen „einwärtsgleichrichtende" Kaliumkanäle, da sie der Bewegung von K^+-Ionen von außen nach innen geringeren Widerstand entgegensetzen als in umgekehrter Richtung.

Aktionspotenzial

Das Aktionspotenzial (AP) ist eine vorübergehende Änderung des Membranpotenzials, ausgelöst durch einen Reiz, der die Zelle über ein **Schwellenpotenzial** hinaus depolarisiert. Der zeitliche Verlauf des Aktionspotenzials lässt sich in mehrere Phasen unterteilen (→ Abb. 2.8):

- **Initiationsphase** (Überwindung des Schwellenpotenzials durch ein elektrisches Signal, 1)
- **Depolarisation** (Aufstrich und Overshoot, 2)
- **Repolarisation** (3)
- **Nachhyperpolarisation** (bei manchen Zelltypen, 4 → Abb. 2.8b).

Nach Erreichen des Schwellenwerts (≈ –60 mV) ändert sich das Membranpotenzial während der Depolarisationsphase innerhalb weniger Millisekunden auf einen stark positiven Wert (+30 mV). Danach sinkt das Membranpotenzial wieder auf das Ruhemembranpotenzial (→ Abb. 2.8a). Das AP wird durch zeitlich sich verändernde selektive **Membranleitfähigkeiten** verursacht. Während die Membran im Ruhezustand hoch selektiv für K^+-Ionen ist, ist sie während des Aufstrichs durchlässig für Na^+-Ionen.

Grundlagen des Ruhemembranpotenzials.

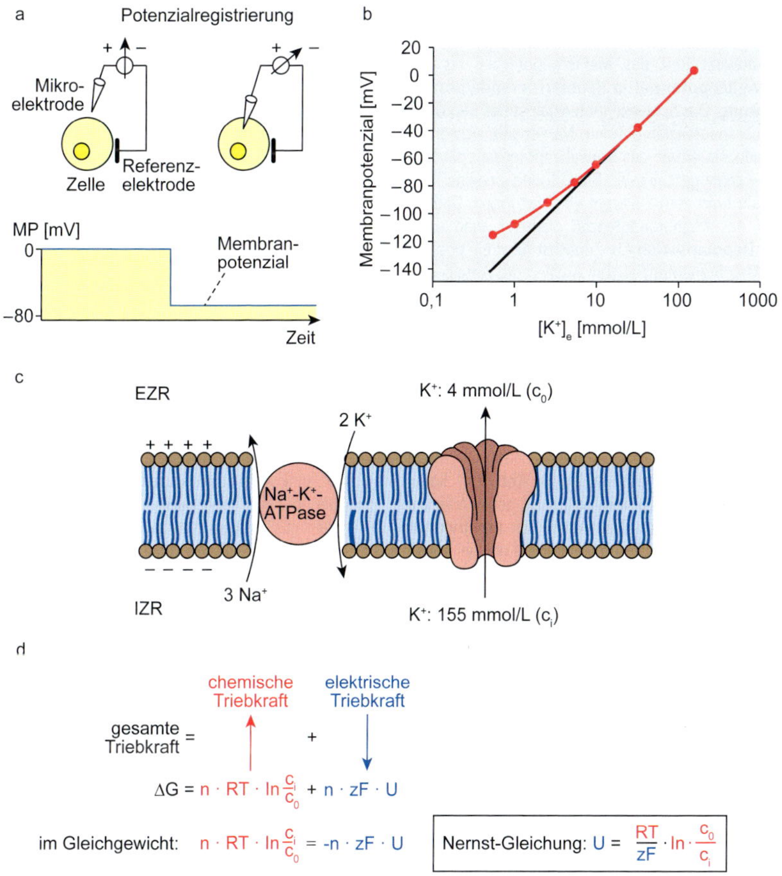

a Potenzialregistrierung

Mikroelektrode

Referenzelektrode

Zelle

MP [mV]

0

−80

Membranpotenzial

Zeit

b

Membranpotenzial [mV]

20, 0, −20, −40, −60, −80, −100, −120, −140

0,1, 1, 10, 100, 1000

$[K^+]_e$ [mmol/L]

c

EZR

IZR

+ + + +

− − − −

Na^+-K^+-ATPase

3 Na^+

2 K^+

K^+: 4 mmol/L (c_0)

K^+: 155 mmol/L (c_i)

d

gesamte Triebkraft = chemische Triebkraft + elektrische Triebkraft

$$\Delta G = n \cdot RT \cdot \ln\frac{c_i}{c_0} + n \cdot zF \cdot U$$

im Gleichgewicht: $n \cdot RT \cdot \ln\frac{c_i}{c_0} = -n \cdot zF \cdot U$

Nernst-Gleichung: $U = \frac{RT}{zF} \cdot \ln \cdot \frac{c_0}{c_i}$

Abb. 2.7

Zeitverlauf des Aktionspotenzials.

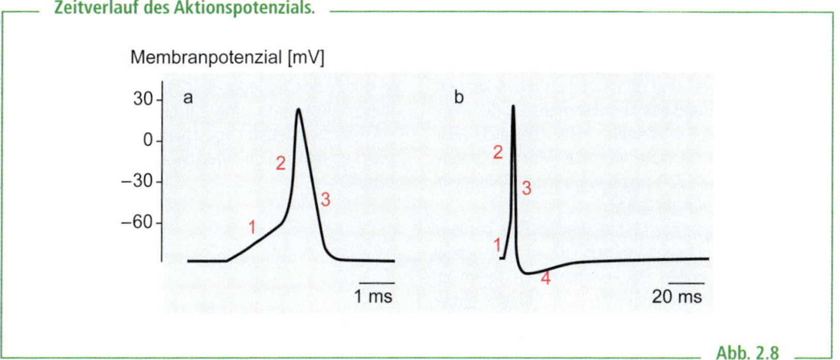

Abb. 2.8

2.4 Elektrische Signale (2)

Phasen des Aktionspotenzials

In der **Initationsphase** (→ Abb. 2.8 [1]) verschiebt ein äußerer Reiz das Membranpotenzial bis zum **Schwellenpotenzial in depolarisierende/positive Richtung.** Das Schwellenpotenzial ist das negativste Membranpotenzial, bei dem Na^+-Kanäle sich öffnen können. Unterhalb des Schwellenpotenzials sind alle Na^+-Kanäle geschlossen. Die Öffnung einzelner Na^+-Kanäle führt zum Einstrom von Na^+-Ionen. Dadurch wird das Membranpotenzial positiver, man nennt dies **Depolarisation** (2). Zunächst führt ein positiveres Membranpotenzial zum Anstieg des Anteils offener Natriumkanäle (→ Abb. 2.9).

Da das Gleichgewichtspotenzial für Na^+-Ionen bei positiven Werten liegt, geht der Wert des Membranpotenzials über 0 mV hinaus. An diese Aufstrich- und Überstrichphase (Overshoot) schließt sich dann die **Repolarisationsphase** (3) an, in der das Membranpotenzial auf seinen Ursprungswert zurückkehrt.

Die Grundlage der Membranrepolarisation ist die Inaktivierung der Natriumkanäle (→ Abb. 2.4). Solange das Membranpotenzial positiv ist, gehen Natriumkanäle vom offenen Zustand in den **inaktivierten Zustand** über. Von diesem können sie nur bei negativen Membranspannungen wieder in den geschlossenen und damit wieder aktivierbaren Zustand übertreten. Durch die Inaktivierung reduziert sich die Anzahl offener Natriumkanäle. Außerdem wird in dieser Phase des Aktionspotenzials ein spannungsabhängiger Kaliumkanal aktiviert, wodurch die Anzahl offener Kaliumkanäle in der Repolarisationsphase zunimmt (→ Abb. 2.9).

In einigen erregbaren Zellen kommt es nach der Repolarisationsphase zur **Nachhyperpolarisation.** Dies ist nur dann möglich, wenn das Ruhemembranpotenzial positiv zum Gleichgewichtspotenzial für K^+ ist, d.h., wenn die Zellmembran am Ruhemembranpotenzial nicht nur für K^+, sondern auch Na^+ durchlässig ist. In einer solchen Zelle bestimmt das Verhältnis der Permeabilitäten für K^+ und für Na^+ den Wert des Membranpotenzials in Ruhe. Eine derartige Ruheleitfähigkeit für Na^+ kommt durch besondere Kanäle zustande, die – anders als der spannungsabhängige Na^+-Kanal – auch bei negativen Spannungen aktiv sind und Na^+ und andere Ionen leiten können. Öffnen sich während des Aktionspotenzials die spannungsabhängigen K^+-Kanäle oder beispielsweise Ca^{2+}-aktivierte K^+-Kanäle, wird das Membranpotenzial für eine kurze Zeit negativer als das Ruhemembranpotenzial (→ Abb. 2.8b).

Die Veränderungen des Membranpotenzials beruhen auf dem spannungsabhängigen Öffnen und Schließen von Ionenkanälen. Dabei ändern sich die Ionenkonzentrationen nur minimal. Der primär aktive Transport von Ionen ist für die Repolarisation ohne Belang.

Refraktärzeit

Reizt man einen Nerv mit zwei aufeinander folgenden elektrischen Reizen, so kann ein neues Aktionspotenzial nur dann ausgelöst werden, wenn ein zeitlicher Mindestabstand zwischen den beiden Reizen eingehalten wird (→ Abb. 2.10). Erfolgt der zweite Reiz zu rasch auf den ersten, wird kein neues Aktionspotenzial ausgelöst. Man nennt die Mindestdauer, in der nach einem Aktionspotenzial kein weiteres auslösbar ist, die **absolute Refraktärzeit.** Ihr folgt die **relative Refraktärzeit,** während deren durch einen erneuten Reiz nur ein reduziertes Aktionspotenzial induziert werden kann.

Die Refraktärzeit beruht auf der **Inaktivierung des Natriumkanals** während des ersten Aktionspotenzials:

- Während der **absoluten Refraktärzeit** sind alle Natriumkanäle inaktiviert. Sie können daher nicht öffnen, auch wenn das Schwellenpotenzial durch einen Reiz überschritten wird. Es wird kein neues Aktionspotenzial ausgelöst.
- In der **relativen Refraktärzeit** sind erst einige Natriumkanäle in den Ruhezustand zurückgekehrt, aber noch nicht alle. Da sich während des Aktionspotenzials weniger Natriumkanäle öffnen, ist der Maximalwert des Membranpotenzials reduziert (→ Abb. 2.10).
- Die absolute Refraktärzeit ist ungefähr so lange wie das Aktionspotenzial. Die relative Refraktärzeit beträgt 2–3 ms.

„Alles-oder-Nichts"-Gesetz

Elektrische Stimuli, die das Membranpotenzial nur auf Werte unterhalb des Schwellenpotenzials depolarisieren, lösen kein Aktionspotenzial aus. Sobald das Schwellenpotenzial jedoch überschritten wird (außerhalb der Refraktärzeit), führen alle Stimuli – unabhängig von ihrer Intensität – zu einem in Form und maximaler Amplitude ähnlichen Aktionspotenzial.

Das Aktionspotenzial ist ein **sich selbst verstärkender Prozess.** Es wird ausgelöst durch die Öffnung einer bestimmten Anzahl von Natriumkanälen. Der Einstrom von Natrium depolarisiert die Membran weiter. Ab einem bestimmten Potenzial werden die Natriumkanäle inaktiviert. Dies leitet die Repolarisation ein. Unabhängig davon, wie viele Natriumkanäle durch den äußeren Reiz geöffnet wurden, führt diese Selbstverstärkung am gleichen Neuron immer zur gleichen Aufstrichgeschwindigkeit und zu dem gleichen maximalen Potenzial während der Depolarisation.

Aktivierte Ionenkanäle während des Aktionspotenzials ohne Nachhyperpolarisation.

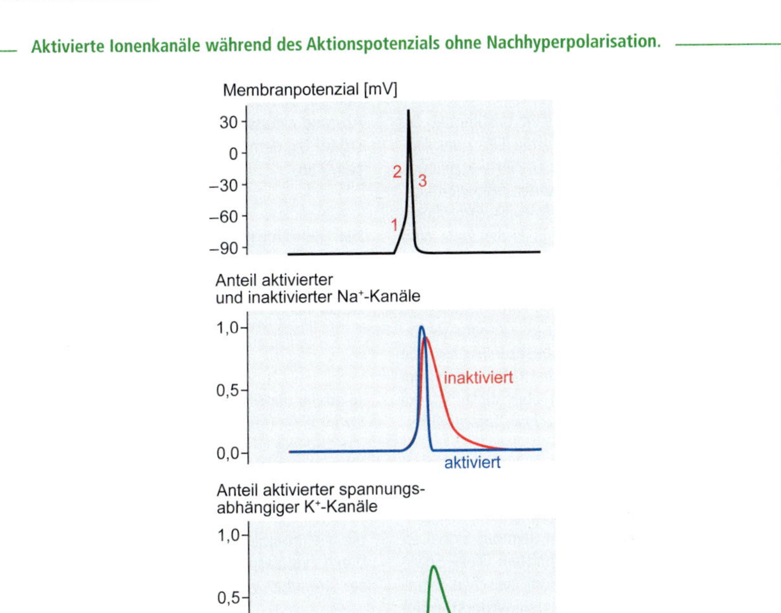

Abb. 2.9

Absolute und relative Refrakträrzeit durch Inaktivierung von Na^+-Kanälen.

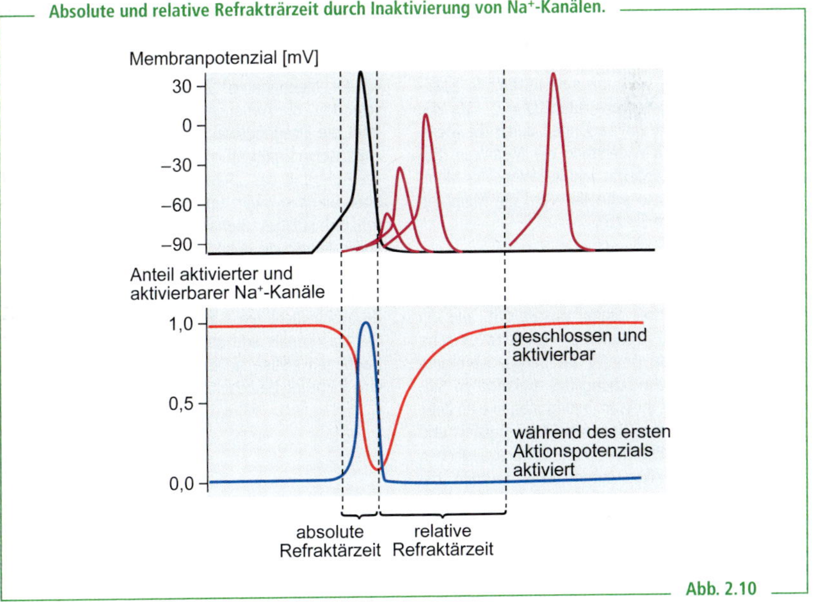

Abb. 2.10

2.5 Weiterleitung von elektrischen Signalen (1)

Elektrische Signale werden an einem bestimmten Ort einer Zelle durch einen lokalisierten Ein- oder Ausstrom von Ionen generiert. Vom Ort ihrer Erzeugung werden sie in andere Abschnitte der Zelle weitergeleitet. Dies geschieht durch elektrische Stromflüsse entweder innerhalb oder außerhalb der Zelle oder durch Ströme durch die Zellmembran (→ Abb. 2.11). Da viele Zellen im menschlichen Körper eine komplexe Morphologie aufweisen, ist die Weiterleitung von elektrischen Signalen von großer physiologischer Relevanz. Manche Nervenzellen besitzen Axone, die mehrere Zentimeter bis hin zu einem Meter lang sind. Elektrische Signale dürfen sich über diese Strecke kaum abschwächen, um eine sichere Informationsausbreitung zu garantieren.

Die Weiterleitung eines elektrischen Signals hängt von den elektrischen Eigenschaften der Zellmembran ab. Ein elektrisches Signal erzeugt eine elektrische Spannung zwischen dem Ort, an dem das Signal erzeugt wird, und anderen Abschnitten. Diese Spannung verursacht einen Ionenstrom zwischen Extra- und Intrazellularraum, der von den **Widerständen** von Intra- (R_I) und Extrazellularraum (R_E) und der Membran (R_M) sowie von der **Membrankapazität** C_M abhängt (→ Abb. 2.12).

Membranpotenziale verändern sich **mit zeitlicher Verzögerung.** Die Ursache dafür ist, dass für eine bestimmte Änderung des Membranpotenzials eine bestimmte Ladung von einer Seite der Membran auf die andere gebracht werden muss (→ Abb. 2.12a). Die **Kapazität der Membran** (C_M), die proportional der Membranfläche ist, bestimmt, wie viele Ladungen (Q) notwendig sind, um eine bestimmte Spannungsänderung (U) hervorzurufen ($Q = C \cdot U$). Wie schnell der Übertritt von Ladungen durch die Membran ist, hängt vom Widerstand der Membran (R_M) ab. Je kleiner die Kapazität und je kleiner der Membranwiderstand, umso schneller wird die Membran umgeladen (→ Abb. 2.12b).

Elektrotonische Erregungsweiterleitung

Ein Axon, das kein Aktionspotenzial bilden kann, würde ein elektrisches Signal passiv, d.h. wie ein elektrisches Kabel, weiterleiten **(elektrotonische Weiterleitung).** Die passive Erregungsausbreitung führt zu einer Abschwächung des elektrischen Signals. Man kann dies messen, indem man in eine Zelle an einem bestimmten Ort einen Strom injiziert und mit verschiedenen Pipetten, die in unterschiedlichen Abständen in das Axon eingestochen wurden, die sich aus dieser Strominjektion ergebende Veränderung des Membranpotenzials bestimmt (→ Abb. 2.13a).

Mit zunehmender Entfernung vom Ort der Signalentstehung nimmt die Amplitude des Signals exponentiell ab. Das Signal, das man in einem bestimmten Abstand x messen kann, hängt von dem **Ursprungssignal U_0,** dem **Abstand x,** und der **Längskonstante** (λ) ab.

$$U(x) = U_0 e^{-x/l}$$

Die Längskonstante ist damit der Abstand, in dem das Signal auf 37 % (1/e; e = Basis des natürlichen Logarithmus = 2,72) seines Ausgangswerts gefallen ist. Sie hängt von den Widerständen des Axons ab.

$$\lambda = \sqrt{\frac{R_M}{R_i + R_E}}$$

Je größer der Membranwiderstand ist, desto weniger Strom fließt durch die Membran und umso größer ist der Abstand, in der das Signal um einen bestimmten Prozentsatz abnimmt. Die Längskonstante wird damit größer. Umgekehrt reduziert sich die Längskonstante, je höher der Innen- und Außenwiderstand sind, da die elektrotonische Weiterleitung einen Stromfluss durch Zytoplasma und Zelläußeres benötigt und dieser Stromfluss zu einem Spannungsabfall führt.

Erregungsweiterleitung durch Aktionspotenziale

Beim Menschen betragen die Längskonstanten von Axonen in der Regel einige Millimeter. Daher reicht die elektrotonische Weitergabe nicht aus, um ein Signal über mehrere Zentimeter oder sogar Meter weiterzuleiten. Deshalb sind Aktionspotenziale zur Weiterleitung von elektrischen Signalen notwendig. Ein Kabel, dessen Membran in der Lage ist, Aktionspotenziale zu bilden, kann das elektrische Signal immer wieder regenerieren. Zwischen zwei Membranabschnitten, die Aktionspotenziale bilden können, erfolgt die Erregungsweiterleitung elektrotonisch. Das elektrische Signal fällt zwar während dieser Strecke ab. Aufgrund des „Alles oder nichts"-Prinzips wird aber, wenn es nicht unter die Reizschwelle absinkt (überschwelliges Signal), ein Aktionspotenzial mit voller Amplitude gebildet. Die Bildung von Aktionspotenzialen erlaubt also, ein Signal über unbegrenzte Strecken weiterzuleiten, ohne dass sich die Amplitude abschwächt (→ Abb. 2.13b). Die Inaktivierung des Na^+-Kanals und die sich daraus ergebende Refraktärzeit stellen sicher, dass sich ein Signal nur in eine Richtung bewegen kann.

Erregungsausbreitung im Nerv.

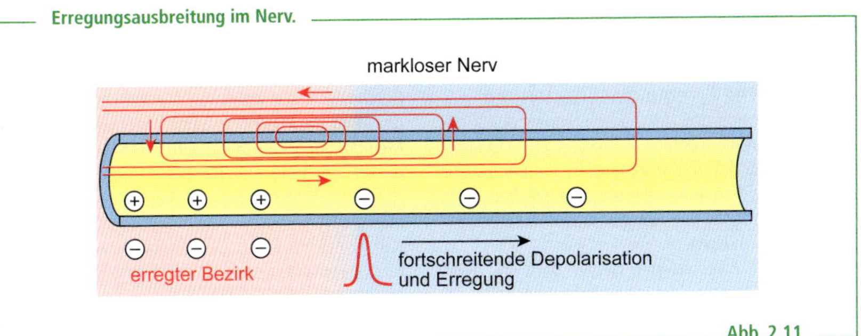

Abb. 2.11

Grundlagen der Potenzialänderung an Zellmembranen.

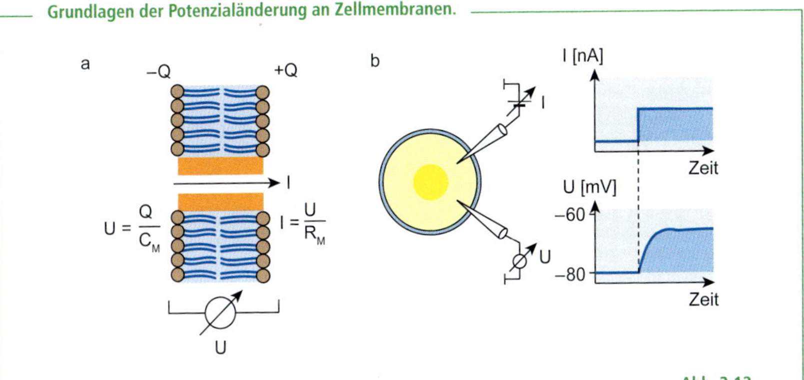

Abb. 2.12

Elektrotonische Erregungsausbreitung am nicht-myelinisierten Axon.

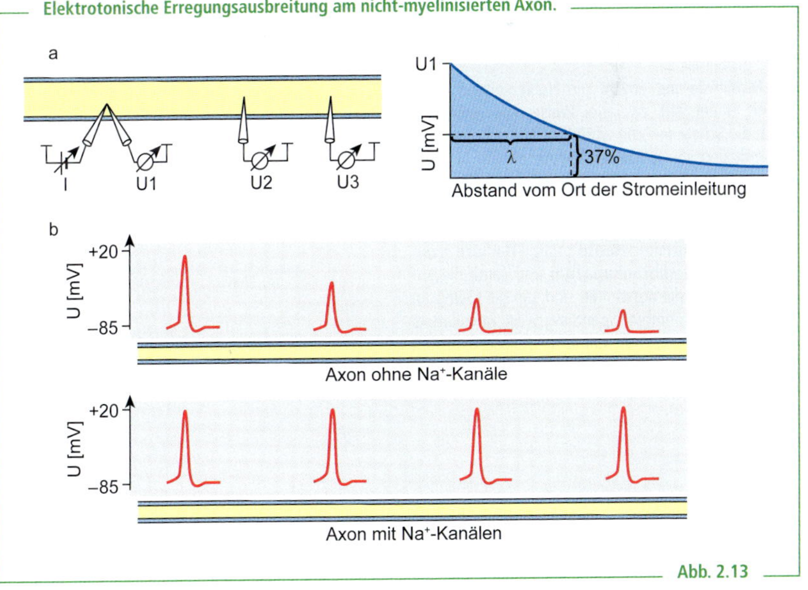

Abb. 2.13

2.6 Weiterleitung von elektrischen Signalen (2)

Saltatorische Erregungsweiterleitung

Die Regeneration des elektrischen Signals durch die Bildung von Aktionspotenzialen kostet Zeit und Energie. Während des Aktionspotenzials kommt es zur Umverteilung von Ionen, die durch aktive Transportprozesse wieder in den Ausgangszustand zurückversetzt werden müssen.

In peripheren myelinisierten Nerven wird das Axon von einer Gliazelle, der sog. **Schwann-Zelle,** in mehreren Windungen umwickelt (→ Abb. 2.14). Wo zwei Schwann-Zellen aufeinandertreffen, entsteht eine isolationsfreie, ringförmige Einschnürung, der sog. **Ranvier-Schnürring.** Nur im Bereich der Ranvier-Schnürringe verfügt das myelinisierte Axon über Na^+- und K^+-Kanäle, daher können nur hier Aktionspotenziale gebildet werden. Die Zwischenräume zwischen zwei Ranvier-Schnürringen bezeichnet man als **Internodien** (→ Abb. 2.15). Sie sind 300–2.000 µm lang. Hier ist die Zellmembran sehr effektiv elektrisch isoliert, wodurch sich der **Membranwiderstand** stark erhöht. Die Erregung wird passiv und mit einer wesentlich höheren Geschwindigkeit weitergeleitet als im Ranvier-Schnürring – sie „springt" quasi von einem Schnürring zum nächsten (**saltatorische Erregungsweiterleitung,** → Abb. 2.16b), anstatt an der Axonmembran entlang immer neue Aktionspotenziale zu bilden (→ Abb. 2.16a).

Das Internodium darf maximal so lang sein, dass das elektrische Signal den nachfolgenden Ranvier-Schnürring noch überschwellig erregen kann. Die Längskonstante ist im myelinisierten Axon jedoch deutlich höher als im nicht-myeliniserten, da der Membranwiderstand größer ist.

Die Myelinisierung erhöht die Nervenleitgeschwindigkeit daher auf zweierlei Weise: Die Isolierung durch die Schwann-Zelle erhöht die **Längskonstante** und reduziert so die notwendige Anzahl der Aktionspotenziale pro Strecke. Wichtiger ist jedoch der zweite Mechanismus: Die Schwann-Scheide umgibt das Axon mit einem lipophilen Medium, das eine **niedrige Dielektrizitätskonstante** besitzt. Dadurch reduziert sich die **Membrankapazität** und damit die Anzahl der Ionen, die notwendig sind, um die Membran auf einen bestimmten Spannungswert umzuladen. Die deutliche Reduktion der Umladungszeit erhöht die Leitungsgeschwindigkeit.

Axondurchmesser

Die Erregungsleitungsgeschwindigkeit hängt nicht nur von der Myelinisierung, sondern auch vom Durchmesser des Axons ab (→ Tab. 2.2). Je dicker das Axon, desto geringer ist der Innenwiderstand. Die Membranlängskonstante wird deshalb größer und die Weiterleitung von elektrischen Signalen schneller. Aufgrund ihrer unterschiedlichen Eigenschaften hat man die Nervenfasern in verschiedene Klassen eingeteilt, die sich in ihrem Durchmesser, ihrer Myelinisierung, ihrer Leitungsgeschwindigkeit und ihrer Funktion unterscheiden (→ Tab. 2.2).

Klinik

Die **multiple Sklerose** ist eine Autoimmunerkrankung, bei der es zum Zerfall von Myelinscheiden im zentralen Nervensystem kommt. Die Beschädigung der Markscheide führt zur Abnahme des Membranwiderstands und damit zur Verkürzung der Längskonstante. Dadurch werden Signale, die bei einer intakten Markscheide noch überschwellig wären, nun so schwach, dass sie kein Aktionspotenzial mehr auslösen können; die Erregungsausbreitung wird unterbrochen.

Die Demyelinisierung erhöht die Membrankapazität und reduziert die Umladungsgeschwindigkeit der Axonmembran. Hochfrequente Aktionspotenzialfolgen können deshalb nicht mehr übertragen werden.

Die Myelinscheide isoliert auch Nervenfasern voneinander. In demyelinisierenden Erkrankungen kann es daher zu einer Erregungsübertragung von einem Neuron zum anderen kommen.

Diese Veränderungen verursachen verschiedenartige Krankheitssymptome wie Sehstörungen, Lähmungen der Extremitäten, Störungen der Bewegungskoordination, wie Ataxie und Spastik (→ **Kap. 5**), sowie Depressionen und Angststörungen.

Aufbau der Myelinscheide.

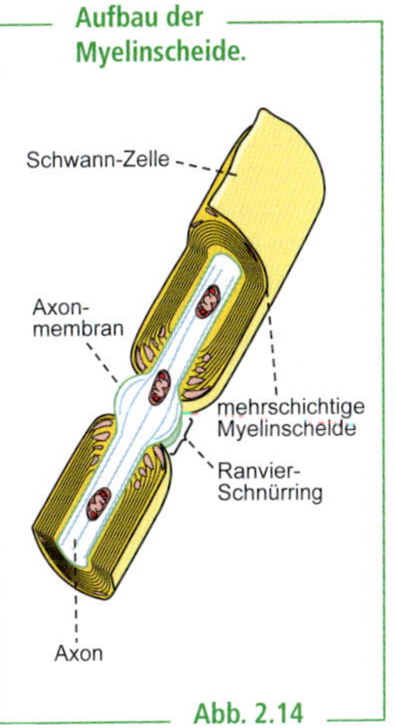

Abb. 2.14

Erregungsausbreitung im myelinisierten Nerv.

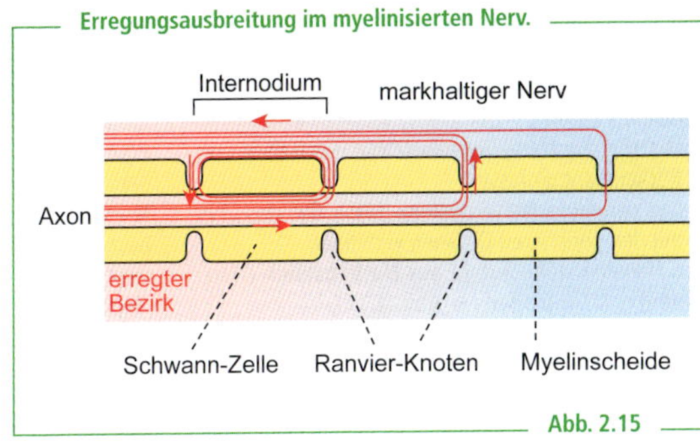

Abb. 2.15

Ausbreitung eines Aktionspotenzials im nicht-myelinisierten (a) und im myelinisierten Axon (b).

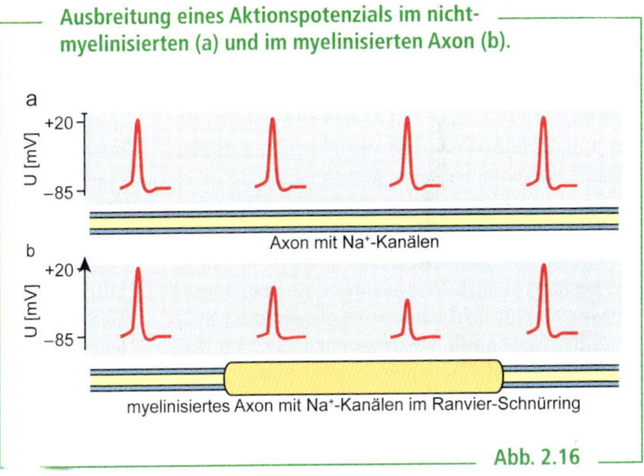

Abb. 2.16

Tab. 2.2: Verschiedene Nervenfasern

Fasertyp (Erlanger und Gasser)	Durchmesser	Leitungsgeschwindigkeit	efferente Fasern	afferente Fasern	Fasertyp (Lloyd und Hunt)
Aα	10–20 µm	50–90 m/s	Skelettmuskel, extrafusal	Muskelspindel, primäre Endigung	Ia
				Golgi-Sehnenrezeptoren	Ib
Aβ (Ia)	10 µm	30–60 m/s		Muskelspindel, sekundäre Endigung, Mechanorezeptoren der Haut	II
Aγ	5 µm	20–40 m/s	Muskelspindel		
Aδ	3 µm	7–20 m/s		Thermorezeptoren, Nozizeptoren, Tiefensensibilität	III
B	2 µm	3–15 m/s	präganglionäre vegetative Fasern		IV
C, marklos	1 µm	0,3–1,5 m/s	postganglionäre vegetative Fasern	Thermorezeptoren, Nozizeptoren	

2.7 Aufbau des Nervensystems

Das **Nervensystem** des Menschen lässt sich in zwei Abschnitte teilen:

- das zentrale Nervensystem (ZNS), das Gehirn und Rückenmark umfasst
- das periphere Nervensystem (PNS), das das ZNS mit den peripheren Organen verbindet.

Das Nervensystem besteht aus **Nervenzellen (Neuronen)** und **Gliazellen** (→ Abb. 2.17).

Nervenzellen

Nervenzellen sind erregbare Zellen. Sie können elektrische Signale generieren und an andere Zellen weitergeben. Diese Zellpopulation ist für die **Verarbeitung von Informationen** verantwortlich und schafft so die Grundlage für komplexe Leistungen wie **Lernen und Gedächtnis** (→ Kap. 6).

Der zentrale Teil einer Nervenzelle ist der Zellkörper **(Soma).** Der Zellkörper hat verschiedene Fortsätze: **Axon** und **Dendriten.** In der Regel besitzt eine Nervenzelle ein einzelnes Axon. Manchmal besitzt es einige wenige Verzweigungen, die **Axonkollateralen.** Das Axon tritt über sog. Synapsen mit anderen Zellen in Kontakt. Die **Dendriten** sind oft weit verzweigt und besitzen je nach Neuronentyp eine ganz spezifische Architektur. Im Axon werden die elektrischen Signale der Nervenzelle weitergegeben; von den Dendriten werden Informationen aufgenommen.

Gliazellen

Gliazellen umgeben die neuronalen Strukturen und umhüllen sie. Dadurch verändern sie die passiven elektrischen Eigenschaften von Axonen und die Erregungsausbreitung (→ Kap. 2.6). Darüber hinaus kontrollieren Gliazellen die extrazelluläre Ionenzusammensetzung und modulieren die synaptische Übertragung. Sie exprimieren Neurotransmitter-Transporter, die Neurotransmitter aus dem Extrazellularraum in Gliazellen transportieren. Außerdem finden die Synthese und biochemische Modifikation vieler Neurotransmitter in diesen Zellen statt.

Im ZNS kann man drei verschiedene Typen von Gliazellen unterscheiden: Astrozyten, Oligodendrozyten und Mikrogliazellen (→ Abb. 2.17).

- **Astrozyten** kontrollieren das extrazelluläre Ionenmilieu.
- **Oligodendrozyten** bilden Markscheiden im ZNS und übernehmen damit die Aufgaben der Schwannzellen im peripheren Nervensystem.
- **Mikrogliazellen** proliferieren bei ZNS-Schädigungen. Sie phagozytieren Zellabbauprodukte und spielen eine Rolle bei Immunreaktionen.

Gliazellen als K^+-Puffersystem

Während der Repolarisationsphase des Aktionspotenzials strömen K^+-Ionen aus. Da der Extrazellularraum im ZNS oft sehr klein ist, kann es bei gleichzeitiger Aktivität vieler Neuronen zu einem relativ ausgeprägten Kaliumanstieg kommen. Da die extrazelluläre Kaliumkonzentration das Ruhemembranpotenzial bestimmt, muss ein Pufferungssystem für K^+-Ionen existieren.

Gliazellen weisen eine hohe Kaliumleitfähigkeit auf und sind untereinander durch elektrische Synapsen (Gap Junctions, → Kap. 1.8) verbunden. Diese beiden Eigenschaften verleihen ihnen die Fähigkeit, die Kaliumkonzentration in ihrer Umgebung zu puffern (→ Abb. 2.18a). Bei Erhöhung der extrazellulären Kaliumkonzentration dringen K^+-Ionen in die Gliazellen ein und depolarisieren diese. Die Depolarisation treibt über elektrische Synapsen K^+-Ionen von einer Gliazelle zur nächsten. K^+-Ionen verteilen sich damit über viele Zellen. Deshalb können zusätzliche K^+-Ionen in die Gliazelle einströmen. Gliazellen puffern über diesen Mechanismus die extrazelluläre Kaliumkonzentration.

Gliazellen bei der synaptischen Übertragung

Gliazellen befinden sich in enger Nachbarschaft von Synapsen (→ Abb. 2.18b). Sie besitzen eine Vielzahl von Transportsystemen für Neurotransmitter, z. B. für γ-Aminobuttersäure (GABA), Serotonin und Glutamat, mit deren Hilfe sie die extrazellulären Transmitterkonzentrationen kontrollieren. Da Glutamat eine neurotoxische Wirkung haben kann, sind Glutamat-Transporter nicht nur für die synaptische Übertragung, sondern auch für das Überleben der benachbarten Neurone wichtig. Außerdem verfügen Gliazellen über eine Reihe von Enzymen, die die Umwandlung von Neurotransmittern katalysieren: GABA wird unter Wirkung der GABA-Transaminase zu Glutamat und Ammoniumionen (NH_4^+) abgebaut. Glutamat wird durch die Glutamin-Synthetase zu Glutamin umgeformt. Glutamin wird dann von den Gliazellen in das Neuron überführt, wo es ebenfalls durch Glutamin-Synthetase wieder zu Glutamat zurückgebaut wird. Aus Glutamat wird in GABA-ergen Neuronen durch die Glutamat-Decarboxylase wieder GABA gebildet.

Nervenzell- und Gliazelltypen im zentralen Nervensystem.

Großhirnrinde
Kleinhirnrinde
Rückenmark
Dendriten
Soma
Axon
Dendriten
Soma
Axon
Dendriten
Dendriten
Soma
Axon
Axon-
kollaterale
Astrozyten
Mikroglia
Oligodendrozyten

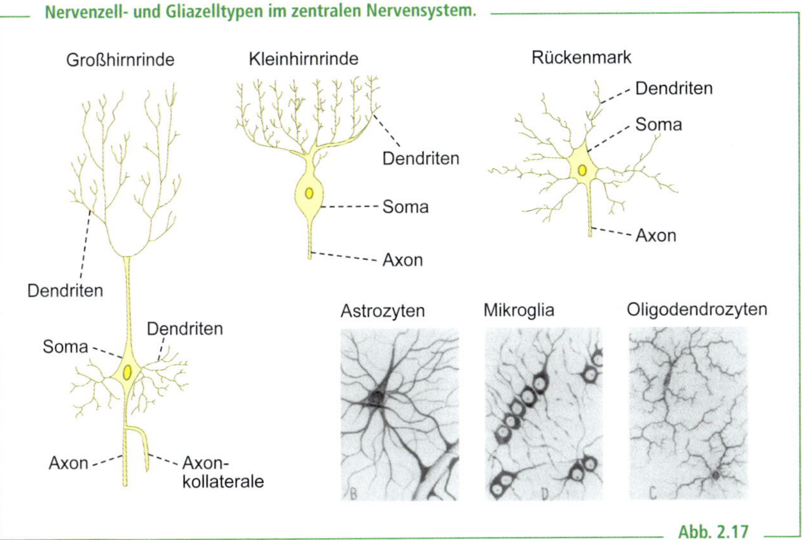

Abb. 2.17

Gliazellen als K⁺-Puffer (a) und Ort der Modifikation von Neurotransmittern (b).

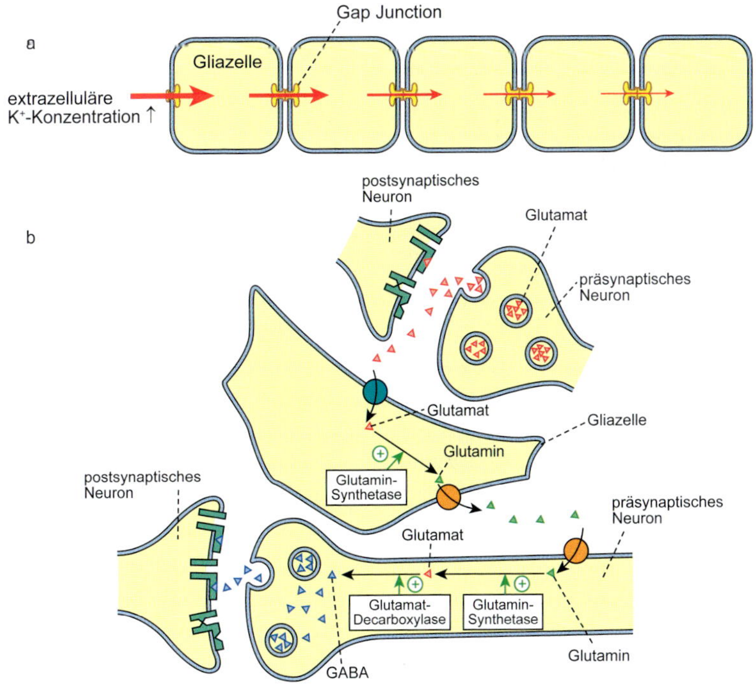

a
Gap Junction
Gliazelle
extrazelluläre
K⁺-Konzentration ↑
b
postsynaptisches
Neuron
Glutamat
präsynaptisches
Neuron
Glutamat
Gliazelle
Glutamin
Glutamin-
Synthetase
postsynaptisches
Neuron
präsynaptisches
Neuron
Glutamat
Glutamat-
Decarboxylase
Glutamin-
Synthetase
Glutamin
GABA

Abb. 2.18

2.8 Zell-Zell-Kommunikation (1)

Die Übertragung elektrischer Signale zwischen Neuronen ist die Grundlage komplexer Hirnfunktionen, wie Planung von Bewegungsabläufen, Denken und Emotionen. Elektrische Signale werden an spezialisierten Zell-Zell-Kontakten, den **Synapsen,** übertragen. Man unterscheidet **chemische** und **elektrische** Synapsen (→ Kap. 1.8, → Abb. 2.19). Der Aufbau der elektrischen Synapse ist sehr einfach: Eine wassergefüllte Pore, die Strom leiten kann, verbindet präsynaptische und postsynaptische Zelle. Durch diesen Strom kommt es zu einem Ausgleich von Membranpotenzialunterschieden zwischen den beiden Zellen.
Die chemische Synapse ist sehr viel komplexer. Die präsynaptische Nervenzelle setzt eine chemische Substanz (Transmitter) frei. Diese diffundiert durch den synaptischen Spalt und bindet an einen postsynaptischen, ligandengesteuerten Ionenkanal, der ein postsynaptisches Signal generiert. Die chemische Synapse wird zwischen einem präsynaptischen Axon und verschiedenen Abschnitten der postsynaptischen Zelle gebildet. Es gibt Synapsen zwischen Axon und Dendrit, zwischen Axon und Soma und zwischen den beiden Axonen (→ Abb. 2.20).

Elektrische Synapse

Zwei Zellen in einer elektrischen Synapse werden über **Gap Junctions** miteinander gekoppelt. Gap Junctions bestehen aus zwei Halbkanälen **(Konnexonen)** zweier benachbarter Zellen. Ein Konnexon wird durch die Assoziation von sechs Untereinheiten **(Konnexinen)** gebildet.
Da die elektrische Synapse zwei Intrazellularräume mit ähnlichen Ionen-Konzentrationen miteinander verbindet, ist die Triebkraft für einen Ionenstrom durch die Gap Junction allein die **Potenzialdifferenz** zwischen den beiden Zellen. Weist eine der Zellen ein positiveres Membranpotenzial als die gekoppelte Zelle auf, fließt so lange ein Ionenstrom, bis die Potenziale sich angeglichen haben (→ Abb. 2.21). Konnexone haben einen großen Innendurchmesser und transportieren nicht nur Ionen, sondern auch **kleine organische Moleküle** wie beispielsweise **ATP, cAMP** und **IP_3.** Es kommt dadurch zum Austausch von chemischen Signalmolekülen – also nicht nur zu einer **elektrischen,** sondern auch zu einer **metabolischen Kopplung** zwischen den beiden Zellen. Die gekoppelten Zellen bilden damit ein **funktionelles Synzytium.**
Elektrische Synapsen vermitteln die elektrische Kopplung zwischen Herzmuskelzellen (→ Kap. 9.2) und bestimmten glatten Muskelzellen (→ Kap. 4.9). Im ZNS synchronisieren sie die elektrische Aktivität in Neuronenverbänden. Mutationen in Konnexin-Genen verursachen verschiedene genetische Erkrankungen (s. u.).

Klinik

Die **Charcot-Marie-Tooth-Neuropathie** ist eine X-chromosonal vererbte motorisch-sensible Neuropathie. Betroffene Männer leiden unter einer langsam voranschreitenden axonalen Neuropathie, während Frauen meist nur milde oder gar keine Symptome haben. Die Krankheit beginnt mit dem Erlöschen der Muskeleigenreflexe (→ **Kap. 5.4**) der unteren Extremität. Es kommt zu symmetrischen atrophierenden Paresen, die als typische „Storchenbeine" in Erscheinung treten. Auch Sensibilitätsstörungen treten auf, sind jedoch weniger ausgeprägt. Die Krankheit beginnt meist im Kindes- und Jugendalter und wird fast immer vor dem 30. Lebensjahr symptomatisch.
Bei einem Teil der Patienten sind Mutationen im Connexin-32-Gen für die Erkrankung verantwortlich. Dieses Gen kodiert für Konnexone in Schwann-Zellen, die wie andere Gliazellen (→ **Abb. 2.18**) notwendig sind für die Kontrolle der extrazellulären K^+-Konzentration. Mutationen können zu einer Störung der K^+-Konzentration und des Ruhemembranpotenzials führen. Einzelne Schichten von Schwann-Zellen in der Schwann-Scheide sind sehr dünn. Der effektivste Weg für Nährstoffe oder Signalmoleküle ist die Diffusion durch Konnexone von einer Schicht zur anderen. Bei Patienten mit Charcot-Marie-Tooth-Neuropathie ist der Stoffaustausch zwischen den Abschnitten der Schwann-Zelle behindert; es kommt zum Untergang der Myelinscheide und zu der typischen neurologischen Symptomatik.

Die elektrische Übertragung ist sehr schnell und erfolgt meist in **beide Richtungen.** Es gibt kaum Regulationsmöglichkeiten. Intrazelluläre Signalkaskaden (→ Kap. 1.9) können die Offenwahrscheinlichkeit der Gap Junctions verändern und so den Ausgleichsstrom reduzieren. Elektrische Synapsen übertragen alle Potenzialveränderungen unabhängig davon, ob sie unter- oder überschwellig sind. Die Änderung des Membranpotenzials ist dabei immer gleichsinnig, das heißt, die Depolarisation einer Zelle führt zur Depolarisation der gekoppelten Zelle. Eine **aktive Hemmung** ist durch die elektrische Übertragung **nicht möglich.**

Elektrische und chemische Synapse.

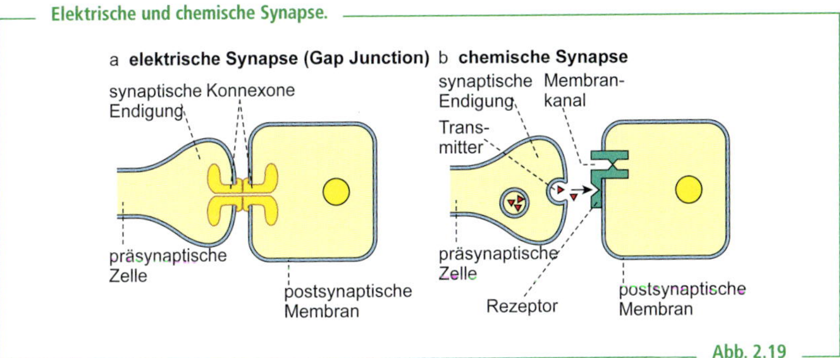

Abb. 2.19

Synapsentypen.

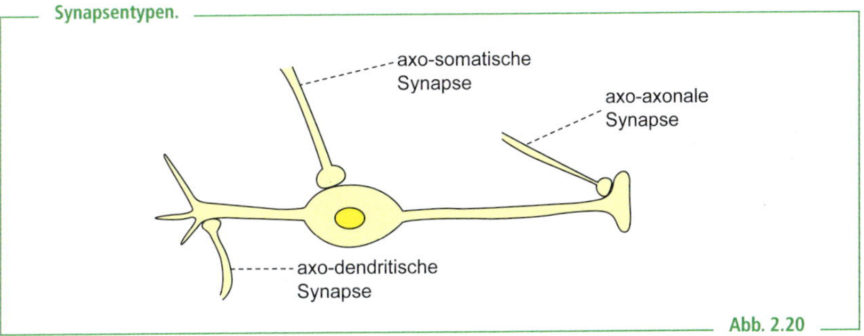

Abb. 2.20

Schematische Darstellung einer elektrischen Synapse.

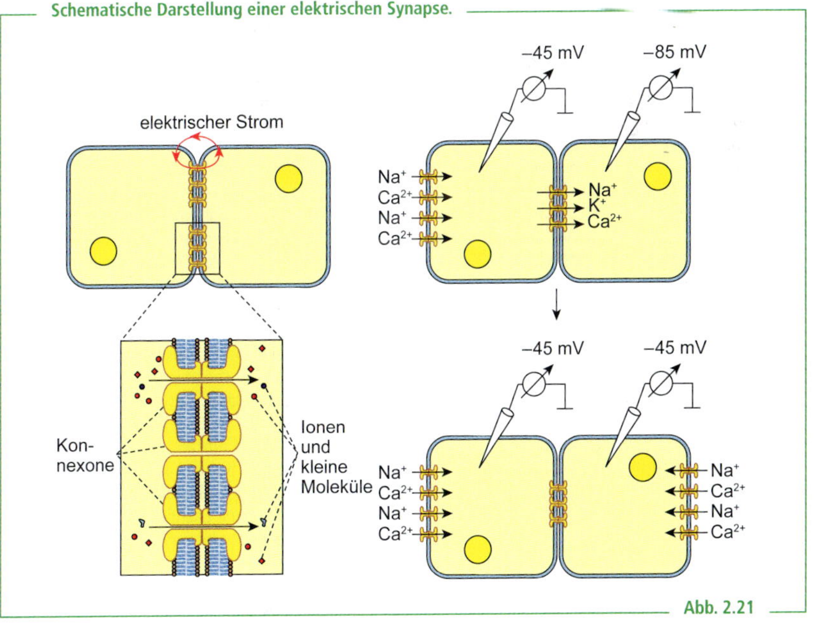

Abb. 2.21

2.9 Zell-Zell-Kommunikation (2)

Chemische Synapse

Die synaptische Übertragung an einer chemischen Synapse beginnt mit der Freisetzung eines Überträgerstoffs, des **Neurotransmitters,** aus der präsynaptischen Nervenendigung (→ Abb. 2.22). Dieser diffundiert dann durch den synaptischen Spalt und bindet an einen Rezeptor in der postsynaptischen Membran. Es gibt zwei Arten von Neurotransmitter-Rezeptoren:

Ionotrope Rezeptoren sind ligandengesteuerte Ionenkanäle. Die Selektivität des Ionenkanals bestimmt die Wirkung auf die postsynaptische Zelle (→ Abb. 2.22). Ionotrope Rezeptoren erzeugen innerhalb weniger Millisekunden ein postsynaptisches Signal. Sie sind deshalb für die schnelle synaptische Übertragung verantwortlich. Die Überträgerstoffe sind kleine polare Substanzen, wie z. B. Aminosäuren und Aminosäurederivate (Glutamat, Glycin, GABA), ATP oder Acetylcholin.

Metabotrope Rezeptoren aktivieren Signalkaskaden in der postsynaptischen Zelle. Die von ihnen generierten elektrischen Signale entstehen viel langsamer. Die Hauptaufgabe metabotroper Rezeptoren ist die Modulation und Regulation der schnellen synaptischen Übertragung. Im Folgenden werden nur ionotrope Rezeptoren besprochen.

Die Freisetzung von Neurotransmittern an der präsynaptischen Membran beginnt mit dem Eintreffen eines **Aktionspotenzials** in der präsynaptischen Nervenendigung. Das Aktionspotenzial öffnet **spannungsabhängige Ca^{2+}-Kanäle** und erhöht so die **intrazelluläre Ca^{2+}-Konzentration.** Dieses chemische Signal löst die **Exozytose** von synaptischen Vesikeln aus, die hochkonzentriert **Neurotransmitter** enthalten. Die Neurotransmitter öffnen an der postsynaptischen Membran ionotrope Neurotransmitter-Rezeptoren und führen zum Ioneneinstrom. Bei einer **exzitatorischen** Synapse führt eine synaptische Aktivität zur Öffnung eines unselektiven **Kationenkanals** und zur Depolarisation der postsynaptischen Membran (**exzitatorisches postsynaptisches Potenzial, EPSP,** → Abb. 2.22a).

Inhibitorische Neurotransmitter aktivieren ligandengesteuerte **Anionenkanäle.** In Zellen mit niedriger Chloridkonzentration kommt es zum Chlorideinstrom und zur Zellhyperpolarisation (**inhibitorisches postsynaptisches Potenzial, IPSP,** → Abb. 2.22b). Anschließend werden die Neurotransmitter chemisch inaktiviert und/oder durch Wiederaufnahme aus dem synaptischen Spalt entfernt.

Präsynaptische Vesikel

Präsynaptische Vesikel entstehen durch Abschnürung und Spezialisierung von Membranvesikeln aus dem Golgi-Apparat (→ Abb. 2.23a). Es entsteht dabei zunächst ein Endosom (→ Kap. 1.7), aus dem spezialisierte Vesikel wie Lysosomen oder synaptische Vesikel entstehen. Synaptische Vesikel haben einen sauren pH (≈ 5,4). Der niedrige pH in synaptischen Vesikeln wird durch eine Protonenpumpe (primär aktiver Transportprozess, → Kap. 1.4) aufrechterhalten.

Da im Zytoplasma ein pH von ungefähr 7,2 besteht, herrscht ein auswärtsgerichteter Protonen-Gradient über der vesikulären Membran. Dieser Gradient ist die Triebkraft für den Transport von Neurotransmittern in das Vesikel. Sekundär aktive Neurotransmitter-Transporter (→ Kap. 1.4) benutzen den elektrochemischen Gradienten für Protonen, um Neurotransmitter gegen seinen elektrochemischen Gradienten in den Vesikel hinein zu transportieren. Verschiedene Transporter benutzen unterschiedliche Mechanismen der energetischen Kopplung. Für viele Neurotransmitter gibt es H^+-Neurotransmitter-Antiporter. Andere Transporter, wie beispielsweise der vesikuläre Glutamat-Transporter, benutzen den elektrischen Gradienten, der durch die Protonenpumpe generiert wird.

Da der H^+-Konzentrations-Unterschied zwischen Zytoplasma und Vesikel sehr groß ist, kann über einen gekoppelten Transport der Neurotransmitter im Vesikel stark angereichert werden (bis zu einer Konzentration von 0,3 mol/L). Über solche Transportprozesse können die synaptischen Vesikel auch nach der Entleerung wieder befüllt und erneut zur Freisetzung verwendet werden. Es gibt verschiedene Neurotransmitter-Transporter mit unterschiedlich ausgeprägter Transmitter-Spezifität.

Es gibt abseits der Synapse Anreicherungen von Vesikeln, in denen reife und fusionsfähige Vesikel gespeichert werden. Vor der Vesikelfusion läuft ein „Priming" ab, in dem das Vesikel sich an die synaptische Membran anlagert. Danach fusionieren die Vesikel mit der oberflächlichen Membran, und dies führt dann zur Freisetzung des Neurotransmitters. Bei der Exozytose von Neurotransmittern scheinen zwei Mechanismen eine Rolle zu spielen (→ Abb. 2.23b): Bei der **klassischen Fusion** fusioniert das Vesikel vollständig mit der oberflächlichen Membran. Diese Form der Exozytose scheint im ZNS zu überwiegen. In einigen Synapsen läuft stattdessen der **Kiss-and-run-Mechanismus** ab. Dabei lagert sich ein Vesikel an die Plasmamembran an, öffnet sich nur wenig, setzt seinen Inhalt frei und kann sich dann wieder abschnüren. Es ist deshalb möglich, dass synaptische Vesikel mehrfach ohne Energie verbrauchende Modifikationen hintereinander verwendet werden.

Chemische Synapse.

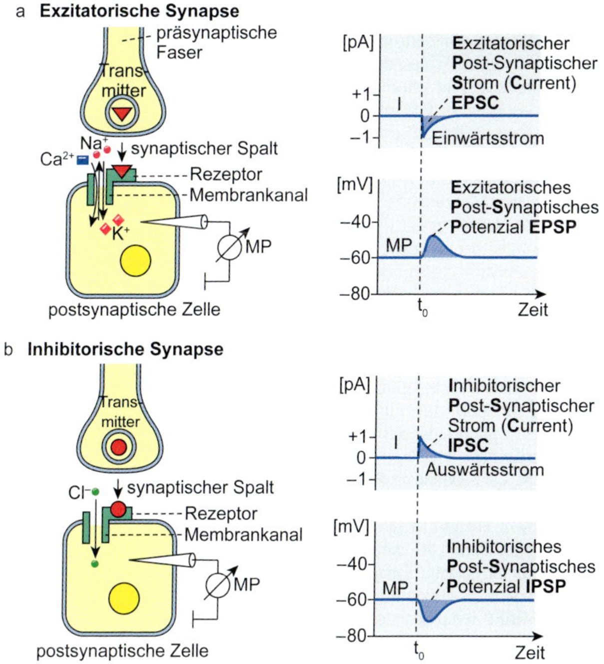

a Exzitatorische Synapse
präsynaptische Faser
Transmitter
Na+
Ca2+
synaptischer Spalt
Rezeptor
Membrankanal
K+
MP
postsynaptische Zelle
[pA]
+1
0
–1
I
Exzitatorischer Post-Synaptischer Strom (Current) EPSC
Einwärtsstrom
[mV]
–40
–60
–80
MP
Exzitatorisches Post-Synaptisches Potenzial EPSP
t0
Zeit
b Inhibitorische Synapse
Transmitter
Cl–
synaptischer Spalt
Rezeptor
Membrankanal
MP
postsynaptische Zelle
[pA]
+1
0
–1
I
Inhibitorischer Post-Synaptischer Strom (Current) IPSC
Auswärtsstrom
[mV]
–40
–60
–80
MP
Inhibitorisches Post-Synaptisches Potenzial IPSP
t0
Zeit

Abb. 2.22

Bildung und Funktion präsynaptischer Vesikel.

a
sekundär aktiver H+-Neurotransmitter-Antiporter
Transmitter
pH 5,4
aktive Zone
H+
ATP
H+-Pumpe
b
1
2
3
4
5
6
7
8
9
10
11
klassische Fusion
„Kiss and run"

1. Vesikelabschnürung
2. reifer Vesikel
3. Vesikelanhäufung
4. Ankopplung
5. Vorbereitung zur Fusion
6. Bildung von Fusionsporen
7. vollständige Fusion
8. „Kiss and run"
9. Clathrin-vermittelte Endozytose
10. Fusion mit dem Endosom
11. direkte Wiederverwendung

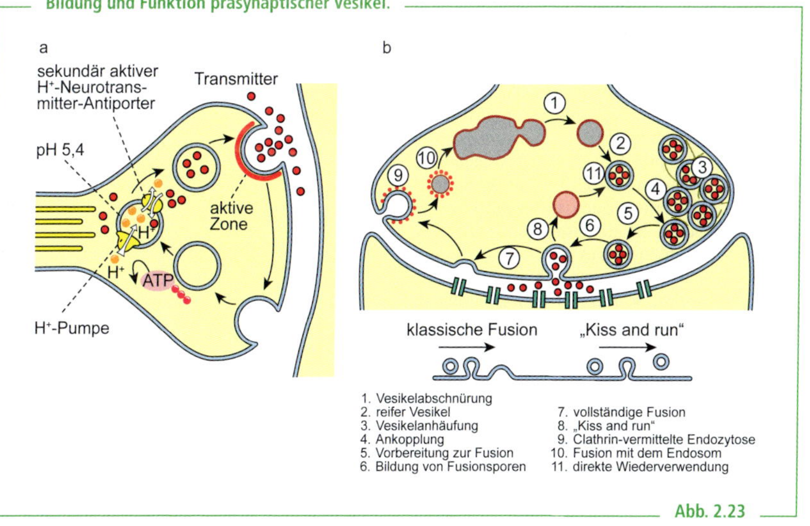

Abb. 2.23

2.10 Zell-Zell-Kommunikation (3)

Freisetzung von Neurotransmittern

Die Freisetzung von Neurotransmittern im synaptischen Spalt muss zeitlich und örtlich genau reguliert sein. Darüber hinaus muss sie sehr schnell ablaufen, um mit hoher Zuverlässigkeit und Effektivität die Kommunikation zwischen Zellen zu ermöglichen. Dies wird durch die Interaktion einer Reihe von Proteinen in der Membran synaptischer Vesikel bzw. in der präsynaptischen Membran erreicht (→ Abb. 2.24). Dazu werden die Vesikel zunächst von ihren Vorratsplätzen in die Nähe der synaptischen Membran gebracht (1). In einem nächsten Schritt bildet sich dann ein Komplex zwischen den helikalen **SNARE-Proteinen** Synaptobrevin, Syntaxin und SNAP25. Sie vernetzen die synaptische und die vesikuläre Membran miteinander und bilden einen Komplex, bei dem sich das distale Ende von Synaptobrevin um Syntaxin und SNAP25 windet (2). Diese drei SNARE-Proteine bilden ein festes Bündel, das das Vesikel an der Zellmembran verankert (3).

Daran schließt sich die Ca^{2+}-abhängige Fusion von Vesikeln mit der oberflächlichen Membran an. Der Calciumsensor in diesem Prozess ist ein einzelnes Protein, **Synaptotagmin.** Erhöht sich die intrazelluläre Calciumkonzentration, bindet Synaptotagmin Ca^{2+}-Ionen, und es kommt zur Fusion (4). Nach der Exozytose wird der SNARE-Komplex unter ATP-Verbrauch von α-SNAP und der ATPase NSF (N-Ethylmaleimid-sensitives Fusionsprotein) aufgelöst (5). Das Vesikel schnürt sich wieder ab; die SNARE-Proteine werden wiederverwertet (6). Alle Neurotransmitter werden durch diesen Mechanismus freigesetzt.

Postsynaptische Wirkung

Nach Freisetzung diffundiert der Transmitter durch den synaptischen Spalt und bindet an ionotrope Neurotransmitter-Rezeptoren. Diese ligandengesteuerten Ionenkanäle sind in der Abwesenheit des Transmitters geschlossen und öffnen schnell nach Bindung des Transmitters. Nach Beendigung der elektrischen Aktivität der Präsynapse nimmt die Transmitterkonzentration im synaptischen Spalt wieder ab, da keine weitere Transmitterfreisetzung mehr erfolgt. Die im Spalt befindlichen Neurotransmitter werden über spezialisierte Transporter aus der Synapse entfernt, und die Ionenkanäle schließen sich wieder. Postsynaptische Potenziale sind aus diesem Grund immer vorübergehende (transiente) elektrische Signale.

Klinik

Bakterielle Proteine können synaptische Proteine spalten und so die Transmitterfreisetzung verhindern. **Tetanustoxin** und **Botulinumtoxin** sind zwei bakterielle Toxine, die die synaptische Übertragung stören. Beide Toxine spalten SNARE-Proteine. Ihre Spaltung verhindert die Fusion des synaptischen Vesikels und damit die Neurotransmitter-Freisetzung.

Trotz identischer Funktion der beiden Toxine ist die klinische Symptomatik von Tetanus und Botulismus unterschiedlich:

- **Botulismus** beginnt mit vegetativen Symptomen, wie trockenem Mund, Erbrechen oder Diarrhö. Danach setzen neuromuskuläre Symptome ein, wie Schwäche, Lähmung der Extremitäten und Atemlähmung.
- **Tetanustoxin** wird von einem verwandten Bakterium produziert: Clostridium tetani. Beim Tetanus ist die synaptische Wirkung von hemmenden Interneuronen (→ **Kap. 5.3**) gestört. Daher kommt es zu einer Dauerkontraktion. Der Tod tritt durch Atemlähmung ein.

Die unterschiedliche klinische Symptomatik bei praktisch identischer molekularer Pathophysiologie beruht auf den verschiedenartigen Eintrittspforten in den Organismus. Das Botulinumtoxin wird von Clostridium botulinum gebildet und meist mit hausgemachten Speisen durch den Magen-Darm-Trakt aufgenommen. Deshalb interferiert es zunächst mit der synaptischen Übertragung im Gastrointestinaltrakt und beeinträchtigt erst in einem späteren Stadium auch die neuromuskuläre Synapse (→ Atemlähmung!).

Das Tetanustoxin wird meist durch Verletzungen aufgenommen und wandert an den peripheren Nerven in das Rückenmark ein, und hier beginnt auch seine toxische Wirkung, die als Dauerkontraktion sichtbar wird.

Mechanismen der Ventrikelfusion während der Transmitterfreisetzung.

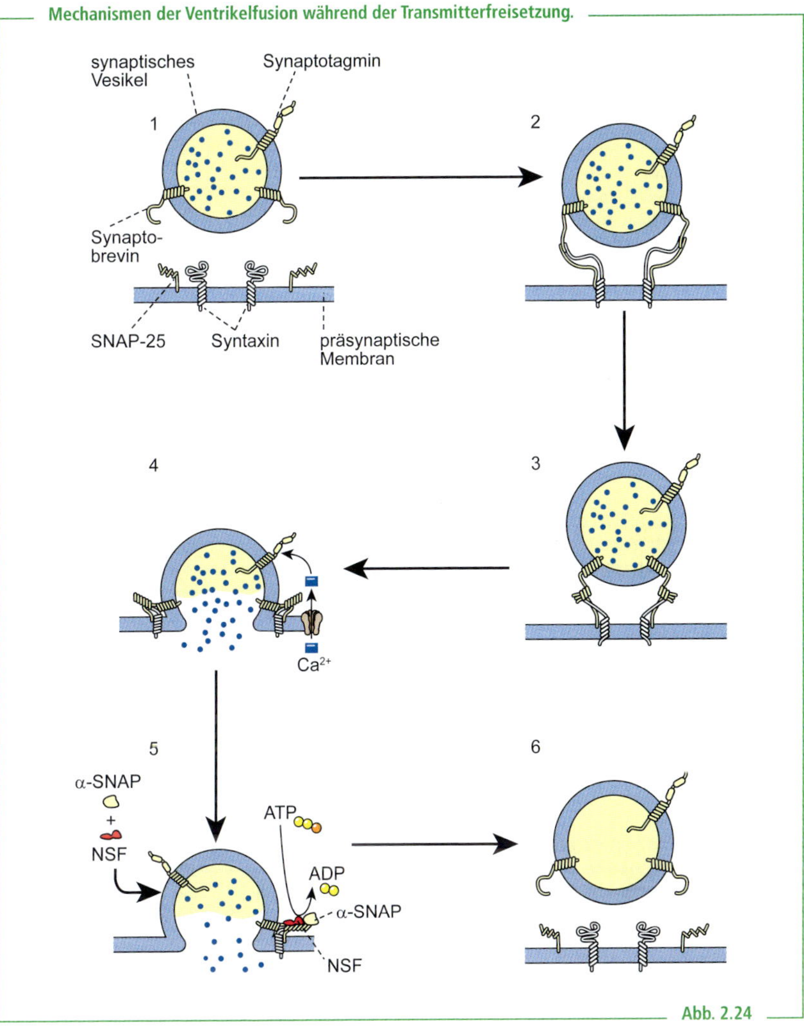

Abb. 2.24

2.11 Zell-Zell-Kommunikation (4)

Exzitatorische Synapsen

In der schnellen Signalübertragung sind Glutamat, Acetylcholin und ATP die wichtigsten exzitatorischen Neurotransmitter im ZNS. Alle ionotropen Rezeptoren dieser Neurotransmitter sind **unselektive Kationenkanäle.** Sie lassen Na^+, K^+ und z.T. auch Ca^{2+} passieren. Der Einstrom von Kationen in die Zelle depolarisiert die Zelle und führt zu einem **exzitatorischen postsynaptischen Potenzial** (**EPSP,** → Abb. 2.22a). **Glutamat** ist der wichtigste exzitatorische Neurotransmitter im menschlichen ZNS. Es gibt eine Vielzahl ionotroper Glutamatrezeptoren mit unterschiedlichen Eigenschaften. Aufgrund pharmakologischer Eigenschaften unterscheidet man drei Klassen: **AMPA** (α-Amino-3-hydroxy-5-methyl-4-isoxazol-propionsäure)-, **Kainat-** und **NMDA** (N-Methyl-D-**Aspartat**)-Rezeptoren (→ Abb. 2.25). Diese Substanzen kommen in unserem Körper nicht vor, können aber im Experiment Glutamatrezeptoren spezifisch aktivieren.

Die Aktivierung von AMPA- und Kainat-Rezeptoren durch präsynaptisch freigesetztes Glutamat erfolgt unabhängig vom **postsynaptischen Membranpotenzial** V_m. Anders die NMDA-Rezeptoren: Extrazelluläre Mg^{2+}**-Ionen** blockieren den NMDA-Rezeptor bei negativem Membranpotenzial – er bleibt trotz Glutamatfreisetzung geschlossen (→ Abb. 2.25a). Je weniger negativ das V_m postsynaptisch ist, desto schwächer wird dieser Block (→ Abb. 2.25b). NMDA-Rezeptoren können daher nur an **aktiven** Synapsen Strom leiten, d.h., wenn die postsynaptische Membran durch die gleichzeitige Aktivität einer anderen Synapse der gleichen Zelle depolarisiert ist.

Neuromuskuläre Synapsen

Die neuromuskuläre Synapse ist eine exzitatorische Synapse zwischen der präsynaptischen Nervenendigung des α-Motoneurons und der Muskelfaser (→ Kap. 4.1). Der Überträgerstoff ist Acetylcholin. Nach Freisetzung von Acetylcholin aus der Nervenendigung diffundiert es durch den synaptischen Spalt und aktiviert die Acetylcholin-Rezeptoren in der **motorischen Endplatte.** Es kommt zu einer transienten Depolarisierung der Endplatte und der umliegenden Membranabschnitte, die eine Vielzahl spannungsabhängiger Natriumkanäle besitzen. Depolarisiert das Endplattenpotenzial diese Membranabschnitte über das Schwellenpotenzial hinaus, wird ein Aktionspotenzial ausgelöst. Das Aktionspotenzial wandert entlang der Muskelfaser (→ Kap. 4.3) und kann so die gesamte Oberfläche der (u.U. sehr langen) Muskelfaser depolarisieren (→ Kap. 4.3).

Klinik

Bei **Myasthenien** kommt es zu Störungen der neuromuskulären Übertragung. Patienten beschreiben eine verminderte Muskelkraft und Doppelbilder (Diplopie) nach längerem Lesen oder Fernsehen. Es gibt sowohl erworbene Myasthenien (→ **Kap. 4.4**) als auch erbliche Formen. Verschiedene Krankheitsgene sind für die erblichen Formen identifiziert worden. Dazu gehören Mutationen in der Acetyltransferase, die in der präsynaptischen Nervenendigung Acetylcholin produziert, in einem neuronalen Natriumkanal und in Rapsyn. Rapsyn ist ein postsynaptisches Protein, das Acetylcholinrezeptoren in der neuromuskulären Endplatte verankert. Außerdem gibt es Mutationen im Acetylcholinrezeptor selbst. All diese Mutationen führen dazu, dass die Endplattenpotenziale reduziert sind. Es kommt damit zu einer Störung der neuromuskulären Übertragung und zu den beschriebenen Symptomen.

Inhibitorische Synapsen

An einer inhibitorischen Synapse führt die Freisetzung des Neurotransmitters zur Öffnung eines **Anionen-selektiven Kanals** und normalerweise zum Einstrom von Anionen in die Zelle. Dieser inhibitorische postsynaptische Strom verursacht das **inhibitorische postsynaptische Potenzial** (**IPSP,** → Abb. 2.22b).

GABA- und Glyzin-Rezeptoren erlauben nur den Durchtritt von Chlorid und Bicarbonat. Diese Selektivität hat zur Folge, dass die GABA- und Glycinwirkung von der intrazellulären Chlorid- und Bicarbonat-Konzentration abhängt. Ist die intrazelluläre Cl^--Konzentration niedrig, führt die GABA- und Glycin-Freisetzung zu einer Membranhyperpolarisation und damit zur Inhibition (→ Abb. 2.26a). Bei hoher intrazellulärer Cl^--Konzentration fließt nach Ligandenbindung durch GABA- und Glycin-Rezeptoren am Ruhemembranpotenzial ein exzitatorischer Anionenstrom aus der Zelle heraus (→ Abb. 2.26b). Die intrazelluläre Cl^--Konzentration ist, anders als Na^+- und K^+-Konzentrationen, recht variabel. Von besonderer Wichtigkeit für eine niedrige Cl^--Konzentration in Neuronen ist ein K^+-Cl^--Cotransporter (KCC2). Er benutzt die Triebkraft von K^+, um Cl^- aus der Zelle herauszutransportieren. Bei hoher externer K^+-Konzentration ($[K^+]_e$) ist seine Transportrate eingeschränkt, weshalb es unter dieser Bedingung zu einem Anstieg der intrazellulären Cl^--Konzentration $[Cl^-]_i$ kommt.

Exzitatorische Potenziale einer glutamatergen Synapse.

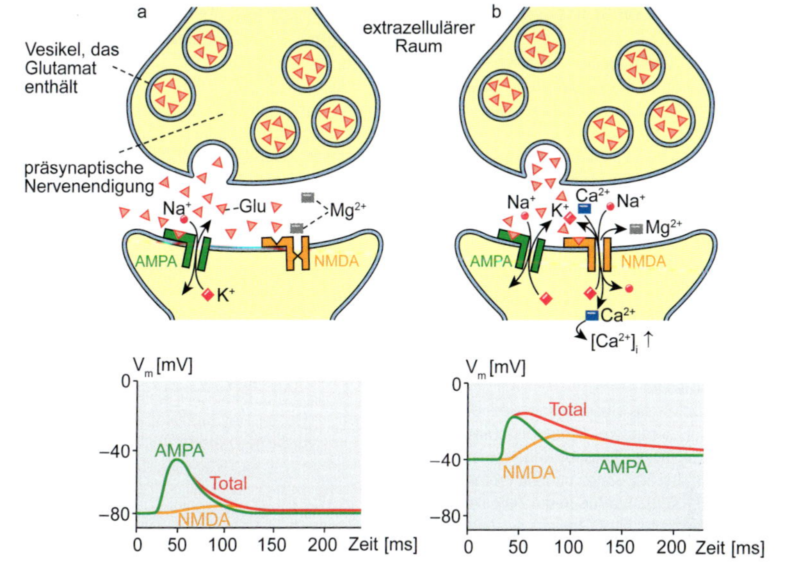

Abb. 2.25

Inhibitorische und exzitatorische Potenziale einer GABAergen Synapse.

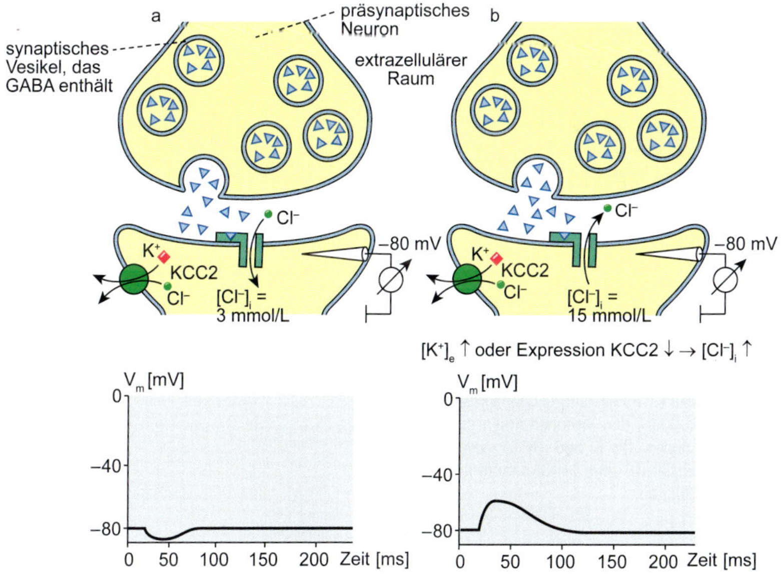

Abb. 2.26

2.12 Zell-Zell-Kommunikation (5)

Beendigung der synaptischen Übertragung

Die synaptische Übertragung wird durch die Entfernung der Neurotransmitter aus dem synaptischen Spalt beendet. Dies kann prinzipiell in zwei Prozessen erfolgen:

- durch **chemische Inaktivierung** des Neurotransmitters (Spaltung von Acetylcholin durch Acetylcholinesterase an der neuromuskulären Synapse).
- durch **Aufnahme** in Neuronen oder Gliazellen durch sekundär aktive Neurotransmitter-Transporter (alle anderen Neurotransmitter außer Acetylcholin, → Abb. 2.27). All diese Transporte nutzen den bestehenden elektrochemischen Gradienten für Natrium aus, um den Neurotransmitter gegen seinen elektrochemischen Gradienten in die Zelle zu transportieren.

Für die exzitatorische Übertragung sind Glutamattransporter von besonderer Bedeutung. Diese haben eine sehr komplexe Transport-Stöchiometrie: Sie transportieren drei Na^+-Ionen und ein Proton zusammen mit einem Glutamat-Ion in die Zelle hinein und befördern gleichzeitig ein K^+-Ion aus der Zelle heraus. Der Transport von Glutamat mit verschiedenen Ionen zusammen erlaubt die Einstellung eines sehr steilen Glutamatkonzentrationsgradienten über der Membran. Der Transporter bringt so lange Glutamat aus dem Extrazellularraum in die Zelle, bis die Triebkraft für Glutamat null ist. In einem gekoppelten Transporter errechnet sich die Gesamttriebkraft für den Transport als Summe der elektrochemischen Gradienten aller transportierten Ionen:

$$\Delta G_{Transport} = 3\,\Delta G_{Na} + \Delta G_{Glu} + \Delta G_{H} - \Delta G_{K}$$

Der Transport hört deshalb erst auf, wenn:

$$\Delta G_{Transport} = RT\,\ln\frac{[Glu]_i}{[Glu]_e} - F\Delta U + 3\,RT\,\ln\frac{[Na]_i}{[Na]_e} + 3\,F\Delta U + RT\,\ln\frac{[H]_i}{[H]_e} + F\Delta U + RT\,\ln\frac{[K]_i}{[K]_e} - F\Delta U = 0$$

Man kann aus dieser Beziehung die minimale externe Glutamatkonzentration ($[Glu]_e$) berechnen, bis zu der Glutamat aufgenommen werden kann. Sie hängt von den Na^+-Innen- und -Außenkonzentrationen ($[Na^+]_i$ und $[Na^+]_e$), den K^+-Innen- und -Außenkonzentrationen ($[K^+]_i$ und $[K^+]_e$), den Protonen-Innen- und -Außenkonzentrationen ($[H^+]_i$ und $[H^+]_e$) sowie dem Membranpotenzial (U) und der Glutamat-Innenkonzentration ($[Glu]_i$) ab.

$$\frac{[Glu]_e}{[Glu]_i} = \frac{[Na]_i^3}{[Na]_e^3}\,\frac{[H]_i}{[H]_e}\,\frac{[K]_e}{[K]_i}\,e^{\frac{2\,F\Delta U}{RT}}$$

R: allgemeine Gaskonstante, T: absolute Temperatur, F: Faraday-Konstante

Da ein Glutamatmolekül mit insgesamt fünf anderen Ionen transportiert wird, kann der Transporter eine sehr niedrige extrazelluläre Glutamatkonzentration einstellen. Gliazellen verstoffwechseln Glutamat sofort und nehmen daher diesen Neurotransmitter besonders effektiv auf.

Eine niedrige extrazelluläre Glutamatkonzentration ist wichtig, da Glutamat eine toxische Wirkung haben kann. Eine extrazelluläre Glutamatkonzentration von 1 µmol/L führt durch den Calciumeinstrom durch Ca^{2+}-permeable Glutamatrezeptoren zu einer Zellschädigung (Glutamatexzitotoxizität).

Praxistipp

Bei ungenügender Sauerstoffversorgung des Gehirns **(Gehirnischämie)** kommt es durch **ATP-Mangel** zur Reduktion des Membranpotenzials sowie zum Anstieg der extrazellulären K^+- und zum Abfall der extrazellulären Na^+-Konzentration. Dies verändert die Triebkraft für den Glutamattransport so, dass unter Umständen sogar Glutamat durch die Transporter freigesetzt werden kann (→ **Abb. 2.28**). Ein Transportsystem, das optimiert für die Einstellung einer sehr niedrigen extrazellulären Glutamatkonzentration ist, setzt damit unter pathologischen Bedingungen neurotoxisches Glutamat frei. Die Glutamatfreisetzung durch den umgedrehten Glutamattransport scheint eine Rolle im Zelluntergang beim **Apoplex** zu spielen.

Glutamat wird dabei überwiegend aus Neuronen freigesetzt. In Gliazellen wird Glutamat schnell in Glutamin umgewandelt, sodass gliale Glutamattransporter keine Rolle für die Glutamatfreisetzung spielen können.

Beendigung der glutamatergen Übertragung durch sekundär aktiven Transport in umliegende Neurone und Gliazellen.

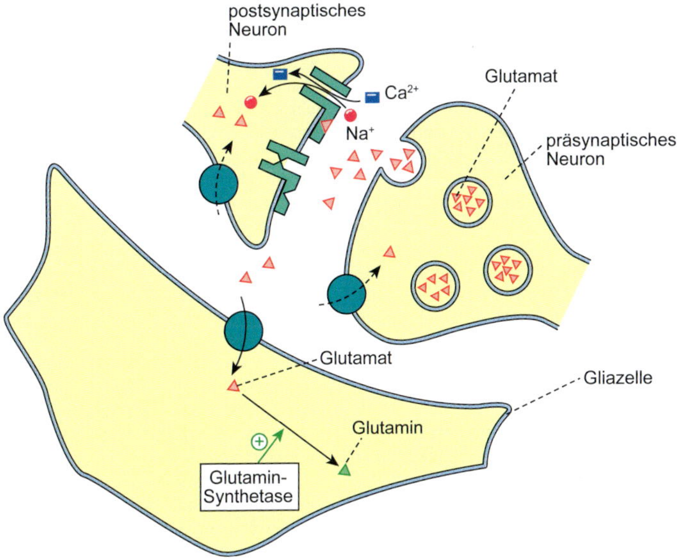

postsynaptisches Neuron
Ca^{2+}
Na^{+}
Glutamat
präsynaptisches Neuron
Glutamat
Gliazelle
Glutamin
Glutamin-Synthetase

Abb. 2.27

Glutamatfreisetzung durch Umkehrung des Glutamattransports.

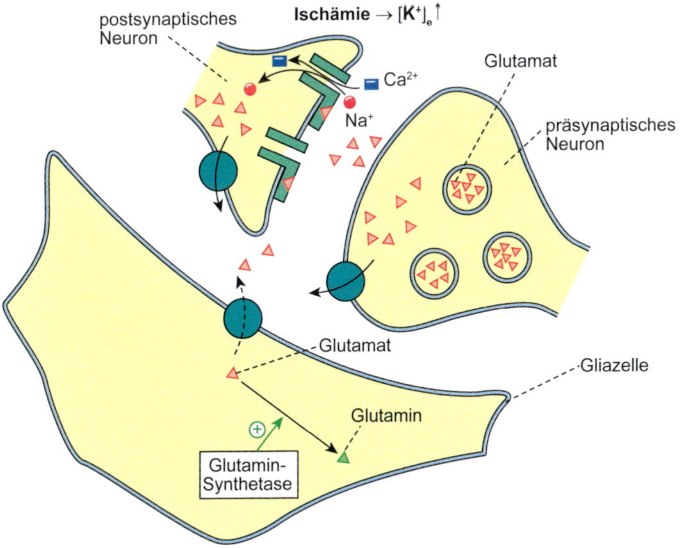

postsynaptisches Neuron
Ischämie → $[K^{+}]_{e}\uparrow$
Ca^{2+}
Na^{+}
Glutamat
präsynaptisches Neuron
Glutamat
Gliazelle
Glutamin
Glutamin-Synthetase

Abb. 2.28

2.13 Postsynaptische Verrechnung und Interaktion von Synapsen

Postsynaptische Verrechnung

Neuronen wandeln eintreffende synaptische Signale in **Serien von Aktionspotenzialen** mit einer bestimmten **Frequenz** und einer bestimmten **Dauer** in ein neues Signal um. Dies geschieht am Axonhügel, wo die Dichte von Natriumkanälen im Unterschied zu Soma und den meisten Dendriten sehr hoch ist (→ Abb. 2.29).

Ein überschwelliges elektrisches Signal führt zur Depolarisation dieses Membranabschnitts über das Schwellenpotenzial hinaus und zur Bildung von Aktionspotenzialen. Das Ausmaß der Depolarisation bestimmt, ob nur ein Aktionspotenzial oder eine ganze Serie davon gebildet werden. Die neuen Aktionspotenziale werden über das Axon zur nächsten Synapse weitergeleitet.

Interaktion von Synapsen

Abhängig von der Geometrie des Neurons, den elektrischen Eigenschaften der Dendriten und des Somas führt ein postsynaptisches Potenzial zu einer bestimmten Potenzialänderung am Axonhügel. → Abb. 2.29 gibt ein Beispiel für die Verrechnung von eintreffenden Signalen im postsynaptischen Neuron. In diesem Beispiel führt eine einzelne synaptische Aktion am Axonhügel nur zu einer unterschwelligen Reizung dieses Neurons und nicht zur Bildung eines neuen Aktionspotenzials (→ Abb. 2.29a). Werden hingegen zwei oder mehr Synapsen gleichzeitig aktiv, addieren sich die weitergeleiteten postsynaptischen Potenziale am Axonhügel (**räumliche Summation,** → Abb. 2.29b, c). Je höher dabei das Potenzial am Axonhügel wird, desto mehr Aktionspotenziale werden initiiert.

Bei einer **zeitlichen Summation,** d.h. der Aufeinanderfolge von zwei oder mehr synaptischen Aktionen in einem engen zeitlichen Abstand, erfolgt am Axonhügel ebenfalls eine Summation (→ Abb. 2.29d). Dabei nimmt das Axonhügel-Potenzial mit jedem eintreffenden Reiz zu. Erst bei der dritten elektrischen Aktivität wird eine überschwellige Reizung des Axonhügels erreicht und eine Serie von Aktionspotenzialen gebildet.

Im Axon gibt es nur die weitergeleiteten Aktionspotenziale. Die unterschwelligen postsynaptischen Potenziale werden durch die elektrotonische Weiterleitung so schnell abgeschwächt, dass sie im Axon nicht mehr sichtbar sind.

Synaptische Signale werden am **Axonhügel** verrechnet. Aus diesem Grunde bestimmen auch die **Lage der Synapse** und die **passiven Eigenschaften** von Dendriten und Soma, wie einkommende Signale verrechnet werden. → Abb. 2.30 zeigt ein Neuron, das mit zwei Neuronen ähnlicher Morphologie zwei exzitatorische axo-dendritische Synapsen bildet.

Für beide Synapsen ist das EPSP sehr ähnlich. Allerdings sind die Längskonstanten der Dendriten, entlang deren das Signal zum Axonhügel wandert, unterschiedlich. Aus diesem Grunde kommt es in einem Neuron zur Bildung von Aktionspotenzialen, im anderen dagegen nicht (λ = Längskonstante).

Man kann sich an diesem Beispiel eine weitere Auswirkung einer inhibitorischen axo-somatischen Synapse klarmachen: Die Aktivierung dieser inhibitorischen Synapse öffnet GABA- oder Glycin-Rezeptoren, die den Membranwiderstand und damit die Längskonstante reduzieren. Die verkürzte Längskonstante verringert das von einer gleichzeitig aktiven exzitatorischen Synapse verursachte Signal am Axonhügel.

Präsynaptische Hemmung, Interneurone

Eine besondere Form synaptischer Interaktion ist die präsynaptische Hemmung an einer Synapse zwischen zwei Axonen. Die präsynaptische Hemmung ist eine typische Funktion von **Interneuronen.** Als Interneurone bezeichnet man Nervenzellen im zentralen Nervensystem, die zwischen zwei oder mehr Neuronen geschaltet sind (→ Kap. 5.3). Sie verfügen nicht über lange Axone, sondern geben empfangene Impulse direkt an benachbarte Nervenzellen weiter.

Die Aktivität des Interneurons führt zur Öffnung von Chlorid- oder Kaliumkanälen in der präsynaptischen Nervenendigung. Dies führt zur Hyperpolarisation der Präsynapse. Dadurch reduziert die Aktivität der Interneurone den Calciumeinstrom und damit die Transmitterfreisetzung aus der präsynaptischen Nervenendigung (→ Abb. 2.31). Die Reduktion der Transmitterfreisetzung führt zu einem verringerten postsynaptischen Potenzial.

Es können sowohl exzitatorische als auch inhibitorische Synapsen präsynaptisch gehemmt werden.

Verarbeitung postsynaptischer Potenziale.

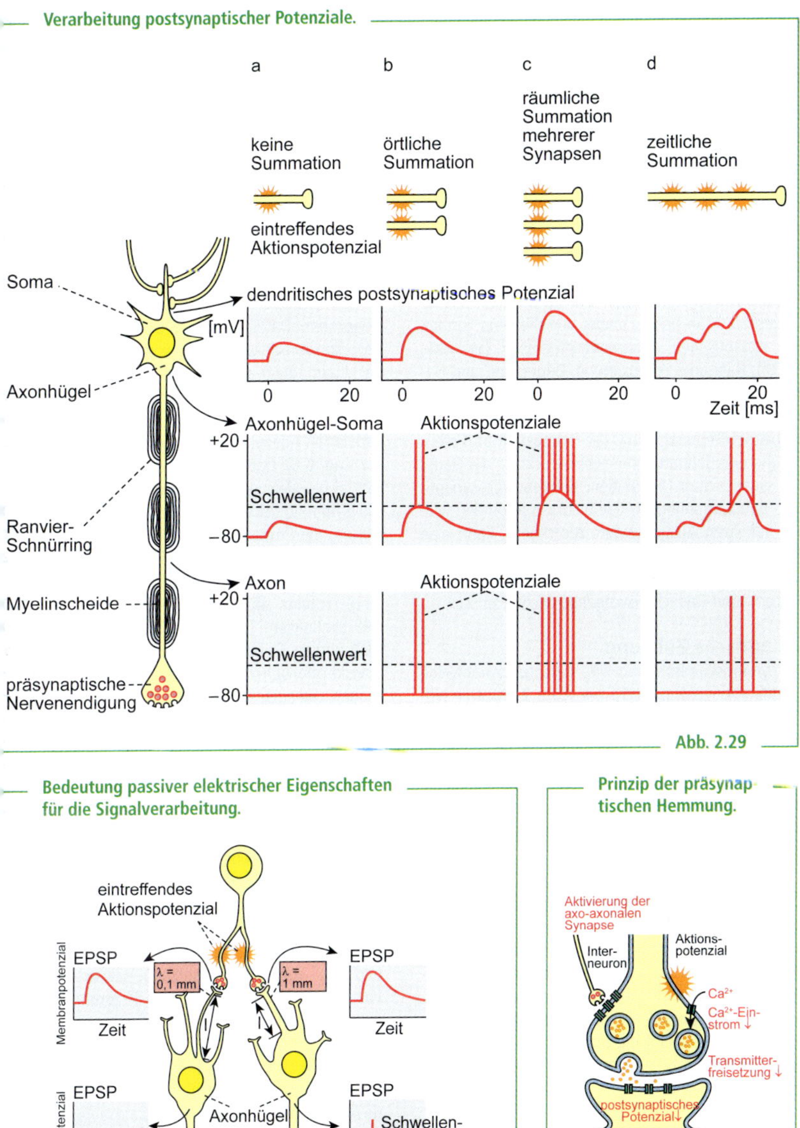

Abb. 2.29

Bedeutung passiver elektrischer Eigenschaften für die Signalverarbeitung.

Abb. 2.30

Prinzip der präsynaptischen Hemmung.

Abb. 2.31

2.14 Modulation der synaptischen Übertragung

Eine besonders wichtige Eigenschaft der chemischen Synapse ist, dass das übertragene Signal nicht nur eine Funktion des präsynaptischen Signals ist, sondern sich an die Aktivität der Synapse anpasst. Ein klassisches Beispiel dafür ist die **synaptische Bahnung** (→ Abb. 2.32a). Wird eine Synapse mit einer bestimmten Frequenz (ca. 20 Reize/s) gereizt, nimmt das postsynaptische Potenzial mit der Zeit zu. Die Bahnung bleibt auch nach dem Ende der repetitiven Reizung zunächst bestehen und nimmt dann zeitabhängig ab. Man unterscheidet verschiedene Formen von synaptischen Anpassungsprozessen (→ Abb. 2.32b): Bahnung, Potenzierung, Depression und Habituation.
Bei Bahnung und Potenzierung nimmt die Reizantwort zu, bei der Depression und der Habituation ab. Potenzierung und Bahnung unterscheiden sich in der Dauer der synaptischen Modulation. Während die synaptische Bahnung innerhalb von wenigen Sekunden wieder auf ihren Ausgangswert zurückgeht, kann eine Potenzierung u. U. über Stunden anhalten. Die sog. Langzeitpotenzierung (long-term potentiation) scheint für Lern- und Gedächtnisvorgänge wichtig zu sein.

Synaptische Bahnung

Die synaptische Bahnung wird durch präsynaptische Modifikationen verursacht (→ Abb. 2.33). Der synaptischen Bahnung liegt ein Anstieg der Calciumkonzentration in der präsynaptischen Nervenendigung zugrunde. Calcium kann durch spannungsabhängige oder ligandengesteuerte Calciumkanäle von außen in die Präsynapse einströmen. Außerdem kann Ca^{2+} aus intrazellulären Speichern freigesetzt werden. Es wird durch primär aktiven Transport in das endoplasmatische Retikulum (Ca^{2+}-ATPase), durch Aufnahme in Mitochondrien oder durch einen sekundär aktiven Transport durch Na^+-Ca^{2+}-Austauscher (→ Kap. 1.4) in den Extrazellularraum entfernt (→ Abb. 2.33).
Während repetitiver Reizung strömt Calcium schneller ein, als es aus der Zelle hinaus- oder in die intrazellulären Kompartimente hineintransportiert werden kann. Als Folge steigt die intrazelluläre Calciumkonzentration und führt zu einer vermehrten Freisetzung synaptischer Vesikel.

Langzeitpotenzierung

Die Langzeitpotenzierung ist ein lang andauernder synaptischer Anpassungsprozess. Dabei kann ein kurzfristiges elektrisches Signal das postsynaptische Potenzial für längere Zeit erhöhen. Langzeitpotenzierung tritt auf, wenn in einer aktiven Synapse, die mit einer bestimmten Frequenz ein Signal überträgt, das postsynaptische Neuron kurzfristig depolarisiert wird. Dies kann in realen Zellen durch eine gleichzeitig aktive exzitatorische Synapse erfolgen oder im Experiment durch die Injektion eines Stroms in die postsynaptische Zelle. Das postsynaptische Potenzial wird gesteigert, und diese Steigerung kann für mehr als eine Stunde erhalten bleiben, obwohl die zugrunde liegende Depolarisation des postsynaptischen Neurons nur kurzfristig war.
Die Langzeitpotenzierung hat eine Reihe von Ursachen (→ Abb. 2.34). Von besonderer Bedeutung scheint die Existenz von Ca^{2+}-permeablen NMDA-sensitiven Glutamatrezeptoren zu sein. Die kurzfristige Depolarisation öffnet NMDA-Rezeptoren (da der Mg^{2+}-Block reduziert wird, → Kap. 2.11) und erlaubt den Ca^{2+}-Einstrom durch diese Klasse von Glutamatrezeptoren. Dadurch erhöht sich die intrazelluläre Ca^{2+}-Konzentration, und es kommt zur Aktivierung Ca^{2+}/Calmodulin-abhängiger Kinasen (sog. **CaM-Kinasen**) und der **Proteinkinase C (PKC,** → Kap. 1.9). Diese Kinasen phosphorylieren unter Beteiligung der aktivierten Adenylatcyclase postsynaptische Proteine (→ Kap. 6.6). Dadurch wird das postsynaptische Potenzial bei gleicher Transmitterfreisetzung verändert. Die Erhöhung der cAMP-Konzentration führt zur Aktivierung der Proteinkinase A, die dann die CaM-Kinasen und nachfolgend intranukleäre **CREB-Proteine** phosphoryliert. CREB(**c**AMP-**r**esponsive-**e**lement-**b**inding)-Proteine sind Transkriptionsfaktoren, die an CRE-Sequenzen (**c**AMP-**r**esponsive **e**lements) der DNA binden. Es kommt so über die Modifikation von Transkriptionsprozessen zu längerfristigen Veränderungen, die auch sichtbar sind: Während Lernvorgängen ändert sich die Struktur von Neuronen.

Depression

Bei der Depression reduziert sich das postsynaptische Potenzial während Serien synaptischer Aktivitäten. Die physiologischen Grundlagen der synaptischen Depression sind sehr vielfältig. Bei repetitiver Erregung der präsynaptischen Nervenendigung kann es zur Depletion des Transmitters oder zur Inaktivierung von Calciumkanälen kommen. Präsynaptische Rezeptoren können den freigesetzten Transmitter binden und die Transmitterfreisetzung selbst behindern. Postsynaptisch kann eine Desensitisierung der ionotropen Rezeptoren stattfinden. Die synaptische Depression führt dazu, dass bestimmte synaptische Signale, die erstmals auftreten, eine stärkere Wirkung haben als ihre Wiederholung. Dieser Prozess stellt eine Art Gewöhnungs- oder Ermüdungsvorgang dar.

Modulation der synaptischen Übertragung.

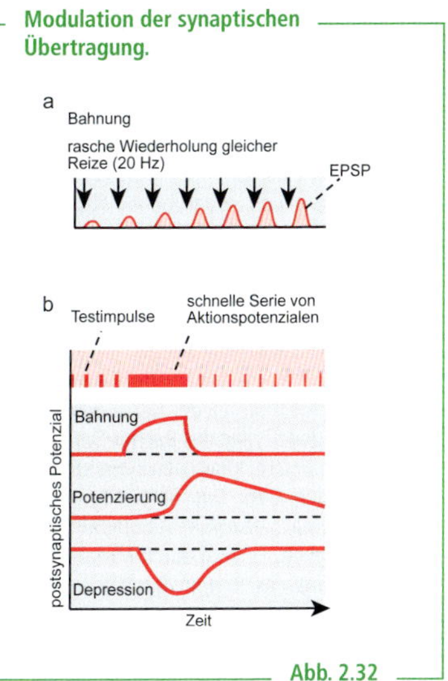

Abb. 2.32

Calciumhomöostase in der präsynaptischen Nervenendigung

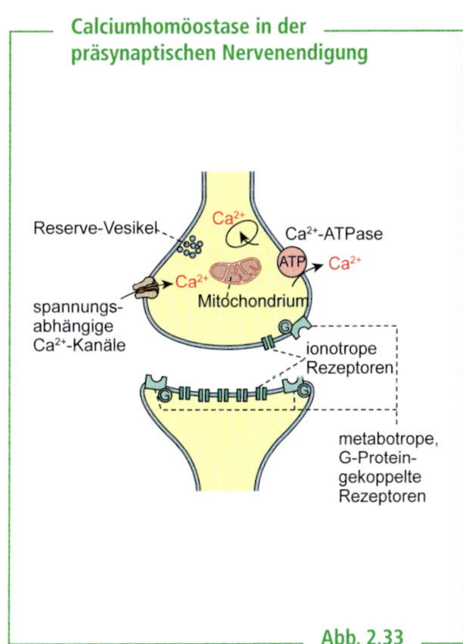

Abb. 2.33

Mechanismus der Langzeitpotenzierung.

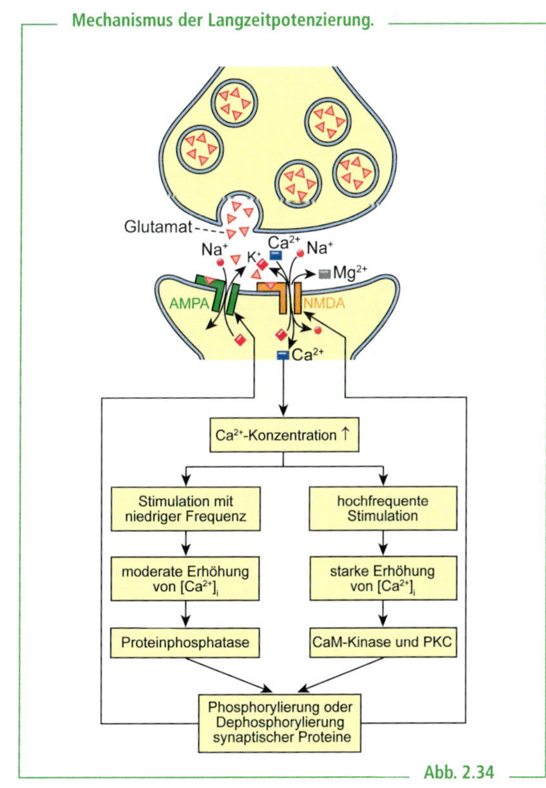

Abb. 2.34

3 Sinnesphysiologie

Kasuistik

Während der Schwangerschaft fällt Sarahs Mutter ein überdurchschnittlich großer Bauchumfang auf. Dieser wurde durch große Mengen an Fruchtwasser **(Polyhydramnion)** aufgrund einer gesteigerten Urinproduktion **(Polyurie)** des Embryos verursacht. Schon früh treten Wehen aufgrund abnormer Kontraktionen des Uterus auf. Obwohl eine Reduktion der Fruchtwassermenge durch Punktion versucht wird, kommt Sarah nach nur 30 Schwangerschaftswochen bei einer spontanen Frühgeburt zur Welt.

Patientendaten

- Allgemeine Daten: Größe: 34 cm, Gewicht: 1,8 kg
- Status bei Geburt: Dehydratationszeichen, Polyurie
- Anamnese: beide Eltern sind gesund; während der Schwangerschaft sind schon früh Wehen aufgetreten
- Serumwerte: Hyponatriämie (122 mmol/L), Hypochloridämie (93 mmol/L), Hypokaliämie (2,8 mmol/L), Hyperkalzämie um 2,9 mmol/L, metabolische Alkalose: pH-Werte bis 7,5 und BE bis + 10 mmol/L, Aldosteron-Spiegel: 5.999 pmol/L (normal 886 bis 3.540 pmol/L)
- Urinanalyse: Ca^{2+}-Ausscheidung: 0,28 mmol/kg/d (normal 0,1–0,2), Na^+-Ausscheidung: 8,5 mmol/kg/d (normal < 3,8), K^+-Ausscheidung: 2,8 mmol/kg/d (normal < 2,3), Osmolalität: 195–315 mosmol/L, erhöhte Prostaglandin-E_2-Ausscheidung im 24-h-Urin
- Akustisch evozierte Potenziale: Bei diesem Test werden evozierte Potenziale (→ Kap. 6) nach Hörreizen abgeleitet. Bei Sarah zeigt sich dabei eine **sensorische Taubheit.**

Die Polyurie bleibt auch nach der Geburt bestehen und senkt das Geburtsgewicht während des ersten Lebenstages um 25 %. Sarah scheidet große Mengen von Elektrolyten (Na^+, K^+, Ca^{2+}, Mg^{2+}) aus **(Salzverlust-Tubulopathie).**

Eine genetische Untersuchung zeigt bei Sarah eine Mutation in dem Gen, das für **Barttin** kodiert. Barttin ist eine **Untereinheit** von **Chloridkanälen,** die im dicken aufsteigenden Teil der Henle-Schleife und in der Stria vascularis des Innenohrs vorkommen.

Aufgrund der Befunde wird bei Sarah ein **Bartter-Syndrom Typ IV** diagnostiziert.

Weiterer Verlauf

Sarah wird ihr ganzes Leben lang sehr krank sein.

Sie leidet oft unter Fieber, Erbrechen und Durchfall. Unter diesen Bedingungen treten immer wieder ausgeprägte Dehydrationen auf. Sarah benötigt deshalb immer wieder Salz- und Wasserinfusionen. Ihre körperliche Entwicklung bleibt weit hinter der normalen Wachstumskurve zurück. Auch in ihrer motorischen Entwicklung ist Sarah deutlich retardiert: Sie sitzt ers mit 14 Monaten und lernt erst mit knapp zwei Jahre laufen. Sie hat eine ganz spezifische Veränderung ih rer Gesichtsform und ist darüber hinaus in ihrer geis tigen Entwicklung eingeschränkt.

Bartter-Syndrom

Als Bartter-Syndrom bezeichnet man eine Grupp sehr seltener, autosomal-rezessiv vererbter Erkran kungen, die alle eine reduzierte Salzresorption in dicken aufsteigenden Teil der Henle-Schleife aufwei sen. Verschiedene Typen des Bartter-Syndroms unter scheiden sich in ihrer klinischen Symptomatik und in verursachenden Gen. Das Bartter-Syndrom Typ IV kombiniert eine Salzverlust-Tubulopathie mit eine Innenohrtaubheit. Es wird durch Mutationen in den BSND-Gen, das das Protein **Barttin** kodiert, verur sacht.

Das Protein Barttin ist eine akzessorische Unterein heit der Chloridkanäle ClC-Ka und ClC-Kb. Barttin bindet an die porenbildende α-Untereinheit und bringt den Kanal an die oberflächliche Membran Beim Bartter-Syndrom bleiben diese Kanäle entwede im endoplasmatischen Retikulum und kommen nich bis zur Plasmamembran oder gelangen als inaktiv Proteine in die oberflächliche Membran.

Mutationen im Barttin beeinträchtigen sowohl di Nieren- als auch die Hörfunktion. Die fehlende Chlo ridleitfähigkeit der basolateralen Membran im Innen ohr führt zur Innenohrschwerhörigkeit, die Störung i der Henle-Schleife zur reduzierten NaCl-Resorptio und damit zur Polyurie (→ Kap. 11).

Auswirkungen am Innenohr

Die Stria vascularis ist ein gut durchblutetes sekreto risches Epithel in der Wand der Scala media, desse Aufgabe die Sekretion von K^+-Ionen ist. Dieser epi theliale Transportprozess beruht auf dem Zusammen wirken verschiedener Transportmoleküle (→ Abb 3.A). Zellen der Stria vascularis weisen auf ihrer ba solateralen Membran die Na^+-K^+-ATPase sowie eine Na^+-K^+-$2Cl^-$-Cotransporter (NKCC1) und zwei Chlo ridkanäle (ClC-Ka und ClC-Kb) auf. Auf der apikale Seite liegt ein spannungsabhängiger K^+-Kana (KCNQ1/KCNE1). Das Zusammenwirken dieser Trans portmoleküle führt dazu, dass die Zellen der Stria va scularis K^+-Ionen in die Endolymphe sezernieren. Di Zell-Zell-Kontakte des Epithels, das die Scala medi auskleidet, sind sehr dicht (Tight Junction → Kap. 1.8). Die Sekretion von K^+-Ionen führt des halb nicht nur zu einer hohen Kaliumkonzentration i der Scala media, sondern auch zu einer positive elektrischen Ladung im Vergleich zur Scala tympan Beim Bartter-Syndrom Typ IV kann dieses elektrisch Potenzial nicht aufgebaut werden, daher ist die Bi

Chloridkanäle im Innenohr (a) und in der Niere (b).

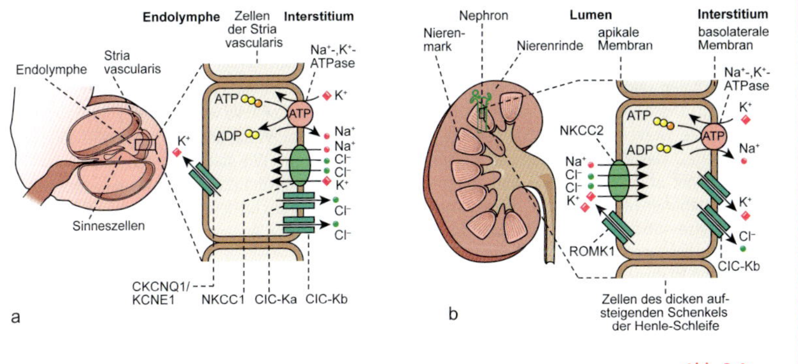

Abb. 3.A

ung von Rezeptorpotenzialen beeinträchtigt. Die olge ist Innenohrtaubheit.

uswirkungen an der Niere

ı einem Abschnitt des Nephrons, nämlich dem diken aufsteigenden Teil der Henle-Schleife (→ Kap. 1), laufen ähnliche Transportprozesse ab (→ Abb. .A). Allerdings sind dort die Na^+-K^+-$2Cl^-$-Cotransorter (NKCC2) nicht in der basolateralen, sondern in er apikalen, dem Lumen des Nephrons zugewanden Membran lokalisiert. Sie liegen also nicht wie im nnenohr in derselben Membran wie die Barttin-abängigen Chloridkanäle ClC-Ka und ClC-Kb, sondern uf der Gegenseite. Deshalb nimmt die Henle-Schlei- NaCl transepithelial auf, während die Stria vascuıris K^+-Ionen sezerniert. Beim Bartter-Syndrom ist ie NaCl-Rückresorption beeinträchtigt, und es ommt zu dramatischen Verlusten von Kochsalz und Vasser (Polyurie) über die Niere.

herapie und Ausblick

arah wird zunächst mit Elektrolyten und Wasser verorgt. Darüber hinaus erhält sie einen Aldosteronıntagonisten und einen nicht-selektiven Cyclooxyenase(COX)-Hemmer. Dies soll die exzessiv gesteierte Synthese von Prostaglandin E_2 hemmen. Die rostaglandin-E_2-Synthese spielt eine Schlüsselrolle ei vielen Symptomen wie den lebensbedrohlichen lektrolyt- und Flüssigkeitsverlusten, der Dystrophie, rämpfen, Fieber, Erbrechen und Diarrhö. Die Innenhrtaubheit wird mit einem Kochlea-Implantat verorgt. Sarah lernt damit sprechen. Sarahs Nierenfunkon verschlechtert sich zunehmend, sodass sie beeits mit fünf Jahren unter einer dialysepflichtigen iereninsuffizienz leidet.

s ist zurzeit unklar, warum viele der Patienten eine erminale Niereninsuffizienz entwickeln. Ebenso sind die großen Entwicklungsrückstände dieser Patienten ungenügend erklärt. Die Patienten sind trotz invasiver Therapien wie Einsatz von Kochlea-Implantaten und Nierentransplantation schwer behindert.

Physiologie im Fokus

- Unsere Sinnesorgane können eine Vielzahl physikalischer Reize wahrnehmen und unterscheiden.
- Sinneszellen müssen daher hochspezialisiert sein.
- Viele Sinneszellen, beispielsweise in Ohr und Mund, sind Epithelzellen.
- In diesen Zellen werden Sinnesreize durch epitheliale Transportprozesse in elektrisches Signale umgewandelt.
- Die Fehlfunktion von Sinnesorganen führt zu dramatischen Einschränkungen der Lebensqualität.

3.1 Allgemeine Sinnesphysiologie (1)

Der Mensch nimmt mit spezialisierten **Sinnesorganen** seine Umwelt wahr. Bestimmte physikalische Reize **(Sinnesreize)** werden durch sensorische Systeme aufgenommen und in **Aktionspotenzialfolgen** umgewandelt. Diese werden über afferente Nerven in das zentrale Nervensystem (ZNS) weitergeleitet und verarbeitet. Das ZNS analysiert die Aktivitätsmuster einzelner afferenter Bahnen und kombiniert dabei Informationen aus mehreren Sinnesorganen. Auf diese Weise entsteht im ZNS eine **Empfindung.** Der Vergleich der Empfindung mit Erfahrungen führt zur bewussten **Wahrnehmung** (→ **Abb. 3.1**).
Die **objektive Sinneswahrnehmung** ist ein komplexer Prozess, der elektrische und chemische Vorgänge an Sinneszellen sowie die Weiterleitung in sensorische Systeme im ZNS umfasst. Dies lässt sich experimentell quantifizieren. Die Generierung eines **subjektiven Sinneseindrucks** erfordert dagegen ein Individuum mit seinen Erfahrungen, das eine ganz individuelle Sinnesempfindung und Wahrnehmung produziert. Diese beiden Aspekte der Sinneswahrnehmung werden durch die **objektive** und die **subjektive Sinnesphysiologie** beschrieben.
Jedes Sinnesorgan weist besondere **Rezeptoren** auf, die ihm erlauben, auf bestimmte physikalische oder chemische Reize **selektiv** zu reagieren. So werden Sehzellen durch elektromagnetische Strahlen, gustatorische Zellen durch chemische Signale und der Gleichgewichtssinn durch Linear- und Rotationsbeschleunigung erregt. Die Aussendung der generierten elektrischen Signale führt zu einer bestimmten Empfindung, im Falle von Sehzellen zum Eindruck von Licht und Farben (→ **Kap. 3.7**), bei den gustatorischen Zellen zu Geschmacksempfindungen wie süß, sauer, salzig und bitter (→ **Kap. 3.24**) und beim Gleichgewichtssinn zur Vorstellung von Bewegung bzw. Beschleunigung im Raum (→ **Kap. 3.21**).
Ein bestimmter physikalischer Vorgang wird zum **Sinnesreiz,** indem er durch ein besonderes Sinnesorgan wahrgenommen wird. Dies wird bei der **Nozizeption** (Schmerzwahrnehmung) besonders deutlich: Unterschiedliche Reize können zur Schmerzwahrnehmung führen; der Begriff Schmerz wird erst durch das Sinnesorgan und durch den Vorgang der Nozizeption definiert.
Die enge Verknüpfung von Sinnesreiz und Sinnesorgan wurde erstmals in dem **Gesetz der spezifischen Sinnesenergien** beschrieben. Ausgehend von der Wahrnehmung, dass ein Schlag auf das Auge nicht als mechanischer Reiz, sondern als ein Seheindruck (Sternchen) wahrgenommen wird, postulierte Johannes Müller im 19. Jahrhundert, dass die Qualität der Sinnesempfindung nicht durch den **Reiz,** sondern durch das **aktivierte Sinnesorgan** bestimmt wird.

Jedes Sinnesorgan weist einen **adäquaten Reiz** au Dies ist der physikalische Reiz, auf den ein Sinnesorgan optimal und bereits bei minimaler Reizintensitä reagiert (→ **Tab. 3.1**). Jeder Reiz wird durch vier Parameter beschrieben:

- Sinnesmodalität (Was wird gereizt?)
- Lokalisation (Wo wird gereizt?)
- Zeitraum (Wann und wie lange wird gereizt?)
- Intensität (Wie stark wird gereizt?)

Innerhalb bestimmter Modalitäten können noch Qualitäten unterschieden werden, beispielsweise Farbe innerhalb der Sinnesmodalität Sehen.

Objektive Sinnesphysiologie

Die objektive Sinnesphysiologie benutzt quantitativ Methoden, wie elektrophysiologische Ableitung neuronaler Aktivitäten, die funktionelle Magnetresonanzspektroskopie oder die Beobachtung motorischer Reaktionen auf einen Sinnesreiz.

Transduktion und Transformation

Die Reizaufnahme führt in allen sensorischen Bereichen zu ähnlichen elektrischen Prozessen. Man unterscheidet dabei Transduktion und Transformatio (→ **Abb. 3.2**). Die **Transduktion** beschreibt eine **Potenzialänderung** einer Sinneszelle, die durch eine adäquaten Reiz ausgelöst wird. Diese Potenzialänderung nennt man **Rezeptor-** oder **Generatorpotenzial.** Es bildet mit seiner Amplitude die Reizgröße ab. J größer die Reizamplitude, desto höher ist das Rezeptorpotenzial, allerdings ist diese Beziehung oft nich linear.
Da elektrische Signale nur durch die wiederholte Bildung von Aktionspotenzialen über größere Distanze weitergegeben werden können, kann die Amplitud eines Sensorpotenzials nicht an das ZNS übermitte werden. Die Transformation wandelt das Rezeptopotenzial in eine Aktionspotenzialfolge um.
Transduktion führt zur lokalen Erregung mit kontinuierlich und stufenlos variierbaren Amplituden. Di Transformation produziert eine Serie von Aktionspotenzialen mit fester Amplitude, aber variabler Frequenz. Die Reizamplitude wird also als Frequenz e ner Aktionspotenzialfolge abgebildet.

Typen von Sinneszellen

Man kann zwei Arten von Sinneszellen untersche den: Bei **primären Sinneszellen** erfolgen Transdukt on und Transformation in der gleichen Zelle. Dagege führt bei **sekundären Sinneszellen** die Erregung de eigentlichen Sinneszelle zur Erregung eines afferer ten Neurons, in dem dann Serien von Aktionspotenz alen gebildet werden.

Einzelschritte der Sinneswahrnehmung.

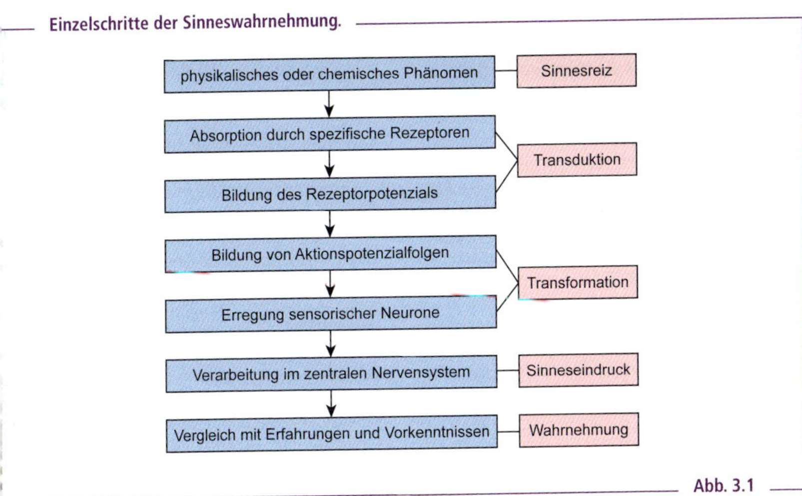

Abb. 3.1

Transduktion und Transformation.

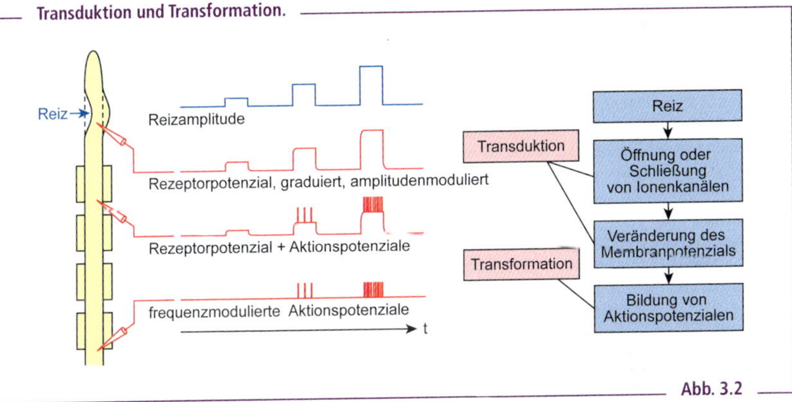

Abb. 3.2

Tab. 3.1: Eigenschaften verschiedener Sinneszellen

Rezeptortyp (sensorisches System)	Reizqualität (Reizart)	Empfindungsqualitäten
Photorezeptoren (Gesichtssinn)	elektromagnetische Strahlung	Helligkeit, Dunkelheit, Farben, Form, Bewegung
Thermorezeptoren (Temperatursinn)	langwellige elektromagnetische Strahlung (700–900 nm), Wärmetransport	Kälte, Wärme
Mechanorezeptoren (mechanischer Sinn der Haut, statokinetischer [propriozeptiver] Sinn)	mechanische Rezeptorverformung (durch solide Objekte, Flüssigkeiten, Luftdruckänderungen)	Druck, Berührung, absolute Körperlage, relative Lage und Bewegung von Körperteilen und Gelenken, Vibrationsempfindung, Kraftempfindung, Linearbeschleunigung, Drehbeschleunigung, Tonhöhen
Chemorezeptoren (Geruchssinn, Geschmackssinn)	chemische Substanzen, Ionen	Gerüche, Geschmacksempfindung (sauer, salzig, süß, bitter)
Nozizeptoren (Schmerzsinn)	gewebsschädigende Einwirkungen	Schmerz (hell, dumpf)

3.2 Allgemeine Sinnesphysiologie (2)

Reizproportionales Antwortverhalten

Sensorische Systeme können einen Reiz proportional abbilden (tonische, statische oder proportionale Antwort; **P-Rezeptoren**) oder dynamische Veränderungen des Reizes (dynamische, phasische oder differentiale Antwort; **D-Rezeptoren**) wiedergeben (→ **Abb. 3.3**). Dynamische Systeme bilden eine größere Aktionspotenzialfrequenz, wenn der Reiz sich schnell ändert. PD-Rezeptoren geben sowohl die Amplitude als auch die Geschwindigkeit der Amplitudenänderung wieder. So nehmen die **Meißner-Körperchen** in der Haut die Geschwindigkeit einer Hautdeformation wahr, während **Vater-Pacini-Körperchen** nur auf Änderungen dieser Geschwindigkeit reagieren (Beschleunigungssensoren, → **Kap. 3.3**). Bei einer gleich bleibenden Reizamplitude nehmen Rezeptorpotenzial und Aktionspotenzialfrequenz der meisten Sensoren mit der Zeit ab (**Adaptation,** → **Abb. 3.4**). Während die Adaptation auf der Ebene des Sinnesorgans abläuft, ist die **Habituation** (→ **Kap. 6**) ein Vorgang in übergeordneten Abschnitten des zentralen Nervensystems.

Kontrastverschärfung

Bei vielen Wahrnehmungsvorgängen ist weniger die absolute Größe der Reizamplitude wichtig als die Unterscheidung verschiedenartiger Reize. Für das Auge ist die absolute Helligkeit weniger wichtig als die Unterscheidung zwischen hell und dunkel. Die **Kontrastverschärfung** dient derartigen Unterscheidungen. Sie erfordert einen bestimmten Aufbau des **rezeptiven Feldes.** Ein rezeptives Feld besteht aus der Gesamtheit aller Sensoren, die von einem Neuron gebildet werden oder mit einem Neuron Synapsen bilden. Es werden nur Informationen von dem verschalteten Neuron registriert, die auf dieses primäre rezeptive Feld einwirken. Rezeptive Felder gibt es lediglich für **somatosensorische und visuelle Reizwahrnehmungen.** Viele Neurone werden beim Auftreten eines Reizes im **Zentrum** ihres rezeptiven Feldes erregt. Tritt der gleiche Reiz jedoch in der **Umgebung** des rezeptiven Feldes ein, werden sie gehemmt (**laterale Hemmung,** → **Kap. 3.10**).

Subjektive Sinnesphysiologie

Die subjektive Sinnesphysiologie erfasst viele Aspekte der Sinneswahrnehmung, die außerhalb der klassischen Physiologie stehen, aber auch solche, die für das Verständnis der Funktion von Sinneszellen von zentraler Bedeutung sind.

Die **Sensitivität** jedes Sinnessystems kann man mi[t] folgenden zwei Parametern beschreiben:

- Die **Reizschwelle** ist die kleinste Reizintensität[,] die unter einer bestimmten Reizkonfiguratio[n] wahrgenommen wird.
- Die **Unterschiedsschwelle** ist der Betrag, um de[n] ein Reiz größer sein muss als ein anderer, um al[s] verschieden wahrgenommen zu werden.

Die Sensitivität ergibt sich nicht nur aus der Fähigkei[t] des Sinnesorgans, Aktionspotenziale mit unterschiedlichen Frequenzen zu generieren, sondern auch au[s] der **Übertragungssicherheit** der jeweiligen Sinnesbahn. Je geringer der Informationsverlust bei de[r] Übermittlung in das zentrale Nervensystem, desto besser ist das Diskriminationsvermögen. So zeichne[t] sich das Hinterstrangsystem (→ **Kap. 3.6**) durch hohe Übertragungssicherheit aus, während das Vorderseitenstrangsystem Informationen weniger zuverlässig weiterleitet (→ **Abb. 3.13**). Die Übertragungssicherheit wird durch zentrale neuronale Prozesse verändert. Fokussierung der Aufmerksamkeit vermindert den Informationsverlust und erhöht die Sensitivität des Reizes. Reizschwelle und Unterschiedsschwelle sind keine konstanten Größen, sondern variieren mit **Wachheitsgrad** und **Konzentration.**

Psychophysische Beziehungen

Psychophysische Beziehungen beschreiben den Zusammenhang zwischen Reizstärke und Intensität der Wahrnehmung (→ **Abb. 3.5a**). Das **Weber-Gesetz** besagt, dass die Unterschiedsschwelle, d.h. die Veränderung der Reizintensität $\Delta\phi$, die noch eben wahrgenommen werden kann, ein konstanter Bruchteil der Ausgangsreizintensität ϕ ist.

Das **Weber-Fechner-Gesetz** beruht auf der Annahme, dass die Zunahme der Reizintensität um eine Unterschiedsschwelle zu einem immer gleichen Zuwachs der Empfindungsstärke führt. Diese Annahme (die nicht immer zutrifft) führt zu einer Quantifizierung der Empfindungsstärke ψ (→ **Abb. 3.5b**). ϕ_0 ist dabei die minimale Reizstärke, die in 50 % der Versuche wahrgenommen wird. Die Gesetze von Weber und Fechner gelten nur in einem eingeschränkten Reizstärkenbereich und insbesondere nicht für schwellennahe Reize.

Während das Weber-Fechner-Gesetz auf einer Skala der Unterscheidbarkeit beruht, versucht die **Stevens'sche psychophysische Beziehung** eine direkte Abschätzung der Empfindungsstärke mit einer Potenzfunktion (→ **Abb. 3.5c**). Dabei bezeichnet n die Steilheit der Beziehung zwischen Reiz- und Empfindungsstärke. Am steilsten ist sie bei Schmerz (n = 2,13), weniger ausgeprägt bei Druckempfindungen (n = 0,67) und noch schwächer bei der Wahrnehmung von weißem Licht (n = 0,21).

Dynamische Eigenschaften von Sinneszellen.

Reiz
A
B
C

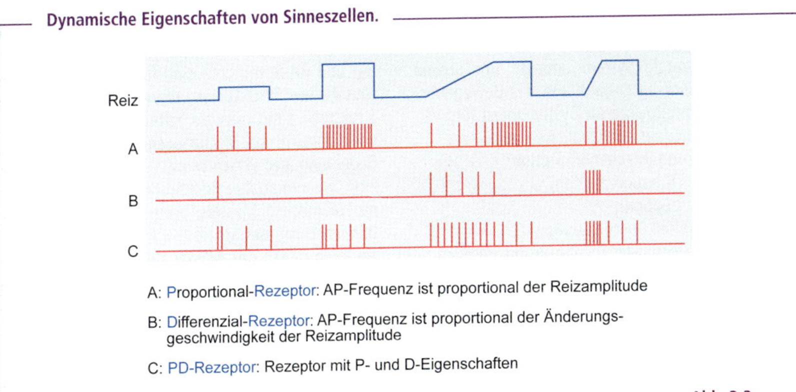

A: Proportional-Rezeptor: AP-Frequenz ist proportional der Reizamplitude

B: Differenzial-Rezeptor: AP-Frequenz ist proportional der Änderungsgeschwindigkeit der Reizamplitude

C: PD-Rezeptor: Rezeptor mit P- und D-Eigenschaften

Abb. 3.3

Adaptation von Sinneszellen.

Reiz
langsam adaptierende Rezeptorzelle
schnell adaptierende Rezeptorzelle

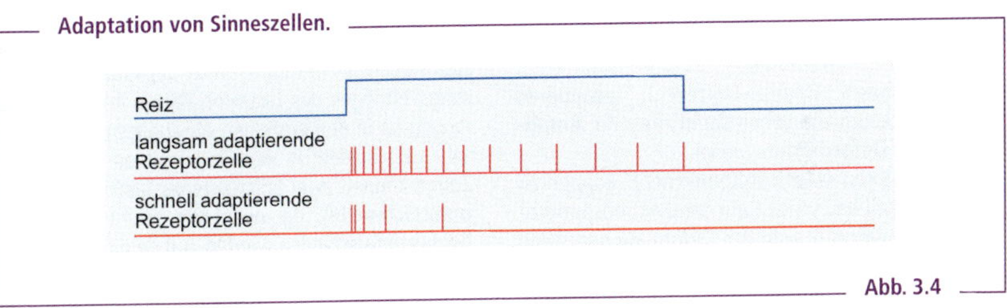

Abb. 3.4

Weber-Gesetz, Weber-Fechner-Gesetz und Stevens'sche psychophysische Beziehung.

a Unterschiedsschwelle Δφ [mN]
300
200
100
Weber-Gesetz
Δφ = const · φ
3
6
9
[N]
Reizintensität φ
b Empfindungsstärke ψ [Zahl überschrittener Unterschiedsschwellen]
12
10
8
6
4
2
0
Weber-Fechner-Gesetz
ψ = const · log φ/φ0
1
3
5
[relativ zu φ0]
Reizintensität φ
φ0
c Empfindungsstärke ψ [subjektive Einheiten]
250
200
150
100
50
0
Stevens-psycho-physische Beziehung
ψ = const · (φ − φ0)n
Druckempfindung der Haut
n = 0,67
visuelle Wahrnehmung weißes Licht
n = 0,21
1
3
5
[relativ zu φ0]
Reizintensität φ
φ0
φ0 = Absolutschwelle

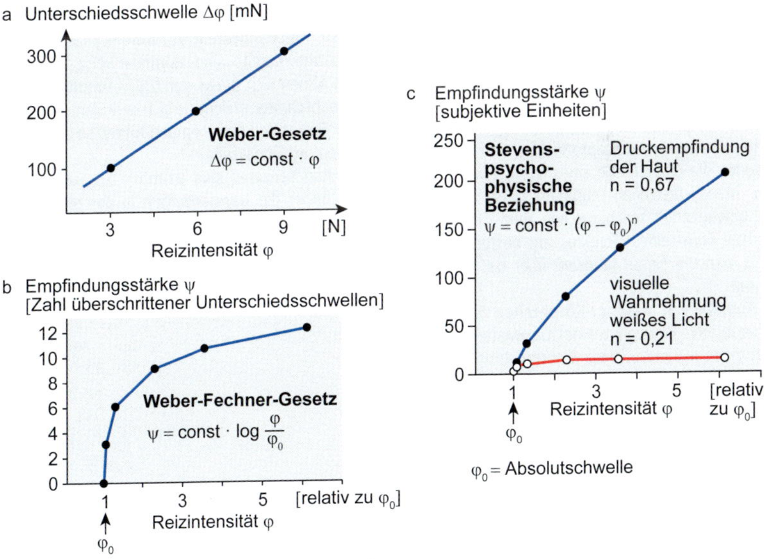

Abb. 3.5

3.3 Somatoviszerale Sensibilität

Das somatoviszerale System umfasst Sinneszellen der Haut, der inneren Organe und des Bewegungssystems. Das somatoviszerale System weist fünf verschiedene Submodalitäten/Qualitäten auf:

- Druck/Berührung (Mechanorezeption)
- Wärme/Kälte (Thermorezeption)
- Schmerz (Nozizeption)
- Eingeweidegefühl (Viszerozeption)
- Lagesinn und Tiefensensibilität (Propriozeption).

Mechanorezeption

Die Mechanorezeption (Tastsinn) wird durch Mechanosensoren der Haut vermittelt. Diese Sinneszellen (→ **Tab. 3.2**) werden durch Deformation der Haut spezifisch erregt. Die verschiedenen Sinneszellen des Tastsinns unterscheiden sich morphologisch und in ihren Adaptationseigenschaften (→ **Abb. 3.6**). Man unterscheidet SA (slowly adapting)-, RA (rapidly adapting)- und PC-Rezeptoren:

- SA-Rezeptoren (Merkel-Tastzellen): adaptieren praktisch kaum und geben damit allein die **Amplitude der Deformation** wieder.
- RA-Rezeptoren (Meißner-Körperchen): adaptieren recht schnell und senden nur dann Aktionspotenziale aus, während sich der Deformationszustand verändert. Ihre Entladungsrate ist damit der **Geschwindigkeit der Hautdeformation** proportional.
- PC-Rezeptoren (Vater-Pacini-Körperchen) adaptieren so schnell, dass sie nur dann eine Aktivität zeigen, wenn sich die Geschwindigkeit der Deformation verändert. Sie beschreiben damit die **Beschleunigung der Hautdeformation (Vibration).**

Physiologische Aufgaben

Merkel-Tastzellen haben die höchste räumliche Dichte aller Mechanorezeptoren. Sie sind besonders geeignet, die **Oberfläche** eines Objekts wahrzunehmen. Merkel-Tastzellen reagieren besser auf einen sich bewegenden mechanischen Reiz. Daher kann man die Form eines Objektes am besten erfassen, wenn man die Finger langsam über das Tastobjekt bewegt.

Die Aufgabe von **Meißner-Körperchen** besteht darin, die relative Bewegung eines Gegenstands auf der Haut zu registrieren. Diese Sinneswahrnehmung ist vor allem dann von Bedeutung, wenn ein Objekt unserem Griff zu entgleiten droht. Meißner-Körperchen spielen damit eine Rolle in der **Regulation der Griffkraft.**

Vater-Pacini-Körperchen sind notwendig zur **Vibrationsempfindung.** Sie spielen auch eine Rolle in der **Regulation der Kraft,** allerdings nicht bei Haltearbeiten, sondern beispielsweise bei der Bearbeitung von Gegenständen. Die mechanische Beschleunigungsmessung erlaubt beispielsweise beim Schnitzen oder Kneten die **Wahrnehmung von Eigenschaften** des bearbeiteten Objekts.

SA- und RA-Rezeptoren sind für die Wahrnehmung **räumlicher Strukturen** verantwortlich. Räumliche Strukturen kann man als zeitliche Erregungsmuster von Gruppen von Mechanosensoren darstellen. Die Bedeutung der verschiedenen Sensortypen erkennt man, wenn man ihre Reaktion bei Wahrnehmung eines räumlichen Musters, beispielsweise der Braille-Blindenschrift, betrachtet (→ **Abb. 3.7**). Die SA-Rezeptoren geben das Muster räumlich scharf wieder RA-Rezeptoren erfassen nur den groben räumlichen Aufbau, während PC-Rezeptoren das Muster nicht erfassen.

Das räumliche Auflösungsvermögen des Tastsinns hängt von der **Innervationsdichte** von Mechanosensoren ab. Das **rezeptive Feld,** also das Hautareal, dessen Deformation den Mechanosensor erregt, entspricht der anatomischen Ausdehnung der Endigungen der ableitenden Nervenfaser. Die Größe des rezeptiven Feldes bestimmt daher das räumliche Auflösungsvermögen des Tastsinns. Dieses Auflösungsvermögen ist in den einzelnen Abschnitten des Körpers sehr verschieden: In den Fingerspitzen und auf der Zunge können zwei Spitzen eines Tastzirkels **(Zweipunktschwelle),** die nur 1 mm auseinanderliegen, bereits unterschieden werden. Auf dem Oberschenkel dagegen müssen die beiden Spitzen mindestens 5–7 cm voneinander entfernt sein, um getrennt wahrgenommen zu werden.

Transduktion und Transformation

Die Transduktion in Mechanorezeptoren kommt durch **mechanosensitive Ionenkanäle** zustande. Derartige Kanäle sind normalerweise geschlossen und öffnen sich direkt durch Verformung des Membranabschnitts, in dem sie sich befinden. Sie erlauben den Eintritt von Kationen und führen so zur Depolarisation der Sinneszelle.

Mechanosensoren sind **primäre Sinneszellen,** daher findet die Transformation in der gleichen Zelle statt. Abhängig von der Amplitude der Deformation wird eine bestimmte Frequenz von Aktionspotenzialen gebildet.

Morphologie und Antwortverhalten von Mechanorezeptoren.

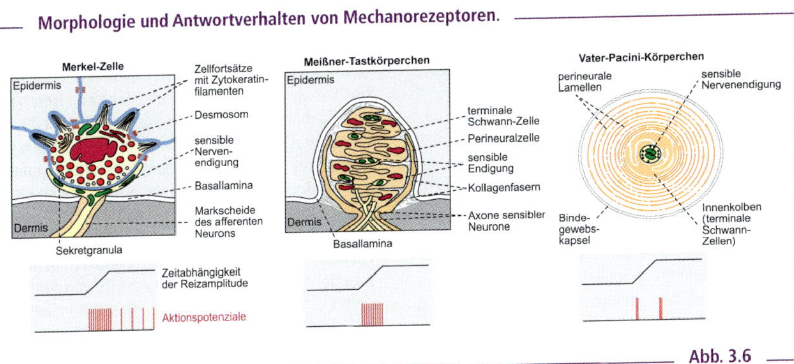

Abb. 3.6

Entladungsmuster verschiedener Mechanorezeptoren bei Wahrnehmung von Symbolen der Braille-Schrift.

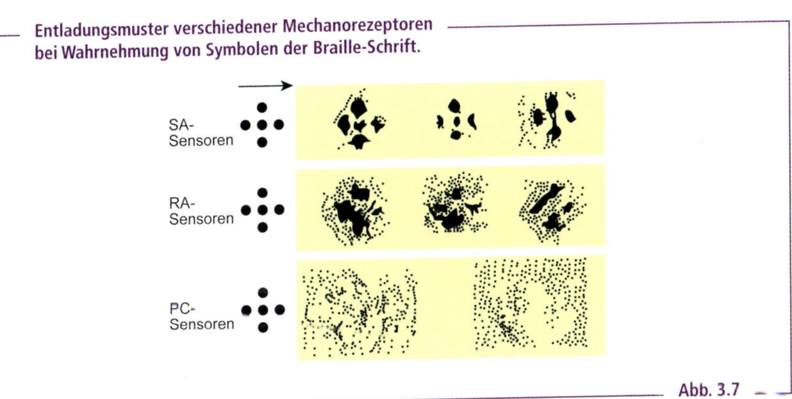

Abb. 3.7

Tab. 3.2: Eigenschaften kutaner Rezeptoren

Rezeptortyp	Morphologie	Fasertyp	Adäquater Reiz	Adaption	Empfindung
	Merkel	II	statische Hautdeformation	langsam	Druck
	Ruffini		Abscherung		Scherkräfte
	Meißner		Vibration	rasch	Hautkontakt, niederfrequente Vibration
	Haarfollikel		Haarbewegungen		Hautkontakt, Berührung
	Pacini		Vibration	sehr schnell	höherfrequente Vibration (Propriozeption)
	freie Nervenendigung		Hautdeformation	mittel	grober Hautkontakt
Thermorezeptoren	freie Nervenendigung	III, IV	15–35 °C	mittel	kalt
		IV	30–45 °C		warm
Nozizeptoren	freie Nervenendigung	III	Gewebeschädigung	langsam, nicht adaptierend	stechender Schmerz
		IV			brennender Schmerz
Propriozeptoren	primäre Muskelspindel	Ia	Muskeldehnung (Länge)	rasch	Propriozeption, Vibration
	sekundäre Muskelspindel	II		langsam	Propriozeption (?)
	Golgi-Sehnenorgan	Ib	Sehnenspannung		Muskelkraft (?)
	Gelenkrezeptoren	II, III	Gelenkbewegung, Druck		Propriozeption

3.4 Thermozeption

Die menschliche Haut besitzt spezifische sensorische Systeme, die Temperaturen zwischen 15 und 45 °C wahrnehmen können. Sehr hohe Temperaturen von > 45 °C werden als schmerzhaft wahrgenommen **(Hitzeschmerz)**, Temperaturen zwischen 36 und 45 °C als warm. Die sog. **Indifferenztemperatur** wird weder als warm noch als kalt empfunden. Sie beträgt zwischen 27 und 31 °C in normaler Kleidung und zwischen 31 und 36 °C für unbekleidete Personen. Kälteempfindung beginnt bei Temperaturen unterhalb der Indifferenztemperatur, und Schmerzempfindung **(Kälteschmerz)** tritt bei Temperaturen unter 15 °C auf. Temperaturen < 8 °C werden nicht mehr wahrgenommen, da die Signaltransduktion, -transformation und Impulsweiterleitung bei diesen Temperaturen nicht mehr stattfinden kann. Obwohl es Thermorezeptoren auch in der Mundhöhle, im Ösophagus und im Magen gibt, wird unsere bewusste Temperaturempfindung fast ausschließlich über kutane Thermorezeptoren bestimmt.

Klinik

Die Durchblutung der Körperoberfläche führt dazu, dass die Entladung der Temperaturfasern nicht allein von der **Außentemperatur**, sondern auch von der **Körperkerntemperatur** (→ **Kap. 15.3**) abhängt. Veränderungen der Hautdurchblutung führen daher zu einer veränderten Temperaturwahrnehmung.
Ein Beispiel dafür ist das **Raynaud-Syndrom**, bei dem es zu einer ausgeprägten arteriellen Vasokonstriktion in den Extremitäten kommt. Dadurch sinkt die Hauttemperatur, und die Patienten haben das Gefühl einer kalten Umgebungstemperatur.
Die **alkoholbedingte Vasodilatation** führt zu der entgegengesetzten Fehleinschätzung der Umgebungstemperatur, einem Wärmegefühl.

Thermosensitive Ionenkanäle

Wärme und Kälte werden durch zwei Klassen von Rezeptoren wahrgenommen, Kälte- und Wärmerezeptoren. Beide sind freie Nervenendigungen mit gleicher Morphologie.
Die Transduktion des spezifischen Reizes erfolgt bei Thermorezeptoren über **temperaturabhängige Ionenkanäle.** Wärme- und kältesensitive Ionenkanäle gehören zur Klasse der **TRP-Kanäle** (→ **Abb. 3.8**). TRP steht dabei für „transientes Rezeptorpotenzial". Diese Kanäle wurden zunächst in einer Mutante der Fruchtfliege Drosophila identifiziert. Dieser Drosophila-Stamm wies eine Sehstörung auf, die dadurch verursacht wurde, dass Photorezeptoren ein reizinduziertes vorübergehendes (= transientes) Rezeptorpotenzial nicht ausbilden konnten. Es gibt im Menschen viele verwandte Ionenkanäle, die an einer Vielzahl von physiologischen Prozessen beteiligt sind. Diese TRP-Kanäle sind in Aufbau und Funktion den spannungsabhängigen Ionenkanälen (→ **Kap. 2.2**) eng verwandt. Der Reiz zur Öffnung dieser Kanäle ist allerdings nicht eine Änderung des Membranpotenzials, sondern ist recht variabel. Vier TRP-Kanäle reagieren auf Wärme **(TRPV1–TRPV4)**. **TRPM8** wird dagegen durch Kälte aktiviert.
Thermosensitive Kanäle sind **unselektive Kationenkanäle** und erlauben den Durchtritt von Na^+-, K^+- und Ca^{2+}-Ionen. Die Öffnung dieser Kanäle durch Wärme (TRPV1–4) oder durch Kälte (TRPM8) führt zum Eintritt von Natrium in die Nervenendigungen und damit zu einem **depolarisierenden Rezeptorpotenzial.**
Es ist zurzeit noch nicht klar, wie die Temperatur den Offenzustand dieser Ionenkanäle verändern kann. Ein möglicher Mechanismus ist, dass die Temperatur die **Spannungsabhängigkeit** der TRP-Kanäle modifiziert. Dadurch wären in einer Wärme- oder Kältefaser bei einer bestimmten Temperatur alle Kanäle geschlossen, würden sich jedoch bei Änderung der Temperatur öffnen. Alternativ kann man sich vorstellen, dass ein Teil des Kanals als **Temperatursensor** fungiert. Er verändert mit der Temperatur seine Konformation und führt so zur Öffnung bzw. Schließung des Kanals.

Transduktion und Transformation

Temperatursensoren sind als freie Nervenendigungen **primäre Sinneszellen.** Die Transformation des Signals findet im gleichen Neuron statt, dessen Soma im Spinalganglion liegt.
Die Impulsrate von Kältefasern ist am höchsten zwischen 23 und 28 °C, die der Wärmefasern zwischen 38 und 43 °C (→ **Abb. 3.9**). Erstaunlicherweise werden Kältefasern auch durch Temperaturen über 43 °C aktiviert **(Kälteparadox).** Dies beruht auf der Expression von wärmesensitiven Ionenkanälen in Kälterezeptoren. Die physiologische Bedeutung dieses Phänomens ist unklar.
Die Temperaturempfindung ist **dynamisch,** sie hängt von der Ausgangstemperatur und der Geschwindigkeit der Temperaturänderung ab. Kälterezeptoren reagieren auf Abkühlung und Wärmerezeptoren auf Erwärmung um einen bestimmten Wert zunächst mit einer stärkeren Zunahme, die dann auf einen konstanten Wert abfällt.

Temperaturabhängige TRP-Ionenkanäle.

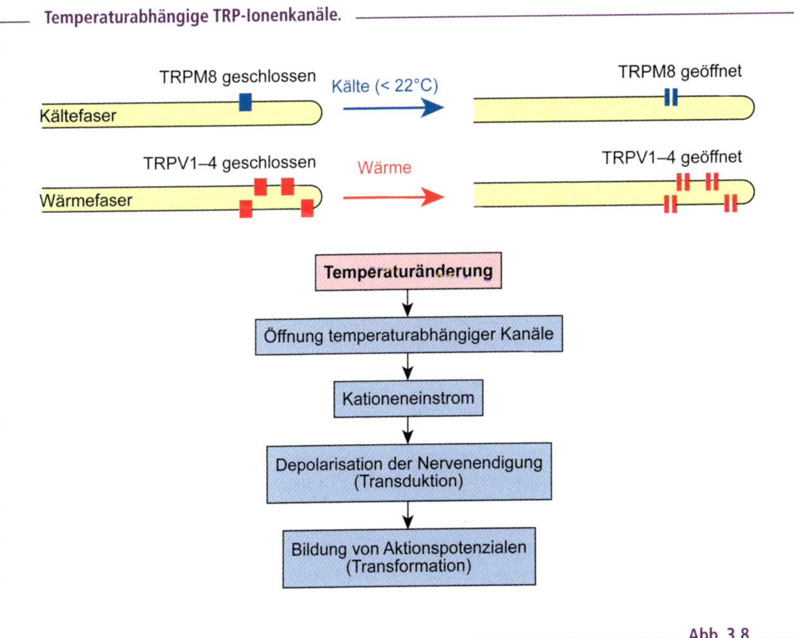

Abb. 3.8

Wärme- und Kältefasern.

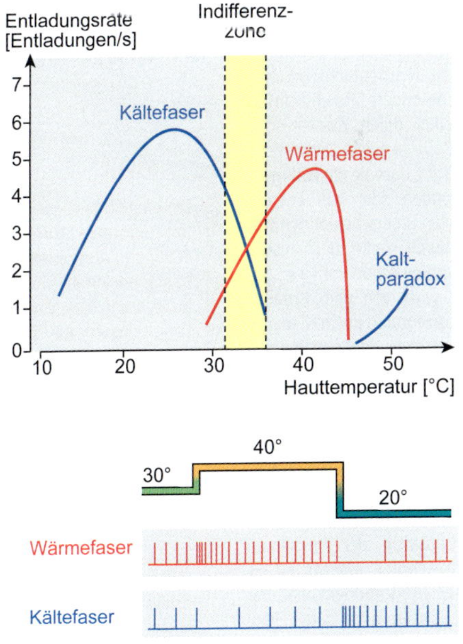

Abb. 3.9

3.5 Nozizeption

Schmerz wird über Aktivierung von **Nozizeptoren** vermittelt. Es gibt verschiedene Schmerzqualitäten (→ **Abb. 3.10**): Beim **somatischen Schmerz** unterscheidet man den Oberflächen- vom Tiefenschmerz. Der **viszerale Schmerz** wird durch Schmerzrezeptoren in den Eingeweiden vermittelt und als dumpf empfunden. Beim **Oberflächenschmerz** differenziert man den ersten Schmerz (hell, spitz) und den zweiten Schmerz (dumpf). **Akuter Schmerz** ist die Wahrnehmung eines konkreten Schmerzreizes. **Chronische Schmerzen** kommen durch die dauerhafte Erregung eines Nozizeptors zustande, z. B. bei bestimmten Formen chronischer Entzündungen. Daneben existieren **neuropathische Schmerzen,** die durch die Läsionen zentraler oder peripherer Neuronen verursacht werden.
Nozizeptoren haben besondere Eigenschaften unter den Sinneszellen: Sie haben eine hohe Erregungsschwelle und adaptieren nur sehr langsam oder gar nicht (es gibt allerdings eine Minderung des Schmerzempfindens durch Habituation).
Nozizeptoren haben keine besondere Morphologie; sie sind spezialisierte freie Nervenendigungen von Neuronen, deren Soma sich in den Spinalganglien befindet. Man kann zwei Klassen von Nozizeptoren unterscheiden: Typ-III-(Aδ)- und Typ-IV-(C-)Fasern (→ **Tab. 3.3**). Ihre unterschiedlichen Leitungsgeschwindigkeiten erklären die Existenz von frühen schnellen und späten verzögerten Schmerzen (→ **Abb. 3.11**).

Transduktion und Transformation in Nozizeptoren

Die Transduktionsprozesse in Nozizeptoren beruhen auf Ionenkanälen, die durch besondere Stimuli aktiviert werden. Nozizeptoren werden durch mechanische, thermische und chemische Reize aktiviert. Diese spezifischen Reize haben gemeinsam, dass sie die Wahrnehmung von Gewebeverletzungen oder von Entzündungsprozessen erlauben. Man unterscheidet den **nozizeptiven Schmerz,** der durch starke mechanische Reize oder extreme Temperaturen schon vor einer Gewebeschädigung ausgelöst wird, von dem **Entzündungsschmerz,** bei dem Nozizeptoren durch Mediatoren erregt werden, die von verletzten oder entzündeten Zellen freigesetzt werden. Diese zweite Gruppe von Nozizeptoren nennt man **polymodal,** da sie durch verschiedenartige Reize aktiviert werden (→ **Abb. 3.11**).
In Nozizeptoren gibt es verschiedene ionotrope und metabotrope Rezeptoren für chemische Schmerzsubstanzen. Der **TRPV1**-Kanal (→ **Kap. 3.4**) war der erste molekular identifizierte Schmerzrezeptor. Er wurde als Rezeptor für Capsaicin, der wirksamen Substanz in scharfen Paprikaschoten, identifiziert. Es handelt sich dabei um einen TRP-Kationenkanal, der nicht nur durch Capsaicin, sondern auch durch Hitze (Wärmerezeptor, → **Kap. 3.4**) und Protonen aktiviert wird. Öffnet er sich, strömen Na^+- und Ca^{2+}-Ionen ein und führen zur Depolarisation (→ **Abb. 3.12**). Protonen aktivieren außerdem noch **H^+-abhängige Natriumkanäle.** Daneben weisen Nozizeptoren noch **ATP-abhängige Ionenkanäle (P2X-Rezeptoren)** und **ionotrope Serotonin-Rezeptoren** auf. Die Zerstörung von Zellen führt zur ATP-Freisetzung und koppelt damit die Gewebeschädigung an die Nozizeption. Serotonin wird in Entzündungsprozessen und durch aktivierte Thrombozyten freigesetzt. Serotonin-Rezeptoren spielen damit eine besondere Rolle beim Entzündungsschmerz. ATP- und Serotonin-Rezeptoren sind Kationen-selektiv; ihre Öffnung führt zu depolarisierenden Rezeptorpotenzialen.
Bradykinin und **Prostaglandine** sind Signalsubstanzen in entzündeten Geweben. Beide aktivieren Signalkaskaden, die die Erregungsschwelle des TRPV1-Ionenkanals senken (→ **Abb. 3.12**). **Bradykinin** bindet an einen G-Protein-gekoppelten Rezeptor (→ **Kap. 1.9**), der mittels Phospholipase C (PLC) zur Aktivierung von Proteinkinase C (PKC) und zur Phosphorylierung des TRPV1-Kanals führt. Dies reduziert die Erregungsschwelle dieses Kanals. **Prostaglandine (PGE_2)** aktivieren G-Protein-vermittelt die Adenylatcyclase (AC) und erhöhen so die intrazelluläre cAMP-Konzentration. cAMP aktiviert die Proteinkinase A (PKA). Diese phosphoryliert und aktiviert nicht nur TRPV1, sondern auch spannungsabhängige Na^+-Kanäle. Sie moduliert damit Transduktion und Transformation.
In **mechanischen** Nozizeptoren gibt es Kationenkanäle, die durch Dehnung aktiviert werden. Sie konnten bislang noch nicht molekular identifiziert werden. Nozizeptoren sind wie Thermosensoren als freie Nervenendigung **primäre Sinneszellen.**

Klinik

Ein charakteristisches Symptom von Herzinfarkten sind starke Schmerzen im Brustbereich, die in Schultern, Arme, Unterkiefer und Oberbauch ausstrahlen können. Die Schmerzsymptomatik ist so ausgeprägt, dass Patienten meist den Ernst der Lage erfassen und medizinische Behandlung suchen. Die Herzischämie führt zu Veränderung der Protonenkonzentration im Gewebe und zur Freisetzung von ATP aus geschädigtem Herzmuskel. Spezialisierte Ionenkanäle, die einen Komplex aus **H^+-abhängigen Natriumkanälen** und **ATP-abhängigen Ionenkanälen (P2X-Rezeptoren)** darstellen, reagieren, wenn sowohl der pH als auch die ATP-Konzentration sich ändern, und funktionieren als Koinzidenzdetektoren für beide chemische Signale. Sie reagieren nicht auf pH-Änderungen oder die Freisetzung von ATP alleine und erlauben so die selektive und sensitive Schmerzwahrnehmung während der Herzischämie.

Schmerzqualitäten.

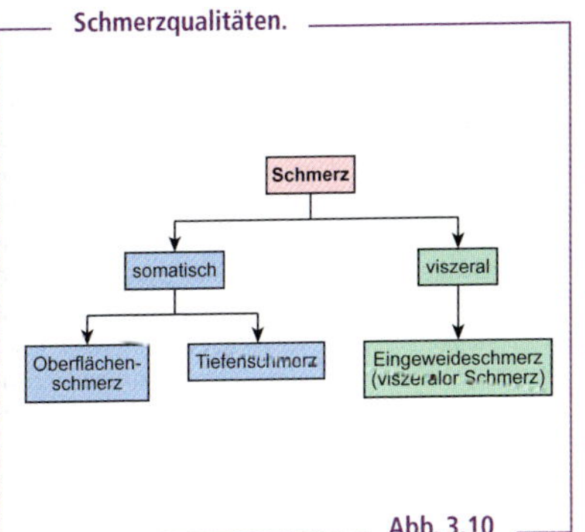

Abb. 3.10

Tab. 3.3: Eigenschaften kutaner Nozizeptoren

Akti-vierung	Reiz	Fasertyp	
		Lloyd und Hunt	Erlanger und Gasser
mecha-nisch	Druck, Stich	III	Aδ
ther-misch	Temperatur > 45 °C oder < 5 °C	III	Aδ
poly-modal (häufig!)	mechanisch, thermisch, chemisch	IV	C

Neuronale Verarbeitung verschiedener Schmerztypen.

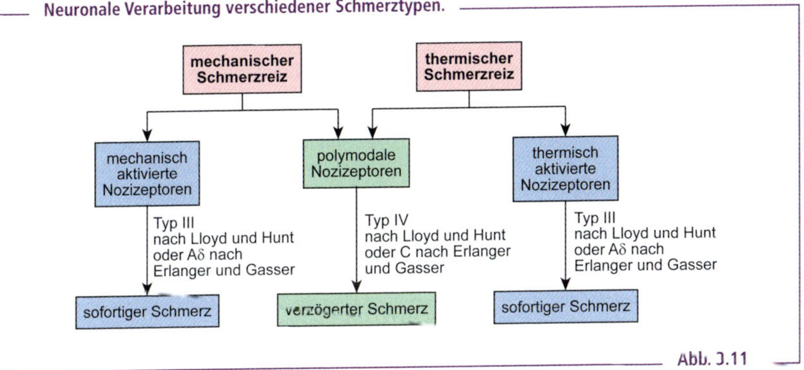

Abb. 3.11

Transduktion physikalischer Reize an einer Schmerzrezeptorzelle.

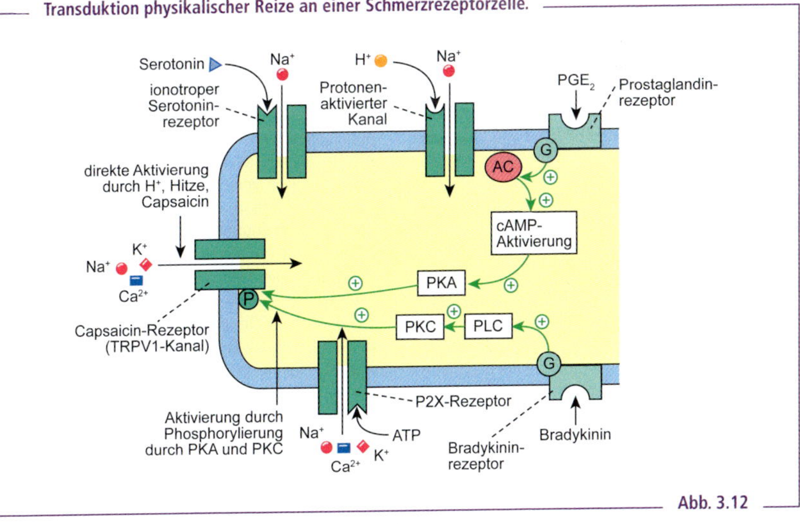

Abb. 3.12

3.6 Afferente Leitung und Verschaltung

Hinterstrangsystem

Die Somata der Sinneszellen von **Tastsinn** und **Propriozeption** liegen in der Hinterwurzel des Rückenmarks. Die Axone ziehen auf der gleichen Seite, in der sie in das Rückenmark eingetreten sind (ipsilateral), im Hinterstrang nach oben (→ Abb. 3.13). Im **Nucleus cuneatus** bzw. **Nucleus gracilis** wird der Hinterstrang auf das zweite Neuron umgeschaltet. Dessen Axone wechseln auf die kontralaterale Seite und ziehen im **Lemniscus medialis** Richtung Thalamus. Im **Ventrobasalkern** des **Thalamus** schalten sie auf das 3. Neuron um, das dann im **Kortex** synaptische Verbindungen mit kortikalen Neuronen bildet. Die Informationsübertragung im Hinterstrangsystem ist **unimodal** bis zum Kortex. Das bedeutet, dass nur Afferenzen derselben Rezeptorart auf ein Neuron konvergieren. Das System hat eine hohe Übertragungssicherheit und kleine rezeptive Felder. Das ganze System ist **somatotopisch** organisiert, das heißt, dass benachbarte Hautareale von benachbarten Neuronen im Hinterstrang repräsentiert werden.

Vorderseitenstrangsystem

Die Verschaltung für **Schmerz-** und **Temperatursinneszellen** findet bereits kurz nach dem Eintritt in das Rückenmark durch Umschaltung auf das zweite Neuron **(Projektionsneuron)** statt (→ Abb. 3.13). Es kreuzt sofort auf die andere Seite und zieht mit dem kontralateralen Vorderseitenstrang nach oben. Die Informationen werden im **Ventrobasalkern** des **Thalamus** auf das 3. Neuron umgeschaltet.

Die Informationsübertragung des Vorderseitenstrangs ist nicht unimodal; es gibt **multirezeptive** und **multimodale Projektionsneurone.** Dabei **konvergieren** Afferenzen aus Haut und inneren Organen auf dieselben Projektionsneurone. Dies führt zu dem Phänomen des **übertragenen Schmerzes.** Projektionsneurone enden in diversen Hirnarealen wie dem Thalamus, dem Hirnstamm und dem Hypothalamus.

Klinik

Wird das Rückenmark nur auf einer Seite durchtrennt, verliert der Patient unterhalb der Läsion auf der gleichen Seite den Tastsinn und die Propriozeption, auf der anderen Seite die Schmerz- und Temperaturwahrnehmung **(Brown-Séquard-Syndrom).**

Thalamus

Der Thalamus ist die **zentrale Umschaltstelle** bei der Übertragung bewusst werdender Informationen zum Kortex. Es gibt ungefähr 50 verschiedene Thalamuskerne mit unterschiedlichen Eigenschaften. Man unterscheidet **sensorische, motorische, assoziative** und **unspezifische** Kerne. Von diesen Kernen ist der **Ventrobasalkern** für die somatische Sensibilität verantwortlich. Er ist somatotop gegliedert und empfängt Signale von einer Vielzahl von Sinneszellen. Afferente Informationen werden moduliert und Signale selektiert.

Kortikale Verarbeitung

Die somatosensorischen Informationen werden anschließend im somatosensorischen Kortex verarbeitet. Die Kortexoberfläche wurde von Brodmann in 52 Areale mit verschiedenen zytoarchitektonischen Merkmalen eingeteilt, die unterschiedliche Aufgaben erfüllen. Man unterscheidet primäre Kortexareale, die nur Reize einer Sinnesmodalität erhalten, von sekundären Kortizes, in denen verschiedene Afferenzen verrechnet werden.

Der **primäre somatosensorische Kortex** liegt im Gyrus postcentralis (Brodmann-Areale 1, 3 und Teile von 2) und repräsentiert Tastsinn und Propriozeption (→ Abb. 3.14, → Abb. 5.2). Die einzelnen Körperareale sind somatotopisch geordnet: In medialen Bereichen werden Beine und Rumpf repräsentiert, in den lateralen das Gesicht und die Trigeminus-Innervations-Gebiete. Die flächenmäßige Repräsentation entspricht der peripheren Innervationsdichte und dem Auflösungsvermögen (somatosensorischer Homunculus). Vom primären somatosensorischen Kortex ziehen Efferenzen zum primären somatosensorischen Kortex der Gegenseite, zum sekundären somatosensorischen Kortex, zum motorischen Kortex, zu parietalen Assoziationsarealen und zum Rückenmark (→ Kontrolle afferenter Signale).

Der **sekundäre somatosensorische Kortex** liegt im Sulcus lateralis zwischen den Parietal- und den Temporallappen (Teile von Brodmann-Areal 2). Er erhält Afferenzen aus allen primären somatosensorischen Arealen. Diese Verschaltung erlaubt die Integration afferenter Zuflüsse von unterschiedlichen Rezeptoren. Die Teilinformationen werden im Kortex verschaltet und wieder zu einem ganzen Bild zusammengefügt. Die Neuronen einer Verrechnungseinheit sind dabei in Kolumnen angeordnet. Es gibt hier einfache Neurone, die spezifisch für einzelne Rezeptortypen sind, sowie komplexe Neurone, die z. B. auf bewegte Systeme spezialisiert sind und Informationen aus verschiedenen Sinnessystemen integrieren. Auch im sekundären somatosensorischen Kortex ist das Prinzip der **Somatotopie** eingehalten.

Verschaltung der somatoviszeralen Afferenzen im Rückenmark und ZNS.

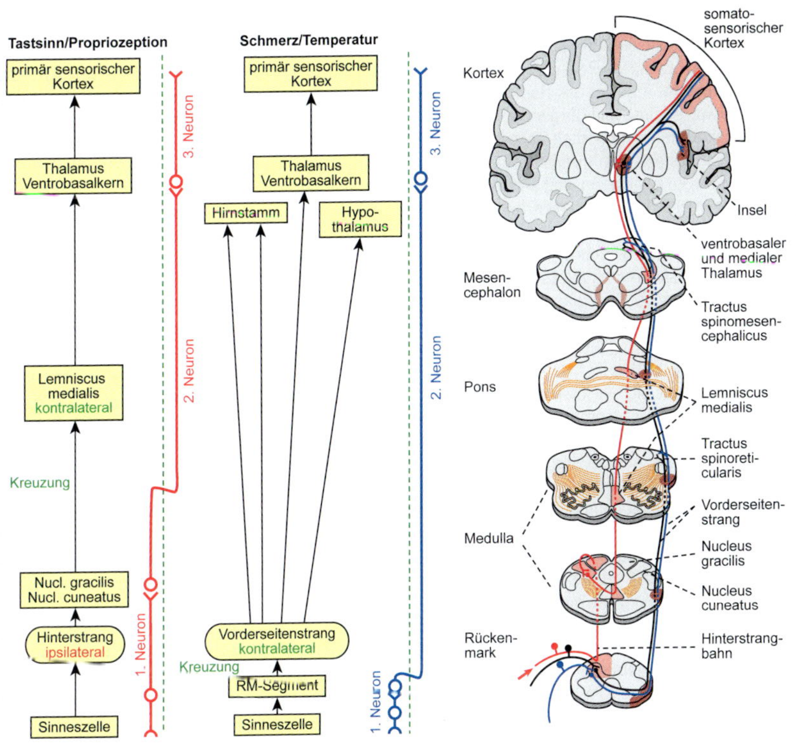

Tastsinn/Propriozeption
primär sensorischer Kortex
Thalamus Ventrobasalkern
Lemniscus medialis kontralateral
Kreuzung
Nucl. gracilis Nucl. cuneatus
Hinterstrang ipsilateral
Sinneszelle
3. Neuron
2. Neuron
1. Neuron
Schmerz/Temperatur
primär sensorischer Kortex
Thalamus Ventrobasalkern
Hirnstamm
Hypo-thalamus
Vorderseitenstrang kontralateral
Kreuzung
RM-Segment
Sinneszelle
3. Neuron
2. Neuron
1. Neuron
somato-sensorischer Kortex
Kortex
Insel
ventrobasaler und medialer Thalamus
Mesen-cephalon
Tractus spinomesen-cephalicus
Pons
Lemniscus medialis
Tractus spinoreti-cularis
Vorderseiten-strang
Medulla
Nucleus gracilis
Nucleus cuneatus
Rücken-mark
Hinterstrang-bahn

Abb. 3.13

Projektionen von Tastsinn und Propriozeption auf verschiedene Kortexareale.

Tastsinn (T)
Propriozeption (P)
Thalamus Ventrobasalkern
Thalamus Ventrobasalkern
primärer somato-sensorischer Kortex
3a
3b
1
2
Assoziations-Kortex
primärer somato-sensorischer Kortex
5
7
Temporallappen (Gedächtnis)
visuelle Information

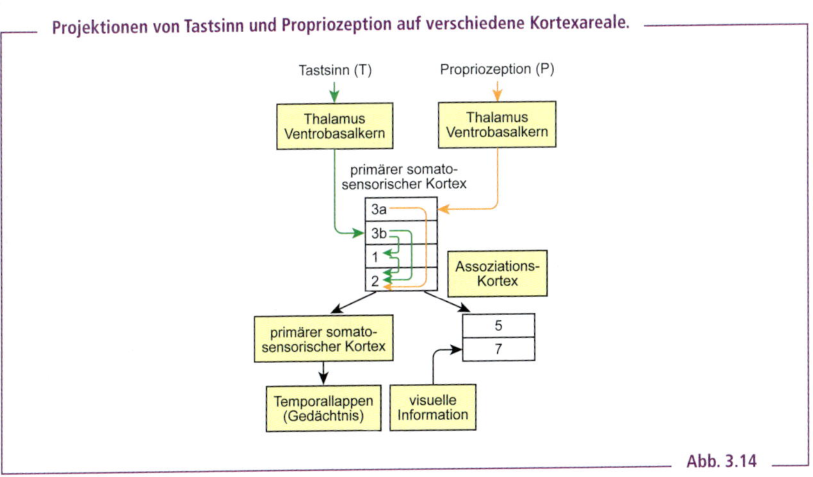

Abb. 3.14

3.7 Visuelles System (1)

Das Auge ist das Sinnesorgan zur Wahrnehmung optischer Informationen (→ **Abb. 3.15**). Dazu sind zwei Abschnitte von besonderer Bedeutung:

- der **dioptrische Apparat** aus Hornhaut (Kornea), Kammerwasser, Linse und Glaskörper
- die **Netzhaut** mit sensorischen Sinneszellen.

Die **Kornea** besteht aus mehreren Bindegewebsschichten. Ihre Kollagenfasern sind sehr dünn und in Lagen angeordnet. In den einzelnen Lagen verlaufen die Fasern parallel; die Lagen liegen kreuzweise übereinander. Die **Linse** ist ein durchsichtiges, elastisches Gewebe, das an einem Kranz von **Zonulafasern** hinter der **Iris** aufgehängt ist. Der ringförmige **Ziliarmuskel** kann die Form der Linse verändern (→ **Abb. 3.15**).

Geometrische Optik

Eine Welle ist eine sich ausbreitende Schwingung. Das Licht ist eine **elektromagnetische Welle,** in der ein elektrisches (rot) und ein magnetisches Feld (blau) senkrecht zur Ausbreitungsrichtung zueinander zeitabhängig oszillieren (→ **Abb. 3.16**). Bestimmt man die Zeitabhängigkeit des elektrischen Feldes an einem bestimmten Ort, findet man eine wellenförmige Abhängigkeit, die sich mit der **Schwingungsdauer T** periodisch wiederholt. Man kann die Zeitabhängigkeit auch als **Frequenz** ν oder als **Winkelgeschwindigkeit** angeben. Die Ortsabhängigkeit zu einem bestimmten Zeitpunkt wird durch die **Wellenlänge λ** angegeben. Da sich mit jeder Schwingung die Welle um eine Wellenlänge ausbreitet, entspricht das Produkt aus Frequenz und Wellenlänge der Lichtgeschwindigkeit c und ist konstant.

Die Photorezeptoren des menschlichen Auges können Licht mit Wellenlängen zwischen 400 und 750 nm absorbieren und als Rezeptorpotenzial abbilden. Kornea, Kammerwasser und Linse absorbieren die schädigende ultraviolette Strahlung mit einer Wellenlänge < 400 nm. Infrarotstrahlung (Wellenlänge > 800 nm) wird durch das retinale Pigmentepithel absorbiert und entfaltet so keine schädigende Wirkung.

Lichtbrechung am dioptrischen Apparat

Am Übergang zwischen zwei Medien, in denen sich die Wellen unterschiedlich schnell ausbreiten können, ändert sich die Ausbreitungsrichtung des Lichtstrahls. Man nennt diesem Vorgang **Brechung.** Das **Snellius-Brechungsgesetz** beschreibt den Brechungsvorgang quantitativ (→ **Abb. 3.17a**), wobei θ_1 der Winkel ist, mit dem der Lichtstrahl auf das zweite Medium auftrifft, und θ_2 der Winkel, mit dem es sich im zweiten Medium fortbewegt.

$$\frac{\sin(\theta_1)}{\sin(\theta_2)} = \frac{\text{Wellengeschwindigkeit}_1}{\text{Wellengeschwindigkeit}_2} = \frac{\text{Brechungsindex}_2}{\text{Brechungsindex}_1}$$

Die Luft weist einen Brechungsindex von 1 auf. Die Brechungsindizes der verschiedenen Abschnitte des dioptrischen Apparats sind größer (→ **Abb. 3.17b**).

Abbildung durch den dioptrischen Apparat

Der Lichtstrahl wechselt mehrfach das optische Medium (Luft – Kornea – Augenkammer – Linse – Glaskörper – Netzhaut). Man kann jedoch das brechende System des Auges stark vereinfachen, ohne seine grundlegenden Eigenschaften zu verändern (exaktes schematisches Auge nach **Gullstrand,** → **Abb. 3.17c**). Im Gullstrand-Auge wird die **Kornea** als Linse mit konvex-konkaver Grenzfläche behandelt. Die vordere Korneafläche wirkt als Sammellinse, die hintere als Zerstreuungslinse. Die **Linse** des Auges ist bikonvex und wirkt als Sammellinse. Aufgrund ihres inhomogenen Aufbaus wird sie vereinfacht als Linsenkern mit schalenförmig umgebender Linsenrinde dargestellt. Das Gullstrand-Auge kann man mit sechs **Kardinalpunkten** beschreiben (→ **Abb. 3.17c**): vorderer und hinterer **Knotenpunkt (K, K')**, die beiden Schnittpunktstellen der **Hauptebene** mit der optischen Achse **(die Hauptpunkte H, H')** und vorderer und hinterer **Brennpunkt (F, F').**

Den Abstand der Brennpunkte von den Hauptebenen bezeichnet man als **Brennweite.** Die **Brechkraft D** einer Linse ist das Verhältnis von Brechzahl und Brennpunkt und wird in **Dioptrien (1 dpt = 1/m)** angegeben. Im Vakuum und näherungsweise in der Luft entspricht die Brechkraft näherungsweise dem Kehrwert der Brennweite. Unter diesen Bedingungen hat eine Linse mit einer Brennweite von 0,2 m eine Brechkraft von 5 dpt. Ändert sich die Linsenform, ändert sich auch die Brechkraft.

Die **Gesamtbrechkraft** des dioptrischen Apparats lässt sich mit der Gullstrand-Gleichung als Summe der Einzelbrechkräfte von Hornhaut und Linse bestimmen:

$$D_{Auge} = D_{Hornhaut} + D_{Linse} - \frac{\text{Abstand zw. Hauptpt. v. Kornea u. Linse}}{\text{Brechzahl des Kammerwassers}} D_{Hornhaut} \cdot D_{Linse}$$

Die Brechkraft der Hornhaut beträgt konstant 43,0 dpt, während die Brechkraft der Linse durch die Akkommodation angepasst wird. Es ergeben sich damit:

	D_{Linse} [dpt]	Abstand zwischen dem bildseitigen Hauptpunkt der Kornea und dem gegenstandseitigen Hauptpunkt der Linse	D_{Auge} [dpt]
maximale Fern-Akkommodation	19	5,7 mm	58,6
Nah-Akkommodation	30	5,1 mm	68,1

Horizontalschnitt durch ein menschliches Auge.

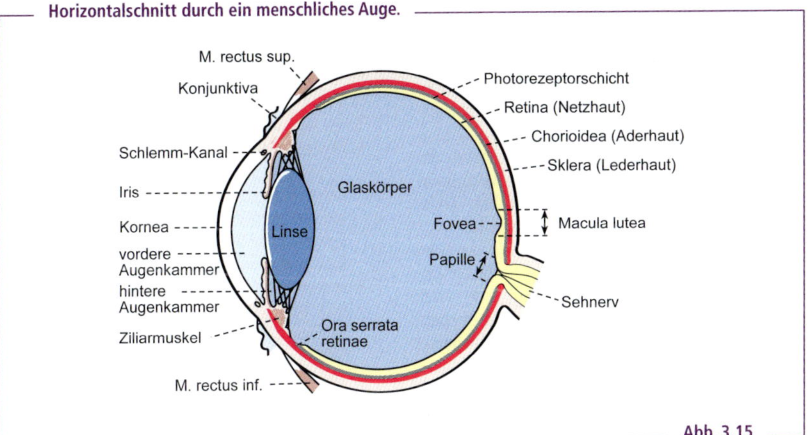

Abb. 3.15

Licht als elektromagnetische Welle.

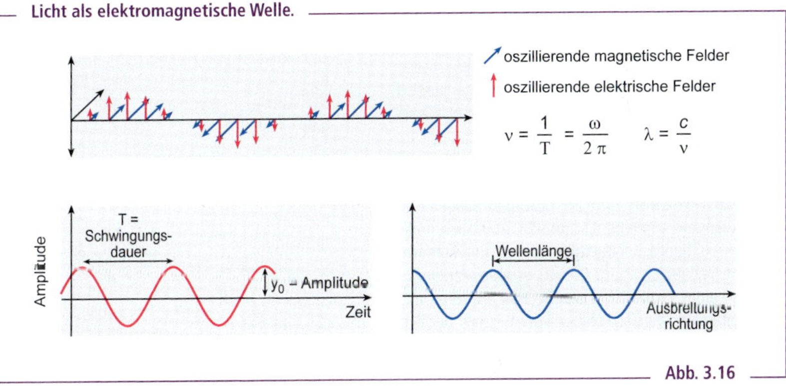

Abb. 3.16

Physikalische Prinzipien der Lichtbrechung.

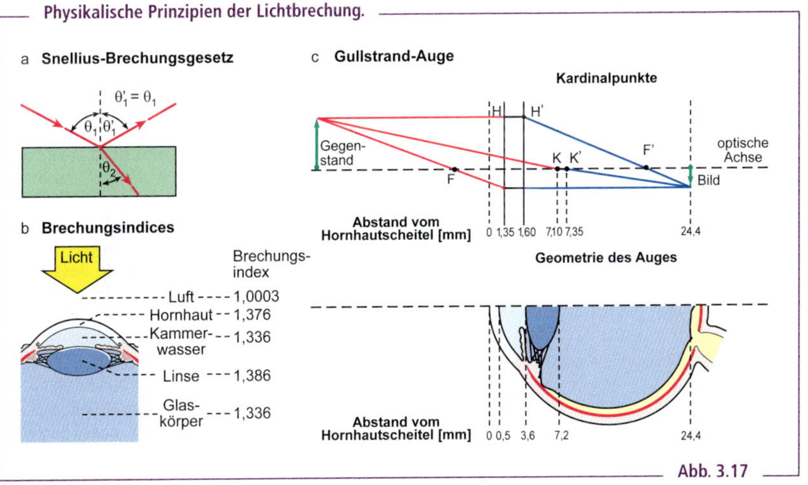

Abb. 3.17

3.8 Visuelles System (2)

Akkommodation

Um Gegenstände in **unterschiedlichen Entfernungen** gleichermaßen scharf auf der Netzhaut abzubilden, muss sich die Brechkraft des optischen Systems anpassen. Diese aktive Änderung der Brechkraft des Auges nennt man **Akkommodation.** Als **Akkommodationsbreite** wird die maximal erreichbare Änderung der Brechkraft bezeichnet (→ **Abb. 3.18**).

Die Brechkraft der Linse nimmt zu, wenn die Linse sich stärker krümmt. Das geschieht, wenn die am Linsenäquator ansetzenden Zonulafasern sich durch Kontraktion des ringförmigen Ziliarmuskels entspannen. Die Linse folgt dann ihrer **Eigenelastizität** (→ **Abb. 3.18a**).

Der Ziliarmuskel wird durch beide Abschnitte des vegetativen Nervensystems erregt. Der **Parasympathikus** ist für die Naheinstellung verantwortlich, an der Regulation der Ferneinstellung ist der **Sympathikus** beteiligt (→ **Kap. 7.5**). Wenn kein Akkommodationspunkt vorhanden ist, auf den sich der Blick fokussiert, nimmt der Ziliarmuskel einen **Ruhetonus** ein. Diese **tonische Akkommodation** erlaubt es, Gegenstände im Abstand von einem halben bis zwei Meter scharf zu sehen.

Die Linse besteht aus Zellen ohne Organellen und ohne Zellkern. Während des gesamten Lebens regeneriert sich die Linse vom Linsenepithel ausgehend. Zellen wandern von einem schmalen, etwas oberhalb des Linsenäquators liegenden Band in Richtung Äquator. Dabei verlängern sie sich, produzieren große Mengen eines Proteins (Kristallin) und verlieren alle Organellen, die die Linse trüben könnten. Mit der Zeit wird der Linsenkern größer und verdichtet sich. Die Elastizität der Linse nimmt mit zunehmendem Lebensalter ab. Diese beiden Effekte zusammen führen dazu, dass die **Akkommodationsbreite** mit dem Alter abnimmt **(Presbyopie, Alterssichtigkeit,** → **Abb. 3.18b**). Dies führt auch dazu, dass der **Nahpunkt** (die minimale Entfernung, aus der ein Punkt vor dem Auge noch scharf gesehen werden kann) immer weiter vom Auge entfernt liegt. Das Auge kann die zusätzlich notwendige Brechkraft nicht mehr aufbringen. Zur Korrektur ist eine **Sammellinse** (Brille oder Kontaktlinse) nötig.

Klinik

Störungen in der Abbildungsqualitität sind häufig. Sie kommen durch geometrische Veränderungen des Bulbus oder Fehlfunktionen des dioptrischen Apparats zustande (→ **Abb. 3.19**).

- **Myopie (Kurzsichtigkeit):** Wenn das Auge im Verhältnis zu seiner Brennweite **zu lang** ist, verschiebt sich der Sehbereich, in dem akkommodiert werden kann, in die Nähe. Kurzsichtigkeit wird durch eine **Streulinse** mit negativer Brechkraft korrigiert.
- **Hyperopie (Weitsichtigkeit):** Bei der Hyperopie ist der Bulbus des Auges **zu kurz.** Die Akkommodationsreaktion erlaubt zwar das Sehen weit entfernter Gegenstände, die Akkommodationsbreite reicht jedoch nicht aus, um in der Nähe scharf zu sehen. Um die relativ zur Bulbuslänge zu geringe Brechkraft von Hornhaut und Linse zu erhöhen, nutzt man eine **Sammellinse.**
- **Astigmatismus:** Der Brechapparat des Auges ist nicht rotationssymmetrisch. Ein Punkt wird daher nicht als Punkt, sondern als Strich auf der Netzhaut abgebildet. Beim Gesunden ist diese Abweichung sehr gering und führt nicht zur Störung des Sehvermögens. Größere Abweichungen bezeichnet man als Astigmatismus. Beim **regulären Astigmatismus** liegt nur eine einfache Abweichung von der Rotationssymmetrie vor, die mit einer zylinderförmigen Linse korrigiert werden kann. Dagegen liegen beim **irregulären Astigmatismus** Abweichungen vor, die sich in kurzen Abständen ändern und die nur durch individuell angepasste Kontaktlinsen zu korrigieren sind.

Augenbewegungen

Die Bewegung der Augäpfel erlaubt die Wahrnehmung bewegter Objekte. Es gibt drei Muskelpaare, deren Zusammenspiel für die Beweglichkeit in horizontaler sowie in vertikaler Richtung verantwortlich ist (→ **Abb. 3.20**). Sie werden durch koordinierte Kontraktion und Relaxation einzelner Muskeln zentral gesteuert.

Man kann verschiedene Formen der Augenbewegung unterscheiden (→ **Tab. 3.4**). **Konjugierte Bewegung beider Augen stellen sicher, dass jeweils der gleiche Gegenstand auf der Fovea centralis beider Augen abgebildet wird. Konvergenzbewegungen** (Blickrichtungsänderung von der Ferne auf die Nähe) und **Divergenzbewegungen** (Blickrichtungsänderung von der Nähe auf die Ferne) laufen in beiden Augen spiegelbildlich ab. Vergenzbewegungen sind oft von Torsionsbewegungen begleitet.

Mechanismen der Akkommodation.

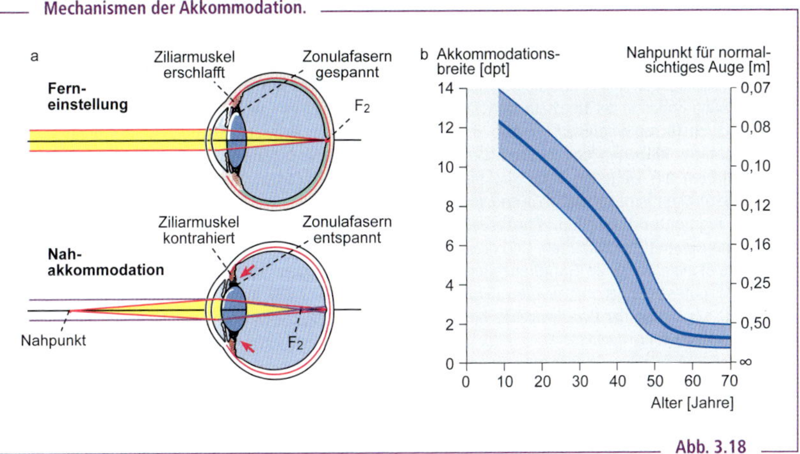

Abb. 3.18

Wichtige Refraktionsfehler und ihre Korrektur.

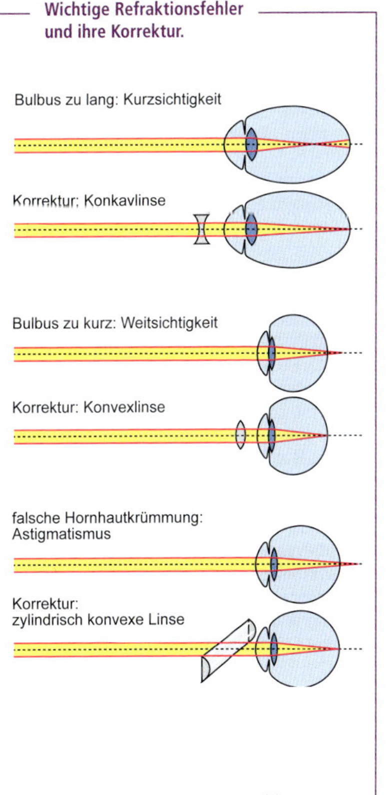

Abb. 3.19

Augenmuskeln.

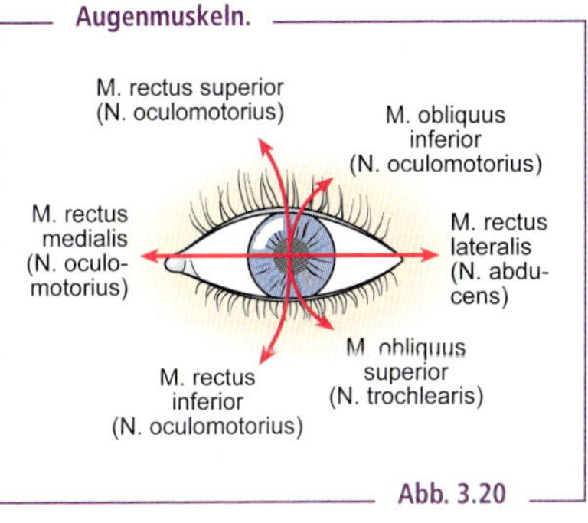

Abb. 3.20

Tab. 3.4: Formen von Augenbewegungen

	Bewegung	Funktion
Sakkade	sprungartig, bewusst oder unbewusst	Einstellung eines Objekts in der Fovea
Folgebewegung	bewusst, benötigt Aufmerksamkeit und Motivation	folgt der Bewegung eines eingestellten Objekts
Vergenzbewegung	nicht-konjugiert	Einstellung eines Objekts in beiden Foveae bei sich änderndem Abstand des Objekts von den Augen
optokinetische Bewegung	Folgebewegung, gefolgt von Sakkade	Stabilisierung bewegter Objekte auf der Fovea

3.9 Visuelles System (3)

Signalverarbeitung in der Netzhaut

Die Signaltransduktion und -transformation der Lichtwahrnehmung finden in der Netzhaut statt. Die Netzhaut ist **schichtförmg** organisiert (→ **Abb. 3.21**). Die Sehsinneszellen, **Stäbchen** und **Zapfen,** liegen von allen Schichten am weitesten vom Glaskörper und vom Lichteintritt entfernt. Sie stehen in engem Kontakt mit den **Pigmentepithelzellen. Photorezeptoren** bilden Synapsen mit **Bipolarzellen,** und diese geben elektrische Signale weiter an **Ganglienzellen,** in denen Aktionspotenziale gebildet werden (Signaltransformation). Die Axone der Ganglienzellen bilden den **optischen Nerv.**

Es gibt hier zwei Formen von **Interneuronen:**

- **Horizontalzellen** vernetzen Photorezeptoren miteinander.
- **Amakrinzellen** bilden Synapsen mit **Bipolarzellen** und mit Ganglienzellen.

Sehsinneszellen sind **sekundäre Sinneszellen.**

Stäbchen und Zapfen

Das menschliche Auge enthält etwa 120 Mio. Stäbchen, aber nur 7 Mio. Zapfen. Beide Sehsinneszellen besitzen ein **Außensegment,** in dem die Lichtabsorption stattfindet, und ein **Innensegment,** in dem Energie bereitgestellt wird und die Proteinbiosynthese abläuft.

Stäbchen (→ **Abb. 3.21**) sind für das Dämmerungssehen optimiert **(skotopisches Sehen).** Sie können schon auf einzelne Photonen reagieren und bereits 500 Photonen/s sättigen das elektrische Signal. Bei hellem Tageslicht tragen die Stäbchen daher kaum zur Bildwahrnehmung bei.

Zapfen reagieren auf bis zu 1 Mio. Photonen/s; sie sind daher bei hellem Tageslicht noch in ihrem dynamischen Bereich **(photopisches Sehen).** Die Zapfendichte ist am höchsten in der **Fovea centralis.** In allen anderen Abschnitten der Retina überwiegen die Stäbchen, die in der Fovea kaum vorkommen. Farbsehen ist daher mit der Netzhautperipherie kaum möglich.

Transduktion in Photorezeptoren

Der Lichtrezeptor in den Photorezeptorzellen ist das **Rhodopsin** (→ **Abb. 3.22a**). Er befindet sich in den Außensegmenten der Photorezeptoren, in den Scheiben der Stäbchen und in den Taschen der Zapfen. Rhodopsin besteht aus einem Proteinabschnitt, dem **Opsin,** und einem Farbstoffmolekül, dem **Retinal** (oxidierte Form von Retinol bzw. Vitamin A_1), das das Photon absorbiert.

In Abwesenheit von Licht liegt Retinal in **11-cis-Konformatin** vor (→ **Abb. 3.22b**); in diesem Zustand ist Rhodopsin **inaktiv.** Die Absorption von Photonen führt zur Umwandlung in **all-trans-Retinal** und zur Aktivierung des Rhodopsins. Das aktivierte Rhodopsin bildet einen Komplex mit **Transducin,** einem GTP-bindenden Protein, der eine Phosphodiesterase aktiviert (→ **Abb. 3.22c**). Die enzymatische Wirkung der Phosphodiesterase reduziert die **zelluläre cGMP-Konzentration.** Ein einziges aktiviertes Rhodopsin-Molekül ist in der Lage, viele Phosphodiesterase-Moleküle zu aktivieren und damit viele hundert cGMP-Moleküle abzubauen. Die Signalkaskade führt zu einer gewaltigen Verstärkung des Signals (→ **Abb. 3.22c**).

Die Umwandlung des chemischen Signals cGMP in ein elektrisches Signal erfolgt durch einen **cGMP-abhängigen Ionenkanal** (→ **Abb. 3.22c** und → **Abb. 3.23**). In Dunkelheit ist der cGMP-Spiegel in Photorezeptoren hoch, und die Mehrzahl der Kanäle ist geöffnet. Licht reduziert dagegen die Anzahl offener Ionenkanäle. cGMP-abhängige Kanäle sind unselektive Kationenkanäle, die Na^+-, K^+- und Ca^{2+}-Ionen passieren lassen. Bei Dunkelheit kommt es zum Einstrom von Na^+- und Ca^{2+}-Ionen in die Zelle. Na^+ wird durch Na^+-K^+-ATPasen im Innensegment der Photorezeptoren wieder nach außen transportiert. Dies führt zu einem beständigen Stromfluss, dem sog. **Dunkelstrom.** Das Membranpotenzial ist deutlich positiver als in anderen Sensorzellen (≈ –30 mV). Wenn nach Lichtabsorption die cGMP-Konzentration reduziert wird, schließen die cGMP-abhängigen Kanäle und die Zelle wird **hyperpolarisiert.** Die Photorezeptorzellen sind damit die einzigen menschlichen Sinneszellen, die ein **hyperpolarisierendes Rezeptorpotenzial** ausbildet.

cGMP-Kanäle erlauben nicht nur den Eintritt von Na^+-, sondern auch von Ca^{2+}-Ionen. Die eingetretenen Ca^{2+}-Ionen werden durch einen Na^+-K^+-Ca^{2+}-Transporter im Außensegment wieder aus der Zelle heraustransportiert. Dieser Transporter tauscht Na^+ gegen K^+ und Ca^{2+} aus und koppelt so den Ca^{2+}-Ausstrom an die elektrochemischen Gradienten von Na^+ und K^+. Die **Guanylatcyclase** wird durch die intrazelluläre Ca^{2+}-Konzentration reguliert. Niedrige Ca^{2+}-Konzentrationen bei Belichtung aktivieren dieses Enzym, sodass es nach Beendigung der Belichtung zu einer schnelle Erhöhung der cGMP-Konzentration und einer Depolarisation der Photorezeptoren kommt.

Das durch den Lichteintritt produzierte all-trans-Retinal wird durch die **all-trans-Retinol-Dehydrogenase** in **all-trans-Retinol** umgewandelt und in die **Pigmentepithelzellen** transportiert. Dort wird es in 11-cis-Retinal zurückverwandelt. Nach dem erneuten Transport in die Photorezeptorzelle bindet das regenerierte 11-cis-Retinal wieder an Opsin.

Schichtenaufbau der Retina.

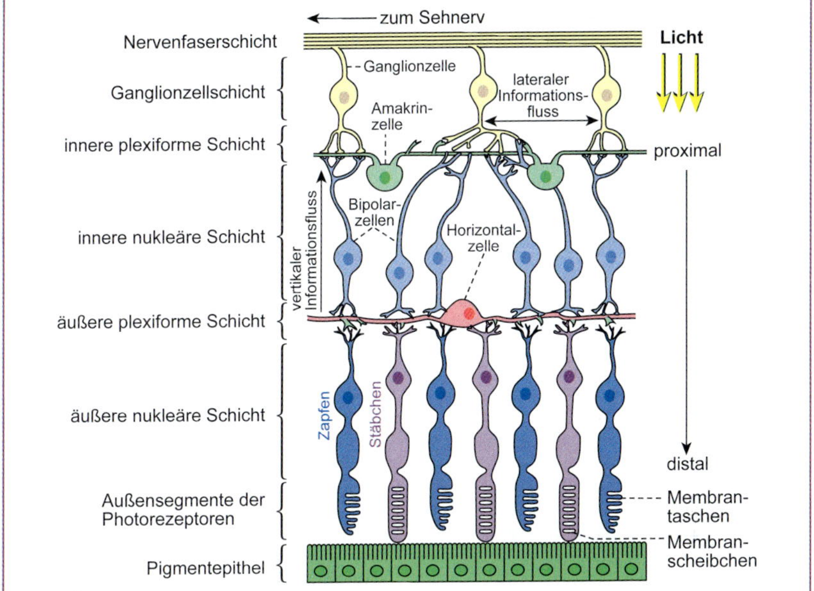

zum Sehnerv
Nervenfaserschicht
Ganglionzellschicht
innere plexiforme Schicht
innere nukleäre Schicht
äußere plexiforme Schicht
äußere nukleäre Schicht
Außensegmente der Photorezeptoren
Pigmentepithel
Ganglionzelle
Amakrinzelle
lateraler Informationsfluss
Bipolarzellen
Horizontalzelle
vertikaler Informationsfluss
Zapfen
Stäbchen
Licht
proximal
distal
Membrantaschen
Membranscheibchen

Abb. 3.21

Rhodopsin.

a
Innenraum der Scheibchenmembran
Zytosol
Retinal
Bindungsstelle für Retinal

b
Licht

c
Sehpigment (Rhodopsin)
Licht
Scheibchenmembran
Scheibchen
Scheibcheninnenraum
Phosphodiesterase
Zytosol
Transducin
GTP
GDP
GMP
cGMP
Außenmembran des Stäbchens
Guanylatcyclase
Na^+
K^+
Ca^{2+}
Extrazellularraum
unselektiver Kationenkanal

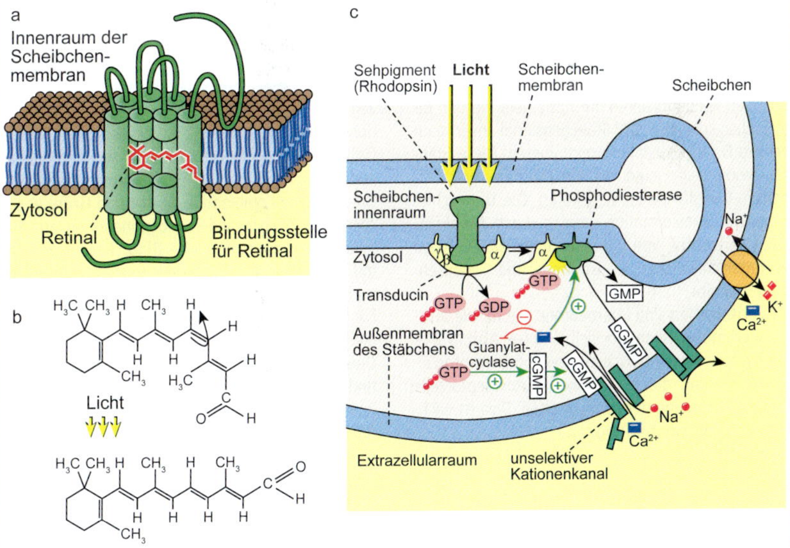

Abb. 3.22

3.10 Visuelles System (4)

Bipolarzellen und ihre Verschaltungen

Stäbchen und Zapfen setzen den Neurotransmitter **Glutamat** frei. In Dunkelheit sind die Sehsinneszellen depolarisiert. Daher kommt es zu einer kontinuierlichen Glutamatfreisetzung, die bei Belichtung unterdrückt wird (→ **Abb. 3.23**), da die Sinneszellen bei Licht hyperpolarisieren.

Zapfen bilden mit **zwei verschiedenen Bipolarzelltypen** Synapsen:

- **On-Bipolarzellen** besitzen **metabotrope Glutamatrezeptoren.** Nach Glutamatbindung kommt es über einen G-Protein-gekoppelten Mechanismus zum Abbau von cGMP. Da Bipolarzellen cGMP-abhängige Kanäle besitzen, sind sie **bei Dunkelheit hyperpolarisiert.** Belichtung der Photorezeptorzelle erhöht die cGMP-Konzentration und führt zur Depolarisation der On-Bipolarzelle.
- **Off-Bipolarzellen** besitzen einen **ionotropen Glutamatrezeptor.** Sie sind bei Dunkelheit depolarisiert, da der Photorezeptor Glutamat freisetzt und damit die **exzitatorische Synapse** aktiviert. Lichteinfall **hyperpolarisiert** Photorezeptoren, reduziert die freigesetzte Glutamatmenge und negativiert das Membranpotenzial der Off-Bipolarzellen.

On-Bipolarzellen sind immer mit On-Zentrum-Ganglienzellen verbunden, Off-Bipolarzellen immer mit Off-Zentrum-Ganglienzellen. Bipolarzellen setzen ebenfalls Glutamat als Neurotransmitter frei. Dieser bindet an ionotrope Glutamatrezeptoren in Ganglienzellen. Erregung der Bipolarzelle führt daher stets zur Erregung der Ganglienzelle. Ganglienzellen bilden, abhängig vom Membranpotenzial der Bipolarzellen, Aktionspotenziale mit einer erhöhten oder reduzierten Frequenz und leiten diese weiter.

Stäbchen kommunizieren nur mit einem Typ von Bipolarzellen, die alle das Stäbchensignal invertieren und wie On-Bipolarzellen funktionieren. Diese Stäbchen-Bipolarzellen sind mit On-Zentrum- und Off-Zentrum-Ganglienzellen verschaltet. Die Unterschiede bei der Transformation werden durch **Amakrinzellen** verursacht, von denen es mehr als 20 Typen mit unterschiedlichen Transmittern und Synapsenstrukturen gibt.

Horizontalzellen sind Interneurone, die für die **laterale Hemmung** verantwortlich sind (→ **Abb. 3.21**). Sie bilden Synapsen zwischen zwei Photorezeptorzellen; Aktivierung durch die eine Photorezeptorzelle führt zur Hemmung der benachbarten. Dies ist wichtig für die **Kontrastbildung.**

Sehfarbstoffe

Stäbchen und Zapfen unterscheiden sich in ihren **Sehfarbstoffen:** Das **Rhodopsin** der Stäbchen hat ein Absorptionsmaximum bei 500 nm. Es gibt drei Zapfentypen mit unterschiedlichen Sehfarbstoffen **(Zapfenopsine),** mit spektralen Absorptionsmaxima für **Blau** (420 nm), **Grün** (535 nm) und **Rot** (565 nm, → **Abb. 3.28**). Die Sehfarbstoffe unterscheiden sich nur in einigen Aminosäuren des Opsins, nicht im Retinalstoffwechsel.

Farb- und Helligkeitswahrnehmung

Rezeptive Felder in der Netzhaut sind **konzentrisch** angeordnet (→ **Abb. 3.24**). In der Netzhautmitte sind sie sehr viel kleiner als in der Netzhautperipherie. Zentrum und Randzone der rezeptiven Felder unterscheiden sich in ihren elektrischen Antworten auf optische Signale. Die verschiedenen Antworteigenschaften werden in den **Ganglienzellen** räumlich integriert. Es gibt dabei sowohl On- als auch Off-Zentrum-Ganglienzellen. Bei den Off-Zentrum-Neuronen **hemmt** die Beleuchtung des Zentrums, während die Beleuchtung der Peripherie **erregt.** On-Zentrum-Neuronen reagieren umgekehrt (→ **Abb. 3.24**). Die antagonistische Verschaltung dient der verstärkten **Kontrastwahrnehmung.**

- **Farbkodierende Neurone** sind meist sehr klein und haben dünne Axone **(parvozelluläres System).** Sie befinden sich überwiegend in der Netzhautmitte.
- **Helligkeitskodierende Neurone** sind groß und haben dicke und schnell leitende Axone **(magnozelluläres System).** Sie sind hauptsächlich in der Netzhautperipherie lokalisiert.

Ein **farbkodierendes** rezeptives Feld ist **farbantagonistisch** aufgebaut. Eine Ganglienzelle wird durch eine bestimmte Farbe im Zentrum des rezeptiven Feldes erregt, durch eine andere Farbe in der Peripherie jedoch gehemmt. In der Netzhaut werden Grün-, Rot- und Blaurezeptoren in verschiedener Art und Weise mit Ganglienzellen zusammengeschaltet. Die häufigste Kombination ist **Rot** und **Grün,** es tauchen jedoch auch andere Kombinationen auf. Eine Sonderrolle spielt die Farbe **Blau:** Rezeptive Felder mit blau-sensitiven Photorezeptoren sind sehr groß und besitzen nur On-Zentrum-Neurone.

Für die **helligkeitskodierenden Neurone** spielen die spektralen Eigenschaften des Lichts keine Rolle. Diese Zellen nehmen unterschiedliche Helligkeit wahr und verstärken Helligkeitskontraste.

In beiden Systemen wechselt die Ganglienzelle bei der **Bewegung des Objekts** aus dem Zentrum des rezeptiven Feldes zur Peripherie von Erregung auf Hemmung. Es kommt damit bei Bewegung des Objektes oder des Auges zu einem stärkeren neuronalen Signal als bei feststehendem Objekt und Auge.

Membranvorgänge bei der Lichtwahrnehmung.

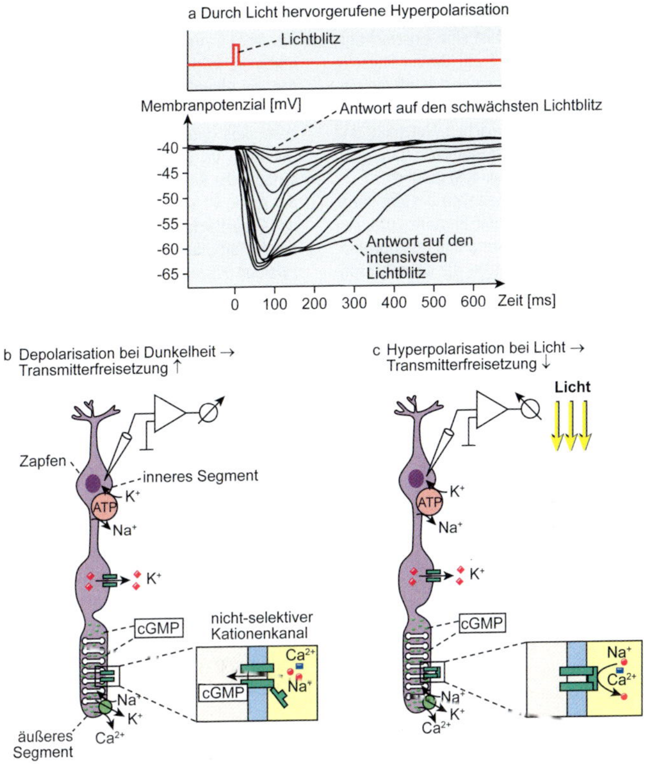

Abb. 3.23

Funktionelle Organisation rezeptiver Felder auf der Netzhaut.

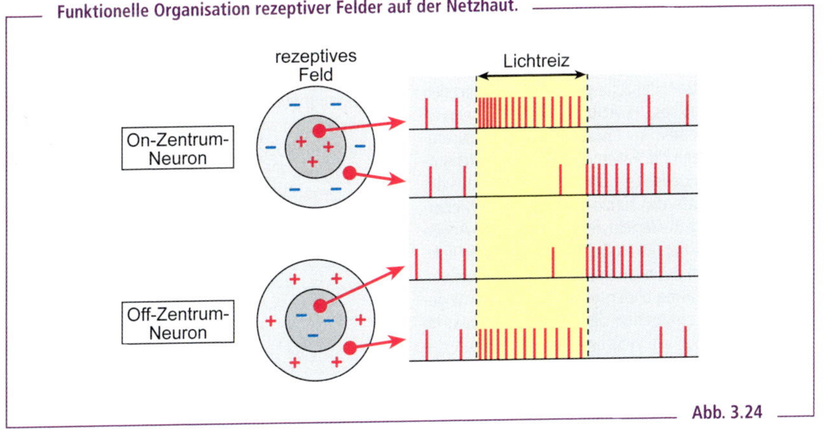

Abb. 3.24

3.11 Visuelles System (5)

Retinales Pigmentepithel

Das **retinale Pigmentepithel** ist eine einschichtige, dichte Epithelschicht (→ **Abb. 3.25**), die zur Blutseite hin von der Bruch-Membran begrenzt wird. Sie verhindert, dass Substrate parazellulär durch Zellzwischenräume durchdringen. Zwischen Netzhaut und Bruch-Membran sind daher nur regulierte transzelluläre Transportvorgänge (→ **Kap. 1.8**) möglich.

Die Aufgabe der Pigmentepithelzellen besteht darin, die abgeschnürten Endstücke der Photorezeptor-Außensegmente zu **phagozytieren** und **abzubauen.** Außerdem regenerieren sie das bei der Lichtabsorption entstandene all-trans-Retinol zu 11-cis-Retinal und stellen es den Photorezeptoren erneut zur Verfügung (→ **Kap. 3.9**). Um die Lichtstreuung innerhalb des Auges zu minimieren, sind **Melaningranula** in die retinalen Pigmentepithelzellen eingelagert. Lösen sich die Photorezeptoren vom Pigmentepithel ab, führt das zu ihrem **Untergang** und zur **Erblindung.**

Klinik

Diabetes mellitus führt in verschiedenen Organsystemen zu Durchblutungsstörungen. Im Auge äußern sie sich als **diabetische Retinopathie** mit Ischämien, Mikroaneurysmen und fleckförmigen Blutungen in der Netzhaut. Durch einen bislang nicht verstandenen Mechanismus kommt es dann zu einer deutlich stimulierten Gefäßneubildung. Die neu gebildeten Gefäße weisen jedoch eine erhöhte Blutungsneigung auf. Blutungen und nachfolgende Vernarbungen führen zur Ablösung der Netzhaut. Die Sinneszellen sterben ab, da sie nicht mehr von den Pigmentzellen mit Nährstoffen versorgt werden; der Patient erblindet. Zurzeit sind etwa 30 % aller Erblindungen in Europa durch eine diabetische Retinopathie verursacht.

Sehbahn

Die Axone der Ganglienzelle eines Auges bilden den **Sehnerv** (**N. opticus,** → **Abb. 3.26**). Die Sehnerven beider Augen laufen im **Chiasma opticum** zusammen. Hier kreuzen die Fasern der nasalen Netzhauthälfte auf die Gegenseite, während die Fasern aus der temporalen Hälfte der Netzhaut ungekreuzt weiterziehen. Die rechte Gesichtsfeldhälfte beider Augen wird dadurch in der linken Gehirnhälfte und die linke Gesichtshälfte in der rechten Hemisphäre abgebildet. Hinter dem Chiasma bilden gekreuzte und nicht gekreuzte Fasern zusammen den **Tractus opticus.** Im Thalamus werden die Neurone auf Schaltzellen des Corpus geniculatum laterale umgeschaltet, die als **Sehstrahlung (Radiatio optica)** direkt auf die Großhirnrinde projizieren. Man unterscheidet primären, sekundären, tertiären und quartären **visuellen Kortex (V1–V4).** In der **primären Sehrinde (Area striata)** in der **Area V1** der okzipitalen Großhirnrinde (Brodmann-Areal 17) werden visuelle Signale aufgenommen. In der **Area V2** (Brodmann-Areal 18) finden die **visuelle Gestalterkennung** statt, während Neurone der **Area V3** (Teile von Brodmann-Areal 19) besonders durch **bewegte Objekte** erregt werden. Die **Area V4** (Teile von Brodmann-Areal 19) erhält synaptische Eingänge von farbspezifischen Neuronen der Areae V1 und V2. Hier finden die Wahrnehmung der **Oberflächenfarbe** und die **Objekterkennung** durch Farbinformationen statt. Vor dem Thalamus zweigen Fasern zum Colliculus superior zur Steuerung der Augenmuskulatur ab (→ **Abb. 3.26**).

Benachbarte Orte der Netzhaut werden im Corpus geniculatum laterale und in der Sehrinde benachbart abgebildet **(retinotope Abbildung).** Die Fovea centralis hat eine überproportional große Projektionsfläche, während die Peripherie der Netzhaut eher unterrepräsentiert ist.

Gesichtsfeld

Als **monokulares Gesichtsfeld** bezeichnet man den Ausschnitt unseres Umfeldes, den wir mit einem unbewegten Auge bei fixiertem Kopf und Körper wahrnehmen können. Seine Grenzen und Empfindlichkeitsverteilung können durch die **Perimetrie** bestimmt werden. Beim Gesunden dehnt sich das Gesichtsfeld nasal bis etwa 60° und temporal bis zu 100° aus. Das **binokulare Gesichtsfeld** umfasst damit einen Bereich von etwa 200°.

Klinik

Läsionen der Sehbahn führen zu **Gesichtsfeldausfällen** (→ **Abb. 3.27**). Bei einer Schädigung vor der Sehnervenkreuzung kommt es zum Ausfall von einem Auge (4). Ein Hypophysentumor, der im medialen Bereich auf die kreuzenden Fasern im Chiasma drückt, führt zu einer Schädigung der temporalen Gesichtsfelder beider Augen (2). Störungen, die hinter dem Chiasma auftreten, beispielsweise Störungen der Sehstrahlung und der primären Sehrinde, führen zu Ausfällen homonymer Halbfelder (3, 5). Davon sind die mediale Seite des Auges aus der Seite der Läsion und die temporale Seite des anderen Auges betroffen.

Pigmentzellen.

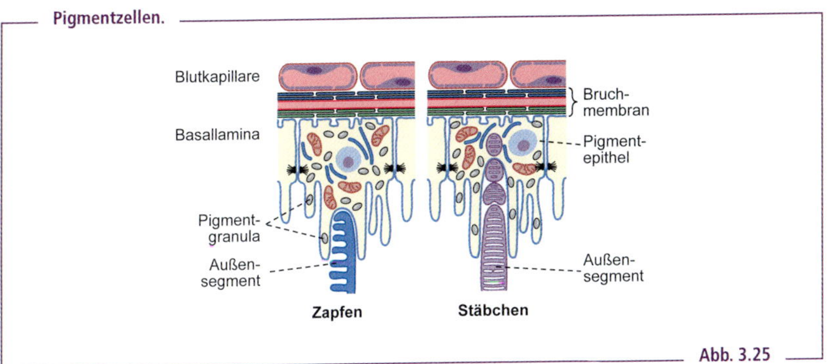

Abb. 3.25

Sehbahn.

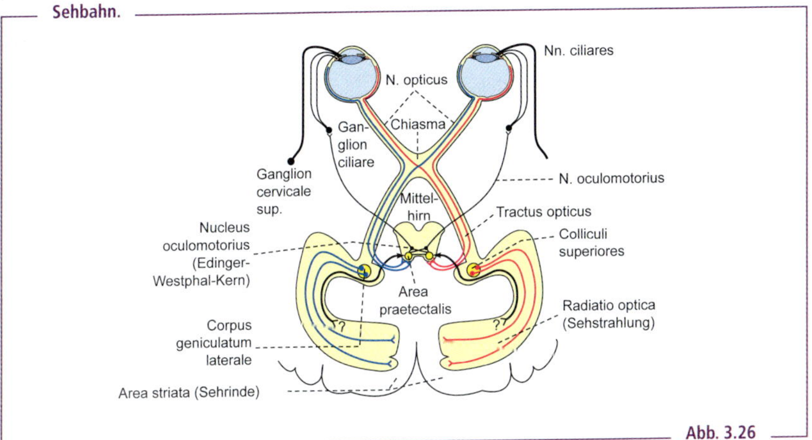

Abb. 3.26

Gesichtsfeldausfälle.

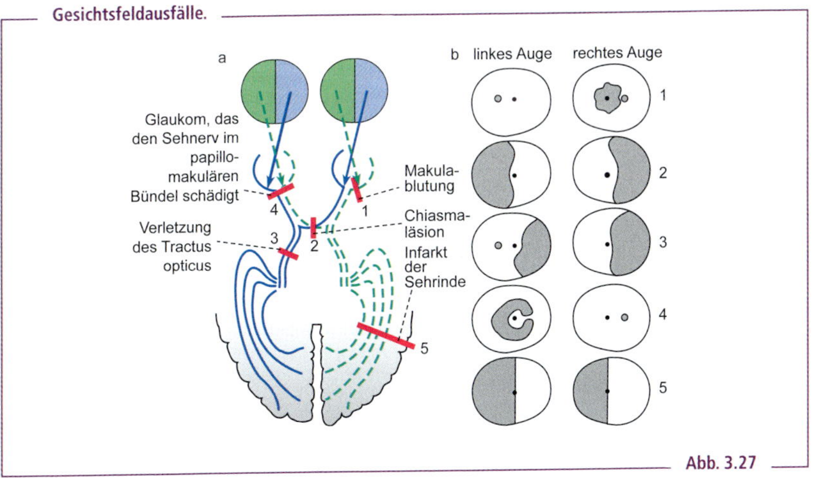

Abb. 3.27

3.12 Visuelles System (6)

Farbsehen

Licht besteht aus einem Gemisch von Strahlen unterschiedlicher Wellenlänge. Farbe ist keine physikalische Größe, sondern wird durch die Existenz von Rezeptorsystemen, die unterschiedliche Wellenlängen wahrnehmen können, definiert. Weißes Licht wird an einem farbigen Körper teilweise **absorbiert,** teilweise **transmittiert** und teilweise **reflektiert.** Das reflektierte und das transmittierte, gestreute Licht wird durch das optische System auf der Netzhaut abgebildet und von den Photorezeptoren aufgenommen. Da Zapfen drei verschiedene Zapfen-Opsine mit unterschiedlichen Absorptionseigenschaften exprimieren können (→ **Abb. 3.28**), kann die Retina die relative Anzahl von Lichtquanten mit unterschiedlicher Wellenlänge bestimmen.

Der Sinneseindruck „Farbe" kommt durch zwei verschiedene Prozesse zustande:

- durch das Mischungsverhältnis der Lichtquanten, die von den drei Zapfentypen mit unterschiedlichen Resorptionsmaxima resorbiert werden
- durch die Reizzustände der einzelnen Photorezeptoren, die durch die farbantagonistisch organisierten Ganglienzellen farbkodierender Neurone wahrgenommen werden.

Der physiologischen Farbwahrnehmung liegt eine **additive Farbmischung** zugrunde. Wenn auf einen bestimmten Netzhautabschnitt Licht mit verschiedenen Wellenlängen fällt, entsteht der Eindruck einer Mischfarbe. Rotes und grünes Licht zusammen werden als gelb wahrgenommen. Dies entspricht nicht der **physikalischen Farbenmischung,** bei der man aus Gelb und Blau Grün mischen kann. Die reinen Farben absorbieren Anteile des Spektrums, sodass das verbleibende Licht den entsprechenden Farbeindruck verursacht **(subtraktive Farbmischung).**

Wird ein Gegenstand nacheinander mit Licht unterschiedlicher spektraler Eigenschaften beleuchtet, erscheint die Farbe trotzdem konstant. Es gibt zwar eine kurze beleuchtungsbedingte Veränderung des Farbeindrucks zu Beginn, der jedoch recht schnell verschwindet. Dieses Phänomen wird **Farbkonstanz** genannt. Sie beruht darauf, dass spektral unterschiedlich empfindliche Zapfen **selektiv adaptieren.** Bei rötlicher Beleuchtung wird das Farbpigment der Rotzapfen schneller ausgeblichen, sodass sie weniger stark auf die rote Farbe eines Gegenstands reagieren können.

Klinik

Farbenschwäche oder **Farbenblindheit** sind genetische Erkrankungen, deren Ursache in Mutationen in den für Opsine verschiedener Zapfen kodierenden Genen liegen. Die Gene für die Opsine von Rot- und Grünzapfen liegen auf dem X-Chromosom. Deshalb ist **Rot-** und **Grünschwäche** bei Männern sehr viel häufiger als bei Frauen. Dabei unterscheidet man: **Protanomalie** (Rotschwäche), **Protanopie** (Rot-„Blindheit"), **Deutanomalie** (Grün-Schwäche), **Deuteranopie** (Grün-„Blindheit"), **Tritanomalie** (Blau-Schwäche) und **Tritanopie** (Blau-„Blindheit").
Diese Patienten sind nicht völlig farbenblind. Sie haben eine Farbempfindung, verwechseln jedoch Farben in einer ganz bestimmten Art und Weise. Es gibt auch Patienten mit **totaler Farbenblindheit.** Sie beruht darauf, dass die Zapfen bei diesen Patienten nicht funktionell sind und das Sehen ausschließlich durch Stäbchen vermittelt wird.
Die Erfassung von Farbenschwäche ist sehr wichtig, da es in bestimmten Berufen auf gute Farberkennung ankommt. Ein einfaches diagnostisches Verfahren sind „pseudo-isochromatische" Tafeln. Auf diesen Tafeln sind Zahlen durch farbige Punkte wiedergegeben, deren Helligkeit den umgebenden Farbpunkten entspricht. Die Zahlen können also nur anhand ihrer Farbe, nicht aber ihrer Helligkeit identifiziert werden (→ **Abb. 3.29**).

Sehschärfe, Kontrast

Als räumliche Auflösung bezeichnet man die Fähigkeit des visuellen Systems, zwei Punkte als getrennt voneinander wahrzunehmen. Das **Auflösungsvermögen** wird durch die Qualität des optischen Apparats sowie die Dichte der Photorezeptoren und ihre Verschaltungen in der Netzhaut und in höheren Zentren des ZNS bestimmt. Das räumliche Auflösungsvermögen hängt auch vom Adaptations- und Akkommodationszustand, von der Beleuchtung, von der Konzentrationsfähigkeit usw. ab. Ein begrenzender Faktor für das räumliche Auflösungsvermögen ist die Dichte der Photorezeptoren. Diese ist an der Fovea centralis der Netzhaut am höchsten.

Die **Sehschärfe** ist der Kehrwert des Winkels α (gemessen in Winkelminuten), der gerade noch als Öffnung im Landolt-Ring wahrgenommen werden kann, definiert. Man kann sie außer durch Landolt-Ringe auch mit Sehprobentafeln bestimmen (→ **Abb. 3.30**). Alternativ kann man auch Buchstaben oder gebrochene Linien (Nonius-Reize) benutzen.

Grundlagen des Farbensehens.

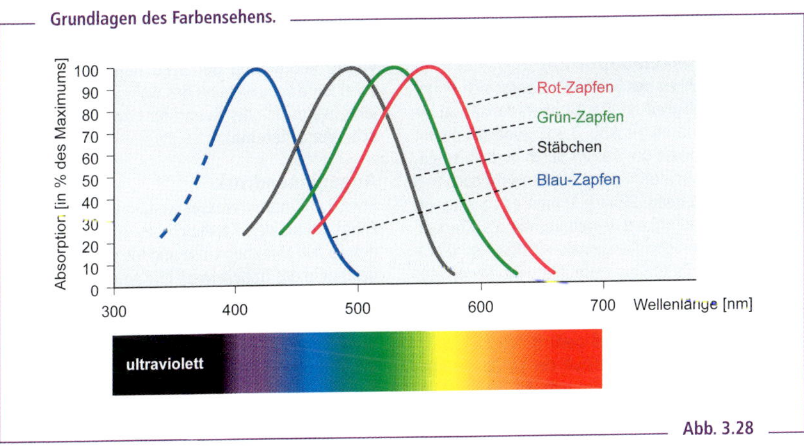

Abb. 3.28

Isochromatische Tafel zur Erfassung von Farbsehstörungen.

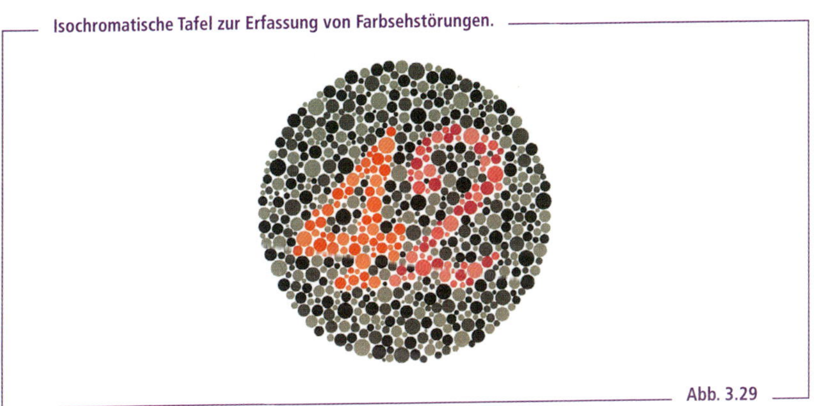

Abb. 3.29

Untersuchung der Sehschärfe durch Landolt-Ringe und Nonius-Reize.

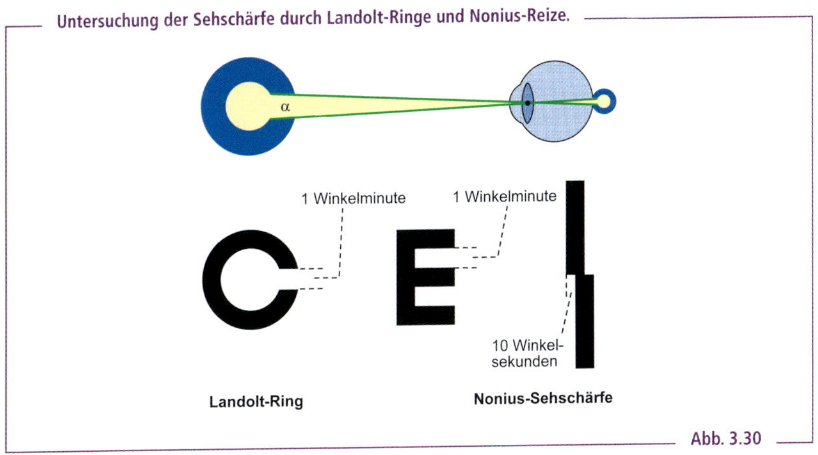

Abb. 3.30

3.13 Visuelles System (7)

Hell- und Dunkeladaptation

Die Empfindlichkeit des Sehsystems passt sich seiner Umgebungshelligkeit an. Die **Dunkeladaptation** erfolgt in zwei Phasen (→ **Abb. 3.31**): Zunächst nimmt die Empfindlichkeit der Zapfen durch vermehrte Bildung von Sehfarbstoff rasch zu und erreicht nach 6–8 Minuten ein Plateau. Danach kommt es zu einer erneuten Empfindlichkeitssteigerung, die als Knick in der Kurve des Schwellensignals sichtbar ist (Kohlrausch-Knick). Zu diesem Zeitpunkt geht das **photopische** ins **skotopische** Sehen über; die Lichtwahrnehmung erfolgt dann durch Stäbchen statt durch Zapfen. Die Pupille wird weit gestellt (Mydriasis).

Bei der **Helladaptation** verläuft der Vorgang umgekehrt. Darüber hinaus verengt sich die Pupille (Miosis), der Sehfarbstoff bleicht aus und die Aktivierbarkeit der Guanylatcyclase wird reduziert. Die Transmitterfreisetzung sinkt durch Hyperpolarisation des Innensegments (→ **Kap. 3.9**).

Räumliches Sehen

Aufgrund des Abstands zwischen den beiden Augäpfeln sind die auf den Netzhäuten abgebildeten Bilder eines bestimmten Objekts nicht identisch **(Querdisparation,** → **Abb. 3.32**). Der Vergleich zwischen den beiden Bildern ermöglicht, den Abstand des Objekts zum Beobachter zu bestimmen. Die Querdisparation ist die Grundlage des **binokularen Tiefensehens.** Fixiert man einen bestimmten Punkt, gibt es eine gekrümmte Fläche, die alle Punkte wiedergibt, die auf **korrespondierenden Stellen** der Netzhaut abgebildet werden. Diese Fläche wird **Horopterkreis** genannt. Punkte, die innerhalb oder außerhalb des Horopterkreises liegen, führen zur Querdisparation. Überschreitet sie einen bestimmten Wert, nimmt man **Doppelbilder** wahr **(Diplopie).** Das **fiktive Mittelauge** erlaubt die Abschätzung der Maße des entstehenden Doppelbildes.

Es gibt binokulare Neurone in den Arealen V1 und V2, die genau entsprechende rezeptive Felder auf den Netzhäuten von rechtem und linkem Auge haben. Sie werden durch Objekte auf dem Horopterkreis maximal aktiviert. Es gibt aber auch Neurone mit nichtkorrespondierenden rezeptiven Feldern. Diese werden dann maximal erregt, wenn das wahrgenommene Objekt innerhalb oder außerhalb des Horopterkreises liegt. Das Zusammenwirken dieser Gruppen von Neuronen ist die Grundlage des räumlichen Sehens. Die Fähigkeit zur **binokularen Tiefenwahrnehmung** hängt vom Augenabstand und vom Abstand des Gegenstands ab.

Abstände können auch mit nur einem Auge wahrgenommen werden. Die **einäugige Tiefenwahrnehmung** stützt sich auf Parameter des Objekts und vergleicht sie mit gespeicherten Erfahrungen. Der Vergleich zwischen der bekannten Gegenstandsgröße und der wahrgenommenen erlaubt es, den Abstand abzuschätzen. Andere Parameter sind die **perspektivische Verkürzung der Schattenbildung** und die scheinbare Verschiebung des wahrgenommenen Objekts, wenn sich der Betrachter bewegt **(parallaktische Verschiebung).**

Augeninnendruck

Etwa 2 µl **Kammerwasser** werden pro Minute durch Filtration aus den Kapillaren des Ziliarkörpers gebildet. Es tritt zwischen Linse und Iris durch die Pupille, gelangt in das Trabekelwerk im Kammerwinkel, wo es durch den **Schlemm-Kanal** resorbiert wird. Das Kammerwasser versorgt die **nicht-vaskularisierten Strukturen** des Auges: Linse, Hornhaut und Glaskörper. Als Ultrafiltrat ist es frei von Proteinen, unterscheidet sich in seiner Zusammensetzung sonst aber kaum von Blutplasma (→ **Kap. 8.4**).

Das **Gleichgewicht** zwischen Kammerwasserproduktion und -resorption ist notwendig, um die Form des Bulbus aufrechtzuerhalten und damit die Abstände zwischen den Komponenten des dioptrischen Apparats konstant zu halten. Gesteigerte Sekretion oder reduzierte Resorption lässt den Augeninnendruck ansteigen **(Glaukom).** Dies führt auf Dauer zur Schädigung des Sehnervs und zur Einschränkung des Gesichtsfeldes.

Klinik

Die **Retinitis pigmentosa** ist eine genetische Netzhautdegeneration. Bislang wurden mehr als 30 Gene identifiziert, die zur Retinitis pigmentosa führen können, indem sie Mutationen in der Transduktionskaskade, in Proteinen der Pigmentepithelzelle, im Vitamin-A-Zyklus oder in cGMP-aktivierten Kanälen verursachen. Es kommt zur Degeneration der Photorezeptoren, die in der Peripherie beginnt und zuerst das skotopische Sehen betrifft. Die Patienten entwickeln daher als Erstes eine Nachtblindheit, dann schränkt sich ihr Gesichtsfeld immer weiter ein bis hin zum **Tunnelblick.** Schließlich können sie sich kaum noch im Raum orientieren oder alleine gehen.

Die Erkrankung tritt meist im Jugendalter oder mittleren Lebensalter auf und führt zu einer langsam nachlassenden Sehkraft. Der Krankheitsverlauf erstreckt sich bei den meisten Betroffenen über Jahrzehnte hinweg. Weltweit sind etwa 3 Mio. Menschen betroffen.

Dunkeladaptation.

Testleuchtdichte [cd/m²]
1
10⁻¹
10⁻²
10⁻³
10⁻⁴
10⁻⁵
Tagessehen
Kohlrausch-Knick
Zapfen
Dämmerungs-
sehen
Stäbchen
0
10
20
30
Belichtung des Auges
Adaptationszeit [min]

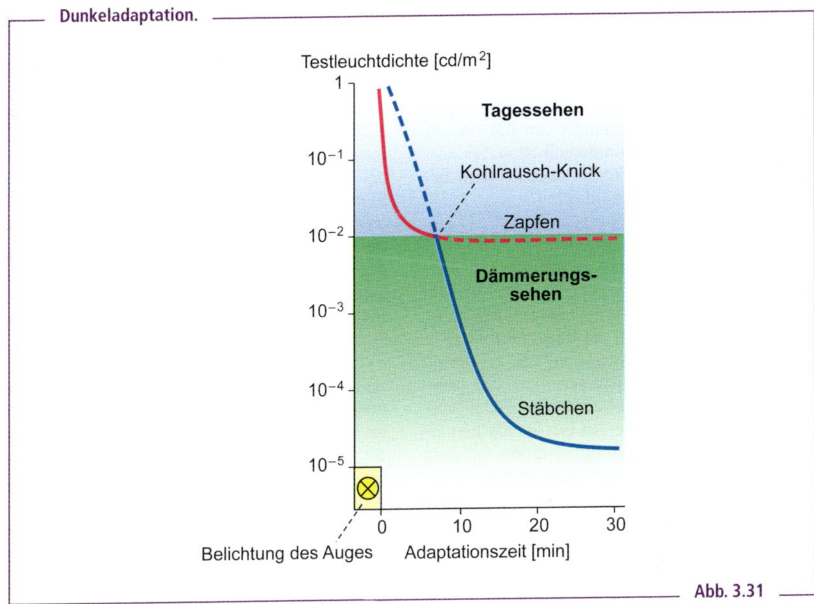

Abb. 3.31

Horopterkreis.

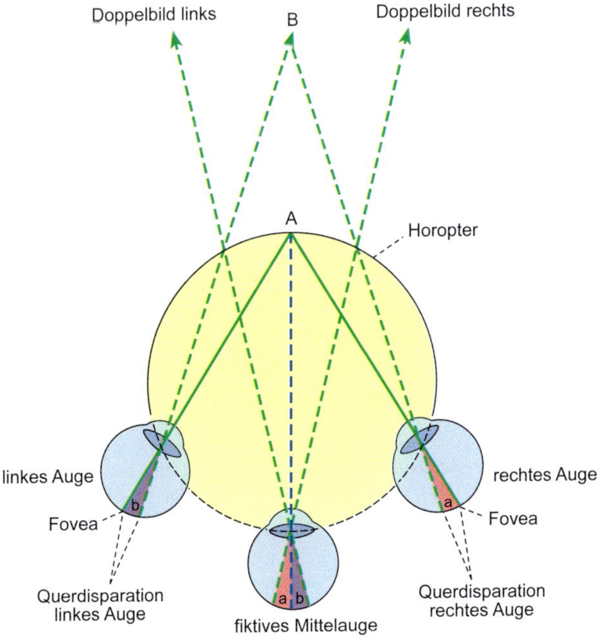

Doppelbild links
B
Doppelbild rechts
A
Horopter
linkes Auge
rechtes Auge
Fovea
Fovea
b
a
a
b
Querdisparation
linkes Auge
fiktives Mittelauge
Querdisparation
rechtes Auge

Abb. 3.32

3.14 Gehör (1)

Unsere Welt ist voll von **akustischen Signalen.** Sie helfen uns nicht nur dabei, **Gefahren wahrzunehmen,** sondern erleichtern auch die **Orientierung im Raum.** Die besondere Empfindlichkeit des Ohrs ist die Grundlage **verbaler Kommunikation.** Wir können schon durch geringfügige Veränderungen des Stimmklangs **Emotionen** ausdrücken.

Physiologische Akustik

Das Ohr nimmt **Schallwellen** als **Luftdruckschwankungen** wahr. Sie erreichen über das äußere Ohr und das Mittelohr das Innenohr. Schallwellen werden an einer Schallquelle durch abwechselndes Verdichten (Druckerhöhung, Kompression) und Verdünnen (Druckerniedrigung, Dekompression) der Luft generiert (→ **Abb. 3.33**). Ihre Ausbreitungsgeschwindigkeit hängt von der **Dichte** und den **elastischen Eigenschaften** des **Ausbreitungsmediums** ab. Sie ist in Luft beispielsweise geringer als im Wasser.

Schallwellen sind Longitudinalwellen; die Druckoszillationen erfolgen in Richtung der Schallausbreitung. In → **Abb. 3.33a** soll der blaue Strich eine Geigensaite symbolisieren; die schwarzen Linien die durch den Druck bewegten Luftteilchen. Die Druckänderung wird auf die Nachbarschaft übertragen. Der Druck ändert sich an einem bestimmten Ort periodisch mit der Zeit (→ **Abb. 3.33a**) und zu einem bestimmten Zeitpunkt periodisch mit **Abstand** (→ **Abb. 3.33b**).

Ein **reiner Ton** entsteht durch eine sinusförmige Druckschwankung mit nur einer Frequenz. Die **Frequenz** des Tons bestimmt die Tonhöhe: je höher die Frequenz, desto höher der Ton. Die Lautstärke ist von der **Amplitude des Schalldrucks** abhängig. Der **Schalldruck** wird in Pascal (1 Pa = 1 N/m^2) gemessen, die Frequenz in Hz (1 Hz = 1 Schwingung/s). Neben Tönen gibt es auch Klänge und Geräusche (→ **Abb. 3.34**). **Klänge** entstehen durch Überlagerung eines Tons mit seinen **Obertönen,** d.h. Tönen mit dem ganzzahligen Vielfachen der Frequenz des Grundtons. Die häufigsten Schallereignisse sind **Geräusche,** bei denen sich der Schalldruck nicht periodisch ändert. Man kann jedoch jedes Geräusch als Überlagerung reiner Töne darstellen.

Das Ohr ist von einer einzigartigen Sensitivität und kann Schalldrücke zwischen $2 \cdot 10^{-5}$ Pa und 63 Pa wahrnehmen (→ **Abb. 3.35**). In der Hörphysiologie gibt man den Schalldruck mit einer logarithmischen Einheit, dem **Schalldruckpegel (SPL),** an, der in Dezibel **(dB)** gemessen wird.

$$SPL = 20 \cdot \log \frac{P}{2 \cdot 10^{-5}\,Pa}$$

Eine Veränderung des Schalldruckpegels um 20 dB entspricht einer Verzehnfachung des Schalldrucks. Dieser Trick erlaubt, den enormen Schalldruckumfang, den das menschliche Ohr wahrnehmen kann, in einer Skala von 0 bis 140 dB darzustellen (→ **Abb. 3.35**).

Die Übertragung von akustischen Reizen sowie ihre Umwandlung in elektrische Reize hängen von der Frequenz ab. Aus diesem Grunde werden Töne mit unterschiedlichen Frequenzen als unterschiedlich laut wahrgenommen, auch wenn sie den gleichen Schalldruckpegel aufweisen. Man benutzt daher die Größe **Lautstärke,** um die subjektive Wahrnehmung zu beschreiben. Die Lautstärke eines Tons entspricht dem Schalldruck eines als gleich laut empfundenen Tons mit einer Frequenz von 1.000 Hertz. Auch hier kann ein Pegelmaß definiert werden: Der Lautstärkepegel entspricht dem **Schalldruckpegel** eines gleich lauten Tons mit einer Frequenz von 1.000 Hz. Die Einheit des Lautstärkepegels ist **phon** (Querbanden in → **Abb. 3.35**). Unser Gehör ist im **Hauptsprachbereich** am empfindlichsten (→ **Abb. 3.35**). Bei Frequenzen zwischen 250 und 4.000 Hz wird ein Ton mit einem bestimmten Schalldruck als lauter wahrgenommen als ein Ton des gleichen Schalldrucks mit sehr viel geringerer oder sehr viel höherer Frequenz.

Außen-, Mittel- und Innenohr

Das Ohr lässt sich anatomisch und funktionell in drei Abschnitte einteilen: Außen-, Mittel- und Innenohr (→ **Abb. 3.36**). Das **Außenohr** besteht aus Ohrmuschel und äußerem Gehörgang und endet am Trommelfell. Das **Mittelohr** umfasst die Gehörknöchelchen, Hammer (Malleus), Amboss (Incus) und Steigbügel (Stapes), die die Schwingungen des Trommelfells über eine knöcherne Verbindung auf das ovale Fenster übertragen. Das **Innenohr** besteht aus dem Gleichgewichtsorgan (Vestibularorgan) und einem schneckenförmigen Gang, der Kochlea.

Das Außenohr nimmt die Schallwellen wie ein Trichter auf. Seine besondere Form ist für das **räumliche Hören** (→ **Kap. 3.18**) wichtig, da Schallwellen aus verschiedenen Richtungen von beiden Außenohren unterschiedlich reflektiert und aufgenommen werden.

Die Aufgabe des Mittelohrs ist die **verlustarme Übertragung** des Schalls von der **Luft** (niedrige Dichte, geringer Wellenwiderstand) auf die **Perilymphe** im Innenohr (hohe Dichte, großer Wellenwiderstand). Die **Kochlea** des Innenohrs ist das eigentliche Hörsinnesorgan (→ **Abb. 3.36**). Im Innenohr findet die **Transduktion** des adäquaten Reizes in elektrische Signale statt. Außerdem werden akustische Signale, die aus Tönen unterschiedlicher Frequenz bestehen, so aufgetrennt, dass unterschiedliche Sinneszellen durch jeweils eine spezifische Frequenz angeregt werden.

Schallwellen.

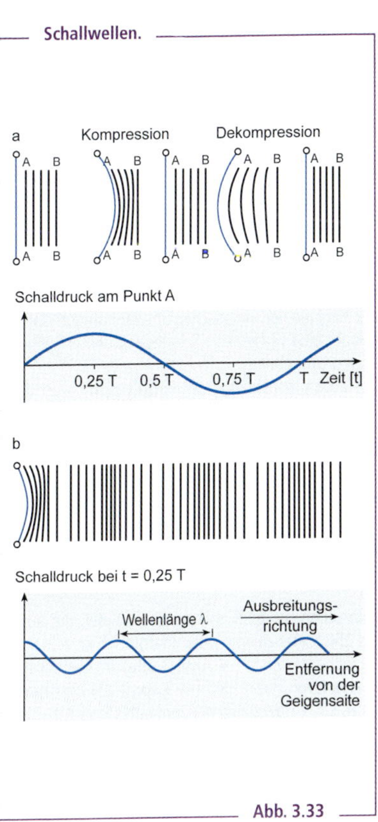

Abb. 3.33

Schallqualitäten.

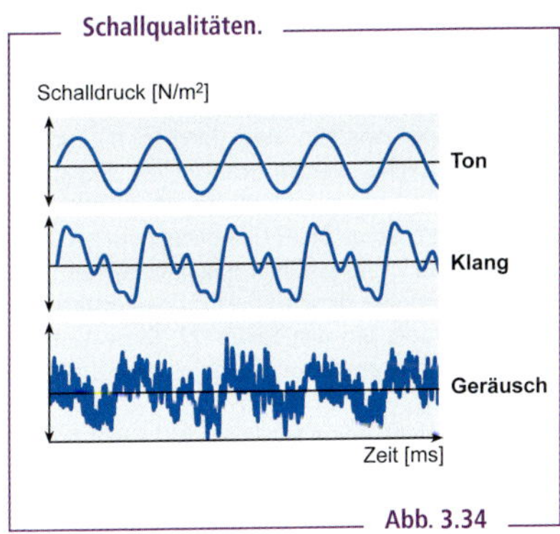

Abb. 3.34

Hörbereich des menschlichen Ohrs.

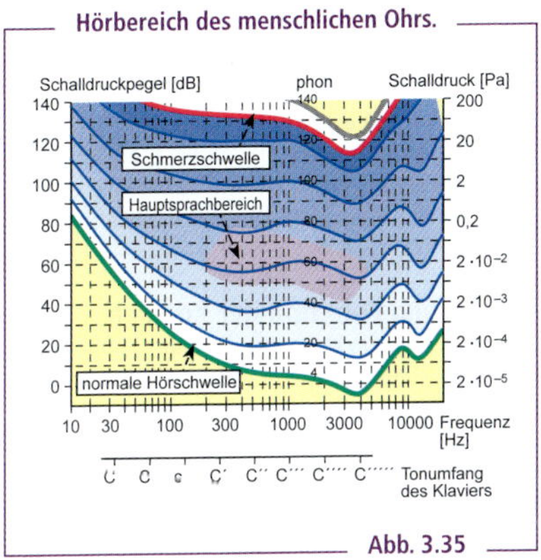

Abb. 3.35

Anatomie des Ohrs

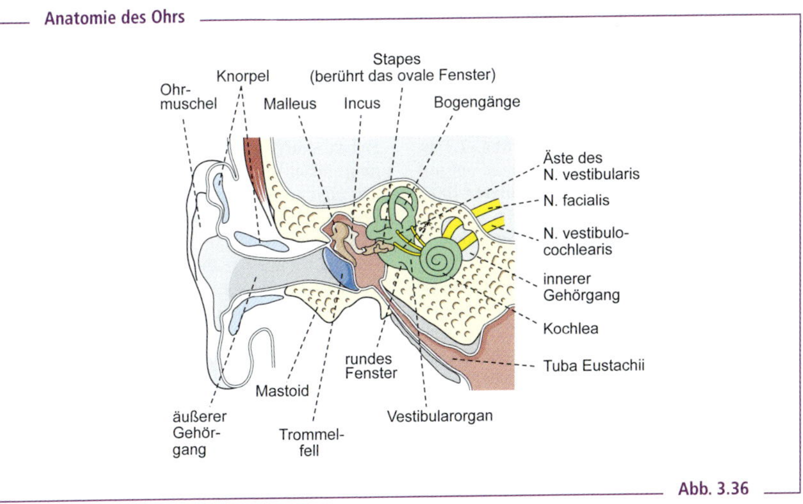

Abb. 3.36

3.15 Gehör (2)

Funktion und Aufbau des Mittelohrs

Am Übergang zwischen zwei Medien mit unterschiedlicher Dichte werden Schallwellen reflektiert. Dies würde zu einem Verlust von etwa 90 % der Schalldruckamplitude beim Übergang zwischen Luft und dem flüssigkeitsgefüllten Innenohr führen. Das Mittelohr korrigiert diesen Effekt durch Verstärkung des Schalldrucks um den Faktor 22. Diese Verstärkung **(Impedanzanpassung)** erfolgt mittels zweier Mechanismen:

- Die Fläche des Trommelfells ist ca. 17-mal größer als die des ovalen Fensters. Die Kraftübertragung erfolgt über eine knöcherne Verbindung, sodass Kräfte, die auf das Trommelfell wirken, ohne Abschwächung auf das ovale Fenster übertragen werden. Da Druck = Kraft/Fläche (P = F/A), führt die reduzierte Fläche des ovalen Fensters zu einer Verstärkung um einen Faktor, der dem Quotienten der beiden Flächen entspricht.
- Gehörknöchelchen übertragen die Kraft nicht völlig unverändert. Ihre gelenkige Verbindung erzeugt eine Hebelwirkung, die zu einer weiteren Verstärkung um den Faktor 1,3 führt.

Aufbau und Funktion der Kochlea

Die Kochlea ist ein etwa 35 mm langer Gang, der in Form eines Schneckenhauses mit 2,5 Bogenwindungen aufgerollt ist (→ **Abb. 3.37a**). Der Gang ist durch zwei Membranen, die **Reissner-Membran** und die **Basilarmembran,** in drei Abschnitte eingeteilt: **Scala vestibuli, Scala media und Scala tympani** (→ **Abb. 3.37a**). Die drei Abschnitte sind mit Medien unterschiedlicher Zusammensetzung gefüllt. Die Flüssigkeit der Scala media wird **Endolymphe** genannt, sie ist sehr kaliumreich. Die **Perilymphe** aus Scala tympani und Scala vestibuli entspricht in ihrer Zusammensetzung etwa der normalen Extrazellularflüssigkeit.

In der Scala media befinden sich zwei für den Schalltransduktionsprozess essenzielle Elemente, das **Corti-Organ** und die **Stria vascularis** (→ **Abb. 3.37b**). Das Corti-Organ liegt der Basilarmembran auf und besteht aus etwa 10.000 bis 12.000 **äußeren Haarzellen,** die in drei Reihen angeordnet sind, und etwa 3.500 **inneren Haarzellen,** die eine Reihe bilden.

Haarzellen sind epitheliale, polar aufgebaute Zellen, die in eine Matrix aus Stützzellen eingebettet sind (→ **Abb. 3.38**). Der Name „Haarzelle" stammt von den etwa 100 haarähnlichen, submikroskopischen Fortsätzen, die jede dieser Zellen auf der apikalen Membranseite aufweist. Die Zilien der äußeren, aber nicht der inneren Haarzellen stehen im direkten Kontakt mit einer gelatinösen Masse, der **Tektorialmembran** (→ **Abb. 3.37b**).

Die inneren Haarzellen sind die eigentlichen Hörsinneszellen, die den Schall in ein Rezeptorpotenzial umwandeln. Sie bilden **afferente Synapsen** mit Nervenfasern des Hörnervs, deren Soma im **Ganglion spirale** liegt (→ **Abb. 3.37**). In diesen Nervenzellen wird der Schallreiz in eine Serie von Aktionspotenzialen transformiert. Die inneren Haarzellen sind daher **sekundäre Sinneszellen.**

Die äußeren Haarzellen wirken als **kochleäre Verstärker** und erhöhen die Amplitude der Druckschwankungen durch einen aktiven Verkürzungs- und Verlängerungsprozess (→ **Abb. 3.43**). Sie werden von Nervenfasern innerviert, deren Aktivierung den kochleären Verstärker hemmt. Dies stellt einen Schutz der Kochlea vor akustischer Überstimulation dar und erlaubt eine verbesserte Schallwahrnehmung in einer lauten Umgebung.

Die Zusammensetzung der **Endolymphe** wird durch aktive Transportprozesse der **Stria vascularis** (→ **Kap. 3.16**) verändert. Die Stria vascularis ist ein **sekretorisches Epithel,** das Ionen in die Scala media hineintransportiert und so diesen Raum elektrisch auflädt.

Aufbau und Funktion der inneren Haarzellen

Haarzellen besitzen apikale Haarbündel, die aus 50 bis 150 Stereozilien – oder anatomisch korrekter Stereovilli – bestehen (→ **Abb. 3.38a**). Im Gegensatz zu vestibulären Haarzellen (→ **Kap. 3.21**) besitzen differenzierte Haarzellen des Innenohrs kein Kinozilium. Dieses wird zwar in der Embryonalentwicklung angelegt, degeneriert aber während der weiteren Differenzierung.

Die Stereovilli haben einen Durchmesser von 0,2 bis 0,8 µm und sind zwischen 4 und 10 µm hoch. Sie sind miteinander verschlungen und bilden eine kegelförmige Struktur. Innerhalb eines Bündels sind die Stereozilien durch sog. **Tip Links** miteinander verbunden.

Der adäquate Reiz zur Erregung von Haarzellen ist die Bewegung der Stereozilienbündel in Richtung des Ortes, an dem das Kinozilium sich während der Embryonalentwicklung befand. Eine derartige Abscherung öffnet **mechanosensitive Kationenkanäle** und führt zur Depolarisation (→ **Abb. 3.38b**). Eine Bewegung in die entgegengesetzte Richtung verschließt diese Kanäle (→ **Abb. 3.38c**). In beiden Fällen sind nur winzige Bewegungen notwendig. Eine Verschiebung um nur 0,5 nm erzeugt schon eine Potenzialänderung, und eine Verschiebung um 0,5 µm führt zu maximalen Potenzialänderungen. Senkrechte Abscherungen verändern das Membranpotenzial von Haarzellen nicht.

Innenohr: Flüssigkeitsräume in der Kochlea.

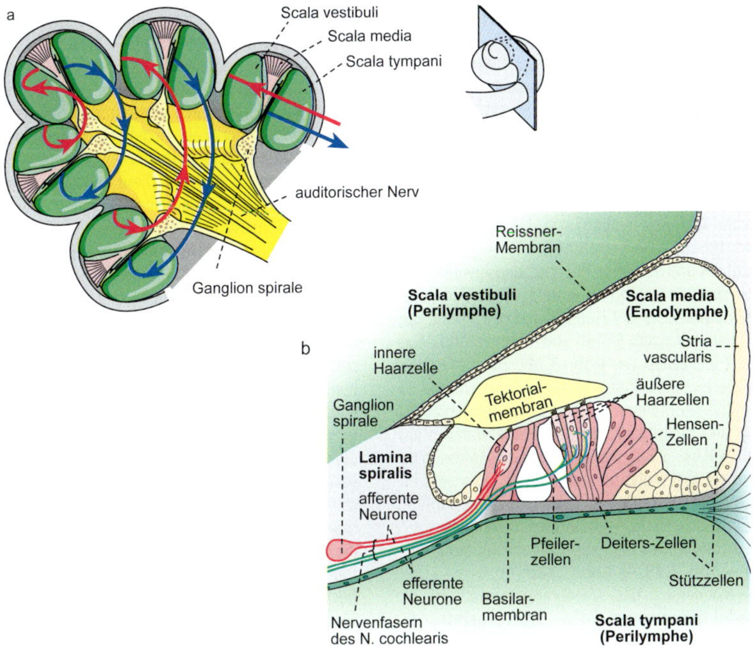

a
Scala vestibuli
Scala media
Scala tympani
auditorischer Nerv
Ganglion spirale
b
Reissner-Membran
Scala vestibuli (Perilymphe)
Scala media (Endolymphe)
Stria vascularis
innere Haarzelle
Tektorialmembran
äußere Haarzellen
Ganglion spirale
Hensen-Zellen
Lamina spiralis
afferente Neurone
Pfeiler-zellen
Deiters-Zellen
Stützzellen
efferente Neurone
Basilar-membran
Nervenfasern des N. cochlearis
Scala tympani (Perilymphe)

Abb. 3.37

Transduktion in den inneren Haarzellen.

a
Stereozilien
Endo-lymphe
apikale Seite
+80 mV
baso-laterale Seite
–60 mV
Glutamat
Synapse des efferenten Neurons
0 mV
Perilymphe
Mitochon-drium
Golgi-Apparat
Tight Junction
Zellkern
Synapse des afferenten Neurons
efferentes Axon
afferentes Axon
b
K+
K+
Stütz-zelle
Depolarisation
K+
K+
Ca2+
Ca2+
Synapse
Transmitter
afferentes Axon
c
Tip Link
Hyper-polarisation
Ca2+
Ca2+
zum Gehirn

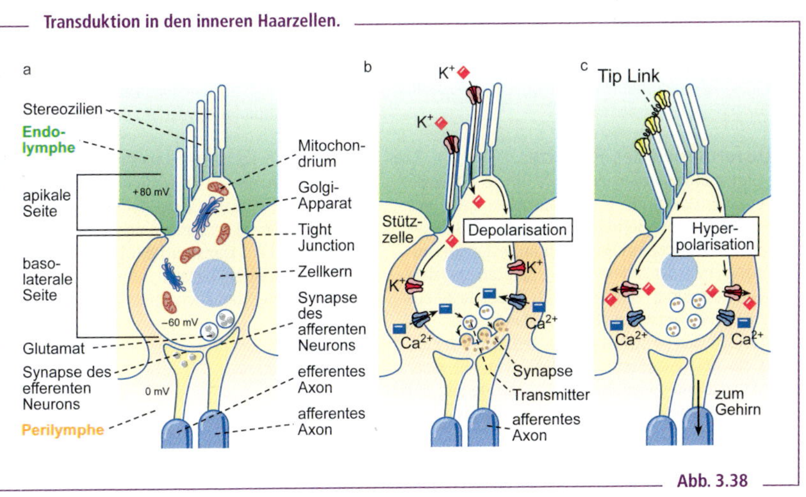

Abb. 3.38

3.16 Gehör (3)

Transduktion in inneren Haarzellen

Die schallinduzierten Auslenkungen der Scala media führen zu einer Relativbewegung der **Tektorialmembran** hin zum **Corti-Organ.** Dadurch kommt es zum Abscheren der Zilien der äußeren Haarzellen, die mit der Tektorialmembran in Kontakt stehen. Die Zilien der inneren Haarzellen sind nicht mit der Tektorialmembran verbunden, sondern werden durch die Bewegung des endolymphatischen Flüssigkeitsfilms zwischen Tektorialmembran und Haarzellen verformt **(hydrodynamische Kopplung).**

Das Öffnen und Schließen der mechanosensitiven Kanäle in den Stereozilien (→ **Abb. 3.38**) verändert das Membranpotenzial der Haarzellen. Die Öffnung dieser Kanäle führt zum Eintritt von K^+-Ionen und depolarisiert die Zellen (→ **Abb. 3.39**). Haarzellen sind polarisierte Zellen: Ihre apikale, der Endolymphe zugewandte Plasmamembran unterscheidet sich anatomisch und funktionell von der basolateralen Membran (→ **Abb. 3.38**). Der Einstrom von Kationen depolarisiert die Membran und öffnet spannungsabhängige Ca^{2+}-Kanäle in der basolateralen Membran. Der Einstrom von Ca^{2+} erhöht die intrazelluläre Ca^{2+}-Konzentration, was die Exozytose von Glutamat auslöst (→ **Abb. 3.39**, → **Abb. 3.38b**).

Die Veränderung des Membranpotenzials ist der **Transduktionsprozess des Hörvorgangs.** Die Transduktionskanäle öffnen durch direkte mechanische Kopplung an die Haarbündel. Deshalb erfolgt die Depolarisation der Haarzelle praktisch **zeitgleich** mit dem **mechanischen Reiz.** Da die Basilarmembran und die Tektorialmembran mit der Frequenz des Tons schwingen, ändert sich auch das Rezeptorpotenzial der inneren Haarzellen mit dieser Frequenz (→ **Abb. 3.39**). Der Eintritt von Ca^{2+} führt zur Aktivierung Ca^{2+}-abhängiger Kaliumkanäle. Die große Dichte dieser Kanäle erlaubt eine effektive Repolarisation der Haarzellen, was hochfrequente Oszillationen des Rezeptorpotenzials ermöglicht (→ **Abb. 3.39**).

Transformation des Hörreizes

Die Glutamatfreisetzung durch die innere Haarzelle führt zur Erregung der postsynaptischen Zelle, des ersten Neurons der Hörbahn. Die postsynaptisch gebildeten Aktionspotenziale stehen im festen Zusammenhang mit der Phase des Rezeptorpotenzials (**Phasenkopplung,** → **Kap. 3.17**). Dieser feste Zusammenhang kommt dadurch zustande, dass die Haarzellsynapse so schnell und zuverlässig arbeitet, dass die postsynaptische Depolarisation mit einer sehr kurzen und genau definierten Verzögerung auf die depolarisierende Phase des Haarzellrezeptorpotenzials folgt.

Endokochleäres Potenzial

Zwischen der Scala media und der Scala vestibuli bzw. der Scala tympani liegt eine elektrische Spannung an: das **endokochleäre Potenzial** (→ **Abb. 3.40**). Diese **transepitheliale Spannung** beträgt beim Menschen etwa 80 mV, wobei die Scala media ein positives Potenzial aufweist. Dadurch entsteht zwischen dem Extrazellularraum der Scala media und dem Zytoplasma von inneren und äußeren Haarzellen die enorme Spannung von etwa + 150 mV. Diese hohe Spannung erhöht die Triebkraft für den Einstrom von K^+-Ionen und damit die **Sensitivität** des Ohrs. Die Ursache für diese Spannung sind **Ionentransportprozesse** in der **Stria vascularis** (→ **Abb. 3.A, Praxisfall**). Die Stria vascularis besitzt in ihrer apikalen Membran einen Kaliumkanal und auf der basolateralen Seite drei verschiedene Ionentransportsysteme: die Na^+-K^+-ATPase, einen Na^+-$2Cl^-$-K^+-Cotransporter und zwei spannungsabhängige Cl^--Kanäle. Die Anordnung dieser Ionenkanäle und Ionentransporter führt dazu, dass das basolateral vom Na^+-$2Cl^-$-K^+-Cotransporter aufgenommene K^+ durch den apikalen Kaliumkanal in die Endolymphe sezerniert wird. Das zusammen mit K^+ von dem gleichen Transporter transportierte Cl^- rezirkuliert über die basolateralen Chloridkanäle ebenso wie Na^+, das über die basolaterale Na^+-K^+-ATPase zurück ins Interstitium transportiert wird. Netto kommt es also zu einer **isolierten Sekretion** von **K^+-Ionen** in die **Endolymphe**. Dieser transepitheliale Transportprozess ist **elektrogen,** weil er Ladungen transportiert und einen elektrischen Strom erzeugt, der die Scala media elektrisch auflädt. Ursache des endokochleären Potenzials ist also ein permanenter ATP-verbrauchender Stromfluss, der dazu führt, dass Kalium in der Endolymphe mit ≈ 145 mmol/L weit höher konzentriert ist als in normalen extrazellulären Medien.

Damit dieser elektrische Strom eine Spannung erzeugt, müssen die **parazellulären Leitfähigkeiten** (→ **Kap. 1.8**) in den Epithelien der Stria vascularis und der Haarzellen sehr gering sein. Beide Epithelien sind sehr dicht; Tight Junctions verhindern einen parazellulären Stromfluss zwischen den Zellen (→ **Abb. 3.39**).

Das hohe endokochleäre Potenzial beruht also auf der Addition zweier verschiedener Potenzialarten: ein **Diffusionspotenzial,** das zu dem negativen Ruhemembranpotenzial der inneren und äußeren Haarzellen führt, und ein **transepitheliales Potenzial,** das durch einen transepithelialen Stromfluss in der Stria vascularis aufrechterhalten wird.

Transduktion des Sinnesreizes in der inneren Haarzelle.

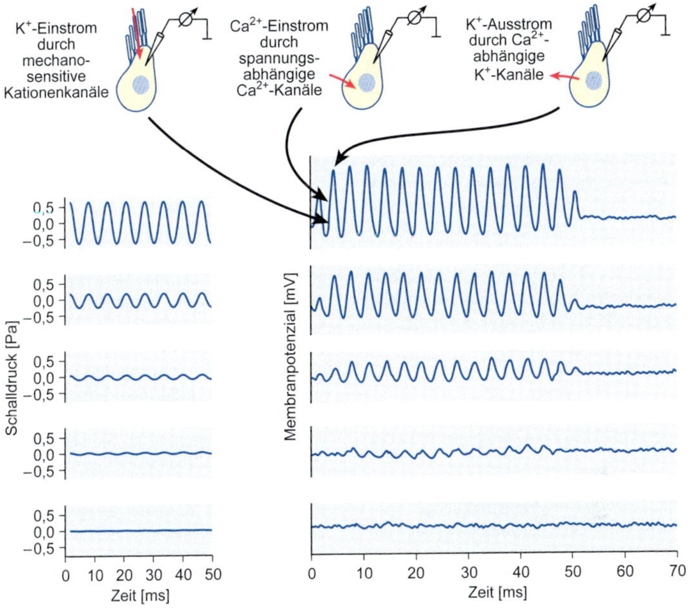

K+-Einstrom durch mechano-sensitive Kationenkanäle
Ca2+-Einstrom durch spannungs-abhängige Ca2+-Kanäle
K+-Ausstrom durch Ca2+-abhängige K+-Kanäle
0,5
0,0
−0,5
Schalldruck [Pa]
Membranpotenzial [mV]
0 10 20 30 40 50
Zeit [ms]
0 10 20 30 40 50 60 70
Zeit [ms]

Abb. 3.39

Transepitheliale Potenziale im Innenohr.

0 mV
+80 mV
innere Haarzelle
äußere Haarzellen
trans-epithelialer K+-Einstrom
+150 mV
+80 mV
sehr dichte Schluss-leisten
0 mV
−70 mV

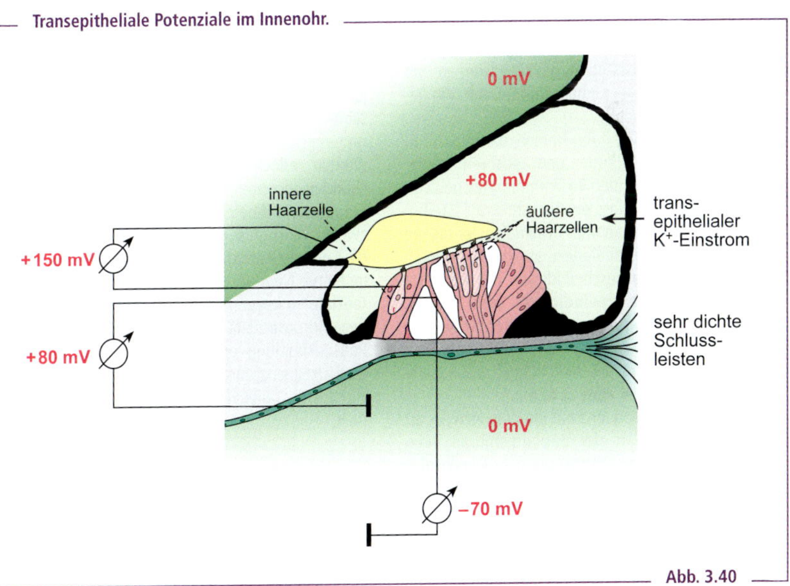

Abb. 3.40

3.17 Gehör (4)

Kodierung der Lautstärke

Hörnervenfasern zeigen in Ruhe eine spontane Entladungsrate, die durch den Schallstimulus erhöht wird. Je größer die Schallamplitude, desto höher ist die erzeugte Aktionspotenzialfrequenz (→ **Abb. 3.41**). Allerdings kann sie, da zwischen zwei Aktionspotenzialen immer erst die Refraktärzeit verstrichen sein muss, nur auf maximal einige hundert Hz ansteigen. Daher lässt sich durch diesen Mechanismus allein nur eine Schalldruckpegel-Amplitude bis etwa 50 dB wiedergeben. Dennoch erreicht das Innenohr einen dynamischen Bereich von 120 dB, da jede Haarzelle Synapsen mit mehreren Neuronen **unterschiedlicher Erregungsschwelle** bildet (→ **Abb. 3.41**). Bei steigendem Schalldruckpegel werden zunehmend Neurone mit höherer Erregungsschwelle rekrutiert.

Kodierung der Frequenz

Die Frequenz wird durch zwei verschiedene Mechanismen kodiert:

- Tonotopie bzw. Ortskodierung
- Periodizitätsanalyse bzw. Phasenkopplung.

Die Schallwelle wird durch das Mittelohr vom äußeren Medium Luft in Schwingungen der Endo- und Perilymphe innerhalb der Kochlea umgewandelt. Am ovalen Fenster bewegen die eintreffenden Schallwellen die Flüssigkeitssäule in der Scala vestibuli periodisch hin und her. Die longitudinale Schallwelle wird so in eine **transversale Wanderwelle** umgewandelt, die in der **Basilarmembran** zeit- und ortsabhängig schwingt. → **Abb. 3.42a** zeigt eine solche Wanderwelle (der Anschaulichkeit halber in einer aufgerollten Kochlea). Die Ausbreitung der Welle wird durch die Basilarmembran bestimmt, die sehr straff ist und den Bogengang in zwei Kompartimente teilt, die gegeneinander schwingen.

Die Wanderwelle erhielt ihren Namen, da sie sich mit sich ändernder Amplitude und Ausbreitungsgeschwindigkeit entlang der Basilarmembran bewegt. Die Ursache dafür ist, dass die Rückstellkraft (Steifigkeit) der Basilarmembran vom ovalen Fenster bis hin zum Helikotrema kontinuierlich abnimmt. Dadurch sinkt die Ausbreitungsgeschwindigkeit der Welle. Da die **Ausbreitungsgeschwindigkeit** dem Produkt aus **Schwingungsfrequenz** und **Wellenlänge** entspricht und die Frequenz durch die Frequenz des Tons vorgegeben ist, nimmt die Wellenlänge entlang der Basilarmembran ab (→ **Abb. 3.42a**).

Abhängig von ihrer Frequenz hat die Wanderwelle an einem bestimmten Ort der Basilarmembran ihren **maximalen Ausschlag** (**Tonotopie** oder **Ortskodierung**). Schon kurz hinter dem Maximum fällt die Amplitude der Wanderwelle auf 0 ab. Die Welle **wandert** daher frequenzabhängig unterschiedlich weit in die Kochlea hinein. Dieser Mechanismus führt dazu, dass Tongemische wie Klänge und Geräusche entlang der Basilarmembran in verschiedene Wanderwellen aufgetrennt werden und so mehrere innere Haarzellen erregen.

Äußere Haarzellen als kochleäre Verstärker

Die äußeren Haarzellen **verstärken** die Wanderwellenamplitude, indem sie sich **periodisch verlängern** und **verkürzen** (→ **Abb. 3.43**). Äußere Haarzellen weisen wie die inneren Haarzellen Zilienbündel auf, deren Abscherung bei Eintreffen der Schallwelle zu einer periodischen Veränderung des Membranpotenzials führt. Dabei kommt es gleichzeitig zur Längenänderung der Haarzelle. Verantwortlich für diese elektrisch vermittelte Längenänderung ist das erst kürzlich identifizierte Protein **Prestin** (→ **Abb. 3.43**). Dieser als kochleärer Verstärker bezeichnete Mechanismus erhöht die **Schwingungsamplitude** der Basilarmembran bei **niedrigem Schalldruckpegel.** Die Längenänderungen der äußeren Haarzellen hängen vom Membranpotenzial ab. Sie sind daher an dem Ort, an dem die Wanderwelle ihre maximale Amplitude hat, am ausgeprägtesten. Die Wanderwelle erfährt daher an ihrem Maximum die größte Verstärkung, wodurch der Amplitudenverlauf der kochleären Wanderwelle sehr viel schärfer wird (→ **Abb. 3.44**). Der kochleäre Verstärker führt dazu, dass die **Schwingungsmaxima benachbarter Frequenzen** nur noch minimal überlappen und jede Haarzelle dadurch **selektiv** lediglich durch ihre **charakteristische Frequenz** stimuliert wird. Bei sehr lauten Tönen führt die Wanderwelle auch ohne den kochleären Verstärker zu überschwelligen Erregungen der inneren Haarzelle.

Periodizitätsanalyse

Der Mechanismus der Ortskodierung führt dazu, dass jede innere Haarzelle samt den nachgeschalteten Abschnitten der Hörbahn verantwortlich für eine charakteristische Frequenz ist. Bei höheren Intensitäten werden jedoch auch Hörnervenfasern mit abweichenden (höheren oder tieferen) Frequenzen erregt. Bei diesen höheren Schallintensitäten kommt ein zweiter Mechanismus der Frequenzanalyse ins Spiel, die **Periodizitätsanalyse.** Sie beruht darauf, dass die im ersten Neuron der Hörfaser gebildeten Aktionspotenziale im festen Zusammenhang mit der Phase des Rezeptorpotenzials stehen (→ **Abb. 3.41**). Diese Phasenkopplung erlaubt dem Gehirn, die Schwingungsfrequenz durch Auswertung des Aktionspotenzialmusters benachbarter Neurone genau zu bestimmen.

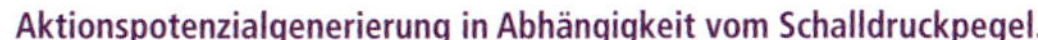

Aktionspotenzialgenerierung in Abhängigkeit vom Schalldruckpegel.

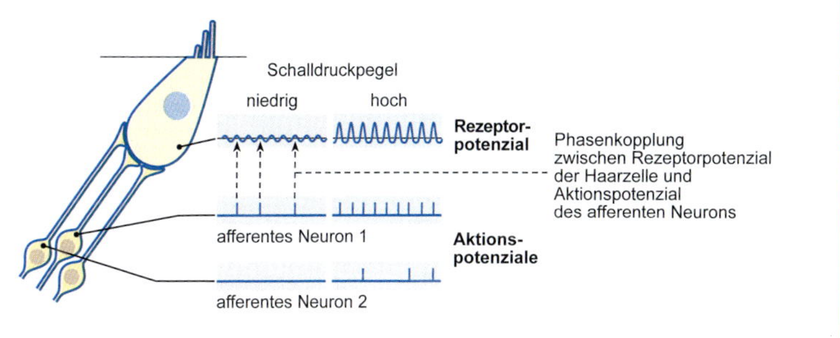

Abb. 3.41

Zeitlicher und räumlicher Verlauf einer Wanderwelle.

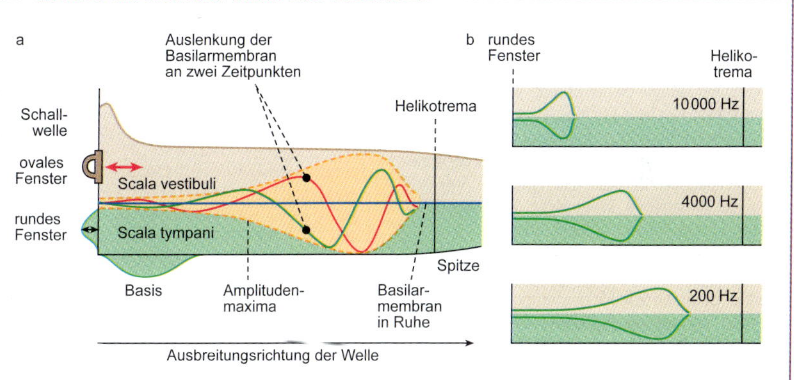

Abb. 3.42

Prestin-vermittelte Längenänderung der äußeren Haarzellen in Abhängigkeit von Schalldruck und Membranpotenzial.

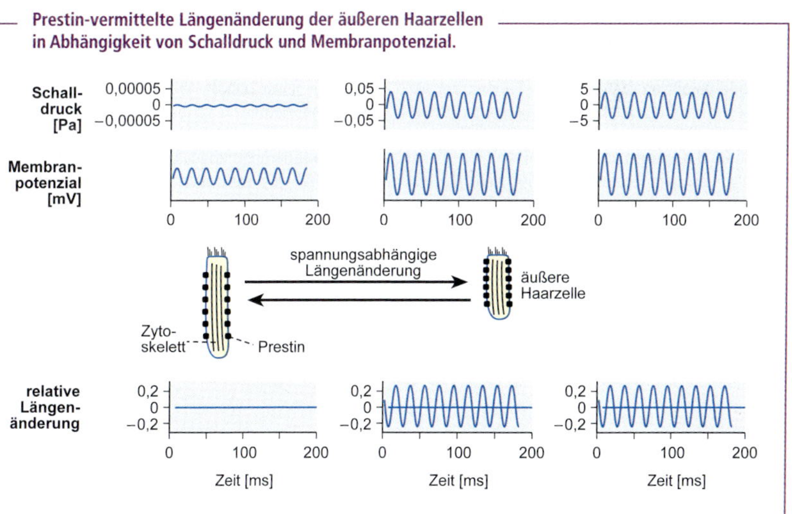

Abb. 3.43

3.18 Gehör (5)

Funktion der Hörbahn

Die Hörbahn verbindet das Innenohr mit verschiedenen Abschnitten des zentralen Nervensystems (→ **Abb. 3.45**). In den Zentren der aufsteigenden Hörbahn werden Schallmuster in der Frequenz und Intensität extrahiert und analysiert. Neuronale Signale erreichen über vier bis sechs Verschaltungen den **auditorischen Kortex.** Dabei bleibt das Prinzip der **Tonotopie** erhalten. Viele Neurone in den Projektionsgebieten auditorischer Bahnen haben **charakteristische Frequenzen.** In jedem Kerngebiet sind die Neurone so angeordnet, dass die charakteristische Frequenz kontinuierlich von tiefen zu hohen Frequenzen variiert. Die Signale der primären auditorischen Neurone werden **divergent** auf verschiedene Kerne des Hirnstamms verschaltet. Die Neurone aller Hirnstammkerne projizieren oft in die gegenseitige Gehirnhälfte. Diese Verschaltung ermöglicht die Verrechnung der Signale beider Ohren.

Im **ventralen Nucleus cochlearis** haben die Zellen ein ähnliches Aktionspotenzialmuster wie die Hörnervenfasern. Die Zellen im **dorsalen Nucleus cochlearis** zeigen dagegen bereits ein komplexeres Antwortverhalten. Anhaltende synaptische Erregung führt dort nur zu einer kurzen initialen Erregung.

Der **obere Olivenkernkomplex** ist das erste auditorische Kerngebiet, das Eingänge aus beiden Ohren erhält. Es ist für die Schalllokalisierung wichtig. Dabei detektiert die **mediale superiore Olive Zeitunterschiede** und die **laterale superiore Olive Intensitätsunterschiede.**

Fasern aus dem dorsalen Nucleus cochlearis der Gegenseite bilden zusammen mit Fasern aus der unteren Olive den **Lemniscus lateralis.** Ein Teil der Axone endet im **Nucleus lemnisci lateralis,** die meisten ziehen jedoch direkt in den **Colliculus inferior.** Praktisch alle parallelen aufsteigenden Bahnen der verschiedenen auditorischen Hirnstammkerne konvergieren hier. Neurone des **Colliculus inferior** sind wichtig für die Analyse von zeitlichen und räumlichen Mustern. Von dem Colliculus inferior zieht die Hörbahn über das **Corpus geniculatum mediale,** der als thalamische Schaltstation fungiert, in den **primären auditorischen Kortex,** der in den **Heschl-Querwindungen** (Brodmann-Areal 41) lokalisiert ist. Hier und in dem daneben liegenden **sekundären auditorischen Kortex** (Brodmann-Areal 42) werden komplexe Schallmuster analysiert.

Klinik

Otoakustische Emissionen (OAEs) geben die Bewegung der äußeren Haarzellen wieder. Längenoszillationen äußerer Haarzellen produzieren eine **Schallwelle,** die über das **Mittelohr** und **Gehörgang nach außen** abgestrahlt wird und mittels eines hochempfindlichen Mikrophons gemessen werden kann. Bei dieser Untersuchung werden akustische Emissionen durch einen kurzen Klick stimuliert. Dieser akustische Reiz umfasst den gesamten Frequenzbereich, den das Ohr wahrnehmen kann, und führt damit zur Stimulation der Mehrzahl der äußeren Haarzellen im Corti-Organ. Das Vorliegen von otoakustischen Emissionen zeigt, dass **funktionelle äußere Haarzellen** vorliegen, ihr Fehlen einen **Schaden** im **kochleären Verstärker.** OAEs erlauben, die Hörfähigkeit unabhängig von der Kooperationsfähigkeit des Patienten zu prüfen. Sie kann deshalb auch bei Bewusstlosen oder Kleinkindern angewendet werden. Auch Sedierung, Analgesie oder Relaxation beeinflussen sie nicht maßgeblich. Sie ist von besonderer Bedeutung zur frühen Diagnose **kindlicher Hörstörungen.** Das ist besonders wichtig, da Hörstörungen die Sprachentwicklung verzögern können. Werden sie nicht rechtzeitig diagnostiziert, können sie die frühkindliche Entwicklung dramatisch beeinträchtigen.

Binaurales Hören zur Schallrichtungsbestimmung

Die Schallrichtung wird durch das Zusammenwirken beider Ohren erkannt (→ **Abb. 3.46**). Schräg eintreffende Schallwellen erreichen das eine Ohr später als das andere. Außerdem wird der Schall im abgewandten Ohr leiser gehört. Die beiden Effekte addieren sich und werden in zentralen Abschnitten der Hörbahn verrechnet. Die besondere Form des äußeren Ohrs hilft darüber hinaus bei der Unterscheidung, ob der Schall von vorn oder von hinten bzw. von oben oder von unten kommt.

Modulation der Wanderwelle durch kochleäre Verstärkung.

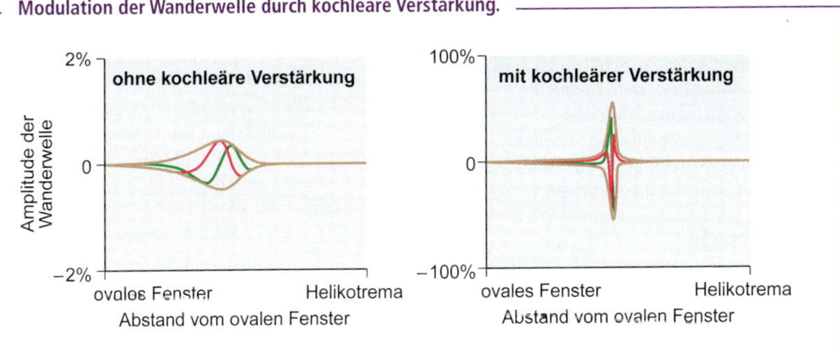

Abb. 3.44

Zentralnervöse Verschaltung akustischer Signale.

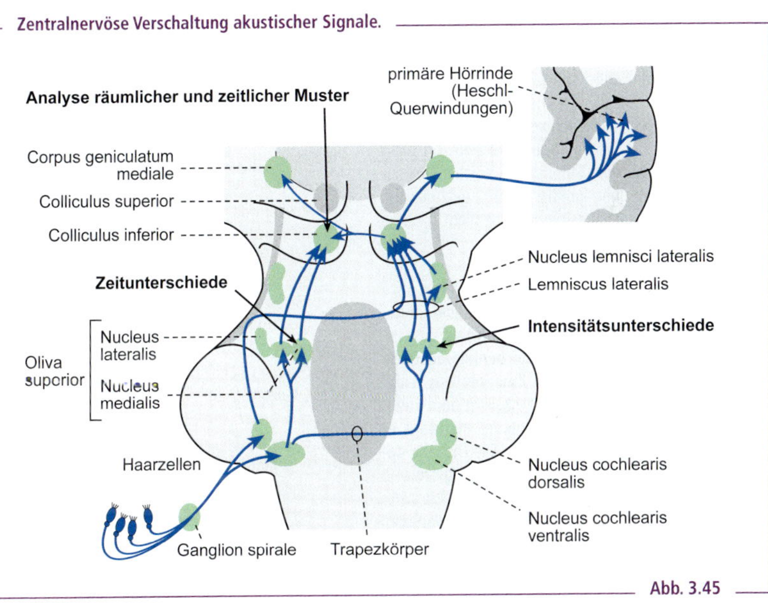

Abb. 3.45

Grundlagen des Richtungshörens.

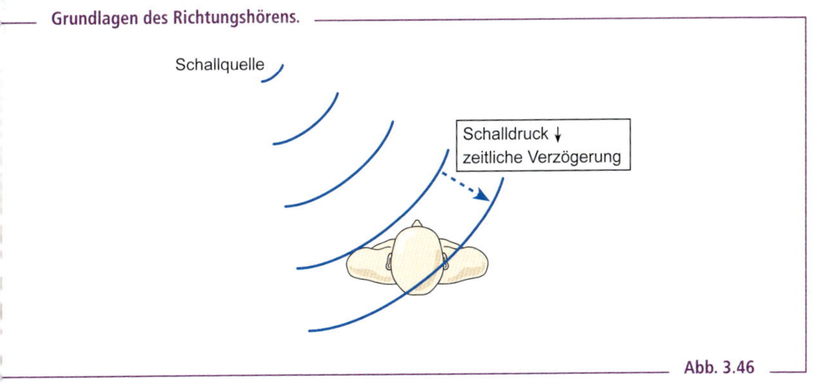

Abb. 3.46

3.19 Pathologie des Hörens

Schwerhörigkeit kann prinzipiell durch zwei verschiedene Mechanismen zustande kommen:

- Schallleitungsstörung (Mittelohr)
- Schallwahrnehmungsstörung (Innenohr).

Folgende diagnostische Verfahren erlauben die Unterscheidung zwischen diesen beiden Formen.

Rinne-Versuch

Das Mittelohr ist notwendig, um die Reflexion der Schallwelle am Übergang von der Luft zur Endolymphe zu kompensieren. Setzt man eine Schallquelle direkt auf den Schädel einer Versuchsperson, wird der Schall unter Umgehung des Mittelohrs über den Knochen in das Innenohr übertragen **(Knochenleitung).** Beim Rinne-Versuch nutzt man die Tatsache aus, dass die Luftleitung effektiver ist als die Knochenleitung. Bei intaktem Mittelohr werden daher noch Töne wahrgenommen, die für die Knochenleitung zu leise sind. Man setzt eine angeschlagene Stimmgabel auf das Mastoid des Patienten. Sobald er den Ton nicht mehr hört, hält man die Stimmgabel vor die Ohrmuschel. Ist das Mittelohr funktionsfähig, wird der Ton wieder gehört („Rinne positiv"), sonst nicht („Rinne negativ").

Weber-Versuch

Beim Weber-Versuch wird eine Stimmgabel angeschlagen und auf die **Mitte des Schädels** gesetzt. Der Ton breitet sich über die Knochenleitung unter Umgehung des Mittelohrs zum Innenohr aus. Liegt eine **Mittelohrschwerhörigkeit** vor, hört der Patient den Ton auf der betroffenen Seite lauter, man sagt, er **lateralisiert** auf das betroffene Ohr. Die Ursache dafür ist, dass aufgrund der Schallübertragungsstörung weniger Schall über das Mittelohr abgestrahlt wird. Bei einer **Innenohrschwerhörigkeit** wird dagegen auf das gesunde Ohr lateralisiert.

Audiometrie

Die Audiometrie erlaubt die Quantifizierung von Hörstörungen. In der Regel wird dabei der Schalldruckpegel bestimmt, der noch gerade eben wahrgenommen werden kann (Tonschwellenaudiometrie, → **Abb. 3.47**). Dabei bestimmt man in einem Frequenzbereich zwischen 40 und 12.000 Hz den Schalldruckpegel, der notwendig ist, um wahrgenommen zu werden. Bei Mittelohrschwerhörigkeit (Schallleitungsstörung) ist die Tonschwelle für die Knochenleitung erhalten, für die Luftleitung aber reduziert. Bei der Innenohrschwerhörigkeit (Schallempfindungsstörung) ist sie für beide Leitungen gleich. Dabei gibt man nicht die absoluten Schalldruckpegel an, sondern vergleicht sie mit dem Durchschnitt gesunder Jugendlicher, deren Wert als 0 dB definiert ist.

Klinik

Eines von 1.000 Neugeborenen leidet unter einer **angeborenen Schwerhörigkeit.** Es sind über 100 Schwerhörigkeits-Gene bekannt, die z.T. auch zu anderen klinischen Defekten führen. Sechs dieser Gene sind physiologisch besonders interessant (→ **Abb. 3.48**):

- **Connexin 26 (Cx26)** bildet Gap Junctions (→ **Kap. 1.8**) zwischen den Stützzellen im Corti-Organ und zwischen Zellen der Stria vascularis. Mutationen in Cx26 verursachen Störungen der Rezirkulationswege für K^+-Ionen. Dadurch sinkt das endokochleäre Potenzial; die Folge sind Störungen im Transduktionsprozess.
- **Myosin 7A** kommt in den Stereozilien der Haarzellen vor. Mutationen führen zum **Usher-Syndrom.** Patienten leiden von Geburt an unter Innenohrschwerhörigkeit. In den Haarzellen kommt es zur Dysorganisation und Degeneration von Haarbündeln. Diese morphologische Veränderung beeinträchtigt die mechano-elektrische Transduktion.
- **Prestin** ist das Motorprotein in den äußeren Haarzellen (→ **Kap. 3.17**). Es erhöht die Sensitivität des Innenohrs und ist nötig zur Frequenzunterscheidung. Mutationen im Prestin führen zu einem Hörverlust von etwa 40 dB und zu einer gestörten Frequenzunterscheidung.
- **Claudin** ist ein Tight-Junction-Protein (→ **Kap. 11, Praxisfall**). Mutationen verändern die parazelluläre Leitfähigkeit der Epithelien in der Scala media und reduzieren damit das endokochleäre Potenzial.
- Die Proteine **KCNQ1/KCNE1** bilden zusammen den apikalen K^+-Kanal in der Stria vascularis. Mutationen in einem der beiden Proteine führen zu einer reduzierten Kaliumsekretion in den Endolymphraum und damit zur Störung der Transduktion in den Haarzellen. Der gleiche Kanal wird auch im Herzen exprimiert und spielt dort eine wichtige Rolle in der Repolarisation von Kardiomyozyten. Deshalb gibt es Patienten, die sowohl unter Arrhythmien als auch unter angeborener Schwerhörigkeit leiden **(Jervell-Lange-Nielsen-Syndrom).**
- **Barttin** ist eine akzessorische Untereinheit eines Chloridkanals. Mutationen in dem verantwortlichen Gen führen nicht nur zu sensorineuraler Taubheit, sondern beeinträchtigen auch die NaCl-Rückresorption in der Niere (Bartter-Syndrom, → **Praxisfall**).

Tonschwellenaudiometrie.

normales Gehör
Schallempfindungsstörung
Schallleitungsstörung
Hörverlust [dB]
–20
0
20
40
60
80
100
120
60
125
250
500
1000
2000
4000
8000
Frequenz [Hz]
Knochenleitung
Luftleitung

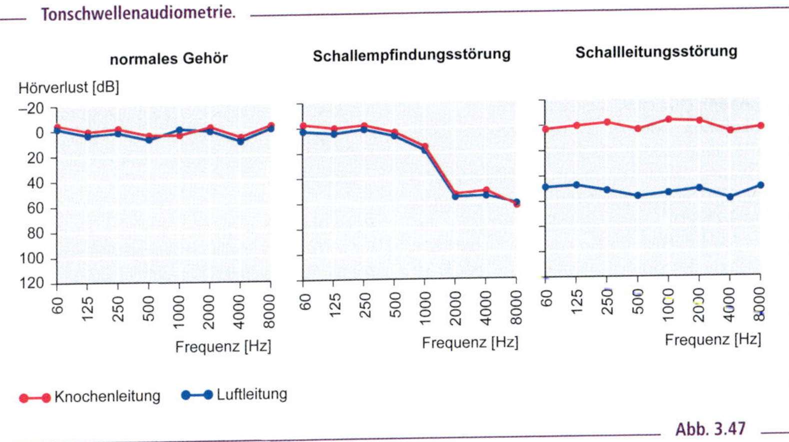

Abb. 3.47

Genetische Grundlagen erblicher Schwerhörigkeit.

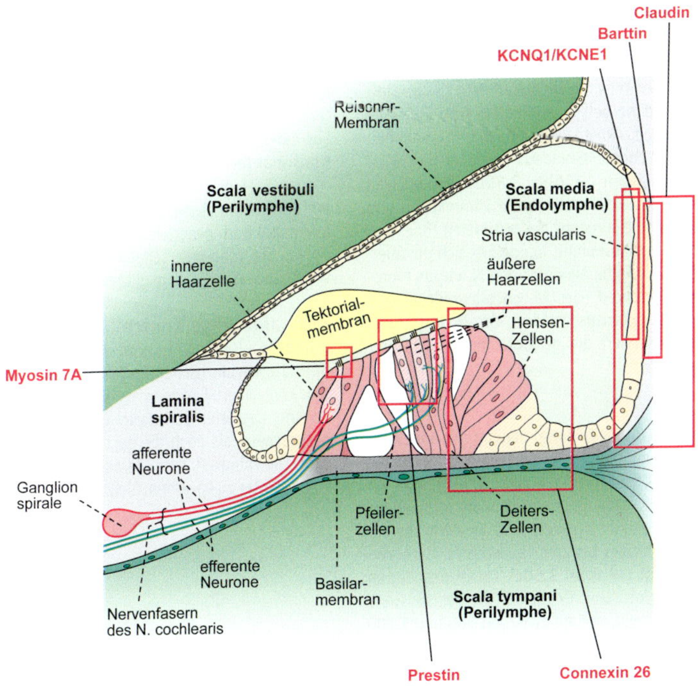

Claudin
Barttin
KCNQ1/KCNE1
Reissner-Membran
Scala vestibuli (Perilymphe)
Scala media (Endolymphe)
Stria vascularis
innere Haarzelle
äußere Haarzellen
Tektorial-membran
Hensen-Zellen
Myosin 7A
Lamina spiralis
afferente Neurone
Ganglion spirale
Pfeiler-zellen
Deiters-Zellen
efferente Neurone
Basilar-membran
Scala tympani (Perilymphe)
Nervenfasern des N. cochlearis
Prestin
Connexin 26

Abb. 3.48

3.20 Sprachbildung

An der Sprachbildung sind zwei verschiedene Prozesse beteiligt:

- **Phonation** (Stimmbildung) im Kehlkopf
- **Artikulation** (Modulation der erzeugten Luftschwingung) im Mund-Rachen-Raum.

Beide Prozesse werden durch das motorische Sprachzentrum im Gehirn gesteuert. Um sprechen zu lernen, muss man hören können **(Hör-Sprach-Kreis).** Aus diesem Grund führen Hörstörungen bei Kindern zum **Ausbleiben der Sprachentwicklung.** Deshalb ist eine frühzeitige Therapie und Förderung gehörloser Kinder obligat.

Aufbau des Kehlkopfs

Der Kehlkopf besteht aus einem äußeren Knorpelgerüst, das sich aus dem **Ringknorpel,** dem **Schildknorpel** und dem **Kehldeckelknorpel** zusammensetzt (→ **Abb. 3.49**). Die **Stimmlippen** bestehen aus einem Muskelstrang (M. vocalis) zwischen Stellknorpel und Schildknorpel. Der Muskulatur liegt eine Schleimhaut verschieblich auf. Der Raum zwischen den Stimmlippen wird als **Stimmritze (Glottis)** bezeichnet.

Die Kehlkopfmuskulatur verändert die Stellung der Kehlkopfknorpel zueinander und modifiziert so die Spannung der Stimmritze. Dafür sind v. a. die intrinsischen Kehlkopfmuskeln verantwortlich. Extrinsische Muskeln verändern die Spannung der Stimmlippen zwar auch, allerdings tun sie dies, indem sie die Stellung des Schildknorpels verändern (→ **Abb. 3.50a**).

Beim normalen Atmen werden die Stimmlippen durch den M. cricoarytenoideus posterior (Postikus) auseinandergezogen (→ **Abb. 3.50b**). Die anderen intrinsischen Muskeln spannen die Stimmlippen und modulieren so die Frequenz der gebildeten Töne.

Bei der Kehlkopfmuskulatur handelt es sich um quergestreifte Muskulatur, die durch den **N. vagus** motorisch innerviert wird. Der M. cricothyroideus wird durch den **R. externus** versorgt, der **N. laryngeus recurrens** innerviert die gesamte innere Kehlkopfmuskulatur.

Phonation

Die Phonation (Stimmbildung) beginnt mit der Exspiration. Während bei der normalen Exspiration die Stimmritze geöffnet bleibt (→ **Abb. 3.50b**), wird zur Phonation die Glottis durch die Mm. arytenoidei, die Mm. cricoarytenoidei laterales und die Mm. thyreoarytenoidei laterales bis zum fast vollständigen Verschluss verengt (→ **Abb. 3.50c**). Durch Exspiration wird ein subglottischer Druck auf die geschlossene Stimmritze erzeugt, der auf zwischen 500 und 1.500 Pa ansteigt, bis sich die Stimmritze öffnet und Luft hindurchströmen lässt. Da die Stimmritze die engste Stelle darstellt, ist hier die Strömungsgeschwindigkeit am höchsten. Dies erzeugt einen Unterdruck, der die Stimmritzen wieder zusammendrückt. Dadurch steigt der Exspirationsdruck wieder an und führt zur erneuten Öffnung der Stimmritzen. Die Folge ist ein repetitives Öffnen und Schließen der Stimmritzen, das eine periodische Schwingung erzeugt und so eine Schallwelle generiert. Die Frequenz der Schallwelle lässt sich durch Änderung der Spannung der Stimmlippen modifizieren.

Artikulation

Die durch die Phonation erzeugten Klänge werden im Mund-, Rachen- und Nasenraum moduliert. Im Hohlraum von Mund, Nase und Rachen (sog. Ansatzrohr) bilden sich stehende Wellen aus. Eine stehende Welle hat nicht nur die Grundfrequenz, sondern eine Reihe von **Obertönen** (Frequenzen, die ein Vielfaches der Grundfrequenz sind). Im Ansatzrohr entsteht dadurch ein Resonanzprozess, der bestimmte Obertöne verstärkt und andere abschwächt. Dadurch verändert sich die Klangfarbe. Durch Bewegung von **Zunge, Wangen** und **Rachenwand** werden die Form und damit die Resonanzeigenschaften des Ansatzrohrs verändert.

Vokale und Konsonanten

Sprache besteht aus Vokalen und Konsonanten mit ganz verschiedenen Klangcharakteristika.

Vokale sind **Klänge.** Jeder Vokal besitzt Obertöne in charakteristischen Frequenzbereichen (a: 900 bis 1.100 Hz, u: 300–500 Hz). Die Frequenzen der Obertöne sind unabhängig von der Frequenz des Grundtons, sodass Vokale gleich erkennbar sind, egal ob sie von einer hohen oder tiefen Stimme stammen.

Konsonanten sind dagegen **Geräusche.** Veränderungen des Luftstroms im Ansatzrohr erzeugen turbulente Luftströmungen, die ein nicht-periodisches Frequenzspektrum generieren. Dazu ist keine Phonation notwendig. Man unterscheidet Zischlaute (f, s, sch, z, w), Plosivlaute (d, t, b, p, g, k) und Nasallaute (n, m).

Zentralnervöse Kontrolle

Die Kehlkopfmuskulatur wird durch das **motorische Sprachzentrum (Broca-Region)** im Gyrus praefrontalis kontrolliert. Läsionen in der Broca-Region führen zu einer gestörten Sprachproduktion, die sowohl die gesprochene als auch die geschriebene Sprache betrifft. Die Fähigkeit, eine Melodie zu singen oder einzelne Wörter zu sprechen, bleibt erhalten.

Kehlkopf (halbschematisch).

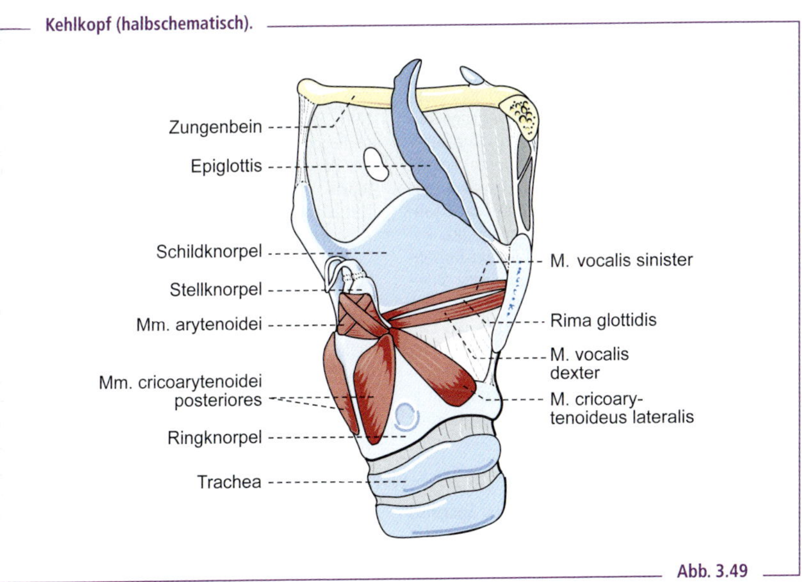

Abb. 3.49

Stimmbandstellung bei verschiedenen Funktionen des Kehlkopfs.

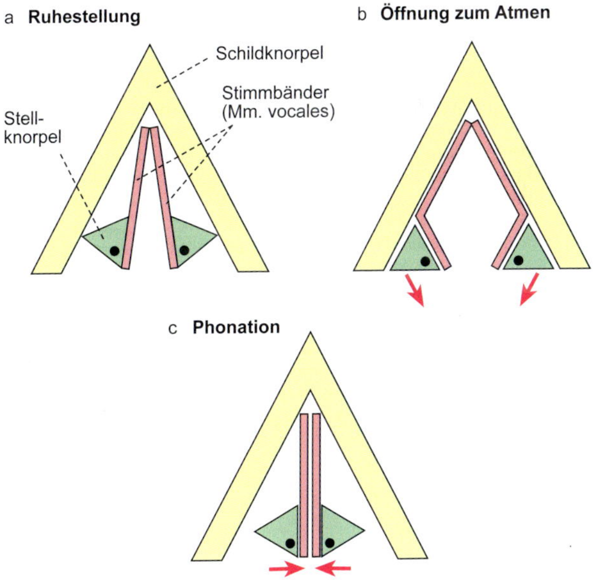

a **Ruhestellung**

Schildknorpel

Stimmbänder (Mm. vocales)

Stell-knorpel

b **Öffnung zum Atmen**

c **Phonation**

Abb. 3.50

3.21 Gleichgewichtssinn (1)

Aufbau des Vestibularorgans

Das Innenohr besteht aus der Kochlea und dem Vestibularorgan, das aufgrund seines verschlungenen Aufbaus auch als **Labyrinth** bezeichnet wird. Eine äußere Knochenschicht, das knöcherne Labyrinth, umgibt ein mit Endolymphe gefülltes Schlauchsystem, das häutige Labyrinth. Es gibt zwei **Makula-** oder **Otolithenorgane (Utriculus** und **Sacculus)** und drei Bogengangsorgane (→ **Abb. 3.51a**). Die drei **Bogengänge** bilden ringförmige Schläuche, die sich an einer Stelle zur **Ampulle** verbreitern. In der Ampulle liegt das Sinnesepithel **(Crista ampullaris),** das zwischen Stützzellen eingebettete Haarzellen trägt (→ **Abb. 3.51c**). An der Mündung der drei Bogengänge befinden sich **Utriculus** und **Sacculus** mit je einem mit Haarzellen besetzten Makulaorgan (→ **Abb. 3.51b**).

Funktion des Vestibularorgans

In den Sinnesepithelien von **Utriculus** und **Sacculus** liegt den Haarzellen eine **Otolithenmembran** auf, in die Calciumcarbonatkristalle von etwa 0,5–10 µm Durchmesser **(Otolithen)** eingelagert sind (→ **Abb. 3.51b**). Otolithen haben eine höhere Dichte als Endolymphe, sodass sich die Otolithenmembran bei **linearen Beschleunigungen** relativ zum Sinnesepithel bewegt, die Zilien der Sinneszellen abscheren und sich das Membranpotenzial der Haarzellen verändert. Eine derartige Erregung der Sinneszellen in Utriculus und Sacculus erfolgt durch die **Erdbeschleunigung** bei Neigung des Kopfs oder bei einer **linearen Beschleunigung des Kopfs,** bei der sich die Otolithenmasse aufgrund ihrer größeren Masse relativ zum Sinnesepithel verschiebt. Die Sinnesepithelien von Utriculus und Sacculus sind so angeordnet, dass bei jeder möglichen **Kopfneigung** und bei jeder möglichen **Beschleunigungsrichtung** ein Teil der Sinneszellen erregt wird.

In den **Ampullae** der Bogengangsorgane liegt eine gallertartige **Cupula,** in die die Haarbündel der Haarzellen hineinragen. Bei einer **Drehbeschleunigung** des Kopfs um eine Achse senkrecht zur Bogengangsebene wird die Cupula ausgelenkt. Dies führt zur Abscherung der Sinneshaare und damit zur Erregung der Haarzellen (→ **Abb. 3.51c**).

Im Gegensatz zur Otolithenmembran hat die Cupula die gleiche Dichte wie die umgebende Endolymphe. Das physikalische Prinzip, das der Funktion des Bogengangsorgans zugrunde liegt, ist die **Trägheit der Endolymphe.** Wird der Bogengang durch eine Winkelbeschleunigung in seiner Bewegung geändert, bleibt die Endolymphe aufgrund ihrer Trägheit zurück und verformt die Cupula.

Signaltransduktion und -kodierung

Vestibuläre Haarzellen sind ähnlich aufgebaut wie kochleäre (→ **Kap. 3.15**). An ihrer basalen Seite bilden sie **glutamaterge Synapsen** mit afferenten Nervenfasern. Die Zellkörper der vestibulären Neurone liegen im **Ganglion vestibulare;** ihre Axone bilden den **vestibulären Anteil des N. vestibulocochlearis.**

Der adäquate Reiz für vestibuläre Haarzellen ist die Abscherung des Haarbündels (→ **Abb. 3.52**). Vestibuläre Haarzellen besitzen im Unterschied zu den kochleären Haarzellen ein **Kinozilium.** Die Abscherung des Haarbündels in Richtung des Kinozilium öffnet die Transduktionskanäle und depolarisiert die Zelle. Es entsteht ein Rezeptorpotenzial, das zur Ausschüttung von Glutamat führt. Als Folge steigt die Frequenz der Aktionspotenziale in der afferenten Nervenfaser an (→ **Abb. 3.52**). Bereits in Ruhestellung sind Transduktionskanäle in vestibulären Haarzellen geöffnet, sodass auch ohne spezifischen Reiz die afferenten Nervenfasern **permanent spontan aktiv** sind. Werden die Haarzellen durch Auslenkung der Stereozilien von ihrem Kinozilium weg bewegt, reduziert sich die **Aktionspotenzialfrequenz** (→ **Abb. 3.52**).

Die **Endolymphe** ist wie in der Kochlea **kaliumreich** und **natriumarm.** Es gibt auch im Gleichgewichtsorgan ein spezialisiertes sekretorisches Epithel, das K^+-Ionen sezerniert. Allerdings ist das **transepitheliale Potenzial** mit nur wenigen mV weit weniger ausgeprägt als das endokochleäre Potenzial der Scala media der Kochlea.

Man kann zwei Extremfälle der Sinneswahrnehmung durch die Bogengangorgane unterscheiden: Bei **kurz anhaltenden Winkelbeschleunigungen** wird die Cupula ausgelenkt und kehrt nach Ende der Beschleunigung wieder in ihre Ausgangsposition zurück. Bei einer **längeren Rotationsbewegung** geht die Cupula nach Erreichen einer konstanten Winkelgeschwindigkeit wieder in ihre Ausgangsstellung zurück (→ **Abb. 3.53**). Beim Abbremsen wird die Cupula aufgrund desselben Prinzips wieder abgelenkt. Die Impulsfrequenz der Bogengangafferenz erhöht sich zunächst durch die Drehbeschleunigung. Während der konstanten Rotation geht sie dann auf einen Minimalwert zurück. Das Abbremsen führt zu einer vorübergehenden Inhibition der Nervenerregung. Diese Inhibition ist ein ähnliches Signal wie bei einer Beschleunigung in Gegenrichtung und wird vom Gehirn als eine solche Rotation interpretiert.

Aufbau von häutigem Labyrinth (a), Makulaorgan (b) und Cupula (c).

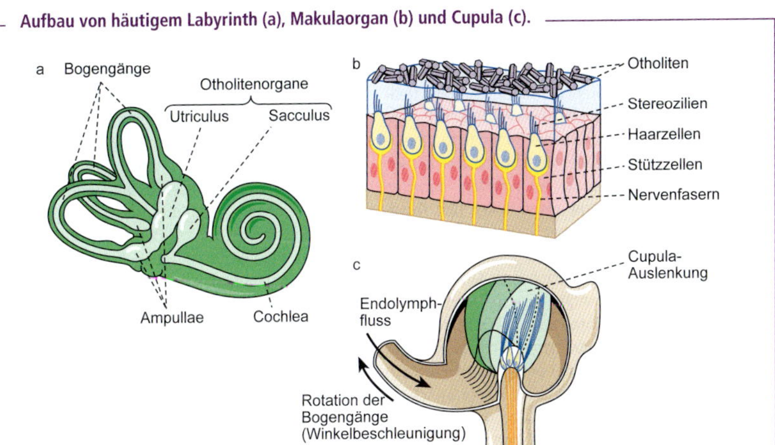

Abb. 3.51

Transduktion im Vestibularorgan.

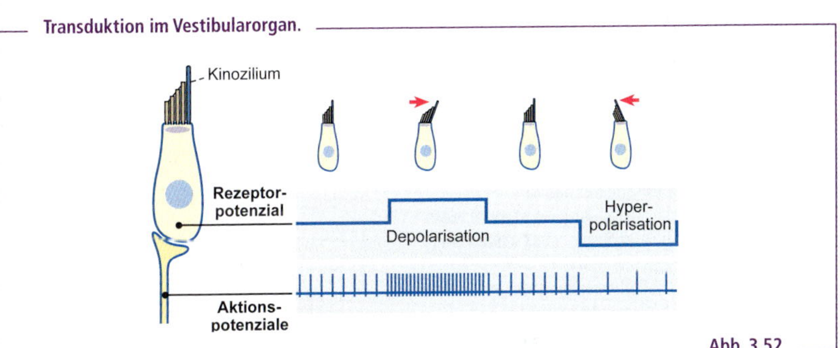

Abb. 3.52

Erregungsablauf in den Bogengangafferenzen bei anhaltender Rotation nach rechts.

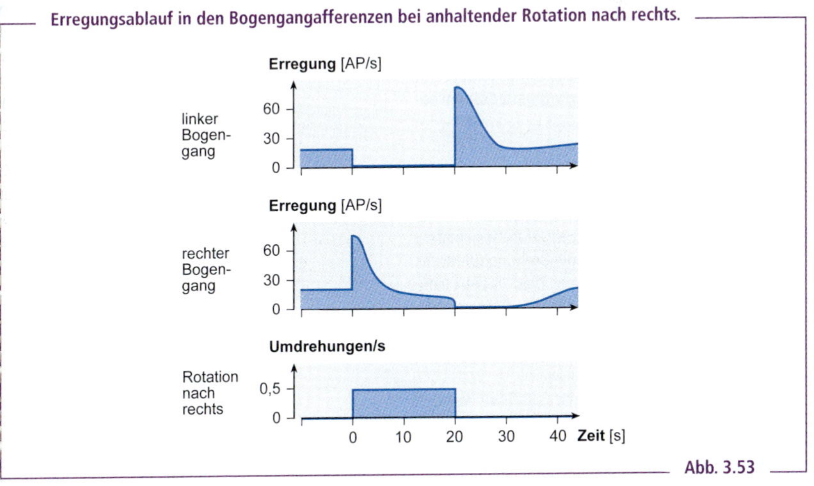

Abb. 3.53

3.22 Gleichgewichtssinn (2)

Zentrale vestibuläre Verschaltung

Die Axone des Vestibularnervs projizieren in die **ipsilateralen Vestibulariskerne** (→ **Abb. 3.54**). Jede Nervenfaser der Makula- und der Bogengangafferenzen wird auf verschiedene **Vestibulariskerne** verschaltet. Die Vestibulariskerne erhalten daneben auch sensorische Eingänge aus visuellen und somatosensorischen Zentren sowie aus dem Kleinhirn (→ **Abb. 3.54**, → **Kap. 5.7**). Sie fungieren damit als **Integrationskerne** für verschiedene Sinneseindrücke. Die Neurone der Vestibulariskerne projizieren zu den Kernen des **N. oculomotorius,** des **N. cochlearis** und des **N. abducens.** Absteigende Bahnen ziehen durch den **Tractus vestibulospinalis** und **reticulospinalis** zur **Medulla** und zum **Rückenmark.**
Alle Vestibulariskerne projizieren über Moosfasern in das Vestibulozerebellum, das aus Nodulus, Flocculus, Paraflocculus und Uvula besteht (→ **Kap. 5.7**). Außerdem gibt es aufsteigende Bahnen über den Thalamus in den Kortex. Jeder Vestibulariskern projiziert dabei auf andere ipsilaterale sowie auf kontralaterale Vestibulariskerne.

Reflexe

Statische und statokinetische Reflexe

Das zentrale vestibuläre System ist Schaltstelle für verschiedene Reflexe, die das Gleichgewicht des Körpers erhalten. Man unterscheidet dabei:

- **Stehreflexe,** die die Muskulatur so steuern, dass eine Körperhaltung zuverlässig eingehalten werden kann
- **Stellreflexe** zur Wiederherstellung der normalen Körperstellung nach Abweichungen
- **statokinetische Reflexe,** die durch Bewegung ausgelöst werden und den Erhalt des Gleichgewichts bei Bewegung gewährleisten.

Die Rezeptorgebiete für statische und statokinetische Reflexe liegen im Gleichgewichtsorgan, in den Muskelspindeln (→ **Kap. 5.4**) der Nackenmuskulatur und dem optischen System. Das zentrale Integrationsgebiet liegt in der Formatio reticularis.

Vestibulookuläre Reflexe

Als vestibulookulären Reflex bezeichnet man die kompensatorische Bewegung der Augäpfel bei Bewegung des Kopfs, die dazu beiträgt, das Gesichtsfeld konstant zu halten. Dabei wird die Drehung des Kopfs über die Bogengänge detektiert. Dies initiiert eine unbewusste entgegengesetzte Rotation des Auges. Man unterscheidet:

- rotationsvestibulookuläre Reflexe: kompensieren Rotationsbewegungen des Kopfs
- translatorische vestibulookuläre Reflexe: werden durch lineare Bewegungen ausgelöst
- vertikale vestibulookuläre Reflexe: halten die Augenstellung bei Nickbewegungen konstant.

Nystagmus

Der maximale Drehwinkel einer Rotation des Auge beträgt etwa 20°. Bei jeder darüber hinausgehende Augenbewegung muss eine schnelle Augenrückhol bewegung in die Mittelposition erfolgen. Daraus er gibt sich ein **Zickzackmuster** aus langsamen Augen bewegungen in Richtung gegen die Kopfdrehung un schnellen Rückholphasen in Richtung der Kopfdre hung, der sog. Nystagmus. Die Richtung der schnel len Phase, die der Drehrichtung des Kopfes entspricht gibt auch die Richtung des Nystagmus an.
Eine Kopfdrehung in eine Richtung erhöht die Impuls frequenz des vestibulären Nervs der gleichen Seite während die Gegenseite inhibiert wird. Reflektorisc kontrahieren die Mm. recti laterales der der Drehung entgegengesetzten Seite. Das verursacht eine Dre hung des Augapfels in die Gegenrichtung. Eine spie gelbildliche Verschaltung der horizontalen Bogen gangafferenzen der anderen Seite verringert di Muskelaktivität auf der Seite der Drehrichtung.

Klinik

Morbus Menière ist durch anfallsweise einsetzenden Drehschwindel, einseitigen Tinnitus (Ohr- und Kopfgeräusche) und Hörminderung charakterisiert. Die Ursache für diese Symptomatik ist eine gestörte Endolymphresorption. Es kommt zu einem chronischen Endolymphprolaps. Im Anfall führt dieser Prolaps zu einer vorübergehenden Öffnung der Zell-Zell-Kontakte des den Endolymphraum auskleidenden Epithels, sodass sich Endo- und Perilymphe vermischen. Die Folge ist ein Anstieg der Kaliumkonzentration in den Perilymphräumen. Die Haarzellen depolarisieren, und afferente Neurone im N. vestibulocochlearis werden reizunabhängig aktiviert.

Zentralnervöse Verschaltung vestibulärer Signale.

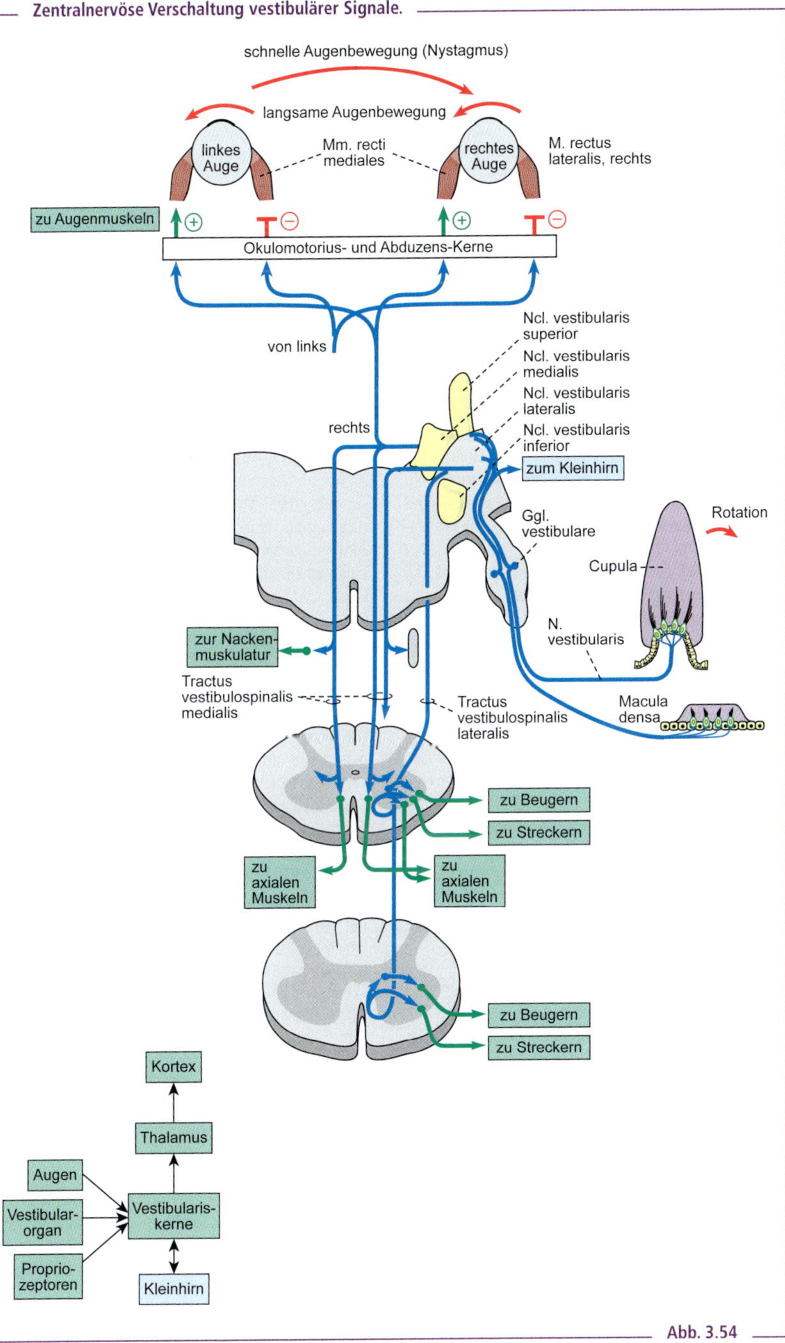

Abb. 3.54

3.23 Geruchssinn

Der Geruchssinn nimmt **Duftstoffe** wahr – leicht flüchtige Substanzen, die meist **fettlöslich** und daher membrangängig sind. Die Geruchsschwellen für einzelne Duftstoffe können sehr unterschiedlich sein: **Schwefelwasserstoff,** der den Geruch nach **faulen Eiern** verursacht, wird schon bei einer Konzentration von 10^7 Molekülen pro mL Luft wahrgenommen, dies entspricht einigen wenigen Duftmolekülen pro Sinneszelle. Im Gegensatz dazu wird **Geraniol,** der Duftstoff von **Rosenöl,** erst bei einer Konzentration von 10^{14} Molekülen pro mL Luft wahrgenommen. Der Geruchssinn trägt auch zur **Geschmackswahrnehmung** bei.

Aufbau des Geruchsorgans

Die Nase ist für die Geruchswahrnehmung verantwortlich (→ **Abb. 3.55a**). Die **Nasenhöhle** wird durch die **Nasenscheidewand** in zwei Hohlräume unterteilt und steht mit dem oberen Rachenraum in Verbindung. Auf jeder Seite der Nasenscheidewand gibt es drei **Nasenmuscheln (Conchae),** die die Nasenhöhle in drei **Nasengänge** teilen.

Die Nasenhöhle ist mit Schleimhaut ausgekleidet. Die **Regio respiratoria** weist ein Flimmerepithel auf, das der Erwärmung, Anfeuchtung und Reinigung der Atemluft dient. Die eigentliche Riechschleimhaut, die **Regio olfactoria,** befindet sich in den oberen Nasenmuscheln, der Nasenkuppel und Teilen des Septums. Sie macht nur einen kleinen Anteil der Nasenschleimhaut aus, daher erreichen normalerweise < 10 % der eingeatmeten Duftstoffe die Riechschleimhaut. Schnelle Atembewegungen (Schnüffeln) erhöhen diesen Anteil.

Aufbau der Riechschleimhaut

Die Riechschleimhaut ist ein mehrschichtiges Epithel mit **olfaktorischen sensorischen Neuronen (Geruchszellen), Stützzellen** und **Basalzellen** (→ **Abb. 3.55b**). Geruchszellen sind **primäre Sinneszellen.** Sie generieren Aktionspotenziale, die über ein ableitendes Axon weitergeleitet werden. Jede Geruchssinneszelle besitzt am **apikalen Pol** einen einzelnen Dendriten, der zur Oberfläche des Epithels zieht und dort ein verdicktes **Riechknöpfchen** bildet. Aus diesem ragen 5–10 Zilien heraus, die auf der Epitheloberfläche miteinander verwoben sind. Die Oberfläche ist von Schleim bedeckt, der Proteine enthält, die Duftstoffe binden und damit die Sensitivität der Riechwahrnehmung erhöhen. Die ableitenden Axone bündeln sich zum **Nervus olfactorius** (I. Hirnnerv).

Transduktion und Transformation

Der Transduktionsprozess beginnt mit der Bindung des Duftstoffs an einen Rezeptor (→ **Abb. 3.56**). Es gibt sehr viele (≈ 350) verschiedene Geruchsrezeptoren. Nach Bindung des Duftstoffs kommt es zur G-Protein-getriggerten Aktivierung der **Adenylatcyclase** und zur Steigerung der **cAMP**-Konzentration. cAMP bindet an einen speziellen Ionenkanal, was zur Öffnung dieses Kanals führt. Diese unselektiven Kationenkanäle werden nicht nur durch cAMP, sondern auch durch **cGMP** aktiviert (ähnlich den cGMP-Kanälen im visuellen System, → **Kap. 3.9**). Das Öffnen dieser Kanäle führt zum Natriumeinstrom und zur **Depolarisation** der Zelle. Dadurch entsteht ein **Rezeptorpotenzial,** das in etwa der Duftstoffkonzentration entspricht. Depolarisiert die Zelle über ein bestimmtes Schwellenpotenzial hinaus, werden Aktionspotenziale gebildet, die über die Axone zum Bulbus olfactorius weitergeleitet werden (→ **Abb. 3.56**). Es gibt verschiedene Verstärkungsprozesse in der Geruchswahrnehmung. Da die aktivierte Adenylatcyclase viele cAMP-Moleküle produzieren kann, führt die Aktivierung eines einzelnen Geruchsrezeptors zur Aktivierung vieler cAMP-Kanäle. In den sensorischen Zilien ist die intrazelluläre Chloridkonzentration sehr hoch. cAMP-Kanäle erlauben den Durchtritt von Ca^{2+}, dieses Ca^{2+} führt zum Ausstrom von Cl^- über den Ca^{2+}-aktivierte Cl^--Kanäle und verstärkt so die Depolarisation der Zelle (→ **Abb. 3.56**).

Aufbau der Riechbahn

Die Axone der Geruchssinneszellen verlaufen als **Fila olfactoria** durch die Siebplatte (Lamina cribrosa), vereinigen sich zum N. olfactorius und enden im Bulbus olfactorius (→ **Abb. 3.55b**). Hier finden sich sog. **Glomeruli,** in denen die Axone des Riechepithels Synapsen mit zwei verschiedenen Typen von Neuronen, den **Mitralzellen** und den **Büschelzellen** (oder Pinselzellen), bilden. Mehr als 1.000 Geruchszellen, die alle den gleichen Duftstoffrezeptor aufweisen, sind konvergent auf eine Mitralzelle verschaltet **(chemotope Signalprojektion).**

Die Axone von Mitral- und Büschelzellen verlassen den Bulbus als Tractus olfactorius und projizieren in fünf Gehirnabschnitte (→ **Abb. 3.57**):

- Nucleus olfactorius anterior, der über die vordere Kommissur zum kontralateralen Bulbus läuft
- entorhinaler Kortex, von wo Informationen zum Hippocampus weitergeleitet werden
- piriformer Kortex, wo die Duftdiskrimination stattfindet
- Kortexgebiete über die Amygdala und von dort zum Hypothalamus und zum Tegmentum, wo emotionale Komponenten verarbeitet werden
- Tuberculum olfactorium und von dort zu Thalamus und zum orbitofrontalen Kortex.

Anatomie der Nase.

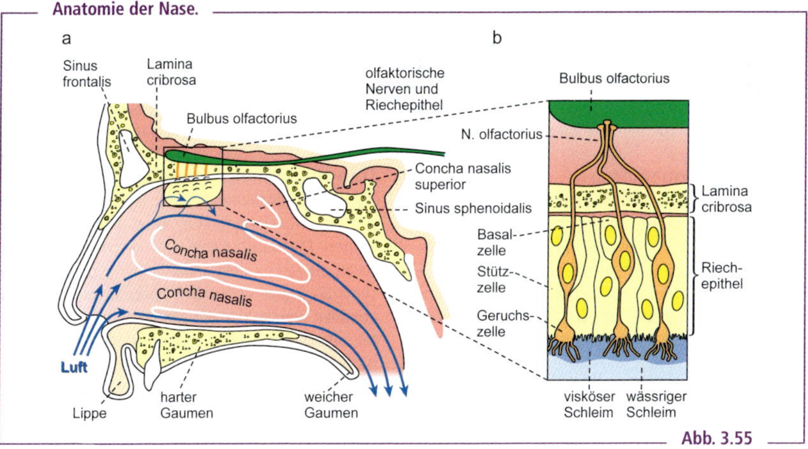

Abb. 3.55

Molekulare Vorgänge in einem Zilium bei der Transformation.

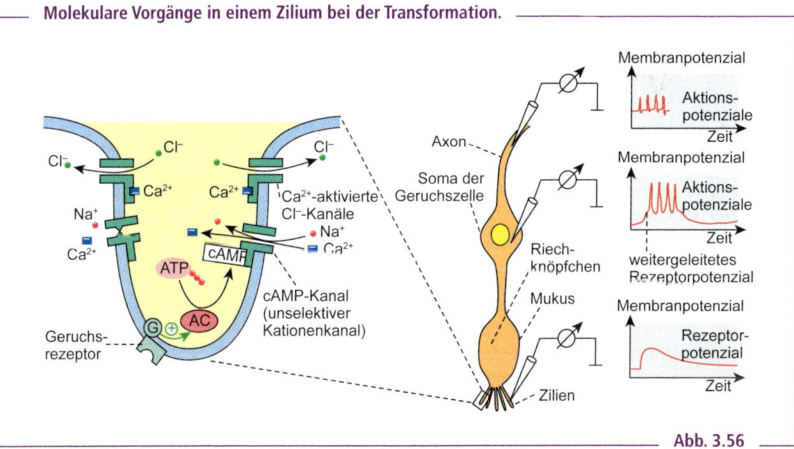

Abb. 3.56

Zentralnervöse Verschaltung olfaktorischer Signale.

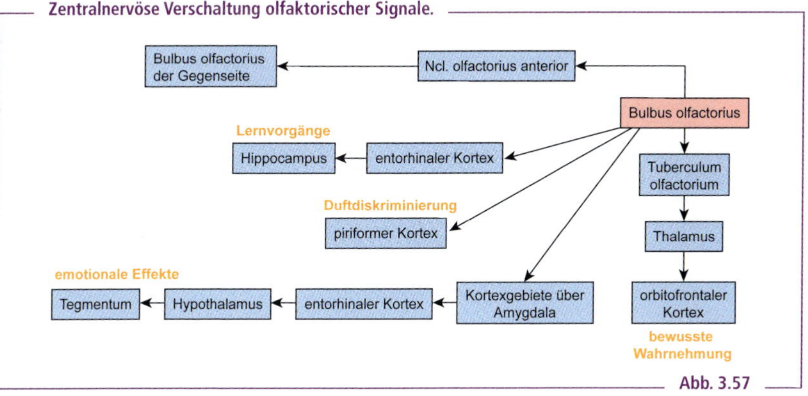

Abb. 3.57

3.24 Geschmackssinn (1)

Der Geschmacksinn prüft die Bekömmlichkeit der Nahrung und steuert reflektorische Vorgänge im oberen Gastrointestinaltrakt (Speichelsekretion, Magensaftsekretion, Würgereflex, → **Kap. 14**).

Geschmacksqualitäten

Fünf Geschmacksqualitäten können unterschieden werden: **süß, sauer, salzig, bitter** und **umami** (Fleischgeschmack). Während die Geschmackswahrnehmungen süß und umami mit einer positiven Empfindung verbunden sind, wirken bitter, salzig und sauer als Warnsignale. Die Empfindlichkeit für Geschmacksstoffe lässt sich durch zwei Schwellenwerte beschreiben:

- die **Entdeckungsschwelle,** bei der ein Stoff zwar geschmeckt, aber noch nicht identifiziert werden kann
- die **Erkennungsschwelle,** ab der der Geschmack identifiziert wird (→ **Tab. 3.5**).

Die beiden Schwellen sind für Bitterstoffe am niedrigsten. Dies ist physiologisch sinnvoll, da Giftstoffe oft mit einem Bittergeschmack assoziiert sind. Alle Geschmacksempfindungen adaptieren im Sekunden- bis Minutenbereich.

Aufbau der Geschmacksorgane

Geschmackszellen sind umgewandelte Epithelzellen. Sie besitzen kein ableitendes Axon **(sekundäre Sinneszellen),** sondern bilden Synapsen mit afferenten Nervenfasern vom III(Aδ)- oder IV(C)-Typ.

Die **Geschmacksknospe** besteht aus **Geschmackszellen, Stützzellen** und **teilungsfähigen Basalzellen** an der Basis der Geschmacksknospe (→ **Abb. 3.58**). Die Basalzellen erlauben eine andauernde Regeneration der Geschmackszellen, die nur eine kurze Lebensdauer von 7–10 Tagen haben. Am apikalen Pol der Geschmacksknospe bildet sich eine Vertiefung aus, die **Geschmackspore.** Hier treten die im Speichel gelösten Geschmacksstoffe in Kontakt mit den spezifischen Sinneszellen. An ihrer apikalen Seite weist jede Geschmackszelle bis zu 50 1–2 µm lange Mikrovilli auf, in denen sich die Rezeptormoleküle für die Geschmacksstoffe befinden.

Mehrere Geschmacksknospen bilden eine **Geschmackspapille.** Es gibt drei verschiedene Formen von Geschmackspapillen: Papillae vallatae (Wallpapillen), Papillae foliatae (Blätterpapille) und Papillae fungiformes (Pilzpapillen, → **Abb. 3.58**). Geschmackspapillen unterscheiden sich in ihrer Zahl, in der Anzahl ihrer Geschmacksknospen und in ihrem anatomischen Aufbau.

Jede Geschmacksqualität kann prinzipiell an jedem Ort der Zunge wahrgenommen werden, doch ist die Sensitivität in unterschiedlichen Bereichen der Zunge verschieden ausgeprägt (→ **Abb. 3.59**). Vier Hirnnerven versorgen die Geschmackszellen mit afferenten Nervenfasern (V, VII, IX und X, s.u.).

Transduktion und Transformation

Die Signaltransduktion findet in der Geschmackszelle statt, die Transformation in einem nachgeschalteten Neuron. Die Transduktion läuft in den Geschmackszellen ab wie in allen anderen Sinneszellen: Ein bestimmtes Signal wird durch Rezeptorzellen wahrgenommen und dann in ein elektrisches Signal (Rezeptorpotenzial) umgewandelt. Die Signaltransduktion ist für die unterschiedlichen Geschmacksqualitäten verschieden (→ **Kap. 3.25**).

Zentrale Verschaltung

Die Transformation des Geschmacksreizes erfolgt in den Neuronen der Hirnnerven V (N. trigeminus), VII (N. facialis), IX (N. glossopharyngeus) und X (N. vagus, → **Abb. 3.59**). Diese Geschmacksnerven enden im **Nucleus tractus solitarii** im Hirnstamm. Sie werden dort auf das 2. Neuron der afferenten Bahnen umgeschaltet, deren Axone im **Lemniscus medialis** weiterlaufen und sich dann aufteilen. Ein Teil der Fasern projiziert gemeinsam mit Fasern des olfaktorischen Systems (→ **Kap. 3.23**) zum **Hypothalamus** und zu den **Amygdala** im **limbischen System.** Man nimmt an, dass diese Projektion die Grundlage für die emotionale Komponente der Geschmacks- und Geruchswahrnehmung ist.

Die Fasern für die bewusste Geschmackswahrnehmung ziehen zum **Nucleus ventrobasalis** des Thalamus, wo sie auf das 3. Neuron umgeschaltet werden, das zur Großhirnrinde projiziert. Sie enden in den primären Geschmacksfeldern im unteren **Gyrus postcentralis,** ganz in der Nähe der **somatosensorischen Felder** der Mundhöhle, im **Operculum** und in der **Insel.** Es gibt auch sekundäre Geschmacksfelder im **orbitofrontalen Kortex.**

Einige Fasern ziehen außerdem zum **vegetativen Vaguskern,** wo sie einen Teil der **Verdauungsreflexbahn** bilden.

Geschmackspapillen und Geschmacksknospe.

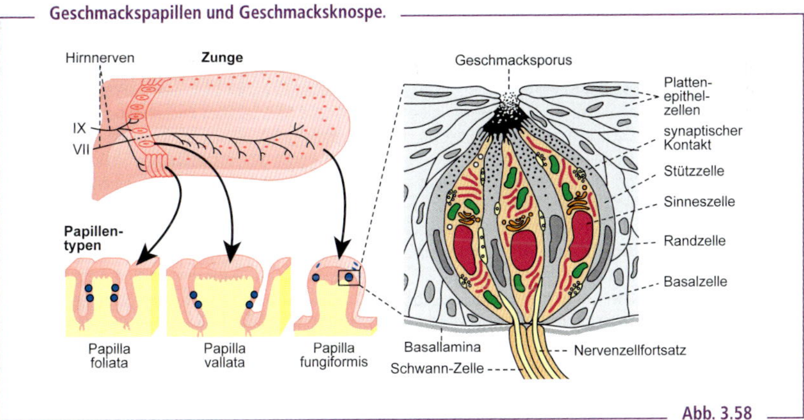

Abb. 3.58

Zentralnervöse Weiterleitung der Geschmackswahrnehmung.

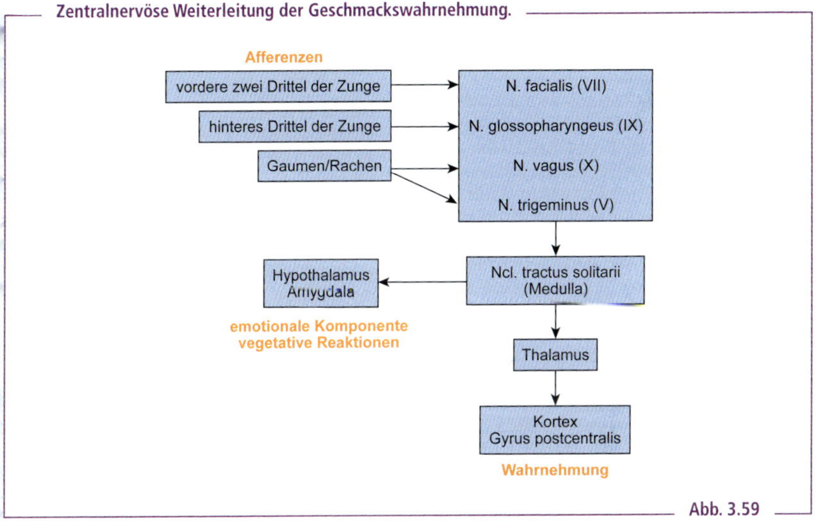

Abb. 3.59

Tab. 3.5: Geschmacksqualitäten und Empfindlichkeitsunterschiede

Qualität	Substanz	Schwellenkonzentration
bitter	Chininsulfat Nicotin	0,008 µmol/L 0,016 µmol/L
sauer	Salzsäure Zitronensäure	0, 9 µmol/L 2,3 µmol/L
süß	Saccharose Glucose Saccharin	10 µmol/L 80 µmol/L 0,023 µmol/L
salzig	NaCl $CaCl_2$	10 µmol/L 10 µmol/L

3.25 Geschmackssinn (2)

Transduktion von Geschmacksreizen

Für die **Wahrnehmung salzig** ist ein epithelialer Natriumkanal (ENaC) verantwortlich, der auch für die Natriumresorption im Gastrointestinaltrakt und im Nephron zuständig ist. Dieser Kanal vermittelt einen passiven Natriumeinstrom in die Sinneszelle. Steigt die Natriumkonzentration im Speichel, strömt auch vermehrt Natrium durch diesen Kanal und die Sinneszelle depolarisiert (→ **Abb. 3.60**, → **Abb. 3.61**). Der epitheliale Natriumkanal ist nicht absolut selektiv, er lässt neben Na^+ auch andere Ionen passieren. Das ist die Ursache dafür, dass verschiedene Ionen als salzig wahrgenommen werden können. So wird beispielsweise Ammoniumchlorid (NH_4Cl) bei gleicher Konzentration als salziger wahrgenommen als Kochsalz.

Eine hohe Protonenkonzentration erzeugt die **Wahrnehmung sauer** (→ **Abb. 3.60**, → **Abb. 3.61**). Zwei Mechanismen sind dabei wichtig:

- Bestimmte K^+-Kanäle werden durch H^+ blockiert, dadurch sinkt die relative Kaliumpermeabilität der Zelle und sie depolarisiert.
- Ein unselektiver Kationenkanal wird durch Protonen aktiviert. Deshalb führt ein H^+-Anstieg zum Na^+-Einstrom und zur Depolarisation der Zelle. Dieser Kanal wird auch durch das Membranpotenzial und cAMP/cGMP reguliert und ist für die Erregungsbildung im Herzen verantwortlich **(Schrittmacherkanal).**

Bei der **Wahrnehmung der anderen Geschmacksqualitäten** spielen definierte Bindungen von chemischen Substanzen an bestimmte Rezeptoren eine Rolle (→ **Abb. 3.61**). Es gibt zwei Genfamilien von Geschmacksrezeptoren. Die Familie der T1-Rezeptoren umfasst nur drei Gene (T1R1 bis T1R3), dagegen sind in der T2-Rezeptorfamilie mehr als 20 Gene bekannt. Zwei Untereinheiten bilden einen Rezeptor. Ein Rezeptor, der aus einem T1R2- und einem T1R3-Rezeptor besteht (T1R2-T1R3-Dimer) wird von Süßstoffen und von **süß** schmeckenden Zuckern aktiviert, während das T1R1-T1R3-Dimer durch die Bindung einer Vielzahl von Aminosäuren aktiviert wird. Der Rezeptor ist am sensitivsten für Glutaminsäuren und damit für den **Umami-Geschmack** verantwortlich. **Bitterstoffe** werden durch T2-Rezeptoren wahrgenommen. Die große Anzahl von Genen innerhalb der T2-Rezeptoren-Familie zeigt die evolutionäre Wichtigkeit des Bittergeschmacks. Die Vielfalt von Bitterrezeptoren erlaubt es, eine große Anzahl der chemisch sehr unterschiedlich aufgebauten Bitterstoffe wahrzunehmen. Man nimmt an, dass eine Geschmackszelle mehrere oder sogar alle T2-Rezeptorgene exprimieren kann.

Nach Bindung von Zuckern oder künstlichen Süßstoffen kommt es zu einer Aktivierung der Adenylatcyclase, die Erhöhung der intrazellulären cAMP-Konzentration aktiviert die Proteinkinase, die K^+-Kanäle phosphoryliert. Phosphorylierte K^+-Kanäle schließen, was zur Depolarisation der Zelle führt. Die **T1-T2-Rezeptoren** sind G-Protein-gekoppelte Rezeptormoleküle. Nach Bindung des Geschmacksstoffs an einen spezifischen Rezeptor läuft eine G-Protein-gekoppelte Kaskade ab, die über Phospholipase C (PLC) die IP_3-Konzentration erhöht. Die Folge ist die Feisetzung von Ca^{2+}-Ionen aus intrazellulären Speichern. Die initiale Ca^{2+}-Freisetzung aktiviert einen Ca^{2+}-Kanal **(TRPM5)** in der oberflächlichen Zellmembran, der zur Familie der **TRP-Kanäle** gehört (→ **Kap. 3.4**) und die Zelle depolarisiert (→ **Abb. 3.61**).

Geschmackszellen reagieren meist auf mehrere Geschmacksqualitäten (→ **Abb. 3.61**). Jede Geschmackszelle hat eine spezifische Rangfolge der Sensitivität für die wahrgenommenen Geschmacksqualitäten. So gibt es beispielsweise Zellen, die stark auf sauer und weniger stark auf salzig oder süß reagieren. Das Gehirn kann durch den Vergleich von **Erregungsprofilen** verschiedener ableitender Fasern die Konzentration von Geschmacksstoffen aus generalisierten Geschmackszellantworten extrahieren.

Klinik

Man unterscheidet bei den Geschmacksstörungen **Hypogeusien** mit verminderter Geschmackswahrnehmung, **Ageusien,** bei denen die Wahrnehmung aller Geschmacksqualitäten verloren ist, und **Dysgeusien** mit unangenehmen Geschmacksempfindungen ohne adäquaten Reiz.

Die häufigsten Ursachen für Ageusien sind Erkrankungen im Hals-, Nasen- und Ohrenbereich durch Unfälle, Operationen oder Tumoren. Geschmacksstörungen treten auch bei Tumoren im inneren Gehörgang oder im Kleinhirnbrückenwinkel auf. Manche Pharmaka oder Drogen wie Kokain, Penicillin und L-Dopa können ebenfalls die Geschmacksempfindung beeinträchtigen.

Adaptation und Habituation

Das andauernde Vorhandensein bestimmter Geschmacksstoffe reduziert die Geschmacksintensität und erhöht die Schwellenkonzentrationen. Dies kommt durch Adaptation der Geschmackswahrnehmung auf der Ebene der Sinneszelle zustande. Außerdem kann das ZNS langfristig die Geschmackswahrnehmung anpassen (Habituation). Der Zeitverlauf der Adaptation und der Habituation hängt von der Geschmacksqualität und von der Konzentration des Geschmacksstoffs ab. Nach Adaptation kann es bei Bitterstoffen bis zu Stunden dauern, bis die ursprüngliche Empfindlichkeit wiederhergestellt ist.

Aktionspotenzialfolgen bei verschiedenen Geschmacksreizen.

NaCl (salzig)
Sucrose (süß)
HCl (sauer)
Quinine (bitter)
Saccharin (süß)

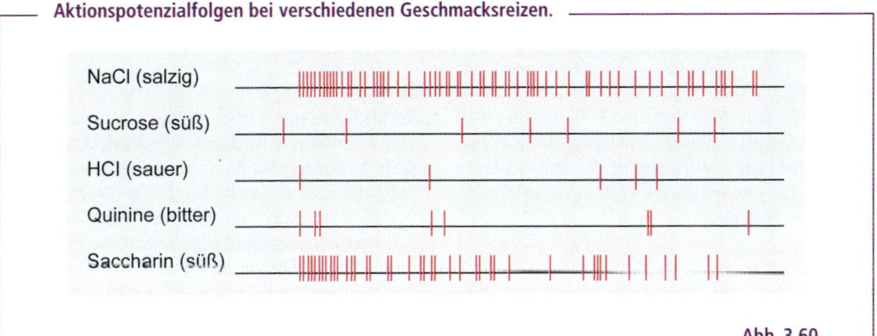

Abb. 3.60

Impulsbildung einer Geschmacksfaser nach Applikation verschiedener Substanzen.

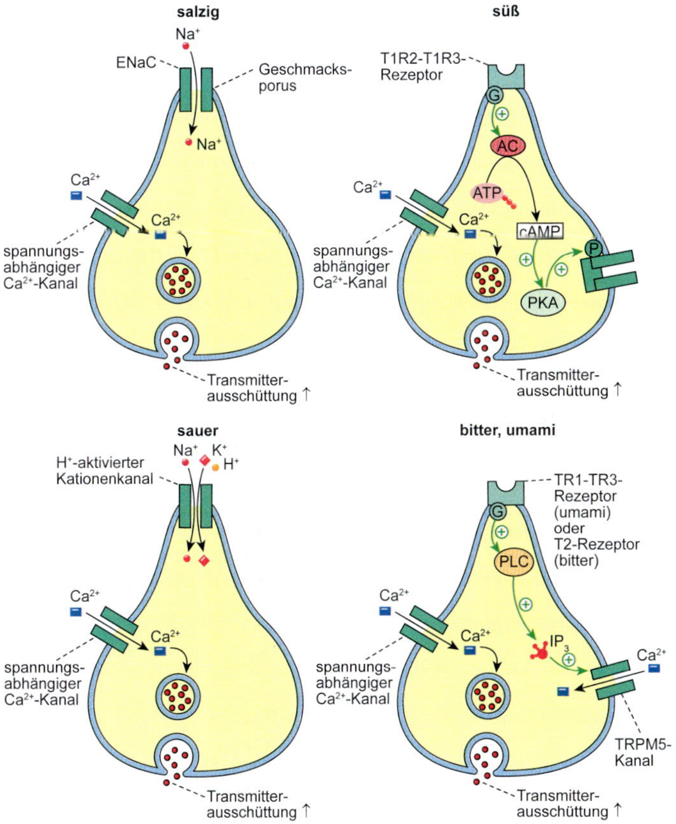

salzig
Na⁺
ENaC
Geschmacks-
porus
Na⁺
Ca²⁺
Ca²⁺
spannungs-
abhängiger
Ca²⁺-Kanal
Transmitter-
ausschüttung ↑
süß
T1R2-T1R3-
Rezeptor
G
AC
ATP
cAMP
P
PKA
Ca²⁺
Ca²⁺
spannungs-
abhängiger
Ca²⁺-Kanal
Transmitter-
ausschüttung ↑
sauer
H⁺-aktivierter
Kationenkanal
Na⁺ K⁺ H⁺
Ca²⁺
Ca²⁺
spannungs-
abhängiger
Ca²⁺-Kanal
Transmitter-
ausschüttung ↑
bitter, umami
TR1-TR3-
Rezeptor
(umami)
oder
T2-Rezeptor
(bitter)
G
PLC
IP3
Ca²⁺
Ca²⁺
Ca²⁺
spannungs-
abhängiger
Ca²⁺-Kanal
TRPM5-
Kanal
Transmitter-
ausschüttung ↑

Abb. 3.61

4 Muskel

Kasuistik

Nur wenige Tage nach seinem 17. Geburtstag wird Markus A. wegen starker Atembeschwerden ins Krankenhaus gebracht. Der Patient ist den behandelnden Ärzten seit Jahren wegen einer erblichen Skelettmuskelerkrankung bekannt.

Patientendaten

- Allgemeine Daten: Alter: 17 Jahre, Größe: 1,68 m, Gewicht: 57 kg
- Status bei stationärer Aufnahme: geschwächter Allgemeinzustand, Atemfrequenz 29/min, Herzfrequenz 108/min, Temperatur oral 39 °C, Blutdruck 142/78 mmHg
- körperliche Untersuchung: Perkussion und Auskultation deuten auf beidseitige Lungeninfiltration, rasselnde Atemgeräusche, Herztöne und Darmgeräusche sind unauffällig. Der Auswurf beim Abhusten ist grün.
- muskuloskelettales System: skoliotische Deformierung (seitliche Verkrümmung) der Wirbelsäule beim aufrechten Sitzen; Atrophie (Muskelschwund) der oberen Brust-, Schulter- und Oberschenkelmuskulatur, Wadenmuskeln hypertrophiert (verdickt). Durch Kontrakturen (Dauerkontraktionen der Muskeln) kann Markus die Ellenbogen nur noch bis zu einem Winkel von 80° ausstrecken. Im Bizeps und Trizeps ist beidseitig die Muskelkraft erniedrigt (1 auf einer Skala von 0 bis 5; 5 = normal). Der Patient kann keinen seiner Oberschenkel beugen oder strecken. Die Muskeldehnungsreflexe (→ Kap. 5) sind abgeschwächt.

Anamnese

Obwohl Markus bis zum Ende seines 1. Lebensjahres die üblichen Meilensteine der motorischen Entwicklung erreicht hatte, wie den Kopf aufrecht halten, vom Rücken auf den Bauch drehen, sitzen und sogar ab und zu stehen, begann er erst viel später als normal – im 18. Lebensmonat – zu laufen. Mit 2 Jahren entwickelte er eine Haltungsschwäche (Hohlkreuz beim Stehen) und bald darauf weitere Haltungs- und Bewegungsstörungen, die auf eine progressive Muskelschwäche v. a. der Becken- und Beinmuskulatur hindeuteten. Mit 8 Jahren benötigte er orthopädische Armstützen zum Gehen und seit Beginn seines 2. Lebensjahrzehnts konnte er sich nur noch im Rollstuhl fortbewegen. Mit Beginn der Teenagerzeit fiel es Markus immer schwerer, seine Arme und Hände für tägliche Bewegungsabläufe wie essen, schreiben oder Computertasten drücken einzusetzen. Er hat eine gesunde 13-jährige Schwester. In der näheren und ferneren Verwandtschaft sind keine Muskel- oder Skeletterkrankungen bekannt.

Diagnose

Bei Markus A. wurde schon im Alter von drei Jahren die Verdachtsdiagnose **Duchenne-Muskeldystrophie** gestellt; ausschlaggebend war neben der Anamnese die auf 20.000 U/L, also weit über das 10-Fache der Norm (< 180 U/L), erhöhte Kreatinkinase. Dabei handelt es sich um ein muskelspezifisches Enzym, das die Reaktion von Kreatinphosphat zu ATP und Kreatin katalysiert. Gesichert wurde die Diagnose durch eine Muskelbiopsie mit dem immunfluoreszenzmikroskopischen Nachweis einer stark verminderten Dystrophin-Produktion. Eine molekulargenetische Analyse der kernhaltigen Zellen des Blutes zeigte eine Deletion im Dystrophin-Gen.
Akut leidet er unter einer **Lungenentzündung,** die durch die progressive Schwäche der Atemmuskulatur und die Skoliose begünstigt wird.

Muskeldystrophie

Die Muskeldystrophien bilden eine Gruppe von genetischen Erkrankungen, bei denen es zum fortschreitenden Untergang der Skelettmuskulatur (Atrophie) und deren Ersatz durch Bindegewebe kommt. Die häufigste Form ist die Muskeldystrophie vom **Typ Duchenne** mit einer Prävalenz von 1/3.500 männliche Neugeborene. Der Erbgang ist **X-chromosomal-rezessiv,** d. h., sie wird auf dem X-Chromosom von der Mutter auf den Sohn weitergegeben. Allerdings sind etwa 30 % der Mütter mit erkrankten Söhnen nicht Trägerinnen der Krankheit (Neumutationen).
Das bei der Duchenne-Muskeldystrophie veränderte Gen liegt auf dem Chromosom Xp21 und kodiert für das Protein Dystrophin. Dystrophin ist mit der Muskelmembran (Sarkolemm) assoziiert und verbindet die Aktinfilamente im Zytoskelett mit Transmembran-Proteinkomplexen. Es spielt eine Rolle bei der Kraftweiterleitung in den Zellen, ist aber auch für die reguläre Funktion von dehnungsabhängigen Kationenkanälen im Sarkolemm verantwortlich. Fehlt es, strömen übermäßig viele Ca^{2+}-Ionen in die Muskelzellen ein. Dadurch werden Proteasen aktiviert, die Muskelproteine abbauen. Die Folge ist eine Muskelatrophie. Da Dystrophin auch membranstabilisierend wirkt, führt sein Fehlen zur erhöhten Membrandurchlässigkeit für Kreatinkinase, die daher ins Blut austreten kann. Stark erhöhte Kreatinkinasewerte deuten auf eine großflächige Zerstörung von Muskelzellen hin.
Typische Zeichen von Xp21-Muskeldystrophien:

- proximale Muskelschwäche, insbesondere im Beckengürtel
- reduzierter Muskeltonus
- auffällige Wadenhypertrophie (→ Abb. 4.A).

Muskelschmerzen treten in der Regel nicht auf.
Beim Duchenne-Typ lernen die betroffenen Knaben häufig verspätet laufen (nach dem 18. Lebensmonat).

Gower-Manöver.

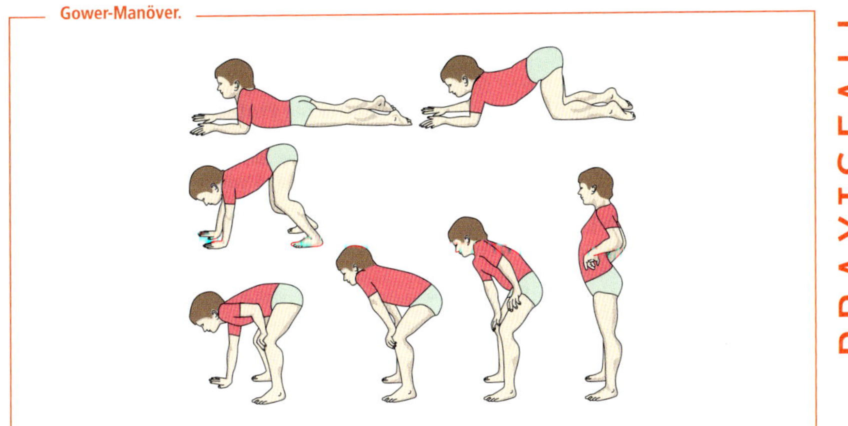

Abb. 4.A

Als Folge der Schwäche der proximalen Muskeln entwickeln sie einen watschelnden Gang, fallen häufig hin, haben oft Schwierigkeiten beim Treppensteigen und ermüden bei Spaziergängen rasch. Auch gehäufte Infekte mit Bronchitis sind charakteristisch. Typischerweise richten die Kinder sich auf, indem sie sich an sich selbst festhalten (**Gower-Manöver**, → Abb. 4.A). Zwischen 8. und 15. Lebensjahr werden die Patienten rollstuhlpflichtig. In diesem Zeitraum beobachtet man auch eine verminderte Lungenfunktion mit reduzierter Vitalkapazität und Abnahme des exspiratorischen Drucks (→ Kap. 10.5).
Die durchschnittliche Lebenserwartung beträgt 18 bis 25 Lebensjahre. Im Spätstadium kommt es zur Beteiligung der Herzmuskulatur, die neben der muskulär bedingten Ateminsuffizienz nicht selten zum Tode führt. Bei ca. 30 % der betroffenen Kinder ist der Intelligenzquotient erniedrigt.

Therapie

Eine kausale Behandlung ist zurzeit nicht möglich. Die symptomatische Therapie umfasst individuell abgestimmte Krankengymnastik zur Erhaltung und evtl. Verbesserung noch vorhandener Muskelfunktionen und Kontrakturen-Prophylaxe. Zur Unterstützung der Atemmuskulatur erfolgen Atemtraining und nächtliche Heimbeatmung. Die Patienten werden kardiologisch überwacht (EKG, Echo). Medikamentös wird der Einsatz von Steroiden und Antioxidanzien zur Verlängerung der Gehfähigkeit versucht.
Operationen (frühzeitige kontrakturlösende Operation bei progredienten Gelenkkontrakturen bzw. frühzeitige operative Stabilisierung der Wirbelsäule bei progredienter Skoliose) können hilfreich sein, um die Gehfähigkeit zu verlängern.
Essenziell sind die Versorgung mit orthopädischen Hilfsmitteln (orthopädische Schuhe, Rollstuhl, spezielle Computer usw.) und eine sinnvolle Ernährung (wenig Fett, viel Eiweiß, Vitamine, Magnesium).
Wichtig sind weiterführende Maßnahmen: psychische Unterstützung und psychosoziale Beratung, auch der Eltern, sonderpädagogische Maßnahmen zur Integration des Kindes und finanzielle Leistungen zur Unterstützung der Teilnahme am Leben in der Gesellschaft.

Weiterer Verlauf

Die Lungenentzündung von Markus wird mit Antibiotika behandelt. Zur Beobachtung bleibt er noch für drei Tage im Krankenhaus, bevor ihn seine Eltern in einem geschwächten, aber nicht mehr lebensbedrohlichen Zustand abholen können.

Physiologie im Fokus

- Muskelkontraktion durch relative Gleitbewegungen von Aktin- und Myosinfilamenten (Gleitfilamentmechanismus).
- Sarkoplasmatische Ca^{2+}-Konzentration reguliert die Kontraktionskraft über Ca^{2+}-Schalter.
- Aktionspotenziale führen zur Freisetzung von Ca^{2+} aus Speichern im sarkoplasmatischen Retikulum (elektromechanische Kopplung).
- ATP liefert die Energie für die Bewegung.
- ZNS steuert Kraft über Aktionspotenzialfrequenz und Rekrutierung motorischer Einheiten.
- Kraft, Länge und Zeit sind Variablen zur Parametrisierung mechanischer Eigenschaften.
- ATP-Gewinnung: direkte Phosphorylierung von ADP (Übertragung der Phosphatgruppe von Kreatinphosphat); anaerobe Glykolyse; oxidative Phosphorylierung im Mitochondrium.
- Glatter Muskel: Kraftregulation über Myosinkinase und Besonderheiten der elektro- und pharmakomechanischen Kopplung.

4.1 Zelluläre Organisation quergestreifter Muskeln

Die Muskulatur macht bis zu 40 % unseres Gewichts aus und ist das größte Organ des Körpers. Man unterteilt sie in quergestreifte Muskeln, d.h. die Skelettmuskeln und das Herz (→ Kap. 9), und glatte Muskeln der inneren Organe und Gefäße.

Zellen und kontraktile Einheiten

Skelettmuskeln zeigen eine hierarchische Organisationsstruktur (→ Abb. 4.1a). Sie bestehen aus **Muskelfaserbündeln** (0,2–1,0 mm Durchmesser), die wiederum aus einzelnen **Muskelzellen** (Myozyten bzw. Muskelfasern; 20–120 µm Durchmesser) zusammengesetzt sind. Die vielkernige Muskelzelle erhält elektrische Signale über die motorische Endplatte. Alle von einem α-Motoneuron innervierten Muskelfasern bilden zusammen mit diesem die **motorische Einheit** (→ Abb. 4.1b). Die Muskelfaser ist vom Sarkolemm (Zellmembran) umgeben und enthält im Sarkoplasma (Zytoplasma) Tausende von parallel angeordneten **Myofibrillen** (1 µm Durchmesser), deren kontraktile Einheiten die **Sarkomere** sind (→ Abb. 4.1b).

Eine charakteristische Anordnung der Myofilamente Aktin und Myosin im Sarkomer führt zur regelmäßigen Abfolge dunkler und heller Streifen entlang den Muskelfasern (→ Abb. 4.1b). Die dunklen Streifen **(A-Banden,** für anisotrop) enthalten Myosin, das in den hellen **I-Banden** (für isotrop) fehlt. Mittig in der I-Bande liegt die **Z-Scheibe,** die seitliche Begrenzung des Sarkomers. Die im Zentrum der A-Bande gelegene **M-Linie** ist von der **H-Zone** umgeben, in der Aktin- und Myosinfilamente nicht überlappen.

Myofilamente

Die Sarkomere bestehen prinzipiell aus drei Filamentsystemen (→ Abb. 4.1b, → Abb. 4.2):

- dem dünnen (Aktin-)Filamentsystem
- dem dicken (Myosin-)Filamentsystem
- dem elastischen (Titin-)Filamentsystem.

Im Querschnitt eines Sarkomers erkennt man, dass im Überlappungsbereich von dünnen (8–9 nm Durchmesser) und dicken Filamenten (12–15 nm Durchmesser) jeweils 6 Aktinfilamente hexagonal um ein Myosinfilament herum gruppiert sind (→ Abb. 4.1b). Kontrahiert der Muskel, gleiten die Aktin- und Myosinfilamente eines Sarkomers ineinander, sodass sich I-Bande und H-Zone verkleinern **(Gleitfilamentmechanismus);** die Länge der A-Bande bleibt konstant.

Die über 1 µm langen, riesigen Titinmoleküle (Molekulargewicht bis zu 3.800 kDa) durchziehen das Sarkomer von der Z-Scheibe bis zur M-Linie. In der A-Bande sind sie an Myosin gebunden. In der I-Bande hingegen, wo sie aus globulären Modulen (Immunglobulin-artigen Domänen) sowie der sog. PEVK-Region bestehen (→ Abb. 4.2), sind sie elastisch dehnbar (Feder-Region).

Kontraktile Proteine

Muskelmyosin ist ein Mechanoenzym, das die Energie chemischer Bindungen in mechanische Energie umwandelt. Das **Myosinmolekül** (→ Abb. 4.2) besteht aus sechs Polypeptidketten: zwei identischen schweren Ketten (je 205 kDa) und zwei Paar leichten Ketten (je 20 kDa), die eine Hebelarmregion am Myosinkopf stabilisieren; die regulatorische leichte Kette wirkt v.a. im glatten Muskel kontraktionsregulierend (→ Kap. 4.9). Die schweren Myosinketten gliedern sich neben der Kopf- (S1-Untereinheit) in eine Hals- (S2) und Schaftregion. Letztere aggregiert mit dem Schaft weiterer Myosinmoleküle zum **Myosinfilament** (→ Abb. 4.2). Aus diesem ragen alle 43 nm die Myosinköpfe heraus; in jedem dicken Filament sind 9 Reihen von Myosin um jeweils 40° versetzt und die Köpfe benachbarter Reihen um jeweils 14,3 nm verschoben angeordnet.

Aktin polymerisiert im Sarkoplasma zum **Aktinfilament (F-Aktin),** das eine doppelsträngige Helix bildet (→ Abb. 4.2). Das Monomer (**G-Aktin,** 42 kDa) hat einen Durchmesser von 5,5 nm und besitzt eine Asymmetrie, aufgrund derer das F-Aktin polar ist. Im Aktindoppelstrang entfallen auf jede Windung 14 Monomere, und die Periodizität entlang der Längsachse beträgt 38,5 nm. Im Skelettmuskel bindet ein riesiges Protein, das **Nebulin** (600–900 kDa), entlang dem gesamten Aktinfilament (→ Abb. 4.1b) und stabilisiert es.

Regulator- und Stützproteine

Das Sarkomer besteht aus über 100 Proteinen. Einige übernehmen regulatorische Funktionen bei der Muskelkontraktion, wie **Troponin** und **Tropomyosin,** die Bestandteile der dünnen Filamente sind (→ Abb. 4.4). Wichtige Gerüstproteine sind **α-Aktinin** in der Z-Scheibe und **Myomesin** in der M-Linie. Das mit den dicken Filamenten assoziierte **Myosinbindungsprotein C** hat Stütz- und Regulatorfunktion. Zahlreiche für die Kraftweiterleitung essenzielle Proteine liegen, gekoppelt an die Z-Scheibe, im Muskel-Zytoskelett.

Klinik

Die Bedeutung von kraftleitenden Proteinen wird am eingangs besprochenen Beispiel der **Duchenne-Muskeldystrophie** gut deutlich: Fehlt **Dystrophin,** kommt es zu dramatischen Umbauprozessen in den Myozyten und kontraktiler Dysfunktion.

Hierarchischer Muskelaufbau (a) und Drei-Filament-Schema des Sarkomers (b).

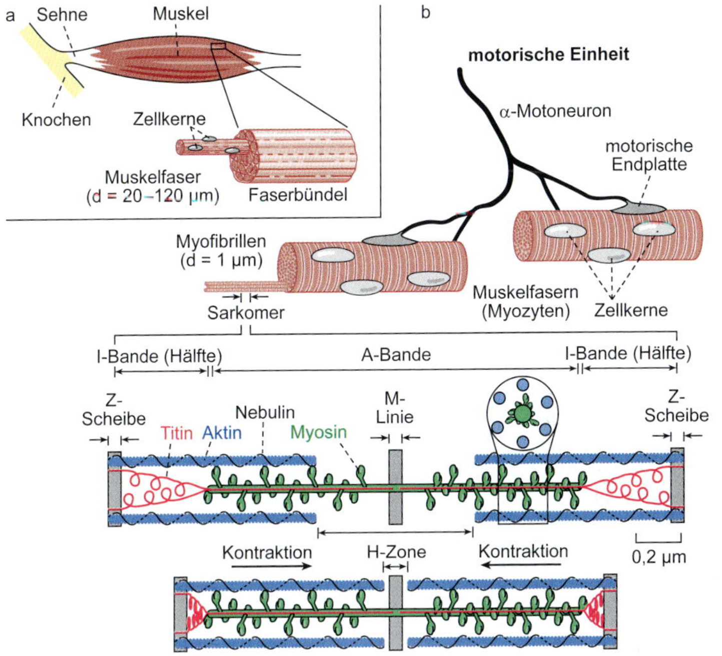

a
Sehne
Muskel
Knochen
Zellkerne
Muskelfaser
(d = 20–120 µm)
Faserbündel
b
motorische Einheit
α-Motoneuron
motorische Endplatte
Myofibrillen
(d = 1 µm)
Sarkomer
Muskelfasern
(Myozyten)
Zellkerne
I-Bande (Hälfte)
A-Bande
I-Bande (Hälfte)
Z-Scheibe
Nebulin
Titin
Aktin
Myosin
M-Linie
Z-Scheibe
Kontraktion
H-Zone
Kontraktion
0,2 µm

Abb. 4.1

Myofilamente.

Myosinfilament
43 nm
regulatorische leichte Kette
essenzielle leichte Kette
schwere Myosinketten
Myosinmolekül
Hebelarm
Schaft
113 nm
Hals (S2)
26 nm
Kopf (S1)
17 nm
Aktinfilament
38,5 nm
Aktin-Untereinheit
Titinstrang (Ausschnitt aus Feder-Region)
Z-Scheibe
20 nm
A-Bande
Immunglobulin-artige Domäne
PEVK-Region
(besteht zu >70% aus Prolin-, Glutaminsäure-, Valin- und Lysinresten)

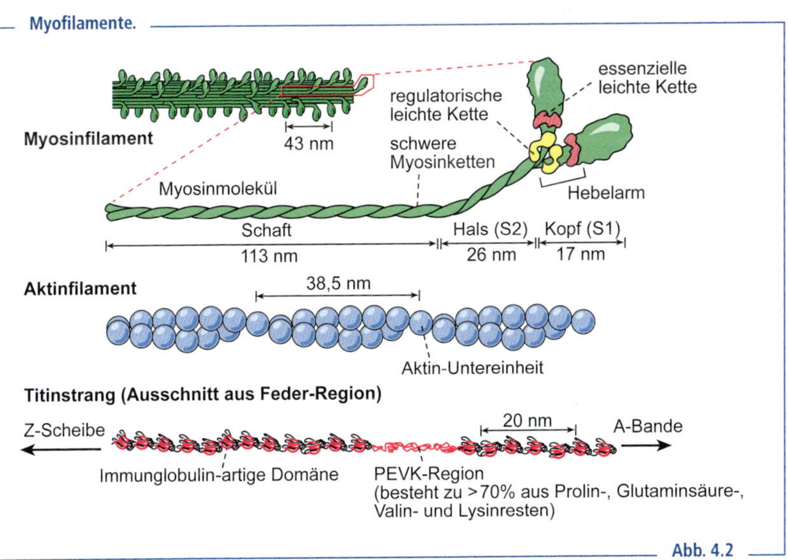

Abb. 4.2

4.2 Kontraktionsmechanismus und -regulation

Der makroskopisch sichtbaren Verkürzung des Muskels liegt das im Gleitfilamentmechanismus (→ Abb. 4.1b) beschriebene teleskopartige Ineinanderschieben von Aktin- und Myosinfilamenten zugrunde, bei dem diese ihre Länge selbst nicht verändern. Die Interaktion zwischen Aktin und Myosinköpfen (Querbrücken) erfolgt in einem zyklischen Prozess, dem **Querbrückenmechanismus,** in dessen Verlauf vermutlich ein Molekül ATP pro Zyklus gespalten wird.

Querbrückenzyklus

Bei der zyklischen Aktin-Myosin-Interaktion werden folgende Schritte durchlaufen (→ Abb. 4.3):

- Ein Molekül ATP (als Mg-ATP-Komplex) bindet an die Bindungsstelle am Myosinkopf, wodurch sich dieser von Aktin löst (a).
- ATP wird in ADP und anorganisches Phosphat (P) hydrolysiert; die Reaktionsprodukte verbleiben noch am Myosin. Der Myosin-Hebelarm klappt nach vorn, und der Kopf lagert sich mit niedriger Affinität an Aktin an (b).
- Der schwachen Bindung folgt eine starke Assoziation des Myosinkopfes mit Aktin (c).
- Nach Freisetzung des anorganischen Phosphatrests kommt es zum Kraftschlag des Myosinkopfes, der auf einer Rotation des Hebelarms um 60–70° beruht (mittleres Einsatzbild). Auf die Aktinfilamente wird eine zur Sarkomermitte gerichtete Zugkraft ausgeübt (d). Mit hochauflösenden Methoden sind sogar zwei nacheinander ablaufende kleinere Kraftschläge beobachtbar.
- Nach Abdissoziation von ADP ist der Myosinkopf fest mit Aktin verbunden (e). Diesem Rigorkomplex entspricht der Zustand im **Rigor mortis,** der durch ATP-Mangel bedingten Totenstarre. Im Gegenzug bezeichnet man ATP daher auch als „Weichmacher".

Bei Bindung eines ATP-Moleküls kann der Zyklus von Neuem beginnen. Funktionell bedeutsam ist, dass die Anlagerung des Myosinkopfes an Aktin im Sarkomer zu einer hundertfachen Erhöhung der ATPase-Aktivität des Myosins führt. Der Myosinkopf durchläuft im Skelettmuskel etwa 10–100 Querbrückenzyklen pro Sekunde. Bei hoher Myosin-ATPase-Aktivität kann der Zyklus relativ schnell durchlaufen werden: Die Verkürzungsgeschwindigkeit des Muskels (→ Kap. 4.7) ist hoch.

Eine gleichmäßige Kraftentwicklung im Sarkomer wird durch die asynchrone Tätigkeit Tausender von Querbrücken ermöglicht. Im Muskel summieren sich die Kräfte und Bewegungen von vielen Milliarden Querbrücken räumlich und zeitlich auf und werden über Z-Scheiben und Zellenden auf die Sehnen und das Skelett übertragen.

Regulation der Kontraktion

Der Querbrückenzyklus wird durch Regulatorproteine unter Beteiligung von Ca^{2+}-Ionen an- und ausgeschaltet. Eine Erhöhung der sarkoplasmatischen Ca^{2+}-Konzentration über einen Schwellenwert von 10^{-7} mol/L initiiert den Übergang vom Aus- in den Ein-Zustand, in dem die Querbrücken an Aktin binden können. Im Skelett- und Herzmuskel liegt der Ca^{2+}-Schalter im Troponinkomplex, der in regelmäßigen Abständen von 38,5 nm an das dünne Filament gebunden ist. Troponin ist zusammen mit dem um das Aktinfilament gewundenen Doppelstrang Tropomyosin für die Kontraktionsregulation verantwortlich (→ Abb. 4.4a).

Die Bindung von Ca^{2+} an Troponin C (TnC) führt zu Konformationsänderungen in dieser Troponin-Untereinheit und im aktinbindenden Troponin I (TnI). TnI bewegt sich ebenso wie der mit Troponin T (TnT) assoziierte Tropomyosin-Strang, wodurch am Aktin die Bindungsstelle für den Myosinkopf frei wird (→ Abb. 4.4a). Die Querbrücken können nun mit hoher Affinität an Aktin binden, und der Querbrückenzyklus nimmt seinen Lauf. Bei Absinken der sarkoplasmatischen Ca^{2+}-Konzentration auf $\leq 10^{-7}$ mol/L wird die inhibitorische Wirkung der Regulatorproteine wiederhergestellt und Relaxation setzt ein.

Die Kontraktionskraft ist in charakteristischer Weise von der Ca^{2+}-Konzentration abhängig: die Kraft-Calcium-Kurve zeigt eine sigmoidale Beziehung (→ Abb. 4.4b). Auf dieser Kurve gibt die Ca^{2+}-Konzentration bei halbmaximaler Kraftentwicklung Auskunft über die Calciumsensitivität des kontraktilen Apparats. Linksverschiebung der Kurve bedeutet Ca^{2+}-Sensitivierung, Rechtsverschiebung Ca^{2+}-Desensitivierung (→ Abb. 4.4b).

Klinik

Mutationen in Genen, die überwiegend für Sarkomerproteine kodieren, sind Ursache einer vererbbaren Herzerkrankung, der **familiären hypertrophen Kardiomyopathie (FHC).** Bei dieser **Erkrankung des Sarkomers** ist die Funktion des jeweiligen Proteins pathologisch verändert, was zu einer Verdickung der Wand der linken Herzkammer führt, mit z. T. drastischen Auswirkungen auf die Herztätigkeit.

Die häufigsten Mutationen findet man in der schweren Myosinkette und im Myosinbindungsprotein C. Seltener betroffen sind die leichten Myosinketten, Troponin, Tropomyosin, Aktin und Titin. Einige Mutationen machen sich auch in Skelettmuskelveränderungen bemerkbar.

Querbrückenzyklus mit Hebelarmrotation im Myosinkopf.

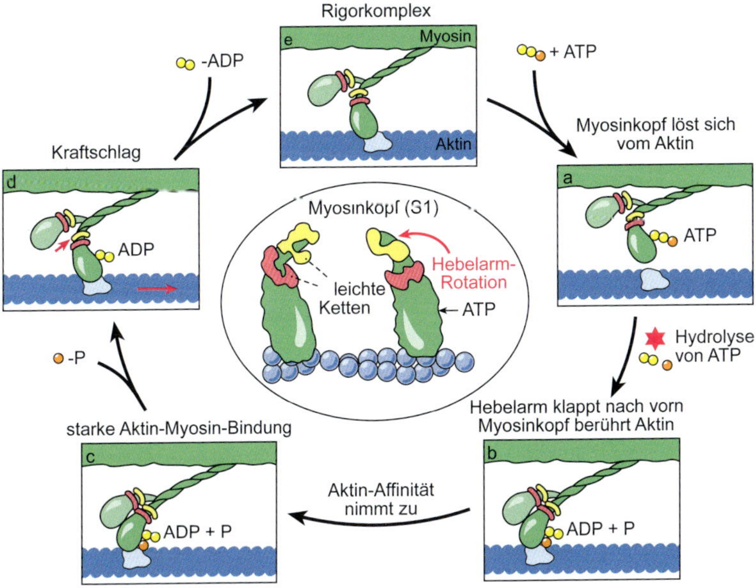

Rigorkomplex
e Myosin
Aktin
-ADP
+ ATP
Myosinkopf löst sich vom Aktin
a ATP
Kraftschlag
d ADP
Myosinkopf (S1)
leichte Ketten
Hebelarm-Rotation
ATP
Hydrolyse von ATP
-P
Hebelarm klappt nach vorn Myosinkopf berührt Aktin
b ADP + P
starke Aktin-Myosin-Bindung
c ADP + P
Aktin-Affinität nimmt zu

Abb. 4.3

Ca^{2+}-vermittelte Freigabe der Aktin-Bindungsstelle für Myosin (a) und Kraft-Calcium-Kurve (b).

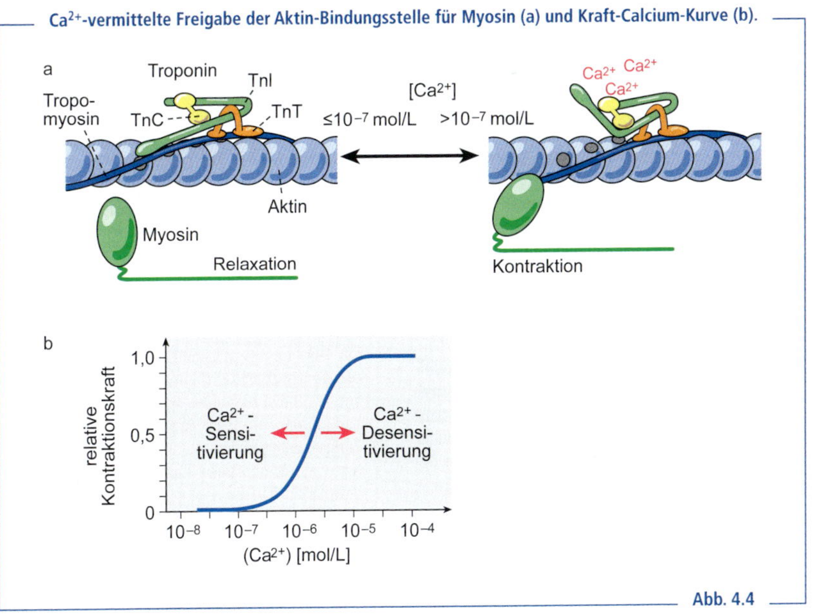

Abb. 4.4

4.3 Elektromechanische Kopplung

Im Prozess der elektromechanischen Kopplung wird das Aktionspotenzial im Nerv unter Vermittlung des nikotinischen Acetylcholinrezeptors an der motorischen Endplatte auf das Sarkolemm übertragen. In den Muskelzellen kommt es dann zur Freisetzung von Ca^{2+}-Ionen ins Sarkoplasma und zur Kontraktion (→ **Abb. 4.5a**, → **Abb. 4.6**).

Membranströme am Sarkolemm

Das Ruhemembranpotenzial von Skelettmuskelzellen beträgt etwa – 80 mV und wird, wie auch in Nervenzellen, entscheidend vom K^+-Auswärtsstrom mitbestimmt. Beim ca. 2 ms andauernden Aktionspotenzial (AP) am Sarkolemm öffnen sich spannungsgesteuerte Na^+-Kanäle und bei der Repolarisation spannungsgesteuerte K^+-Kanäle (→ **Abb. 4.5b**). Bei der Repolarisation kommt es außerdem zu einem Cl^--Einwärtsstrom, der mithilft, das Ruhemembranpotenzial zu stabilisieren. Die Aufrechterhaltung des Ruhepotenzials wird durch eine ATP-getriebene Na^+-K^+-Pumpe (Na^+-K^+-ATPase) unterstützt. Diese treibt gleichzeitig den Na^+-Ca^{2+}-Antiporter (→ **Kap. 1.4**, → **Abb. 1.8**) an, der v. a. bei der Relaxation von Herzmuskelzellen Ca^{2+}-Ionen aus der Myozyte herausbefördert (→ **Abb. 4.5b**).

Kontraktionsaktivierung

Das Aktionspotenzial breitet sich mit einer Geschwindigkeit von 3–5 m/s entlang dem Sarkolemm aus und wird durch schlauchförmige Membraneinstülpungen, das transversale Röhrensystem **(T-Tubulus-System),** auch in das Innere der Muskelfasern geleitet (→ **Abb. 4.5a**). Die Schläuche des T-Systems sind in den Skelettmuskeln des Menschen (und anderer Säugetiere) jeweils auf der Höhe des Übergangs von der I-Bande zur A-Bande lokalisiert. Senkrecht zum T-System, also parallel zu den Myofibrillen, schließt sich intrazellulär das longitudinale System (L-System), das **sarkoplasmatische Retikulum (SR), an.** Das SR liegt mit seinen **terminalen Bläschen (Zisternen)** den Membranen des T-Systems eng an und bildet so eine **Triadenstruktur** (→ **Abb. 4.5a**).

Ca^{2+}-Kanäle im T- und L-System

In der T-Tubulus-Membran befindet sich ein modifiziertes Ca^{2+}-Kanal-Protein, der **Dihydropyridinrezeptor (DHPR),** der als Sensor der elektrischen Spannung fungiert (→ **Abb. 4.6a**). Dem DHPR gegenüber liegt in der SR-Membran der **Ryanodinrezeptor** (im Skelettmuskel: RyR1), ein ligandengesteuerter Ca^{2+}-Kanal.

Man nimmt an, dass das Eintreffen eines Aktionspotenzials eine Konformationsänderung im DHPR hervorruft. Allerdings strömt nur sehr wenig Ca^{2+} durch den DHPR in die Skelettmuskelzelle. Die Konformationsänderung im DHPR wird jedoch von RyR1 über einen direkten mechanischen Kontakt registriert: Der RyR1-Kanal öffnet sich und entlässt die im SR gespeicherten Ca^{2+}-Ionen in das Sarkoplasma (→ **Abb. 4.6a**). Dort steigt innerhalb weniger Millisekunden die Ca^{2+}-Konzentration von 10^{-7} auf 10^{-5} mol/L. Die Ca^{2+}-Ionen diffundieren zu den Myofilamenten und lösen bei Bindung an TnC eine Kontraktion aus. Wegen der zu überbrückenden Diffusionsstrecke für Ca^{2+} beginnt die Kontraktion erst viele Millisekunden nach Abklingen des Aktionspotenzials (Latenzzeit, → **Abb. 4.6d**, oben).

Relaxation des Skelettmuskels

Die Membran des SR enthält sog. Ca^{2+}-Pumpen, die Ca^{2+}-Ionen vom Zytosol in das SR zurückbefördern (→ **Abb. 4.6b**). Dieser aktive Transport benötigt Energie, die aus der Spaltung von ATP bereitgestellt wird; daher heißen dieses Ca^{2+}-Pumpen SERCA (engl. sarcoplasmic/endoplasmic reticulum calcium ATPase). Eine geringe Menge an Ca^{2+}-Ionen wird auch durch Ca^{2+}-Transportprozesse am Sarkolemm (Ca^{2+}-Pumpe und Na^+-Ca^{2+}-Antiporter) aus dem Sarkoplasma entfernt. Sinkt die Ca^{2+}-Konzentration im Sarkoplasma auf etwa 10^{-7} mol/L, so greifen die Querbrücken nicht mehr am Aktinfilament an und Relaxation setzt ein.

Ca^{2+}-induzierte Ca^{2+}-Freisetzung

In sehr geringem Maße im Skelettmuskel, vor allem aber im Herzmuskel (→ **Kap. 9.7**) strömen Ca^{2+}-Ionen durch sarkolemmale Ca^{2+}-Kanäle (L-Typ-Ca^{2+}-Kanäle; entsprechen dem DHPR) in die Zellen ein (→ **Abb. 4.6c**). Dort triggern sie eine zusätzliche Ca^{2+}-Freisetzung aus den Ryanodinrezeptoren (Herz: RyR2) in der SR-Membran. Dieser Prozess heißt Ca^{2+}-induzierte Ca^{2+}-Freisetzung. Der lang anhaltende Ca^{2+}-Einstrom durch den L-Typ-Ca^{2+}-Kanal im Herzen führt zur langen Plateauphase im Aktionspotenzial der Muskelzellen des Arbeitsmyokards (→ **Abb. 4.6d**, unten).

Klinik

Glykoside sind Steroid-Derivate (Steroidglykoside), deren kontraktionsfördernde Wirkung auf das Herz bereits seit dem Altertum bekannt ist. Die **Herzglykoside,** die insbesondere im Fingerhut (Digitalis) enthalten sind, entfalten ihre Wirkung durch eine partielle Hemmung der Na^+-K^+-Pumpe, was gleichzeitig auch zur Hemmung des Na^+-Ca^{2+}-Antiporters führt. Die Gabe von Herzglykosiden (Ouabain, Digoxin, Digitoxin) erhöht deshalb die kontraktile Aktivität des Myokards (positive Inotropie).

Elektromechanische Kopplung: Vorgänge an der Muskelfaser (a) und Ionenbewegungen am Sarkolemm (b).

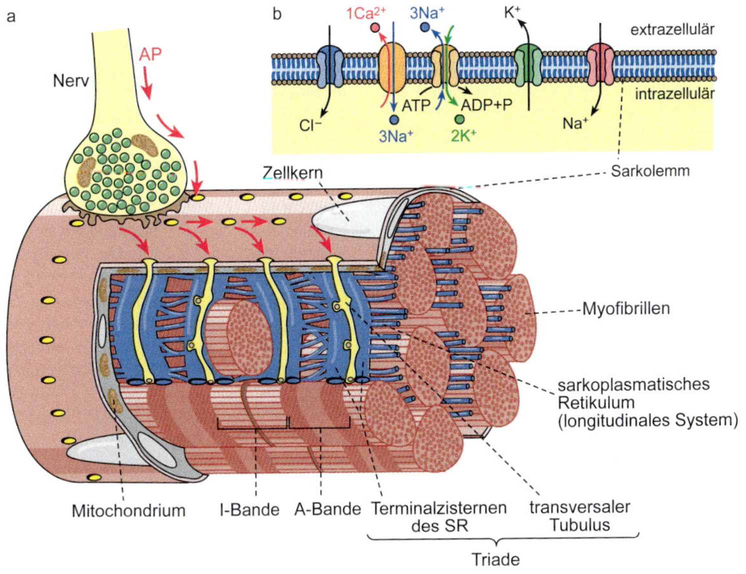

Abb. 4.5

Elektromechanische Kopplung. Rolle von T-System und SR.

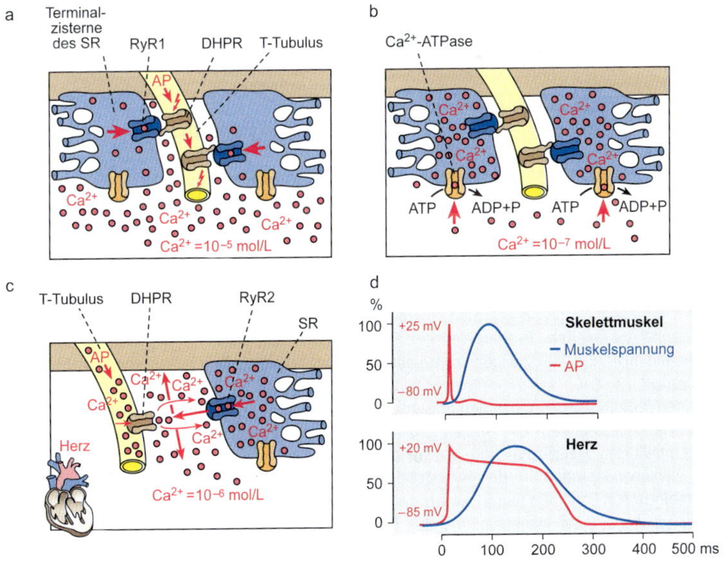

Abb. 4.6

4.4 Pathologische Unterbrechung der elektromechanischen Kopplung

Viele Muskelerkrankungen sind durch Störungen im Ablauf der elektromechanischen Kopplung gekennzeichnet. Die Störungen betreffen entweder nur einzelne Muskelgruppen oder treten generalisiert auf. Häufig beruhen diese Myopathien auf mutationsbedingten (angeborenen) Veränderungen (→ Fallbeispiel), die entweder Lähmung (Paralyse) oder Übererregbarkeit bzw. übermäßige andauernde Kontraktion (Spasmus oder Kontraktur) hervorrufen. Die Proteinveränderungen können lokalisiert sein:

- an der motorischen Endplatte: z. B. Myasthenia gravis; Lambert-Eaton-Syndrom (→ Abb. 4.7)
- am Sarkolemm: Myotonien (→ Tab. 4.1)
- an intrazellulären Strukturen: z. B. maligne Hyperthermie (→ Tab. 4.1), Duchenne- oder Becker-Muskeldystrophien (→ Fallbeispiel).

Myasthenia gravis

Die Myasthenie ist eine schwere progressive Muskelkrankheit, die durch abnorme Ermüdbarkeit der Skelettmuskeln gekennzeichnet ist. In leichteren Fällen kommt es zu vorübergehenden Doppelbildern, zur Ptosis (Senkung des Augenlids) oder zur Schwäche der mimischen Muskulatur, in lebensbedrohlichen Fällen ist die Atemmuskulatur gelähmt. Die Prävalenz unter der Bevölkerung liegt bei etwa 1/20.000, wobei Frauen doppelt so häufig erkranken wie Männer.

Häufigste Ursache ist die Bildung von im Blut zirkulierenden Autoantikörpern gegen die nikotinischen Acetylcholinrezeptoren in der motorischen Endplatte (→ Abb. 4.7). Die Zahl aktiver Rezeptoren ist dramatisch reduziert und die Erregung der Muskelfasern daher stark behindert.

Therapeutisch und zur Diagnostik werden reversible Acetylcholinesterase-Inhibitoren (Tensilon) eingesetzt, die den Abbau von Acetylcholin hemmen und die Kontraktionsantwort des Muskels auf einen Nervenreiz verstärken.

Lambert-Eaton-Syndrom

Das seltene Lambert-Eaton-myasthenische-Syndrom (LEMS) ist vor allem durch eine proximale Muskelschwäche (Oberschenkel und Becken) und schwache Muskel-Eigenreflexe (→ Kap. 5) charakterisiert. Das LEMS ist häufig mit einem kleinzelligen Bronchialkarzinom assoziiert.

Dabei werden Autoantikörper gegen den präsynaptischen spannungsgesteuerten Ca^{2+}-Kanal gebildet, die zur verminderten Freisetzung von Acetylcholin aus den Nervenendigungen in den synaptischen Spalt der motorischen Endplatte führen (→ Abb. 4.7). Neben der im Vordergrund stehenden Therapie des Bronchialkarzinoms werden Substanzen (z. B. Pyridostigmin) eingesetzt, die die Acetylcholin-Ausschüttung aus den präsynaptischen Nervenendigungen fördern.

Myofibrilläre Myopathien

Eine bedeutsame, jedoch heterogene Gruppe von seltenen erblichen Muskelerkrankungen sind die myofibrillären Myopathien (→ Tab. 4.1). Sie werden durch Mutationen in Genen hervorgerufen, die für ein sarkomerisches oder ein mit den Sarkomeren assoziiertes Protein kodieren (z. B. Titin oder Desmin). In den Muskelzellen Betroffener kommt es zu degenerativen Veränderungen. Die Patienten leiden zunehmend an Muskelschwäche und Gangunsicherheiten.

Myotonie-Erkrankungen

Symptomatisch für eine Myotonie ist ein erhöhter Spannungszustand der willkürlich innervierten Skelettmuskeln; die Erschlaffung der Muskeln ist verlangsamt. Myotonien werden oft durch eine Dysfunktion von Ionenkanälen im Sarkolemm hervorgerufen, man beobachtet verstärkte Nachpotenzialaktivität. Meist liegt der Dysfunktion eine erbliche Genmutation zugrunde.

Verschiedene Formen entstehen durch Mutationen in unterschiedlichen Genen (→ Tab. 4.1):

- Am häufigsten ist die **myotone Dystrophie** (Inzidenz in Europa 1/8000), bei der es wegen einer Mutation in dem Gen, das für die Myotonin-Proteinkinase kodiert, zu Schäden am Sarkolemm kommt.
- Die **Myotonia congenita** beruht auf einer Mutation im Cl^--Kanal, dessen verringerte Leitfähigkeit eine Destabilisierung des Ruhemembranpotenzials zur Folge hat.
- Im Gegensatz dazu ist bei der seltenen **Paramyotonia congenita** der Na^+-Kanal im Sarkolemm mutiert.

Die Behandlung besteht oft in der Gabe kardialer Antiarrhythmika.

Maligne Hyperthermie

Es kommt zu Komplikationen bei Allgemeinnarkosen, vorwiegend bei Anwendung von Inhalationsanästhetika (z. B. Halothan, das allerdings in Europa von neueren Anästhetika abgelöst worden ist). Unter Narkose entstehen bei betroffenen Patienten (Prävalenz bei 1/10.000–1/50.000) starke spontane Skelettmuskelkontraktionen, begleitet von übermäßiger Wärmebildung, die unbehandelt schnell zum Tode führen können.

Der Krankheit liegt meist eine Mutation in den Ryanodinrezeptoren der Membran des SR zugrunde (→ Tab. 4.1), die narkosevermittelt einen unkontrollierten Anstieg der sarkoplasmatischen Ca^{2+}-Konzentration bewirkt.

Die Körpertemperatur wird durch die Gabe von Dantrolen gesenkt, einer Substanz, die die Freisetzung von Ca^{2+} aus dem SR hemmt.

Autoantikörper gegen Strukturen der motorischen Endplatte als Krankheitsursache.

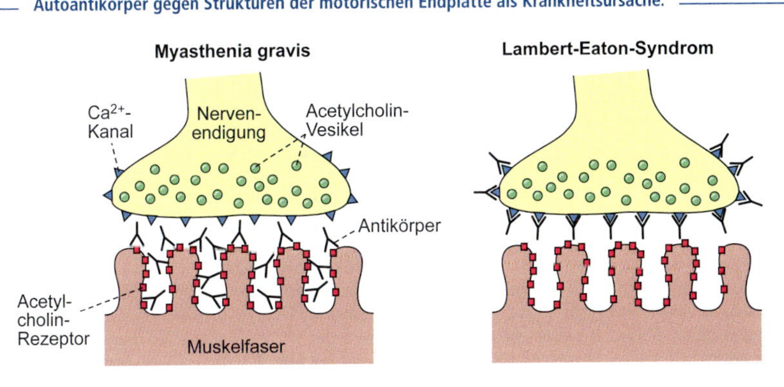

Abb. 4.7

Tab. 4.1: Durch Genmutationen hervorgerufene Myopathien

Krankheit	Ursache	Symptome
Myofibrilläre Myopathien	Gendefekt in einem sarkomerischen oder Sarkomer-assoziierten Protein; sehr heterogene Gruppe, da ganz unterschiedliche Proteine betroffen sein können. Typisch sind Protein-Fehlfaltungen, Aggregate und weitere degenerative Veränderungen in den Zellen.	Muskelatrophie, Muskelschwäche, Gangunsicherheiten. Die Krankheit kann sich bereits im frühen Kindesalter oder erst in der fortgeschrittenen adulten Entwicklungsphase manifestieren.
Myotonien		
Myotone Dystrophie	autosomal-dominant vererbter Defekt auf Chromosom 19 → verminderte Produktion des Enzyms Myotonin-Proteinkinase → Schäden am Sarkolemm	verzögerte Erschlaffung von Muskelpartien Innenohrschwerhörigkeit Linsentrübung Hormonstörungen (Hypogonadismus)
Myotonia congenita	Mutation im Chloridkanal → Destabilisierung des Ruhemembranpotenzials des Muskels ▪ Thomsen-Typ: autosomal-dominant ▪ Becker-Typ: autosomal-rezessiv	verzögerte Erschlaffung des Muskels nach Kontraktion → Patienten können einen fest umgriffenen Gegenstand trotz aller Bemühungen nicht sofort wieder loslassen
Paramyotonia congenita	autosomal-dominant vererbte Punktmutationen im Natriumkanal (Chromosom 17)	anfallsweises Auftreten von Paresen (unvollständige Lähmungen der Muskulatur), ausgelöst vor allem durch Kälte
Maligne Hyperthermie	meist autosomal-dominant vererbter Defekt des Ryanodin-Rezeptors (Chromosom 19q13)	Hyperthermie mit Herzrhythmusstörungen bei Narkose (Inhalationsnarkotika oder Muskelrelaxanzien) Myoglobin im Urin

4.5 Kontrolle der Skelettmuskelkontraktion

Abstufung der Muskelkraft

Skelettmuskeln müssen in der Lage sein, verschiedensten Anforderungen entsprechend unterschiedlich große Kräfte zu entwickeln. Zwei Mechanismen sind für die willkürliche Kontrolle der Kontraktionskraft (vermittelt durch das ZNS) verantwortlich:

- Die Kontraktion kann durch eine Erhöhung der Aktionspotenzial(AP)-Frequenz im α-Motoneuron verstärkt werden.
- Die Kraft kann auch durch Rekrutierung unterschiedlich vieler motorischer Einheiten variiert werden, da ein Muskel aus vielen solchen Einheiten besteht. Je feiner die motorischen Aufgaben eines Muskels sind, desto größer ist oft auch die Zahl seiner motorischen Einheiten. Demgegenüber ist die Anzahl der Muskelfasern je motorischer Einheit in fein regulierten Muskeln klein (z. B. < 10 in den äußeren Augenmuskeln), in grob regulierten groß (z. B. > 1.000 in der Rückenmuskulatur, → Kap. 5.3).

AP-Frequenz und Höhe der Kraft

- Bei einem elektrischen Stimulus steigt die sarkoplasmatische Ca^{2+}-Konzentration kurzzeitig auf etwa 10^{-5} mol/L an, fällt aber sofort wieder auf Ruhewerte ab (→ Abb. 4.8a). Bei einer **Einzelzuckung** wird deshalb nicht die maximal mögliche Kraft wirksam.
- Bei höheren **Erregungsraten über 5–15 Hz** (abhängig vom Muskeltyp) summieren sich die Einzelzuckungen (Summation bzw. Superposition) zum unvollständigen Tetanus (→ Abb. 4.8b): Die Kraftmaxima in aufeinander folgenden Zuckungen nehmen kontinuierlich zu. Willkürliche Muskelanspannungen sind in der Regel unvollständige tetanische Kontraktionen.
- Bei **Erregungsfrequenzen über 30–50 Hz** tritt schließlich eine komplette Verschmelzung der Zuckungen zum glatten oder vollständigen Tetanus auf (→ Abb. 4.8c). Die maximale Kraftentwicklung kann im glatten Tetanus um den Faktor 4–6 höher sein als bei einer Einzelzuckung.

Ursache für die Summation der Einzelzuckungen bei einer tetanischen Kontraktion ist die dauerhafte Erhöhung der sarkoplasmatischen Ca^{2+}-Konzentration auch zwischen den einzelnen Aktionspotenzialen (→ Abb. 4.8b, c), weil die ATP-getriebene Ca^{2+}-Pumpe in der SR-Membran (SERCA) die Ca^{2+}-Ionen nur relativ langsam in das sarkoplasmatische Retikulum zurück befördert.

Prinzip der Rekrutierung

Die Kraft einer Muskelfaser bzw. motorischen Einheit variiert bei einer Einzelzuckung nur wenig, da eine überschwellige Stimulation immer eine maximale Einzelzuckung zur Folge hat (Alles-oder-Nichts-Regel). Die Muskelkraft (und auch die Kontraktionsgeschwindigkeit, → Kap. 4.7) kann aber durch Rekrutierung von mehr oder weniger aktiv kontrahierenden motorischen Einheiten sehr effizient abgestuft werden.

Elektromyografie

Dieser Mechanismus kann mithilfe der Elektromyografie verdeutlicht werden, bei der die elektrische Aktivität in den motorischen Einheiten gemessen wird (→ Abb. 4.9). Unter Elektromyografie ist in erster Linie die Nadelmyografie zu verstehen, während seltener auch Oberflächenelektroden eingesetzt werden. Bei der **Nadelmyografie** erfolgt die Ableitung der Muskelströme mittels einer Elektrode, die wie eine Injektionsnadel geformt ist, jedoch statt des Hohlraums einen leitenden Draht enthält. Die Insertion der Nadelelektrode in den Muskel ist von einer Verletzungsaktivität gefolgt, die aber normalerweise in weniger als einer Sekunde abklingt.

Das Elektromyogramm (EMG) zeigt im erschlafften Muskel in der Regel keine Aktionspotenziale an (→ Abb. 4.9). Bei geringer Willküranspannung werden in einigen motorischen Einheiten kaum Aktionspotenziale, in anderen höherfrequente Erregungsmuster beobachtet. Bei starker Muskelanspannung sind sehr viele motorische Einheiten aktiv, die mit hoher Frequenz feuern (→ Abb. 4.9).

Klinik

Besonders eindrucksvoll ist das EMG bei Muskelerkrankungen, die mit einer elektrischen Überaktivität einhergehen. So ist bei einer **Myotonie** (→ Kap. 4.4) das Sarkolemm so erregbar, dass schon das Einstechen der Nadelelektroden in den Muskel starke spontane Entladungen auslöst. Bei willkürlicher Anspannung nach einer Ruhepause kommt es zu lang andauernden Nachentladungen.

Veränderungen der im EMG erfassbaren Signale findet man u. a. auch bei Störungen der Innervation. Im Frühstadium nach Muskeldenervierung, vor der Inaktivitätsatrophie, treten noch spontane Aktionspotenziale (Fibrillationspotenziale) auf.

Nach längerer vollständiger **Denervierung,** etwa bei **Poliomyelitis,** werden atrophierte Muskelfasern durch Bindegewebe ersetzt; die elektromyografisch ableitbaren Signale sind nun sehr klein.

Kraftveränderung durch Variation der Aktionspotenzialfrequenz.

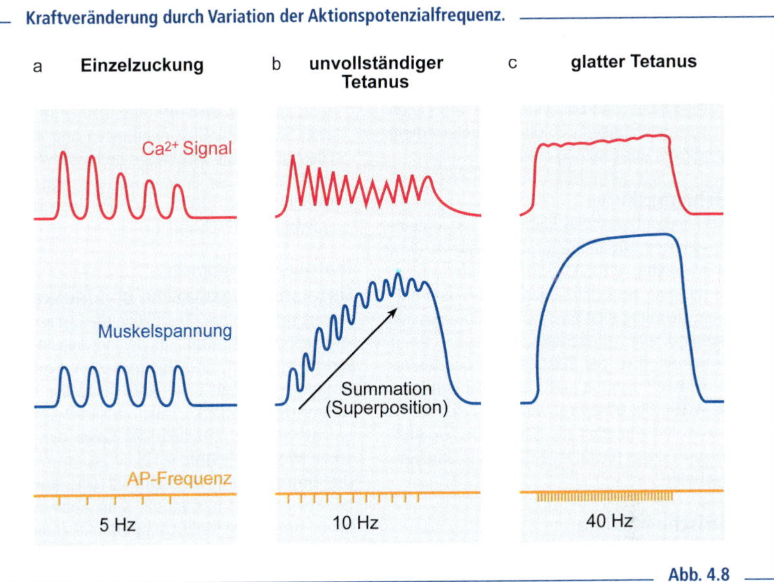

Abb. 4.8

Prinzip der Rekrutierung.

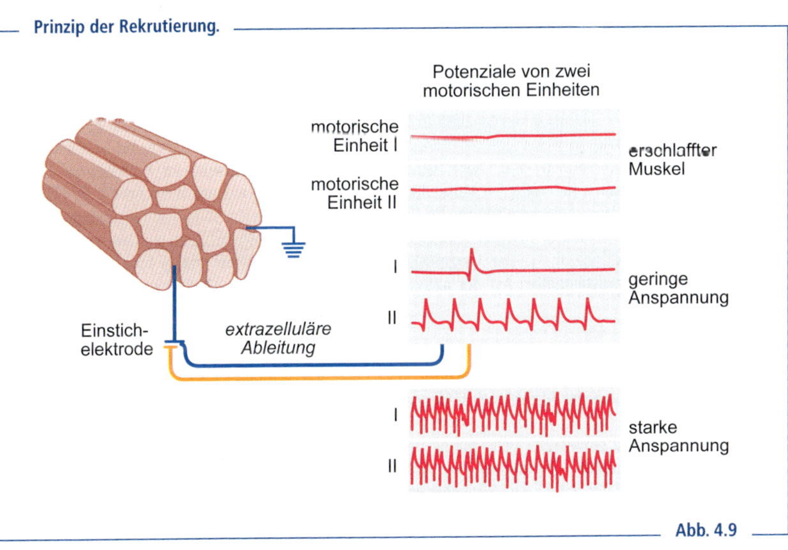

Abb. 4.9

4.6 Kraft-Längen-Beziehung im Skelettmuskel

Zur Beschreibung der mechanischen Funktion des Muskels verwendet man die Variablen Kraft, Länge und Zeit. Aus ihnen lassen sich die Parameter Arbeit, Geschwindigkeit und Leistung ableiten.

Ruhedehnungskurve

Die Kraft-Längen-Beziehung kann man experimentell am isolierten Muskelpräparat bestimmen (Einsatzbild in → **Abb. 4.10**). Der nicht-aktivierte Muskel lässt sich wie ein Gummiband dehnen und entwickelt bei Dehnung eine passive Kraft. Die passive Kraft-Längen-Kurve (Ruhedehnungskurve) steigt exponentiell an, d.h., der Elastizitätsmodul des ruhenden Muskels nimmt mit der Dehnung zu (→ **Abb. 4.10**). Die Elastizität wird z.T. durch die Titinfedern in den I-Banden der Sarkomere (→ **Abb. 4.1**), z.T. auch durch die Kollagenfasern im Bindegewebe bestimmt.

Isometrische Maxima

Wird der Muskel durch tetanische Stimulation zur aktiven Kontraktion veranlasst, dabei aber an der Verkürzung gehindert, spricht man von **isometrischer Kontraktion** (→ **Abb. 4.10**). Durch Aufsummierung von passiver Kraft und aktiver Maximalkraft bei verschiedenen Muskellängen (senkrechte Pfeile in → **Abb. 4.10**) erhält man die isometrischen Kraftmaxima bzw. die Kurve der isometrischen Maxima (rote Kurve in → **Abb. 4.10**).

Die aktive Muskelkraft (kann $3 \cdot 10^5$ N/m^2 Querschnittsfläche erreichen) ist bei mittleren Muskellängen am größten. Skelettmuskeln arbeiten in situ bei Längen nahe diesem charakteristischen Kraftoptimum (relative Muskellänge = 1). Der Herzmuskel operiert dagegen im aufsteigenden Ast der aktiven Kraft-Längen-Kurve.

Kraft-Sarkomerlängen-Beziehung

Die aktiv entwickelte Kraft (gestrichelte Kurve in → **Abb. 4.10**) hängt von der Anzahl sich bildender Querbrücken ab:

- Maximale Kraft wird entwickelt, wenn dünne und dicke Filamente optimal überlappen (→ **Abb. 4.11b**). Wegen der Länge der dünnen Filamente von über 1 µm in vielen Vertebratenmuskeln ist dies bei einer Sarkomerlänge von über 2 µm der Fall (Optimum in der Kurve der isometrischen Maxima). In menschlichen Muskeln sind die Aktinfilamente relativ lang (bis 1,4 µm) und das Kraftoptimum liegt bei einer Sarkomerlänge von 2,6–2,8 µm (→ **Abb. 4.11b**).
- Wird der Muskel weiter vorgedehnt, überlappen dünne und dicke Filamente immer weniger und die aktive Kraft wird immer geringer (→ **Abb. 4.11c**).
- Bei einer Sarkomerlänge von 3,6 µm (4,2 µm beim Menschen) liegt schließlich keine Überlappung mehr vor und die aktive Kraft ist null (→ **Abb. 4.11d**).
- Auch bei kürzeren Längen (→ **Abb. 4.11a**) ist die Kraft geringer, weil die Aktinfilamente aus den zwei Sarkomerhälften überlappen und die dicken Filamente an die Z-Scheiben gepresst werden. Außerdem wird der laterale Abstand zwischen den Myofilamenten größer, was die Ausbildung von Querbrücken erschwert.

Isotonische Maxima, Unterstützungsmaxima und Muskelarbeit

Ändert sich bei einer Kontraktion die Länge des Muskels, während die Kraft (Belastung) konstant bleibt, spricht man von einer **isotonischen Kontraktion** (waagerechte Pfeile in → **Abb. 4.12**). Die Kurve der isotonischen Maxima liegt im Kraft-Längen-Diagramm deutlich unterhalb der Kurve der isometrischen Maxima (→ **Abb. 4.12**).

Die **Unterstützungszuckung** ist eine Kontraktion, bei der zunächst isometrisch Kraft entwickelt wird, bevor isotonische Verkürzung einsetzt (braune Pfeile). Lässt man den Muskel mit unterschiedlich schweren Gewichten maximal kontrahieren, erhält man die Kurve der Unterstützungsmaxima (→ **Abb. 4.12**). Sie zeigt, dass sich der Muskel beim Anheben einer leichten Last stärker verkürzt als beim Anheben einer schweren Last.

Arbeitsdiagramm

Das Produkt aus Kraft (Last) und Muskelverkürzung ist die **Muskelarbeit.** Im Kraft-Längen-Diagramm (→ **Abb. 4.12**) entspricht die Arbeit der Fläche eines Rechtecks, dessen Seiten aus Kraftkomponente und Verkürzungsweg gebildet werden. Beispiele für die geleistete Arbeit bei starker bzw. geringer Belastung sind in → **Abb. 4.12** gezeigt (braune Flächen). Am größten ist die Muskelarbeit bei mittleren Belastungen. Die äußere Arbeit ist null, wenn der Muskel rein isometrisch kontrahiert oder wenn er sich unbelastet verkürzt.

Klinik

Bei vielen **neurodegenerativen Krankheiten** können betroffene Muskelpartien durch Abnahme der Anzahl und Dicke der Muskelfasern nur noch mit stark verminderter Kraft arbeiten. Auch ein Ersatz der Myofibrillen durch amorphe Strukturen in den Myozyten kommt vor. Diese **Atrophie** (Abbau von Proteinen überwiegt deren Synthese) kann nicht mehr durch trainingsbedingte **Hypertrophie** (größerer Zelldurchmesser durch vermehrten Einbau von Myofibrillen bei konstanter Zellzahl) ausgeglichen werden. **Hyperplasie** (Zunahme der Zellzahl) ist im Muskel generell selten.

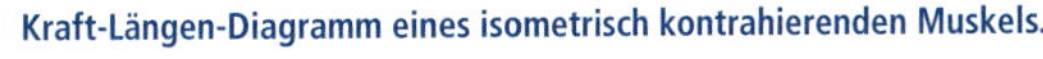

Kraft-Längen-Diagramm eines isometrisch kontrahierenden Muskels.

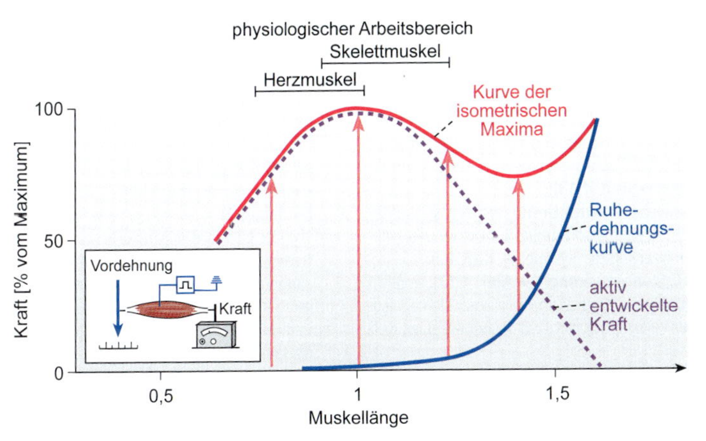

Abb. 4.10

Beziehung zwischen aktiver Kraft und Länge des Sarkomers.

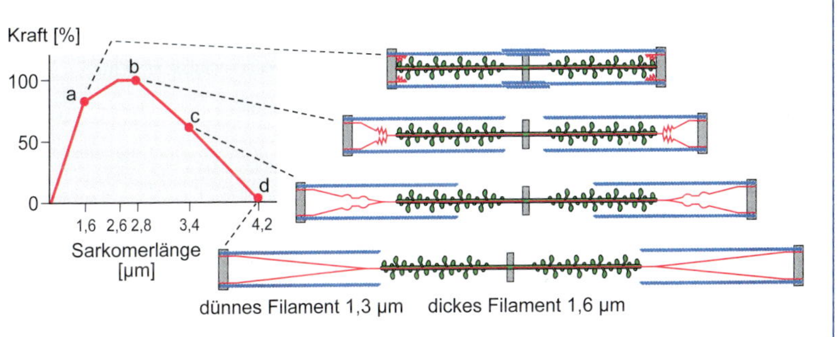

Abb. 4.11

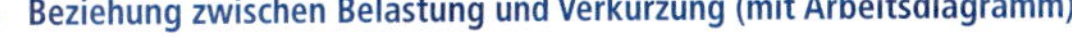

Beziehung zwischen Belastung und Verkürzung (mit Arbeitsdiagramm).

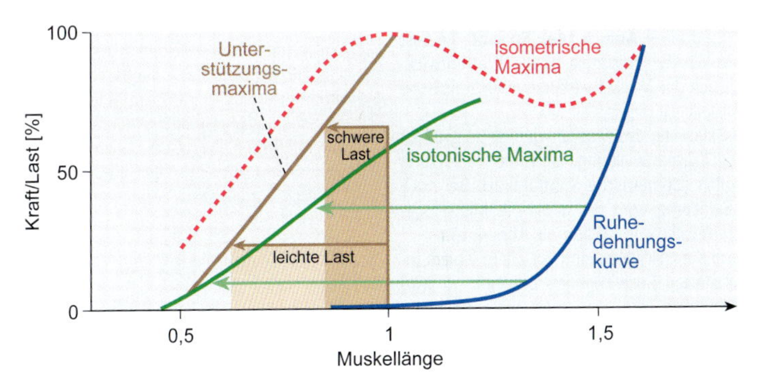

Abb. 4.12

4.7 Kontraktionsformen, Verkürzungsgeschwindigkeit und Leistung

Kontraktionsformen

Die reinen Grundformen der Kontraktion, isometrische und isotonische Zuckung, sind in der Praxis selten anzutreffen. Häufiger sind die aus isometrischer und isotonischer Phase zusammengesetzten Kontraktionsformen (→ **Abb. 4.13**):

- **auxotonische Kontraktion:** gleichzeitige Verkürzung und Kraftentwicklung (z. B. Austreibungsphase des Herzens in der Systole; → **Kap. 9.8**)
- **Unterstützungszuckung** (→ **Abb. 4.12**): beginnt als isometrische Kontraktion und setzt sich als isotonische Verkürzung fort (z. B. Anheben eines Koffers)
- **Anschlagszuckung:** Muskel verkürzt sich zunächst isotonisch und kontrahiert danach isometrisch (z. B. Aufeinanderbeißen der Zähne).

Zu beachten ist, dass in der isometrischen Phase der Kontraktion, d. h. auch, wenn Aktin- und Myosinfilamente nicht aneinander vorbeigleiten, der Querbrückenzyklus trotzdem abläuft. Hier greifen die Querbrücken wiederholt an derselben Stelle im Aktinfilament an. Beim Myosin-Kraftschlag werden sog. serienelastische Elemente angespannt (vor allem die Halsregionen der Myosinmoleküle, aber auch die Z-Scheiben und Sehnenansätze), die die mechanische Energie speichern.

Verkürzungsgeschwindigkeit

Die Verkürzungsgeschwindigkeit wird oft als Maß für die Kontraktilität eines Muskels verwendet. Zwischen Kraft und Verkürzungsgeschwindigkeit besteht nach Hill ein systematischer hyperbolischer Zusammenhang (Hill-Hyperbel, → **Abb. 4.14a**).
Unbelastet verkürzt sich der Muskel mit maximaler Geschwindigkeit (V_{max}). Dieser Wert entspricht der maximalen Gleitgeschwindigkeit der Aktin- entlang den Myosinfilamenten (bis zu etwa 10 m/s). Erhöht sich die Last, nimmt die Verkürzung pro Zeiteinheit ab (Einsatzbild in → **Abb. 4.14a**). Solange die Last geringer ist als die maximale aktive Kraftentwicklung, kann sich der Muskel verkürzen (konzentrische Kontraktion).
Wenn die Belastung des Muskels gerade so groß ist wie dessen Kraftentwicklung, ist keine Verkürzung mehr möglich (isometrische Kontraktion). Bei noch größerer Belastung wird der aktivierte Muskel gedehnt (exzentrische Kontraktion, → **Abb. 4.14a**).
Exzentrische Kontraktionen sind vor allem wegen ihrer schmerzhaften Auswirkungen bekannt. So wird beim Bergabgehen die sich kontrahierende Oberschenkelmuskulatur gedehnt (Bremseffekt!), was bei Untrainierten zu schmerzhaften Mikroläsionen in den Muskelzellen führt, die sich bald darauf in Muskelkater äußern.

Bestimmungsgrößen der Kontraktionsgeschwindigkeit

Die Verkürzungsgeschwindigkeit ist abhängig:

- von der **ATPase-Aktivität der Myosin-Querbrücken:** Je höher die ATP-Spaltungsrate am Myosinkopf (im Komplex mit Aktin) ist, desto rascher läuft der Querbrückenzyklus ab. Schnelle Zuckungsfasern (Fasertyp IIX) besitzen schnelles Myosin und können daher besonders rasch kontrahieren (→ **Tab. 4.2**).
- von der **Länge des Muskels:** Lange Muskeln kontrahieren schneller als kurze, weil sich die Verkürzungen vieler hintereinandergeschalteter Sarkomere in den Myofibrillen addieren.
- von der Anzahl aktiver motorischer Einheiten im Muskel **(Rekrutierung).**

Muskelleistung

Die Leistung ist das Produkt von Kraft und Verkürzungsgeschwindigkeit (Arbeit pro Zeiteinheit → **Abb. 4.14b**). Die Leistung ist – wie auch die Arbeit – bei Verkürzung unter relativ leichter oder schwerer Last submaximal (→ **Abb. 4.14b**). Die maximale Leistung eines Muskels wird bei etwa einem Drittel der maximalen Belastung bzw. der maximalen Verkürzungsgeschwindigkeit erreicht.

Klinik

Als **Muskelkater** bezeichnet man den verzögert einsetzenden Muskelschmerz von bis zu einwöchiger Dauer, der bevorzugt nach exzentrischen Kontraktionen (z. B. ungewohnte Abbremsbewegungen) auftritt. Er ist in ungeübten Muskeln am stärksten, möglicherweise aufgrund mangelnder zeitlicher Koordination zwischen motorischen Einheiten, wodurch einzelne Fasergruppen besonders belastet werden.
Wahrscheinlich kommt es nach Sarkomereinrissen vor allem im Bereich der Z-Scheiben (Mikrotraumen) zur Autolyse zerstörter Faserstrukturen. Der Schmerz entsteht, weil sich kleine Ödeme bilden, die Schmerzstoffe freisetzen (Stimulation von Nozizeptoren). Die besonders bei Muskelermüdung verstärkt gebildete Milchsäure ist nicht Ursache des Muskelkaters. Die beste Prophylaxe ist ein Muskelkater, der kurze Zeit zurückliegt.

Kontraktionsformen.

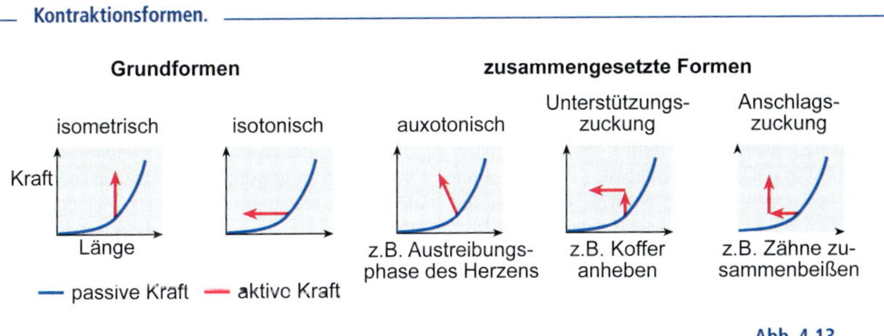

Abb. 4.13

Verkürzungsgeschwindigkeit, Kraft (Last) und Muskelleistung.

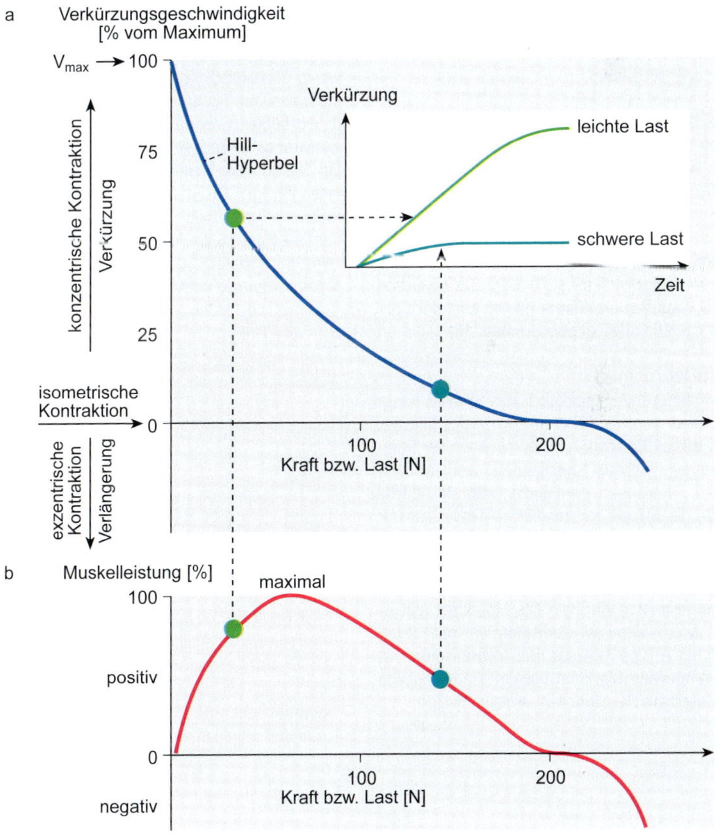

a Verkürzungsgeschwindigkeit [% vom Maximum]

V_{max} → 100

75

50

25

0

konzentrische Kontraktion

Verkürzung

isometrische Kontraktion

exzentrische Kontraktion

Verlängerung

Hill-Hyperbel

Verkürzung

leichte Last

schwere Last

Zeit

100

200

Kraft bzw. Last [N]

b Muskelleistung [%]

100

maximal

positiv

0

negativ

100

200

Kraft bzw. Last [N]

Abb. 4.14

4.8 Energetische Aspekte der Skelettmuskelfunktion

Formen der ATP-Bereitstellung

Das bei der Muskelkontraktion gespaltene ATP muss ständig neu synthetisiert werden, da in den Zellen nur sehr wenig ATP gespeichert ist, das maximal für einige Zuckungen ausreicht (→ **Abb. 4.15**). Die Regeneration von ATP erfolgt über drei Mechanismen:

- **Direkte Phosphorylierung** von ADP in der Kreatinphosphat(KP)-Reaktion, bei der die terminale Phosphatgruppe von KP auf ADP übertragen wird. Die Reaktion wird vom Enzym Kreatinkinase katalysiert.
- **Anaerobe ATP-Gewinnung** in der Glykolyse, in der aus Glucose, die überwiegend dem Glykogenabbau entstammt, ATP synthetisiert wird (2 mol ATP pro mol freie Glucose; 3 mol ATP pro mol aus Glykogen stammender Glucose).
- **Oxidative Phosphorylierung** in den Mitochondrien, bei der über den aeroben Stoffwechselweg ATP effizient gebildet wird (bis zu 36 mol ATP pro mol Glucose). Energielieferanten sind Kohlenhydrate oder Fettsäuren.

Effizienz der Muskelkontraktion

Betrachtet man nur den elementaren Kontraktionsprozess (Querbrückenzyklus), liegt der mechanische Nutzeffekt zwar bei 40–50 %. Doch da viele energieintensive Prozesse außerhalb der Myofibrillen ablaufen, beträgt der Wirkungsgrad, mit dem im Muskel die chemische Energie von ATP in mechanische Energie umgewandelt wird, meist 20–30 %. Die restlichen 70–80 % verpuffen als Wärme, dienen aber noch der Thermoregulation des Körpers (→ **Kap. 15**).

Myosin-Isoformen

Die Kontraktionsgeschwindigkeit des Muskels hängt insbesondere von der ATPase-Aktivität des Myosins ab. In Muskeln mit schnellem Myosin kann der Querbrückenzyklus schnell durchlaufen werden, was schnellere Zuckungen ermöglicht, während solche Muskeln, die Myosin mit niedriger ATPase-Aktivität enthalten, relativ langsam kontrahieren.

Die Unterschiede beruhen vor allem auf dem Vorhandensein von Isoformen der schweren Myosinkette. In den quergestreiften Muskeln des Menschen gibt es sieben verschiedene Myosinisoformen mit unterschiedlicher ATPase-Aktivität. Die Myosinisoform ist das bestimmende Merkmal bei der Einteilung von Muskelfasertypen (→ **Tab. 4.2**, → **Kap. 16.2**).

Skelettmuskelfasertypen

Die Muskelfasertypen unterscheiden sich nicht nur in ihrer Myosin-ATPase-Aktivität, sondern auch in anderer funktioneller, struktureller und biochemischer Hinsicht (→ **Tab. 4.2**), wie im Gehalt an Enzymen des oxidativen und glykolytischen Energiestoffwechsels, in der Laktatdehydrogenase-Aktivität oder in der Menge an Myoglobin. Dieses dem Hämoglobin verwandte Protein ist in den Muskelzellen gespeichert und dient der O_2-Aufnahme in die Myozyten. Der unterschiedliche Myoglobingehalt bestimmt die Farbgebung der Muskeln (→ **Tab. 4.2**): Myoglobinarme Muskeln erscheinen weiß, myoglobinreiche rot, wobei viele Mischformen existieren.

Rote, langsame Fasern (Typ I) gewinnen ATP bevorzugt aus der oxidativen Phosphorylierung und ermüden kaum. Sie sind besonders für unermüdliche Halteleistungen geeignet (z. B. Rumpfmuskulatur). Schnelle weiße Fasern (Typ IIX; entsprechen den Typ-IIB-Fasern in den Muskeln anderer Säuger) gewinnen ATP vor allem aus der Glykolyse und ermüden rasch, sie können Kontraktionsbewegungen aber viel schneller ausführen (z. B. Oberarmmuskeln); Haltearbeit wird dagegen wenig ökonomisch verrichtet. Etwas langsamer sind die Fasern vom Typ IIA, die auch rot aussehen und oxidative, begrenzt aber auch glykolytische Stoffwechselaktivität aufweisen (→ **Tab. 4.2**).

Ein Skelettmuskel enthält normalerweise nicht nur einen einzigen Fasertyp, sondern eine Mischung aus mehreren Typen, wobei jedoch oft ein Fasertyp dominiert (→ **Kap. 16.2**). Vereinzelt findet man sogar einzelne Muskelfasern, die zwei bis drei verschiedene Myosinisoformen enthalten (Hybridfasern).

Klinik

Lang andauernde oder sehr häufige starke Kontraktionen führen zur **Muskelermüdung**, einer reversiblen Störung der Kraftentwicklung (→ **Kap. 16.5**). Ermüdung geht mit einer Abnahme des zellulären Glykogen- und Kreatinphosphatgehalts einher, während der ATP-Gehalt wohl nicht limitierend ist. Der Ermüdung können Veränderungen verschiedener Faktoren (zentralen oder peripheren Ursprungs) zugrunde liegen; häufigste Ursachen sind ein pH-Abfall infolge übermäßiger Laktatbildung und eine Anhäufung von ADP und Phosphat in den Muskelzellen, was durch Kernresonanztechnik (MRT-Spektroskopie) in situ nachgewiesen werden kann. Es kommt u. a. zu Störungen bei der Ca^{2+}-Freisetzung bzw. -Wiederaufnahme am SR und zur Ca^{2+}-Desensitivierung der Myofilamente.

Energiequellen der Muskelkontraktion.

	Energiequelle	energieliefernde Reaktion	Leistungsdauer
direkt nutzbar	Adenosintriphosphat (gespeichert)	ATP → ADP + P	wenige Sekunden
Regenerierung von ATP	Spaltung von Kreatinphosphat	Kreatinkinase ↓ KP + ADP → ATP + K	10–20 Sekunden
	anaerobe Glykolyse im Sarkoplasma (2 mol ATP/mol Glucose; 3 mol ATP/mol Glucose-6-P)	Glykogen ↓ Glucose ↓ Glucose-6-P ↓ Pyruvat → Laktat	20–30 Sekunden nach Beginn der Muskeltätigkeit auf dem Höhepunkt
	oxidative Phosphorylierung (aerob) in den Mitochondrien (bis 36 mol ATP/mol Glucose)	Acetyl-CoA ↓ Citratzyklus/Atmungskette ↓ CO_2 + H_2O	Beginn etwa eine Minute nach Einsetzen der Muskeltätigkeit, dann Dauerleistung

Abb. 4.15

Tab. 4.2: Einteilung der Skelettmuskelfasertypen (Mensch)

Fasertyp	I	IIA	IIX (IID)
Myosin-ATPase-Aktivität	niedrig (Myosin Ia)	mittel bis hoch (Myosin IIa)	hoch (Myosin IIX)
Farbe	rot	rot	weiß
Myoglobingehalt	hoch	mittel	niedrig
Kontraktionsgeschwindigkeit	langsam	schnell	am schnellsten
Laktatdehydrogenase-Aktivität	niedrig	mittel oder hoch	hoch
Ermüdbarkeit	gering	gering bis mittel	rasch
Stoffwechsel	oxidativ	oxidativ, begrenzt glykolytisch	glykolytisch

4.9 Glatter Muskel: Bau, Kontraktionsaktivierung

Struktur der glatten Muskelzelle

Glatte Muskelzellen sind spindelförmig (jedoch kommen viele unregelmäßige Formen vor) und haben einen zentralen Zellkern (→ **Abb. 4.16**). Die 100–300 µm langen Zellen (5–15 µm Durchmesser) sind häufig durch Gap Junctions (Nexus) (→ **Kap. 1.8**) funktional miteinander verknüpft. Die Rolle der motorischen Endplatten im Skelettmuskel übernehmen im glatten Muskel Verdickungen (Varikositäten) von Fasern des vegetativen Nervensystems (→ **Abb. 4.16**).

Glatte Muskeln zeigen keine Querstreifung, da ihnen die Sarkomere fehlen. Jedoch gibt es den Z-Scheiben homologe Strukturen, die Dense Bodies, die als Verankerungspunkte für Aktin- und Intermediärfilamente (Desmin, Vimentin) fungieren (→ **Abb. 4.16**). Auch ein sarkoplasmatisches Retikulum (SR) ist nachweisbar. Der glatte Muskel enthält kein Troponin, aber die Proteine Calmodulin, Caldesmon und Calponin. Glatte Muskelzellen sind von einem Netzwerk aus elastischen und Kollagenfasern umgeben.

Single-Unit- und Multi-Unit-Typ

Glatte Muskelzellen werden strukturell und funktionell zwei Haupttypen zugeordnet:

Beim **Single-unit-Typ** verhalten sich viele Zellen – ähnlich dem Myokard (→ **Kap. 9.2**) – wie ein funktionelles Synzytium, d. h. ein durch Gap Junctions elektrisch eng gekoppelter Zellverband. Single-Unit-Muskeln zeigen **Spontanaktivität,** d. h. ein rhythmisches, automatisches Aktivierungsmuster in sog. Schrittmacherzellen (myogene Aktivität). Da in einem Gewebsverband viele Schrittmacherzellen aktiv sind, entsteht ein persistierender **myogener Tonus,** der durch vegetative Nervenfasern moduliert werden kann. Beispiele: Magen-Darm-Muskulatur, Muskulatur von Uterus und Ureter, manche Gefäßmuskeln.

In glatten Muskeln vom **Multi-Unit-Typ** kontrahieren die einzelnen Zellen dagegen unabhängig voneinander; Spontanaktivität kommt fast nicht vor. Die Aktivierung erfolgt nach **nervaler Stimulation** (parasympathisch und sympathisch), indem aus den Varikositäten Neurotransmitter freigesetzt werden, die zu Rezeptoren im Sarkolemm diffundieren. In der Summe dieser Aktivitäten entsteht ein **neurogener Tonus.** Beispiele: Iris- und Ziliarmuskulatur, Samenleitermuskeln.

Eine strenge Zuordnung zu einem bestimmten Typ ist allerdings oft nicht möglich, da viele Mischformen existieren.

Aktivierung und Relaxation

Im glatten Muskel wird der Querbrückenzyklus durc Vorgänge am Myosinkopf aktiviert. Die Rolle de Ca^{2+}-Schalters übernimmt **Calmodulin (CaM).** Ein Erhöhung der sarkoplasmatischen Ca^{2+}-Konzentrati on auf über 10^{-7} mol/L führt zur verstärkten Bindun von Ca^{2+} an CaM (→ **Abb. 4.17a**). Der Ca^{2+}-CaM Komplex aktiviert nun das Enzym **Myosin-leichte Ketten-Kinase (MLCK),** das eine Phosphatgrupp von ATP auf die regulatorische leichte Kette des Myo sinkopfes überträgt. Erst das so modifizierte Myosin molekül kann mit Aktin interagieren und den Quer brückenzyklus durchlaufen. Eine Absenkung de Ca^{2+}-Konzentration auf 10^{-7} mol/L führt zur Inhibie rung der MLCK, zur Auflösung des Ca^{2+}-CaM-Kom plexes und zur Relaxation (→ **Abb. 4.17a**). Zur Rela xation ist darüber hinaus auch die Aktivität des En zyms **MLC-Phosphatase (MLCP)** nötig, das in de glatten Muskelzelle ständig (konstitutiv) wirksam is Die MLCP katalysiert die Abspaltungsreaktion eine Phosphatrests von der leichten Kette des Myosin (→ **Abb. 4.17a**).

Letztlich entscheidet das Verhältnis von phosphory lierten zu nicht-phosphorylierten Myosinköpfen übe den Kontraktionszustand (→ **Abb. 4.17b**).

Weitere Formen der Aktivierung

Die Kontraktionsaktivierung scheint in einigen glat ten Muskeln auch Calponin und Caldesmon einzubin den. Diese Proteine könnten die Aktin-Myosin-Inter aktion abhängig vom Phosphorylierungszustand de jeweiligen Proteins hemmen.

Eine Besonderheit von Single-Unit-Muskeln ist di **Aktivierbarkeit durch mechanische Dehnung.** Di Dehnung erhöht die Erregungsrate der Schrittma cherzellen, was eine verstärkte Kontraktion zur Folg hat **(Bayliss-Effekt).** Dieser Mechanismus ist für di Autoregulation der Arteriolen, für die Nierenfunktio (→ **Kap. 11**) und auch zur Vermeidung von Ödeme wichtig.

In vielen glatten Muskeln beobachtet man nach Deh nung eine ausgeprägte Stressrelaxation, d. h. eine Abfall der mechanischen Spannung bei konstante Länge. Wegen dieser hohen Viskoelastizität könne solche Muskeln auch im gedehnten Zustand relati entspannt sein (Harnblase!).

Klinik

Colon irritabile: Das Reizdarmsyndrom ist eine Funktionsstörung des Verdauungstrakts mit chronischen Beschwerden wie Bauchschmerzen, Stuhlunregelmäßigkeiten und Blähungen. Dieser häufigen Erkrankung liegt eine Motilitätsstörung des Darms zugrunde, die mit Defekten in den Schrittmacherzellen der Muskeln erklärt wird.

Struktur glatter Muskelzellen.

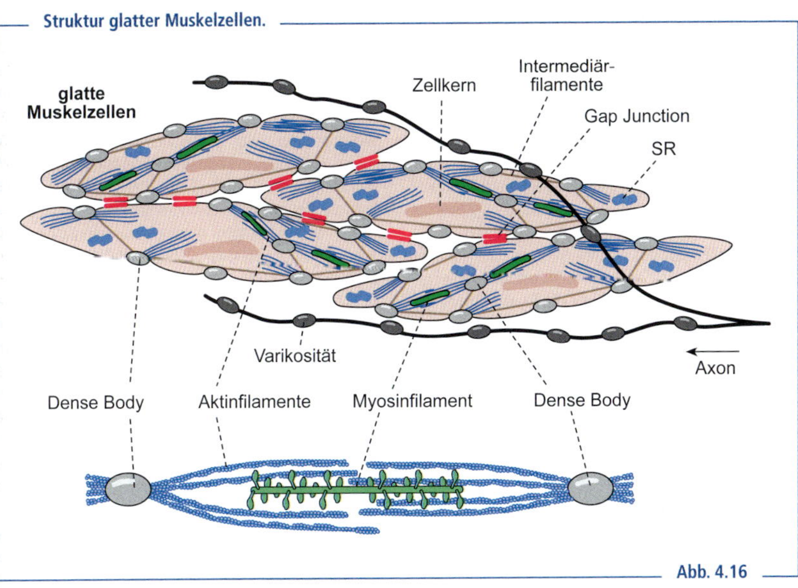

Abb. 4.16

Aktivierung der Kontraktion im glatten Muskel durch Phosphorylierung der leichten Myosinketten.

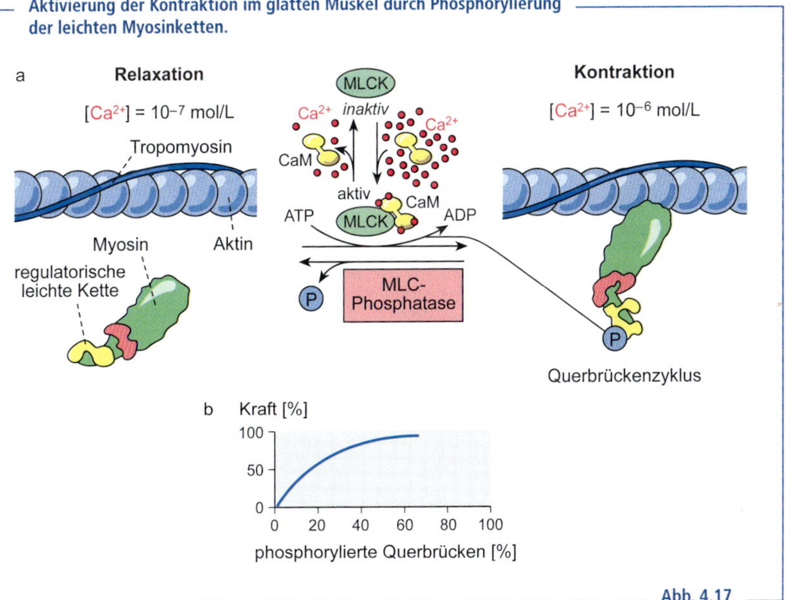

Abb. 4.17

4.10 Regulation der Kontraktion im glatten Muskel

Elektromechanische Kopplung

Viele glatte Muskelzellen werden durch nervale Stimulation (Aktionspotenziale) aktiviert. Dem AP geht eine durch **muscarinerge Acetylcholinrezeptoren** (→ Kap. 7.4) vermittelte Membrandepolarisation voraus. Dies führt zur Öffnung spannungsgesteuerter Ca^{2+}-Kanäle im Sarkolemm und triggert das **Ca^{2+}-Aktionspotenzial** des glatten Muskels. Die Ca^{2+}-Ionen diffundieren zu CaM und auch zum sarkoplasmatischen Retikulum, wo sie über die **Ryanodinrezeptoren (RyR)** Ca^{2+} freisetzen (→ Abb. 4.18). Die sarkoplasmatische Ca^{2+}-Konzentration erhöht sich auf etwa 10^{-6} mol/L, was zeitlich stark verzögert gegenüber dem AP (Latenzzeit etwa 300 ms) die Kontraktion auslöst.

Die sarkoplasmatische Ca^{2+}-Konzentration wird in manchen glatten Muskeln auch durch Aktivierung **rezeptorgesteuerter Ca^{2+}-Kanäle** im Sarkolemm erhöht (→ Abb. 4.18). Als Liganden können u. a. Histamin und Serotonin fungieren. Häufig wird das im SR gespeicherte Ca^{2+} zusätzlich über **IP_3-Rezeptoren** (Ca^{2+}-Kanäle) in der SR-Membran freigesetzt.

Die Entfernung der Ca^{2+}-Ionen aus dem Sarkoplasma führt zur Relaxation und wird durch den Na^+-Ca^{2+}-Antiporter sowie ATP-getriebene Ca^{2+}-Pumpen im Sarkolemm und in der SR-Membran vermittelt (→ Abb. 4.18). Relaxation setzt ein, wenn die sarkoplasmatische Ca^{2+}-Konzentration wieder auf etwa 10^{-7} mol/L absinkt.

Modulation der Ca^{2+}-Sensitivität

Besonders in glatten Gefäßmuskeln kann die Kraft auch ohne Erhöhung des Ca^{2+}-Spiegels ansteigen, wenn der kontraktile Apparat gegenüber Ca^{2+} sensitiviert wird. Entscheidend ist, ob die **Myosin-leichte-Ketten-Phosphatase (MLCP)** gehemmt oder aktiviert wird (→ Abb. 4.18).

Hemmung kann durch Aktivierung einer Proteinkinase C (PKC) oder einer Rho-abhängigen (Rho = kleines G-Protein; → Kap. 1.9) Kinase (Rho-Kinase) erfolgen; dann wird die Kontraktion verstärkt (Ca^{2+}-Sensitivierung). Aktivierung der MLCP erfolgt durch Proteinkinase G (PKG), vermittelt über Stickstoffmonoxid (NO) und cGMP, sowie Proteinkinase A (PKA), vermittelt über einen adrenergen Rezeptor (β-Rezeptor) und cAMP (→ Abb. 4.18); verstärkte Relaxation ist die Folge (Ca^{2+}-Desensitivierung).

Pharmakomechanische Kopplung

Weil bei diesen Prozessen die Kontraktionskraft ohne Veränderung des Membranpotenzials beeinflusst wird, spricht man auch von pharmakomechanischer Kopplung. Auslöser sind Neurotransmitter, lokale Gewebsfaktoren oder Hormone, die an bestimmte, meist G-Protein-gekoppelte Rezeptoren im Sarkolemm binden (→ Abb. 4.18). Beispielsweise stimuliert die Bindung von Noradrenalin (bzw. Phenylephrin) an den α-Rezeptor ein membrangebundenes Enzym, die Phospholipase C (PLC). PLC katalysiert die Hydrolyse von Phosphatidylinositol-4,5-bisphosphat (PIP_2) in der Zellmembran zu Diacylglycerol (DAG) und Inositol-1,4,5-trisphosphat (IP_3). Während IP_3 durch Bindung an IP_3-sensitive Rezeptoren in der SR-Membran (IP_3-R) einen Ca^{2+}-Ausstrom aus dem SR bewirkt, aktiviert DAG die PKC (Ca^{2+}-Sensitivierung). Auch die kontraktionsfördernde Wirkung der Rho-Kinase ist G-Protein-abhängig.

Myogener Tonus und Rhythmik

Der myogene Tonus in Single-Unit-Typ-Muskeln ist rhythmischen Schwankungen unterworfen (→ Abb. 4.19), die durch spontane Änderungen der Schrittmacheraktivität zustande kommen. Ausgangspunkt sind Variationen des Ruhemembranpotenzials (Mittel um – 60 mV). Erreichen die spontanen Depolarisationen einen bestimmten Schwellenwert, werden oft gleich mehrere Aktionspotenziale ausgelöst. Allerdings wird nicht jedes AP in ein separates mechanisches Ereignis übersetzt, vielmehr ruft eine Serie von Signalen, ähnlich wie beim Tetanus im Skelettmuskel, eine Dauerkontraktion hervor (→ Abb. 4.19). Die Kontraktionsstärke korreliert dabei mit der AP-Frequenz.

Auch ohne AP kann es zu Änderungen des Tonuszustands kommen, wenn die K^+-Leitfähigkeit am Sarkolemm periodisch schwankt. Erhöhte K^+-Leitfähigkeit ruft Hyperpolarisation und Relaxation hervor, verringerte K^+-Leitfähigkeit Depolarisation und Kontraktion. In der Summe beobachtet man Fluktuationen des myogenen Tonus im Bereich von mehreren Sekunden oder Minuten, bis hin zu Stunden- und Tagesperiodizitäten.

Klinik

Sind Koronargefäße durch eine **Atherosklerose** verengt, können spastische Kontraktionen in diesen Gefäßen eine **Angina-pectoris-Attacke** auslösen. Die plötzlich auftretenden Schmerzen können bis in den Unterarm ausstrahlen. Man behandelt die Patienten mit Medikamenten, die die Gefäße erweitern, z. B. Ca^{2+}-Antagonisten (zelluläres Ca^{2+} abgesenkt) oder Nitrate (cGMP erhöht).

Kontraktionsregulation im glatten Muskel.

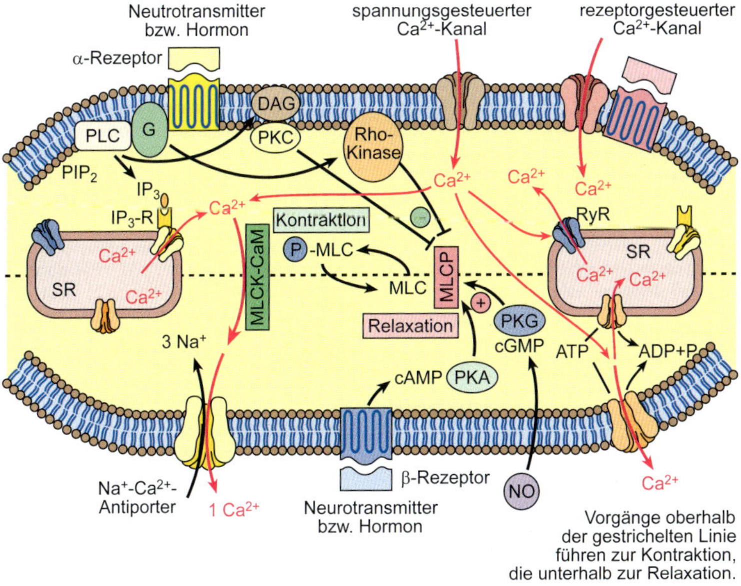

Vorgänge oberhalb der gestrichelten Linie führen zur Kontraktion, die unterhalb zur Relaxation.

Abb. 4.18

Elektrische und mechanische Aktivitäten in der Magenantrum- (a) bzw. Dickdarmmuskulatur (b).

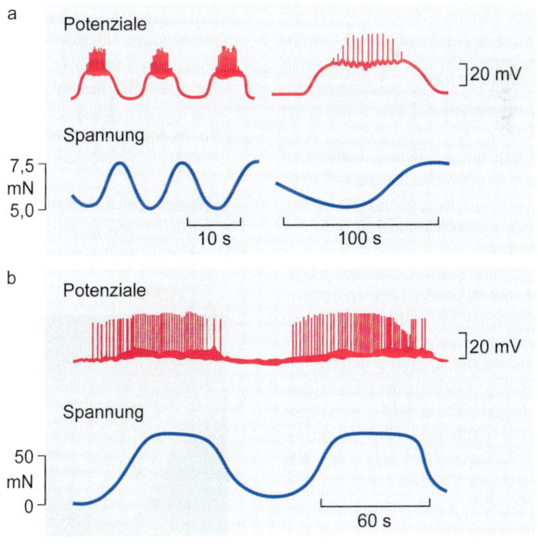

Abb. 4.19

5 Motorik

Kasuistik

In der neurologischen Ambulanz einer Universitätsklinik wird ein 14-jähriger griechischer Junge vorgestellt, der seit 3 Jahren mit seinen Eltern in Deutschland lebt. Seit dieser Zeit klagt er über ein Schweregefühl in beiden Beinen. Diese Beschwerden waren zunächst als psychisch bedingte Fehlreaktion auf den Ortswechsel gedeutet worden, jetzt zeigt der Junge aber eine zunehmende Gangunsicherheit: beim Gehen hebt er den Unterschenkel des Spielbeins mit jedem Schritt deutlich an, schleudert ihn nach vorn und setzt den Fuß stampfend auf.

Patientendaten

- Allgemeine Daten: Alter: 14 Jahre, Größe: 1,59 m, Gewicht: 47 kg
- Status bei stationärer Aufnahme: auffällige Beinspastik
- körperliche Untersuchung: kardiovaskuläres System unauffällig, keine Klopfschmerzhaftigkeit von Becken oder Wirbelsäule, Palpationsbefund der Beine normal; auffällige Fußdeformität: Hohlfuß, Fußverkürzung und Hammerzehen („Friedreich-Fuß", → Abb. 5.A)
- Labor: DNA-Analyse (Blutprobe) ergibt eine Mutation (Expansion) im Intron 1 des FRDA-Gens (Genprodukt Frataxin) auf Chromosom 9.

Neurologische Untersuchung

Gangunsicherheit, Intentionstremor (bei zielgerichteten Handbewegungen beginnen die Hände kurz vor Erreichen des Ziels stark zu zittern) und Dysdiadochokinese (Unfähigkeit, antagonistische Bewegungen in schneller Folge auszuführen, z. B. Supination und Pronation der Unterarme) deuten auf eine Schädigung des Kleinhirns (→ Kap. 5.7).

Die Muskeleigenreflexe an den Beinen fehlen und sind an den Armen abgeschwächt, das Babinski-Zeichen (isolierte Dorsalflexion der großen Zehe bei Bestreichen des lateralen Fußsohlenrands) ist positiv → Läsion der Pyramidenbahn.

Oberflächen- und Tiefensensibilität sind teils eingeschränkt, teils nicht vorhanden; der Lage- und Bewegungssinn ist aufgehoben → Hinterstrangschädigung (→ Kap. 3.6). Der Knie-Hacken-Versuch (Aufsetzen der Ferse auf das kontralaterale Knie in Rückenlage mit geschlossenen Augen) misslingt; der Patient kann bei geschlossenen Augen nicht angeben, in welcher Endposition sich seine Hände nach einer extern geführten Bewegung befinden (Astereognosie). Das Romberg-Zeichen ist positiv (Posturografie): Der Patient kann bei geschlossenen Augen und parallel gestellten Füßen nicht sicher stehen; er schwankt und droht umzufallen.

Apparative Diagnostik

Die **motorische Nervenleitgeschwindigkei[t]** (→ Abb. 5.B) ist normal bis leicht verlangsamt, di[e] sensible fehlt (Elektromyografie, → Kap. 4.5).

Die **somatosensorisch evozierten Potenziale** (→ Kap. 6.2) sind nach Stimulation des N. medianu[s] verzögert, nach Stimulation des N. tibialis fehlend.

Die **Magnetresonanztomografie** (MRT, → Kap. 6.2) zeigt eine ausgeprägte Atrophie des zervikalen Rückenmarks und im Bereich des Zerebellums eine leichte Vorderlappenatrophie; die **Positronenemissionstomografie** (PET, → Kap. 6.2) weist in weite[ren] Teilen des Gehirns eine erhöhte Stoffwechselrate nach.

Diagnose

Friedreich-Ataxie.

Friedreich-Ataxie

Der Begriff **Ataxie** bezeichnet eine Störung der Bewegungskoordination (→ Kap. 5.7). Ursachen sind:

- Kleinhirnerkrankungen, z. B. Tumoren, Intoxikationen, Kleinhirnatrophien
- Läsionen des Hinterstrangsystems, z. B. bei Friedreich-Ataxie oder Entmarkungserkrankungen wi[e] der multiplen Sklerose (Autoimmunerkrankung, die die Markscheiden der Axone zerstört) oder de[r] funikulären Myelose
- Läsionen peripherer Nerven, z. B. bei Polyneuropathien, Stoffwechselstörungen (u. a. Diabetes mellitus), Vitaminmangelerkrankungen, Infektionskrankheiten (HIV, Lepra, Borreliose), endokrine[n] Erkrankungen, Kollagenosen, Autoimmunerkrankungen sowie toxisch (z. B. Alkohol, Bleivergiftung) oder ischämisch bedingt
- Schädigungen des Vestibularapparats (z. B. Störungen der Mikrozirkulation, Autoimmunkrankheiten, Tumoren, Schädelbasisfraktur)
- Läsionen der Hirnhemisphären, Hydrozephalu[s] („Wasserkopf": Erweiterung der Liquorräume).

Die Friedreich-Ataxie wird autosomal-rezessiv vererbt. Mit einer Prävalenz von knapp über 1/100.00[0]

„Friedreich-Fuß".

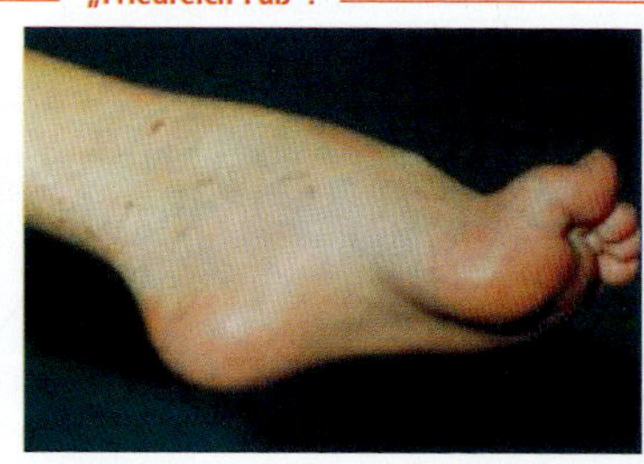

Abb. 5.A

Messung der Leitgeschwindigkeit motorischer Nerven (N. medianus).

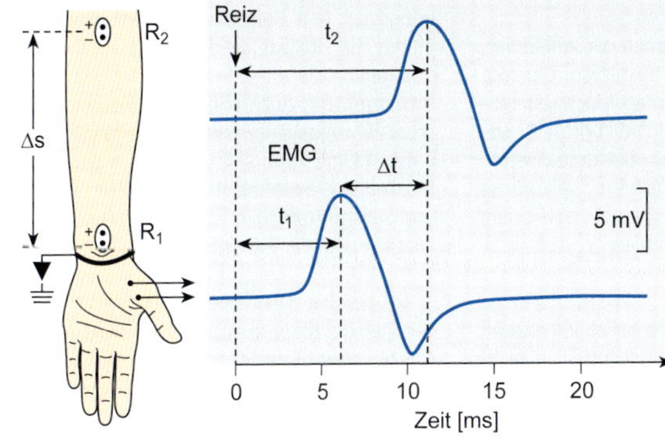

R_1, R_2: Reizpunkte im Abstand von 280 mm (Δs)

Latenzzeit t_1 nach Reizung an R_1 (Ableitung am Daumenballen): 6 ms

t_2 nach Reizung an R_2: 11 ms → Δt: 5 ms

Leitgeschwindigeit $\Delta v = \Delta s / \Delta t = 56$ m/s

Abb. 5.B

In Deutschland ist sie die häufigste hereditäre Ataxie und betrifft überwiegend Jungen (Manifestation meist um das 12., stets vor dem 25. Lebensjahr). Ihr liegt ein Gendefekt am langen Arm des Chromosoms 9 zugrunde (Genlokus 9q13). Die Funktion des Genprodukts **Frataxin** liegt in der Eisenhomöostase in den Mitochondrien.

In Abhängigkeit von der betroffenen Struktur ist die Friedreich-Ataxie mit unterschiedlichen neurologischen und nicht-neurologischen Symptomen verbunden. Die spinale Ataxie geht mit Störungen der Oberflächen- und Tiefensensibilität einher. Außerhalb des Nervensystems manifestiert sie sich mit Skelettdeformitäten wie Kyphoskoliose und Fußdeformität (Hohlfußbildung, Fußverkürzung, Hammerzehen), Kardiomyopathie und Diabetes mellitus.

Beschrieben wurde sie erstmals 1861 von dem Pathologen Nicolaus Friedreich als degenerative Atrophie der Funiculi posteriores (Hinterstränge) des Rückenmarks. Die Goll-Stränge (Fasciculi graciles) zeigen neben einer Verminderung der Markscheiden eine Fasergliose (erhöhte Anzahl von Gliazellen im geschädigten Bereich). Die Degenerationen können sich auf die Hinterstränge beschränken, aber auch andere spinozerebelläre Bahnen, die Pyramidenbahn (→ Kap. 5.2) sowie in fortgeschrittenen Stadien das Zerebellum (→ Kap. 5.7) einbeziehen. In späten Stadien können Wesensänderungen mit Abbau der Persönlichkeit und Intelligenz auftreten.

Der Krankheitsverlauf ist meist unaufhaltsam progredient. Nach 13 bis 14 Jahren müssen Betroffene den Rollstuhl benutzen. Die Lebenserwartung beträgt etwa 35 Jahre nach Krankheitsbeginn.

Weiterer Verlauf/Therapie

Der Patient und seine Eltern mussten darüber aufgeklärt werden, dass es derzeit keine Heilungsmöglichkeit für die Friedreich-Ataxie gibt und dass sich die Krankheit im Laufe der Zeit wahrscheinlich unaufhaltsam verschlechtern wird.

Die Therapie besteht aus physikalischen Maßnahmen wie aktiver Krankengymnastik und Versorgung mit orthopädischen Hilfsmitteln. In Ausnahmefällen werden Skelettdeformitäten (Hohlfuß, Skoliose) operativ korrigiert. Kardiomyopathie und Diabetes mellitus als typische Begleiterkrankungen der Friedreich-Ataxie erfordern reguläre internistische Behandlung. Bei einigen Patienten kann durch Gabe von Amantadin und L-5-Hydroxytryptophan eine symptomatische Besserung der Ataxie erzielt werden.

Physiologie im Fokus

- Die Zielmotorik ist Ergebnis komplexer Verarbeitungsschritte in verschiedenen neuronalen Systemen.
- Die motorischen Kortizes in der Großhirnrinde, insbesondere der primäre Motorkortex, sind zentrales Steuerelement der Muskelbewegung.
- Vom Motorkortex ziehen Nervenbahnen zum Rückenmark, werden vielfältig verschaltet, aufgetrennt und gekreuzt (Pyramidenbahn).
- Reflexe sind spontane Muskelantworten auf einen Reiz; sie sind mono- oder polysynaptisch (Eigen- oder Fremdreflex).
- Propriosensoren (Gelenksensoren, Muskelspindeln, Sehnenorgane) steuern die Kontrolle von Körperhaltung und Bewegungsreaktion.
- Im Rückenmark kommt es zur Integration von sensorischen und motorischen Signalen.
- Basalganglien und Zerebellum sind wichtig für Planung, Durchführung und Kontrolle der Motorik, als Schaltstelle für Halte- und Stellreflexe sowie für das motorische Lernen.

5.1 Zielmotorik und ihre zentralen Steuerelemente

Physiologische Bewegungen können wir willkürlich, unwillkürlich oder reflektorisch ausführen. Der motorische Reflex ist in der Regel eine einfache, stereotype Bewegung auf einen Reiz. Unwillkürliche Bewegungen (Automatismen) werden bewusstseinsfern und oft emotional gesteuert, während willkürliche Bewegungen bewusst und zielgerichtet nach einem bestimmten Bewegungsplan ablaufen (→ Abb. 5.1).

Programmierung der Zielmotorik

Willkürbewegungen beruhen auf parallel und nacheinander ablaufenden Verarbeitungsschritten in mehreren neuronalen Gebieten (→ Abb. 5.1):

Entschluss: Die Motivation zur Ausführung einer Bewegung entsteht durch interne willkürliche oder emotionale Stimuli in kortikalen und subkortikalen Motivationsarealen, insbesondere im limbischen System. Das Gehirn evaluiert die Stimuli und entwickelt bei der Entscheidung für eine Antwort eine Bewegungsstrategie. Dabei werden neben sensorischen Kortizes v.a. Assoziationsareale (→ Kap. 6) aktiviert. In dieser Phase wird die Durchführung der Bewegung beschlossen.

Programmierung: Der Bewegungsplan wird in eine Abfolge von neuronalen Signalen umgesetzt (→ Abb. 5.1). Dieser Prozess findet unter Beteiligung der Basalganglien, der motorischen Kortizes und des Kleinhirns (→ Abb. 5.2) statt. Den Aktivierungszustand, in dem sich die kortikalen Neurone befinden, noch bevor die Bewegung tatsächlich ausgeführt wird, nennt man kortikales Bereitschaftspotenzial.

Ausführung: Die Ausführung der Bewegung wird durch die unterste Ebene des motorischen Systems übernommen. Hierzu zählen die absteigenden motorischen Bahnen, Reflexsysteme und die motorischen Einheiten (α-Motoneurone plus die von ihnen innervierten Muskelfasern, → Kap. 4.1). Das Kleinhirn trägt maßgeblich zur Feinabstimmung der Bewegungsparameter bei.

Rückmeldung: Der Bewegungsplan wird in allen Phasen und auf jeder Ebene durch Afferenzen aus der Peripherie und dem Nervensystem selbst modifiziert („Feedback", → Abb. 5.1).

Bewegungsformen

Ballistische Bewegungen sind sehr schnelle, zielgerichtete Bewegungen, die kaum durch Feedbackmechanismen modifiziert werden (geringe afferente Rückkopplung). Bewegungsprogramme für optimale ballistische Bewegungen (z.B. Ball-Zielwerfen) werden vor allem mithilfe des Kleinhirns perfektioniert und sind erlernbar.

Langsame Folgebewegungen sind vielfältig sensc risch rückgekoppelt. Eine Feinabstimmung von Bewe gungsplan und Reflexschleifen ist nötig, um Stö effekte der Reflexe beim Bewegungsablauf auszu schalten.

Stützmotorik: Auch ohne das Ablaufen zielmotor scher Bewegungen werden Muskellänge und -span nung ständig kontrolliert, um einen persistierende Muskeltonus zu erhalten. Dieser dient den Haltungs und Stellreflexen beim Sitzen oder Stehen und dam letztlich auch der Zielmotorik.

Motorische Kortizes

Die Zielmotorik wird von Arealen der Großhirnrind (Cortex cerebri) gesteuert, die vor der Zentralfurch (Sulcus centralis) im und in der Nähe des Gyrus prae centralis liegen (motorische Kortizes) (→ Abb. 5.2a Funktionell werden unterschieden:

- primärer motorischer Kortex (Area 4 bzw. M1)
- prämotorischer Kortex (Area 6, lateral)
- supplementär-motorischer Kortex (Area 6, medial

An der Willkürmotorik sind auch der im Gyrus post centralis liegende primäre somatosensorische Korte (Area 1–3) sowie parietale und präfrontale Assoziat onskortizes beteiligt (→ Abb. 5.2a).

Aus Area 4 ziehen Axone teilweise direkt zu Moto neuronen im Hirnstamm und Rückenmark. Durc elektrische Reizung des Gyrus praecentralis lasse sich daher einzelne Muskelbewegungen auslöser Werden Areale außerhalb des primären Motorkorte stimuliert, kommt es erst bei erhöhter Reizintensitä zu Muskelaktivität.

Somatotopie

Benachbarte Muskelregionen des Körpers sind auc im primären motorischen Kortex nebeneinander re präsentiert; man spricht daher von „Somatotopie' Der Körper ist allerdings verkleinert, auf dem Kop stehend und verzerrt als **Homunculus** abgebilde (→ Abb. 5.2b). Grund dafür ist, dass einige Körpe regionen von vielen Neuronen innerviert werden, di die Bewegung dort kontrollieren (z.B. Finger ode Mund), andere jedoch eine vergleichsweise grob ab gestimmte Motorik besitzen (z.B. Rücken).

Klinik

Eine Läsion im Bereich des primären motorischen Kortex, z.B. durch Hirninfarkt oder degenerative Prozesse im Alter, führt im Wesentlichen zu einer **Parese,** einer unvollständigen Lähmung der Muskulatur. Betrifft die Läsion andere Motorkortexareale, sind die Folgen meist viel komplexer.

Neuronale Verarbeitungsschritte der Zielmotorik.

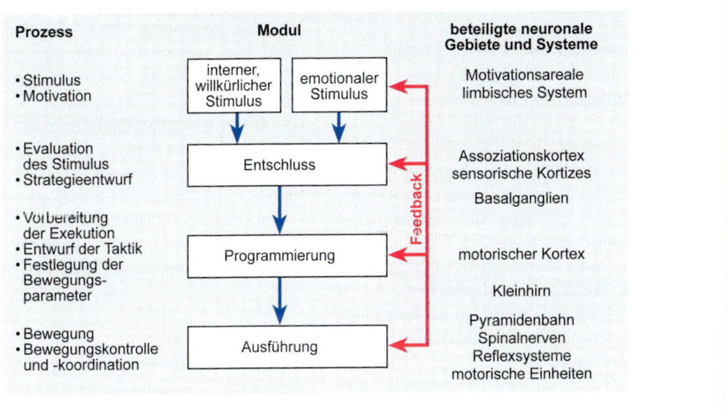

Abb. 5.1

Motorische Kortizes der Großhirnrinde (a) und somatotopische Repräsentation auf dem primären Motorkortex (Homunculus, b).

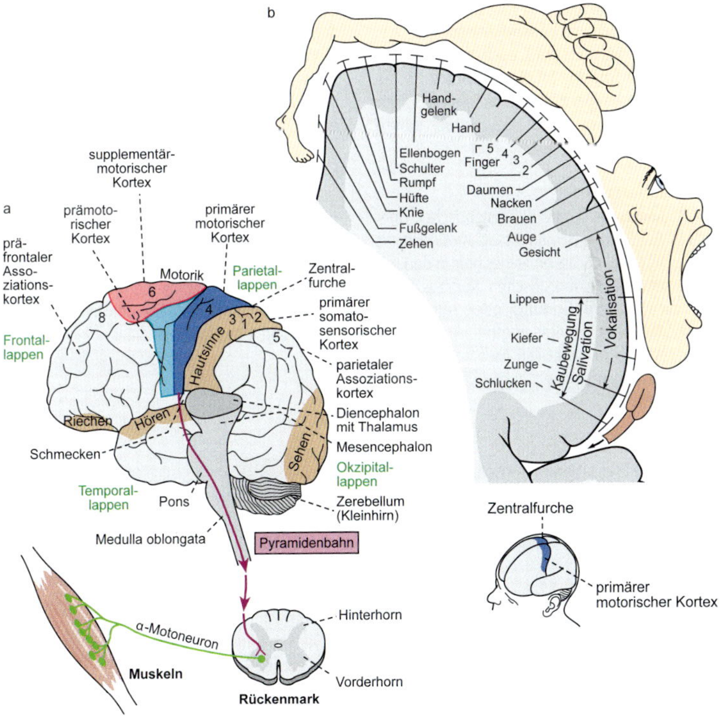

a
supplementär-motorischer Kortex
prämotorischer Kortex
primärer motorischer Kortex
präfrontaler Assoziationskortex
Motorik
Parietallappen
Zentralfurche
primärer somatosensorischer Kortex
Frontallappen
Hautsinne
parietaler Assoziationskortex
Riechen
Hören
Diencephalon mit Thalamus
Schmecken
Sehen
Mesencephalon
Okzipitallappen
Temporallappen
Pons
Zerebellum (Kleinhirn)
Medulla oblongata
Pyramidenbahn
α-Motoneuron
Hinterhorn
Muskeln
Vorderhorn
Rückenmark

b
Handgelenk
Hand
Ellenbogen
Schulter
Rumpf
Hüfte
Knie
Fußgelenk
Zehen
Finger 5 4 3 2
Daumen
Nacken
Brauen
Auge
Gesicht
Lippen
Kiefer
Zunge
Schlucken
Kaubewegung
Salivation
Vokalisation
Zentralfurche
primärer motorischer Kortex

Abb. 5.2

5.2 Afferenzen und Efferenzen der Motorkortizes

Der primäre motorische Kortex erhält Afferenzen aus sekundären motorischen Arealen, den prä- und supplementär-motorischen Kortizes (→ Abb. 5.2a).

Prämotorischer Kortex

Dieses Areal ist vorwiegend an der **Planung von Bewegungen** beteiligt. Dabei fließen sensorische Informationen aus dem primären somatosensorischen Kortex ein (Ausmaß der Bewegung erkennen!). Die erstellten Bewegungsentwürfe werden mit dem Zerebellum und den Basalganglien abgestimmt (→ Abb. 5.3). Der prämotorische Kortex dient der Koordination von Rumpf- und Gliedmaßenmuskulatur bei zielgerichteter Orientierung.
Manche Neurone im prämotorischen Kortex lösen allein bei Betrachten eines Vorgangs die gleichen Potenziale aus, wie sie entstünden, wenn dieser Vorgang selbst aktiv gestaltet würde **(Spiegelneurone).** Sie sind für **imitatives Lernen** bedeutsam.

Supplementärmotorischer Kortex

Der supplementär-motorische Kortex ist v.a. an der Vorbereitung von komplexen, feinmotorischen Bewegungen und Sequenzen von Willkürbewegungen (z.B. Geigespielen) beteiligt. Er dient auch dem Erlernen von **Handlungsabfolgen.** In diesem Areal ist die elektrophysiologische Aktivität schon mehr als 1 s vor dem sichtbaren Beginn einer Bewegung erhöht **(Bereitschaftspotenzial)** (→ Kap. 6.2).

Assoziationskortizes

Die Kortexregionen außerhalb der sensorischen oder motorischen Areale nennt man Assoziationskortizes (→ Kap. 6). Diese polymodalen Felder liefern den primären und sekundären motorischen Kortizes Informationen zur **Strategiefindung** oder **-änderung** sowie zum Start oder zur Beendigung einer Bewegung. Läsionen z.B. im parietalen Assoziationskortex führen zur Apraxie (Unfähigkeit zu koordinierten Willkürbewegungen).

Kortikale Plastizität

Die kortikale Repräsentation motorischer Funktionen ist nicht statisch festgelegt, sondern plastisch modifizierbar. So ändert sie sich z.B. im Verlauf von mehrwöchigen zielmotorischen Lernübungen.

Kortikale Verschaltungsmuster

Die motorischen Kortizes in jeder Hirnhälfte sind durch **reziproke Bahnen (Assoziationsfasern)** eng miteinander verknüpft. Zwischen den Hemisphären werden Signale über Kommissurenfasern ausgetauscht (→ Kap. 6.1). Über kortikokortikale Verbindungen erhält der Motorkortex Eingänge aus den somatosensorischen und Assoziationskortizes (→ Abb. 5.3). Reziproke thalamokortikale Bahnen übermitteln Informationen aus den Basalganglien und dem Zerebellum. Diese **Schleifenbahnen** werden über sensorische Rückmeldungen moduliert und sind an Planung, Ausführung und Korrektur von Haltung und Bewegung beteiligt.
Die Efferenzen des Motorkortex gehen von den **Pyramidenzellen** aus, deren Aktivität durch Interneurone (Sternzellen) moduliert wird (→ Kap. 6.1). Absteigende Projektionsbahnen ziehen vom Cortex cerebri in subkortikale Gebiete wie Hirnstamm und Rückenmark (→ Abb. 5.3). Die efferente Projektion erreicht durch Ausbildung von **Kollateralen** viele Zielsysteme.

Projektionsbahnen

Aus jeder Hemisphäre ziehen etwa 1 Mio. Axone ipsilateral durch die Capsula interna und den Hirnschenkel. Danach trennen sich Faserbündel ab, die auf Thalamus, Striatum und Kerngebiete des Hirnstamms (kortikobulbäre Bahn) projizieren (→ Abb. 5.4). Die übrigen Axone der kortikospinalen Bahn ziehen durch Pons und medulläre Pyramide zum Rückenmark **(Pyramidenbahn).**
Bis zu 95 % der Fasern kreuzen in der Pyramidenbahn zur Gegenseite **(Decussatio pyramidum).** Sie bilden den **lateralen kortikospinalen Trakt,** der mit dem Tractus rubrospinalis zum dorsolateralen Bahnsystem gehört (→ Abb. 5.4), das bevorzugt die distalen Extremitätenmuskeln kontrolliert (hemmt Extensoren, erregt Flexormuskeln) und Greifbewegungen steuert.
Die restlichen Fasern ziehen als **ventraler kortikospinaler Trakt** direkt ins Rückenmark (→ Kap. 5.3) und gehören neben Tractus vestibulospinalis, reticulospinalis medialis und tectospinalis zum **ventromedialen Bahnsystem** (→ Abb. 5.4). Es steuert vorzugsweise die Antigravitätsmuskeln.
Nur 2–5 % der Pyramidenbahn-Axone sind dicker als 5 µm und leiten schnell. Die übrigen sind dünn myelinisiert und leiten langsam.

Klinik

Schädigungen der absteigenden kortikospinalen Bahn, z.B. bei Schlaganfall durch Ischämie im Bereich der Capsula interna, führen auf der kontralateralen Seite zur Lähmung (Hemiparese). Typisch sind ein Anwinkeln des Arms (Tonus der Flexormuskeln überwiegt) und eine Streckhaltung des Beins (Tonus der Extensoren überwiegt). Der Muskeltonus bleibt dauerhaft erhöht (Spastik). Läsionen unterhalb der Pyramidenkreuzung führen zum Ausfall der Muskulatur auf der ipsilateralen Seite.

Prinzipielle Verschaltungsmuster der motorischen Kortizes.

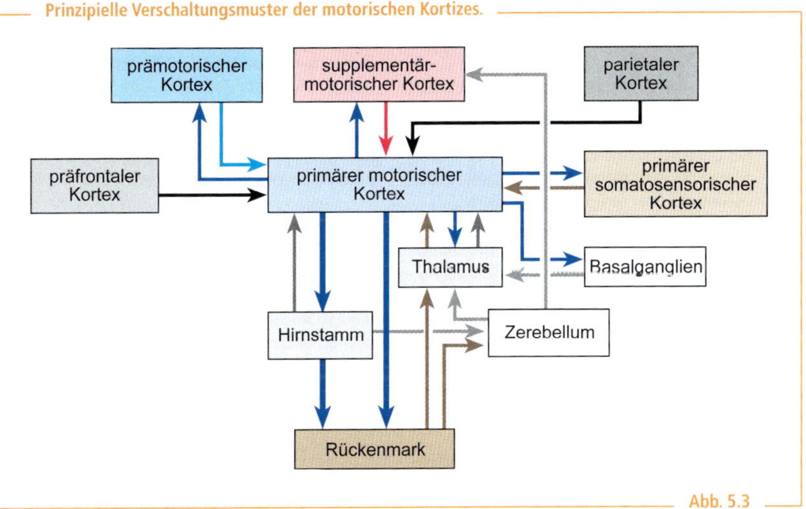

Abb. 5.3

Projektion der kortikalen Efferenzen in subkortikale und spinale Kerngebiete.

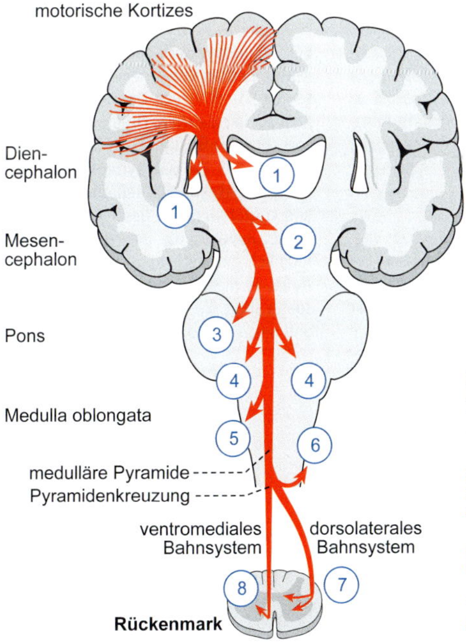

motorische Kortizes
Dien-cephalon
Mesen-cephalon
Pons
Medulla oblongata
medulläre Pyramide
Pyramidenkreuzung
ventromediales Bahnsystem
dorsolaterales Bahnsystem
Rückenmark
1 1 2 3 4 4 5 6 7 8

Projektionsgebiete kortikaler Efferenzen:

Tractus
1 corticostriatalis
corticothalamicus
2 corticorubralis
3 corticopontinus
4 corticoreticularis
corticobulbaris
5 corticoolivaris
6 corticocuneatus
corticogracilis
7 corticospinalis lateralis
8 corticospinalis ventralis

Abb. 5.4

5.3 Neuronale Systeme des Rückenmarks

Die **Pyramidenbahn-Fasern** enden in drei Gebieten der grauen Substanz des Rückenmarks:

- in der Pars intermedia an Interneuronen der spinalen Reflexwege (größter Faseranteil)
- im Hinterhorn an Interneuronen; erlaubt Bewegungskontrolle über sensorisches Feedback
- im Vorderhorn (Synapsen mit Motoneuronen).

Vom Motorkortex zum Hirnstamm und Rückenmark deszendieren die oberen Motoneurone (1. Motoneuron). Gemeinsame Endstrecke des motorischen Systems sind die unteren Motoneurone (2. Motoneuron; man unterscheidet α-, β- und γ-Motoneurone), deren Somata im Hirnstamm oder im Vorderhorn des Rückenmarks liegen.

α-Motoneurone

Die Axone der α-Motoneurone sind stark myelinisiert (10–20 µm Durchmesser) und leiten unter allen Nervenfasern am schnellsten (80–120 m/s, → Tab. 2.1). Ihre Aktivität kann vielfältig moduliert werden, z. B. durch Afferenzen aus dem gleichen Muskel, durch Interneurone aus dem gleichen oder einem anderen Rückenmarksegment sowie durch supraspinale Neurone absteigender Bahnen (→ Abb. 5.5, → Abb. 5.7). Ein α-Motoneuron versorgt über Axonverzweigungen (Kollateralen) eine ganze Gruppe von Muskelfasern der Arbeitsmuskulatur **(extrafusale Fasern).** Diese **motorische Einheit** (→ Kap. 4.1) kann ganz unterschiedlich groß sein und reicht von 5–6 Fasern pro Motoneuron in den äußeren Augenmuskeln bis zu etwa 1.000 Fasern im M. quadriceps femoris. Allgemein gilt: Je feiner die motorische Abstimmung der Kraft, desto kleiner sind die motorischen Einheiten.

γ- und β-Motoneurone

Die Aktivität der α-Motoneurone wird indirekt von efferenten **γ-Motoneuronen** (2–8 µm Durchmesser) beeinflusst, die die Muskelspindeln **(intrafusale Fasern)** innervieren und deren Länge bzw. Empfindlichkeit verstellen (→ Kap. 5.4). **β-Motoneurone** enden in intra- und extrafusaler Muskulatur und bewirken eine positive Rückkopplung im System der Ia-Afferenzen.

Interneurone

Interneurone sind **Umschaltzellen** (→ Abb. 5.5, → Abb. 5.7), die Signale zu verschiedenen Regionen im Rückenmark leiten: **Schaltneurone** vermitteln innerhalb eines Rückenmarksegments, **propriospinale Neurone** in andere Segmente und **kommissurale Neurone** auf die andere Rückenmarkseite. **Traktneurone** signalisieren zu supraspinalen Regionen. Interneurone können die Signalweiterleitung fördern (exzitatorische Synapsen: Transmitter Glutamat) oder hemmen (inhibitorische Synapsen: Transmitter Glycin oder GABA, → Abb. 5.6).

Renshaw-Hemmung

Axon-Kollateralen von α-Motoneuronen zweigen im Rückenmark ab und enden an hemmenden Interneuronen, den **Renshaw-Zellen** (→ Abb. 5.5). Deren Axone hemmen sowohl die Aktivität des α-Motoneurons, von dem sie aktiviert werden (rekurrente Hemmung), als auch jene Interneurone, die Antagonisten-Muskeln inhibieren. So fördern sie die Aktivität dieser Muskeln.

Reflexsysteme des Rückenmarks

Ein Reflex ist die automatische Antwort eines Muskels auf einen Reiz. Viele Reflexe sind angeboren und als stereotype Reaktionen im Bauplan des ZNS festgelegt, um z. B. Stützmotorik und Atmung aufrechtzuerhalten oder schnell auf veränderte Umweltparameter zu reagieren. Andere Reflexe sind erlernbar (z. B. bedingte Reflexe) und werden meist über die höheren Abschnitte im ZNS vermittelt. Reflex-„Schaltkreise" bestehen aus:

- einem Fühler (z. B. Dehnungsrezeptor), der die Information registriert und weiterleitet (z. B. über ein afferentes Neuron zum Rückenmark)
- einem Regler („Reflexzentrum", z. B. Interneurone und α-Motoneurone), der die Regelgröße (z. B. Muskellänge) auf einen Sollwert einstellt
- einem Stellglied (Effektor, z. B. Muskelfasern), das aktiviert wird, wenn der Istwert (z. B. momentane Muskellänge) vom Sollwert abweicht.

Mono- und polysynaptische Reflexe

Bei **monosynaptischen Reflexen** wird ein α-Motoneuron von einer Afferenz, z. B. einer Ia-Faser, direkt stimuliert. Da Reiz und Antwort solcher Reflexe im gleichen Organ erfolgen, spricht man von **Eigenreflexen** (z. B. Muskeldehnungsreflex → Abb. 5.7). Bei **polysynaptischen Reflexen** sind ein oder mehrere Interneurone zwischen Afferenzen und α-Motoneurone geschaltet. Meistens sind bei diesen Reflexen die Rezeptoren vom Erfolgsorgan räumlich getrennt; man nennt sie dann **Fremdreflexe.** Je mehr Interneurone eingebaut sind, desto später folgt die Antwort auf einen Reiz (Latenz ↑) und desto variabler ist die Antwort.

Klinik

Wird die Hemmwirkung von Renshaw-Zellen blockiert, kommt es zu lebensbedrohlichen Muskelkrämpfen. Das Gift des Bakteriums Clostridium tetani verhindert die Glycin-Ausschüttung und führt zum **Wundstarrkrampf (Tetanus).**

Prinzipielle Verschaltungen zwischen Motoneuronen und Interneuronen im Rückenmark.

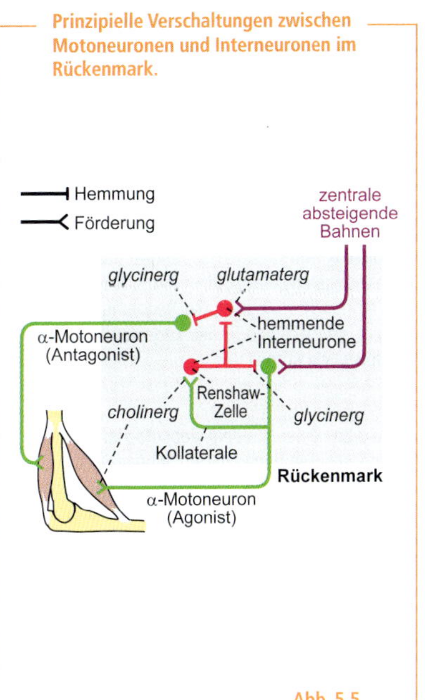

Abb. 5.5

Unterschiedliche Transmitter führen zu Depolarisation durch Na^+-$Ca2^+$-Einstrom (a) oder zu Hyperpolarisation durch Cl^--Einstrom (b).

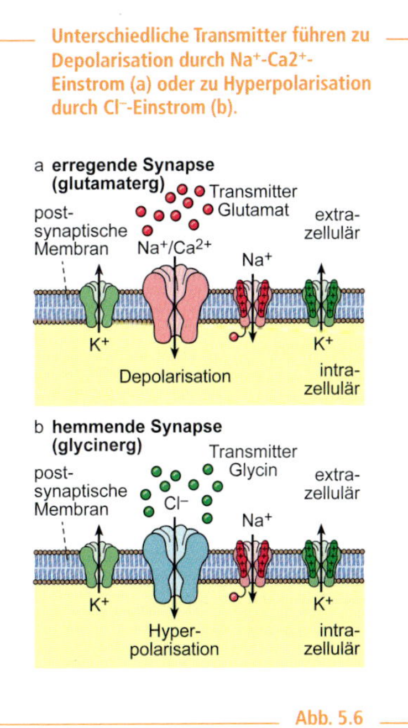

Abb. 5.6

Patellarsehnenreflex (a) und reflektorische Kontraktionsantwort des Agonisten („T-Reflex", b).

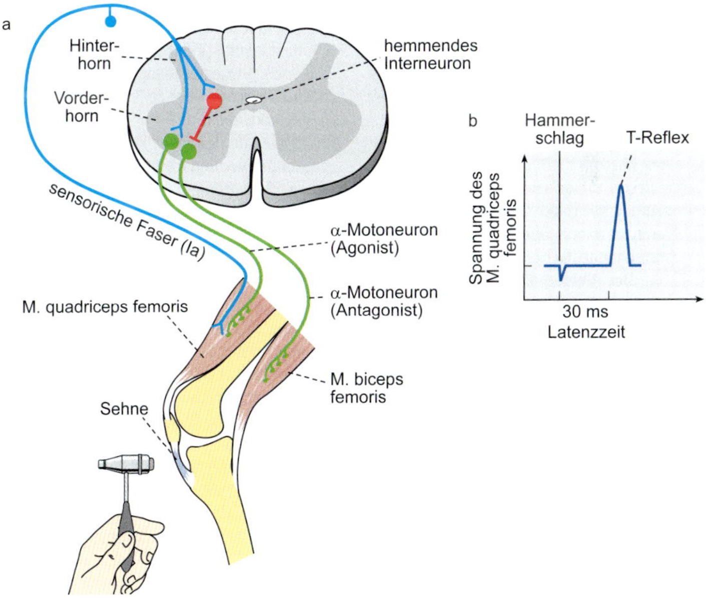

a

Hinter-horn

Vorder-horn

hemmendes Interneuron

sensorische Faser (Ia)

α-Motoneuron (Agonist)

α-Motoneuron (Antagonist)

M. quadriceps femoris

M. biceps femoris

Sehne

b

Hammer-schlag

T-Reflex

Spannung des M. quadriceps femoris

30 ms

Latenzzeit

Abb. 5.7

5.4 Propriosensoren

Das propriozeptive System kontrolliert Körperhaltung und Bewegungsreaktion in einer sich ändernden Umgebung. Es kommuniziert Informationen an das motorische System und leitet kompensatorische Bewegungen ein. An der Propriozeption (Tiefensensibilität) sind neben Gleichgewichtsorgan und Mechanosensoren der Haut (→ Kap. 3.3) die Propriosensoren (Gelenksensoren, Muskelspindeln und Golgi-Sehnenorgane) beteiligt.

Muskelspindeln

Muskelspindeln sind besondere Längensensoren in den Skelettmuskeln, die parallel zu den extrafusalen Fasern liegen (→ Abb. 5.8). Die intrafusalen Fasern der Muskelspindeln bestehen aus Kernsack- und Kernkettenfasern, die in ihrem mittleren Abschnitt von sensorischen Axonen der Gruppen Ia und II (primäre und sekundäre Spindelafferenzen) innerviert sind. Der adäquate Reiz ist eine Längenzunahme der mittleren Spindelregion. Die Sensoren erfassen sowohl die Länge (statische Messung; v.a. in Kernkettenfasern) als auch die Längenänderung (dynamische Messung; v.a. in Kernsackfasern): Das Sensorverhalten ist also proportional-differenziell (PD-Sensor) (→ Kap. 3.2). Die dynamische Komponente wird vornehmlich durch die Ia-Fasern zum Rückenmark geleitet, die statische durch die Typ-II-Afferenzen.

Die γ-Motoneurone (Somata im Vorderhorn des Rückenmarks) ziehen zu den Polen der Kernsack- und Kernkettenfasern, wo sie γ-Endplatten (für dynamische Messung) bzw. γ-Endnetze (für statische Messung) bilden (→ Abb. 5.8).

Muskeldehnungsreflex

Dehnung eines Muskels (z.B. durch Schlag auf die Patellarsehne des M. quadriceps; → Abb. 5.7) erregt die α-Motoneurone des gedehnten Muskels von den Ia-Spindelafferenzen direkt über eine glutamaterge Synapse **(monosynaptischer Dehnungsreflex,** → Abb. 5.8). Der Muskel kontrahiert (Einzelzuckung!) nach einer Latenzzeit von etwa 30 ms. Dieser **T-Reflex** (engl. „tendon" = Sehne) wird v.a. über Aktivierung der Kernsackfasern vermittelt **(phasischer Dehnungsreflex).** Kurze Latenzzeit, fehlende Ermüdbarkeit sowie Unabhängigkeit der Antwort von der Stärke des Reizes sind Merkmale monosynaptischer Eigenreflexe.

Beim T-Reflex dominiert zwar die Wirkung des monosynaptischen Reflexbogens, allerdings sind die Ia-Afferenzen über hemmende Interneurone auch mit dem Antagonisten-Muskel verschaltet, was dazu führt, dass dieser bei Dehnung des Agonisten deaktiviert wird **(reziproke antagonistische Hemmung,** → Abb. 5.7, → Abb. 5.9).

Gruppe-II-Fasern leiten Signale der Kernkettenfasern über ein Interneuron (disynaptisch) zu den α-Motoneuronen des gedehnten Muskels **(tonischer Dehnungsreflex,** → Abb. 5.8). Gruppe-II-Fasern steuern auch polysynaptisch (über mehrere Interneurone) synergistische Haltemuskeln an.

Zentrale Bahnen beeinflussen die Reflexantwort, was z.B. daran ersichtlich ist, dass ein kraftvolles Verhaken und Auseinanderziehen der Hände **(Jendrassik-Handgriff)** einen krankhaft abgeschwächten Muskeldehnungsreflex verstärken kann. Insgesamt dient der Dehnungsreflex über die Regelung der Muskellänge („Längenservo") der Lagestabilisierung von Gelenken und Körper.

Golgi-Sehnenorgane

Diese von einer Bindegewebs-Kapsel umgebenen Propriosensoren liegen in den Sehnen an der Grenze zum Muskel (→ Abb. 5.8) und werden durch Dehnung der Sehne aktiviert. Da sie in Serie zur extrafusalen Muskulatur liegen, registrieren sie praktisch die Muskelspannung. Ihre Afferenzen sind Ib-Fasern (→ Abb. 5.8).

Funktion der γ-Motoneurone

Erregung des γ-Faser-Systems kann reflektorisch zur Kontraktion der extrafusalen Muskulatur führen. Bei γ-Aktivierung kontrahieren die Polregionen der intrafusalen Fasern (→ Abb. 5.10), wodurch die Spindelmitte gedehnt wird und die Ia-Fasern aktiviert werden. Letztere stimulieren die α-Motoneurone im Rückenmark, was die Kontraktion der Arbeitsmuskulatur bewirkt **(γ-Schleife).** Physiologisch kommt es jedoch zur gemeinsamen Aktivierung von γ- und α-Motoneuronen über zentrale absteigende Bahnen **(α-γ-Koaktivierung,** → Abb. 5.9). Damit wird ein Erschlaffen der Spindeln bei Verkürzung der Arbeitsmuskulatur verhindert, sodass die Messempfindlichkeit der Sensoren erhalten bleibt. Die α-γ-Kopplung ist also eine Art Servo-Unterstützung von Bewegungen.

Entladungsmuster der Sensoren

Bei Ruhelänge des Muskels entladen nur die Ia-Fasern, aber nicht die Sehnenorgane (→ Abb. 5.10). Bei Dehnung steigt die Impulsfrequenz der Ia-Fasern zunächst stark an und pegelt sich dann auf einen der Dehnungsamplitude proportionalen Wert ein; auch die Sehnenorgane (Ib-Fasern) feuern. Erfolgt nun eine rein extrafusale Kontraktion, wird die Muskelspindel entdehnt und die Ia-Signale hören auf („Spindelpause"), während die Entladungsfrequenz des Sehnenorgans zunimmt. γ-Stimulation erhöht die Ia-Signal-Rate; α-γ-Koaktivierung überbrückt die Spindelpause.

Verschaltung propriozeptiver Organe.

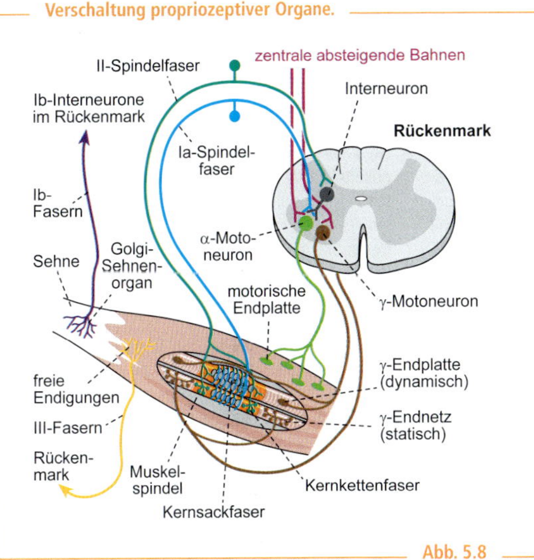

Abb. 5.8

Reflexbögen bei α-γ-Koaktivierung.

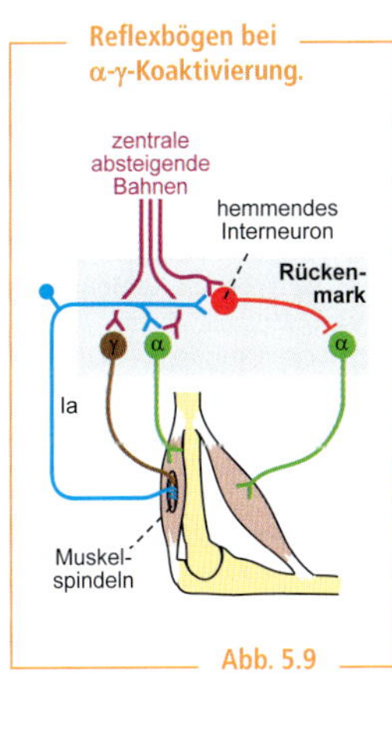

Abb. 5.9

Entladungsmuster von Ia- (Muskelspindeln) und Ib-Afferenzen (Golgi-Sehnenorgane).

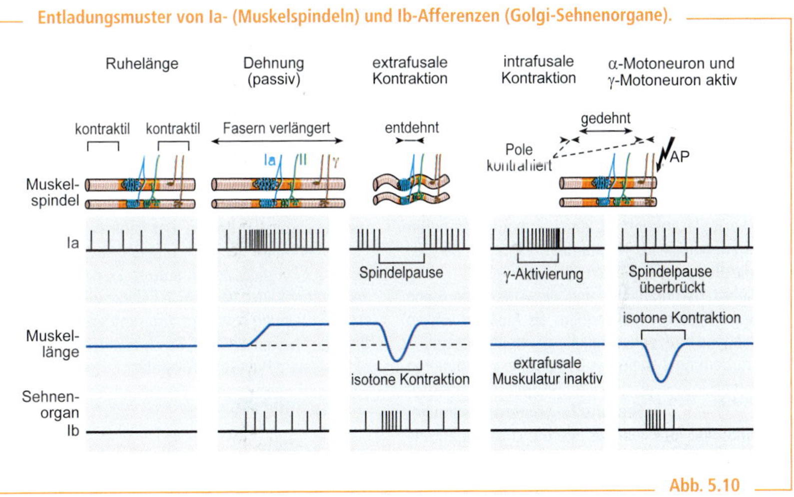

Abb. 5.10

5.5 Sensomotorische spinale Integration

Konvergenz der Signalbahnen

Das Prinzip der Signalintegration im Rückenmark sieht man beispielhaft an Ib-Afferenzen von den Sehnenorganen, die an spinalen Ib-Interneuronen enden. Diese hemmen die α-Motoneurone des sensortragenden Muskels (homonyme Verschaltung), aber auch die synergistischer Muskeln am gleichen Gelenk (heteronyme Verschaltung, → Abb. 5.11a): **autogene Hemmung.** Gleichzeitig fördern Ib-Afferenzen über erregende Interneurone die Antagonisten (v.a. Flexoren).

Alle Ib-Wege sind polysynaptisch und zeigen eine ausgeprägte Konvergenz von afferenten und deszendierenden Systemen (→ Abb. 5.11b). Neben Ib- und Ia-Muskel-Afferenzen beeinflussen auch Rezeptoren in Haut und Gelenken die gleichen Ib-Interneuronen. Zentrale absteigende Bahnen hemmen (retikulospinaler Trakt) bzw. fördern (rubro- und kortikospinaler Trakt) die Interneuronenaktivität.

Bei spinalen Querschnittsläsionen führt der Verlust der supraspinalen Hemmung nach einigen Monaten zu einer gesteigerten Reflexantwort (Hyperreflexie) der Beugereflexe. Andererseits können Fremdreflexe bei Schädigung der absteigenden Bahnen auch herabgesetzt (Hyporeflexie) oder erloschen sein (Areflexie).

Polysynaptische Schutzreflexe

Polysynaptische Reflexe sind meist **Schutzreaktionen,** die durch schmerzhafte Reize ausgelöst werden und die der Vermeidung von Körperschädigungen dienen. Die Reflexantwort ist variabel; bei wiederholter Reizung nimmt sie ab (Habituation). Typisches Beispiel sind die Beugereflexe (Flexorreflexe, → Abb. 5.12). Bei diesen Fremdreflexen sind die Afferenzen keine homogene Fasergruppe, sondern als Auslöser wirken verschiedene nozizeptive Signale der Hautsensoren.

Im Verarbeitungssystem des Beugereflexes regulieren Ketten von Interneuronen die Flexoren und Extensoren (→ Abb. 5.12). Sensorische Afferenzen stimulieren fördernde Interneurone, die die α-Motoneurone des Flexormuskels aktivieren und über ein hemmendes Interneuron die des Extensormuskels hemmen. In der anderen Extremität ist die Verschaltung zu Flexoren bzw. Extensoren umgekehrt. Tritt man z.B. mit dem linken Fuß auf einen Nagel (→ Abb. 5.12), führt dies im linken Bein zum **Beugereflex,** während das rechte Bein reflektorisch gestreckt wird, um den Rumpf abzustützen **(gekreuzter Streckreflex).**

Förder- und Hemmmechanismen

Die Auslösung eines Reflexes kann erleichtert werden **(Bahnung),** indem fördernde Einflüsse gleichzeitig von mehreren Interneuronen bzw. Afferenzen auf das α-Motoneuron wirken **(räumliche Fazilitation)** oder indem kurz hintereinander Erregungen über die gleiche Afferenz eintreffen **(zeitliche Fazilitation).** Umgekehrt kann die Reflexauslösung durch konkurrierende neuronale Aktivität verhindert werden **(Okklusion).**

Hemmung kann prä- oder postsynaptisch erfolgen. **Präsynaptische Hemmung** findet man häufig im Rückenmark an der Synapse zwischen Ia-Afferenz und α-Motoneuron (→ Abb. 5.12). Dort verhindert ein hemmendes Interneuron über eine axoaxonale Synapse (Transmitter: GABA) die Freisetzung von Glutamat an der Endigung des zu hemmenden Neurons. So wird der Einfluss der Ia-Faser auf das Motoneuron vermindert; dessen Gesamterregbarkeit bleibt jedoch erhalten.

Bei einer **postsynaptischen Hemmung** differenziert man zwischen Vorwärts- und Rückwärtshemmung. Bei Vorwärtshemmung hemmt ein inhibitorisches Interneuron oder eine seiner Kollateralen einen anderen Informationskanal (z.B. ein α-Motoneuron), was dessen Gesamterregbarkeit unterdrückt. Bei rekurrenter oder Rückwärtshemmung projiziert ein Interneuron zurück auf den gleichen Informationskanal und begrenzt dessen Aktivität (z.B. Renshaw-Hemmung; → Kap. 5.3).

Weitere wichtige Fremdreflexe

Diagnostisch genutzte Fremdreflexe sind der Kremaster- und Bauchhautreflex sowie der Lidschlussreflex (ein supraspinaler Reflex). Der Babinski-Reflex ist ein Fußsohlenreflex, der beim Säugling sowie bei Schädigung der Pyramidenbahn auftritt. Zu den Fremdreflexen gehören auch vegetative Reflexe wie Blasen- und Darmentleerung sowie Atmungsantrieb, Nutritionsreflexe (Schlucken, Saugen, Brechreflex), die Pupillenreaktion sowie Hust- und Niesreflex.

Klinik

Durch **Prüfung von Fremdreflexen** können pathologische Veränderungen, z.B. Pyramidenbahnstörung oder Querschnittssyndrom, lokalisiert werden. Zur klinisch-neurologischen Untersuchungsroutine gehört die Prüfung des T-Reflexes (→ **Abb. 5.7**). Soll die Reflexfunktion quantitativ beurteilt werden, verwendet man dagegen den **H-Reflex** (nach Hoffmann). Dabei wird ein Eigenreflex durch elektrische Reizung des N. tibialis ausgelöst und die Erregung des M. triceps surae elektromyografisch registriert (→ **Abb. 5.13**).

Verschaltungsprinzipien des Ib-Systems zur autogenen Hemmung.

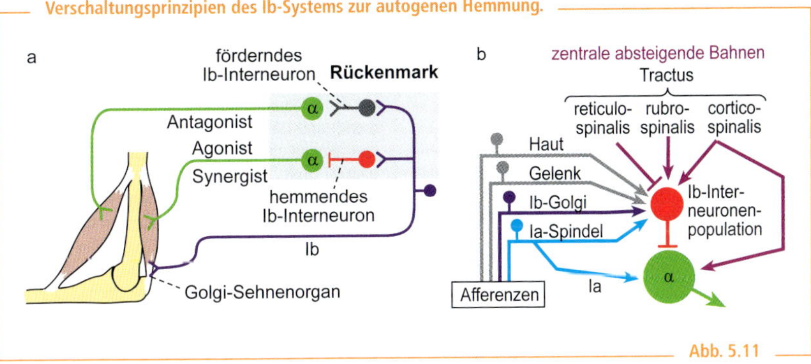

Abb. 5.11

Verschaltung des Beugereflexes.

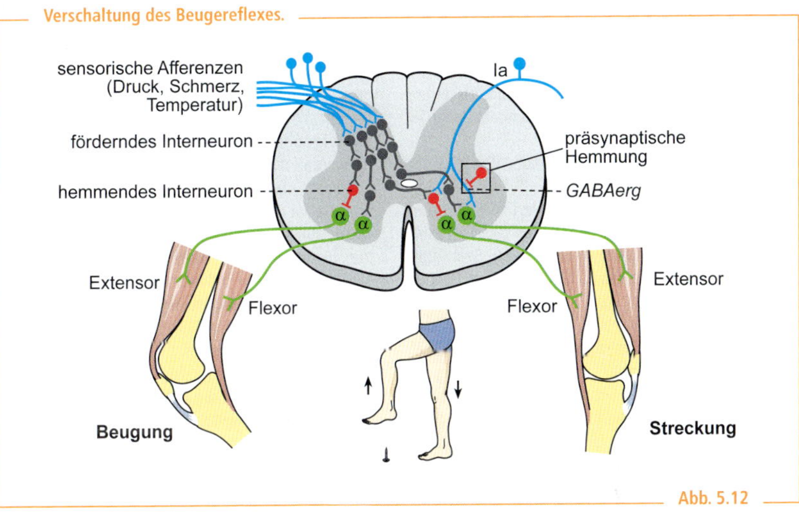

Abb. 5.12

H-Reflex mit den im Elektromyogramm (EMG) ableitbaren Signalen.

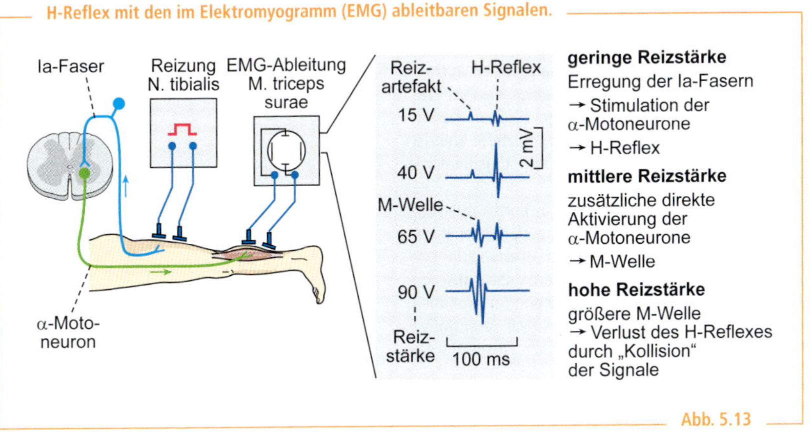

Abb. 5.13

5.6 Basalganglien

Zu den Basalganglien gehört eine Gruppe von Neuronen in subkortikal gelegenen Kerngebieten:

- Corpus striatum (Nucleus caudatus, Putamen)
- Globus pallidus (Pars externa und Pars interna)
- Nucleus subthalamicus
- Substantia nigra (Pars compacta und Pars reticularis, → Abb. 5.14).

Diese Regionen sind an der motivationsabhängigen Planung motorischer Aktionen, Konzipierung und Kontrolle von Bewegungsprogramm und -ablauf sowie am motorischen Gedächtnis beteiligt. Die Basalganglien werden von Kortexarealen aktiviert und steuern die Bewegungen über den motorischen Thalamus und den Motorkortex.

Verschaltungen

Eingangssystem: Es wird vom Striatum gebildet, das erregende Zuflüsse aus weiten Gebieten der Großhirnrinde, den intralaminären Thalamuskernen und der Substantia nigra (Pars compacta) erhält (→ Abb. 5.14a).

Interne Verschaltungen: Sie verbinden das Striatum mit den Ausgangskernen (→ Abb. 5.14b, → Abb. 5.15): Beim direkten Weg signalisiert das Striatum monosynaptisch zum Globus pallidus (Pars interna) und zur Substantia nigra (Pars reticularis). Beim indirekten Weg signalisiert das Striatum über den Globus pallidus (Pars externa) und weiter über den Ncl. subthalamicus, von dem aus Verbindungen zu den Ausgangssystemen (Pars reticularis und Pars interna) bestehen. Außerdem gibt es eine interne Schleife, die vom Striatum über die Substantia nigra (Pars compacta) wieder zurück zum Striatum führt (→ Abb. 5.15).

Ausgangssysteme: Dazu gehören die Neurone der Substantia nigra (Pars reticularis) und des Globus pallidus (Pars interna), die auf die ventrolateralen und -anterioren Thalamuskerne projizieren (→ Abb. 5.14c). Von dort aus erreicht die Projektion vor allem den präfrontalen und prämotorischen Kortex (Areae 6, 8; → Abb. 5.2). Die Pars interna projiziert auch in den Ncl. centromedianus des Thalamus, die Pars reticularis auch in die oberen Vierhügel (Colliculi superiores) im Mittelhirn (→ Abb. 5.15); letzterer Weg ist für die reflektorische Steuerung der Augenmotorik wichtig.

Bei den **Projektionsschleifen** vom Kortex über Basalganglien und Thalamus zurück zum Kortex unterscheidet man skeletomotorische (Ursprung in primär-, sekundärmotorischen und somatosensorischen Kortizes), okulomotorische (Ursprung in frontalen und parietalen Augenfeldern) sowie assoziative Schleifenanteile (Urprünge bevorzugt im präfrontalen und limbischen Kortex).

Erregungsfluss und Transmitter

Im Erregungsfluss wird die Thalamuswirkung auf den Motorkortex modifiziert, was eine präzise Kontrolle von Haltung und Bewegung ermöglicht. Transmitter bei der Erregungsübertragung ist neben GABA (hemmend) und Glutamat (erregend) auch Dopamin, das von Axonen, die aus der Substantia nigra (Pars compacta) zum Striatum ziehen, freigesetzt wird (→ Abb. 5.15). Diese Neurone fördern die kortikostriatale Übertragung, wenn Dopamin an D_1-Rezeptoren (D_1-R) bindet, und hemmen sie, wenn der Transmitter an D_2-Rezeptoren (D_2-R) bindet. Dopamin kontrolliert so die glutamaterge Transmission der kortikalen Zuflüsse zum Striatum. Striatale Interneurone haben Acetylcholin als (erregenden) Transmitter.

Cotransmitter: Alle vom Striatum ausgehenden Projektionen sind GABAerg und hemmend (→ Abb. 5.15). Die Übertragungseigenschaften werden aber durch Cotransmitter modifiziert: Enkephalin ist Cotransmitter der auf den Globus pallidus (Pars externa) projizierenden Axone, an den übrigen Projektionssystemen ist es Substanz P.

Signalgebung im direkten Weg: Die Ausgangskerne werden direkt durch GABA-(Substanz-P-)Neurone gehemmt; dadurch vermindert sich der hemmende Einfluss auf den Thalamus. Die Aufhebung einer Hemmung durch einen vorgeschalteten Hemmmechanismus nennt man **Disinhibition.**

Signalgebung im indirekten Weg: Aktivierung der striatalen GABA-(Enkephalin-)Neurone erhöht über Disinhibition die Aktivität der glutamatergen Neurone im Ncl. subthalamicus (→ Abb. 5.15). Dadurch werden die Ausgangskerne aktiviert, und deren Hemmwirkung senkt die Aktivität im ventrolateralen Thalamus und Colliculus superior.

Klinik

Erkrankungen der Basalganglien stören Motoraktivität, -koordination und Muskeltonus. **Hypokinetische Störungen** wie Morbus Parkinson sind durch Akinesie (verzögerter Bewegungsbeginn), Bradykinesie (verlangsamte Bewegung), Rigidität (erhöhter Muskeltonus) und Ruhetremor gekennzeichnet. Morbus Parkinson wird durch Degeneration der dopaminergen Neurone der Substantia nigra hervorgerufen. Dysfunktionen im Signalfluss der Basalganglien (→ **Abb. 5.15**) führen zu einer tonischen Hemmung des Thalamus. **Hyperkinesien** (unkontrollierbare schnelle Bewegungen) entstehen, wenn die Hemmung des Thalamus wegfällt. Beispiele sind Dystonien wie **Chorea Huntington** (Degeneration striataler GABA-[Enkephalin-]Neurone) und **Hemiballismus** (Degeneration des Ncl. subthalamicus, → **Abb. 5.15**).

Verschaltung der Basalganglien.

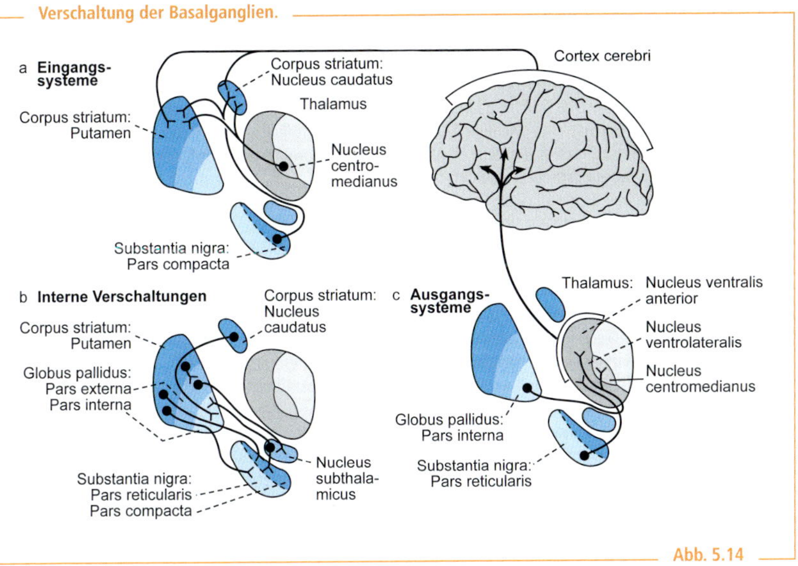

Abb. 5.14

Projektionswege des Striatums.

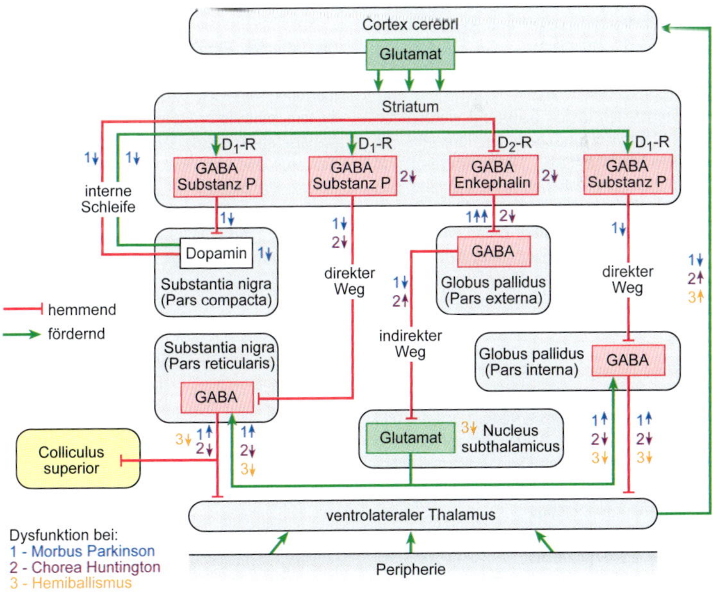

Cortex cerebri
Glutamat
Striatum
D1-R | D1-R | D2-R | D1-R
GABA Substanz P | GABA Substanz P 2↓ | GABA Enkephalin 2↓ | GABA Substanz P
1↓ 1↓ interne Schleife
1↓ Dopamin 1↓ Substantia nigra (Pars compacta)
1↓ 2↓ direkter Weg
1↑↑ 2↓ GABA Globus pallidus (Pars externa)
1↓ 2↑ indirekter Weg
1↓ direkter Weg
1↓ 2↑ 3↑
Globus pallidus (Pars interna) GABA
Substantia nigra (Pars reticularis) GABA
3↓ 1↑ 2↓ | 1↑ 2↓ 3↓
Colliculus superior
Glutamat 3↓ Nucleus subthalamicus
1↑ 2↓ 3↓ | 1↑ 2↓ 3↓
ventrolateraler Thalamus
Peripherie

hemmend
fördernd

Dysfunktion bei:
1 - Morbus Parkinson
2 - Chorea Huntington
3 - Hemiballismus

Abb. 5.15

5.7 Kleinhirnfunktionen

Das Zerebellum enthält so viele Neurone wie alle anderen Hirnteile zusammen. Es wirkt parallel zu den Basalganglien an Planung, Durchführung und Kontrolle der Motorik mit und ist eine wichtige Schaltstelle für Halte- und Stellreflexe. Außerdem dient es dem Anpassen von Bewegungsprogrammen an neue Situationen (motorisches Lernen). Das Zerebellum besteht aus Kernen, weißer Substanz und dreischichtigem Kortex (→ Abb. 5.16).

Afferente Verschaltungen

Moosfasern sind Axone von Neuronen in den Ponskernen, den Verstibulariskernen, der Formatio reticularis und im Rückenmark (spinozerebelläre Trakte). Über die Moosfaser-Afferenzen (cholinerg?) werden die **Körnerzellen** aktiviert, deren Axone nach Übergang in Parallelfasern an Dendriten der **Purkinje-Zellen** in erregenden Synapsen (glutamaterg) enden. Afferente **Kletterfasern** ziehen vom unteren Olivenkern im Hirnstamm zu den Purkinje-Zellen, wickeln sich um deren Dendriten und sind mit diesen über viele erregende Synapsen (meist aspartaterg) verbunden (→ Abb. 5.16). Das Kletterfasersystem übernimmt eine wichtige Rolle beim motorischen Lernen.

Efferenzen

Die Axone der Purkinje-Zellen (GABAerg) leiten Signale über hemmende Synapsen zu den zerebellären Kernen und zum lateralen Vestibulariskern (→ Abb. 5.16). Purkinje-Zellen und Kleinhirnkerne sind somatotopisch gegliedert.

System der Interneurone

Korb- und Sternzellen (beide GABAerg) werden von Parallelfasern aktiviert und hemmen ihrerseits die Purkinje-Zellen (→ Abb. 5.16). Über rekurrente und laterale Hemmung werden Kontraste verstärkt und scharf begrenzte Erregungsherde in der Purkinje-Zell-Schicht erzeugt. GABAerge Golgi-Zellen werden von Moos- und Kletterfasern aktiviert und hemmen die Körnerzellen (Abschalten des Moosfasereingangs). Dadurch werden die Purkinje-Zellen immer nur kurzzeitig erregt.

Funktionelle Kompartimentierung

Fissuren (Furchen) teilen die zwei Kleinhirnhemisphären in drei Hauptlappen: Lobus anterior, posterior und flocculonodularis (→ Abb. 5.17). Die zerebellären Kortexareale sind bestimmten Kleinhirnkernen topografisch zugeordnet:

- Vermis (Wurm) → Ncl. fastigii
- intermediäre Hemisphäre → Ncl. interpositus (Ncl. emboliformis + Ncl. globosus)
- laterale Hemisphäre → Ncl. dentatus
- Flocculus und Nodulus → Vestibulariskerne.

Vestibulozerebellum

Dieses von Flocculus und Nodulus gebildete Gebiet erhält vom Vestibularorgan und vom visuellen System Informationen über die Position im Raum (→ Abb. 5.17). Die Ausgänge zu den Vestibulariskernen kontrollieren die Afferenzen aus dem Labyrinth und koordinieren Kopf- und Augenbewegungen (→ Kap. 3.22, Nystagmus). Sie steuern absteigende Bahnen zu Muskeln, die der Erhaltung des Gleichgewichts dienen.

Spinozerebellum

Vermis und intermediäre Hemisphäre (Spinozerebellum) erhalten Zuflüsse v. a. aus dem Rückenmark (→ Abb. 5.17), die über die Stellung von Rumpf und Extremitäten informieren. Das Spinozerebellum passt den Muskeltonus an und koordiniert Körperhaltung und Bewegungsdurchführung. Es vergleicht die ihm zugeleitete Kopie des Bewegungsplans **(Efferenzkopie)** mit den Rückmeldungen über den Bewegungsablauf **(Afferenzkopie)** und korrigiert Abweichungen sofort. Die Steuerung der Rumpf- und proximalen Extremitätenmuskeln erfolgt über den Ncl. fastigii, der zu Thalamus, Formatio reticularis, Ncl. Deiters und Vestibulariskernen projiziert (→ Abb. 5.17) → Aktivierung der medialen absteigenden Bahnen. Die distalen Extremitätenmuskeln werden über den Ncl. interpositus gesteuert, von dem Efferenzen zu Ncl. ruber und Thalamus ziehen → Aktivierung der lateralen absteigenden Bahnen.

Zerebro-(Ponto-)Zerebellum

Die lateralen Hemisphären (Zerebrozerebellum) erhalten Afferenzen aus den pontinen Kernen mit Informationen aus den Motivationsarealen (limbisches System, motorische, somatosensorische und posterior-parietale Kortizes). Der Ausgang ist über den Ncl. dentatus und den Thalamus mit dem motorischen Kortex verbunden (→ Abb. 5.17). Das im Menschen stark entwickelte Zerebrozerebellum ist an der Planung und Programmierung insbesondere der schnellen Zielmotorik beteiligt.

Klinik

Läsionen im Vestibulozerebellum führen zu **Gleichgewichtsstörungen** (zerebelläre Ataxie), Läsionen in anderen Kleinhirnarealen zu zielmotorischer Dysfunktion:

- Dysmetrie: Ausmaß von Bewegungen ist falsch
- Intentionstremor: Zittern bei Zielbewegungen
- Dysdiadochokinese (Adiadochokinese): Unfähigkeit zur geordneten Ausführung rascher antagonistischer Muskelbewegungen
- Blickstabilisierungsstörungen mit Nystagmus
- Abschwächung des Muskeltonus.

Zelltypen und synaptische Verschaltungen im Zerebellum.

aspartaterg
glutamaterg
GABAerg
Sternzelle
Parallelfasern
Purkinje-Zelle
Korb-zelle
Molekularschicht
Purkinje-Zell-Schicht
Körnerzellschicht
Kortex
weiße Substanz
glutamaterg
Körnerzelle
erregend (cholinerg?)
GABAerg
Moosfaser
Kletter-faser
Golgi-Zelle
GABAerg
untere Olive (Medulla)
pontine Kerne
Formatio reticularis
Vestibulariskerne
Medulla spinalis
zerebelläre Kerne
lateraler Vestibulariskern
Purkinje-Zellen
zerebelläre Kerne
Hirnstamm
Formatio-reticularis
Pons
Vestibularis-kerne
Medulla
spinale Trakte
Zere-bellum
GABAerg

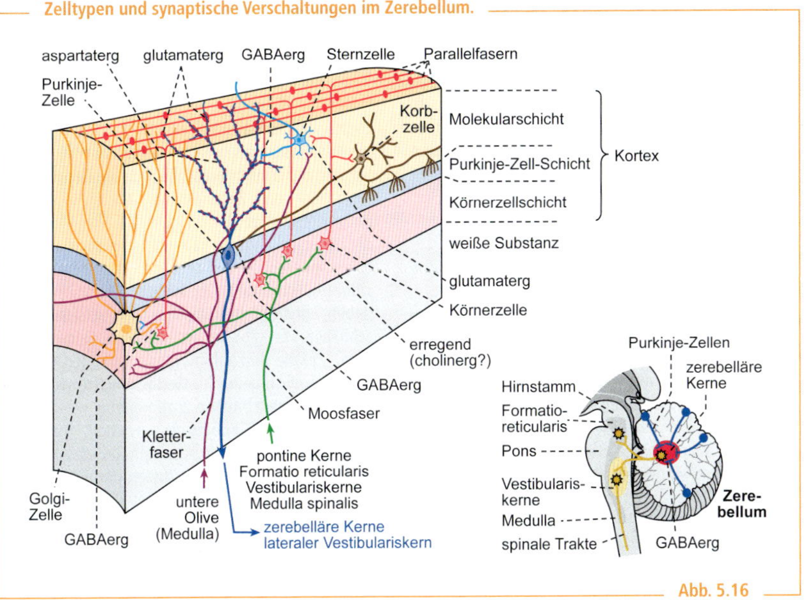

Abb. 5.16

Funktionale Kompartimentierung des Kleinhirns.

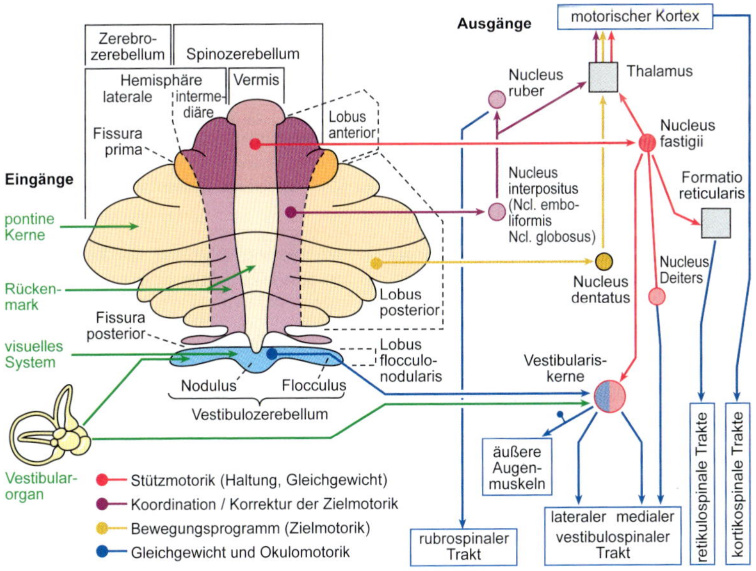

Zerebro-zerebellum
Spinozerebellum
Hemisphäre
laterale
interme-diäre
Vermis
Fissura prima
Lobus anterior
Eingänge
pontine Kerne
Rücken-mark
Fissura posterior
Lobus posterior
visuelles System
Lobus flocculo-nodularis
Nodulus
Flocculus
Vestibulozerebellum
Vestibular-organ
Stützmotorik (Haltung, Gleichgewicht)
Koordination / Korrektur der Zielmotorik
Bewegungsprogramm (Zielmotorik)
Gleichgewicht und Okulomotorik
Ausgänge
motorischer Kortex
Thalamus
Nucleus ruber
Nucleus fastigii
Formatio reticularis
Nucleus interpositus (Ncl. embo-liformis Ncl. globosus)
Nucleus Deiters
Nucleus dentatus
Vestibularis-kerne
äußere Augen-muskeln
rubrospinaler Trakt
lateraler medialer vestibulospinaler Trakt
retikulospinale Trakte
kortikospinale Trakte

Abb. 5.17

6 Integrative Funktionen des zentralen Nervensystems

Kasuistik

Hans ist 27 Jahre alt und leidet seit mehr als 10 Jahren an einer therapierefraktären **bilateralen Temporallappen-Epilepsie.** Er wird nun von seinem Neurologen zu einem epilepsiechirurgischen Eingriff in eine neurochirurgische Klinik eingewiesen.

Patientendaten

- Allgemeine Daten: Alter: 27 Jahre, Größe: 1,82 m, Gewicht: 78 kg
- Status bei stationärer Aufnahme: guter Allgemein- und Ernährungszustand
- Anamnese: Die Anfälle haben sich nach einer Gehirnverletzung entwickelt (symptomatische Epilepsie). Im Anfall zeigt Hans orale und manuelle Automatismen und teilweise Bewusstseinsstörungen. Alle medikamentösen Behandlungsversuche blieben bislang vergeblich. Die hohe Frequenz der Anfälle (bis zu 6–8-mal täglich) macht für Hans eine normale Berufstätigkeit unmöglich.
- körperliche Untersuchung: ohne Auffälligkeiten
- Labor: orientierende Laboruntersuchungen im Normbereich
- neurologische Untersuchung: kein fokal-neurologisches Defizit.

Um die Anfallshäufigkeit zu reduzieren und um Hans so ein normaleres Leben zu ermöglichen, wird ein Eingriff durchgeführt, bei dem auf beiden Seiten **Teile** des **Hippocampus,** der **Amygdala** (Corpora amygdaloidea) und des **multimodalen temporalen Assoziationskortex** entfernt werden (→ **Abb. 6.A** und → **Abb. 6.B**).

Weiterer Verlauf

Nach dem chirurgischen Eingriff sistieren die Anfälle zwar nicht, sind aber besser therapierbar. Doch die Operation hat bleibende Schäden hinterlassen. Hans' überdurchschnittlich hoher Intelligenzquotient ist unverändert. Sein Kurzzeitgedächtnis funktioniert ebenfalls normal. Er weiß auch noch alles, was vor der Operation stattgefunden hat. Doch er hat die Fähigkeit verloren, neue Kurzzeitgedächtnisinhalte ins Langzeitgedächtnis zu transferieren.

Hans kann sich nicht an Personen erinnern, die er nach seiner Operation kennengelernt hat, selbst wenn er sie bereits wiederholt getroffen hat. So stellt sich Hans seinem Neurologen, den er über Jahre in monatlichen Abständen trifft, jedes Mal neu vor. Er ist auch nicht in der Lage, sich den Weg zu einer neuen Adresse oder eine Telefonnummer zu merken. Hans lebt bei seinen Eltern, die ihn rund um die Uhr betreuen.

Untersuchungen zu Lernen und Gedächtnis

Lernen und Gedächtnis gehören zu den komplexesten Funktionen des höheren Nervensystems.

Sie sind daher nicht ausschließlich am Tiermodell untersuchbar, und Experimenten am Menschen sind naturgemäß enge Grenzen gesetzt. Man kann durch die Untersuchung von Patienten, die durch krankhafte Veränderungen des zentralen Nervensystems bestimmte Lern- und Gedächtnisfunktionen verloren haben, auf die physiologischen Mechanismen zurückschließen. Es gibt unterschiedliche Gedächtnisformen, und die Beschäftigung mit Patienten wie Hans hat es möglich gemacht, **Gedächtnisformen** einzelnen **Gehirnabschnitten** zuzuordnen (→ **Abb. 6.C**).

Das **implizite Gedächtnis** speichert Fertigkeiten (prozedurales Gedächtnis), während das **explizite Gedächtnis** semantisches Wissen und Episoden umfasst. **Priming** ist eine Art vorbewusstes Gedächtnis, das das Erkennen von Sinneseindrücken erlaubt, die vorausgegangenen Eindrücken ähnlich sind.

Unser Verständnis der molekularen und zellulären Prozesse, die dem impliziten und dem expliziten Gedächtnis zugrunde liegen, ist immer noch sehr begrenzt. Viele andere physiologische Prozesse konnten durch die Analyse von monogenetischen Erkrankungen (Erkrankungen, die durch Veränderungen eines einzelnen Gens verursacht werden), die diese Vorgänge spezifisch beeinflussen, besser verstanden werden. Die Komplexität von Lernen und Gedächtnis ist auch daran zu ersehen, dass es eigentlich keine monogenetischen Erkrankungen oder Syndrome gibt, die Lernen und Gedächtnis isoliert betreffen. Es gibt zwar eine Fülle von vererbten Konditionen mit **Intelligenzveränderungen,** aber keine wird durch eine spezielle Veränderung von Proteinen hervorgerufen, die bei Lernen und Gedächtnis eine Rolle spielen.

Ausblick

Hans' Prognose ist schlecht. Man kann davon ausgehen, dass seine Defizite nicht reversibel sind. Eine erfolgversprechende kausale Therapie existiert nicht.

Physiologie im Fokus

- Lernen und Gedächtnis sind die komplexesten Prozesse im ZNS.
- Die Beschäftigung mit Patienten mit krankhaften Veränderungen des ZNS erlaubt die Zuordnung von Gehirnabschnitten zu Teilprozessen von Lernen und Gedächtnis.
- Einfache tierische Lebensformen und genetisch veränderte Organismen haben Einblicke in die molekularen Mechanismen von Lernen und Gedächtnis ermöglicht.

Die wichtigsten Komponenten des limbischen Systems.

1
2
3
4
5
6
7

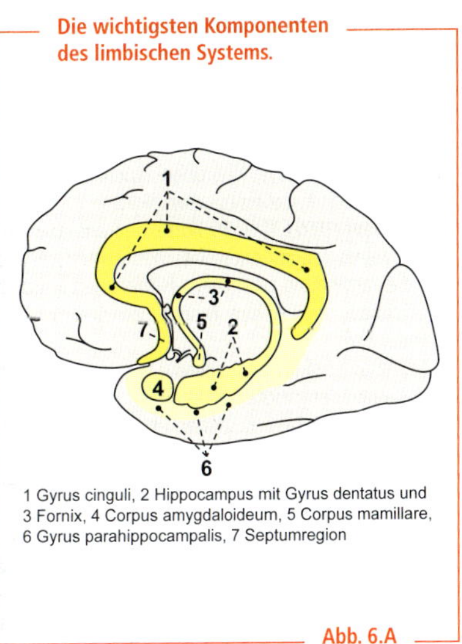

1 Gyrus cinguli, 2 Hippocampus mit Gyrus dentatus und 3 Fornix, 4 Corpus amygdaloideum, 5 Corpus mamillare, 6 Gyrus parahippocampalis, 7 Septumregion

Abb. 6.A

Seitenansicht des menschlichen Neokortex.

supplementär-motorischer Kortex (SMA)
primärer somato-sensorischer Kortex (S1)
frontales Augenfeld
primärer motorischer Kortex (M1)
posteriorer parietaler Kortex
sekundäre visuelle Kortizes (V2)
präfrontaler Asso-ziations-kortex
primärer auditorischer Kortex (A1)
primärer visueller Kortex (V1)
limbischer Assoziations-kortex
sekundäre auditorische Kortizes (A2)
parieto-temporo-okzipitaler Assoziations-kortex

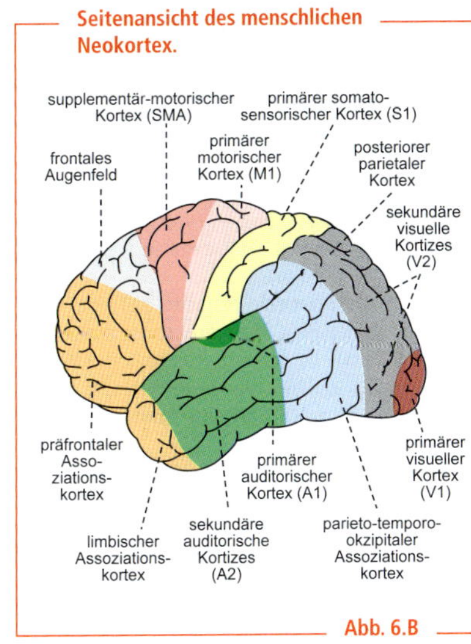

Abb. 6.B

Gehirnstrukturen, die an der Gedächtnisbildung beteiligt sind.

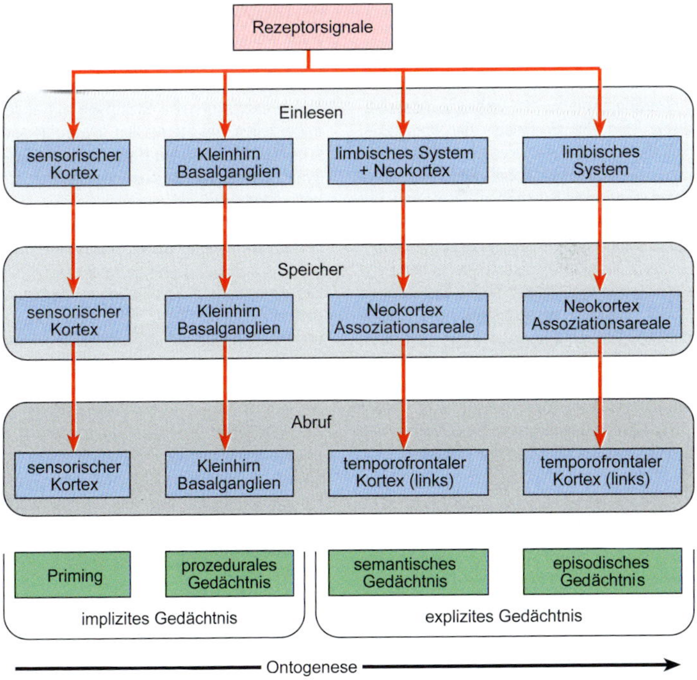

Rezeptorsignale
Einlesen
sensorischer Kortex
Kleinhirn Basalganglien
limbisches System + Neokortex
limbisches System
Speicher
sensorischer Kortex
Kleinhirn Basalganglien
Neokortex Assoziationsareale
Neokortex Assoziationsareale
Abruf
sensorischer Kortex
Kleinhirn Basalganglien
temporofrontaler Kortex (links)
temporofrontaler Kortex (links)
Priming
prozedurales Gedächtnis
semantisches Gedächtnis
episodisches Gedächtnis
implizites Gedächtnis
explizites Gedächtnis
Ontogenese

Abb. 6.C

6.1 Aufbau der Großhirnrinde

Der **Kortex** des menschlichen Großhirns weist eine Vielzahl von Windungen **(Gyri)** und Furchen **(Sulci)** auf. Bei einer Gesamtoberfläche von etwa 2.200 cm^2 enthält er zwischen 1 und 10 Milliarden Neuronen; man geht von einer etwa zehnfach höheren Anzahl von Gliazellen aus.

Es gibt drei Arten von Kortexarealen (→ Abb. 6.B, Praxisfall):

- **Primäre Kortexareale** reagieren auf eine einzelne Sinnesmodalität (**primäre sensorische Kortexareale** wie der primäre visuelle Kortex V1 oder der primäre auditorische Kortex A1) oder steuern Willkürbewegungen (**primäre motorische Kortexareale** [M1]).
- **Sekundäre sensorische** (A2, V2) und **sekundäre (oder supplementär) motorische** Kortexareale (SMA) liegen meist in der Umgebung von primären Kortexarealen. Sekundäre Kortexareale können zwar einem bestimmten Sinnessystem oder einem bestimmten motorischen Areal zugeordnet werden, sie sind aber nicht vollständig unimodal. Sie reagieren auf mehr als eine Sinnesmodalität oder auf mehr als einen kognitiven Reiz. Ihr Ausfall führt nicht zu isolierten Störungen einer Sinnesmodalität oder einer motorischen Aufgabe, sondern betrifft verschiedene Sinnesmodalitäten oder mehrere motorische Funktionen.
- **Polymodale Assoziationskortexareale** (wie der präfrontale Assoziationskortex, der parietal-okzipitale Assoziationskortex, der limbische Assoziationskortex) sind die Grundlage der komplexen Funktion des zentralen Nervensystems. Diesen Abschnitten des Gehirns sind höhere kognitive, motorische und emotionale Funktionen zugeordnet. Der evolutionäre Zuwachs des Hirnrindenvolumens des Menschen kommt hauptsächlich durch die Zunahme der Assoziationskortizes zustande. In den polymodalen Assoziationskortizes findet das **Denken** statt, hier werden **sprachliches** und **nichtsprachliches Wissen** und **erworbene Fertigkeiten** abgespeichert. Da hier mehr als eine Sinnesmodalität abgespeichert oder mehr als eine Form der Willkürbewegung beantwortet wird, nennt man diese Abschnitte polymodal – zur Abgrenzung von den unimodalen primären Kortexarealen.

Mikroskopischer Aufbau der Großhirnrinde

Die Großhirnrinde besteht aus sechs Schichten (→ Abb. 6.1), die im histologischen Präparat streifig angeordnet zu sehen sind.

Im Kortex gibt es zwei Neuronen-Typen: die Pyramiden- und die Sternzellen (→ Abb. 6.2).

Pyramidenzellen (70 % der Kortexneurone) besitzen ein einzelnes langes Axon, das den Kortex verlässt und die Verbindung zu anderen Hirnarealen herstellt. Je nachdem, wohin ihre Fasern projizieren, unterscheidet man:

- **Assoziationsfasern:** bilden Verbindungen zu Neuronen der gleichen Hirnhälfte
- **Kommissurenfasern:** ziehen über den Balken zur gegenüberliegenden Hemisphäre
- **Projektionsfasern:** verbinden die Pyramidenzellen mit anderen Teilen des Nervensystems (→ Abb. 6.3).

Sternzellen sind Interneurone, die die Pyramidenzellen untereinander verbinden. Sie bilden dazu einen großen Axonbaum aus. Ihre Axone verlassen den Kortex nicht.

Physiologie von Pyramiden- und Sternzellen

Pyramidenzellen können Aktionspotenziale mit hohen Frequenzen (bis zu 100 Hz) bilden. Aktionspotenziale werden im Axonhügel generiert und sowohl entlang dem Axon als auch über das Soma in die Dendriten weitergeleitet. Axone von Pyramidenzellen bilden **exzitatorische Synapsen** mit anderen Pyramidenzellen, mit Sternzellen sowie mit anderen Abschnitten des zentralen Nervensystems. Der in diesen Synapsen freigesetzte Neurotransmitter ist überwiegend **Glutamat.**

Sternzellen bilden **inhibitorische Synapsen** und setzen als inhibitorischen Neurotransmitter **GABA** frei.

Die synaptischen Verbindungen zwischen Pyramidenzellen führen dazu, dass diese Zellen in ihren elektrischen Eigenschaften miteinander kooperieren und **funktionelle Verbände** bilden. Pyramidenzellen bilden nur eine efferente Synapse aus. Sie erhalten jedoch Eingänge von vielen anderen Zellen. Die Aktivität einer einzelnen Synapse reicht nicht aus, um die postsynaptische Pyramidenzelle zu erregen. Daher ist **Synchron-Aktivität** einer Vielzahl von Pyramidenzellen notwendig, um eine weitere zu erregen. Aus diesem Grund ist die **Konvergenz elektrischer Signale** eine zentrale Eigenschaft von Pyramidenzellen.

Schichtenaufbau des Kortex.

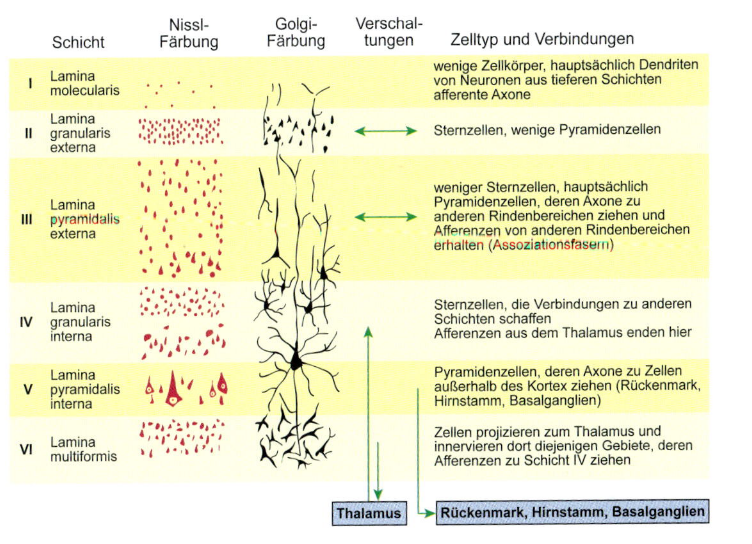

Abb. 6.1

Morphologie von Sternzellen (a) und Pyramidenzellen (b).

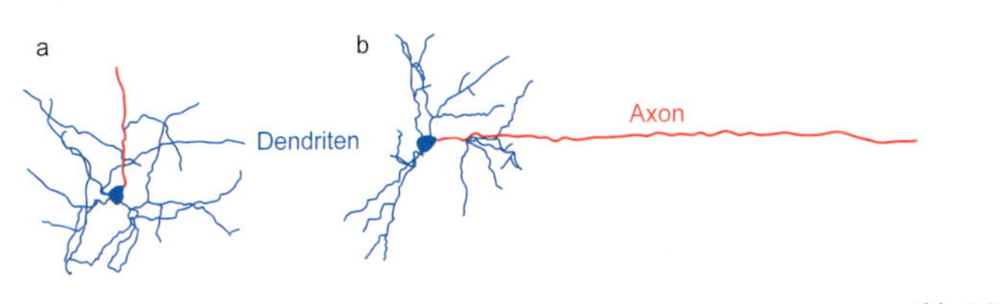

Abb. 6.2

Verschaltung kortikaler Neurone.

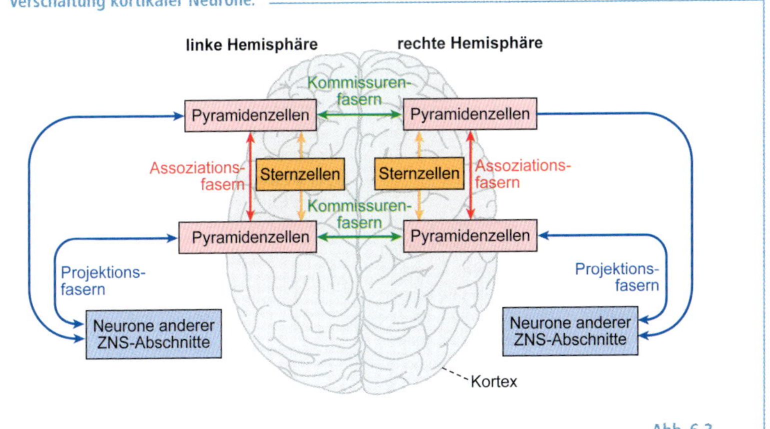

Abb. 6.3

6.2 Analyse der Großhirnaktivität

Das **Elektroenzephalogramm (EEG)** misst Spannungen zwischen verschiedenen Elektroden, die auf der Kopfoberfläche befestigt werden. Es stellt damit wie das Elektrokardiogramm (EKG, → Kap. 9.4) eine **extrazelluläre Ableitung** dar. Eine extrazelluläre Ableitung kann weder das Membranpotenzial einzelner Zellen noch die Änderung von Membranpotenzialen messen, sondern lediglich den **Stromfluss** zwischen den beiden Ableitelektroden. Da der Extrazellularraum einen elektrischen Widerstand darstellt, führt ein Stromfluss von einem Ort zum nächsten zu einer elektrischen Spannung **(Feldpotenzial),** die mit extrazellulären Elektroden gemessen werden kann. Man kann die Spannung auf zweierlei Weise verstärken: Bei dem Gleichspannungsverstärker (DC) kann man permanent existierende Spannungen messen. Diese sind allerdings nur schwer zu interpretieren. Deshalb wird das EEG mittels Wechselspannungsverstärker (AC-Verstärker) gemessen. Dabei wird der Mittelwert der Ableitung willkürlich auf 0 gesetzt und nur Abweichungen von diesem Mittelwert registriert. Aus historischen Gründen ist im EEG die y-Achse invertiert; negative Signale werden als positive Ausschläge angegeben.

Serien von Aktionspotenzialen und Serien von postsynaptischen Potenzialen eines einzelnen Neurons werden durch die extrazelluläre Ableitung als Wellen abgebildet (→ Abb. 6.4). Die Gehirnaktivität des gesamten Kortex lässt sich so durch wellenförmige Potenzialänderungen darstellen. Die Frequenz dieser Wellen gibt Informationen über den **Wachheitsgrad** des Probanden und über **pathologische Erregungen** im zentralen Nervensystem (→ Abb. 6.8).

Beim Erwachsenen treten bei geschlossenen Augen in einem inaktiven Wachzustand sog. **α-Wellen** auf, die eine Frequenz von 8–13 Hz haben. Das Öffnen der Augen führt zum Auftreten von **β-Wellen** mit einer höheren Frequenz (14–30 Hz). Beim Übergang vom Wachzustand in den Schlaf treten zunächst **θ-Wellen** (4–7 Hz) und dann **δ-Wellen** (0,5–3 Hz) auf. Die Frequenzen der EEG-Wellen ändern sich während der Hirnreifung. Beim Säugling und im Kleinkindalter sieht man überwiegend θ- und δ-Wellen (→ Kap. 6.8).

EEG-Signale

Evozierte Potenziale sind charakteristische EEG-Veränderungen, die durch Reizung eines bestimmten Sinnesorgans (z. B. visuell oder akustisch) ausgelöst werden. Sie haben eine kleine Amplitude und können erst durch Mitteln einzelner EEG-Antworten, die bei vielfacher Wiederholung des gleichen Reizes gemessen werden, bestimmt werden. Nach der Reizung eines Sinnesorgans erscheinen zunächst **reizkorrelierte Potenziale,** die von der Intensität und der Dauer des Reizes abhängen. Die später auftretenden langsamen Potenziale sind weniger von den Eigenschaften des Reizes als von **Aufmerksamkeit und Erwartung** abhängig. Ein langsames ereignisbezogenes Potenzial ist die P300-Komponente, die etwa 300 ms nach dem Sinnesreiz auftaucht und die zentralnervöse Verarbeitung der Sinneswahrnehmung widerspiegelt (→ Abb. 6.5).

Das **Erwartungspotenzial** kann man beobachten, wenn zwei Reize immer wieder in einem definierten Abstand aufeinander folgen (→ Abb. 6.6). Das Erwartungspotenzial taucht dann vor dem zweiten Reiz auf. Das **Bereitschaftspotenzial** geht einer Willkürbewegung voraus (→ Kap. 5.2). Etwa eine Sekunde vor Beginn der Bewegung negativiert sich das Potenzial allmählich. Diese Potenzialschwankung spiegelt die Vorbereitung der Handlung wider (→ Abb. 6.6). Die Amplitude und die Dauer des Bereitschaftspotenzials korrelieren mit der Komplexität der Bewegung.

Weitere Messverfahren der ZNS-Funktionen

Neben der Elektroenzephalografie gibt es noch weitere Untersuchungstechniken, mit der man die ZNS-Funktion beobachten kann:

- **Magnetenzephalografie (MEG):** zeichnet Änderungen von Magnetfeldern auf. Da auch Ladungsbewegungen im Intrazellularraum aufgenommen werden, geben MEG-Signale auch die Signalausbreitung innerhalb von Neuronen wieder.
- **Magnetresonanztomografie (MRT):** Ein starkes magnetisches Feld führt zur Ausrichtung der Wasserstoffkerne. Durch hochfrequente Pulse werden die Magnetachsen der Atome geändert und die Resonanzfrequenz und die Relaxierung nach Ende des Pulses gemessen. Man kann so die ZNS-Morphologie in hoher Auflösung darstellen.
- **funktionelle Magnetresonanzbildgebung (fMRI):** Dabei werden MRT-Untersuchungen durchgeführt, während der Patient bestimmte Handlungen ausführt. Da Aktivitätserhöhung der Großhirnrinde die Durchblutung und den Wasserstoffverbrauch verändert, können die beteiligten Hirnstrukturen identifiziert werden.
- **Positronenemissionstomografie (PET):** Aktive Zellen haben einen erhöhten Glucosebedarf und nehmen verstärkt den **Positronenstrahler ^{18}Fluor-Desoxy-Glucose** auf. Dessen Strahlung zeigt die **PET.**

Intra- und extrazelluläre Ableitung der elektrischen Hirnaktivität.

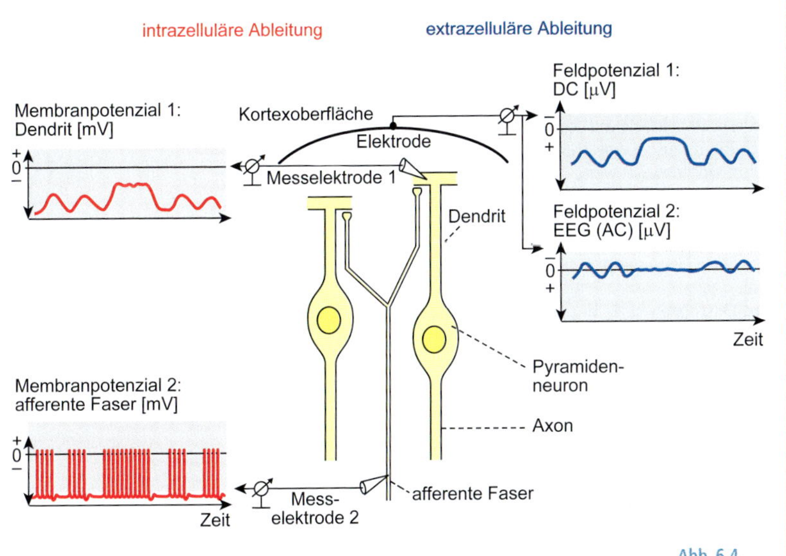

Abb. 6.4

Akustisch und visuell evozierte Potenziale.

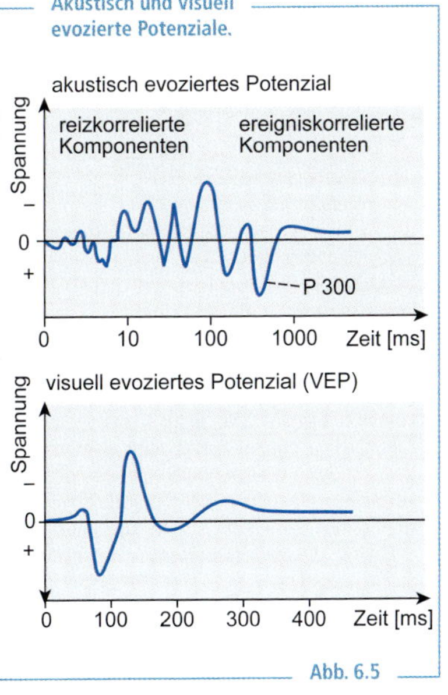

Abb. 6.5

Erwartungs- und Bereitschaftspotenzial.

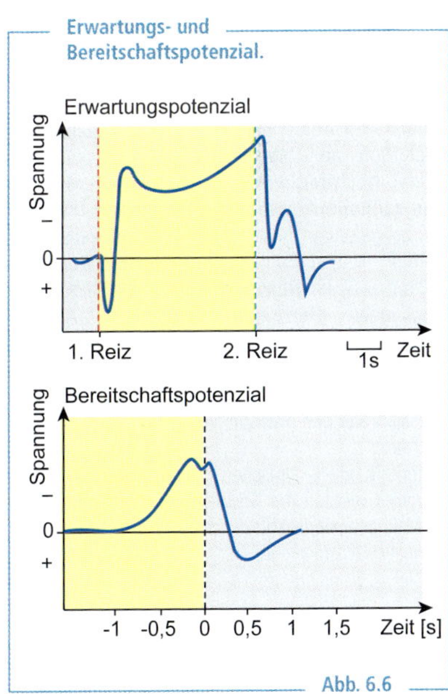

Abb. 6.6

6.3 Schlaf-Wach-Rhythmus und pathologische EEG-Veränderungen

Wach-/Schlafverhalten

Das menschliche Leben besteht aus wiederkehrenden Phasen des Wachseins und des Schlafens. Der **Schlaf-Wach-Rhythmus** ist eine ZNS-Funktion, die vom Tageslicht synchronisiert wird.

Während des Einschlafens sinkt die Fähigkeit, auf äußere Reize zu reagieren. Im Schlaf werden meist nur besonders wichtige Reize wahrgenommen, beispielsweise hören Eltern selbst im Tiefschlaf, wenn ihr Baby weint.

Beim Einschlafen sinkt der allgemeine Muskeltonus. Vereinzelt können generalisierte Muskelzuckungen (sog. **Einschlaf-Kloni**) auftreten. Während des Schlafs dominiert der Parasympathikus: Die Pupillen sind eng gestellt, die Herzfrequenz nimmt ab, der Gefäßtonus und der arterielle Blutdruck sinken. Auch die Motorik des Magen-Darm-Trakts und der Tonus der Harnblase sind reduziert. Die Atmung wird langsamer, tiefer und teilweise unregelmäßig.

Während des Schlafs können Atempausen auftreten (Schlafapnoe). Sie sind beim Gesunden selten. Bei mehr als 10 Apnoephasen von mindestens 10 s Dauer pro Stunde liegt ein behandlungsbedürftiges Krankheitsbild vor (→ Kap. 10.15, → Kap. 10, Praxisfall).

Im Schlaf durchläuft der Patient unterschiedliche **Schlafstadien.** Sie unterscheiden sich in der Aktivität der Großhirnrinde und können deshalb mittels EEG-Ableitungen klassifiziert werden (→ Abb. 6.7). Es gibt vier Stadien des **orthodoxen Schlafs** und den **paradoxen Schlaf.** Beim orthodoxen Schlaf nimmt die mittlere EEG-Frequenz mit zunehmender Schlaftiefe ab. Dagegen treten beim paradoxen Schlaf **hochfrequente Potenzialschwankungen** und **schnelle Augenbewegungen** auf. Diese Augenbewegungen haben diesem paradoxen Schlafstadium seinen Namen gegeben: REM (rapid eye movement). Im **REM-Schlaf** sind die vegetativen Funktionen (Herzfrequenz, Blutdruck, Atemfrequenz, Hirndurchblutung) gesteigert. Personen, die während einer REM-Phase geweckt werden, berichten oft von **Träumen,** im Gegensatz zu Personen, die während den orthodoxen Schlafphasen geweckt werden.

Innerhalb einer typischen Schlafpause von sieben Stunden werden die Schlafstadien 1 bis 4 und die REM-Phase wiederholt durchlaufen (→ Abb. 6.7).

Klinik

Degenerative Veränderungen des Gehirns führen zu einer allgemeinen EEG-Verlangsamung. So finden sich beispielsweise bei diesen Patienten auch im Wachzustand δ-Wellen. **Hirnischämie** führt ebenfalls zur Verlangsamung des EEG.

Das EEG spielt eine wichtige Rolle für die Feststellung des **Hirntods.** Das Erlöschen der Aktivität der Großhirnrinde lässt die EEG-Ausschläge verschwinden; daher bestätigt ein **Null-Linien-EEG** die Diagnose des Hirntods (**→ Abb. 6.8**).

Die **Epilepsie** ist eine Erkrankung, die durch anfallsweise Veränderungen der neuronalen Aktivität verursacht wird. Mittels EEG lässt sich diese veränderte Aktivität nachweisen. Man kann zum Beispiel eine partiell fokale epileptische Aktivität, in der nur ein bestimmter Abschnitt der Großhirnrinde elektrisch überaktiv ist, von einer generalisierten epileptischen Aktivität unterscheiden (**→ Kap. 2, Praxisfall, → Abb. 6.A**).

Klinik

Multiple Sklerose (MS) ist eine chronisch entzündliche Erkrankung von Gehirn und Rückenmark, bei der es zur Demyelinisierung bestimmter Nervenfasern kommt. Dies führt zu einer reduzierten Nervenleitgeschwindigkeit, die als Verlängerung des Zeitintervalls zwischen Reiz und spezifischem EEG-Signal sichtbar ist.

Man benutzt **visuell evozierte Potenziale,** um die Diagnose einer **multiplen Sklerose (MS)** zu stützen. Dazu zeichnet man beim Patienten das **evozierte Potenzial** am **okzipitalen Kortex** auf, während dieser Schachbrettmuster betrachtet, die ihre Farben wechseln. Man bestimmt für beide Augen getrennt die Amplitude und die Latenz zwischen optischem Reiz und visuell evoziertem Potenzial. Diese Effekte lassen sich anhand des P100-Potenzials (100 ms nach dem visuellen Reiz) quantifizieren (**→ Kap. 6.5**).

→ Abb. 6.9 zeigt visuell evozierte Potenziale bei einem gesunden Probanden und zwei Patienten mit MS. Die MS hat einen schubförmigen Verlauf, geprägt von Krankheitsphasen, in denen es zu deutlichen Verschlechterungen der Symptomatik kommt. Während der Patient zwischen zwei Schüben eine erhöhte Latenz zeigt, sieht man bei dem Patienten mit Retrobulbärneuritis noch eine zusätzliche Reduktion der Potenzialamplitude. Die Retrobulbärneuritis ist eine Entzündung des Sehnervs, die als Frühsymptom der multiplen Sklerose auftritt.

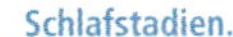

Schlafstadien.

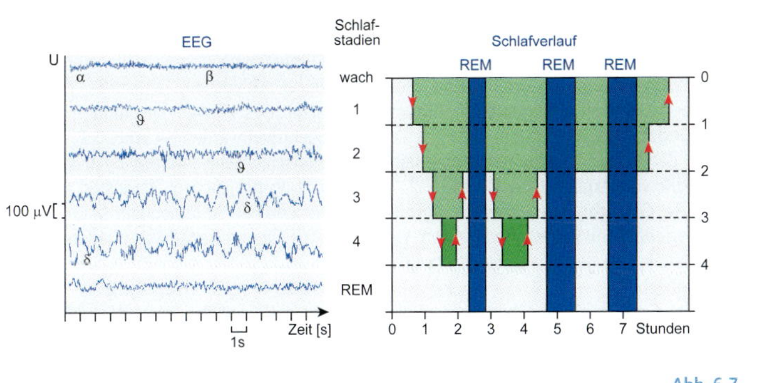

Abb. 6.7

Wellenformen im EEG.

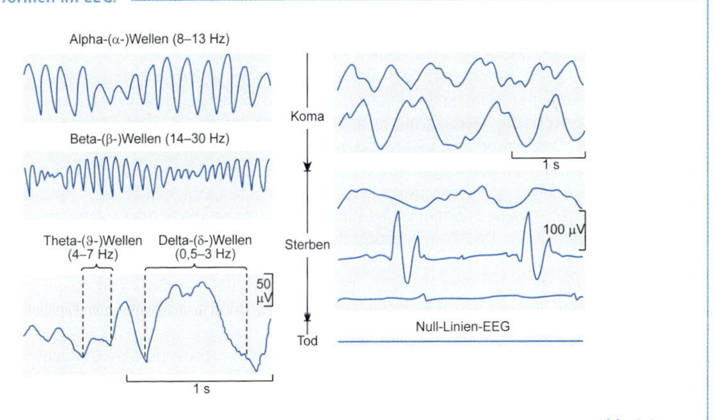

Abb. 6.8

Visuell evozierte Potenziale beim Gesunden und bei einem Patienten mit MS.

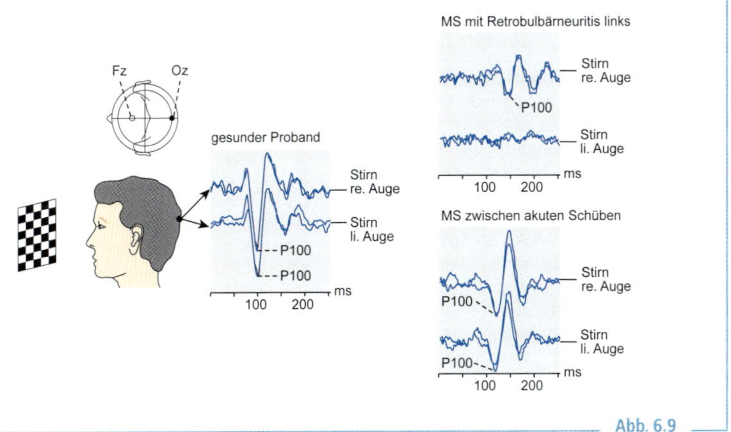

Abb. 6.9

6.4 Lernen und Gedächtnis

Lernen ist der Erwerb neuer Informationsinhalte durch Erfahrungen. Es muss von dem genetisch programmierten Wachstumsprozess, der **Reifung,** unterschieden werden. Die Speicherung erlernter Information wird als **Gedächtnis** bezeichnet.
Abhängig von den Gedächtnisinhalten unterscheidet man das implizite vom expliziten Gedächtnis:

- Das **implizite Gedächtnis** speichert Fertigkeiten **(Verhaltensgedächtnis).** Verhaltensweisen werden ohne Beteiligung des Bewusstseins erworben und wiedergegeben.
- Das **explizite Gedächtnis** speichert semantisches Wissen und Episoden **(Wissensgedächtnis).** Mit seiner Hilfe kann man Zeichen und Symbole begreifen, Ereignisse und Erfahrungen erinnern und bewusst wiedergeben.

Speicherungsvorgänge

Explizite Lernvorgänge durchlaufen verschiedene Abschnitte (→ Abb. 6.10): Sofort nach der **Sinneswahrnehmung** werden aufgenommene Informationen durch das **sensorische Gedächtnis** nicht-bewusst gespeichert. Das sensorische Gedächtnis hat eine hohe Kapazität, kann Informationen aber nur für Bruchteile von Sekunden speichern. Anschließend wird eine neu aufgenommene Information ins **Kurzzeitgedächtnis** eingelesen. Das Kurzzeitgedächtnis hat nur eine geringe Kapazität. Der nächste Prozess ist die **Konsolidierung.** Dabei wird die neu aufgenommene oder neu gespeicherte und damit noch recht empfindliche Information für eine lang andauernde Erinnerung stabilisiert. Die Konsolidierung erfordert die Expression neuer Gene und die Synthese neuer Proteine. Sie führt auch zu morphologischen Veränderungen.
Die zellulären Prozesse, die dem Lernen zugrunde liegen, betreffen die Funktion, die Morphologie und die Anzahl von Synapsen (→ Abb. 6.11). Eine Synapse kann funktionell modifiziert werden (→ Abb. 6.11a), beispielsweise durch Änderung der freigesetzten Transmittermenge oder durch Variation postsynaptischer Rezeptoren. Veränderungen der Entladungsrate von Interneuronen führen zu Änderungen der Transmitterfreisetzung. Als **längerfristige Anpassungsreaktion** werden neue Synapsen gebildet (→ Abb. 6.11b) oder bestehende Synapsen abgebaut (→ Abb. 6.11c).
Mit der Konsolidierung erfolgt die **Speicherung im Langzeitgedächtnis.** Es hat im Unterschied zum Kurzzeitgedächtnis eine sehr große Kapazität und ist ein dauerhaftes Speichersystem.
Der letzte Schritt ist die **Abfrage** oder **Auffindung,** bei dem verschiedene Informationen aus unterschiedlichen Abschnitten des Gedächtnisses zusammengefügt werden müssen. Die Wiederauffindung ist ein **produktiver Prozess,** bei dem es zu Veränderungen zwischen dem tatsächlich Geschehenen und dem Erinnerten kommen kann. Derartige Veränderungen haben Ähnlichkeiten mit **Illusionen** während der Wahrnehmung.
Die verschiedenen Teilschritte des expliziten Gedächtnisses können bestimmten Gehirnabschnitten zugeordnet werden (→ Abb. 6.C, Praxisfall).
Unterschiedliche Informationen sind nach ihrer Bedeutung gespeichert. Vergessen beruht auf Interferenz von neu zu lernendem Material mit bereits abgespeicherten Gedächtnisinhalten.

Anatomische Grundlagen

Man weiß von Patienten, dass **isolierte Störungen** des impliziten oder des expliziten Gedächtnisses existieren. Daher müssen unterschiedliche Abschnitte des Gehirns für implizites und explizites Gedächtnis verantwortlich sein. Anhand von Veränderungen des Gehirns bei Patienten mit Gedächtnisstörungen konnte man nachweisen, dass verschiedene Gedächtnisformen in bestimmten Abschnitten des Nervensystems lokalisiert sind: Untersuchungen an Versuchstieren, denen gerichtet Verletzungen des zentralen Nervensystems zugeführt worden waren, haben diese Informationen noch erweitert. Das explizite Gedächtnis scheint seinen Sitz im medialen Temporallappen zu haben, während für das implizite Gedächtnis verschiedene Abschnitte verantwortlich sind.
Das Wiedererlernen von etwas, das bereits zuvor erlernt wurde, nennt man **Priming.** Priming erlaubt beispielsweise die Vervollständigung von Wörtern und Bildern. Es findet im Neokortex statt. Bewegungsabläufe werden im Striatum (→ Kap. 5.6) gespeichert **(prozedurales Gedächtnis).**
Für das **assoziative Lernen,** das bei der klassischen Konditionierung eine Rolle spielt, sind Amygdala und Zerebellum (→ Kap. 5.7) verantwortlich. Einfache Formen des impliziten Gedächtnisses wie **Habituation** und **Sensitisierung** laufen in den **Reflexbahnen** ab (→ Kap. 6.5).

Klinik

Das **Korsakoff-Syndrom** ist eine schwere Gedächtnisstörung, bei der der Patient aufgrund von Wahrnehmungsstörungen konfabuliert. Die Ursache ist ein Zelluntergang in den Mamillarkörpern und im dorsomedialen Kern des Thalamus. Beide Areale projizieren in den Hippocampus und den präfrontalen Kortex, die für das deklarative Gedächtnis verantwortlich sind. Das Korsakoff-Syndrom wird oft durch eine alkoholbedingte Vitamin-B_1-Hypovitaminose verursacht.

Gedächtnisspeicher.

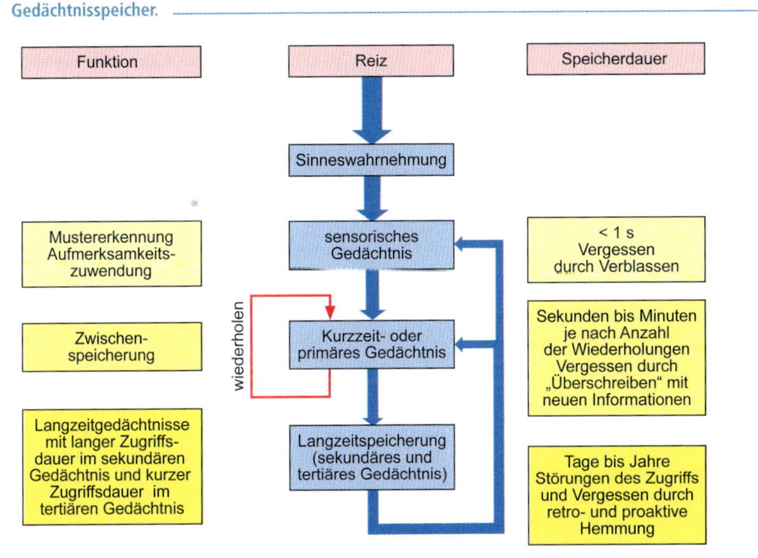

Abb. 6.10

Modifikation im Aufbau und in der Funktion von Synapsen als Grundlage von Gedächtnis und Lernen.

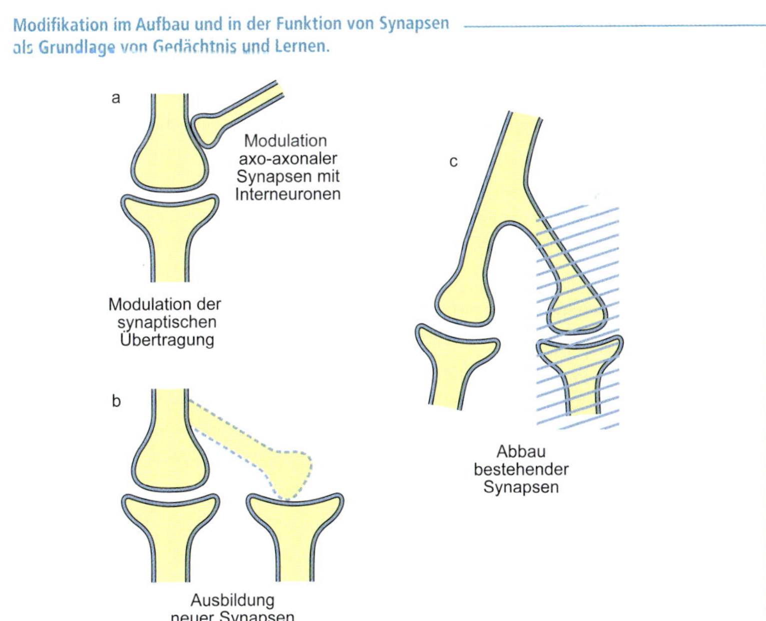

Abb. 6.11

6.5 Formen des Lernens

Assoziatives Lernen

Beim assoziativen Lernen wird eine Verbindung **(Assoziation)** zwischen **Reiz** und **Reaktion** hergestellt. Beispiele sind die **klassische** und die **operante** oder **instrumentelle** Konditionierung; beide trainieren assoziative Lernvorgänge. Bei der klassischen Konditionierung wird ein neutraler Reiz mit einem vital bedeutsamen Reiz assoziiert. Bei der operanten Konditionierung wird ein zu lernendes Verhalten verstärkt oder gehemmt.

Die klassische Konditionierung ist für die Ausbildung **vegetativer Reaktionen** von besonderer Bedeutung, während die operante Konditionierung für das Erlernen **motorischer Reaktionen** wichtiger ist.

Klassische Konditionierung

Bei der klassischen Konditionierung wird zunächst ein **unbedingter Reflex** ausgelöst, z. B. der Speichelfluss, der nach Anbieten von Nahrung (nicht-konditionierter Reiz oder **unconditional stimulus, US**) einsetzt. Kurz nach diesem Reiz für den unbedingten Reflex wird ein **neutraler Reiz (conditional stimulus, CS)** gesetzt, z. B. ein Glockenton. Wenn bedingter und unbedingter Reiz zeitgleich wiederholt werden, stellt ein Lernvorgang eine Assoziation zwischen beiden her. Lernen führt dazu, dass der bedingte Reiz schließlich auch allein den Reflex auslösen kann (→ Abb. 6.12). Die klassische Konditionierung wurde durch den russischen Physiologen Ivan Pawlow erstmals gezeigt. Pawlow maß die Speichelsekretion von Hunden, denen Nahrung angeboten wurde, während gleichzeitig ein bestimmter Ton erklang. Nach einer Lernphase reichte der Ton alleine aus, um die Speichelproduktion auszulösen (→ Abb. 6.12).

Operante Konditionierung

Beim operanten Konditionieren wird eine Aufgabe nach dem Prinzip von Versuch und Irrtum gelöst. Richtige Aktionen werden dabei durch **Belohnung (positive Verstärkung)** oder falsche durch **Bestrafung (negative Verstärkung)** beantwortet (→ Abb. 6.13). Belohnung oder Strafe folgen dabei **unmittelbar** auf die zu lernende Reaktion.

Die operante Konditionierung ist ein wichtiger Prozess, der beim Erlernen vieler menschlicher Verhaltensweisen eine Rolle spielt.

Kontiguität und Kontingenz

Klassische und operante Konditionierung erfordern einen **engen zeitlichen Zusammenhang** zwischen neutralem und unkonditioniertem Reiz sowie zwischen Aktion und Belohnung bzw. Bestrafung. Dies bezeichnet man als **Kontiguität.** Ein Intervall von 500 ms scheint optimal zu sein.

Bei der operanten Konditionierung ist auch der kausale Zusammenhang wichtig: Eine Aktion, die auf einen bestimmten Reiz folgt, hat eine bestimmte Auswirkung **(Kontingenz)**.

Extinktion

Wird bei der klassischen Konditionierung der neutrale Reiz mehrfach ohne den nicht-konditionierten Reiz angeboten oder bleibt eine bestimmte Handlung häufig ohne Konsequenz, verschwindet die gelernte Reaktion **(Extinktion).** Extinktion ist ein von Habituation und Sensitisierung verschiedener Prozess, der nur bei assoziativen Lernprozessen auftritt.

Nicht-assoziatives Lernen

Beim nicht-assoziativen Lernen fehlen derartige Verknüpfungen zwischen bedingten und unbedingten Reizen. Nicht-assoziatives Lernen ist die einfachste Form von Lernvorgängen.

Habituation und Sensitisierung

Habituation und Sensitisierung sind die einfachsten Formen des nicht-assoziativen Lernens. Neue Reize führen zu verschiedenen somatischen und vegetativen Reaktionen, die als **Orientierungsreaktionen** bezeichnet werden.

Die Orientierungsreaktion verschwindet, wenn ein bestimmter Reiz wiederholt dargeboten wird, ohne Konsequenzen nach sich zu ziehen. Beispiele dafür sind Geräusche, bei denen man zuerst aufschreckt. Nachdem sie wiederholt gehört wurden, ohne dass ihnen eine Gefahrensituation gefolgt ist, lösen sie keine Orientierungsreaktion mehr aus. Man nennt diesen Anpassungsvorgang **Habituation.** Sie erlaubt, unwichtige Reize zu ignorieren. Der Vorgang der Habituation ist spezifisch für den Reiz. Man gewöhnt sich beispielsweise zwar an Straßenlärm und nimmt ihn kaum noch wahr. Das plötzliche Auftreten eines anderen Geräuschs, z. B. eines Hubschraubers, dringt aber sofort ins Bewusstsein.

Als **Sensitisierung** bezeichnet man die **Zunahme einer physiologischen Reaktion** auf Reize nach Darbietung eines besonders intensiven oder noxischen Reizes. So widmet man beispielsweise nach einem besonders lauten Geräusch akustischen Signalen für eine gewisse Zeit besondere Aufmerksamkeit.

Prinzip der klassischen Konditionierung.

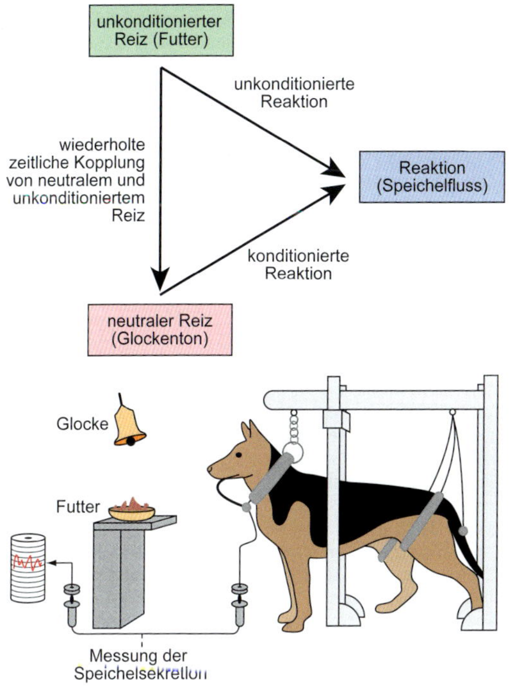

unkonditionierter
Reiz (Futter)
unkonditionierte
Reaktion
wiederholte
zeitliche Kopplung
von neutralem und
unkonditioniertem
Reiz
Reaktion
(Speichelfluss)
konditionierte
Reaktion
neutraler Reiz
(Glockenton)
Glocke
Futter
Messung der
Speichelsekretion

Abb. 6.12

Prinzip der operanten Konditionierung.

Wiederholung
Reaktion A
(Futtersuche)
Reaktion B
(Berühren des Lichts)
Reaktion C
(Beschnuppern des Hebels)
Reaktion D
(Umlegen eines Hebels)
keine
Verstärkung
Reiz (Licht)
operant
konditionierte
Reaktion
Verstärkung (Belohnung)
z.B. Futtergabe

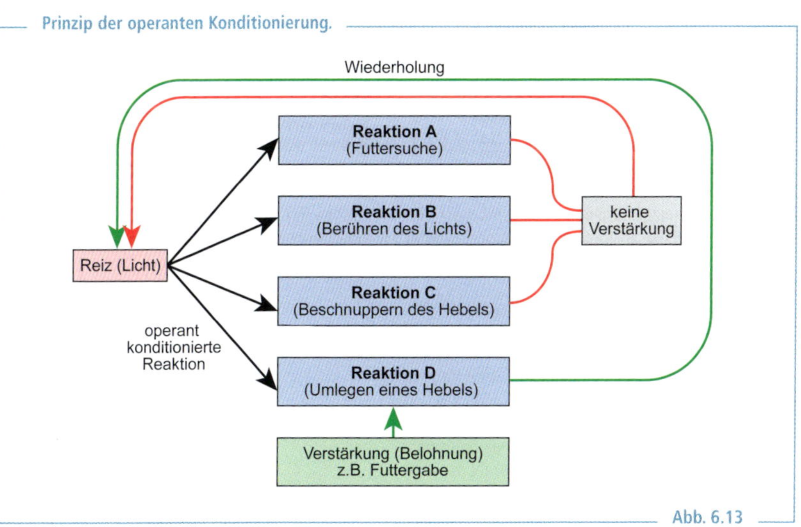

Abb. 6.13

6.6 Molekulare Grundlagen von Lernprozessen

Kurzfristige Anpassung

Nicht-assoziatives Lernen, wie Sensitisierung und Habituation, kann in einem Modellorganismus wie der Seeschnecke Aplysia studiert werden. Aplysia hat ein sehr viel einfacheres zentrales Nervensystem als der Mensch. Es stellt daher ein reduziertes Modell dar, an dem man grundlegende Vorgänge zu Lernen und Gedächtnis nachvollziehen kann.

Aplysia besitzt eine Kieme als Atmungsorgan, die bei leichter Berührung eines neben der Kieme befindlichen **Siphons** einen **Rückziehreflex** ausführen kann (→ Abb. 6.14). Bei diesem Rückziehreflex werden die Kieme und der Siphon in die Mantelhöhle zurückgezogen. Der Reflex beruht auf einer monosynaptischen Verschaltung von mechanosensitiven Sinneszellen und den Motoneuronen von Kieme und Siphon (→ Abb. 6.15). Die Motoneurone erhalten außerdem elektrische Signale aus anderen Sinneszellen, die über **Interneurone** verschaltet sind. Der Rückziehreflex kann sowohl Sensitisierung als auch Habituation zeigen, wenn man ihn wiederholt ausführt.

Eine **Sensitisierung** kann durch einen einzelnen **schmerzhaften Reiz** am Schwanz oder am Mantel ausgelöst werden. Es kommt zu einer sofortigen deutlichen Verstärkung des Rückziehreflexes.

Interneurone bilden eine **serotonerge** Synapse mit der präsynaptischen Endigung des sensorischen Neurons (→ Abb. 6.16). Der Schmerzreiz aktiviert diese Synapse, und es kommt zur Serotoninfreisetzung. Serotonin bindet an einen **metabotropen Serotoninrezeptor.** Dessen Aktivierung führt G-Protein-vermittelt zur Aktivierung der **Adenylatcyclase** und damit zur Erhöhung der zellulären **cAMP-Konzentration** (→ Kap. 1.9). Sie aktiviert die **Proteinkinase A (PKA),** wodurch die Kaliumkanäle in der Präsynapse phosphoryliert werden. Die Adenylatcyclase fungiert daher als **Koinzidenz-Detektor,** der den nicht konditionierten und den neutralen Reiz verknüpft.

Phosphorylierte Kaliumkanäle öffnen während präsynaptischer Aktionspotenziale seltener, dadurch verlängert sich das **Aktionspotenzial** und lässt mehr **Ca^{2+}** über spannungsabhängige Calciumkanäle einströmen. In der Folge wird mehr Neurotransmitter freigesetzt, und das **exzitatorische postsynaptische Potenzial** vergrößert sich (→ Abb. 6.16).

Wiederholte Auslösung des Kiemenrückziehreflexes führt zur **Habituation,** die zwischen Stunden und Wochen dauern kann. Die Habituation verursacht durch Modulierung der synaptischen Übertragung eine **reduzierte Reflexantwort** auf den gleichen Reiz. Die wiederholte Aktivierung der Sinneszellen reduziert die erregenden postsynaptischen Potenziale in Mono- und Interneuronen und die Anzahl der Aktionspotenziale, die durch die Reizung des Siphons ausgelöst werden. Entsprechend fällt die motorisch Antwort geringer aus.

Man nimmt an, dass diese Habituationsvorgänge darauf beruhen, dass weniger synaptische Vesikel mobilisiert werden und in die aktive Zone gelangen.

Es wird vermutet, dass Konditionierungsprozesse im Menschen durch ähnliche synaptische Anpassungsprozesse ablaufen. Einfache **Assoziationsbildun** beruht auf einer **Verstärkung der synaptische Verbindungen** zwischen sensorischen Neuroner Die Gleichzeitigkeit der beiden ankommenden Erregungen löst eine Kaskade intrazellulärer Vorgäng aus, die die Ca^{2+}-Konzentration und die Transmitter ausschüttung erhöhen.

Langfristige Anpassung

Das Langzeitgedächtnis erfordert andere Speicherungsprozesse als die bislang genannten Regulationsprozesse. Für die Überführung der einmal gelernten Information ins **Langzeitgedächtnis** wird di **Langzeitpotenzierung (LTP,** → Kap. 2.14) im Hippocampus und Kortex verantwortlich gemacht. Dabe wird abhängig von der intrazellulären Ca^{2+}-Konzentration ein Transkriptionsfaktor durch Proteinkinase A (PKA), Proteinkinase C (PKC) oder Ca^{2+}/Calmodulin abhängige Kinasen (CaMK) phosphoryliert (**CREB cAMP response element-binding protein,** → Abb 6.17). Dies löst Transkription im Zellkern und Translation am endoplasmatischen Retikulum aus, wodurc Enzyme zur Synthese oder zum Abbau von Neurotransmittern, Strukturproteinen und Rezeptormolekülen an der postsynaptischen Membran entsteher Ähnliche Prozesse liegen auch Änderungen der Mor phologie und der Anzahl von Synapsen (→ Abb 6.11) zugrunde.

Durch die Neustrukturierung der postsynaptische Membran wird die Erregbarkeit der Zelle dauerhaf modifiziert und die Entladungswahrscheinlichkei und Oszillation eines spezifischen Zellensembles ver ändert.

Lernen und Gedächtnis sind viel zu komplex, um si anhand einer einzelnen Zelle erklären zu könner Diese Vorgänge werden immer im Verbund von neuronalen Netzen erledigt. Lernen und Gedächtnis erreichen ihre Spezifität dadurch, dass die synaptisch Übertragung in bestimmten neuronalen Netzen modifiziert wird.

Kiemenrückziehreflex bei Aplysia.

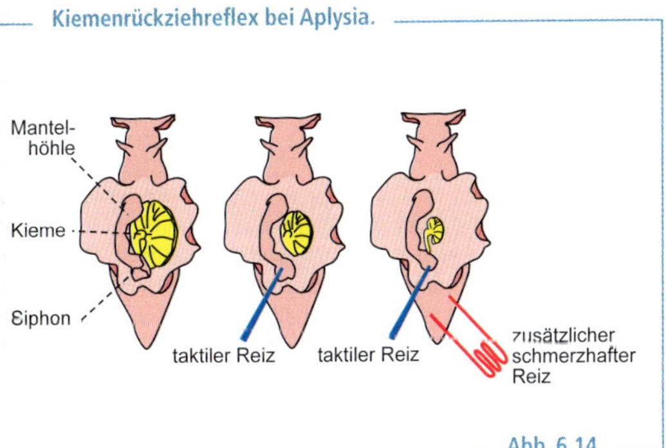

Abb. 6.14

Neuronale Verschaltung des Rückziehreflexes.

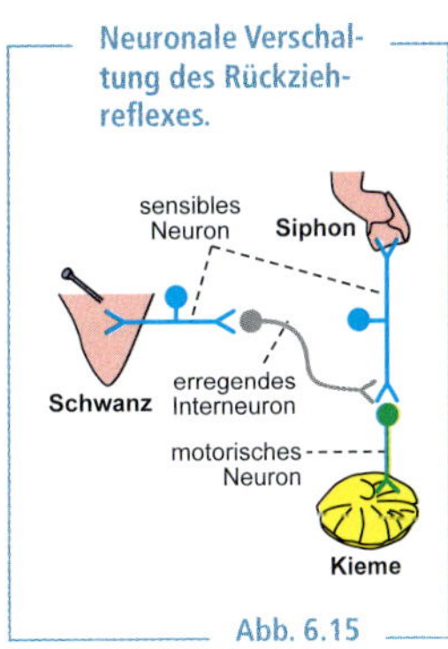

Abb. 6.15

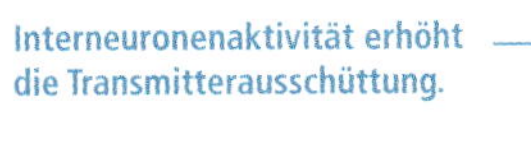

Interneuronenaktivität erhöht die Transmitterausschüttung.

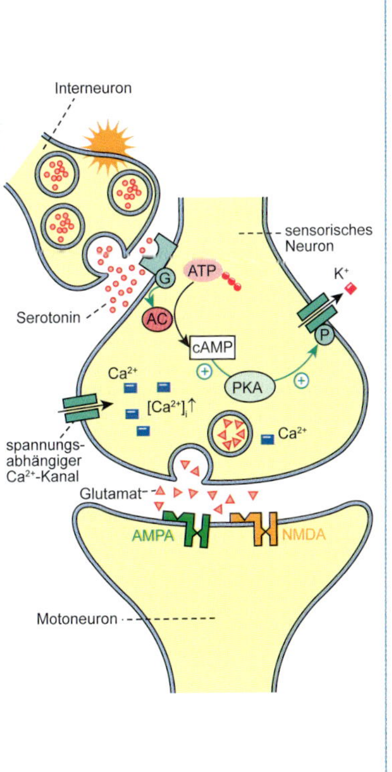

Abb. 6.16

Intrazelluläre Kaskaden, die Lernprozessen zugrunde liegen.

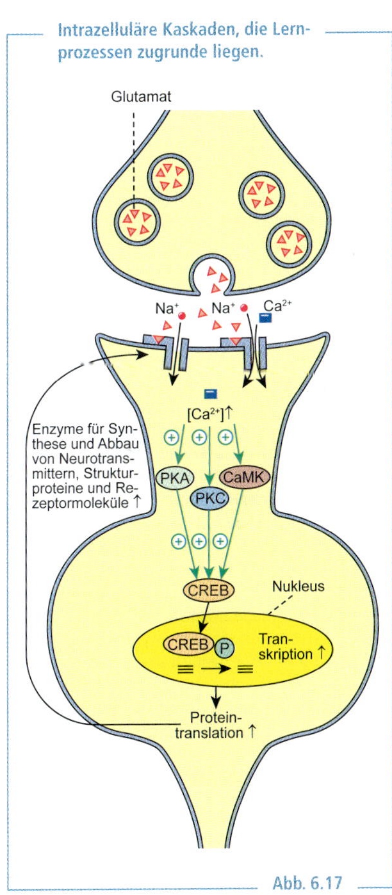

Abb. 6.17

7 Vegetatives Nervensystem

Kasuistik

Eines Tages im Frühsommer wird die 11-jährige Pia beim Spielen im Garten plötzlich ganz blass im Gesicht und hat Mühe, sich auf den Beinen zu halten. Ihre Atmung ist beschleunigt, doch obwohl sie um Atem ringt, bekommt sie kaum Luft (Dyspnoe). Ihr ist schwindelig. Besorgt rufen die Eltern den Notarzt. Dieser verabreicht Pia sofort intravenös ein Cortison-Derivat (Prednisolon) und ein Beruhigungsmittel. Während der Fahrt ins Krankenhaus bessert sich Pias Zustand unter der Wirkung der Medikamente langsam. Im Krankenhaus angekommen, bekommt sie bereits besser Luft, atmet aber immer noch sehr schnell (Tachypnoe) und hat vor allem Probleme bei der Ausatmung (verlängertes Exspirium).

Patientendaten

- Allgemeine Daten: Alter: 11 Jahre, Größe: 145 cm, Gewicht: 31 kg
- Status bei stationärer Aufnahme: guter Allgemeinzustand
- Anamnese: Pia war bisher nie ernsthaft krank; ihre körperliche Entwicklung ist unauffällig und zeitgerecht. Auf Nachfrage berichten die Eltern allerdings, dass sie schon seit frühester Kindheit häufig hartnäckige Hustenanfälle bekommt, wenn sie mit Freunden herumtobt oder sich anderweitig körperlich anstrengt.
- Körperliche Untersuchung: alle Befunde samt Auskultation unauffällig
- Labor: Immunglobulin E erhöht, Eosinophilie
- Allergietest: Sensibilisierungen gegen verschiedene Gräser, Katzen und Hausstaubmilben
- Lungenfunktion (Spirometrie, → Kap. 10): erniedrigte Ein-Sekunden-Kapazität (FEV_1) bei ebenfalls reduzierter Vitalkapazität. Diese Befunde sprechen für einen erhöhten Atemwegswiderstand (Verengung der Atemwege). Der **Bronchospasmolysetest** (erneute Messung nach Gabe eines bronchienerweiternden Medikaments) zeigt, dass die Verengung reversibel ist: Pias Atemwegswiderstand (Resistance) sinkt dabei deutlich ab (→ Abb. 7.A).

Die Ergebnisse der Labor- und Lungenfunktionstests führen zusammen mit der Symptomatik zur Diagnose eines allergischen **Asthma bronchiale.**

Asthma bronchiale

Asthma bronchiale ist gekennzeichnet durch eine Konstriktion der glatten Bronchialmuskulatur, eine Dilatation der kleinen Gefäße und eine erhöhte Venolenpermeabilität mit Austritt von Serum aus den Gefäßen (→ Schleimhautödeme). Beim allergisch bedingten Asthma werden diese Veränderungen durch Histamin vermittelt (→ Kap. 7.5), das nach Kontakt mit einem Allergen von aktivierten Basophilen und Mastzellen in den Bronchiolenwänden ausgeschüttet wird (→ Abb. 7.8).

Regulation der Bronchienweite

Die Weite der Bronchiolen wird durch den Tonus der glatten Bronchialmuskulatur bestimmt, der wiederum durch eine konstante Aktivität des **Parasympathikus** aufrechterhalten wird. Dazu kontaktieren präganglionäre parasympathische Fasern in den kleinen Ganglien nahe den Bronchienwänden kurze postganglionäre Neurone, die die glatten Muskelzellen durch Acetylcholin stimulieren. Der **Sympathikus** greift nicht direkt an den Muskelzellen an, sondern hemmt die synaptische Übertragung in diesen kleinen Ganglien, indem er präganglionär die Freisetzung von ACh hemmt (→ Abb. 7.8). Aus dem Gleichgewicht der beiden Systeme ergibt sich also der Durchmesser der Bronchiolen und damit der Atemwegswiderstand.

Die glatte Bronchialmuskulatur ist allerdings dicht mit adrenergen β_2-Rezeptoren besetzt. In einer Notfallsituation wird vermehrt Adrenalin aus dem Nebennierenmark ausgeschüttet, das direkt über die β_2-Rezeptoren zur Relaxation der Bronchialmuskulatur führt und so die Atemwege erweitert.

Therapie

Bei allen Schweregraden der Erkrankung ist ein β-Sympathomimetikum (z.B. Salbutamol) indiziert, um bei Bedarf die spastisch verengten Bronchien zu erweitern **(Bronchospasmolyse).** Pias Atemwege reagieren gut auf diese Therapie, doch leider haben diese Medikamente auch Nebenwirkungen. Pia bekommt eine Tachykardie (anhaltende Pulsbeschleunigung), die einen erhöhten Sauerstoffverbrauch mit sich bringt und auch zu Arrhythmien führen kann. Außerdem wird sie unruhig und beginnt zu zittern. Sie selbst beschreibt dieses Gefühl als „flatterig".

Zusätzlich erhält sie zur Entzündungshemmung in den Atemwegen ein inhalatives Corticosteroid.

Sympathomimetika

Der Ausdruck „β-Sympathomimetikum" bezieht sich auf die Art des Rezeptors in der Membran der Zielzellen. Es gibt mehrere Typen adrenerger (auf die sympathischen Botenstoffe Adrenalin und v.a. Noradrenalin reagierende) Rezeptoren. Eine wichtige Gruppe sind die β-Rezeptoren, von denen es wiederum mehrere Formen gibt, die sich nicht nur in ihrer Wirkungsweise, sondern auch in ihrer Verteilung auf die verschiedenen Organe des menschlichen Körpers unterscheiden. An den Herzmuskelzellen kommen vor allem β_1-Rezeptoren vor. In der Tracheal- und Bronchialmuskulatur dagegen gibt es hauptsächlich β_2-Rezeptoren. **β-Rezeptoren** aktivieren über ein stimulierendes

Fluss-Volumen-Diagramm.

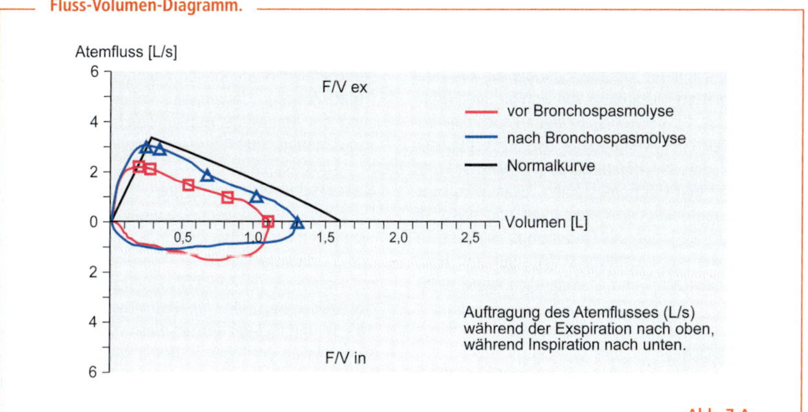

Abb. 7.A

G-Protein die Adenylatcyclase und führen so zur Erhöhung der intrazellulären **cAMP-Konzentration** (→ Kap. 1.9). In glatten Muskelzellen hemmt cAMP über die Proteinkinase A (PKA) die Phosphorylierung der leichten Myosin-Ketten durch die Myosin-leichte-Ketten-Kinase (MLCK) und führt so zur **Muskelrelaxation** (→ Kap. 4.10). Ein β_2-Rezeptor-Agonist kann über den Blutkreislauf oder hier sogar durch Inhalation zum Zielorgan gelangen und führt dort über Bindung an diese Rezeptoren zu einer wirksamen Dilatation der Muskelzellen. Die Bronchialmuskulatur entspannt sich, der Atemwegswiderstand wird geringer, und Pia bekommt wieder besser Luft. Das β-Sympathomimetikum, das Pia verabreicht bekommen hat, besitzt zwar eine höhere Affinität für β_2-Rezeptoren, kann allerdings bei hoher Dosis auch β_1-Rezeptoren am Herzen stimulieren. Man spricht dabei von der **systemischen Wirkung** von β-Sympathomimetika. Am Herzen (→ Kap. 9) steigern sie neben der Herzfrequenz (positiv chronotrope Wirkung) auch die Schlagkraft des Herzens (positiv inotrope Wirkung) und beschleunigen die Überleitungszeit am AV-Knoten (positiv dromotrope Wirkung). Außerdem können sie den Blutdruck erhöhen. Diese systemischen Effekte erklären die Nebenwirkungen, unter denen Pia leidet. Um sie möglichst gering zu halten, gibt man β-Sympathomimetika bei Asthma meist inhalativ.

Glucocorticoide

Zusätzlich zu Sympathomimetika werden noch Glucocorticoide (Cortisonderivate, → Kap. 17.7) verabreicht. Diese Steroidhormone vermindern in der Bronchialschleimhaut die Hyperaktivität der Basophilen und Mastzellen, wodurch die Entzündung gehemmt wird und die Schleimhaut abschwillt. Außerdem hemmen sie Bildung bzw. Ausschüttung von Entzündungsmediatoren durch Zellen der Immunabwehr (eosinophile und basophile Granulozyten, T-Lymphozyten). Auch dadurch löst sich die Verkrampfung der Bronchialmuskulatur. Werden Glucocorticoide (→ Kap. 17.7) längere Zeit therapeutisch eingesetzt, hemmen sie auch die Antikörperproduktion.

Weiterer Verlauf

Pia ist mittlerweile 17 Jahre alt und hat ihre Erkrankung mit einer inhalativen Basistherapie mit einem niedrig dosierten Glucocorticoid (Fluticason) gut im Griff. Sie hat gelernt, auf die Signale ihres Körpers zu hören. So weiß sie z. B., wann sie zusätzlich ein schnell wirksames β-Sympathikomimetikum (Salbutamol) anwenden muss. Dank der vielen Therapiemöglichkeiten, mit denen sie die fehlgesteuerte Regulierung ihrer Bronchien beeinflussen kann, kann sie ein nahezu normales Leben führen.

Physiologie im Fokus

- Transmitter des Parasympathikus am Zielorgan ist Acetylcholin.
- Für Acetylcholin gibt es muscarinische M- und nikotinische N-Rezeptoren.
- Transmitter des Sympathikus am Zielorgan ist v. a. Noradrenalin (Adrenalin ist das Hormon des Nebennierenmarks).
- Für diese Catecholamine gibt es α- und β-Rezeptoren mit weiteren Subtypen.
- Die Bronchienweite wird durch den Tonus der glatten Muskulatur in der Wand bestimmt.
- Der Tonus wird durch den Parasympathikus direkt erhöht und durch den Sympathikus indirekt durch Hemmung der ACh-Ausschüttung erniedrigt.
- Ein Asthmaanfall kann durch β-Sympathomimetika akut behandelt werden.

7.1 Aufgaben und Bauplan

Das vegetative Nervensystem (VNS) reguliert die Funktion der inneren Organe v.a. über die Ansteuerung der glatten Muskulatur von Hohlorganen (Blutgefäße, Darm, Blase, Uterus). Es steuert auch die Aktivität von Speichel-, Verdauungs- und Schweißdrüsen und modifiziert die Herztätigkeit (→ Abb. 7.1). Es arbeitet mit den Hormonsystemen zusammen, koordiniert Organfunktionen miteinander und passt sie an die akute Situation des Organismus an. Seine Tätigkeit bleibt meist unbewusst (Ausnahmen: Herzklopfen, Schwitzen!) und ist willentlich kaum zu beeinflussen.

Organisation

Das VNS besteht aus Neuronen des Sympathikus (SY), des Parasympathikus (PS) und der beiden enterischen Nervennetze des Verdauungstrakts. Kerne der Medulla, des Hypothalamus und des limbischen Systems koordinieren seine Funktionen.

Efferenzen

Die Zellkörper der **1. Neurone** des VNS **(präganglionäre Neurone)** liegen für den PS in Kernen der Medulla bzw. des Sakralmarks, für den SY im Seitenhorn des Rückenmarks im Brust- und Lendenwirbelbereich (Th1–L3, → Abb. 7.1). Ihre Axone sind dünn, häufig myelinisiert und ziehen für den PS über die Hirnnerven III, VII, IX und vor allem X (N. vagus), für den SY über Spinalnerven weiter. Die Zellkörper der **2. Neurone (postganglionäre Neurone),** die dann zu den Zielzellen führen, liegen für den PS in vier Ganglien im Kopfbereich, in drei Ganglien im Becken sowie in kleinen, verstreut liegenden Ganglien direkt in den Zielorganen. Für den SY liegen sie im paarigen Grenzstrang (paravertebrale Ganglien) oder in vier unpaaren Ganglien des Abdomens (prävertebrale oder periphere Ganglien, → Abb. 7.2). Die Axone der zweiten Neurone sind meist unmyelinisiert und leiten daher langsam. Die sympathischen Fasern aus dem Grenzstrang verlaufen in peripheren somatischen Nerven; die zu den peripheren Ganglien ziehenden Fasern verlaufen in den Nn. cardiaci bzw. Nn. splanchnici.

Zum **Nebennierenmark** ziehen präganglionäre sympathische Fasern **ohne Umschaltung.** Die chromaffinen Zellen dort sind selbst umgewandelte (Ganglien-)Neurone und geben Adrenalin direkt ins Blut ab.

Afferenzen

Viszerale Nerven enthalten eine große Zahl afferenter Fasern, die Informationen über das innere Milieu und den Funktionszustand der Organe weiterleiten und Reflexe koordinieren. Die Afferenzen sind **mechanosensitiv** (z.B. Messung des Blutdrucks über Dehnung herznaher Arterien, Füllung von Magen, Blase oder Enddarm) oder **chemosensitiv** (pH, pCO_2, pO_2). Schmerzen der inneren Organe werden über spinale Nerven vermittelt, sodass sie auch in den entsprechenden Hautgebieten wahrgenommen werden **(Head-Zonen).** Unwohlsein, Völlegefühl oder Reizung der Atemwege werden durch vagale (vom N. vagus stammende) Afferenzen bewusst.

Enterische Nervennetze

Die enterischen Nervennetze regeln autonom die Bewegungen des Verdauungstrakts sowie die Sekretion von Verdauungssäften. Sie koordinieren zusammen mit Hormonen die Tätigkeit der einzelnen Abschnitte des Verdauungstrakts sinnvoll miteinander (→ Kap. 14). SY und PS beeinflussen diese Funktionen mäßig, sind aber an wichtigen Reflexen wie z.B. koordinierter Magenfüllung, Erbrechen und Defäkation (→ Kap. 7.6) beteiligt.

Koordination

Nur in einigen Fällen beeinflussen SY und PS ein Organ in antagonistischer Weise, z.B. bei Regulation von Herzfrequenz oder Pupillenweite. Dagegen werden Blutgefäße und Schweißdrüsen fast ausschließlich sympathisch innerviert. Das klassische Beispiel für eine koordinierte Regulation vieler Organe ist eine **„Fight-or-flight"**-Situation mit erhöhter Grundfrequenz vieler sympathischer Nerven. Es kommt zur Steigerung von Herzfrequenz und -kraft, Vasokonstriktion in Widerstandsgefäßen von Haut, Splanchnikus, Skelettmuskel (aber lokale Dilatation in der arbeitenden Muskulatur! → Kap. 16.4) und den venösen Kapazitätsgefäßen. Aus alldem resultiert ein sinnvoller Anstieg des Blutdrucks. Gleichzeitig werden die Atemwege und die Pupille weit gestellt, die Schweiß- und Adrenalinsekretion nimmt zu.

In einer **„Rest-and-digest"**-Phase überwiegt dagegen der Einfluss des PS, und der Verdauungstrakt wird stimuliert.

Klinik

Der hohe Blutglucosespiegel bei unbehandeltem oder schlecht eingestelltem **Diabetes mellitus** schädigt nicht nur die Blutgefäße, sondern auch periphere Nerven samt den vegetativen Fasern. Diese autonome **diabetische Neuropathie** kann alle vom VNS gesteuerten Organfunktionen beeinträchtigen: Störungen der Harnentleerung, der Sexualfunktionen (v.a. bei Männern), Diarrhö, aber auch Obstipation. Auch das massiv erhöhte Auftreten von kardialen Komplikationen bei Diabetikern könnte z.T. darauf beruhen.

Überblick über die Organisation des vegetativen Nervensystems.

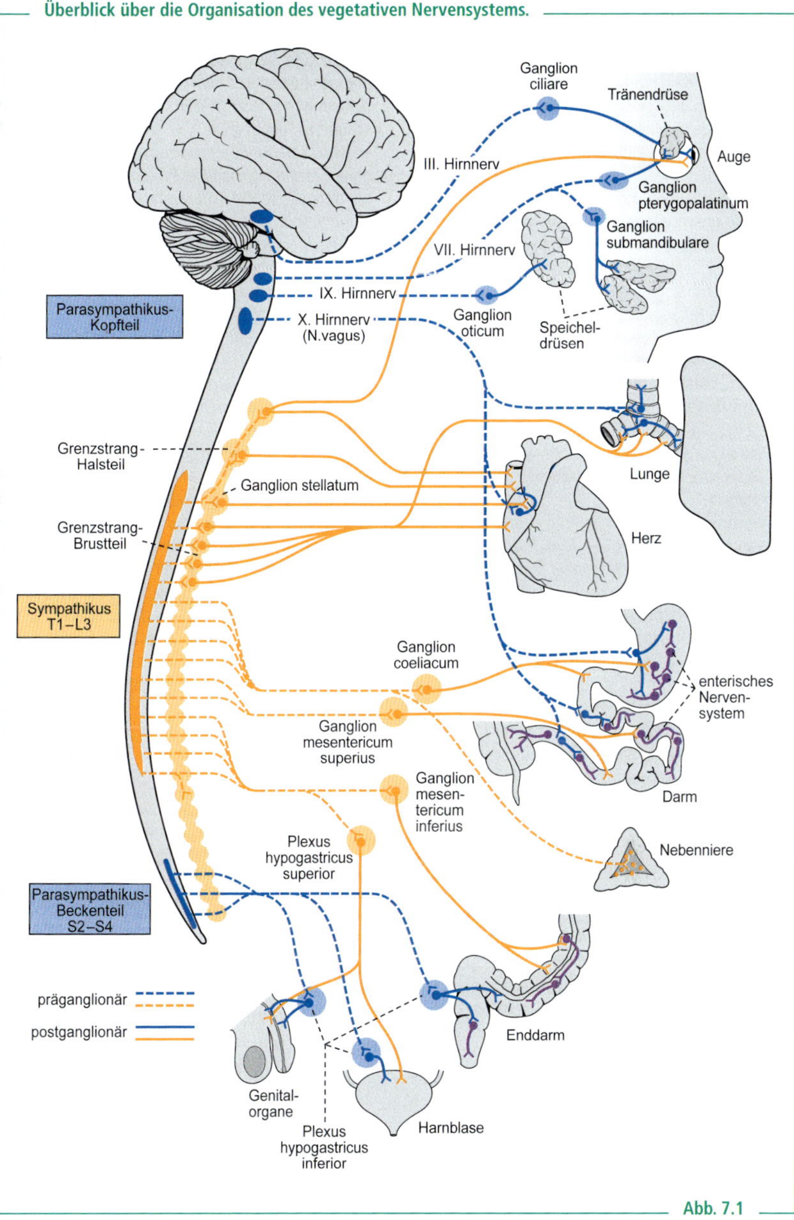

Abb. 7.1

7.2 Ganglien

In den Ganglien des VNS (v.a. in den prävertebralen Ganglien des Bauchraums) kontaktiert jedes präganglionäre Axon viele postganglionäre Neurone **(Divergenz)**, von denen wiederum jedes von vielen präganglionären Axonen innerviert wird **(Konvergenz)**. Diese Verschaltungen verstärken die zentralnervösen Ausgänge, erlauben gleichzeitig aber auch wichtige Verrechnungsvorgänge.
Die Verschaltung in den Ganglien ist komplex. → Abb. 7.2 zeigt sie für den **Sympathikus.** Präganglionäre Neurone (orange gestrichelt) ziehen vom Seitenhorn des Rückenmarks über die ventrale Wurzel eines Spinalnervs und den R. albus (= weiß, myelinisierte Axone!) in das zugehörige Grenzstrangganglion. Je nachdem, ob sie in die Peripherie oder zu viszeralen Organen ziehen, unterscheidet sich ihr Verlauf:

- Fasern, die im Grenzstrangganglion auf das 2. Neuron (orange) umgeschaltet werden (→ Abb. 7.2 rechts), ziehen in somatischen Nerven in die Peripherie.
- Fasern, die ohne Umschaltung durch das Grenzstrangganglion ziehen (→ Abb. 7.2 links), verlaufen in den Nn. splanchnici oder den Nn. cardiaci zu den viszeralen Organen bzw. zum Herzen und werden in prävertebralen Ganglien auf das 2. Neuron (orange) umgeschaltet.

Afferenzen (rot, grün) zur Ausführung vegetativer Reflexe und zur Information höherer Zentren, z.B. über Schmerzen in viszeralen Organen, nehmen die gleichen peripheren Bahnen zum Rückenmark. Ihre Zellkörper liegen im Spinalganglion. Sie schalten über Interneurone in der grauen Substanz auf präganglionäre Neurone in Reflexbögen (→ Kap. 5.3) bzw. auf zum ZNS aufsteigende Neurone um.

Präganglionäre Transmitter

Präganglionäre Nervenendigungen beider Systeme reagieren auf ankommende Aktionspotenziale (AP) mit der Ausschüttung des Neurotransmitters **Acetylcholin (ACh)**, das in Vesikeln gespeichert wird (→ Abb. 7.3). ACh wird im synaptischen Spalt durch hochaktive **ACh-Esterase (AChE)** gespalten und damit rasch inaktiviert, um die ACh-Rezeptoren zur Aufnahme neuer Signale bereit zu machen (→ Kap. 2.11). Die Spaltprodukte Acetat und Cholin werden in die präganglionäre Nervenendigung wieder aufgenommen und erneut zu ACh verestert. Zusätzlich benutzen die Neurone im VNS diverse Neuropeptide als **Cotransmitter** (→ Abb. 7.3), z.B. Substanz P, deren Vesikel jedoch erst bei hohen AP-Frequenzen (= hoher Aktivierungszustand) freigesetzt werden. Man nimmt an, dass dadurch in den postganglionären Neuronen längerfristige Effekte induziert werden, und nennt solche Substanzen auch **Neuromodulatoren.** Besser verstanden ist die Rolle von solchen Cotransmittern an den Erfolgsorganen (→ Kap. 7.3).

Vorgänge an den postganglionären Neuronen

In den Ganglien bindet ACh an nikotinische (nikotinerge) Rezeptoren der postganglionären Neurone. **Nikotinische Rezeptoren** sind stets **ligandengesteuerte** Ionenkanäle (= ionotrope Rezeptoren, → Kap. 2.9). Bindung des Liganden ACh erhöht also ohne Beteiligung weiterer Proteine oder intrazellulärer Botenstoffe die Offenwahrscheinlichkeit der Kanalpore, sodass es zur Depolarisation der postsynaptischen Membran kommt. Erst bei genügend hoher Erregung durch räumliche und/oder zeitliche **Bahnung** (→ Kap. 2.14) sendet das postganglionäre Neuron APs zum Zielorgan.
Nikotin ist ein Agonist an diesen postganglionären ACh-Rezeptoren (N_2-Typ). Im Unterschied zur motorischen Endplatte (N_1-Typ) wird die ACh-Wirkung jedoch hier nicht durch Curare, sondern durch Ganglienblocker wie Hexamethonium antagonisiert. Offensichtlich unterscheiden sich die Proteinuntereinheiten der nikotinischen Rezeptoren in ihrer Primärsequenz, sind also Produkte ähnlicher Gene. Solche Unterschiede haben für die Pharmakologie und damit für die Klinik große Bedeutung. So können Curare und analoge Substanzen in der Anästhesie eingesetzt werden, um die Skelettmuskulatur des Patienten vor einer Operation für die Intubation zu relaxieren, ohne dass dabei vegetative Funktionen an den Ganglien blockiert werden. Das würde zu großen Problemen bei der Aufrechterhaltung des Kreislaufs führen.

Klinik

Ganglienblocker wie **Hexamethonium** wurden in den 60er-Jahren versuchsweise zur Blutdrucksenkung eingesetzt in der Absicht, die „trope" Wirkung des Sympathikus auf das Herz und seine vasokonstriktorische Wirkung schon auf Ganglienebene koordiniert zu senken. Dies musste jedoch aufgegeben werden, da solche Substanzen zu schwerwiegenden Bronchokonstriktionen führten. Offensichtlich wird bei genereller Blockade der Ganglien die Balance zugunsten des bronchokonstriktorisch wirkenden PS verschoben (→ **Kap. 7.5**). Inhaliertes Hexamethonium wurde später dann sogar zur Provokation von künstlichen Asthmaanfällen in klinischen Studien zur Entwicklung neuer, bronchodilatativ wirksamer Substanzen genutzt. Dieses Beispiel zeigt eindrucksvoll, wie ein theoretisch sinnvolles therapeutisches Prinzip in der Praxis versagen kann.

Neuronale Verschaltungen in Ganglien des Sympathikus.

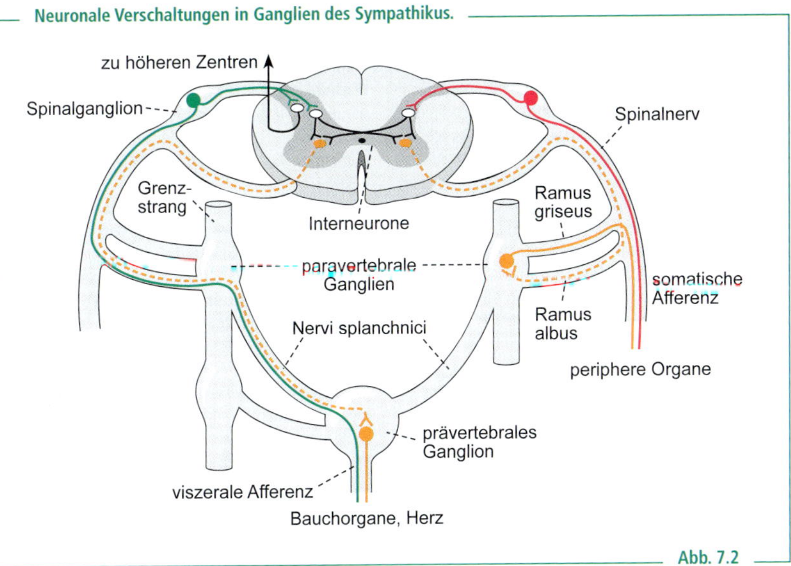

Abb. 7.2

Neurotransmitter und Rezeptoren in Ganglien und am Erfolgsorgan.

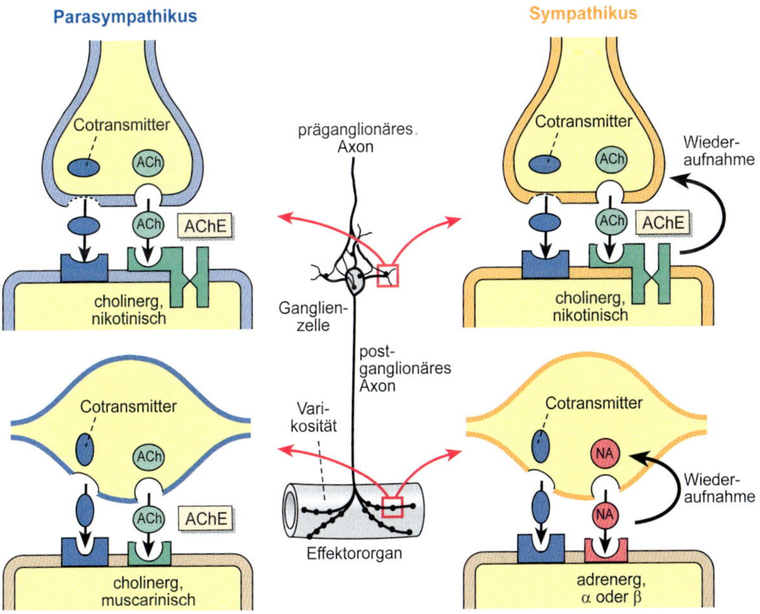

Parasympathikus

Sympathikus

Cotransmitter

ACh

AChE

cholinerg,
nikotinisch

präganglionäres
Axon

Ganglien-
zelle

post-
ganglionäres
Axon

Vari-
kosität

Effektororgan

Wieder-
aufnahme

cholinerg,
muscarinisch

NA

adrenerg,
α oder β

Abb. 7.3

7.3 Sympathische Übertragung an Zielorganen

Neurotransmitter fast aller sympathischer, postganglionärer Neurone ist **Noradrenalin (NA).** Lediglich die chromaffinen Zellen des Nebennierenmarks schütten bei Stimulation **Adrenalin (Adr)** ins Blut aus, das durch Methylierung aus NA entsteht. Eine weitere Ausnahme stellen die sympathischen Neurone an den Schweißdrüsen dar, die **ACh** als Transmitter nutzen.
Die synaptischen Kontakte erscheinen an den Zielzellen des VNS generell weniger präzise als im ZNS, die Endigungen sind meist perlschnurartig zu sog. **Varikositäten** aufgebläht (→ Abb. 7.3).

Präsynaptische Vorgänge

NA wird in den Varikositäten in mehreren Zwischenschritten aus der Aminosäure Tyrosin gebildet (→ Abb. 7.4). Es wird meist zusammen mit ATP als **Cotransmitter** in Vesikeln gespeichert, die erst bei höheren AP-Frequenzen ausgeschüttet werden (Grundaktivität postganglionärer Neurone ist etwa 1–2 AP/s, → Kap. 7.8). Zusätzlich enthalten viele sympathische Neurone noch Vesikel mit Neuropeptiden, z. B. Neuropeptid Y (NPY). Dieses wird im Soma an Ribosomen gebildet, axonal transportiert und erst bei sehr hohem Aktivierungsgrad ausgeschüttet. An Blutgefäßen führt es so z. B. zu einer langfristigen Vasokonstriktion.
Noradrenalin wird nicht wie ACh durch Spaltung inaktiviert, sondern über hochspezifische Transporter in die Varikosität wiederaufgenommen **(Reuptake).** Die Droge Kokain hemmt die Wiederaufnahme von NA, ein wichtiger Grund für seine anregende Wirkung (→ Abb. 7.4).
Die Membran der Varikosität trägt Rezeptoren (**α_2-Autorezeptoren),** über die NA im Sinne einer **negativen Rückkopplung** die weitere Freisetzung hemmt, während zirkulierendes Adrenalin die Freisetzung in einer Notfallsituation (fight or flight) weiter steigert (β-Rezeptor).

Vorgänge an den Zielzellen

Auch an den Zielzellen des Sympathikus gibt es unterschiedliche Typen adrenerger Rezeptoren, die in ihrer molekularen Struktur recht einheitlich aufgebaut sind. Es handelt sich um Transmembran-Proteine mit sieben Helixstrukturen, die sich in ihrer pharmakologischen Beeinflussbarkeit durch Agonisten und Antagonisten und ihrer intrazellulären Signalweiterleitung jedoch erheblich unterscheiden (→ Tab. 7.1):
α_1-Rezeptoren bewirken die Konstriktion der glatten Muskulatur der sympathisch innervierten Blutgefäße (→ Kap. 4.10), des Urogenitalsystems, des M. dilatator pupillae und der Sphinkteren des Verdauungstrakts. Sie aktivieren über **stimulatorische G_q-Proteine** die **Phospholipase C (PLC),** die aus dem Membranlipid **Phosphatidylinositolbisphosphat (PIP_2)** das **Inositoltrisphosphat (IP_3)** freisetzt (→ Kap. 1.9, → Abb. 7.5). Dieses bewirkt eine Ca^{2+}-Ausschüttung aus dem endoplasmatischen Retikulum. Außerdem wird dabei **Diacylglycerol (DAG)** gebildet, das die **Proteinkinase C (PKC)** aktiviert, was zur Phosphorylierung von Zielproteinen führt. Ca^{2+} und Phosphorylierung von Proteinen des kontraktilen Apparats verstärken die Kontraktion glatter Muskelzellen (→ Kap. 4.10).
α_2-Rezeptoren finden sich v. a. autoregulatorisch an den Varikositäten (→ Abb. 7.4), wirken jedoch auch inhibitorisch auf Nerven des enterischen Nervensystems (→ Hemmung der Motilität). Sie aktivieren **inhibitorische G_i-Proteine** (→ Kap. 1.9), hemmen dadurch die **Adenylatcyclase (AC),** senken den cAMP-Spiegel und vermindern so die Transmitterfreisetzung.
β_1-Rezeptoren wirken v. a. am Herzen: Sie stärken seine Schlagkraft und Frequenz (→ Kap. 9). Alle β-Rezeptoren aktivieren die **Adenylatcyclase (AC)** über **stimulatorische G_s-Proteine** und erhöhen dadurch den cAMP-Spiegel (→ Abb. 7.5). Das cAMP aktiviert die **Proteinkinase A (PKA),** wodurch über die **Phosphorylierung** von Ca^{2+}-Kanälen, der Myosin-leichte-Ketten und Phospholamban die Frequenz und die Kontraktilität zunehmen.
β_2-Rezeptoren finden sich an der glatten Muskulatur der Bronchien, mancher Widerstandsgefäße (Skelettmuskulatur) und an Leber und Fettgewebe. Sie haben v. a. eine hohe Affinität zu zirkulierendem Adrenalin, wirken erweiternd auf die Atemwege, verbessern die Muskeldurchblutung und mobilisieren Glucose und Fettsäuren aus den Speichern.
β_3-Rezeptoren finden sich speziell im braunen Fettgewebe im Schulterbereich von Neugeborenen und vermitteln dort die Wärmebildung (→ Kap. 15.3, → Kap. 18.8).
ATP bindet als Cotransmitter von NA an **purinerge Rezeptoren,** die als ligandengesteuerte Kanäle direkt oder indirekt über Membrandepolarisation zur Ca^{2+}-Erhöhung führen (→ Abb. 7.5).

Klinik

β_1-Rezeptor-Antagonisten (Betablocker) werden aufgrund ihrer Wirkung am Herzen zur Therapie des **Bluthochdrucks** eingesetzt, oft zusammen mit Diuretika und vasodilatorisch wirkenden Ca^{2+}-Kanal-Blockern oder ACE-Hemmern.
β_2-Rezeptoren der Bronchialmuskulatur werden durch Sympathomimetika in Asthmasprays besetzt und führen zur Erweiterung der Atemwege beim Asthmaanfall.

Präsynaptische Ereignisse an sympathischen Varikositäten.

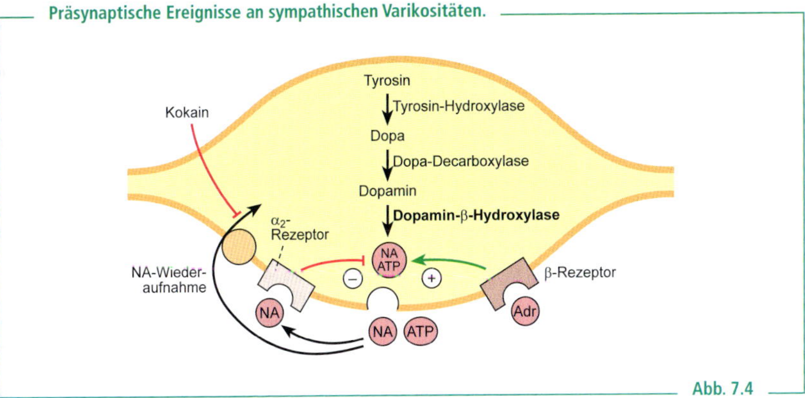

Abb. 7.4

Postsynaptische Ereignisse an Zielzellen des Sympathikus.

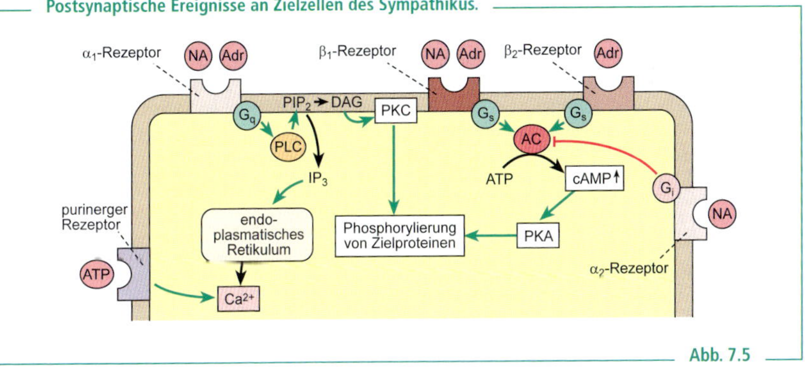

Abb. 7.5

Tab. 7.1: Sympathische und parasympathische Rezeptoren und ihre Agonisten.

	Rezeptor	Agonisten	G-Protein	gekoppeltes Enzym	Second Messenger
PS	N_1 (nikotinisch)	ACh (Nicotin)	–	–	–
	N_2 (nikotinisch)	ACh (Nicotin)	–	–	–
	$M_{1,3,5}$ (muscarinisch)	ACh (Muscarin, Carbachol)	G_q	PLC	IP_3, DAG
	$M_{2,4}$ (muscarinisch)	ACh (Muscarin, Carbachol)	G_i und G_0	AC (Hemmung)	cAMP ↓
SY	α_1-adrenerg	NA > Adrenalin (Phenylephrin)	G_q	PLC	IP_3, DAG
	α_2-adrenerg	NA > Adrenalin (Clonidin)	G_i	AC (Hemmung)	cAMP ↓
	β_1-adrenerg	Adrenalin > NA (Isoproterenol, Dobutamin)	G_s	AC (Stimulation)	cAMP ↑
	β_2-adrenerg	Adrenalin > NA (Isoproterenol, Terbutalin, Salbutamol)	G_s	AC (Stimulation)	cAMP ↑
	β_3-adrenerg	Adrenalin > NA (Isoproterenol)	G_s	AC (Stimulation)	cAMP ↑

PLC: Phospholipase C, DAG; Diacylglycerol, IP_3: Inositoltrisphosphat, AC: Adenylatcyclase, NA: Noradrenalin

7.4 Parasympathische Übertragung an Zielorganen

Neurotransmitter der parasympathischen, postganglionären Neurone ist ACh, das aber – im Gegensatz zur motorischen Endplatte und zu den vegetativen Ganglien – an den Zielzellen an **muscarinische Rezeptoren** bindet (Agonist Muscarin = Gift des Fliegenpilzes, → Abb. 7.3). Auch hier findet man häufig Varikositäten anstatt präziser Synapsen. Da die parasympathischen Ganglien direkt an oder in den Organen liegen, sind die postganglionären Neurone kurz.

Rezeptoren an den Zielzellen

Die muscarinischen Rezeptoren an den Zielzellen werden aufgrund ihrer pharmakologischen Beeinflussbarkeit, v. a. durch ihre unterschiedliche Affinität (Bindungsfähigkeit) zu einer ganzen Reihe von verschiedenen Antagonisten, in fünf Subtypen (M_1–M_5) eingeteilt (→ Tab. 7.1). Alle M-Rezeptoren werden von Acetylcholin sowie von Carbachol stimuliert (stabiler als ACh, wird nicht so rasch von der ACh-Esterase gespalten). Solche Substanzen werden auch als **Parasympathomimetika** bezeichnet. Atropin, das Gift der Tollkirsche, wirkt entgegengesetzt (antagonistisch) und ist damit ein **Parasympatholytikum.**
Die Verteilung der fünf M-Rezeptor-Subtypen in den Zielorganen ist sehr heterogen, sodass die Wirkung von ACh oder Carbachol nur schwer vorhersagbar ist.
Die **Subtypen M_1 und M_3** stimulieren über ein **G_q-Protein** die **Phospholipase C (PLC,** → Abb. 7.6) und erhöhen so über IP_3 die Ca^{2+}-Konzentration bzw. aktivieren über DAG die PKC (analog zur NA-Wirkung am α_1-Rezeptor, → Kap. 4.10, → Kap. 7.3). Die Folgen sind z. B. eine erhöhte Aktivität der glatten Muskeln des Verdauungstrakts, Verengung der Atemwege und gesteigerte Sekretionsleistung vieler Drüsen.
M_2- und M_4-Rezeptoren hemmen über **inhibitorische G_i-Proteine** die Adenylatcyclase (AC), senken dadurch den cAMP-Spiegel, was den Aktivierungsgrad der PKA senkt. Dies führt z. B. im Sinusknoten zur Verlangsamung der spontanen diastolischen Depolarisation und damit zur Senkung der Herzfrequenz (→ Tab. 7.2 in → Kap. 7.8).
Außerdem wird durch die abgespaltene β/γ-Untereinheit ein K^+-Kanal aktiviert, der im Sinusknoten durch K^+-Ausstrom ebenfalls der diastolischen Depolarisation entgegenwirkt.

Parasympathische Cotransmitter

Die parasympathischen Nervenendigungen nutzen häufig Cotransmitter. → Abb. 7.7 erläutert dies am Beispiel der Dilatation von Arteriolen im erektilen Gewebe (→ Kap. 18): Erhöhung der AP-Frequenz parasympathischer Neurone führt zur Freisetzung von ACh, das aber nicht direkt an Rezeptoren der Gefäßmuskelzellen, sondern an M_3-Rezeptoren des Endothels bindet. Dort führt es zur Erhöhung der Ca^{2+}-Konzentration, wodurch die endotheliale NO-Synthase (eNOS) stimuliert wird. NOS befindet sich auch in den parasympathischen Endigungen selbst und setzt aus der Aminosäure **Arginin** das leicht durch das Gewebe diffundierende **NO (Stickoxid)** frei (→ Kap. 1.9). NO ist ein hochpotenter **Vasodilatator** und ist generell im Kreislauf an der Herabsetzung des Gefäßwiderstands beteiligt. Zum Beispiel vermittelt es bei lokaler Dilatation von kleinen Arteriolen in vielen Geweben bei zunehmender Aktivität eine aufsteigende Erweiterung auch der davor liegenden größeren Gefäße, um den vermehrten Sauerstoffbedarf zu decken. Auslöser ist dabei die Zunahme von Scherkräften am Endothel. NO stimuliert in den glatten Muskelzellen der Gefäße eine lösliche **Guanylatcyclase (GC)** und erhöht damit die Konzentration von **cGMP.** Dies führt über eine **Proteinkinase G (PKG)** zur **Relaxation** des Gefäßes (→ Kap. 4.10). Blut strömt so vermehrt in das erektile Gewebe ein.
Vasoaktives intestinales Peptid (VIP) kann in einem solchen Fall, allerdings erst bei hohem Aktivierungsstatus, als Cotransmitter ausgeschüttet werden und verlängert dann die Vasodilatation, indem es über ein weiteres G-Protein letztlich die Ca^{2+}-Konzentration erniedrigt und/oder die cAMP-Konzentration erhöht.

Klinik

Mit steigender Zahl von Menschen, die in gutem allgemeinem Gesundheitszustand ein hohes Alter erreichen, werden Störungen von Sexualfunktionen ein häufiger auftretendes Problem. **Erektionsprobleme** bei Männern und **Lubrikationsprobleme** bei Frauen sind mit einem erheblichen Leidensdruck verbunden. Mit Sildenafil (Viagra®), einem Hemmstoff der Phosphodiesterase Typ 5, die besonders in den glatten Muskeln der Arteriolen des erektilen Gewebes und in den vaginalen Drüsen vorkommt und dort cGMP abbaut, kann dieses Problem gut behandelt werden. Bei Einnahme des Medikaments, aber nur bei gleichzeitig erhöhtem parasympathischem Tonus, also entsprechender Bereitschaft zum Verkehr, wird die cGMP-Konzentration erhöht; es kommt zu verstärkter Vasodilatation und Drüsentätigkeit. In Kombination mit anderen gefäßerweiternden Substanzen, die NO freisetzen (Nitrate), kam es aber in seltenen Fällen aufgrund gefährlichen Blutdruckabfalls zu kardiovaskulären Ereignissen.

Postsynaptische Ereignisse an Zielzellen des Parasympathikus.

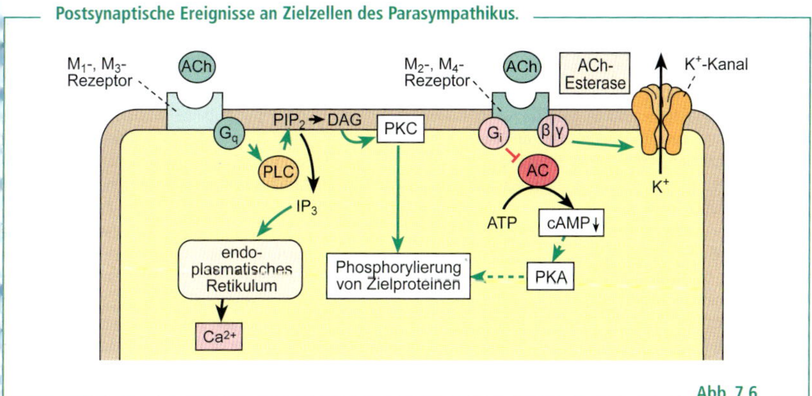

Abb. 7.6

Parasympathisch vermittelte Vasodilatation im erektilen Gewebe.

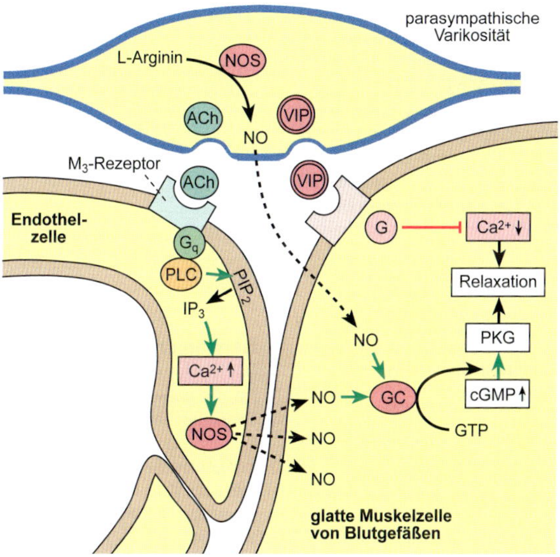

Abb. 7.7

7.5 Steuerung spezieller Organfunktionen (1)

Anhand von wichtigen Beispielen soll die Steuerung einiger Organfunktionen durch das VNS hier genauer beschrieben werden. Die Regulation der Herz- und Kreislauffunktionen, des Verdauungstrakts und der Körpertemperatur werden in den entsprechenden Kapiteln ausführlich behandelt.

Atemwege

Die Aktivität des **Parasympathikus** erhält über Varikositäten einen bestimmten Grundtonus der glatten Muskulatur der Atemwege aufrecht und sorgt für eine konstante Produktion von Sekreten der Gll. bronchiales. Präganglionäre Fasern kontaktieren in kleinen Ganglien nahe der Wand der Bronchien kurze postganglionäre Neurone (→ Abb. 7.8), die glatte Muskeln und schleimproduzierende Zellen über M-Rezeptoren und PLC, IP_3 und DAG (→ Kap. 7.4) stimulieren. Der **Sympathikus** greift nicht direkt an den Zielzellen an, sondern hemmt die synaptische Übertragung in den kleinen Ganglien, indem er präganglionär die Freisetzung von ACh hemmt.
Aus dem Gleichgewicht der beiden Systeme ergibt sich unter Ruhebedingungen ein bestimmter Durchmesser der Bronchiolen und somit ein bestimmter Atemwegswiderstand. Die glatte Muskulatur ist hier aber dicht mit **adrenergen β_2-Rezeptoren** besetzt. In einer Notfallsituation wird vermehrt Adrenalin ausgeschüttet, das über diese β_2-Rezeptoren zur Relaxation der Bronchialmuskulatur führt und so die Atemwege erweitert.
Umgekehrt führen Entzündungen, mechanische und chemische Reizung, z. B. über Histamin und andere Gewebshormone, zur Bronchokonstriktion.

Pupillen

Die Pupillenweite wird von zwei antagonistisch wirkenden glatten Muskelgruppen reguliert: dem M. sphincter pupillae und dem M. dilatator pupillae. Gemeinsam bestimmen sie die „Blendenweite" des Auges und damit den Lichteinfall (→ Abb. 7.9). Der **SY (Ggl. cervicale superius)** gibt durch Aktivierung des radial ausgerichteten **M. dilatator pupillae** die Grundeinstellung der Pupille vor.
Bei zunehmender Helligkeit kann sich die Pupille unter Einfluss des **parasympathisch (PS)** innervierten ringförmigen **M. sphincter pupillae** innerhalb von etwa 1 s (Reaktionszeit $< 0{,}5$ s) von einem maximalen Durchmesser von 7,5 bis auf 1,5 mm verengen (Lichtreaktion, Pupillenreflex). Die Fläche, durch die das Licht durchtritt, verkleinert sich dadurch um den Faktor 25 ($F = \pi r^2$), die Lichtdichte auf der Retina wird so möglichst konstant gehalten. Wird nur ein Auge beleuchtet, reagiert auch das andere Auge, da die Summe der in beide Augen einfallenden Lichtmenge über N. opticus, Chiasma und Corpus geniculatum in der prätektalen Region des Mittelhirns verrechnet wird **(konsensuelle Lichtreaktion).** Unter Einfluss parasympathischer Efferenzen aus dem Okulomotoriuskern (Edinger-Westphal-Teil) kontrahiert sich der M. sphincter pupillae **(Miosis),** die Verschaltung erfolgt im organnahen **Ggl. ciliare.**
Umgekehrt wird beim Übergang zur Dunkelheit der parasympathische Einfluss zentral gehemmt, sodass der Tonus des SY überwiegt und die Pupille sich erweitert **(Mydriasis).** Der sympathische Grundtonus zeigt sich auch darin, dass aufgeregte Menschen in großer Angst weite Pupillen haben, während diese sich bei Müdigkeit verengen.
Zusätzlich wird über die Erregung des PS die Pupille auch beim Wechsel vom Blick in die Ferne zur Nähe eng gestellt (Naheinstellung, Akkommodation, → Kap. 3), was die Tiefenschärfe verbessert.

Klinik

Zur **Erweiterung der Pupille** vor der augenärztlichen Untersuchung wird Atropin, ein Antagonist der M-Rezeptoren, eingesetzt (Parasympatholytikum). Andererseits äußert sich auch der Missbrauch von Kokain und ähnlichen Drogen in weit gestellten Pupillen, da diese Drogen die Wiederaufnahme von NA in die Varikositäten blockieren und so die lokale NA-Konzentration erhöhen (→ Abb. 7.9).
Die Auslösbarkeit des **Pupillenreflexes** ist eines der Kriterien zur Feststellung des Hirntods, da bei seinem Ausbleiben offenbar auch einfachste vegetative Funktionen erloschen sind.

Nebennierenmark

Das Nebennierenmark besteht aus chromaffinen Zellen, die entwicklungsgeschichtlich postganglionären sympathischen Neuronen entsprechen (Neuralleiste). ACh aus präganglionären Fasern vermittelt über N_2-Rezeptoren die Ausschüttung von Adrenalin und Noradrenalin (NA) ins Blut (Verhältnis 4:1). Da NA auch an sympathischen Varikositäten ins Blut freigesetzt wird, ist seine Konzentration in Ruhe höher als die Konzentration von Adrenalin. In Notsituationen (Blutverlust, Gefahr, schwere Verletzung oder Erschöpfung) kann durch Aktivierung des Nebennierenmarks die Adrenalinkonzentration aber um das 10-Fache ansteigen und mobilisiert dann, parallel zu den Effekten des gleichzeitig erhöhten Sympathikotonus (→ Kap. 7.1), über β_2-Rezeptoren Glucose aus dem Glykogen der Leber, Fettsäuren aus dem Fettgewebe und dilatiert Gefäße in der Skelettmuskulatur sowie die Atemwege.

Einflüsse von VNS und zirkulierendem Adrenalin in der Wand der Atemwege.

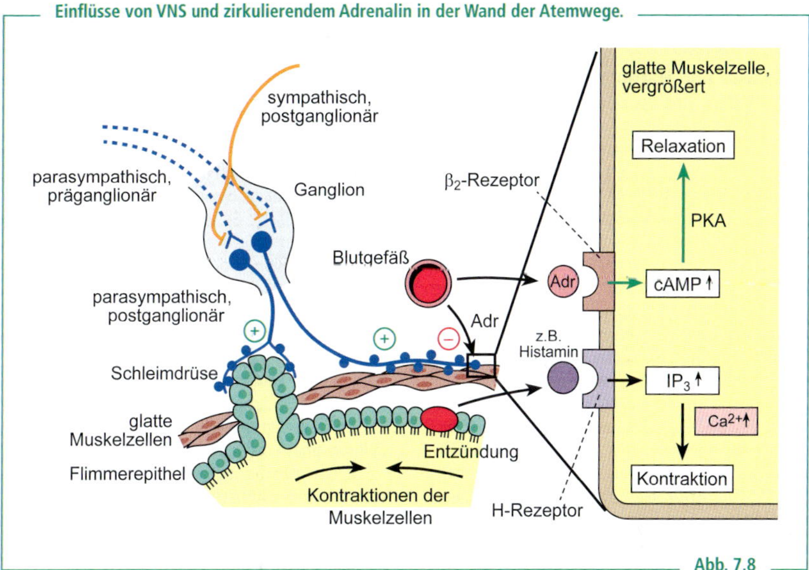

Abb. 7.8

Regulation der Pupillenweite durch Sympathikus und Parasympathikus.

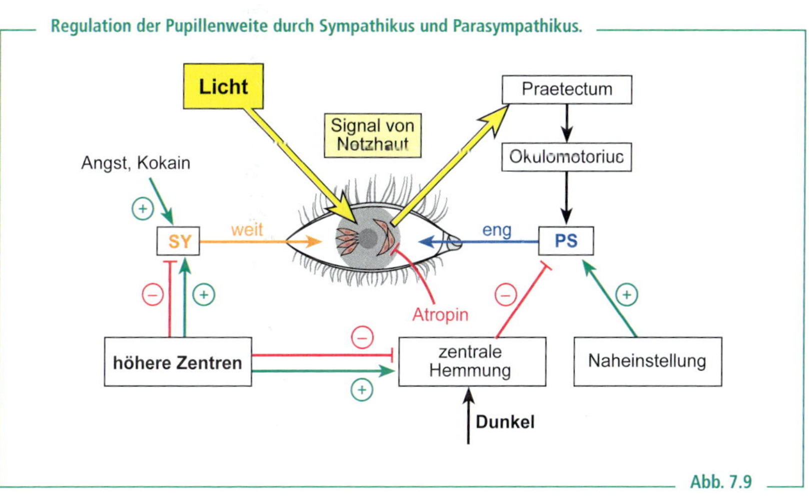

Abb. 7.9

7.6 Steuerung spezieller Organfunktionen (2)

Enddarm- und Harnblasenkontrolle

Enddarm und Harnblase werden über einen längeren Zeitraum gefüllt, wobei sie sich reflektorisch vergrößern und den Inhalt zunächst speichern **(Kontinenz)**, um dann kontrolliert entleert zu werden **(Defäkation bzw. Miktion)**. Die daran beteiligten quergestreiften äußeren Sphinktermuskeln (Willkürmotorik) (grün) werden vom **N. pudendus** innerviert, der seine Fasern aus den Rückenmarkssegmenten S_2–S_4 erhält (→ Abb. 7.10). Die präganglionären parasympathischen (blau) und letztlich auch die postganglionären sympathischen Neurone (orange) gelangen mit den **Nn. splanchnici pelvici** zu Blase und Enddarm. Die parasympathischen Ganglien liegen organnah im Plexus hypogastricus inferior, die sympathischen Fasern kommen aus L_1–L_2 und werden im Ggl. mesentericum inferius (Enddarm) bzw. dem Plexus hypogastricus superior (Blase) umgeschaltet. Die **Afferenzen** (rot), die uns die Füllung von Harnblase und Rektum bewusst werden lassen und für die Entleerungsreflexe zuständig sind, verlaufen v. a. in den Nn. splanchnici pelvici, einige Fasern des distalen Anus und der Urethra auch im N. pudendus (→ Abb. 7.10). Diese Reflexe stehen – anders als andere vegetative Reflexe (→ Kap. 7.5) und die Regulation von Kreislauf, Körpertemperatur und Verdauungstätigkeit – unter der bewussten Kontrolle des Kortex. Dadurch ist es möglich, selbst bei starkem Drang die Kontinenz aufrechtzuerhalten, aber auch die Entleerung dann zu initiieren, wenn der geeignete Zeitpunkt gekommen ist.

Darmkontinenz und -entleerung

Der Enddarm wird durch die aus glatter bzw. quergestreifter Muskulatur bestehenden Mm. sphincter ani internus bzw. externus abgeschlossen (→ Abb. 7.10a). In der **Kontinenzphase** stehen diese Muskeln unter einem ständigen Tonus, der sowohl lokal myogen (→ Kap. 4.9) als auch zusätzlich sympathisch (α_1-vermittelt) sowie somatisch erzeugt wird. Sobald Stuhl aus dem Colon descendens das Rektum erreicht, kontrahiert der äußere Sphinkter reflektorisch, um den Verschluss aufrechtzuerhalten. Die Wand und der innere Sphinkter erschlaffen gerade so weit, um das Volumen aufnehmen zu können (Akkommodationsreflex, → Kap. 14.6). Stuhl kann zur Speicherung durch aufsteigende Peristaltik wieder ins Colon ascendens zurückbefördert werden (v. a. nach willentlicher Unterdrückung des Stuhldrangs).
Bei starker Füllung kommt zur **Defäkation** eine komplexe Reaktionskette in Gang: Dabei kontrahiert reflektorisch die parasympathisch innervierte glatte Muskulatur der Enddarmwand (aktivierende enterische Interneurone), während der interne Sphinkter erschlafft (inhibierende enterische Interneurone). Gleichzeitig erschlaffen auch der somatisch innervierte äußere Sphinkter und die Beckenbodenmuskulatur. Durch Anspannung der Bauchmuskulatur und Kontraktion des Zwerchfells wird der abdominale Druck erhöht, sodass es zum Ausscheiden der Stuhlsäule kommt.
Während der Defäkation kommt es bei gefüllter Blase immer auch zur Miktion (nicht aber umgekehrt!), was auf die gegenseitige Beeinflussung der Reflexbahnen zurückzuführen ist. Sowohl die Kontinenzmechanismen als auch die Defäkationsvorgänge stehen unter der Kontrolle von supraspinalen Bahnen aus Hirnstamm und Kortex.

Blasenkontinenz und -entleerung

Die Funktionen laufen bei der Harnblase in ähnlicher Weise ab. Sie wird kontinuierlich durch peristaltische, von endogenen Schrittmachern ausgelöste Kontraktionswellen in den Ureteren mit Urin gefüllt. In dieser **Füllungsphase** dehnt sie sich dank der extremen Plastizität ihrer dreischichtigen glatten Muskulatur aus (M. detrusor vesicae). Gleichzeitig wird der Tonus des Detrusormuskels durch Einfluss des SY gesenkt (β_2-vermittelt), während der Tonus des inneren glattmuskulären Sphinkters ansteigt (α_1-vermittelt, → Abb. 7.10b). Der äußere, quergestreifte Sphinkter unterliegt der somatischen Willkürmotorik. Unter physiologischen Bedingungen kann die Blase maximal etwa 500 mL Harn aufnehmen, wobei das Gefühl der Blasenfüllung erstmals bewusst wahrgenommen wird, wenn sie etwa halb voll ist.
Bei starker Füllung steigt der Innendruck steil an. Dehnungsafferenzen in der Wand (rot) aktivieren einen Reflexbogen, der zur **Miktion** führt. Dabei wird der M. detrusor parasympathisch aktiviert (M-Rezeptoren), während Motoneurone des äußeren Sphinkters im Miktionszentrum in der vorderen Brückenregion des Hirnstamms, also zentral, gehemmt werden. Wenn der Harn den proximalen Teil der Urethra erreicht, halten Afferenzen den Reflexvorgang so lange in Gang, bis die Blase durch wellenförmige Kontraktionen entleert ist.

Klinik

Harninkontinenz mit „Einnässen" betrifft ca. 8 Mio. Menschen in Deutschland. Sie kann durch Schädigung der harnleitenden Wege (Infektionen, Unfälle) verursacht sein, aber auch nach Mehrfachgeburten, Querschnittslähmung und als Begleiterscheinung der Altersdemenz aufgrund zentralnervöser Schäden auftreten.
Auch eine „überaktive" Blase schränkt v. a. bei Frauen in höherem Alter die Lebensqualität extrem ein. Als Therapie dient die **transurethrale Injektion von Botulinumtoxin (Botox)** in die Blasenwand, was den Einfluss des PS vermindert.

Steuerung von Füllung und Entleerung des Enddarms (a) und der Harnblase (b).

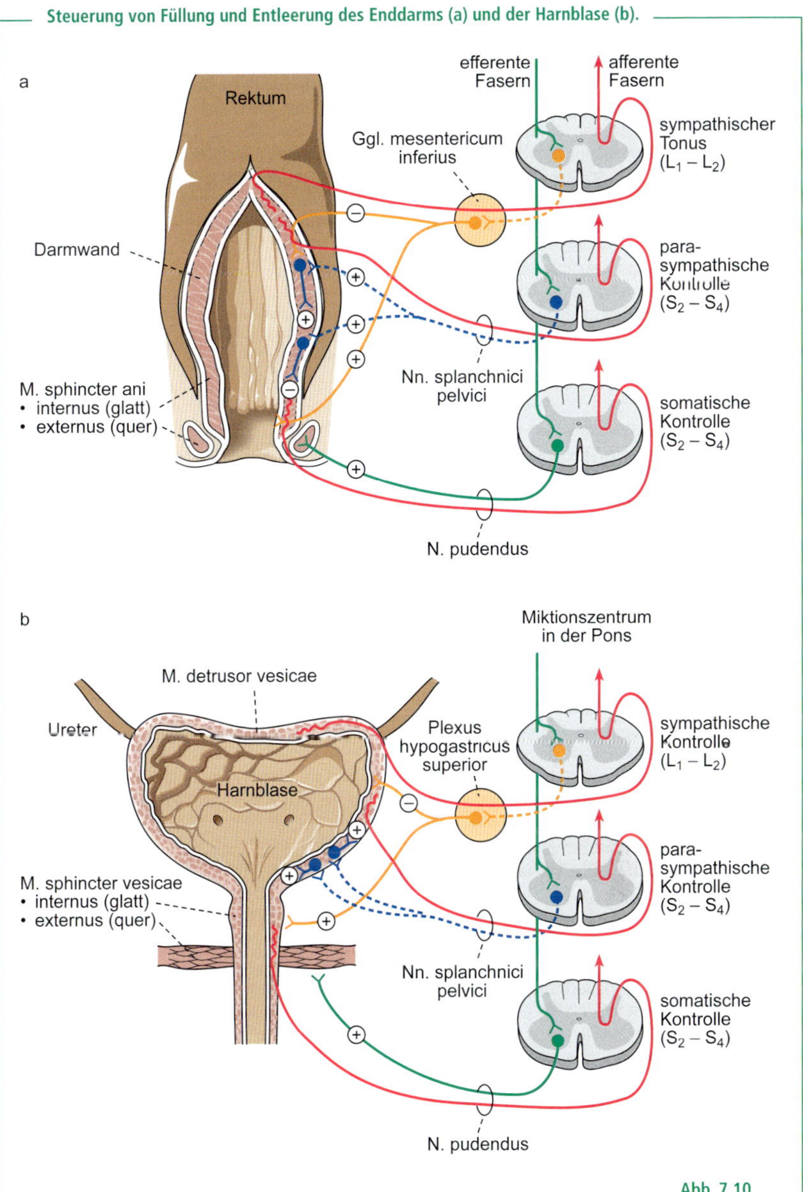

Abb. 7.10

7.7 Steuerung spezieller Organfunktionen (3)

Genitalreflexe

Diese komplexen Vorgänge laufen bei beiden Geschlechtern prinzipiell ähnlich ab und ermöglichen die Kohabitation. Sinneseindrücke oder alleine Imagination können über supraspinale Zentren **parasympathische Fasern** aus dem Sakralmark (blau) aktivieren. Sie werden im Plexus hypogastricus inferior umgeschaltet und versorgen die erektilen Gewebe im Penis bzw. in Klitoris, Labiae und äußerer Vagina über den **N. splanchnicus pelvicus** (→ Abb. 7.11). **Sympathische Fasern** (orange) kommen aus dem unteren Thorakal- und oberen Lumbalmark und führen über den **N. splanchnicus lumbalis** zu Penis und akzessorischen Drüsen bzw. Uterus (→ Abb. 7.11). Außerdem kontaktiert der SY zusätzlich über den **N. hypogastricus** parasympathische Neurone, und zwar im Plexus splanchnicus pelvicus, was wichtig für den teilweisen Erhalt der Funktionen bei Querschnittslähmung (s. u.) ist. **Sensible Afferenzen** (rot) stammen v. a. aus der Glans penis bzw. der Klitoris und den Labiae und ziehen mit dem N. pudendus zum Sakralmark. Der N. pudendus führt darüber hinaus auch somatische Motoneurone zum Beckenboden (grün).

Bei **sexueller Erregung** schwellen die erektilen Gewebe durch parasympathisch vermittelte Vasodilatation von Arteriolen und gleichzeitiger venöser Stauung an (→ Abb. 7.7). Außerdem werden durch **Transsudation** des vaginalen Epithels und Aktivierung der Gll. vestibulares bzw. der bulbourethralen Drüsen beim Mann Sekrete zur Erhöhung der Gleitfähigkeit gebildet. Die Transsudation kommt v. a. durch die venöse Stauung (Vasokongestion) zustande. Über die sensiblen Afferenzen werden Erektion und Sekretion reflektorisch aufrechterhalten und weiter verstärkt.

Bei sehr starker afferenter Erregung kommt es, nun über sympathische Fasern gesteuert, beim Mann zur **Emission,** bei der Frau zu Aufrichtung und Kontraktionen des Uterus und des unteren Teils der Vagina **(orgastische Manschette),** die mit dem subjektiven Gefühl des Orgasmus einhergehen (können). Die Emission von Samen und Drüsensekreten zur Bildung der Samenflüssigkeit beruht auf koordiniert nacheinander erfolgenden Kontraktionen von Prostata, der Ampullen des Ductus deferens, der Nebenhoden, der Vesicula seminalis und schließlich des Samenleiters. Gleichzeitig kontrahiert sich unter Einfluss des Sympathikus der Sphincter vesicae internus (→ Kap. 7.6) und verhindert das Aufsteigen der Samenflüssigkeit in die Blase.

Die **Ejakulation** des Samens beruht auf einer reflektorischen Aktivierung motorischer Fasern (grün) zur Beckenbodenmuskulatur und zu anderen Muskeln im Becken und unteren Rumpfbereich, die rhythmisch kontrahieren. Diese Kontraktionen werden durch die Erregung von Afferenzen in Prostata und Urethra interna durch die Samenflüssigkeit ausgelöst. Durch die Aufrichtung des Uterus vergrößert sich der dorsale Raum zwischen Zervix und Vaginalwand für ihre Aufnahme (Receptaculum seminalis).

Klinik

Querschnittslähmung führt nicht nur zum Ausfall aller Sinneseindrücke aus den Regionen unterhalb der Verletzung und zum Verlust der motorischen Kontrolle, sondern auch zu schwerwiegenden Störungen vegetativer Funktionen. In der **Akutphase** kommt es zunächst für Wochen zum Ausfall aller Funktionen **(spinaler Schock).** Dabei fällt der Blutdruck aufgrund fehlender sympathischer Vasokonstriktion ab.

Läsionen oberhalb des Sakralmarks: In der chronischen Phase kehren die Reflexe für Darmkontinenz und -entleerung wieder zurück. Da der Stuhldrang jedoch nicht wahrgenommen wird, lässt er sich nicht kontrollieren. Auch die willentliche Unterstützung der Entleerung gelingt nicht. Die Blase wird über den in → **Kap. 7.6** beschriebenen Reflex häufig entleert. Der Patient kann lernen, die Blasenentleerung durch Beklopfen des Unterbauchs (→ Aktivierung präganglionärer parasympathischer Neurone zum M. detrusor) auszulösen. Da der äußere Sphinkter bei Querschnittslähmung nicht reflektorisch erschlafft, entwickelt sich eine kompensatorische Hypertrophie der Blasenwand.

Da sogar bei zerstörtem Sakralmark eine psychogene Erektion (bzw. ihr weibliches Pendant) dank der lumbalen sympathischen Eingänge (s. o.) häufig noch funktioniert, sind auch Emission und Orgasmus möglich.

Läsionen des Zervikal- oder Thorakalmarks: Beim Aufrichten des Patienten kann es wegen des fehlenden Baroreflexes zu dramatischen Blutdruckabfällen kommen. Andererseits besteht jedoch auch die Gefahr bedrohlicher Blutdruckanstiege: Da sich die volle Blase während der Miktion isovolumetrisch gegen den sich nicht reflektorisch öffnenden äußeren Sphinkter kontrahiert (Detrusor-Sphinkter-Dyssynergie), kommt es zu einer generellen massiven Erregung sympathischer Vasokonstriktorneurone. Gleichzeitig kann auch eine starke Schweißsekretion ausgelöst werden. Solche Phänomene müssen bei der Pflege dieser Patienten beachtet werden.

Männliche (a) und weibliche Genitalreflexe (b).

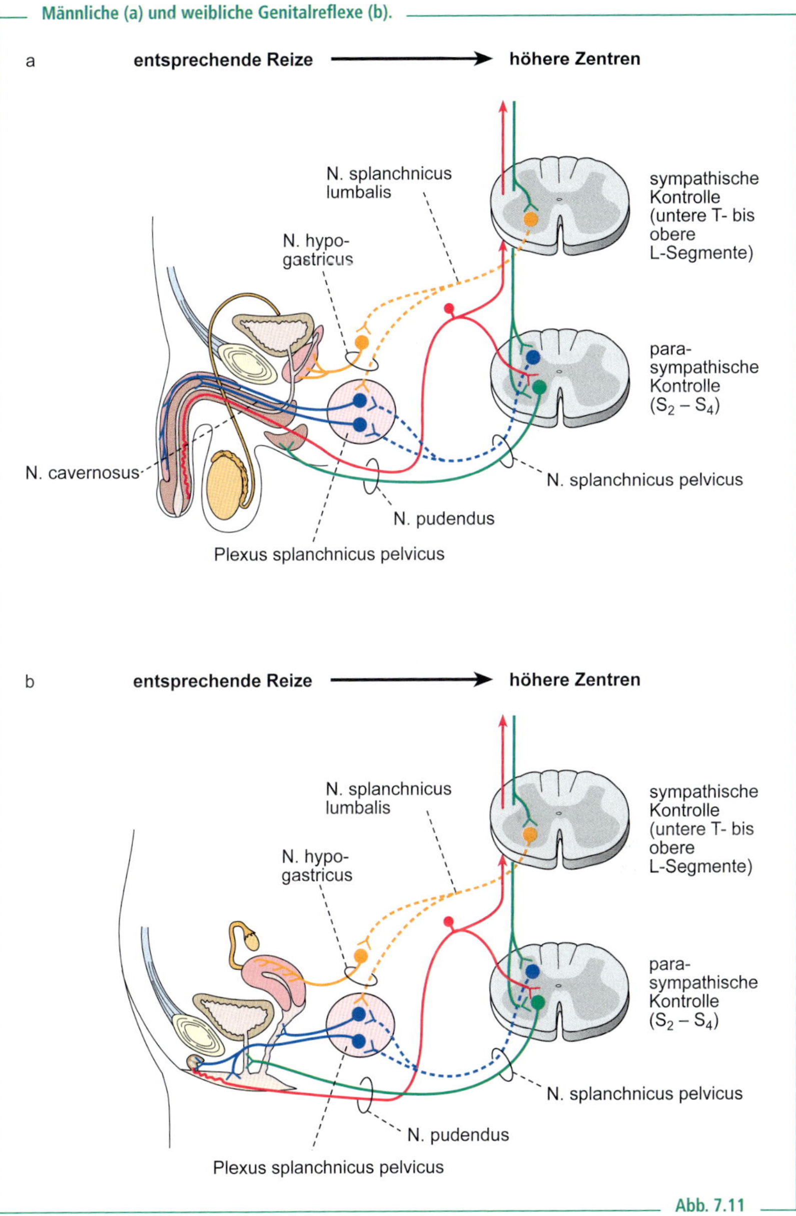

Abb. 7.11

7.8 Steuerung vegetativer Funktionen durch höhere Zentren

Die präganglionären Neurone des VNS werden von höheren Zentren angesteuert, um die Funktion der inneren Organe den Bedürfnissen und der akuten Situation des Organismus anzupassen.
→ Tab. 7.2 fasst die wichtigsten Organfunktionen und ihre Steuerung durch das VNS zusammen.

Kerngebiete

Präganglionäre sympathische Neurone

Die präganglionären Neurone des SY (Seitenhorn zwischen Th_1–L_3) erhalten einen ständigen Zustrom über Bahnen in den Hinterseitensträngen aus Regionen v.a. der rostralen ventrolateralen Medulla, den Raphekernen, der Pons und dem Ncl. paraventricularis hypothalami. Dieser Zustrom erhält eine Grundaktivität aufrecht, die als **Sympathikotonus** mit einer AP-Frequenz von etwa 1 Hz für eine **Grundaktivität** der Zielzellen (glatte Muskeln, Drüsen, Sinusknoten) sorgt. Diese Grundaktivität kann durch Zu- bzw. Abnahme der AP-Frequenz moduliert werden und entsteht auf bisher unbekannte Weise in den genannten Kerngebieten. Sie besteht auch unabhängig von übergeordneten Hirnregionen, kann von diesen jedoch moduliert werden.
Bei Blutdruckabfall steigen Herzfrequenz und peripherer Widerstand kompensatorisch an, während Afferenzen von Pressorezeptoren bei Blutdruckerhöhung inhibitorisch auf den Sympathikotonus wirken (negative Rückkopplung). Auf diese Weise wird der Blutdruck möglichst konstant gehalten. Alle anderen Afferenzen von Mechano-, Nozi- und arteriellen Chemorezeptoren (pH, pCO_2, pO_2) wirken stimulierend auf die Neurone der ventrolateralen Medulla und erhöhen damit den Sympathikotonus. Den gleichen Effekt hat die Aktivierung inspiratorischer Neurone. Dies ist der Grund, warum bei der Einatmung die Herzfrequenz steigt **(respiratorische Arrhythmie).** Auch zerebrale Durchblutungsstörungen (Ischämie) und intrakranielle Druckerhöhung (Hirnblutungen) stimulieren die ventrolaterale Medulla.

Präganglionäre parasympathische Neurone

Die präganglionären Neurone des kranialen Parasympathikus liegen im Ncl. dorsalis nervus vagi bzw. Ncl. ambiguus (N. vagus [X]), in den Ncll. salivatorii (N. facialis [VII] bzw. N. glossopharyngeus [IX]) und dem Ncl. Edinger-Westphal (N. oculomotorius [III]). Der dorsale Vaguskern innerviert vorwiegend die Organe im Abdomen, der Ncl. ambiguus vor allem die im Thorax. Auch in diesen Kernen entsteht eine **parasympathische Grundaktivität,** die regulatorisch in beide Richtungen moduliert werden kann. V. a. die vagalen Neurone, die die Sinusknotenfrequenz senken, erhalten Informationen von arteriellen Presso- und Chemorezeptoren, deren Aktivierung eine Bradykardie auslösen kann. In den kardialen Vagusfasern nimmt während der Ausatmung die Aktivität zu und führt zur exspiratorischen Abnahme der Herzfrequenz **(respiratorische Arrhythmie).**

Hypothalamus

Als **Homöostase** bezeichnet man das Aufrechterhalten des inneren Milieus, dem die Körperzellen direkt ausgesetzt sind und das trotz ständiger Störeinflüsse durch die Umwelt in engsten Grenzen konstant gehalten werden muss, um lebenswichtige Funktionen zu ermöglichen. Der Hypothalamus ist die zentrale Hirnregion, die Informationen, z.B. über die Zusammensetzung des Blutes, erhält und verrechnet. Neben Hormonen, die über die beiden Hypophysen an solchen Regulationen beteiligt sind, und somatosensorischen Bahnen spielt hier auch das VNS eine zentrale Rolle. Es ist maßgeblich beteiligt an der Konstanthaltung der Körpertemperatur (Hautdurchblutung), der Organdurchblutung (Herz und Gefäße), der Volumen- und Osmoregulation (Niere), der Regulation von Nahrungsaufnahme und Stoffwechsel (Darm, Leber, Fettgewebe), zirkadianen Rhythmen (z.B. Schlaf-Wach-Rhythmus) und der Antwort auf Schmerz und Stress. Bei Beginn körperlicher Arbeit z.B. sorgt der Hypothalamus für eine sofortige adäquate Anpassung des Herz-Kreislauf-Systems und der Atmung (→ Kap. 16.4), die wiederum von neokortikalen Regionen gesteuert werden.

Klinik

Als **Koma** bezeichnet man den kompletten Ausfall des Bewusstseins, verursacht durch Hirninfarkt, -tumor, -infektion, -trauma, durch Stoffwechselstörungen oder Vergiftungen. Je nach Komatiefe können vegetative Funktionen (Pupillenreflex) und andere Reflexe (Augenbewegungen nach Reizung des Gleichgewichtsorgans, Abwehrbewegung auf Schmerzreiz) noch voll erhalten, reduziert oder ganz erloschen sein. Der Hirntod muss dabei – bei künstlich aufrechterhaltener Beatmung – nicht zwangsläufig eingetreten sein.

Tab. 7.2: Organe und ihre vegetative Steuerung

Organ	Struktur	Parasympathikus (M-Rezeptoren)	Sympathikus (Rezeptortyp)
Herz	Sinusknoten (Frequenz)	negativ chronotrop	positiv chronotrop (β_1)
	AV-Knoten (Überleitung)	negativ dromotrop	positiv dromotrop (β_1)
	Arbeitsmyokard (Schlagkraft)		positiv inotrop (β_1)
Gefäße	Widerstandsgefäße allgemein		Vasokonstriktion (α_1)
	im Skelettmuskel		Vasodilatation (durch Adrenalin, β_2)
	Kapazitätsgefäße		Vasokonstriktion (α_1)
Atemwege	glatte Muskeln	Kontraktion	Erschlaffung (β_2)
	Schleimdrüsen	Sekretion	
Verdauungstrakt	Motilität der Darmwand	Zunahme	Abnahme (α_2/β_1)
	Speicheldrüsen	wässriger Speichel	muköser Speichel
	Drüsen der Darmwand	Sekretion	Abnahme oder kein Effekt
	Pankreas	Sekretion	Abnahme (mäßig)
	M. sphincter ani internus		Kontraktion (α_1)
Stoffwechsel	Leber		Glykogenolyse (β_2)
	Insulinausschüttung		Hemmung (α_2)
	weiße Fettzellen		Lipolyse (β_2)
	braune Fettzellen		Thermogenese (β_3)
Auge	M. dilatator pupillae		Kontraktion (Mydriasis, α_1)
	M. sphincter pupillae	Kontraktion (Miosis)	
	M. ciliaris	Kontraktion (Nahakkommodation)	
Harnblase	M. detrusor	Kontraktion	Erschlaffung (mäßig, β_2)
	M. sphincter internus		Kontraktion (α_1)
Genitalorgane	erektiles Gewebe	Erektion durch Vasodilatation	
	Drüsen	Sekretion	
	Samenblase, Prostata etc.		Kontraktion (α_1)
Haut	Schweißdrüsen		Sekretion (cholinerg!)
	Mm. arrectores pilorum		Kontraktion (α_1)

8 Blut

Kasuistik

Der 37-jährige Michael G. wird im **kardiogenen Schock (Herzversagen)** in eine herzchirurgische Klinik eingeliefert.

Patientendaten

- Allgemeine Daten: Alter: 37 Jahre, Größe: 1,78 m, Gewicht: 89 kg
- Status bei Aufnahme: Patient im Lungenödem, Dyspnoe, Zyanose; eine suffiziente Kreislauffunktion lässt sich nur unter höchsten Catecholamindosierungen aufrechterhalten
- EKG: ventrikuläre Tachykardie (155/min), verbreiterter Kammerkomplex (QRS 130 ms)
- Echokardiografie: linksventrikuläre Ejektionsfraktion (LVEF) 12 %, linksventrikulärer enddiastolischer Durchmesser (LVEDD) 74 mm, linksventrikulärer endsystolischer Durchmesser (LVESD) 70 mm. Linker Ventrikel also hochgradig dilatiert und hypokinetisch → Zeichen einer Linksherzinsuffizienz
- Rechtsherzkatheter: rechter Ventrikel stark dilatiert, rechtsventrikuläre Ejektionsfraktion mit 20 % deutlich eingeschränkt, Lungenödem → Zeichen einer Rechtsherzinsuffizienz.

Anamnese

Bei Herrn G. sind seit 4 Jahren ventrikuläre Herzrhythmusstörungen bekannt. Vor 7 Monaten war es bei ihm nach einer Pneumonie zu progredienter Belastungsdyspnoe (Atemnot bei normaler körperlicher Belastung) mit Zeichen von kardialer Dekompensation gekommen. Damals zeigte die Herzkatheteruntersuchung eine eingeschränkte linksventrikuläre systolische Funktion (Ejektionsfraktion 30 %). Zusammen mit weiteren Befunden der invasiven Diagnostik und der Klinik sprach dies für eine **dilatative Kardiomyopathie,** eine fortschreitende Herzmuskelerkrankung.

Therapie des akuten Herzversagens

Zur Aufrechterhaltung einer ausreichenden Kreislauffunktion werden dem Patienten Catecholamine in sehr hoher Dosierung verabreicht. Da sich darunter die Situation jedoch nicht stabilisiert, wird die **Implantation eines Kunstherzens,** in diesem Falle eines BVAD (pneumatisch betriebene extrakorporale Blutpumpe), unumgänglich. Perioperativ erfolgt die kontinuierliche intravenöse Gabe des Gerinnungshemmers Heparin.

Operation und frühe postoperative Phase verlaufen komplikationslos. Bei stabilem Kreislauf und minimalem Blutverlust wird 6 h nach der Operation mit einer kontinuierlichen Antikoagulation (Heparin 1.000 IE/h i. v.) begonnen.

Postoperativer Verlauf

Die partielle Thromboplastinzeit (PTT), die den endogenen Weg der Blutgerinnungskaskade testet (→ Kap. 8.5 und → Kap. 8.6), wird zwischen 50 und 80 s gehalten (Normalwert: 25–38 s). Am Tag 6 der Heparintherapie (6. postoperativer Tag) wird ein Thrombozytensturz von 230 · 10^9/L (Normalwert) auf 85 · 10^9/L festgestellt (Thrombozytopenie). Der Patient hat leichtes Nasenbluten (Epistaxis). Am nächsten Tag fällt die Thrombozytenzahl weiter auf 10 · 10^9/L.

Trotz Heparingabe treten akute thromboembolische Ereignisse (Gefäßverschlüsse durch Thromben) auf. Auch im BVAD-System werden Thromben gefunden. Der **HIPA-Test** (heparin-induced platelet activation), ein immunologischer Nachweis von spezifischen Heparin-Antikörpern im Serum des Patienten, ist positiv. Dies sichert die **Diagnose** einer heparininduzierten Thrombozytopenie Typ II.

Heparininduzierte Thrombozytopenie (HIT) Typ II

Eine HIT Typ II ist eine schwerwiegende Komplikation bei Therapie mit Heparin, einem stark negativ geladenen Polysaccharid. Heparin ist das am häufigsten bei stationären und zunehmend auch bei ambulanten Patienten genutzte Antikoagulans (Gerinnungshemmer). Bei HIT induziert Heparin paradoxerweise venöse und arterielle Thrombosen. Die Symptome treten 5–14 d nach Beginn der Heparintherapie auf.

Heparin induziert bei HIT die Bildung von Antikörpern, die u. a. an einen Rezeptor (F_C-Rezeptor) der Thrombozytenmembran binden und zur Plättchenaktivierung führen. Dadurch kommt es zu vermehrter Thrombinbildung, die jedoch mit einem rapiden Thrombozytenabfall im Serum (bis zu < 10 · 10^9/L) einhergeht (Thrombozytopenie). Die Folge sind thromboembolische Ereignisse; das Risiko, bei Thrombozytenabfall HIT-assoziierte venöse und arterielle Gefäßverschlüsse zu entwickeln, liegt bei 50–75 %.

Wird die HIT nicht frühzeitig erkannt und behandelt, können lebensbedrohliche Komplikationen entstehen. Es kann zu akutem Herzinfarkt, Lungenembolie, Schlaganfall, multiplen Embolien, Hautnekrosen (→ Abb. 8.A) oder Beinvenenthrombosen kommen.

HIT-induzierte Hautnekrose.

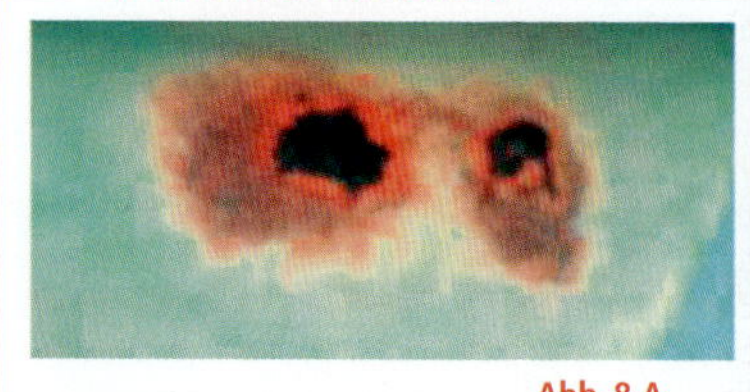

Abb. 8.A

Waage-Modell der hämostatischen Balance.

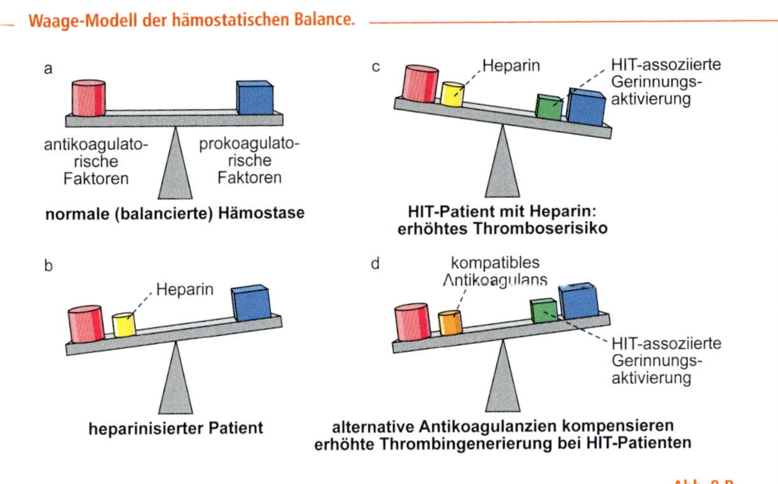

Abb. 8.B

In den letzten Jahren konnte durch frühzeitige Diagnose und neue Therapieoptionen die Mortalität von 20 % auf 6–7 % gesenkt werden, ebenso wie die Inzidenz bleibender Schäden (z.B. Amputationen oder Residualdefekte nach Schlaganfall).

Bei der **nicht-immunologischen heparinassoziierten Thrombozytopenie (HIT Typ I)** bindet Heparin an positiv geladene Proteine und Thrombozyten. Dies führt nur in den ersten Tagen der Heparinbehandlung zu einem Thrombozytenabfall, der aber gering ausfällt (selten < 100 · 10^9/L). Die Werte normalisieren sich spontan während weiterer Heparingabe.

Ein zeitnaher In-vitro-Nachweis von **HIT-Antikörpern** hat Bedeutung für die Absicherung der klinischen Verdachtsdiagnose einer HIT Typ II. Funktionelle Tests, wie z.B. der verwendete heparininduzierte Plättchenaktivierungstest (HIPA), erfassen HIT-Antikörper (nur Klasse IgG) gegen verschiedene Antigene. Zwischen anti- und prokoagulatorischen Faktoren besteht im Organismus ein labiles, aber funktional wichtiges Gleichgewicht (→ Abb. 8.B, → Kap. 8.5). Es wird durch Heparin sowie HIT-assoziierte Gerinnungsaktivierung gestört.

Bei klinischem Verdacht auf eine HIT Typ II sollte mit der Gabe eines alternativen (kompatiblen) Antikoagulans umgehend begonnen werden, um das Thromboserisiko zu senken. Eingesetzt werden vor allem Inhibitoren des Plasmagerinnungsfaktors Xa sowie Hirudine (direkte Thrombininhibitoren, → Kap. 8.6).

Weiterer Verlauf

Bei Herrn G. wird als Heparinersatz ein Faktor-Xa-Inhibitor verwendet, der die Gerinnungsneigung reduziert. Bereits einen Tag nach kontinuierlicher intravenöser Gabe des Inhibitors verfünffacht sich die Plättchenkonzentration auf 50 · 10^9/L. Die Epistaxis hört auf. Die Gerinnungswerte bewegen sich im therapeutischen Bereich (PTT 53 s; INR 1,2; Quick-Wert 65 %, → Kap. 8.6). Die Therapie mit Faktor-Xa-Inhibitor wird 10 Tage fortgeführt. Dabei steigt die Thrombozytenzahl auf 750 · 10^9/L. Ab Tag 16 wird die Antikoagulation auf einen Vitamin-K-Antagonisten umgestellt. Dieses sog. Cumarin-Derivat hemmt die Produktion der Vitamin-K-abhängigen Gerinnungsfaktoren in der Leber (→ Kap. 8.6).

Nach 225 Tagen der Kreislaufunterstützung mittels BVAD unterzieht sich Herr G. erfolgreich einer Herztransplantation. Er wird mit Faktor-Xa-Inhibitor an der Herz-Lungen-Maschine antikoaguliert. Bis acht Stunden nach Transplantation verliert er 1.200 mL Blut. Danach sistiert die Blutung, und er wird bei stabilen Kreislaufverhältnissen am zweiten postoperativen Tag auf die Transplantationsstation verlegt.

Physiologie im Fokus

- Blut und seine Bestandteile haben neben der Reparatur von Gefäßlecks viele weitere Funktionen, wie Transport-, Milieu- und Puffer- sowie Abwehrfunktion.
- Blut ist leicht zugänglich und untersuchbar; Analysen von Blutplasma und zellulären Blutbestandteilen sind wichtige, häufige und aussagekräftige diagnostische Verfahren.
- Blutgruppenbestimmung ist vor jeder Bluttransfusion notwendig.
- Blutzellen entstehen aus pluripotenten Stammzellen im Prozess der Hämatopoese.
- Blutstillung (Hämostase) erfordert ein balanciertes Zusammenspiel von Gefäßwand, Thrombozyten, Koagulation und Fibrinolyse.

8.1 Bestandteile und Aufgaben des Blutes

Das Gesamtblutvolumen des Menschen beträgt etwa **4–6 Liter (Normovolämie),** das entspricht 7–8 % des Körpergewichts. Diese Menge kann pathologisch abnehmen **(Hypovolämie),** z. B. aufgrund von Blutverlust. Sie nimmt auch bei Wasserentzug (z. B. starkes, langes Schwitzen) ab. Ein zu großes Blutvolumen **(Hypervolämie)** schädigt das Herz aufgrund der stärkeren Pumpbelastung.
Das Blut setzt sich aus festen und flüssigen Bestandteilen zusammen (→ Abb. 8.1a). Die festen Bestandteile sind **Blutzellen** (45 % des Gesamtvolumens), nämlich Erythrozyten, Leukozyten und Thrombozyten (→ Abb. 8.1b), der Rest ist **Blutplasma** (→ Abb. 8.1c). Das Blutplasma besteht zu 90 % aus H_2O, in dem u. a. Elektrolyte und Proteine gelöst sind (→ Kap. 8.4). Wird Blut nach der Gerinnung zentrifugiert, erhält man **Serum** (Plasma ohne Gerinnungsfaktoren, v. a. Fibrinogen).

Bestimmung des Blutvolumens

Hierzu wird ein Indikator (z. B. ein Farbstoff) in bekannter Menge in die Blutbahn injiziert und seine Verdünnung mithilfe des Fick-Diffusionsgesetzes (→ Kap. 1.3) bestimmt (→ Kap. 13.1). Nach vollständiger Verteilung des Indikators wird eine Blutprobe entnommen und die Konzentration c_x gemessen. Das zu ermittelnde Verteilungsvolumen V errechnet sich nach

$$V = \frac{V_i \cdot c_i}{c_x}$$

V_i und c_i sind Ausgangsvolumen und -konzentration des Indikators. Das Plasmavolumen V_P wird z. B. mit Farbstoffen wie Evans Blue oder Cardiogreen, das Erythrozytenvolumen V_E mit radioaktiv markierten (^{59}Fe, ^{32}P oder ^{51}Cr) roten Blutzellen ermittelt. Aus diesen Volumina kann unter Zuhilfenahme des Hämatokriten (Hkt, s. u.) das Blutvolumen V_B berechnet werden:

$$V_B = \frac{V_P}{1 - Hkt} = \frac{V_E}{Hkt}$$

Aufgaben des Blutes

Transportfunktion: Im Blut gebundene Atemgase werden von den Lungen zu peripheren Geweben (O_2) und von dort zu den Lungen (CO_2) befördert. Ebenso werden gelöste oder im Blut gebundene organische Substrate (z. B. Glucose) und Endprodukte (z. B. Kreatinin) sowie Hormone, Vitamine und Mineralstoffe transportiert.
Milieu- und Pufferfunktion: Beim Kreislauf des Blutes durch den Körper werden die ionalen und osmotischen Eigenschaften der extrazellulären Flüssigkeit, die Konzentrationen gelöster Stoffe und der pH-Wert konstant gehalten. Außerdem verteilt das Blut dank der großen Wärmekapazität von Wasser die im Stoffwechsel gebildete Wärme und sorgt für ihre Abgabe über die Haut. Diese Funktionen dienen der Wahrung der Homöostase (Bestreben nach Einhaltung eines Gleichgewichts, das zur Lebenserhaltung und Organfunktion notwendig ist).
Reparaturfunktion: Das Blut wirkt durch Abdichtung und Verschluss verletzter Gefäße im Prozess der primären und sekundären Hämostase Blutungen entgegen (→ Kap. 8.5).
Abwehrfunktion: Fremdkörper und Krankheitserreger werden durch phagozytierende und Antikörper-bildende Leukozyten sowie lösliche Proteine im Blutplasma unschädlich gemacht.

Erythrozyten

In 1 mm^3 bzw. 1 µL Blut befinden sich $4–5 \cdot 10^6$ rote Blutkörperchen ($= 4–5 \cdot 10^{12}$/L = 4–5 Tera/L); ein Erwachsener hat etwa $25 \cdot 10^{12}$ Erythrozyten (Gesamtoberfläche: 4.000 m^2). Ihre Lebensdauer ist 110 bis 120 Tage. Die kernlosen Erythrozyten ähneln einer bikonkaven flachen Scheibe, haben einen mittleren Durchmesser von 7,5 µm (→ Abb. 8.2) und ein mittleres Zellvolumen von 90 µm^3. Sie enthalten den Blutfarbstoff Hämoglobin (Hb, → Abb. 8.3), der 90 % ihrer Trockenmasse ausmacht. Normwerte für Hb sind 12–16 g/dL (♀) bzw. 13–18 g/dL (♂).
Das sog. rote oder kleine Blutbild zeigt wesentliche Eigenschaften der Erythrozyten (→ Tab. 8.1). Es dient als Grundlage der Diagnostik von Anämien und Polyglobulien (→ Kap. 8.2).

Hämatokrit (Hkt)

Der Hkt gibt den Volumenanteil der zellulären Bestandteile im Blut an. Er wird praktisch gleichgesetzt mit dem Erythrozytenanteil am Blutvolumen, da der Anteil der anderen Blutzellen vernachlässigbar klein ist. Der Hkt liegt im Mittel bei 0,42 (gesunde Frau) und 0,45 (gesunder Mann). Bei Neugeborenen ist er etwa 20 % höher, bei Kleinkindern etwa 10 % niedriger als bei Frauen.
Bestimmt wird der Hämatokrit, indem man eine ungerinnbar gemachte Blutprobe in einem Röhrchen zentrifugiert. Die schwereren roten Blutkörperchen setzen sich ab und werden gemessen. Der Hkt ist sowohl von der Anzahl als auch vom Volumen der roten Blutkörperchen abhängig.

Klinik

Der Hkt ist zu niedrig bei Überwässerung, allen Anämieformen und (physiologisch) in der Schwangerschaft und zu hoch bei Wasserverlust oder Polyglobulie.

Zusammensetzung des Blutes.

a **Blut (4–6 L)**

Plasma (55%)
- Fibrinogen
- Serum

Blutzellen (45%)
- Leukozyten ($3 \cdot 10^{10}$)
- Thrombozyten ($15 \cdot 10^{11}$)
- Erythrozyton ($25 \cdot 10^{12}$)

b **Blutzellen**

Erythrozyten

Leukozyten
- Granulozyten (polymorphkernige): Neutrophile 58%, Eosinophile 2,5%, Basophile 0,5%
- mononukleäre Leukozyten
  - Monozyten (Blut) 5%, Makrophagen (Gewebe)
  - Lymphozyten 34%
    - T-Lymphozyten: Killerzellen, Helferzellen, Suppressorzellen
    - B-Lymphozyten: Gedächtniszellen, Plasmazellen
    - natürliche Killerzellen

Thrombozyten

c **Plasma (2,8 L)**

- Proteine (190 g)
- Elektrolyte und kleinmolekulare organische Substanzen (25 g)
- Wasser (2585 g)

Abb. 8.1

Tab. 8.1: Rotes (kleines) Blutbild

Parameter	Mittelwert
Erythrozytenzahl (Ery) Männer Frauen	 $4{,}9–5{,}6 \cdot 10^6/\mu L$ ($10^{12}/L$) $4{,}4–5{,}1 \cdot 10^6/\mu L$ ($10^{12}/L$)
Hämoglobin (Hb) Männer Frauen	 130–180 g/L 120–160 g/L
Hämatokrit (Hkt) Neugeborene Männer Frauen	 0,47–0,63 0,44–0,50 0,37–0,43
MCV = Hkt/Ery (mittleres korpuskuläres Volumen)	81–99 μm^3 (fL)
MCH = Hb/Ery (mittleres korpuskuläres Hämoglobin) = **Färbekoeffizient**	1,9–2,1 fmol (Hb-Monomer) bzw. 30–34 pg

Erythrozytengröße.

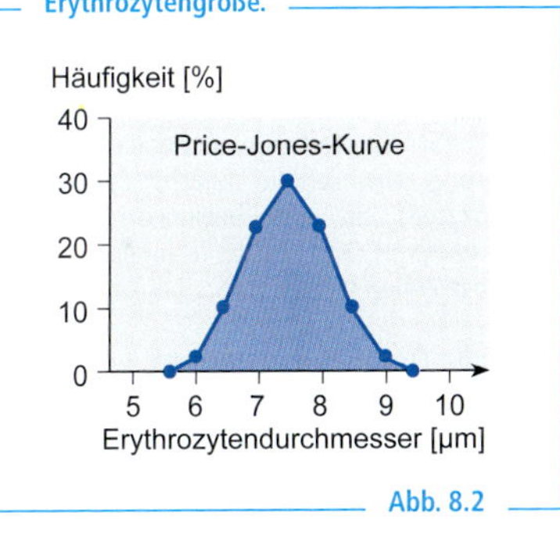

Abb. 8.2

Hämoglobinstruktur.

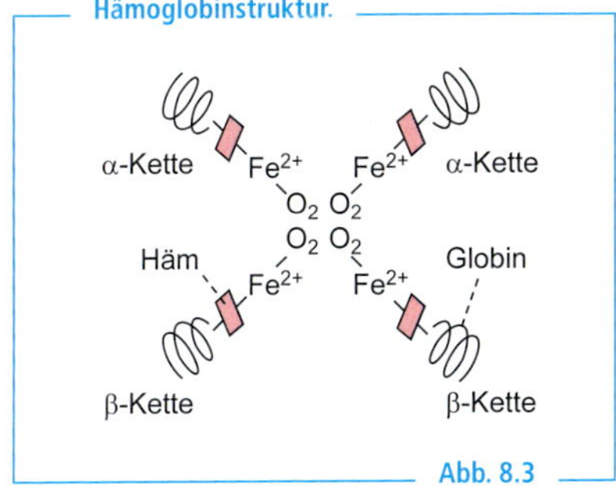

Abb. 8.3

8.2 Eigenschaften der Erythrozyten

Hämoglobin

Hämoglobin (Hb) dient dem O_2-Transport. Es besteht aus vier Untereinheiten (→ Abb. 8.3) mit je einer Proteinkette (Globin: 2 α-, 2 β-Ketten) und einem Fe^{2+}-haltigen Porphyrinring (Häm), an den O_2 bindet. Hämoglobin befördert auch CO_2 (→ Kap. 12).

Erythrozytenform und Rheologie

Die bikonkave Scheibenform der Erythrozyten ändert sich reversibel im Blutgefäß (→ Abb. 8.4):

- langsame Strömung (geringe Schubspannung) → geldrollenartige Aggregation
- schnelle Strömung → Paraboloidform.

Dadurch können die Zellen Kapillaren mit nur 4–5 µm Durchmesser passieren. Die Verformbarkeit wird durch ein spezielles Zytoskelett aus Spektrin, Aktin, Ankyrin und Bande-4.1-Protein ermöglicht.

Verformbarkeit und Aggregationsneigung der Erythrozyten bewirken, dass die scheinbare (apparente) **Blutviskosität** bei schneller Strömung niedrig und bei langsamer Strömung hoch ist. Da sich die Zellen im Gefäß bevorzugt in Strömungsmitte bewegen, entsteht eine **zellarme Randströmung,** die in Gefäßen mit 6–8 µm Durchmesser zur Absenkung von Fließwiderstand und Viskosität führt **(Fåhraeus-Lindqvist-Effekt,** → Abb. 8.5). In schmaleren und weiteren Gefäßen erhöht sich die Viskosität wieder. Sie ist auch vom Hkt abhängig (→ Kap. 9.12).

Hypertones Medium (> 295 mosmol/kgH_2O) entzieht Flüssigkeit aus den Erythrozyten und lässt sie bis hin zur **Stechapfelform** schrumpfen. In **hypotoner Lösung** schwellen sie zunächst zur Kugelform **(Sphärozyten)** an und beginnen unter etwa 180 mosmol/kgH_2O zu platzen (osmotische Hämolyse): **Ghost-Zellen** bleiben zurück (→ Abb. 8.4).

Klinische Diagnoseverfahren

Die **Blutsenkungsreaktion** ist ein Test auf entzündliche Erkrankungen. Die Erythrozyten sinken in (mittels Natriumcitratlösung) ungerinnbar gemachtem Blut langsam ab; bei Entzündungen ist die Senkungsgeschwindigkeit durch verstärkte Erythrozytenaggregation erhöht. Bei Tests zur osmotischen Resistenz der Erythrozyten ist diese Resistenz erniedrigt, wenn bestimmte Zytoskelettproteine (z. B. Spektrin) fehlen, und erhöht bei reduziertem Hb.

Stoffwechsel, Membran

Da Erythrozyten weder Zellkern noch Ribosomen und Mitochondrien mehr besitzen, gewinnen sie ATP über anaerobe Glykolyse. Das dabei u. a. gebildete NADH reduziert Methämoglobin (enthält Fe^{3+}), wodurch Hämoglobin entstehen kann. NADPH ist für die Reduktion von S-S-Gruppen und normale Na^+-Permeabilität der Zellmembran notwendig; es verhindert Zellschwellung und Hämolyse.

Das Membranpotenzial von Erythrozyten beträgt –10 mV. Die Membran ist vorwiegend für Cl^- leitfähig. Der Cl^--HCO_3^--Austauscher ist ein wichtiges Membranprotein, das den Transport von HCO_3^- über die Zellmembran erlaubt.

Erythropoese

Erythrozyten werden im Fetus in Leber und Milz, im adulten Organismus im roten Knochenmark gebildet. Sie entwickeln sich aus **pluripotenten Stammzellen,** die auch Vorläufer aller anderen Blutzellen sind (→ Abb. 8.6). Nach der Bildung determinierter Stammzellen (CFU-E) entstehen über die Stufen Proerythroblast, Erythroblast und Normoblast die kernlosen Retikulozyten (enthalten noch Ribosomen und Mitochondrien; Dauer: 4–6 Tage). Diese reifen nach Einwandern ins periphere Blut zu Erythrozyten heran (Dauer: 1 Tag). Das in der Niere gebildete Hormon **Erythropoetin (EPO)** stimuliert und steuert die Produktion roter Blutzellen abhängig vom O_2-Partialdruck (→ Abb. 8.6, → Kap. 17.14). So erhöht sich z. B. die Erythrozytenzahl bei Aufenthalt in größeren Höhen.

Der **Erythrozytenabbau** erfolgt durch Phagozyten in Leber, Milz und Knochenmark. Täglich wird 1 % ($200 \cdot 10^9$) der Erythrozyten erneuert.

Klinik

Als Anämie bezeichnet man die verminderte O_2-Transportkapazität des Blutes durch erniedrigte Hb-Konzentration, Erythrozytenzahl oder abgesenkten Hkt (Gegenstück: Polyglobulie). Die Ursachen sind vielfältig: Bei Eisenmangel wird die Häm-Synthese gehemmt; als Folge sind die Erythrozyten schwächer rot gefärbt und kleiner als normal **(hypochrome, mikrozytäre Anämie).** Ist die Produktion roter Blutzellen eingeschränkt (z. B. bei Mangel an Vitamin B_{12} oder Folsäure; **→ Abb. 8.6**), der Hb-Gehalt der Zellen aber erhöht, spricht man von **hyperchromer, makrozytärer Anämie.** Das Auftreten weniger, sonst normaler Erythrozyten nennt man **aplastische, normozytäre Anämie.** Vermehrte Zerstörung von Erythrozyten kann zu **hämolytischer Anämie** führen, wobei das Hb-Abbauprodukt Bilirubin **Gelbsucht (Ikterus)** verursachen kann. Anämien durch Blutverlust sind zunächst normozytär, chronischer Blutverlust führt zu einer Eisenmangelanämie. Bei der erblichen **Sichelzellanämie** nehmen Erythrozyten aufgrund von Strukturveränderungen eine starre Sichelform an, bleiben dadurch in der Peripherie hängen und werden vermehrt abgebaut.

Erythrozytenformen.

Thrombozyt
Erythrozyt
„Stechapfel"
„Ghost"
Sphärozyt
a
b
c
d
„Geldrollen"
Blut-
gefäß
langsame
Strömung
Paraboloidform
schnelle
Strömung

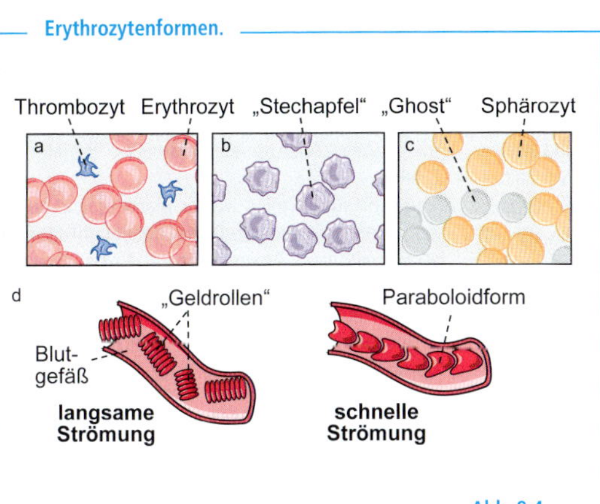

Abb. 8.4

Blutviskosität und Gefäßweite.

Blutviskosität
[% Plasmaviskosität]
400
300
200
100
Hämatokrit: 0,45
10
100
1000
Gefäßinnen-
durchmesser [µm]

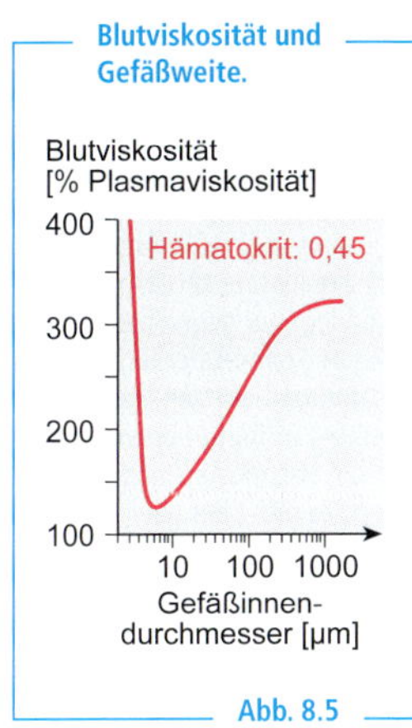

Abb. 8.5

Hämatopoese.

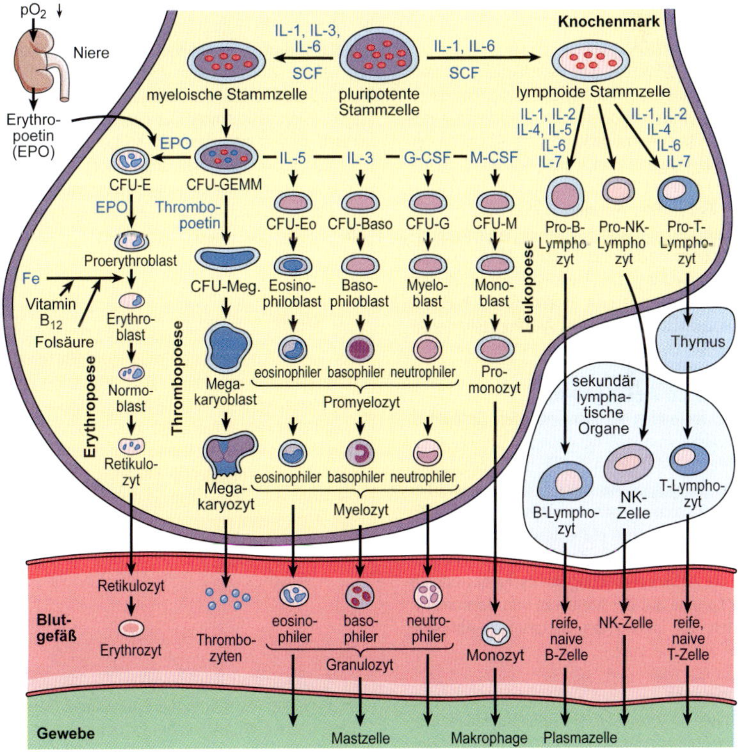

pO2 ↓
Niere
Erythro-
poetin
(EPO)
Knochenmark
IL-1, IL-3,
IL-6
SCF
IL-1, IL-6
SCF
myeloische Stammzelle
pluripotente
Stammzelle
lymphoide Stammzelle
IL-1, IL-2
IL-4, IL-5
IL-6
IL-7
IL-1, IL-2
IL-4
IL-6
IL-7
EPO
CFU-E
CFU-GEMM
IL-5
IL-3
G-CSF
M-CSF
EPO
Thrombo-
poetin
CFU-Eo
CFU-Baso
CFU-G
CFU-M
Pro-B-
Lympho
zyt
Pro-NK-
Lympho
zyt
Pro-T-
Lympho-
zyt
Proerythroblast
Fe
Vitamin
B12
Folsäure
CFU-Meg.
Eosino-
philoblast
Baso-
philoblast
Myelo-
blast
Mono-
blast
Leukopoese
Erythro-
blast
Thrombopoese
Thymus
Mega-
karyoblast
eosinophiler
basophiler
neutrophiler
Promyelozyt
Pro-
monozyt
Erythropoese
Normo-
blast
sekundär
lympha-
tische
Organe
Retikulo-
zyt
Mega-
karyozyt
eosinophiler
basophiler
neutrophiler
Myelozyt
B-Lympho-
zyt
NK-
Zelle
T-Lympho-
zyt
Blut-
gefäß
Retikulozyt
Erythrozyt
Thrombo-
zyten
eosino-
philer
baso-
philer
neutro-
philer
Granulozyt
Monozyt
reife,
naive
B-Zelle
NK-Zelle
reife,
naive
T-Zelle
Gewebe
Mastzelle
Makrophage
Plasmazelle

CFU: Colony forming unit; SCF: Stem cell factor; IL: Interleukin; CSF: Colony stimulating factor; NK-Zelle: natürliche Killerzelle

Abb. 8.6

8.3 Blutgruppen

Erythrozyten tragen an ihrer Oberfläche verschiedene Glykolipide und Proteine, die als Antigene wirken. Die Blutgruppen spiegeln die Zusammensetzung dieser (insgesamt über 100) Antigene wider. Im Normalfall gibt es im Plasma keine Antikörper gegen körpereigene, sondern nur gegen fremde Antigene. Die Gene für die Erythrozyten-Oberflächenmoleküle werden (nach den Mendel-Gesetzen) gemeinsam vererbt, was zur Einteilung in Blutgruppensysteme geführt hat. Praktisch am wichtigsten sind das AB0- und das Rhesussystem; es gibt aber über 15 Systeme.

AB0-System

Das AB0-System ist v. a. bei Bluttransfusionen wegen der Gefahr einer Blutverklumpung (Agglutination) von Bedeutung, wenn es im Empfängerblut Antikörper gegen Antigene des Spenderblutes gibt oder umgekehrt. Das AB0-System umfasst die Hauptgruppen A, B, AB und 0 (→ Abb. 8.7). In Mitteleuropa dominieren die Gruppen A und 0.

Antigene im AB0-System

Antigene im AB0-System sind verschiedene Zuckerstrukturen (Galaktose, N-Acetylgalaktosamin, Fucose) an der Erythrozytenoberfläche. Erythrozyten der Blutgruppe A tragen Antigene vom Typ A, solche der Blutgruppe B Antigene vom Typ B (→ Abb. 8.7). Bei Blutgruppe AB findet man beide Antigene, bei 0 Antigene vom Typ H. Das **Antigen H (Fucose)** ist eine Vorläufersubstanz der anderen Antigene und auf allen Erythrozyten nachweisbar; daher führt es nicht zur Antikörperbildung. Die Merkmale A und B sind gegenüber 0 dominant und untereinander kodominant. Genotypisch gibt es sechs Allelkonstellationen (→ Abb. 8.7).

Antikörper im AB0-System

Gegen die fehlenden Antigene werden Antikörper (Isoagglutinine) vom IgM-Typ gebildet: Bei Blutgruppe A findet man im Plasma Anti-B, bei Blutgruppe B Anti-A, bei Blutgruppe AB keine Antikörper und bei Blutgruppe 0 solche gegen A und B (→ Abb. 8.7). IgM-Antikörper sind nicht plazentagängig. Sie entstehen erst im Laufe des ersten Lebenshalbjahrs. Ausgelöst wird die Antikörperbildung wahrscheinlich durch antigene Epitope auf der Membran von Darmmikroorganismen, die denen der Blutgruppen-Antigene ähneln.

Rhesussystem

Die Merkmale im Rhesussystem sind ebenfalls Proteine auf der Erythrozytenoberfläche, die Rhesusfaktoren (zuerst beim Rhesusaffen entdeckt), von denen die wichtigsten C, c, D, E und e sind (→ Abb. 8.7). Merkmal d kennzeichnet das Fehlen von D und ist nicht antigen wirksam. Der Vererbungsgang dieser Antigene ist dominant. Merkmal D besitzt die höchste Antigenität und kommt in 85 % der mitteleuropäischen Bevölkerung vor. Deren Blut ist also Rhesus positiv (Rh^+), im Gegensatz zu rhesusnegativem Blu (rh^-) von Personen, deren Erythrozyten das Merkma D fehlt.

Gegen die Rh-Faktoren werden plazentagängige IgG Antikörper gebildet. Anti-D wird nur von rh^--Individuen und erst nach Antigenkontakt gebildet (Sensibilisierung), z. B. nach Transfusion mit Rh^+-Blut. Erst eine zweite Transfusion mit Rh^+-Blut aktiviert das Immunsystem und führt zu massiver (lebensbedrohlicher Hämolyse der Erythrozyten.

Maternofetale Rh-Inkompatibilität

Gefährlich ist eine Rhesus-Inkompatibilität auch ir der Schwangerschaft, wenn der Fetus Rh^+, die Mutte aber rh^- ist. Bei einer ersten Schwangerschaft treter keine Komplikationen auf, aber das Blut der Mutte kann durch Vermischung mit kindlichem Blut während der Geburt sensibilisiert werden. Bei erneute Schwangerschaft gehen nun Anti-D-Antikörper vor der Mutter in den Fetus über. Ist dieser Rh^+, kommt es im fetalen Blut zur Hämolyse (Rhesus-Erythroblastose), gefolgt von Anämien und Bilirubinfreisetzung Das Kind wird schwer geschädigt, mit meist tödlicher Folgen (Morbus haemolyticus neonatorum). Prophylaktisch injiziert man daher rh^--Müttern bereits während der Schwangerschaft sowie nach der Gebur Anti-D-Antikörper, die die eingeschwemmten D-Antigene abfangen und so einer Sensibilisierung vorbeugen.

Klinik

Vor jeder Bluttransfusion muss eine **Blutgruppenbestimmung** erfolgen. Die AB0-Gruppe wird mit Testseren bestimmt, die die Antikörper Anti-A und/oder Anti-B enthalten. Aus dem Auftreten bzw. Fehlen einer sichtbaren Agglutination lässt sich auf die vorliegende Blutgruppe schließen (→ **Abb. 8.8**). Außerdem wird die Anwesenheit von Antikörpern durch Zugabe von Probandenblut zu Testerythrozyten mit bekannter AB0-Gruppe geprüft (Serumgegenprobe). Ein ähnliches Vorgehen erfolgt bei der Rh-Bestimmung (D wird mit zwei Testseren ermittelt); auch hier wird eine Serumgegenprobe durchgeführt.

Vor jeder Bluttransfusion wird zusätzlich eine **Kreuzprobe** gemacht: Erythrozyten des Spenders werden mit Serum des Empfängers (Major-Test) sowie Erythrozyten des Empfängers mit Serum des Spenders (Minor-Test) bei 37 °C gemischt. Eine Transfusion darf nur durchgeführt werden, wenn dabei keine Agglutinationsreaktion erfolgt.

ABO-Blutgruppenbestimmung anhand der Agglutinationsreaktion.

Blutgruppe Phänotyp	Genotyp	Antigene auf den Erythrozyten	Antikörper im Plasma	Häufigkeit in Mitteleuropa (%)
A	AA, A0	A	Anti-B	44 (42–47)
B	BB, B0	B	Anti-A	10 (8–12)
AB	AB	A und B	—	4 (3–5)
0	00	nur H (unwirksam)	Anti-A Anti-B	42 (40–47)
Rhesus	**Rh⁺:** CDE, cDE, CDe, cDe **rh ⁻:** CdE, cdE Cde, cde	C/c, D, E/e Rh⁺, wenn D vorhanden	vor allem Anti-D	**Rh⁺**: 85 **rh ⁻**: 15

Abb. 8.7

ABO- und Rhesus-Blutgruppensystem.

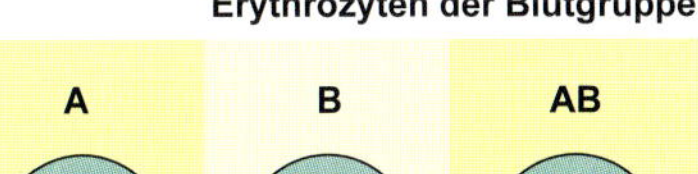
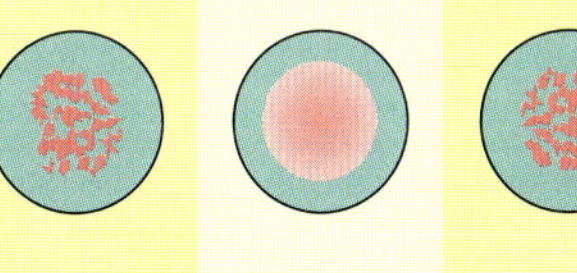
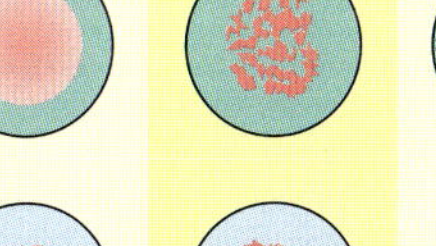
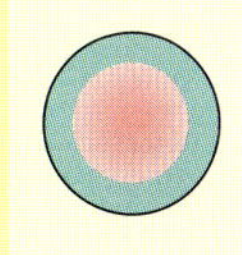
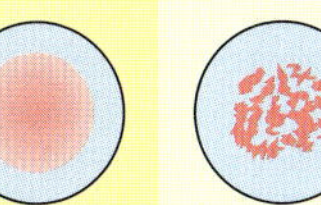
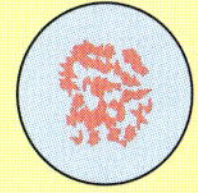
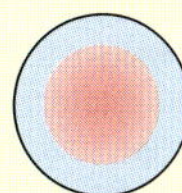
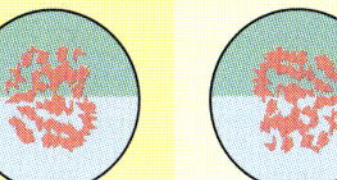
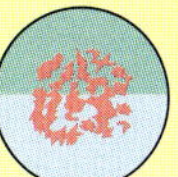
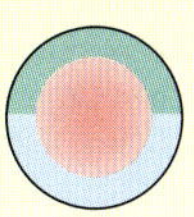

Abb. 8.8

8.4 Leukozyten, Plasma

Hauptfunktionen der Leukozyten

Die normale Konzentration der weißen Blutkörperchen im Blut ist 6–8 · 10^9/L bzw. 6–8 Giga/L (> 10 · 10^9/L = **Leukozytose;** < 4 · 10^9/L = **Leukopenie**). Leukozyten sind wichtig für die allgemeine und spezifische Abwehr von Erregern, Schadstoffen und defekten oder unkontrolliert wachsenden körpereigenen Zellen. Sie sind kernhaltig, können sich aktiv (amöboid) fortbewegen, Blutgefäßwände durchdringen (Leukodiapedese) und, angelockt durch Entzündungsmediatoren (Chemotaxis), in Gewebe einwandern (Emigration). Nur etwa 5 % aller Leukozyten halten sich im Blutstrom auf. Die Zellen phagozytieren (→ Kap. 1.7) Bakterien, Zelltrümmer oder andere Fremdkörper und bauen sie chemisch ab.

Leukozytenarten und -bildung

Leukozyten werden im Knochenmark aus pluripotenten Stammzellen gebildet (etwa 150 · 10^9/d) und durchlaufen im Lymphsystem eine Spezialisierung zu unterschiedlichen Zelltypen (Leukopoese, → Abb. 8.6):

Granulozyten (Eosino-, Baso- und Neutrophile; benannt nach Färbeverhalten des Protoplasmas) entstehen im Knochenmark unter dem Einfluss von Zytokinen (→ Abb. 8.6). Sie unterstützen die unspezifische (allgemeine) Immunabwehr. Die Hälfte der **Neutrophilen** zirkuliert im Blut (Verweildauer 6–8 h), während die übrigen an Endothelwänden haften, von wo sie durch Adrenalin und Cortisol schnell mobilisiert werden können. Die Zellen enthalten u. a. Lysozyme, deren Aktivität zur Eiterbildung beiträgt, und Entzündungsmediatoren. **Eosinophile** speichern zytotoxische Substanzen, **Basophile** (Verweildauer im Blut 12 h) Histamin und den Gerinnungshemmer Heparin, die sie bei Bedarf freisetzen.

Monozyten reifen ebenfalls im Knochenmark (→ Abb. 8.6). Sie besitzen von allen Leukozyten die höchste Phagozytosekapazität. Reife Monozyten wandern nach 2–3 Tagen aus der Blutbahn aus und sind als **Gewebsmakrophagen** in lymphatischen Organen anzutreffen. Makrophagen bilden auch Zytokine, die weitere Immunzellen anlocken und stimulieren, sowie zytotoxische Stoffe.

Lymphozyten sind für die spezifische Immunabwehr verantwortlich. Ihre Vorläufer zweigen als erste von der gemeinsamen Stammzelllinie ab und werden unter Einwirkung von Zytokinen in den primär lymphatischen Organen geprägt: im **Knochenmark** geprägte Zellen differenzieren zu B-Lymphozyten (und natürlichen Killer[NK]-Zellen, die der allgemeinen Abwehr dienen), im **Thymus** geprägte zu T-Lymphozyten (→ Abb. 8.6). Sie wandern über die Blutbahn in sekundär lymphatische Organe (Milz, Lymphknoten) ein, wo sie sich nach Aktivierung weiter vermehren (Lebensdauer mehrere Tage bis Jahre). **B-Zellen** entwickeln sich bei Kontakt mit Antigenen zu antikörper-produzierenden **Plasmazellen.** Die (löslichen) Antikörper bewirken die spezifische humorale Antwort, indem sie ein fremdes Antigen markieren, das nach Ausbildung eines sog. **Immunkomplexes** von Monozyten/Makrophagen erkannt und vernichtet wird. **T-Zellen** vermitteln die spezifische zelluläre Immunreaktion und differenzieren nach antigener Stimulation zu langlebigen immunkompetenten Zellen.

Klinik

Leukämie ist die unkontrollierte krebsartige Vermehrung von Leukozyten, bei der v. a. die Immunabwehr dramatisch geschwächt ist.

Plasma-Ionenzusammensetzung

Blutplasma enthält neben Wasser Elektrolyte (→ Tab. 8.2), Proteine, Nährstoffe (Lipide, Glucose, Aminosäuren), Stoffwechselprodukte (Milchsäure, Harnstoff, Kreatinin, Harnsäure, Bilirubin, Ammoniak), Enzyme, Hormone, Vitamine und Spurenelemente. Bei Gefäßverletzungen wird verloren gegangene Plasmaflüssigkeit durch Flüssigkeitsaufnahme aus dem Interstitium ersetzt, das bis auf die Proteine (kaum gefäßwandgängig) eine ähnliche Ionenzusammensetzung wie das Plasma aufweist (→ Tab. 8.2). Die im Plasma enthaltenen anorganischen Elektrolyte erzeugen 96 % des osmotischen Drucks (normal: 280–295 mosmol/kgH_2O). Die Proteine haben als **Ampholyte** eine wichtige Pufferfunktion (→ Kap. 12), tragen aufgrund ihrer geringen Konzentration aber wenig zum osmotischen Druck bei (→ Kap. 1.2).

Plasmaproteine

Die Plasmaproteine werden nach ihrer elektrophoretischen Beweglichkeit in **Albumine,** die mit 60 % den Hauptteil der Proteinfraktion ausmachen, sowie α_1-, α_2-, β- und γ-**Globuline** unterteilt (→ Abb. 8.9). Die Plasmaproteine haben vielfältige Aufgaben, u. a. bei Stofftransport, Immunabwehr, Blutgerinnung und Aufrechterhaltung von pH-Wert und kolloidosmotischem Druck (→ Abb. 8.10). Die Proteinkonzentration verändert sich bei entzündlichen Erkrankungen, z. B. nimmt bei akuter Entzündung das Albumin ab, während α_1- und α_2-Globuline ansteigen (→ Abb. 8.9). Ein Mangel an bestimmten Proteinen **(Hypoproteinämie)** kann zum Ausfall der jeweiligen Funktion führen. Bei **Hyperproteinämie** (z. B. durch erhöhte Immunglobuline bei Infektion) nimmt die Blutviskosität zu.

Tab. 8.2: Konzentration wichtiger Ionen in Plasma und Interstitium

Ion	Plasma [g/L]	Plasma [mmol/kgH_2O]	Interstitium [mmol/kg]
Na^+	3,25	140–150	140–150
K^+	0,16	4	4
Ca^{2+}	0,1	2–3	2–3
Mg^{2+}	0,02	1	1
Cl^-	3,60	104–110	110–120
HCO_3^-	1,60	24–27	24–28
PO_4^{2-}	0,04	2	2
SO_4^{2-}	0,02	1	1
Protein⁻	60–80	ca. 2	< 0,5

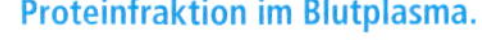

Ergebnis einer Plasmaprotein-Gel-Elektrophorese.

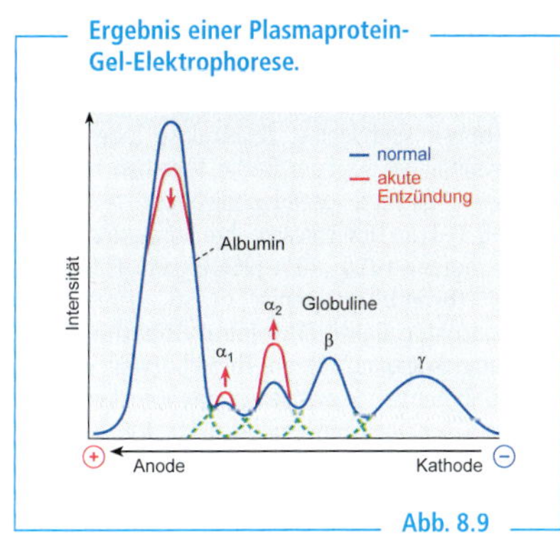

Abb. 8.9

Proteinfraktion im Blutplasma.

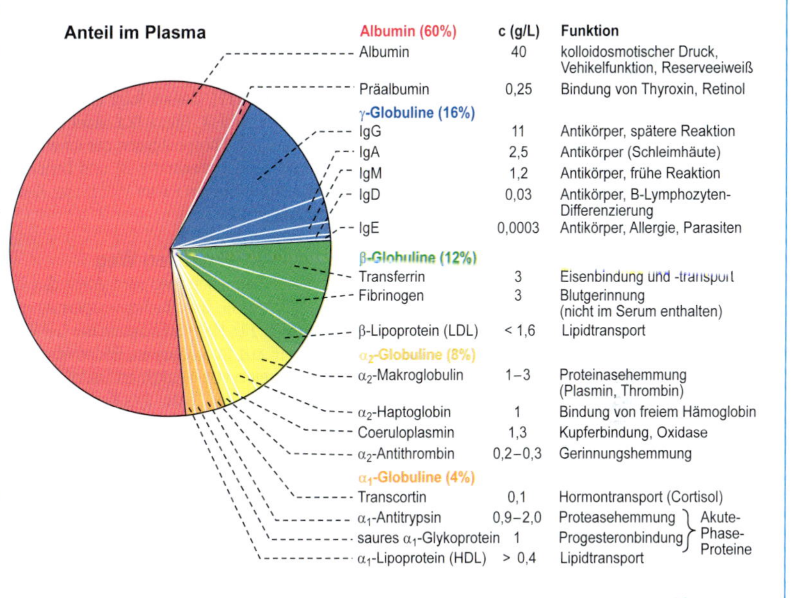

	c (g/L)	Funktion
Albumin (60%)		
Albumin	40	kolloidosmotischer Druck, Vehikelfunktion, Reserveeiweiß
Präalbumin	0,25	Bindung von Thyroxin, Retinol
γ-Globuline (16%)		
IgG	11	Antikörper, spätere Reaktion
IgA	2,5	Antikörper (Schleimhäute)
IgM	1,2	Antikörper, frühe Reaktion
IgD	0,03	Antikörper, B-Lymphozyten-Differenzierung
IgE	0,0003	Antikörper, Allergie, Parasiten
β-Globuline (12%)		
Transferrin	3	Eisenbindung und -transport
Fibrinogen	3	Blutgerinnung (nicht im Serum enthalten)
β-Lipoprotein (LDL)	< 1,6	Lipidtransport
α_2-Globuline (8%)		
α_2-Makroglobulin	1–3	Proteinasehemmung (Plasmin, Thrombin)
α_2-Haptoglobin	1	Bindung von freiem Hämoglobin
Coeruloplasmin	1,3	Kupferbindung, Oxidase
α_2-Antithrombin	0,2–0,3	Gerinnungshemmung
α_1-Globuline (4%)		
Transcortin	0,1	Hormontransport (Cortisol)
α_1-Antitrypsin	0,9–2,0	Proteasehemmung } Akute-Phase-Proteine
saures α_1-Glykoprotein	1	Progesteronbindung } Akute-Phase-Proteine
α_1-Lipoprotein (HDL)	> 0,4	Lipidtransport

Abb. 8.10

8.5 Hämostase

Thrombozyten: Form, Bildung

Blutplättchen sind kleine, zellkernlose (aber mitochondrienhaltige), < 1 µm flache Scheiben bzw. im aktivierten Zustand pseudopodienbesetzte Kügelchen mit 1–3 µm Durchmesser. Ihre Konzentration im Blut beträgt etwa $250 \cdot 10^9$/L (250 Giga/L). Plättchenmangel (**Thrombozytopenie:** < $150 \cdot 10^9$/L) oder -funktionsuntüchtigkeit **(Thrombozytopathie)** kann zur Blutungsneigung führen. Thrombozyten werden aus pluripotenten Stammzellen des Knochenmarks gebildet (Thrombozytopoese, → Abb. 8.6). Bei der Reifung entstehen, stimuliert durch **Thromboplastin,** Megakaryozyten (Riesenzellen), die in Tausende Thrombozyten zerfallen. Nach einer Lebensdauer von 5–10 Tagen erfolgt der Abbau in Milz, Lunge und Leber. Plättchen enthalten Granula mit Substanzen, die Blutstillung und Wundheilung fördern.

Hämostatisches Gleichgewicht

Die Blutstillung nach Gefäßverletzungen ist ein Schutz- und Regelprozess, an dem Gefäßwand, Thrombozyten, Gerinnung (Koagulation) und Fibrinolyse beteiligt sind. Physiologisch müssen Gerinnselauflösung und -bildung im Gleichgewicht stehen, weil zwar das Blut im flüssigen Zustand erhalten, zugleich aber bei Verletzungen ein Blutverlust begrenzt werden soll. Voraussetzung für diese Balance ist die Integrität des Gefäßendothels. Dysfunktion von Hämostasefaktoren kann Thrombosen oder übermäßige Blutungen (z. B. erbliche **Hämophilie**) hervorrufen.

Primäre Hämostase

Nach einer Gefäßverletzung kommt es zunächst zur lokalen Vasokonstriktion (→ Blutfluss reduziert) und Aktivierung von Thrombozytenfunktionen. Die Vasokonstriktion führt auch zur Aktivierung von Gefäßnerven und Freisetzung von Mediatoren (u. a. Thromboxan A_2, Fibrinogen, Serotonin, ADP) aus Thrombozyten und Gewebe (→ Abb. 8.11). Die Thrombozyten adhärieren zunächst locker an Kollagenfasern der Wundränder, vermittelt über einen Kollagenrezeptor (Glykoprotein [GP] Ia/IIa) und den aus Endothel und Plättchen freigesetzten Von-Willebrand-Faktor (vWF). Dieser bindet subendotheliales Kollagen und GP-Ib/IX-Rezeptoren der Thrombozyten und festigt so die Adhäsion. Adhärierte Thrombozyten aktivieren weitere Plättchen, mit denen sie unter Einwirkung von Mediatoren (v. a. Thromboxan A_2) aggregieren, indem Fibrinogen durch GP IIb/IIIa verknüpft wird **(reversible Aggregation).** Unter Mitwirkung weiterer Mediatoren (u. a. Thrombospondin, Fibronektin, ADP) kommt es zur **irreversiblen Aggregation,** die zur Bildung eines Thrombozytenpfropfs führt **(hämostatischer Pfropf).** Das Gefäßleck ist dadurch nach 2–4 min abgedichtet **(Blutungszeit).** Die Blutungszeit ist bei krankhaft gestei gerter Blutungsneigung (hämorrhagischer Diathese verlängert.

Sekundäre Hämostase

Ein dauerhafter Verschluss des verletzten Gefäße erfordert das Zusammenwirken verschiedener Plas magerinnungsfaktoren (→ Tab. 8.3) in einer **Akti vierungskaskade** (sekundäre Hämostase) (→ Abb 8.11). Die Gerinnungsfaktoren werden in der Lebe als Proenzyme synthetisiert. Man bezeichnet sie mi römischen Ziffern; für die aktivierte Form wird ein zugefügt. Vitamin K ist zur Bildung der Faktoren I VII, IX und X und deren Bindung an Ca^{2+} und Phos pholipide der Plättchenmembran notwendig. Die se kundäre Hämostase führt zur Bildung wasserunlösli cher Fibrinpolymere in einem stabilen (roten) Throm bus. Man unterscheidet drei Gerinnungswege.

Intrinsischer (endogener) Weg

Am Anfang des endogenen Wegs steht der Kontak von (Prä-)Kallikrein, hochmolekularem Kininogen so wie Faktor XII mit negativ geladenen Oberfläche von Kollagen bzw. in vitro mit Glas (Kontaktaktivie rung, → Abb. 8.11). Daraus folgt eine Aktivierun der Faktoren XI und IX. Faktor IXa bildet einen Kom plex mit Ca^{2+} und Phospholipiden der inneren Plätt chenmembran (Plättchenfaktor 3) und benötigt al Cofaktor den aktivierten Faktor VIII. Dieser Komple aktiviert **Faktor X.**

Extrinsischer (exogener) Weg

Der exogene Gerinnungsweg wird durch den Tissu Factor (TF, Faktor III, Gewebethromboplastin) gestar tet (→ Abb. 8.11). Nach Schädigung des Gefäßendo thels wird TF aus Thrombozyten, Endothelzellen un Monozyten freigesetzt. Er aktiviert Faktor VII und ini tiiert die Bildung von Faktor-VIIa-Komplex (mit Ca^{2} und Phospholipid). Dieser Komplex aktiviert **Faktor X** sowie Faktor IX.

Gemeinsamer Weg

Die gemeinsame Endstrecke beider Systeme besteh in der Aktivierung von X zu Xa, das mit seinem Cofak tor Va (assoziiert mit Ca^{2+} und Phospholipid) de Prothrombinase-Komplex bildet. Dieser konvertier Prothrombin zu **Thrombin** (→ Abb. 8.11). Di Hauptfunktion von Thrombin ist die Umwandlun von Fibrinogen zu **Fibrin.** Thrombin aktiviert auc andere Komponenten der Kaskade, nämlich Faktor V und VIII (Förderung der Thrombinbildung) sowie Fak tor XIII. Letzterer bewirkt die Quervernetzung vo monomerem Fibrin und ermöglicht die Bildung eine stabilen Wundpfropfs. Thrombin initiiert außerden eine Kontraktion des Aktin-Myosin-Systems der Blut plättchen, die zur Retraktion des Thrombus führt.

Hämostase.

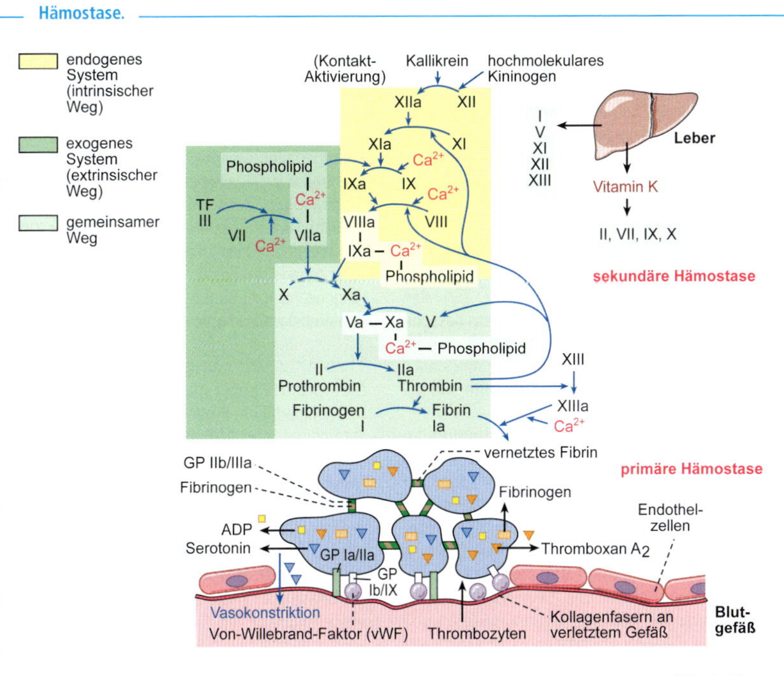

Abb. 8.11

Tab. 8.3: Plasmagerinnungsfaktoren

Nr.	Name	Funktion
I	Fibrinogen	bildet das Fibrinnetz
II	Prothrombin	aktive Form Thrombin (IIa) aktiviert die Faktoren I, V, VIII und XIII
III	(Gewebe-)Thromboplastin (Tissue Factor, TF)	im subendothelialen Gewebe, Cofaktor von VIIa
IV	Calcium	oft benötigt zur Bindung an die negativ geladenen Phospholipide von Membranen
V	Proaccelerin	bildet Komplex mit X
VII	Proconvertin	aktiviert X, wird durch Kontakt mit TF (III) aktiviert
VIII	Antihämophiles Globulin A	bildet Komplex mit IX
IX	Christmas-Faktor, antihämophiles Globulin B	aktiviert X, bildet Komplex mit VIII
X	Stuart-Prower-Faktor	aktiviert Prothrombin, bildet Komplex mit VII
XI	Rosenthal-Faktor, Plasma Thromboplastin Antecedent	aktiviert XII und IX
XII	Hageman-Faktor	aktiviert die Fibrinolyse
XIII	Transglutaminase/fibrinstabilisierender Faktor	stabilisiert Fibrin durch Bildung von Quervernetzungen

8.6 Gerinnungshemmung und Fibrinolyse

Gerinnungshemmung

Intaktes Gefäßendothel ist antithrombogen, da:

- endotheliale Glykoproteine die Aktivierung von kontaktsensiblen Gerinnungsfaktoren und die lokale Plättchenanheftung unterdrücken
- das Endothel Gerinnungshemmer (Proteasen) sezerniert, die auch im Plasma vorkommen.

Antithrombin III ist größtenteils an der Endotheloberfläche an Heparansulfat gebunden. Es hemmt mehrere aktivierte Gerinnungsfaktoren, darunter Thrombin (→ Abb. 8.12). Die Bindung von Heparin (aus basophilen Granulozyten, Mastzellen oder Endothel) an Antithrombin III erhöht die Thrombinhemmung sehr stark. Thrombin wird auch von **α_2-Makroglobulin** und **α_1-Antitrypsin** inhibiert.

An der Endotheloberfläche wird **Thrombomodulin** exprimiert, das Thrombin binden kann (→ Abb. 8.12) und dazu führt, dass Thrombin nicht mehr bevorzugt Fibrinogen spaltet, sondern **Protein C.** Dieses wird dadurch aktiviert (Protein Ca) und koppelt an **Protein S.** Der Komplex aus Protein Ca und S inaktiviert die Faktoren VIIIa und Va, fördert aber auch die Fibrinolyse durch die Konzentration von Plasminogenaktivatoren im Plasma. Die häufigste Gerinnungsstörung in Mitteleuropa (5 % der Bevölkerung!) ist ein Defekt der hemmenden Protein-C-Wirkung auf Faktor Va (Faktor-V-Leiden: Thromboserisiko erhöht).

Sekretion von Gerinnungshemmern

Die antithrombogene Wirkung des Endothels beruht auch auf der luminalen Sekretion von Adenosin, Prostacyclin und NO, die die Thrombozyten-Aktivierbarkeit senken. Endothelial gebildet wird außerdem der Tissue Factor Pathway Inhibitor (TFPI), der den exogenen Weg durch Blockade von Faktor-VIIa-Komplex hemmt (→ Abb. 8.12).

Iatrogene Gerinnungshemmung

In vivo bzw. in vitro werden Antikoagulanzien eingesetzt (→ Abb. 8.12), die:

- Gerinnungsfaktoren indirekt hemmen (Heparin)
- die Vitamin-K-abhängige Bildung der Faktoren II, VII, IX und X sowie der Proteine C und S unterbinden (Cumarin-Derivate)
- die Thrombinwirkung hemmen (Hirudin)
- die Thromboxan-A_2-Synthese aus Prostaglandin H_2 durch Blockierung von Cyclooxygenase-1 hemmen (Acetylsalicylsäure)
- (in vitro) das zur Gerinnung notwendige Ca^{2+} binden (Citrat oder EDTA).

Fibrinolyse

Die Fibrinolyse soll überschießende Blutgerinnun[g] oder Thrombenbildung ohne Vorliegen einer Blu[tungsquelle] tungsquelle vermeiden.

Aktivierung der Fibrinolyse

Endothelzellen setzen (Pro-)Aktivatoren der Fibrinolyse frei, v. a. Gewebeplasminogen-Aktivator **(tissu[e] plasminogen activator, tPA)** und Pro-Urokinas[e] (→ Abb. 8.13). Letztere wird durch Faktor XIIa un[d] Kallikrein zu aktiver Urokinase umgewandelt. Dah[er] führt Mangel an Faktor XII zu erhöhter Thromboseneigung, nicht zu Blutungen! Urokinase und tPA konvertieren das Plasmaprotein Plasminogen zu Plasmi[n].

Thrombusauflösung

Die Protease Plasmin spaltet vom Fibringerüst sog. Fibrin Degradation Products (FDP) ab und löst de[n] Thrombus auf (→ Abb. 8.13). Plasmin vermindert di[e] Gerinnungsfähigkeit des Blutes, indem es Gerinnungsfaktoren wie Prothrombin aufspaltet. Außerdem konkurriert es mit aktivem Thrombin, indem es Fibrinfäden zerstört. Auch FDP hemmen die Fibrinbildung.

Fibrinolysehemmung

Urokinase und tPA können durch **Plasminogenaktivator-Inhibitor Typ 1 (PAI-1)** gehemmt werden. E[r] wird von Endothelzellen und Thrombozyten freigesetzt (→ Abb. 8.13). Aktiviertes Plasmin kann durc[h] die Plasmaproteine α_2-Antiplasmin und α_2-Makroglobulin inhibiert werden. Außerdem hemm[t] C1-Inhibitor die Aktivierung der Pro-Urokinase durc[h] Faktor XIIa und Kallikrein.

Klinik

Gerinnungstests:

- Der endogene (und gemeinsame) Weg wird mit der **partiellen Thromboplastinzeit (PTT)** gemessen. Kontakt-Aktivator (z. B. Kaolin) wird zusammen mit Plättchenfaktor 3 und $CaCl_2$ zu Citratblut gegeben. Die PPT ist normal < 40 s; sie ist verlängert bei Hämophilie oder Heparintherapie (→ **Praxisfall**).
- Der exogene (und gemeinsame) Weg wird mittels **Quick-Test (Thromboplastinzeit)** überprüft (normaler Quick-Wert 70–130 %). Dabei gibt man TF und $CaCl_2$ zu Citratblut hinzu.
- Anstelle des Quick-Werts gibt man oft die Thromboplastinzeiten relativ zu Werten eines internationalen Standards an (**INR, International Normalized Ratio:** normal 0,9–1,1). INR und Quick-Wert verhalten sich invers zueinander: Steigt die INR, sinkt der Quick-Wert, z. B. bei gestörter Gerinnung oder Cumarintherapie.

Gerinnungshemmung.

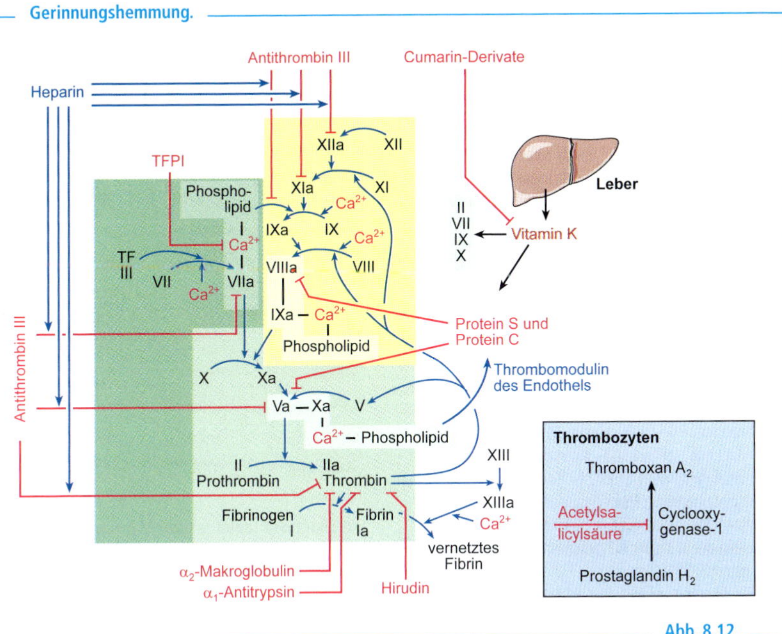

Abb. 8.12

Fibrinolyse.

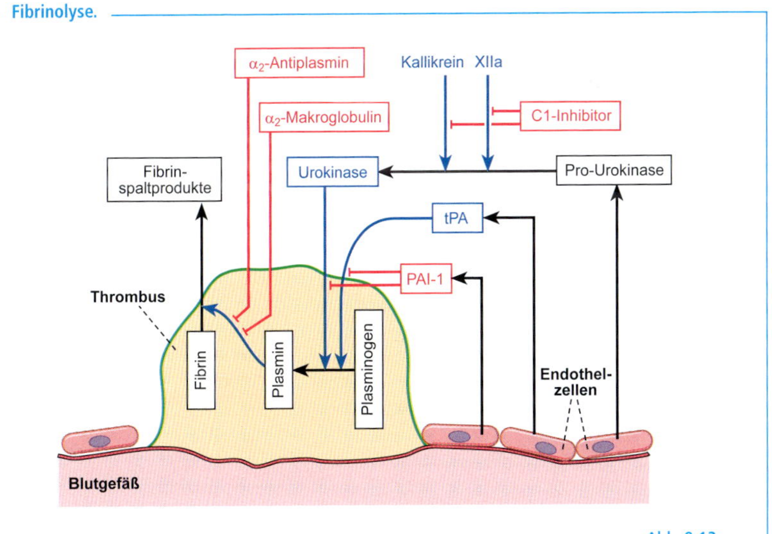

Abb. 8.13

9 Herz-Kreislauf

Kasuistik

Notfallzentrale, morgens 4:23 Uhr: Notfallmeldung: Patient mit Brustschmerz und Atemnot in eigener Wohnung, der Notruf erfolgte durch Ehefrau. Der Notarzt findet kurze Zeit später den 57-jährigen Peter L. sitzend, unruhig und stöhnend vor. Er gibt einen brennenden Schmerz hinter dem Brustbein an, der bis in den linken Arm und beidseits in den Unterkiefer ausstrahlt. Er habe ein Gefühl, als ob eine Zentnerlast seinen Brustkorb zusammenschnürt, und empfindet Todesangst. Der Patient wird auf die Intensivstation eingewiesen.

Patientendaten

- Allgemeine Daten: Alter: 57 Jahre, Größe: 1,81 m, Gewicht: 96 kg, BMI: 29,3 kg/m^2, Raucher seit 36 Jahren (ca. 20–25 Zigaretten/d)
- Status bei stationärer Aufnahme: blasser, kaltschweißiger Patient mit Zeichen der Zyanose, nicht klar ansprechbar; Ruhedyspnoe, Tachypnoe, feuchte Rasselgeräusche über beiden Mittel- und Unterfeldern der Lungen; schwacher, fadenförmiger Puls, Blutdruck: 90/60 mmHg.
- EKG: frischer Infarkt mit ST-Hebung in II, III, aVF, spiegelbildlich in I, aVL (→ **Abb. 9.A**).
- Weiterer Verlauf: Etwa 20 min nach Einlieferung auf die Intensivstation verliert der Patient das Bewusstsein. Die EKG-Registrierung zeigt polytope ventrikuläre Extrasystolen mit Übergang ins Kammerflimmern (→ **Abb. 9.B**). Nach **Defibrillation** stellt sich ein Sinusrhythmus ein, und der Patient kommt wieder zu Bewusstsein.
- Laborbefunde: Frühe Myokardinfarkt-Marker (Myoglobin, kardiale Troponine, CK, CK-MB) sind erhöht, ebenso die Enzymaktivitäten von GOT, LDH, HBDH, die Serum-Glucosekonzentration und die Leukozytenzahl.

EKG-Registrierungen bei akutem Myokardinfarkt (Hinterwand).

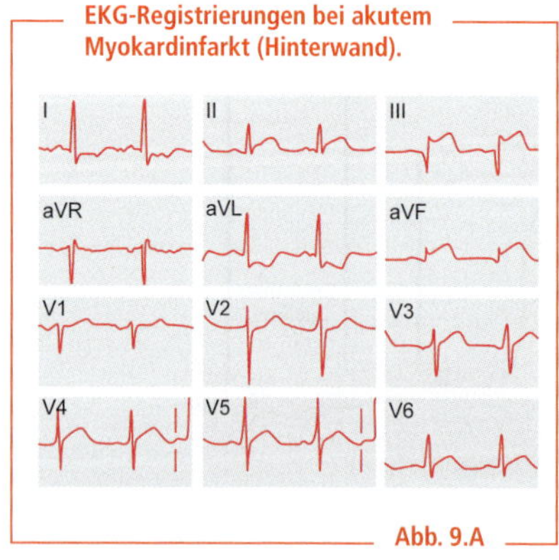

Abb. 9.A

Parameter	Serumwert	Normalbereich
Myoglobin	143 mg/L	< 50 mg/L
Troponin I	4,2 ng/mL	< 0,1–2,0 ng/mL
Troponin T	3,2 ng/mL	< 0,1 ng/mL
CK	430 U/L	< 80 U/L
CK-MB	56 U/L	< 10 U/L
GOT	45 U/L	≤ 18 U/L (Männer)
LDH	430 U/L	135–225 U/L (Männer)
HBDH	270 U/L	< 140 U/L
CRP	25,5 mmol/L	< 10 mg/L
Glucose	7,5 mmol/L	3,0–5,5 mmol/L
Leukozyten	15.000/µL	4.500–10.500/µL

Die **Diagnose** lautet: akuter Myokardinfarkt (inferolaterale Hinterwand) mit kardiogenem Schock.

Akuter Myokardinfarkt

Der Myokardinfarkt (AMI) ist eine akute Myokardnekrose, die fast ausschließlich als Folge einer Koronarthrombose bei stenosierender Herzgefäßerkrankung entsteht Basis ist eine Atherosklerose der Koronargefäße. E handelt sich dabei um eine von der Intima ausgehende Sklerose und Verdickung der Gefäßwände mit Eiweiß-, Lipid- und Kalksalzeinlagerungen (Atheromatose), die das Lumen einengt. Brechen die Intimaherde auf, bilden sich dort leicht Thromben, die das Gefäß akut verschließen und innerhalb von Minuten zum Absterben der nicht mehr versorgten Myozyten führen. Fast ausschließlich ist der gegenüber **O_2-Mangel empfindlichere linke Ventrikel betroffen.**

Die wichtigsten **Risikofaktoren** sind Hypertonie, Nikotinabusus, Diabetes mellitus, Fettstoffwechselstörungen, Adipositas, Hyperurikämie und psychosozialer Stress (→ **Kap. 17, Praxisfall**).

Polytope ventrikuläre Extrasystolen mit Übergang in Kammerflimmern bei akutem Myokardinfarkt.

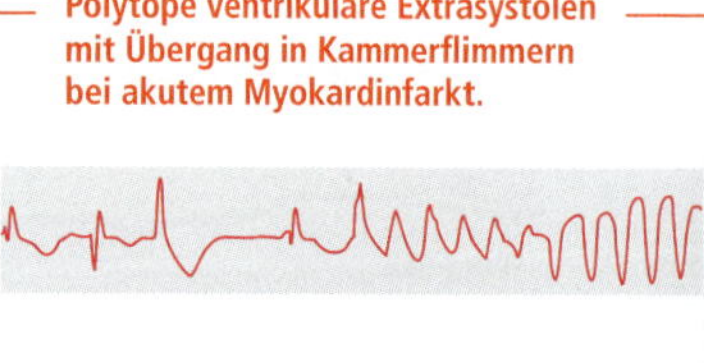

Abb. 9.B

Die Symptomatik des Herrn L. ist typisch. Leitsymptom ist der akut einsetzende, häufig in den linken Arm, Hals, Oberbauch oder Rücken ausstrahlende **retrosternale Herzschmerz,** der mit Todesangst einhergehen kann. Bei 80–90 % der Patienten treten innerhalb der ersten 72 h Herzrhythmusstörungen auf, in der Frühphase häufig Kammertachykardien mit Übergang in Kammerflimmern.

Kardiogener Schock

Als Schock bezeichnet man einen akuten, starken Blutdruckabfall mit Zentralisation des Kreislaufs, der oft zum Bewusstseinsverlust führt. Die Ursachen sind vielfältig, z. B. massiver Blutverlust, Septikämie oder Myokardinfarkt. Im Falle des Herrn L. war ein infarktbedingtes Kammerflimmern Ursache für das Versagen der linksventrikulären Pumpfunktion mit nachfolgendem Kreislaufzusammenbruch.
Zeichen des Schocks sind Blässe, Unruhe, kalter Schweiß und Blutdruckabfall mit Verkleinerung der Amplitude. Die Atemnot weist auf die beginnende Insuffizienz des infarzierten linken Ventrikels mit Entwicklung einer Lungenstauung hin.

Angiografiebefund bei akutem Myokardinfarkt vor Intervention (a) und nach Stentimplantation (b).

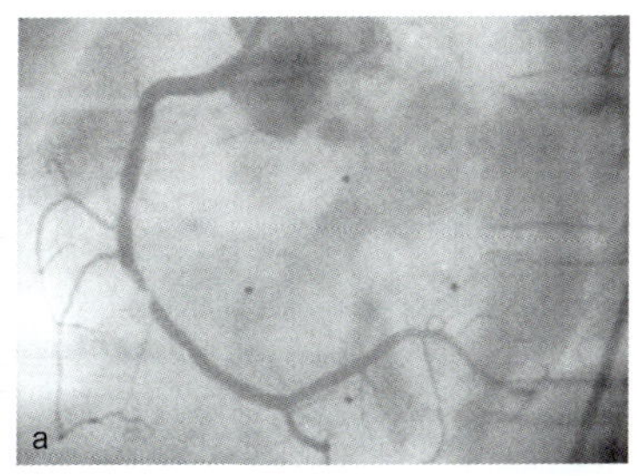

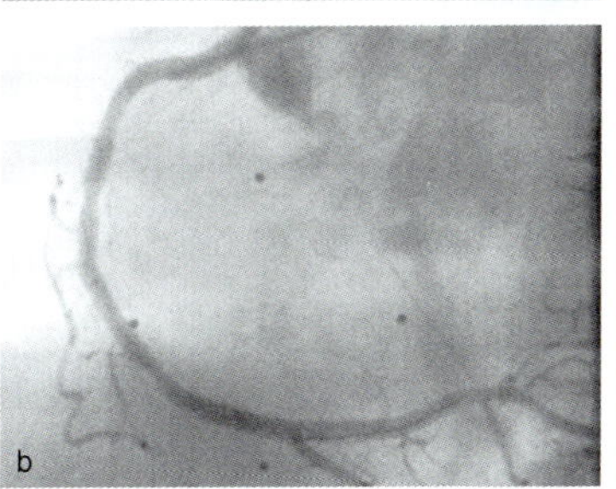

Abb. 9.C

Therapie und Ausblick

Neben Sedierung und O_2-Gabe ist die Fibrinolyse (→ Kap. 8.6) wesentlich in der Akutbehandlung des Infarkts. Die Implantation eines Stents soll das sklerotische Koronargefäß langfristig erweitern und offen halten (→ Abb. 9.C). Antihypertensiva und Koronardilatanzien ergänzen die Therapie.
Wesentlich für die Prophylaxe ist die Ausschaltung bzw. Behandlung der bekannten Risikofaktoren, insbesondere der Hypertonie. Sechs Monate nach seinem Infarkt hat Herr L. das Rauchen aufgegeben, geht zweimal pro Woche zur Gymnastik und hat inzwischen bereits 5 kg abgenommen. Unter antihypertensiver Therapie liegt sein Blutdruck im Durchschnitt bei 135/85 mmHg.

Physiologie im Fokus

- Blutkreislauf: zwei in Serie geschaltete Kreisläufe; Antriebspumpen sind der rechte (Lungenkreislauf) und der linke (Körperkreislauf) Herzventrikel.
- In Ruhe werden 5–6 L Blut/min (Herzminutenvolumen) vom Herzen gepumpt, um das Gewebe mit O_2 zu versorgen.
- Die Herzkammern erzeugen durch rhythmische Kontraktion den Blutdruck (= Antrieb der Blutströmung); Ruhewerte 120/80 mmHg (Aorta) bzw. 20/9 mmHg (A. pulmonalis).
- Unter Belastung steigt der O_2-Bedarf → das Herz muss stärker pumpen, der Blutdruck steigt; dauerhaft erhöhter Blutdruck (Hypertonie) belastet Herz und Gefäße und disponiert für Atherosklerose und Herzinsuffizienz.
- Während der Kontraktionsphase (Systole) wird das Myokard des linken Ventrikels mangelhaft durchblutet, da die Koronargefäße komprimiert werden → eine genügend lange Erschlaffungsphase (Diastole) ist für die adäquate Myokarddurchblutung nötig.
- Verengungen (z. B. durch Atherosklerose) oder Verschluss der Koronargefäße (z. B. durch Thromben) beeinträchtigen die O_2-Versorgung des Herzmuskels und können bis hin zu Nekrosen führen (Myokardinfarkt).
- Beim Myokardinfarkt können die Erregungsausbreitung und die Pumpfunktion beeinträchtigt sein → Gefahr des akuten Herzversagens mit Kreislaufzusammenbruch (kardiogener Schock).
- Auch ohne akutes Pumpversagen kann nach Infarkt die Herzfunktion dauerhaft eingeschränkt sein → Herzinsuffizienz.

9.1 Einleitung

Der Blutkreislauf ist das allgemeine **Transportsystem** des Organismus. Unabdingbar für das Überleben und die Funktionsfähigkeit des Gesamtorganismus ist der Energieumsatz in den einzelnen Zellen (→ Kap. 15.1). → Abb. 9.1 zeigt die Reaktionsgleichung der Glucoseverbrennung, die diesen Energieumsatz symbolisiert. Für die Bereitstellung der Energieträger und des Sauerstoffs sowie für die Entsorgung von Stoffwechselendprodukten wie CO_2 sorgen spezielle Organsysteme. Den Transport zwischen diesen und allen einzelnen Gewebszellen leistet das Kreislaufsystem.

Struktur des Kreislaufs

Im Transportsystem Kreislauf fungiert das Blut als Transportmedium, das in den Blutgefäßen (den Transportwegen) durch den Körper strömt. Den Antrieb für die Blutströmung liefert das Herz, das in rhythmischem Wechsel von Kontraktion und Erschlaffung Blut in die Gefäße auswirft und sich wieder mit Blut füllt, um dieses im nächsten Herzschlag wieder weiterzupumpen.
Das Kreislaufsystem setzt sich aus zwei in Reihe angeordneten Kreisläufen zusammen (→ Abb. 9.2a): Der **Lungenkreislauf** wird durch den rechten Herzventrikel (RV) angetrieben, der **Körperkreislauf** durch den linken Ventrikel (LV). Das aus dem Körperkreislauf zurückströmende Blut sammelt sich im rechten Herzen. Der rechte Ventrikel pumpt dieses sauerstoffarme Blut (blau) durch die Lungenarterien in die Lunge. Dort gibt es CO_2 in die Lungenalveolen ab und nimmt aus ihnen O_2 auf. Das arterialisierte Blut (rot) fließt durch die Lungenvenen ins linke Herz und wird von dort aus durch die Körperarterien zu den peripheren Geweben getrieben. Das Blut gibt O_2 an die Zellen ab und nimmt das im Stoffwechsel gebildete CO_2 auf. Durch die Körpervenen gelangt das sauerstoffarme Blut zurück ins rechte Herz.

Klinik

Als **Shuntvitien** bezeichnet man Herzfehler mit pathologischem Kurzschluss zwischen Körper- und Lungenkreislauf bzw. linkem und rechtem Herzen. Bei einem einfachen Vorhof- (ASD) oder Ventrikelseptumdefekt (VSD) besteht entsprechend dem Druckgefälle (→ Tab. 9.1) ein **Links-Rechts-Shunt** ohne Zyanose. Ist zusätzlich der Druck im rechten Herzen oder Lungenkreislauf erhöht, resultiert ein **Rechts-Links-Shunt** mit Zyanose.

Antrieb der Blutströmung

Die Blutströmung im Kreislauf weist eine Reihe von Analogien zum Stromfluss im elektrischen Stromkreis auf. Wesentliche physikalische Gesetzmäßigkeiten der Hämodynamik können daher durch Anpassungen bekannter Gesetze aus der Elektrizitätslehre beschrieben werden.

Ohm-Gesetz

Das Ohm-Gesetz, das besagt, dass im Stromkreis di[e] Spannung U das Produkt aus Stromstärke I und W[i]derstand R ist (→ Abb. 9.2b), lässt sich auch auf de[n] Kreislauf übertragen: Die Stärke der Blutströmun[g], d.h. das pro Zeiteinheit durch den Kreislauf od[er] einen Kreislaufabschnitt fließende Blutvolume[n] **(Durchblutung),** entspricht der **Stromstärke.** A[ls] Maß der Stromstärke im Gesamtkreislauf kann da[s] **Herzminutenvolumen (HMV)** angegeben werde[n], das als Produkt aus **Herzfrequenz (HF)** und **Schlag[-]volumen** der Ventrikel **(V_S)** berechnet wird:

$$HMV = HF \cdot V_s$$

Ruhewerte: HF = 80/min; V_S = 70 mL;
HMV = 5–6 L/min.
Wie im elektrischen Stromkreis ist die Stromstärke i[n] allen hintereinander (in Reihe) liegenden Abschnitte[n] gleich (**Kontinuitätsgesetz,** → Kap. 9.11). Das gi[lt] in erster Linie für die beiden Anteile Lungen- und Kö[r]perkreislauf: $I_L = I_K$. Ist das nicht gewährleistet, en[t]stehen Stauungen und Minderversorgung.

Klinik

Bei Patienten mit jahrelang bestehendem arteriellem Bluthochdruck entwickelt sich als Spätfolge oft eine **linkskardiale Insuffizienz** (nachlassende, unzureichende Pumpleistung). Der Blutdruck im Lungenkreislauf ist zunächst meist normal und der RV von der Insuffizienz nicht betroffen. Die gegenüber dem RV verminderte Pumpleistung des LV führt zum Blutrückstau in die Lunge. Infolge des erhöhten pulmonalen Kapillardrucks wird vermehrt Flüssigkeit ins Lungengewebe filtriert. Es entsteht ein **kardiogenes Lungenödem,** ein Zustand, der insbesondere bei akutem Linksherzversagen lebensbedrohlich werden kann.

Die treibende Kraft der Blutströmung ist die **Druck[-]differenz (Δp)** zwischen Anfang und Ende der Strö[-]mungsstrecke. Für den Körperkreislauf wird di[e] Druckdifferenz Δp_K zwischen aortalem Mitteldruc[k] und systolischem Druck im rechten Vorhof (RA), fü[r] den Lungenkreislauf die Differenz Δp_L zwischen Mi[t]teldruck in der A. pulmonalis und systolischem Druc[k] im linken Vorhof (LA) berechnet (→ Abb. 9.2a). De[r] hohe Druck in den Ventrikeln wird durch deren rhyt[h]mische Kontraktion erzeugt (→ Kap. 9.8).
Δp_K ist etwa 16-mal größer als Δp_L (→ Tab. 9.1). Da[s] ist bedingt durch den um den gleichen Faktor höhe[-]ren **Strömungswiderstand (R)** im Körperkreislauf R[K] **(totaler peripherer Widerstand, TPR)** gegenübe[r] dem im Lungenkreislauf R_L **(pulmonal-vaskuläre[r] Widerstand, PVR).** Der Strömungswiderstand wir[d] maßgeblich durch die Blutgefäße bestimmt (→ Kap. 9.11).

Kreislauf als allgemeines Transportsystem des Körpers.

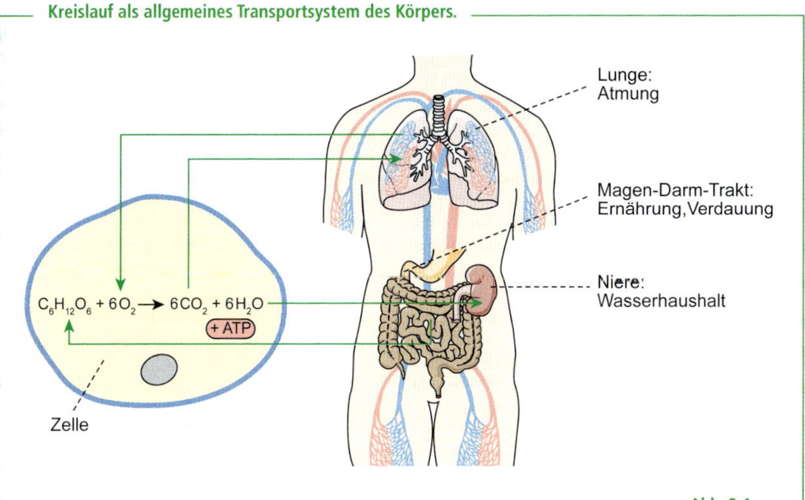

Abb. 9.1

Ohm-Gesetz.

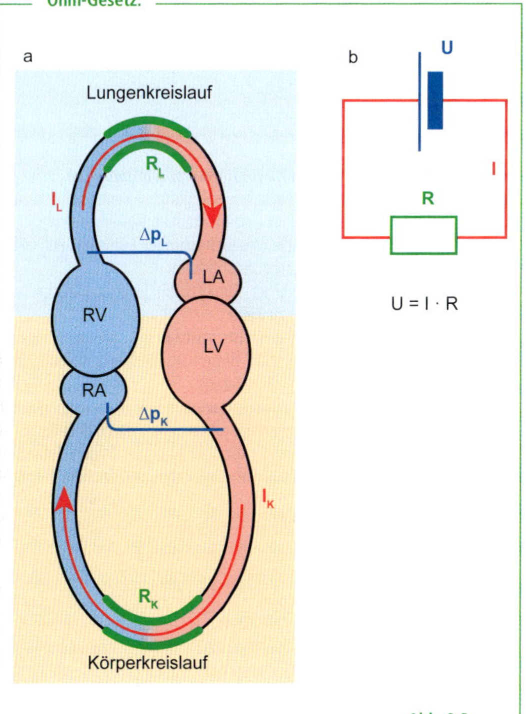

Abb. 9.2

Tab. 9.1: Drücke im Kreislauf (mmHg)

	systo-lisch	diasto-lisch
rechter Vorhof (RA)	5	3
rechter Ventrikel (RV)	20	4
A. pulmonalis	20	9
Mitteldruck (A. pulmonalis)	13	
Druckdifferenz (ΔpL)	6	
linker Vorhof (LA)	7	4
linker Ventrikel (LV)	120	6
Aorta	120	80
Mitteldruck (Aorta)	100	
Druckdifferenz (ΔpK = pLV – pRA)	95	

9.2 Erregung der Herzmuskelzellen (1)

Das Herz besteht aus vier Räumen: zwei Vorhöfen (Atrien) und zwei Kammern (Ventrikel), welche durch die Atrioventrikularklappen (AV-Klappen) getrennt sind. Die Kammern erzeugen durch Kontraktion ihrer muskulären Wandung den für den Antrieb der Blutströmung notwendigen Druckgradienten Δp (→ Kap. 9.1).

Die Muskelzellen, aus denen die Wände des Herzens hauptsächlich bestehen, sind erregbare Zellen, die durch Gap Junctions (→ Kap. 1.8) leitend miteinander verbunden sind (→ Abb. 9.3). Im Unterschied zum Skelettmuskel, in dem die Erregung nicht von einer Muskelfaser auf eine benachbarte übergreifen kann, breitet sich die Erregung im Herzen von Zelle zu Zelle aus. Das Herz ist somit ein **funktionelles Synzytium**, d.h., Erregung an einer Stelle führt in kurzer Zeit zur vollständigen Erregung des Herzens. Damit antwortet das Herz auf Reize nach dem **Alles-oder-Nichts-Prinzip.**

Aktionspotenzial des Arbeitsmyokards

Die meisten Herzmuskelzellen werden auf diese Weise durch Reizweiterleitung erregt (Arbeitsmyokard). Einige Myokardzellen haben besondere Leitungseigenschaften und können selbsttätig Impulse bilden (Erregungsbildungs- und -leitungssystem, EBLS, → Abb. 9.6 und → Abb. 9.8).

Die Dauer des Aktionspotenzials von Myokardzellen ist erheblich länger als bei Skelettmuskelzellen und beträgt im Arbeitsmyokard 200–400 ms (im Durchschnitt **300 ms;** → Abb. 9.4a). Es beginnt mit einer schnellen Depolarisation (0), die durch einen starken Na^+-Einstrom zustande kommt (→ Abb. 9.4b). Dabei wird die Myokardzelle auf positive Werte depolarisiert („Overshoot" [1]). Nach einer partiellen Repolarisation auf etwa 0 mV durch einen transienten K^+-Ausstrom schließt sich eine lange Plateauphase an, die hauptsächlich durch einen Ca^{2+}-Einstrom über L-Typ-Ca^{2+}-Kanäle getragen wird (2). Die K^+-Permeabilität ist während des Plateaus vermindert. Inaktivierung der L-Typ-Ca^{2+}-Kanäle und zunehmende Aktivierung verzögerter K^+-Gleichrichter-Kanäle bewirken das Ende der Plateauphase und die terminale Repolarisation der Zelle (3). Durch die Negativierung wird ein K^+-Einwärtsgleichrichter-Kanal (Kir) aktiviert, der das Membranpotenzial wieder auf dem RMP stabilisiert (4). Aus Übersichtsgründen sind in → Abb. 9.4b die unterschiedlichen K^+-Ströme und -Kanäle in einem zusammengefasst. Durch das lange Plateau ist die Myokardzelle lange refraktär, d.h. nicht erneut erregbar. Die Refraktärzeit (→ Kap. 2.4) endet fast gleichzeitig mit der Kontraktion (→ Abb. 9.5), sodass keine Zuckungsverschmelzung möglich ist **(Nichttetanisierbarkeit des Herzmuskels).** Dies ist eine wesentliche Voraussetzung für die hämodynamische Wirksamkeit der Kontraktion des Myokards.

Erregungsbildungs- und -leitungssystem (EBLS)

Das Herz benötigt keine nervale Erregung, um zu schlagen. Ein aus dem Körper entnommenes Herz kann noch für eine gewisse Zeit weiterschlagen. Das EBLS besitzt die Fähigkeit, selbsttätig Aktionspotenziale zu erzeugen (**Autorhythmie** oder **Automatie**) und fungiert so als **Schrittmacher.**

Darüber hinaus kann es Erregung schneller weiterleiten als gewöhnliche Myokardzellen, deren Leitungsgeschwindigkeit etwa **0,5 m/s** beträgt (→ Tab. 9.2). Eine Ausnahme bildet der Atrioventrikularknoten (AV-Knoten), der an der Grenze zwischen Vorhöfen und Ventrikeln liegt. Eine seiner wesentlichen Funktionen besteht in der Verzögerung der Erregungsüberleitung auf die Ventrikel, um das hämodynamisch notwendige Nacheinander von Vorhof- und Kammererregung zu gewährleisten.

Tab. 9.2: Erregungsleitungsgeschwindigkeiten im EBLS

Bezeichnung	Leitungsgeschwindigkeit
Sinusknoten	–
AV-Knoten	0,04–0,1 m/s
His-Bündel	1 m/s
Kammerschenkel	1 m/s
Purkinje-Fasern	1,5–4 m/s

Besonderheiten des Herzmuskels

Folgende Grundeigenschaften kennzeichnen den Herzmuskel im Gegensatz zum Skelettmuskel:

- **Automatie (Autorhythmie):** Fähigkeit zur selbsttätigen Erregungsbildung
- **funktionelles Synzytium:** Erregungsausbreitung von Zelle zu Zelle
- **Alles-oder-Nichts-Antwort:** Erregung eines Herzteils führt binnen Kurzem zur vollständigen Erregung des Herzens
- **Nicht-Tetanisierbarkeit:** Das Herz kann nur Einzelzuckungen ausführen, die – durch eine Pause getrennt – rhythmisch aufeinander folgen. Tetanische Dauerkontraktionen sind am Herzen nicht möglich.

Klinik

Eine verzögert einsetzende Repolarisation verlängert die Plateauphase des Aktionspotenzials **(Long-QT-Syndrom).** Durch das gestörte Gleichgewicht zwischen Ca^{2+}-Einstrom und repolarisierendem K^+-Ausstrom können am Ende der Plateauphase wiederholte Nachdepolarisationen **(Torsade de pointes)** resultieren, die leicht in Kammerflattern oder -flimmern übergehen können. Ursachen von Long-QT-Syndromen können Kanalmutationen, aber auch Medikamente, z.B. Antiarrhythmika, sein.

Herzmuskelzellen als funktionelles Synzytium.

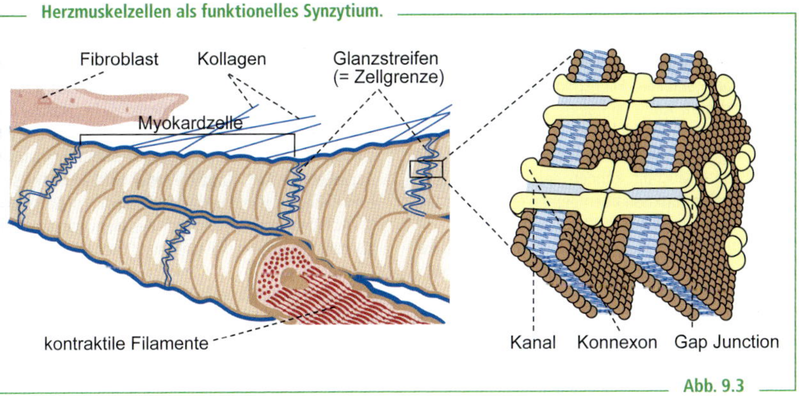

Abb. 9.3

Aktionspotenzial (a) und Ionenströme (b) der Myokardzelle.

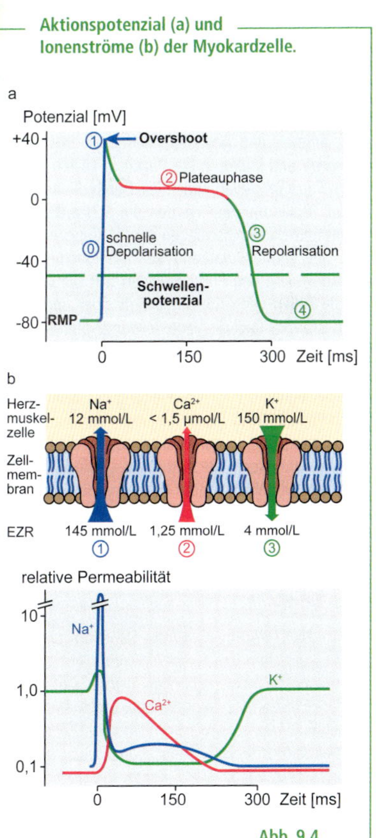

Abb. 9.4

Aktionspotenzial (AP) und Kontraktion des Arbeitsmyokards.

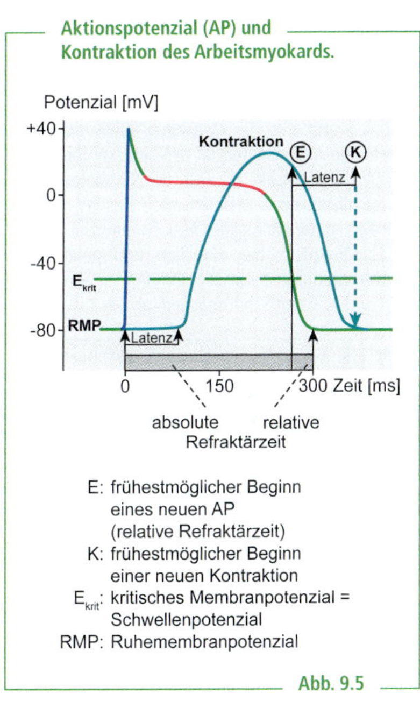

Abb. 9.5

9.3 Erregung der Herzmuskelzellen (2)

Aktionspotenzial der Schrittmacher

Der primäre (aktuelle) Schrittmacher ist der **Sinusknoten,** dessen Name auf seine Lokalisation im Sinus venosus im rechten Vorhof hinweist. Der Sinusknoten triggert normalerweise die Erregung des Herzens. Wenn er ausfällt, können tiefer gelegene Teile des EBLS seine Funktion übernehmen (sekundäre und tertiäre [= potenzielle] Schrittmacher).

Die Zellen der Schrittmacher besitzen kein stabiles Ruhemembranpotenzial. Nach Beendigung eines Aktionspotenzials nimmt das Membranpotenzial der Schrittmacherzellen kurzzeitig ein Maximum von etwa –70 bis –75 mV (maximales diastolisches Potenzial, → Abb. 9.6, [1]) an, driftet aber sofort in depolarisierende Richtung (spontane diastolische Depolarisation). Depolarisation über das Schwellenpotenzial E_{krit} hinaus führt zur Auslösung des Aktionspotenzials. Der Sinusknoten ist primärer Schrittmacher, weil seine spontane diastolische Depolarisation im Vergleich zu anderen Schrittmachern am steilsten verläuft. Bei potenziellen Schrittmachern wie dem AV-Knoten ist die Steilheit der spontanen diastolischen Depolarisation geringer (→ Abb. 9.6a, b). Daher erreichen sie das Schwellenpotenzial später als der Sinusknoten (3).

Normalerweise wird der AV-Knoten durch das früher eintreffende Aktionspotenzial des Sinusknotens überschwellig depolarisiert (2). Fällt der Sinusknoten aus, löst die diastolische Depolarisation des AV-Knotens kurze Zeit später ein eigenes Aktionspotenzial aus (3). Die Eigenfrequenz der aktuellen und potenziellen Schrittmacher nimmt von den primären zu den sekundären und tertiären Schrittmachern ab (→ Tab. 9.3).

Tab. 9.3: Eigenfrequenzen der Schrittmacher des Herzens

Rang	Herkunft und Bezeichnung	Frequenz
primärer Schrittmacher	Sinusknoten: Sinusrhythmus	60–80/min
sekundärer Schrittmacher	AV-Knoten: AV-Rhythmus	40–60/min
tertiärer Schrittmacher	ventrikuläre Teile des EBLS: Kammerrhythmus	30–40/min

Das instabile Ruhemembranpotenzial der Schrittmacherzellen ist auf eine stetig abnehmende K^+-Leitfähigkeit, vor allem aber auf einen ausgeprägten unspezifischen **Kationeneinstrom** zurückzuführen. Dieser auch als **Schrittmacherstrom I_f** (→ Abb. 9.7) bezeichnete Einstrom wird hauptsächlich von Na^+- und K^+-Ionen getragen und bewirkt die spontane diastolische Depolarisation. Das f in I_f steht für „funny": Die Kationenkanäle werden nicht durch Depolarisation, sondern **durch Hyperpolarisation aktiviert** (**HCN-Kanäle:** hyperpolarization-activated cyclic nucleotide-gated cation channels).

Den typischen Na^+-Einstrom, der im Arbeitsmyokard für den steilen Aufstrich des Aktionspotenzials verantwortlich ist, gibt es im Sinusknoten nicht. Stattdessen kommt der Aufstrich durch einen Ca^{2+}-Einstrom zustande. Da die K^+-Leitfähigkeit frühzeitig ansteigt, schließen die Ca^{2+}-Kanäle wieder, und es bildet sich kein Plateau aus wie beim Arbeitsmyokard. Durch den K^+-Ausstrom repolarisiert sich die Membran langsam bis zum maximalen diastolischen Potenzial.

Erregungsausbreitung

Der Weg der Erregungsausbreitung lässt sich an → Abb. 9.8 verfolgen. Vom **Sinusknoten** (1) breitet sich die Erregung über das Vorhofmyokard aus (2). Die bindegewebigen AV-Klappen leiten die Erregung nicht weiter. Nur über den dazwischen im Septumbereich liegenden **AV-Knoten** (3) kann eine Weiterleitung auf die Ventrikel erfolgen. Neben seiner Funktion als potenzieller Schrittmacher verzögert er die Erregungsüberleitung auf die Ventrikel (→ Kap. 9.2) und wirkt als **Frequenzsieb.** Damit schützt er die Ventrikel vor zu hohen Erregungsfrequenzen, z. B. bei Vorhofflimmern. Vom AV-Knoten breitet sich die Erregung über das kurze **His-Bündel** auf die **Kammerschenkel** (Tawara-Schenkel) aus (4). Die Tawara-Schenkel (1 rechter, 2 linke: anterior und posterior) ziehen im Septum zur Herzspitze und laufen in die **Purkinje-Fäden** aus, die in den Papillarmuskeln enden (5). Durch die Kontraktion der Papillarmuskeln werden die Sehnenfäden gespannt und ein Durchschlagen der AV-Klappen in Richtung des Vorhofs während der Kammerkontraktion verhindert. Von den Purkinje-Fäden tritt die Erregung auf die Zellen des Arbeitsmyokards über und breitet sich basiswärts über die Ventrikelwände aus (6).

Etwa **150 ms** nach Erregung des AV-Knotens ist das gesamte Ventrikelmyokard erregt. Vom Beginn der Sinusknotenerregung bis zur Vollerregung der Ventrikel vergehen etwa **210 ms.** Durch die lange Aktionspotenzialdauer ist das Herz lange refraktär, sodass die Erregung beendet wird, wenn alle Anteile erregt sind. Auf diese Weise wird ein Wiedereintritt **(Reentry)** der Erregung in zuvor erregte Gebiete verhindert. Besonders das lange Aktionspotenzial von Tawara-Schenkeln und Purkinje-Fäden trägt wirkungsvoll zu diesem Schutz bei.

Klinik

Beim **Wolff-Parkinson-White-Syndrom** wird der Ventrikel nicht nur über den AV-Knoten erregt, sondern zusätzlich über schneller leitende atrioventrikuläre Extrabündel (Kent-Bündel). Durch diese Präexzitation können Myokardzellen nach Ende ihrer Refraktärphase durch benachbarte, noch erregte Zellen sofort wiedererregt werden **(kreisende Erregung, Re-entry).** Klinisch äußert sich dies in Anfällen von Herzrasen (paroxysmalen Tachykardien).

Automatische Erregungsbildung im Herzen.

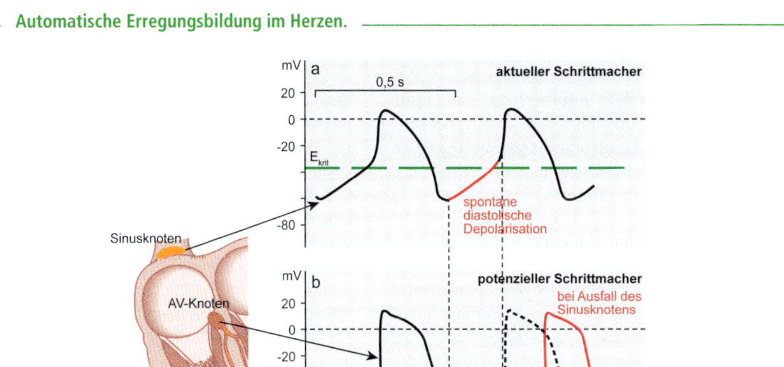

Abb. 9.6

Aktionspotenzial und Ionenströme der Schrittmacher.

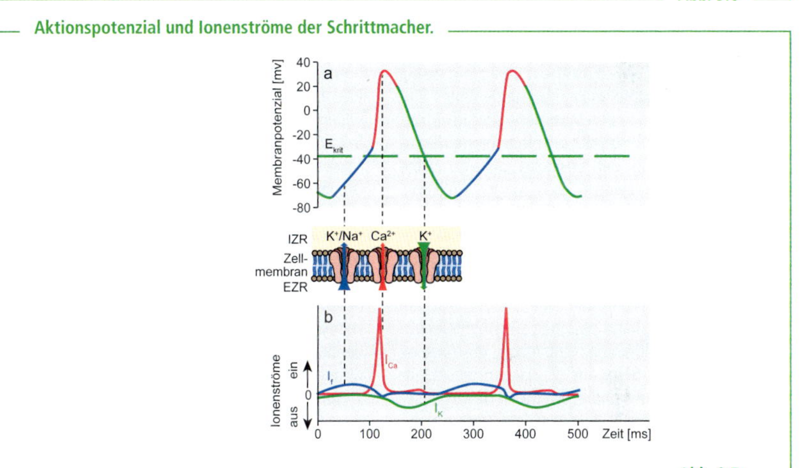

Abb. 9.7

Erregungsbildungs- und -leitungssystem des Herzens (EBLS).

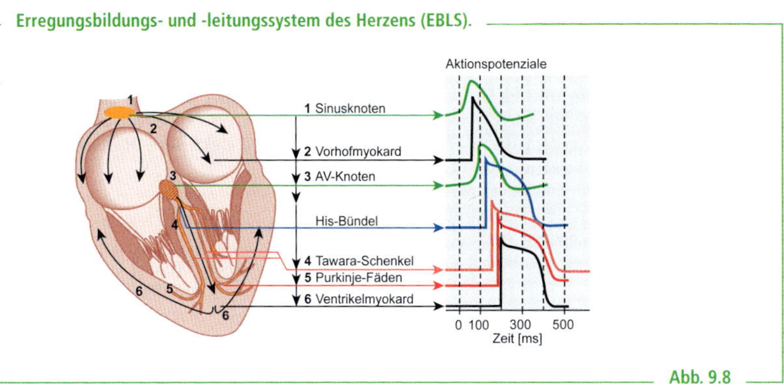

Abb. 9.8

9.4 Das EKG (1)

Erregbare Strukturen im Körper können um sich herum ein elektrisches Feld ausbilden, das sich bis zur Körperoberfläche ausdehnen und dort abgeleitet werden kann. Das **Elektrokardiogramm (EKG)** resultiert aus dem elektrischen Feld, das sich um das teilweise erregte Herz ausbreitet.

Dipolmodell

Das teilweise erregte Herz wird als **Dipol** (Grenze zwischen zwei entgegengesetzten punktförmigen Ladungen) betrachtet, der sich während der Erregungsausbreitung ständig ändert. Da die Ableitung von der Außenseite der Zellmembran erfolgt, ist der **unerregte** Abschnitt **positiv** und der **erregte negativ.** Der zwischen diesen beiden Polen fließende Strom ist eine vektorielle Größe (**Einzelvektor,** → Abb. 9.9a). Er ist von (–) nach (+) gerichtet, entsprechend der Erregungsausbreitung von der erregten zur unerregten Stelle. Der Betrag entspricht der Potenzialdifferenz zwischen erregtem und unerregtem Gebiet.
Da sich die Erregung nach allen Seiten ausbreitet, bestehen im Herzen viele Einzelvektoren gleichzeitig. Durch vektorielle Summierung der momentanen Einzelvektoren bildet man den **Summen-** oder **Integralvektor 7** (→ Abb. 9.9b), der die momentane Hauptausbreitungsrichtung der Erregung anzeigt. Seine zeitliche Änderung spiegelt sich in der Hüllkurve **(Vektorschleife)** wider.
→ Abb. 9.10 zeigt die Änderung der Potenzialdifferenz während der Erregungsausbreitung über eine Zelle. Ist die Zelle vollständig unerregt, besteht keine Potenzialdifferenz; Monitoranzeige = 0 (1). Wird ein Teil der Zelle erregt, kann zwischen den Ableitelektroden eine Potenzialdifferenz entstehen, die Anzeige schlägt nach einer Seite aus (2). Liegen die Ableitelektroden über vollständig erregtem Gewebe, besteht zwischen ihnen keine Potenzialdifferenz mehr; Monitoranzeige = 0 (3). Wandert die Erregungsfront weiter, wird das Gebiet unter der zweiten Elektrode umgepolt; die Anzeige schlägt in die andere Richtung aus (4). Mit Abklingen der Erregung verschwindet die Potenzialdifferenz zwischen den Elektroden (5).

Erregungsausbreitung und EKG

Im EKG sind die Änderungen des Integralvektors über die Zeit aufgetragen. Ein von der Basis zur Spitze zeigender Integralvektor wird als Ausschlag nach oben, ein basiswärts gerichteter Integralvektor als Ausschlag nach unten abgebildet. Horizontale Abschnitte heißen **Strecken,** Abweichungen nach oben oder unten **Zacken** oder **Wellen** (bezeichnet durch die Buchstaben **P bis T**).
Die Erregungsausbreitung im Herzen im Zusammenhang mit Vektorschleife (Vektorkardiogramm) und EKG zeigt → Abb. 9.11:
P-Welle (1): Sie gilt als Beginn der Herzerregung und spiegelt die Vorhoferregung wider. Vom Sinusknoten aus greift die Erregung auf das Vorhofmyokard über. Da das Gebiet hinter der Erregungsfront refraktär wird, weist die Hauptausbreitungsrichtung auf die Ventilebene, vor allem auf den AV-Knoten (a). Entsprechend ist der Integralvektor spitzenwärts gerichtet. Dabei ändert er seine Richtung ständig, sodass seine Hüllkurve eine kleine ovale Schleife bildet (b). Das EKG zeigt eine kleine Welle nach oben (c). Während der **PQ-Strecke** sind die Vorhöfe voll erregt, die Ventrikel sind noch komplett unerregt. Die Überleitung auf die Ventrikel erfolgt verzögert (Verzögerungsfunktion des AV-Knotens).
Q-Zacke (2): Die Erregung hat den AV-Knoten passiert. Basisnahe Teile des Kammermyokards werden in dieser Phase erregt, und für kurze Zeit zeigt der Integralvektor von der Spitze zur Basis (a, b) – im EKG als kleiner Ausschlag nach unten zu sehen (c).
R-Zacke (3): Sofort danach dominiert die Ausbreitung im Septum über das His-Bündel und die Kammerschenkel. Der sehr große Integralvektor weist spitzenwärts (a) und bildet im EKG eine markante nach oben gerichtete Zacke (c). Hat die Erregungsfront die Herzspitze erreicht, erfolgt die weitere Ausbreitung basiswärts über das Kammermyokard – im EKG durch den absteigenden Schenkel der R-Zacke widergespiegelt.
S-Zacke (4): Zuletzt wird ein kleiner basisnaher Myokardsaum erregt; der Integralvektor zeigt zur Basis (a); im EKG entsteht eine nach unten gerichtete Zacke (c). **Q-, R-** und **S-Zacke** stellen somit die Ausbreitung der Erregung über die Kammern dar **(QRS- oder Kammerkomplex).** In dieser Phase (2–4) bildet die Hüllkurve des Integralvektors eine große ovale Schleife aus (b). Am Ende der S-Zacke ist das Ventrikelmyokard vollständig erregt. In der sich anschließenden **S-T-Strecke** besteht daher keine Potenzialdifferenz (c), der Integralvektor ist 0.
T-Welle (5): Sie markiert die Erregungsrückbildung. An der Herzspitze sind die Aktionspotenziale kürzer als im basisnahen Myokard, sodass die Basis länger erregt bleibt. Somit zeigt der Integralvektor in dieser Phase spitzenwärts (a), seine Hüllkurve bildet eine mittelgroße Schleife aus (b). Die im EKG entstehende T-Welle weist, wie auch die R-Zacke, nach oben (c). Am Ende der T-Welle ist der gesamte Ventrikel repolarisiert. Während der sich anschließenden **T-P-Strecke** ist das Herz komplett unerregt, und der Integralvektor beträgt 0 **(„elektrische Diastole").**

Klinik

Die **Vektorkardiografie** konnte sich aufgrund der Komplexität ihrer Auswertung nicht als klinische Routinemethode etablieren. Heute ermöglichen computerbasierte Algorithmen, die Vorzüge der räumlichen Darstellung der Erregungsausbreitung im Herzen zu nutzen, z. B. zur Früherkennung von Repolarisationsstörungen bei koronarer Herzkrankheit.

EKG: Dipol-Modell: Vektoren und Hüllkurve.

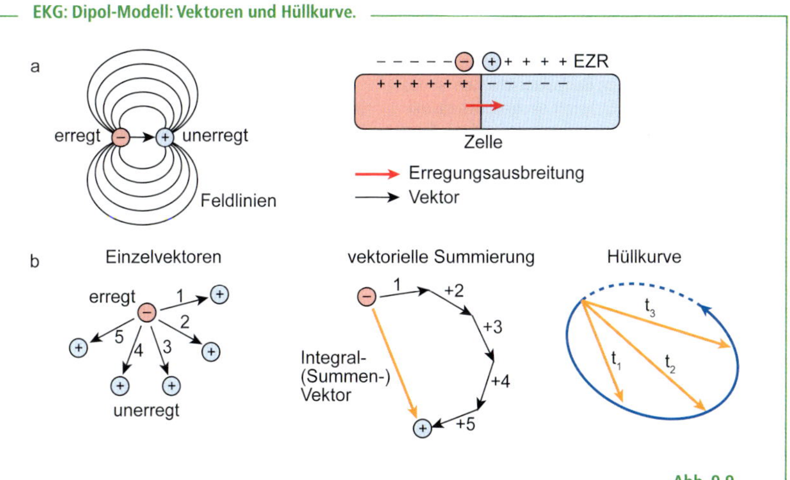

Abb. 9.9

Extrazelluläre Ableitung: Registrierung der Erregungsausbreitung.

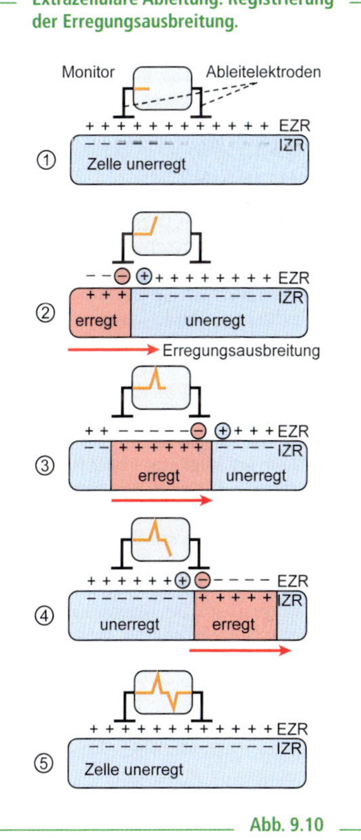

Abb. 9.10

Erregungsausbreitung im Herzen.

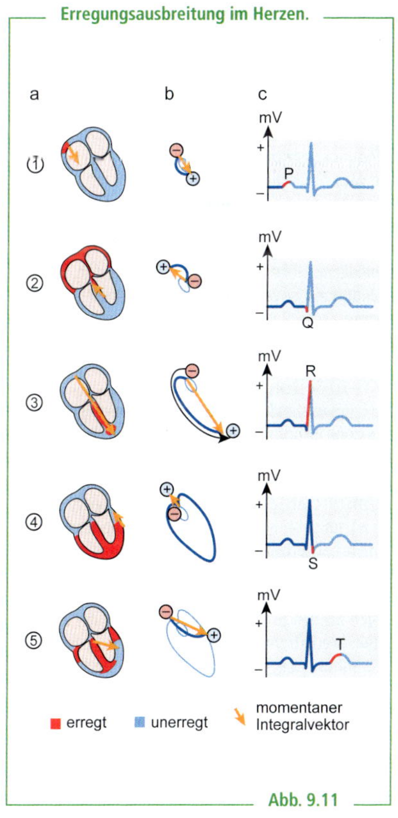

Abb. 9.11

9.5 Das EKG (2)

Vektorprojektion

Die räumliche Darstellung der Vektorschleifen ist das **Vektorkardiogramm.** Es liefert ein genaues räumliches Abbild der Erregungsausbreitung und wird gewöhnlich in die drei orthogonalen Ebenen projiziert (→ Abb. 9.12a). Das Vektorkardiogramm zeigt allerdings nicht den Zeitbedarf der Ausbreitungsschritte. Dieser ist aus dem EKG ablesbar und für viele diagnostische Fragestellungen wichtiger als die exakte räumliche Information.

In einer beliebigen Projektionsebene werden die Potenzialdifferenzen zwischen zwei Elektroden abgeleitet und über die Zeit registriert. Bei der Standardableitung nach Einthoven (s. u.) erfolgt die Ableitung über drei **Ableitungspunkte** (→ Abb. 9.12b). Sie bilden drei **Ableitlinien,** die auf der Frontalebene als gleichseitiges Dreieck angeordnet sind. Die registrierte Spannung entspricht dem auf die Ableitlinie projizierten Betrag des momentanen Integralvektors. → Abb. 9.12c zeigt diese Projektion für den Zeitpunkt der R-Zacke. Im registrierten EKG wird die Höhe der R-Zacken ausgemessen und auf die Ableitlinie aufgetragen (blaue Pfeile). Durch Fällen der Lote kann man den in die Frontalebene projizierten Integralvektor konstruieren. Durch EKG-Ableitung in mehreren Projektionsebenen und Ableitlinien erhält man ausreichend Information über den räumlichen Ablauf der Erregungsausbreitung.

Die abgeleiteten Potenzialdifferenzen rangieren gewöhnlich zwischen **0 und 1 mV.** Primär werden sie durch die Größe des Dipols, d. h. den Betrag des momentanen Integralvektors, bestimmt. Die unterschiedliche Höhe der Zacken und Wellen in den drei Ableitungen sowie ihre Polung kommen durch die geometrische Beziehung zwischen Herzdipol und Ableitlinie zustande.

EKG-Ableitungen

Man unterscheidet nach Ableitart (uni-/bipolar), Ableitebene (frontal, horizontal) und der Position der Ableitelektroden (Extremitäten, Brustwand).

Standardableitung nach Einthoven

Sie ist am gebräuchlichsten und eine **bipolare Extremitätenableitung** mit Projektion auf die **Frontalebene.** Gemessen wird die Potenzialdifferenz zwischen zwei differenten Elektroden. Die Ableitpunkte liegen an den proximalen Ansatzstellen der Extremitäten. Die Extremitäten selbst wirken als passive Kabel, sodass die Elektroden üblicherweise distal an den Extremitäten angelegt werden (→ Abb. 9.13a): rechter Arm (R) = rot, linker Arm (L) = gelb, linker Fuß (F) = grün, rechter Fuß = schwarz (Erdung, nicht dargestellt).

Die Ableitlinien sind wie folgt definiert (→ Abb. 9.13b):

$$I = R \rightarrow L;\ II = R \rightarrow F;\ III = L \rightarrow F.$$

Die Polung der Ableitlinien wurde so definiert, dass beim häufigsten Lagetyp (Normaltyp, s. u.) die R-Zacken in allen drei Ableitungen nach oben zeigen.

Extremitätenableitung nach Goldberger

Die Ableitung erfolgt **unipolar,** d. h. zwischen einer differenten und einer indifferenten Elektrode. Die Ableitungen werden auf die **Frontalebene** projiziert und mit **aVR, aVL, aVF** bezeichnet (→ Abb. 9.13c): R, L und F fungieren jeweils als differente Elektrode. Die indifferente Elektrode, die eigentlich das Potenzial 0 aufweisen sollte, wird durch Zusammenschalten der beiden anderen Extremitätenelektroden erzeugt. Damit wird das Potenzial der indifferenten Elektrode leicht negativ und die abgeleitete Potenzialdifferenz leicht verstärkt (aV = augmented voltage).

Brustwandableitung nach Wilson

Die Ableitung erfolgt **unipolar,** Projektionsebene ist die **Horizontalebene.** Die Ableitungen werden mit **V_1–V_6** bezeichnet und können bei Bedarf durch zusätzliche Ableitungen ergänzt werden. Die differenten Elektroden werden an der Brustwand angebracht (→ Abb. 9.13d), die indifferente Elektrode entsteht durch Zusammenschalten der Extremitätenelektroden R, L und F.

Herzlagetypen

Laut Dipolmodell wird der Oberkörper als Kugel mit dem Herzdipol im Mittelpunkt angesehen. Diese Kugel projiziert sich auf die Frontalebene als Kreis **(Cabrera-Kreis),** in dem sich die drei Standardableitungen als gleichseitiges Dreieck ausspannen. Aus der Größe der registrierten R-Zacken kann man den Integralvektor konstruieren. Da er während der R-Zacke im Septum verläuft, lässt sich auf die anatomische Herzlage schließen. Die Lagetypen werden eingeteilt nach dem Winkel des Integralvektors zur Horizontalen (→ Abb. 9.14). Am häufigsten ist der **Normal-** oder **Indifferenztyp** (30–60° zur Horizontalen). Die anatomische Herzlage hängt z. B. von konstitutionellen Faktoren und den räumlichen Verhältnissen in Brust- und Bauchraum ab (Quertyp [0–30°] durch Zwerchfellhochstand bei starker Adipositas oder bei fortgeschrittener Schwangerschaft). Der Lagetyp kann Hinweise auf pathologische Veränderungen geben. Störungen der Erregungsausbreitung können den Herzlagetyp unabhängig von der anatomischen Lage verändern. Bei Hypertrophie eines Ventrikels verlängert sich die Erregungsausbreitung über die vergrößerte Muskelmasse. Dadurch weist die QRS-Schleife (→ Abb. 9.12a, b) zur hypertrophierten Seite, d. h. Lagetyp bei Linksherzhypertrophie nach links, bei Rechtsherzhypertrophie nach rechts verschoben (→ Kap. 9.6).

Vektor und EKG.

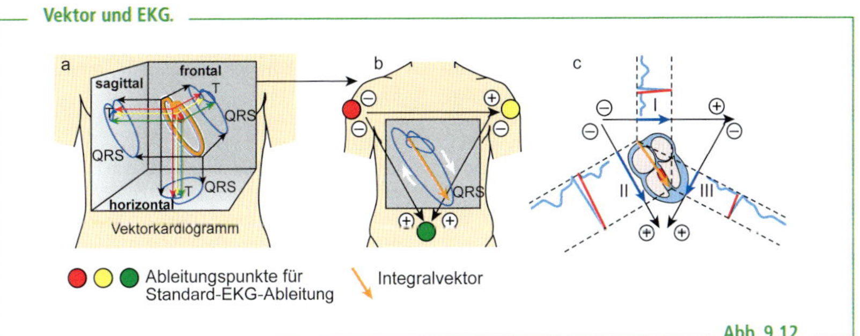

Abb. 9.12

EKG-Ableitungen.

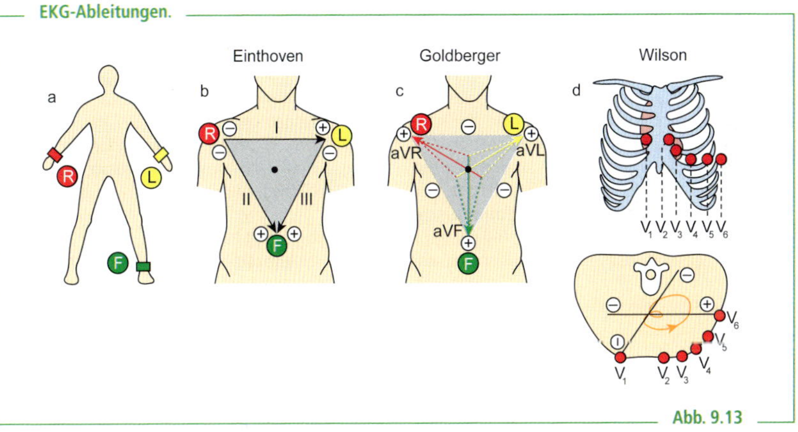

Abb. 9.13

EKG-Lagetypen.

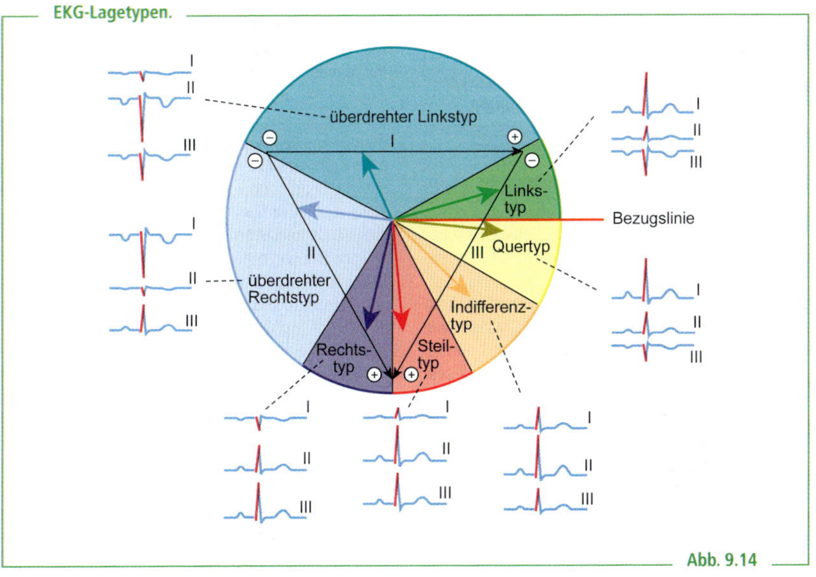

Abb. 9.14

9.6 Klinische Bedeutung des EKG

Anhand des EKG kann die Erregungsbildung und -ausbreitung im Herzen beurteilt werden. Alle Erkrankungen, die diese Prozesse beeinflussen, können Veränderungen im EKG hervorrufen. Folgende der in → Abb. 9.15 gezeigten Intervalle sind funktionell besonders relevant:

- PQ-Intervall: AV-Überleitungszeit (Dauer der Vorhoferregung)
- QRS-Komplex: Kammerkomplex (Dauer der Erregungsausbreitung über die Ventrikel)
- QT-Dauer: elektrische Systole (Dauer der Ventrikelerregung und -erregungsrückbildung).

Das EKG liefert jedoch keine Information über die mechanische Herzfunktion.

Herzfrequenz und Rhythmus

Die Herzfrequenz errechnet sich aus dem Abstand zwischen aufeinanderfolgenden R-Zacken (RR-Intervall). Herzfrequenzen > 100/min bezeichnet man als **Tachykardie,** Frequenzen < 60/min als **Bradykardie.** Die Dauer des RR-Intervalls ist nicht konstant. Eine physiologische Schwankung ist die **respiratorische Arrhythmie** mit Frequenzanstieg während der Inspiration und -abfall in der Exspiration. Pathologische Arrhythmien beruhen oft auf gestörter Erregungsbildung (z. B. Extrasystolen) oder -leitung (z. B. Blöcke).

Klinik

- **Sick-Sinus-Syndrom:** Störung der Erregungsbildung im Sinusknoten mit Bradykardie oder Tachy-/Bradykardie (z. B. nach Herzinfarkt)
- **Vorhofflattern (230–350/min), -flimmern (> 300/min):** unkoordinierte Vorhoferregung, unregelmäßige Kammeraktionen
- **Kammerflimmern:** hochfrequente hämodynamisch unwirksame Ventrikelerregungen

Extrasystolen

Extrasystolen (ES, → Abb. 9.16) sind vorzeitig auftretende, sich ausbreitende Erregungen im Herzen, die ihren Ursprung meist nicht im Sinusknoten haben. Nach ihrem Ursprungsort differenziert man supraventrikuläre und ventrikuläre ES.

Supraventrikuläre ES entstehen im Vorhofmyokard oder im oberen Anteil des AV-Knotens. Das aktuelle RR-Intervall ist verkürzt, die folgenden sind normal lang. Die P-Welle kann biphasisch oder negativ sein (retrograde Erregungsausbreitung in den Vorhöfen; → Abb. 9.16b). Sie sind gewöhnlich harmlos.

Ventrikuläre ES entstehen im AV-Knoten oder in tertiären Schrittmachern. Sie haben oft keine P-Welle. Da die nächste reguläre Sinuserregung auf refraktäres Gewebe trifft, wird sie nicht fortgeleitet, sondern erst die übernächste – es entsteht eine kompensatorische Pause (→ Abb. 9.16c).

Bei sehr niedriger Herzfrequenz kann die Refraktärzeit der ES bereits abgeklungen sein, wenn die nächste reguläre Sinuserregung eintrifft (**interponierte ES,** → Abb. 9.16d).

Leitungsstörungen

Ursachen sind Schädigungen, z. B. durch Entzündung, Hypoxie oder nach Myokardinfarkt.

Beim **AV-Block** liegt eine partielle oder totale Störung der AV-Überleitung vor. Das PQ-Intervall (→ Abb. 9.15) ist dabei auf > 0,2 s verlängert (I. Grad). Werden nicht alle Erregungen auf die Kammern übergeleitet (fehlende QRS-Komplexe, II. Grad), liegt ein AV-Block II. Grades vor. Bei einem totalen AV-Block (III. Grad) erfolgt keine Überleitung; die Kammern werden durch potenzielle Schrittmacher unabhängig von den Vorhöfen erregt.

Beim **Schenkelblock** ist die Leitung in einem Kammerschenkel blockiert und die Erregung breitet sich über das Kammermyokard aus. Die Kammerkomplexe sind verlängert und deformiert. Der Herzlagetyp verändert sich, er zeigt oft vom blockierten Schenkel weg, z. B. (ggf. überdrehter) Rechtstyp bei komplettem Linksschenkelblock.

Einseitige Hypertrophie

Nimmt die Myokardmasse zu, verlängert sich die Erregungsausbreitung im betroffenen Ventrikel. Die Kammerkomplexe sind verlängert und deformiert. Der Herzlagetyp ändert sich, es treten überdrehte Lagetypen auf, die zum hypertrophierten Ventrikel hin zeigen (überdrehter Linkstyp bei Linksherzhypertrophie).

Myokardinfarkt

Anhaltende Unterbrechung der Blutzufuhr (> **1 h**) in einem Myokardbezirk kann zur Nekrose **(Infarkt)** führen. Um die Nekrose bildet sich eine Verletzungszone mit ischämischem Saum, was charakteristische Zeichen im EKG hervorruft (→ Abb. 9.17): Nekrose (1): Der Integralvektor weist zu Beginn der Kammererregung „von der Nekrose weg": Da die Nekrosezone nicht mehr erregbar ist, dominieren die Integralvektoren zur Gegenseite – tiefes Q, kleine R-Zacke. Verletzung (2): Beeinträchtigte Erregungsausbreitung führt zum Verletzungsstrom „zur Nekrose hin": Die verletzte Zone präsentiert sich wie eine depolarisierte Membran, somit fließt während der Diastole ein Verletzungsstrom, der zum gesunden Myokard weist. Die TP-Strecke liegt folglich nicht auf, sondern unterhalb der Nulllinie (in den Ableitungen, die über dem Infarktgebiet liegen). Erst bei Vollerregung des Ventrikels (ST-Strecke) verschwindet der Verletzungsstrom – (scheinbare) Hebung der S-T-Strecke. Ischämie (3): Durch gestörte Repolarisation in der ischämischen Zone zeigt der T-Vektor „von der Nekrose weg" – negatives spitzes T. Diese Zeichen treten in unterschiedlichen Stadien auf. Nach Wochen bis Monaten (Endstadium) normalisiert sich das EKG weitgehend, nur das tiefe Q bleibt oft als Ausdruck der Narbe bestehen.

EKG-Phänomene und funktionell relevante Intervalle.

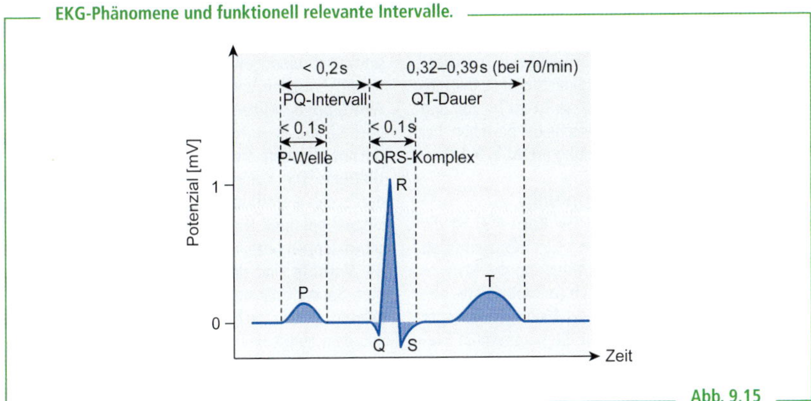

Abb. 9.15

Extrasystolen (ES).

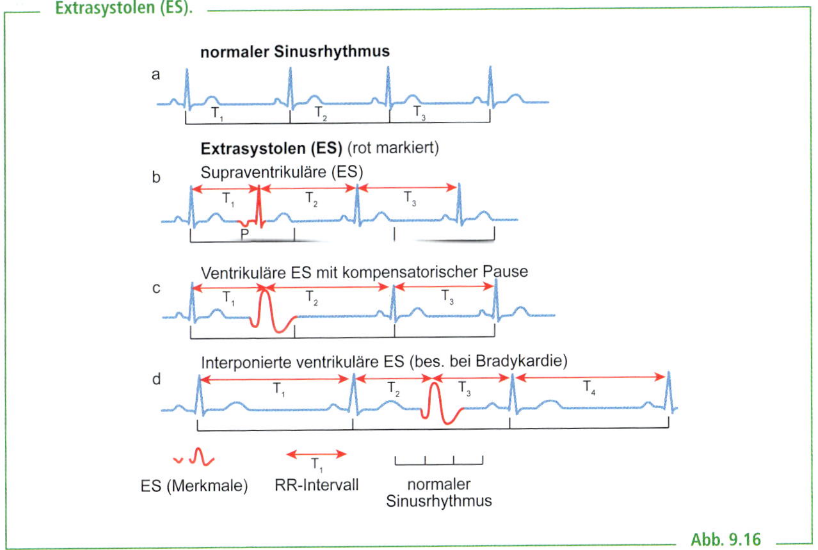

Abb. 9.16

Myokardinfarkt im EKG.

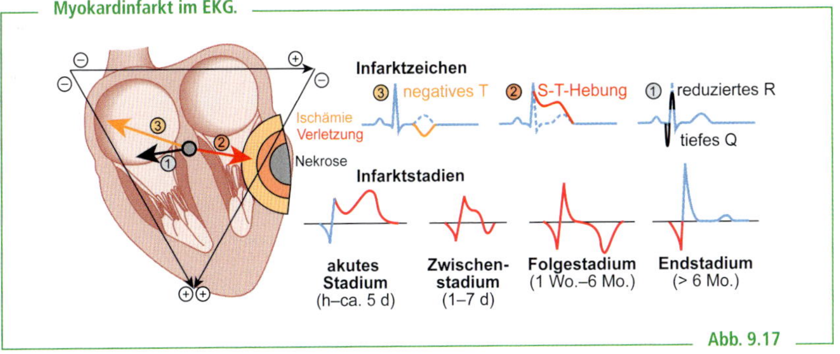

Abb. 9.17

9.7 Mechanische Herztätigkeit (1)

Der Herzmuskel hat in vielerlei Hinsicht eine Zwischenstellung zwischen glattem und Skelettmuskel. Der molekulare Kontraktionsmechanismus ist im Herzen und im Skelettmuskel gleich. Unterschiede bestehen bei der elektromechanischen Kopplung (→ Abb. 9.18).

Elektromechanische Kopplung

Ähnlich wie im Skelettmuskel (→ Kap. 4.3) ist die Erhöhung der intrazellulären Ca^{2+}-Konzentration ($[Ca^{2+}]_i$) das Signal, das die Ankopplung des Myosinkopfes ans Aktin einleitet. Die im sarkoplasmatischen Retikulum (SR) gespeicherte Ca^{2+}-Menge ist geringer als im Skelettmuskel und kann die kontraktilen Filamente nicht voll aktivieren. Das während des Aktionspotenzials (AP1) aus dem Extrazellularraum einströmende Ca^{2+} wird z.T. im SR gespeichert und beim nächsten Aktionspotenzial (AP2) freigesetzt. Der Grad der elektromechanischen Kopplung und damit die Kontraktionskraft werden maßgeblich von der Höhe des Ca^{2+}-Einstroms während des Aktionspotenzials beeinflusst (→ Abb. 9.18 [1]).

Ca^{2+}-induzierte Ca^{2+}-Freisetzung: Das Aktionspotenzial öffnet am T-Tubulus spannungsgesteuerte Ca^{2+}-Kanäle (**Dihydropyridinrezeptor** oder **L-Typ-Ca^{2+}-Kanal**). Durch diese Kanäle gelangt Ca^{2+} ans SR, bindet an den Ryanodinrezeptor (→ Kap. 4.3) und löst so eine Ca^{2+}-Freisetzung aus, die $[Ca^{2+}]_i$ um 1–2 Zehnerpotenzen erhöht (→ Abb. 9.18 [2]). Nach der Kontraktion wird das Ca^{2+} durch eine Ca^{2+}-ATPase des SR (SERCA) in die Zisternen des SR zurückgepumpt. Phospholamban reguliert die Aktivität dieser Ca^{2+}-ATPase.

Klinik

Ca^{2+}-Antagonisten vom Dihydropyridintyp (z. B. Nifedipin) blockieren den Dihydropyridinrezeptor und vermindern damit die Kontraktionskraft des Herzens. Sie senken den arteriellen Blutdruck und wirken durch die Reduktion der Kontraktionskraft zusätzlich kardioprotektiv.

Digitalis: Ca^{2+} wird z. T. durch membranständige Na^+-Ca^{2+}-Austauscher wieder aus der Herzmuskelzelle entfernt. Dieser Prozess ist abhängig von einer Na^+-K^+-ATPase (→ Kap. 1.4), die durch Herzglykoside (z. B. Digitalispräparate) blockiert werden kann. Dadurch steigt $[Ca^{2+}]_i$ und folglich die Herzkraft. Glykoside können die Herzfunktion bei akuter Herzinsuffizienz verbessern. Ähnlich wirkende Substanzen werden auch im menschlichen Organismus produziert und als **endogene kardiotone Steroide** oder endogenes Ouabain bezeichnet. Letztere Bezeichnung ist inkorrekt, denn mit Ouabain sind diese Hormone nicht identisch. Allerdings ist ihre chemische Natur noch nicht endgültig geklärt.

Funktion der Herzklappen

Vorhöfe, Kammern und Arterien beider Herzhälften sind durch bindegewebige Klappen voneinander getrennt. Zwischen Vorhöfen und Kammern liegen die **AV-Klappen,** Mitral- (links) und Trikuspidalklappe (rechts), die ihrer Form nach als Segelklappen bezeichnet werden. Sie bilden den Hauptteil der **Ventilebene.** Die Kammern werden von den Arterien durch die **Gefäßklappen** (Aorten- und Pulmonalklappe) getrennt. Nach ihrer Form werden sie als Taschenklappen bezeichnet.

Die **Vorhöfe** sind die Einstrombahn für das venöse Blut. Sauerstoffarmes Blut aus dem Körperkreislauf gelangt in den rechten Vorhof, arterialisiertes Blut aus dem Lungenkreislauf in den linken Vorhof. Entspannung des Kammermyokards **(Diastole)** erlaubt den Einstrom des Blutes aus den Vorhöfen. Bei der nächsten Kammerkontraktion **(Systole)** wird das Blut in die großen Arterien des Körper- bzw. Lungenkreislaufs gepumpt.

Die Klappen arbeiten nach dem Prinzip **druckgesteuerter Ventile:** Sobald der Druck vor der Klappe (in Strömungsrichtung gesehen) größer ist als dahinter, öffnet sich die Klappe. Umgekehrt schließt sie sich, wenn der Druck hinter der Klappe größer wird als im Raum davor. An den AV-Klappen, über denen besonders hohe Druckdifferenzen bestehen können, greifen die Sehnenfäden an. Sie werden durch die Kontraktion der Papillarmuskeln, die etwas früher einsetzt als die Kontraktion des übrigen Ventrikelmyokards, gespannt und verhindern während der Ventrikelsystole ein Durchschlagen der Klappensegel in die Vorhöfe (Klappeninsuffizienz).

Die Kontraktion des Kammermyokards während der Systole zieht die AV-Klappen (Ventilebene) zur Herzspitze. Durch die Erweiterung der Vorhöfe sinkt ihr Innendruck; Blut wird aus den großen Venen angesaugt. In der Diastole erschlafft der Ventrikel: Die Ventilebene verschiebt sich wieder basiswärts. Die Vorhöfe werden komprimiert, die Ventrikel erweitert und der atrioventrikuläre Druckgradient steigt an. Dieser **Ventilebenenmechanismus** trägt den Hauptanteil an der ventrikulären Füllung (→ Abb. 9.19).

Klinik

Die Strömungsgeräusche des Blutes bei Passage der Klappen können mit einem Stethoskop abgehört werden **(Auskultation).** Da die Geräusche mit dem Blutstrom fortgeleitet werden, liegen die Auskultationspunkte der Klappen nicht direkt über ihrer anatomischen Position (→ Abb. 9.20). Der Auskultationsbefund kann Hinweise auf pathologische Veränderungen geben: **Stenosen** führen zu Strömungsbehinderung (AV-Klappen: Diastolikum, Gefäßklappen: Systolikum). **Insuffizienzen** bewirken Blutrückstrom (AV-Klappen: Systolikum, Gefäßklappen: Diastolikum).

Elektromechanische Kopplung im Myokard.

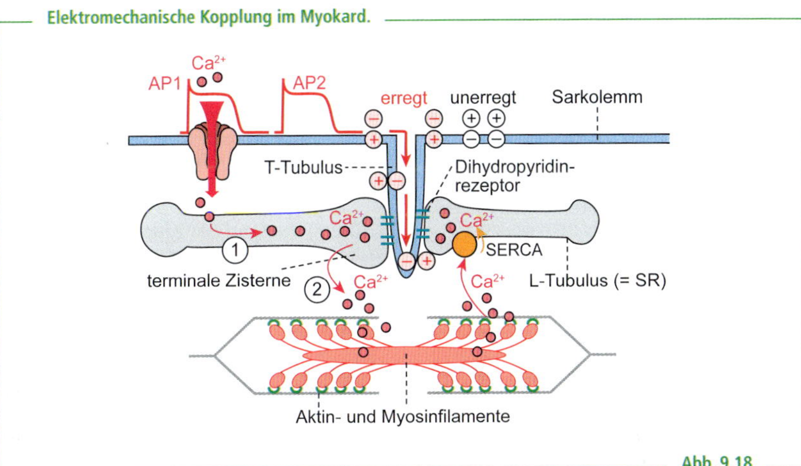

Abb. 9.18

Ventilebenenmechanismus.

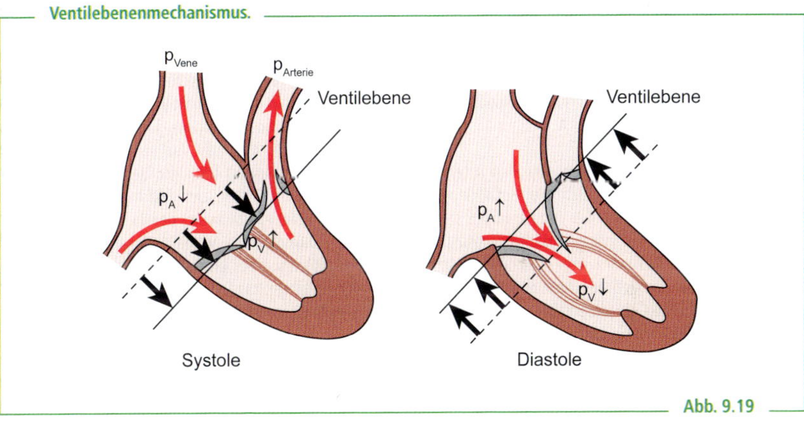

Abb. 9.19

Auskultationspunkte am Herzen.

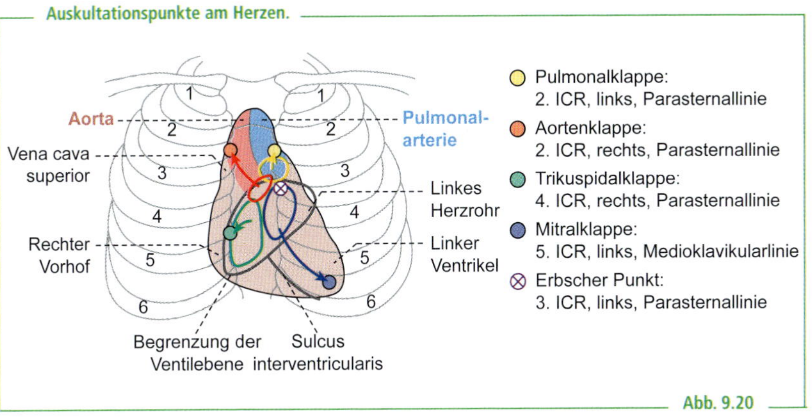

Abb. 9.20

9.8 Mechanische Herztätigkeit (2)

Die Herzaktion besteht aus Systole (Kammerkontraktion) und Diastole (Kammererschlaffung). In Ruhe benötigt die Systole ungefähr ein Drittel (0,25–0,33 s) der Dauer einer Herzaktion. Mit zunehmender Herzfrequenz verkürzt sich v. a. die Diastole (→ Abb. 9.21).
Man unterscheidet mehrere Phasen (→ Abb. 9.22):
- **Systole:** Anspannungs- und Austreibungsphase
- **Diastole:** Entspannungs- und Füllungsphase.

Austreibungs- und Füllungsphase sind erheblich länger als Anspannungs- (ca. 60–80 ms) und Entspannungsphase (ca. 50 ms).

Druck-Zeit-Diagramm

Die Großbuchstaben A–D markieren im Druck-Zeit-Diagramm (→ Abb. 9.22a) den Anfang der vier Teilabschnitte. Bei (A) ist die Kontraktion der Vorhöfe gerade abgeklungen, der Vorhofdruck unterschreitet den Ventrikeldruck (links: ca. 7 mmHg, rechts: 3 bis 4 mmHg), sodass sich die AV-Klappen schließen. Das Ventrikelmyokard beginnt sich zu kontrahieren. Solange der Druck im linken Ventrikel noch unter dem Aortendruck (80 mmHg) liegt, bleibt die Gefäßklappe geschlossen. Für den rechten Ventrikel sind die Verhältnisse analog, nur auf erheblich niedrigerem Druckniveau (ca. 9 mmHg in der A. pulmonalis [nicht abgebildet]).
Wenn der Druck im Ventrikel den aktuellen Arteriendruck übersteigt (B), öffnen sich die Gefäßklappen und der Blutauswurf beginnt. Der Ventrikeldruck steigt weiter und erreicht in der zweiten Hälfte der Austreibungsphase sein Maximum von 120 (links) bzw. 20 mmHg (rechts), das sich auf die Aorta bzw. A. pulmonalis überträgt. Mit einsetzender Erschlaffung des Myokards sinkt der Ventrikeldruck. Aufgrund der Trägheit strömt das Blut jedoch noch für eine Weile weiter in die Arterien, weshalb der Aorten- bzw. Pulmonalisdruck langsamer absinkt als der Ventrikeldruck.
Der Ventrikeldruck fällt unter den Arteriendruck (C). Damit schließt sich die Gefäßklappe und die Systole ist beendet. Der Klappenschluss gibt im Ansatzteil der Arterien ein wenig Raum frei, sodass der Aorten- bzw. Pulmonalisdruck kurzfristig absinkt (Inzisur, ↓). Während der Entspannungsphase sinkt der Ventrikeldruck weiter. Die Vorhöfe sind zu diesem Zeitpunkt gefüllt, außerdem bewegt sich die Ventilebene auf die Vorhöfe zu, sodass der Druck in den Vorhöfen um einige mmHg höher ist als am Ende der Diastole.
Sobald der Ventrikeldruck den Vorhofdruck unterschritten hat (D), öffnet sich die AV-Klappe, und die Füllung der Ventrikel beginnt. Durch den Ventilebenenmechanismus (→ Kap. 9.7) schieben sich die AV-Klappen buchstäblich über die Blutsäule, sodass eine große Blutmenge in kurzer Zeit passiv in die Ventrikel gelangt. Das ermöglicht auch bei stark verkürzter Diastole (z. B. bei körperlicher Arbeit) eine nahezu uneingeschränkte Ventrikelfüllung.

Zentralvenöser Druck (ZVD)

Druckänderungen im Herzen werden retrograd auf die großen Venen übertragen und verursachen Schwankungen des ZVD (→ Abb. 9.22b): Trikuspidalvorwölbung bei Kammerkontraktion (c), Verschiebung der Ventilebene zur Herzspitze (x), Bluteinstrom in den Vorhof (v), Blutverschiebung in die Kammer durch Ventilebenenmechanismus (y), Systole des rechten Vorhofs (a).

Öffnungszustand der Klappen

Während der An- und Entspannungsphase sind alle Klappen geschlossen. Die Gefäßklappen öffnen sich in der Austreibungsphase, die AV-Klappen in der Füllungsphase (→ Abb. 9.22c).

Volumen-Zeit-Diagramm

Am Ende der Füllung befinden sich in beiden Ventrikeln je 130–140 mL Blut (**enddiastolisches Volumen, edV,** → Abb. 9.22d). Die Anspannungsphase erfolgt isovolumetrisch, erst mit Beginn der Austreibung nimmt das Ventrikelvolumen ab – anfangs rapide wegen des rasch ansteigenden Drucks, später langsamer. Jeder Ventrikel wirft in einer Systole etwa **70 mL** Blut aus **(Schlagvolumen).** In Ruhe bleibt ein Restvolumen **(endsystolisches Volumen, esV)** von je **55–60 mL** in den Ventrikeln. Das relative Schlagvolumen **(Ejektionsfraktion, EF)** beträgt beim Gesunden ≥ **55 %** des edV. Auf die isovolumetrische Ventrikelentspannung folgt die Ventrikelfüllung. Bereits im ersten Drittel der Füllungsphase strömen 80 % des Füllungsvolumens passiv ein. Diese initiale rasche Füllungsphase verhindert größere Füllungseinschränkungen bei erhöhter Herzfrequenz. Am Ende der Füllungsphase steuert die Vorhofsystole etwa 15 % zum Gesamtfüllungsvolumen der Ventrikel bei.

EKG

Die Kammererregung beginnt kurz vor Beginn der mechanischen Systole. Mit Beginn der mechanischen Diastole ist die Repolarisation der Kammern abgeschlossen (→ Abb. 9.22e).

Phonokardiogramm (PKG)

Typisch sind der **I.** (**Muskelton** oder **Kammeranspannungston,** Schluss der AV-Klappen und Kammerkontraktion) und der **II. Herzton** (**Klappenton,** Schluss der Gefäßklappen). Bei Jugendlichen können ein III. (frühdiastolische Füllung) und IV. Herzton (Vorhofkontraktion, nicht abgebildet) auftreten (→ Abb. 9.22e).

Klinik

Die linksventrikuläre EF (LVEF) erlaubt die Differenzierung einer chronischen Herzinsuffizienz: LVEF < 40 %: Störung der Pumpfunktion (Herzinsuffizienz mit reduzierter LVEF, HFrEF); LVEF ≥ 50 %: Störung der Ventrikelfüllung (Herzinsuffizienz mit erhaltener LVEF, HFpEF).

Einfluss der Herzfrequenz auf Systolen- und Diastolendauer.

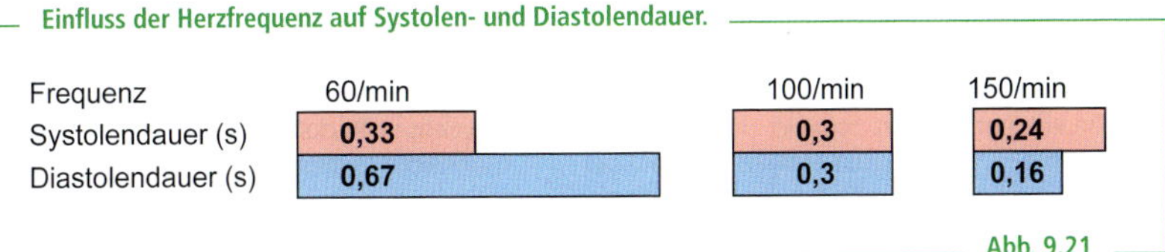

Abb. 9.21

Tätigkeit des linken Ventrikels während einer Herzaktion.

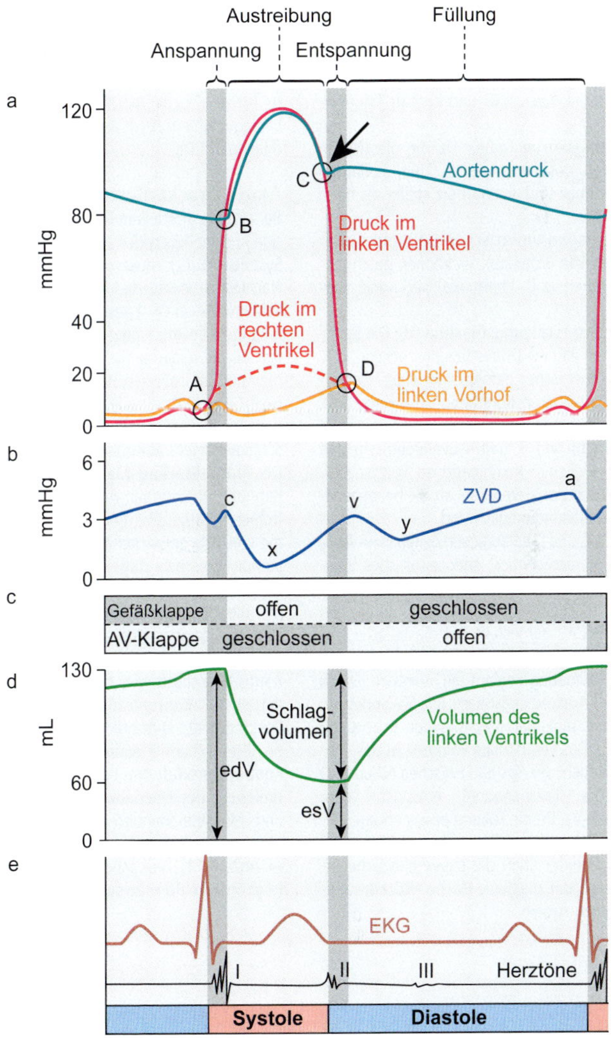

Austreibung
Füllung
Anspannung
Entspannung

a
mmHg
120
80
40
20
0
Aortendruck
Druck im linken Ventrikel
Druck im rechten Ventrikel
Druck im linken Vorhof
A
B
C
D

b
mmHg
6
3
0
ZVD
a
c
v
x
y

c

Gefäßklappe	offen	geschlossen
AV-Klappe	geschlossen	offen

d
mL
130
60
0
Schlag-volumen
edV
esV
Volumen des linken Ventrikels

e
EKG
I
II
III
Herztöne
Systole
Diastole

Abb. 9.22

9.9 Mechanische Herztätigkeit (3)

Arbeitsdiagramm

In Ruhe erbringt das Herz bei jeder Herzaktion eine Arbeit von **1–1,5 Nm.** Davon entfallen etwa **80 bis 85 %** auf den **linken Ventrikel;** aufgrund der niedrigen Drücke erbringt der rechte Ventrikel nur etwa ⅕ der Gesamtarbeit des Herzens. Die Herzarbeit ist vorwiegend (ca. 99 %) **Druck-Volumen-Arbeit.** Nur 1 % wird als **kinetische Arbeit** zur Beschleunigung des ruhenden Auswurfvolumens geleistet. Bei körperlicher Arbeit steigt dieser Anteil an. Die Herzarbeit lässt sich im **Druck-Volumen-Diagramm** (pV-Diagramm, Arbeitsdiagramm, → Abb. 9.23) darstellen. Es entspricht dem Längen-Spannungsdiagramm des Skelettmuskels (→ Kap. 4.6) und enthält folgende Kurven:

- **Ruhedehnungskurve** (grün): Da die elastischen Komponenten des Herzmuskels (Titin, Kollagen) weniger dehnbar sind, verläuft sie steiler als beim Skelettmuskel.
- **Kurven der isovolumetrischen** (rot) und **isobarischen Maxima** (schwarz): Sie können durch inotrope Effektoren (z. B. Pharmaka) verändert werden.
- **Kurve der Unterstützungsmaxima (U):** Die Systole des Herzens ist eine Unterstützungszuckung, d. h. eine isovolumetrische, gefolgt von einer isobarischen oder auxobaren Kontraktion (→ Kap. 4.6). Die U-Kurve erstreckt sich zwischen den Punkten A' (rein isobarisch) und B' (rein isovolumetrisch) und bildet alle möglichen Kombinationen von isovolumetrischem und isobarem Anteil ab, die bei gegebenem Füllungszustand möglich sind.

Die Punkte A, B, C und D entsprechen denen in → Abb. 9.22a. Punkt A repräsentiert enddiastolisches Volumen und enddiastolischen Druck **(Vorlast, preload).** Die isovolumetrische Anspannung wird durch den senkrechten Pfeil AB dargestellt. Der diastolische Aortendruck wird als **Nachlast (afterload)** bezeichnet. Mit seiner Überwindung beginnt die auxobare (Druck ↑, Volumen ↓) Austreibungsphase BC. Sie endet am Schnittpunkt des maximalen systolischen Drucks mit der Kurve U (C). Das ventrikuläre Volumen ist das endsystolische Volumen, der Abstand zwischen AB und CD (isovolumetrische Entspannung) entspricht dem **Schlagvolumen V_S.** Da die Füllung passiv erfolgt, verläuft der Pfeil DA auf der Ruhedehnungskurve. Die gelbe Fläche darunter stellt die passiv-elastische Arbeit des Ventrikels dar, die blaue Fläche ABCD die aktive Druck-Volumen-Arbeit.

Autoregulation des Herzens

Was reingeht, muss auch wieder raus – diese simple Formel verdeutlicht, dass das **Schlagvolumen an den venösen Rückstrom angepasst** werden muss. Entsprechend müssen auch die Schlagvolumina beider Ventrikel aufeinander abgestimmt werden. Das erfolgt durch die Autoregulation des Herzens **(Frank-Starling-Mechanismus),** über die akute Volumen- oder Druckbelastungen kompensiert werden.

Akute Volumenbelastung (Vorlast ↑)

Die Reaktion des Herzens auf ein akut erhöhtes Füllungsvolumen (A_1) zeigt → Abb. 9.24a. Die maximale isovolumetrische Kontraktionskraft (B'_1) ist bei stärkerer Vordehnung erhöht. Das Herz leistet größere Arbeit (Fläche $A_1B_1C_1D_1$) und wirft ein höheres Schlagvolumen (V_{S1}) aus als bei normaler Füllung (Fläche ABCD).

Akute Druckbelastung (Nachlast ↑)

Bei akutem arteriellem Druckanstieg erfolgt die Reaktion in zwei Herzzyklen (→ Abb. 9.24b): In der ersten Systole (AB_1C_1) muss das Herz gegen eine höhere Nachlast arbeiten, dadurch kann nur ein geringeres Schlagvolumen (V_{S1}) ausgeworfen werden. Da die Füllung nicht beeinträchtigt ist (Pfeil D_1A_2), steigt die Vorlast für die folgende Systole. (Dies gilt streng genommen nur am isolierten Herzen.) Die zweite Herzaktion ($A_2B_2C_2D_2$) läuft ab wie für → Abb. 9.24a beschrieben. Damit wird die Druckbelastung hinsichtlich des Schlagvolumens vollständig kompensiert (V_{S2}).

Der **Frank-Starling-Mechanismus** beruht auf einer dehnungsabhängigen Änderung der **Ca^{2+}-Empfindlichkeit** des kontraktilen Apparats. Dehnung steigert die von Titin entwickelten elastischen Kräfte. Die Abstände zwischen den kontraktilen Filamenten verschmälern sich (→ Abb. 9.25a) und verbessern damit die Bedingungen für die Querbrückenbindung. Dadurch steigt auch die Affinität des Troponin C für Ca^{2+}. Die Maximalkraft steigt, und die halbmaximale Kontraktionskraft wird bereits bei niedrigerer zytosolischer Ca^{2+}-Konzentration erreicht (→ Abb. 9.25b). Durch erhöhte Querbrückenbindung nimmt V_S zu. Eine ältere Theorie erklärt die erhöhte myokardiale Kontraktionskraft wie beim Skelettmuskel durch Optimierung des Überlappungsgrades zwischen Aktin- und Myosinfilamenten und damit einer Zunahme gleichzeitig aktiver Querbrücken (→ Kap. 4.6, → Abb. 4.11). Dies scheint beim Herzen nur eine untergeordnete Rolle zu spielen.

Klinik

Bei akut verminderter Herzfüllung kann es durch Abfall des Schlagvolumens und damit des Blutdrucks im Kopfbereich zu einer kurzfristigen Ohnmacht **(Synkope)** kommen.

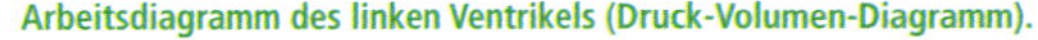

Arbeitsdiagramm des linken Ventrikels (Druck-Volumen-Diagramm).

AB: Anspannungsphase } Systole
BC: Austreibungsphase } Systole
CD: Erschlaffungsphase } Diastole
DA: Füllungsphase } Diastole
B: Öffnen der Taschenklappen
D: Öffnen der Segelklappen
A‘: maximale isobarische Verkürzung
B‘: maximale isovolumetrische Kontraktion

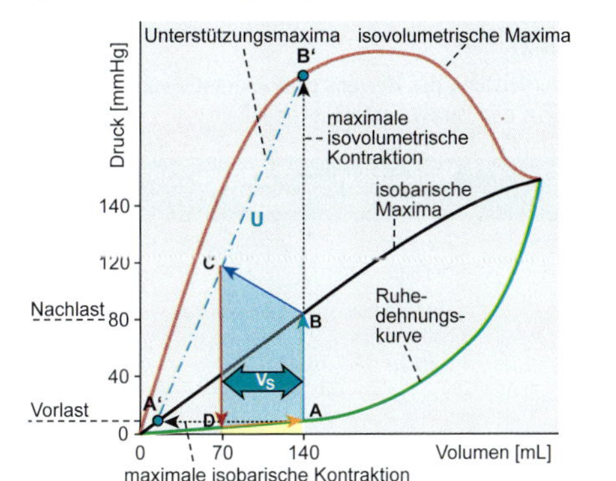

Abb. 9.23

Autoregulation des Herzens.

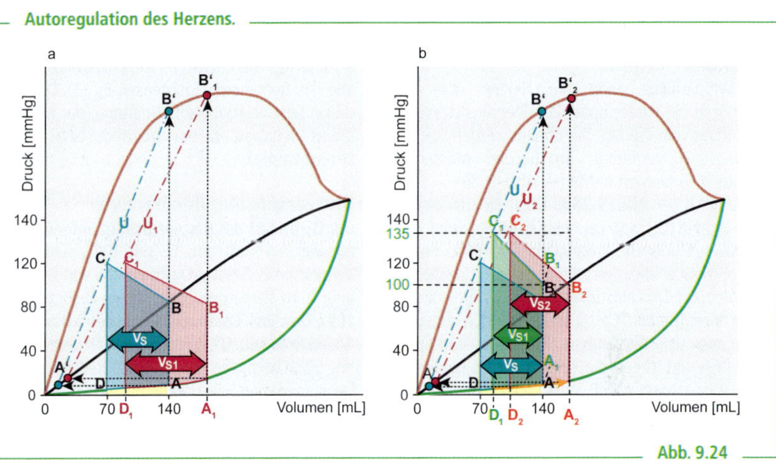

Abb. 9.24

Wirkung des Frank-Starling-Mechanismus.

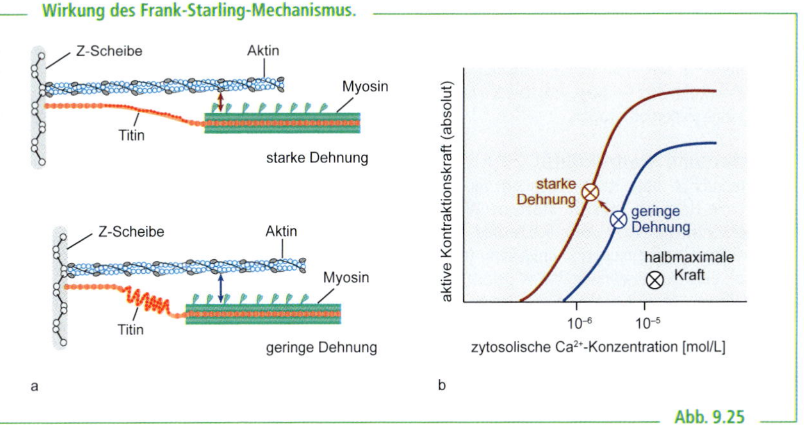

Abb. 9.25

9.10 Innervation und Blutversorgung

Herznerven

Die Auswurfleistung des Herzens wird vegetativ von Sympathikus und Parasympathikus moduliert.

	Sympathikus	Parasympathikus
Transmitter	Adrenalin, Noradrenalin	Acetylcholin
Angriffsort	EBLS, Vorhof- und Kammermyokard	EBLS, Vorhofmyokard
allgemeine Wirkung	erregend, ergotrop	hemmend, trophotrop
Herzkraft, V_S	↑	↓
Frequenz	↑	↓
Überleitung	↑	↓

Molekulare Effekte

Der Sympathikus wirkt am Herzen über **β_1**-Rezeptoren, der Parasympathikus über muskarinische Rezeptoren vom Typ **M_2**. Die Effekte werden über G-Proteine (G) vermittelt; als Second Messenger (→ Kap. 1.9) fungiert cAMP (→ Abb. 9.26).

Sympathikus (→ Abb. 9.26a): Über ein stimulierendes G-Protein (G_s) wird vermehrt cAMP gebildet. Dieses aktiviert über die Proteinkinase A (PKA) den L-Typ-Ca^{2+}-Kanal, über den während des Aktionspotenzials verstärkt Ca^{2+} einströmt, sodass die zytosolische Ca^{2+}-Konzentration ($[Ca^{2+}]_i$) steigt. Die PKA phosphoryliert auch Phospholamban (PLB). Dies enthemmt die SERCA und fördert die Relaxation des Myokards. Am EBLS aktiviert cAMP HCN-Kanäle; die diastolische Depolarisation wird steiler und die Aktionspotenzialbildung beschleunigt.

Parasympathikus (→ Abb. 9.26b): Über ein hemmendes G-Protein (G_i) werden die cAMP-Produktion und dadurch der Ca^{2+}-Einstrom I_{Ca} und der Schrittmacherstrom I_f vermindert; damit sinkt die Aktionspotenzialfrequenz. Weiterhin wird ein membranständiger K^+-Kanal aktiviert (→ Kap. 7.4). Der K^+-Ausstrom bewirkt eine Hyperpolarisation.

Herzkraft und Kontraktilität

Die sympathisch vermittelte Erhöhung von $[Ca^{2+}]_i$ steigert die Herzkraft **(positiv inotrope Wirkung)** und die Kontraktilität (→ Abb. 9.27a und → Kap. 4.7). Der Parasympathikus wirkt umgekehrt **(negativ inotrop)**, eine direkte Wirkung hat er jedoch nur auf das Vorhofmyokard. Am Ventrikel mindert er den Sympathikotonus und wirkt so nur indirekt. Den Effekt auf die Kontraktilität verdeutlicht die veränderte Anstiegssteilheit der Spannungskurve (1). Auch die Erschlaffung wird vegetativ beeinflusst (**positive** bzw. **negative Lusitropie** [2]).

→ Abb. 9.27b zeigt die Sympathikuswirkung im Arbeitsdiagramm: Die größere Kontraktilität ermöglich höhere isovolumetrische Drücke (B'_1). Die Kurve de isovolumetrischen Maxima verläuft somit steiler; e resultiert bei gleicher Füllung ein größeres **Schlagvolumen** ($V_{S1} > V_S$).

Frequenz und Überleitung

Sinusknoten (→ Abb. 9.27c): Der Sympathikus er höht den Ca^{2+}-Einstrom (I_{Ca}) und den Schrittmacherstrom (I_{f}), die zur Depolarisation führen. Der Parasympathikus wirkt gegenläufig, steigert aber den **K^+-Ausstrom (I_K)** und bewirkt eine Hyperpolarisation. Damit verändern sich die **Steilheit** der diastolischer Depolarisation (1), das **Ruhemembranpotenzial E_m** (2) und das kritische Membranpotenzial **E_{kri}** (**Schwellenpotenzial,** 3). Der Sympathikus steiger die Herzfrequenz, der Parasympathikus senkt sie (**positive** bzw. **negative Chronotropie**).

AV-Knoten (→ Abb. 9.27d): Die Herznerven beeinflussen die Steilheit der diastolischen Depolarisatior (1) und des Aufstrichs des Aktionspotenzials (2) sowie das Ruhemembranpotenzial E_m (3). Der Sympathikus beschleunigt die Überleitung, der Parasympathikus verlangsamt sie (**positive** bzw. **negative Dromotropie**).

Blutversorgung des Herzens

Der **O_2-Bedarf** des Herzens beträgt unter Ruhebedingungen **7–10 mL/min** O_2 pro 100 g Gewebe (zum Vergleich: bei Gesamt-O_2-Aufnahme von 250 mL/mir und 70 kg Körpergewicht entfallen 0,36 mL/min au 100 g Gewebe). Die Durchblutung beträgt zwar nur ca **80 mL/min** pro 100 g, doch die O_2-Ausschöpfung is mit 57 % hoch. Die myokardiale O_2-Versorgung (z. B bei körperlicher Arbeit) kann daher fast nur über verstärkte Durchblutung gesteigert werden. Die maximale Zunahme der Koronardurchblutung **(Koronarreserve)** beträgt etwa das 4- bis 5-Fache des Ruhewerts.

Die Koronargefäße entspringen direkt aus der Aortenwurzel, sodass ihr Blutdruck dem Aortendruck entspricht. Während die großen Gefäße epikardia verlaufen, ziehen die kleineren ins Myokard hinein Durch den Muskeldruck in der Systole werden sie komprimiert, sodass die Durchblutung hauptsächlich in der Diastole stattfindet (→ Abb. 9.28).

Klinik

Frequenzlimitierung: Bei zu hoher Herzfrequenz kann die Diastole zu kurz für eine ausreichende Durchblutung sein. Herzfrequenzen > **200/min** sind ein Abbruchkriterium für Belastungstests (→ **Kap. 16.3**).

Unterbrochene Blutzufuhr **(Ischämie)** löst Schmerzen aus **(Angina pectoris)** und kann bei längerem Bestehen zur Nekrose **(Myokardinfarkt)** führen.

Molekulare Effekte von Sympathikus (a) und Parasympathikus (b).

Abb. 9.26

Wirkungen der Herznerven.

Abb. 9.27

Koronardurchblutung und Aortendruck.

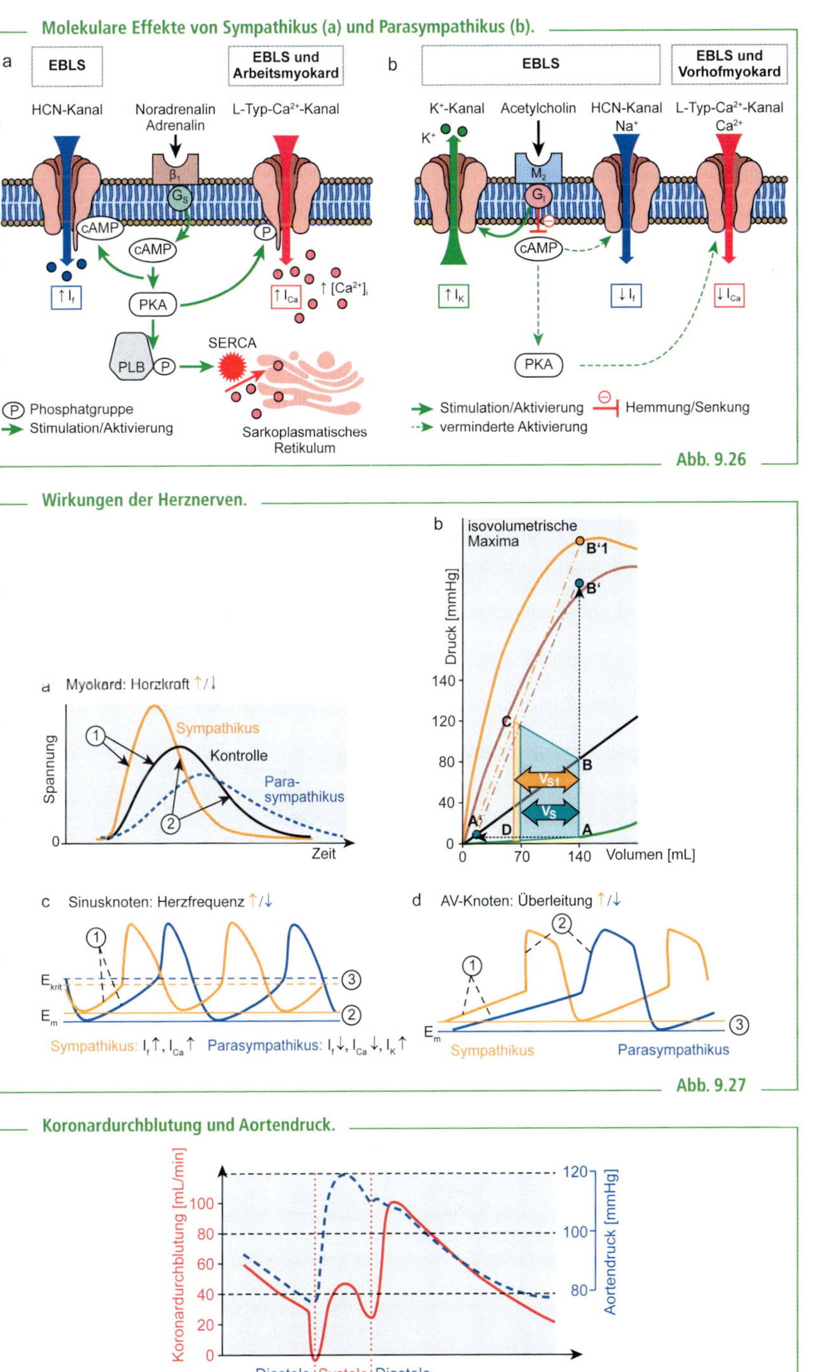

Abb. 9.28

9.11 Der Blutkreislauf (1)

Das Herz ist der „Motor" des Kreislaufs, der eine Druckdifferenz als Antrieb der Blutströmung erzeugt. Die Größe der Blutströmung wird durch die Architektur des Kreislaufs und der Gefäße sowie durch die Fließeigenschaften des Blutes bestimmt.

Stromstärke

Die Stromstärke im Gesamtkreislauf ist gleich dem Herzminutenvolumen (5–6 L/min in körperlicher Ruhe). Sie ist in allen seriell hintereinanderliegenden Kreislaufabschnitten (Index S) gleich (**Kontinuitätsgesetz,** → Abb. 9.29a):

$$I_s = I_1 = I_2 = ... = I_n$$

In jedem dieser Abschnitte ergibt sich die Stromstärke I als Produkt aus Gesamtquerschnittsfläche Q und Strömungsgeschwindigkeit v, sodass obige Gleichung umgeformt werden kann in:

$$I_s = Q_1 \cdot v_1 = Q_2 \cdot v_2 = ... = Q_n \cdot v_n$$

Den kleinsten Querschnitt hat die Aorta (3–4 cm^2). Mit jeder Aufzweigung nimmt Q zu und erreicht in den Kapillaren mit ca. 3.000 cm^2 die 1.000-fache Größe des Aortenquerschnitts. In den Venen nimmt Q wieder ab und erreicht in den Vv. cavae etwa 6 bis 7 cm^2. Entsprechend ist die Strömungsgeschwindigkeit in der Aorta am höchsten (ca. 25–30 cm/s) und in den Kapillaren am niedrigsten (0,03 cm/s). Die starke Aufzweigung und die langsame Strömung sind eine wichtige Voraussetzung für den kapillären Austausch.

Strömungsformen

In den meisten Blutgefäßen ist die Stromstärke linear proportional zum Druckgradienten. Dies ist der Fall bei **laminarer** Strömung, d. h., wenn sich die Flüssigkeitsteilchen parallel zur Gefäßlängsachse bewegen. In der Flüssigkeitssäule bilden sich Schichten gleicher Geschwindigkeit, sodass ein parabolisches Geschwindigkeitsprofil entsteht (→ Abb. 9.30a). Bei hoher mittlerer Strömungsgeschwindigkeit können **Turbulenzen** auftreten. Die Flüssigkeitsteilchen bewegen sich in alle möglichen Richtungen, sodass das Geschwindigkeitsprofil flacher wird. Die Stromstärke im Gefäß sinkt, und zwar proportional der Quadratwurzel des Druckgradienten (→ Abb. 9.30b). Unter physiologischen Bedingungen treten turbulente Strömungen nur im Anfangsteil der Aorta und der A. pulmonalis auf; an **Gefäßstenosen** kommt es ebenfalls zu Turbulenzen. Die Wahrscheinlichkeit des Umschlagens einer laminaren in eine turbulente Strömung steigt mit zunehmender Strömungsgeschwindigkeit und Dichte sowie abnehmender Viskosität der strömenden Flüssigkeit.

Strömungswiderstand

Bei laminarer Strömung ist der Strömungswiderstand der Proportionalitätsfaktor zwischen Antriebsdruck Δp und Stromstärke I (Ohm-Gesetz, → Kap. 9.1).

Widerstand von Einzelgefäßen

Der Strömungswiderstand R_x eines Einzelgefäßes wird durch seine **Länge L,** seinen **Radius r ($R \sim 1/r^4$!)** sowie die **Blutviskosität** η bestimmt. Setzt man diese Beziehung in das Ohm-Gesetz ein, ergibt sich das **Hagen-Poiseuille-Gesetz:**

$$I = \frac{\Delta p \cdot r^4 \cdot \pi}{8 \cdot L \cdot \eta}$$

Das Hagen-Poiseuille-Gesetz gilt im Kreislauf nur eingeschränkt. Folgende Gültigkeitsvoraussetzungen sind im Kreislauf nur **näherungsweise** erfüllt:

- stationäre (d. h. zeitlich konstante) Strömung
- laminare Strömung
- konstanter Gefäßradius (→ Abb. 9.34)
- konstante Blutviskosität (→ Kap. 8.2, → Kap. 9.12).

Widerstand im Gefäßverbund

Im Gefäßverbund beeinflussen **Anzahl** und **Anordnung** der Gefäße den Strömungswiderstand im betreffenden Abschnitt. In Analogie zum elektrischen Widerstand gelten die **Kirchhoff-Regeln** für den Gesamtwiderstand bei serieller (R_S) bzw. paralleler (R_P) Anordnung der Einzelgefäße:

$$R_s = R_1 + R_2 + ... + R_n$$

$$1/R_P = 1/R_1 + 1/R_2 + ... + 1/R_n$$

Mit steigender Zahl parallel geschalteter Gefäße wird R_P auch bei hohem Widerstand der Einzelgefäße immer weiter reduziert.

Blutdruck und TPR

Der Strömungswiderstand im Kreislauf reduziert den vom Herzen erzeugten Blutdruck. Während in der Aorta ein mittlerer Blutdruck von 100 mmHg herrscht, beträgt er in den großen Thorakalvenen nur 3 bis 8 mmHg (→ Kap. 9.16).

Der totale periphere Widerstand (TPR) des Körperkreislaufs beträgt **120 kPa pro L/s.** Den größten Anteil daran haben die Arteriolen, die als **Widerstandsgefäße** bezeichnet werden (→ Abb. 9.29b). In diesem Kreislaufabschnitt ist der Druckverlust am stärksten. Die zwar wesentlich engeren Kapillaren tragen wegen ihrer starken Aufzweigung und sehr großen Anzahl nur ca. 25 % zum TPR und damit zum Druckabfall bei.

Der Widerstand der Arteriolen ist nicht nur besonders hoch, sondern vor allem variabel. Darüber kann die Durchblutung von Kapillargebieten reguliert werden (→ Kap. 9.15).

Strömungsgeschwindigkeit, Blutdruck und totaler peripherer Widerstand.

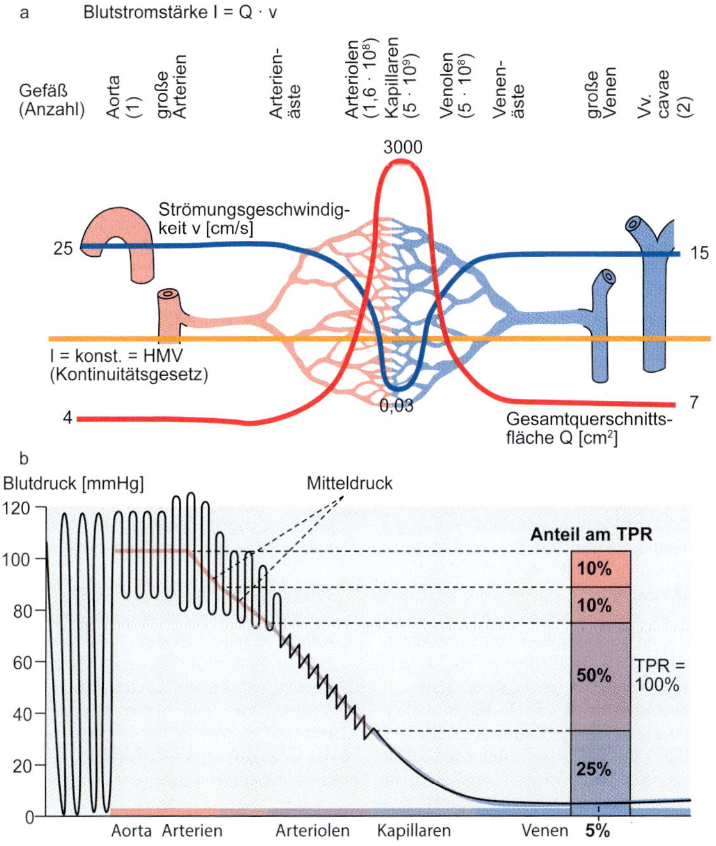

a
Blutstromstärke I = Q · v
Gefäß (Anzahl)
Aorta (1)
große Arterien
Arterienäste
Arteriolen (1,6 · 10⁸)
Kapillaren (5 · 10⁹)
Venolen (5 · 10⁸)
Venenäste
große Venen
Vv. cavae (2)
3000
Strömungsgeschwindigkeit v [cm/s]
25
15
I = konst. = HMV (Kontinuitätsgesetz)
4
0,03
7
Gesamtquerschnittsfläche Q [cm²]
b
Blutdruck [mmHg]
Mitteldruck
120
100
80
60
40
20
0
Anteil am TPR
10%
10%
50%
25%
TPR = 100%
Aorta Arterien
Arteriolen
Kapillaren
Venen
5%

Abb. 9.29

Strömungsformen.

a
b
laminare Strömung
I ~ p1–p2
turbulente Strömung
I ~ √p1–p2
Vorkommen:
in den meisten Gefäßen
an Stenosen

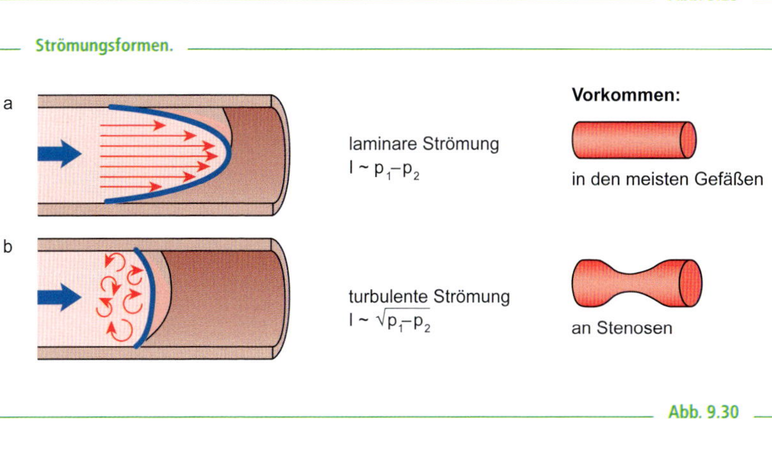

Abb. 9.30

9.12 Der Blutkreislauf (2)

Fließeigenschaften des Blutes

Der Strömungswiderstand resultiert aus der Reibung der strömenden Flüssigkeit an den Gefäßwänden und der inneren Reibung der Flüssigkeit **(Viskosität η).**

Homogene (Newton-)Flüssigkeiten

Den Zusammenhang zwischen Antriebskraft und Reibung zeigt → Abb. 9.31a: Die **Schubspannung τ** (Kraft, die die Flüssigkeit „schiebt") zieht die blaue Platte über eine homogene Flüssigkeit (z. B. Plasma), die eine unbewegte Platte (weiß) bedeckt. Die untere Grenzschicht der Flüssigkeit bewegt sich nicht (Geschwindigkeit $v = 0$); die obere Grenzschicht wird von der bewegten Platte mitgezogen ($v = max$). Es kommt zur Scherung des Flüssigkeitsfilms. Der **Schergrad γ** als Differenzial des Geschwindigkeitsgradienten über die Schichtdicke (dv/dy) ist der Schubspannung τ proportional mit η als Proportionalitätsfaktor **(Newton-Gesetz).**

Nicht-homogene Flüssigkeiten

Die Viskosität des **Blutes** ist aufgrund der korpuskulären Blutbestandteile **nicht konstant** (→ Kap. 8.2). Diese **scheinbare Viskosität** η_{app} wird durch verschiedene Faktoren beeinflusst (→ Abb. 9.31b):

- **Schubspannung τ (1):** Je niedriger τ, umso höher ist η_{app}. Die erhöhte Viskosität behindert das Fließen und kann v. a. in Kapillaren zur **Stase** führen.
- **Hämatokrit (Hkt) (2):** Je höher der Hkt, umso höher ist η_{app} und folglich die Gefahr der Stase.
- **Gefäßdurchmesser d (3):** In engen Gefäßen ($d < 300\,\mu m$) sinkt η_{app} **(Fåhraeus-Lindqvist-Effekt).** Die Zellen fließen im Zentrum des Gefäßes, sodass nur das niedervisköse Plasma die Gefäßwände berührt (Axialmigration). Zumindest in Gefäßen, deren Durchmesser noch $> 10\,\mu m$ ist, kann dieser Mechanismus einer Stase entgegenwirken.

Klinik

Kreislaufschock: Bei starkem Blutdruckabfall steigt die Blutviskosität in den Kapillaren an. Dadurch kann es zur Erythrozytenaggregation (Sludge-Phänomen, Geldrollenbildung) und Bildung von Mikrothromben mit der möglichen Folge einer Verbrauchskoagulopathie (Blutungsneigung als Folge ausgedehnter Gerinnung) kommen.

EPO-Doping: Erythropoetin (EPO) stimuliert die Erythrozytenbildung (→ **Kap. 8.2**, → **Kap. 17.14**) und verbessert die O_2-Transportkapazität des Blutes. Mit der erhöhten Blutviskosität steigt die Gefahr von Thrombenbildung und Nekrosen (Herz-, Hirninfarkte). Höhenaufenthalte und Höhentraining stimulieren die EPO-Synthese und haben damit die gleichen Effekte.

Blutgefäße

Strömungswiderstand und Stromstärke im Kreislau werden maßgeblich durch die Struktur sowie die akti ven und passiven Eigenschaften der Gefäßwänd beeinflusst.

Bau der Gefäßwände

Die Dicke und die Zusammensetzung der Gefäßwän de bilden die Grundlage für wesentliche funktionell Gefäßeigenschaften. Besonders markant sind die Un terschiede zwischen Körperarterien und -venen. Ve nen, die weniger hohen Drücken ausgesetzt sind, ha ben dünnere Wände als Arterien gleichen Kaliber (→ Abb. 9.32) mit deutlich geringer ausgeprägter Anteil elastischer Fasern (Elastin). Daher sind sie seh gut dehnbar und können große Blutmengen spe chern. Auch die Muskelschicht ist in venösen Gefäße meist dünner als in Arterien. Eine besonders dick Muskelschicht ist in den Arteriolen ausgebilde Durch Kontraktion können sie ihre Weite und dam ihren Strömungswiderstand verändern und di Durchblutung der nachgeschalteten Kapillargebiet regulieren. Auch die mittleren und die großen per pheren Arterien haben noch eine ausgeprägte Mus kelschicht, dagegen enthalten die Wände großer zen traler Arterien (z. B. Aorta) viele elastische Fasern.

Wandspannung der Gefäße

Die Wandspannung T ist die Kraft, die die Gefäßwan aufbringen muss, um dem transmuralen Druck p_t (v. a. der dehnenden Kraft des Blutes) zu widersteher Sie wird von den Strukturelementen der Gefäßwan (Kollagenfasern und glatter Muskulatur) getrage und stellt ein Maß für die Belastung der Gefäßwan dar. Sie wird durch den Gefäßradius r und die Wandd cke w beeinflusst (Laplace-Beziehung → Abb. 9.33)

$$T = p_{tm} \cdot \frac{r}{w}$$

Aus der Beziehung geht hervor, dass eine hoh Wanddicke die Wandspannung reduziert und dam die Gefäßwand entlastet. Dies ist für Arterien bedeut sam, die einem hohen p_{tm} unterliegen.

Klinik

In der Aorta ist die Wandspannung wegen des hohen Innendrucks und des großen Radius besonders hoch. Wandschwächen, z. B. durch Atherosklerose, werden durch die hohe Belastung der Wand (v. a. bei Hypertonie) verstärkt, sodass Aussackungen der Gefäßwand **(Aneurysmen)** entstehen können. An den Aussackungen ist die Wand dünner, gleichzeitig nimmt der Gefäßradius dort zu. Dadurch steigt die Wandspannung weiter, was zu einer lebensbedrohenden Ruptur führen kann.

Viskosität von Flüssigkeiten.

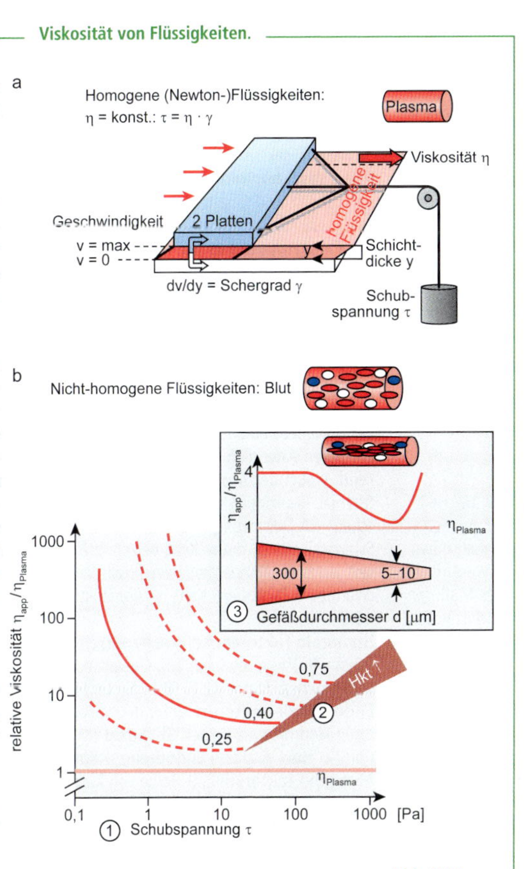

Abb. 9.31

Wandspannung der Gefäße: Laplace-Beziehung.

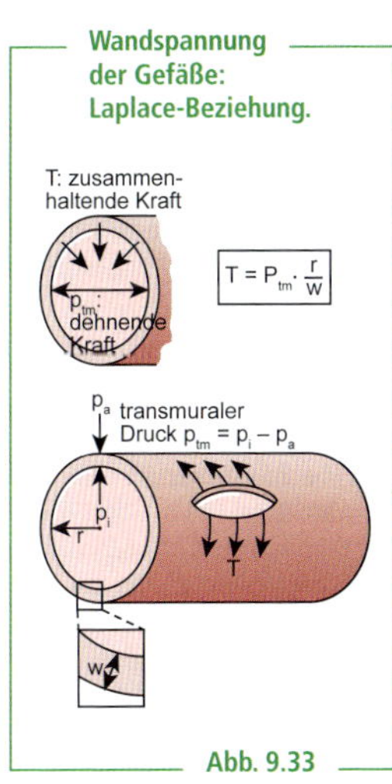

Abb. 9.33

Bau der Gefäßwände.

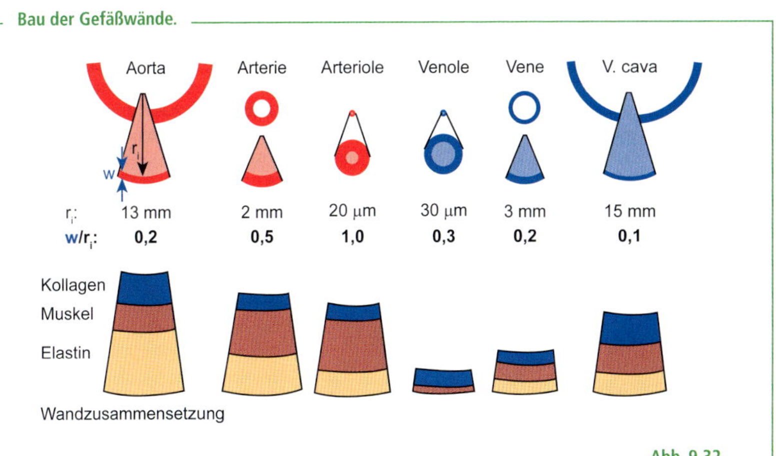

Abb. 9.32

9.13 Der Blutkreislauf (3)

Compliance und Elastizität der Gefäße

Die Dehnbarkeit eines Gefäßes wird durch seine **Compliance C** beschrieben. Sie ist definiert als die durch eine gegebene Änderung des transmuralen Drucks Δp_{tm} erzielte Volumenänderung ΔV:

$$C = \frac{\Delta V}{\Delta p_{tm}}$$

Dehnbare Gefäße reagieren auf Druckanstieg mit Widerstandsabnahme (druckpassive Erweiterung), sodass die Blutstromstärke überproportional ansteigt (→ Abb. 9.34).

Der Kehrwert der Compliance ist der **Volumenelastizitätskoeffizient E'**, der ein Maß des Dehnungswiderstandes darstellt:

$$E' = \frac{\Delta p_{tm}}{\Delta V}$$

Im Druck-Volumen-Diagramm (→ Abb. 9.35) ist E' für arterielle und venöse Gefäße aus der Anstiegssteilheit der Kurven ersichtlich. Arterien haben einen höheren Dehnungswiderstand und sind wesentlich schlechter dehnbar als Venen. Ein weiteres Maß der Elastizität (bzw. Dehnungssteifigkeit) ist der **Volumenelastizitätsmodul** κ, der Δp_{tm}, bezogen auf die relative Volumenänderung $\Delta V/V$, angibt:

$$\kappa = \frac{\Delta p_{tm}}{\Delta V} \cdot V = E' \cdot V$$

Gefäßmuskulatur

Die Spannung der glatten Gefäßmuskulatur ist der bedeutendste Einflussfaktor auf den Gefäßwiderstand. Unter Ruhebedingungen, d.h. ohne besondere Kreislaufbeanspruchung, besteht in den Gefäßwänden ein **Ruhetonus.** Er wird **myogen** (durch Ca^{2+} und durch lokale vasoaktive Substanzen) und **neurogen** (durch sympathische Innervation) vermittelt und bestimmt die Ruhedurchblutung eines Organs (→ Abb. 9.36).

Die Spannung der Gefäßmuskulatur kann durch zusätzliche Einflüsse erhöht (→ Gefäßverengung, **Vasokonstriktion**) oder vermindert (→ Gefäßerweiterung, **Vasodilatation**) werden. Wie bei allen Muskeln wird die Kontraktion der glatten Gefäßmuskeln durch Ca^{2+} vermittelt (→ Kap. 4.9). Verschiedene Einflussfaktoren modifizieren die Gefäßweite (→ Abb. 9.37):

Nervale Faktoren: Der **Sympathikus** beeinflusst den Gefäßtonus vorwiegend konstriktorisch und macht die Hauptkomponente des neurogenen Tonus aus. Die Wirkung der adrenergen Innervation hängt vom Rezeptortyp und von der Affinität der Transmitter zu den Rezeptoren ab. **Noradrenalin** (NA), das hauptsächlich aus sympathischen Präsynapsen freigesetzt wird, aktiviert vorwiegend α_1-Rezeptoren. Ihr Signalweg läuft über ein G_q-Protein und IP_3 (→ Kap. 1.9). Durch vermehrte Ca^{2+}-Freisetzung aus dem sarkoplasmatischen Retikulum wird Vasokonstriktion ausgelöst. **Adrenalin,** das aus dem Nebennierenmark ausgeschüttet wird, besitzt sowohl α- als auch β_2-Affinität und kann über letztere dosisabhängig zur Vasodilatation führen. Bei erhöhter Sympathikusaktivität dominiert die α-adrenerg vermittelte **Vasokonstriktion.** Die Sympathikuswirkung kann durch Hormone und Transmitter (z.B. Histamin, Adenosin) moduliert werden.

Der **Parasympathikus** löst nur an wenigen Organen (z.B. Genitalorgane, Gehirn, Koronarien) direkte Gefäßwirkungen aus (vasodilatierend).

Metabolische Faktoren: Sie sind entscheidend für die Durchblutungssteigerung bei Muskelarbeit (→ Kap. 16.4): ATP und seine Spaltprodukte (ADP, Adenosin), pH-Abfall, pCO_2-Anstieg, Abfall des pO_2, Erhöhung der extrazellulären K^+-Konzentration ($[K^+]_e$) und Zunahme der Gewebeosmolarität wirken v.a. an den kleinen präkapillären Arteriolen im Körperkreislauf **vasodilatierend,** wobei das Ausmaß dieser Wirkung organspezifisch ist. Sie können durch Hemmung der präsynaptischen NA-Freisetzung die Wirkung eines erhöhten Sympathikotonus außer Kraft setzen (z.B. H^+, Adenosin). Auch die Temperatur beeinflusst die Gefäßweite (Wärme → Dilatation, Kälte → Konstriktion → Kap. 15.3).

Humorale Faktoren: Konstriktiv wirken z.B. **Angiotensin II,** Vasopressin (ADH), Gewebshormone (z.B. Leukotriene); dilatativ z.B. Histamin und Kinine.

Endotheliale Faktoren: Unter den vasoaktiven Faktoren sind die wichtigsten **Stickoxid** (NO) → Dilatation (→ Kap. 1.9) und **Endothelin** → Konstriktion.

Myogene Faktoren: Eine Reihe von kleinen arteriellen Gefäßen reagiert auf Druckanstieg mit Vasokonstriktion **(barinogene Kontraktion, Bayliss-Effekt).** Diese Antwort ist eine **myogene** Reaktion, die über einen durch mechanosensitive Kationenkanäle ausgelösten Ca^{2+}-Einstrom und eine Ca^{2+}-Sensitivierung durch Hemmung der Myosinphosphatase vermittelt wird (→ Kap. 4.10). Dadurch kann die Durchblutung des nachgeschalteten Stromgebietes gegen Druckschwankungen stabilisiert werden (**Autoregulation,** → Abb. 9.34), was z.B. in der Niere (→ Kap. 11.4) oder in räumlich begrenzten Gebieten (Gehirn) bedeutsam ist.

Klinik

Eine wichtige Rolle bei der medikamentösen Therapie des Bluthochdrucks **(Antihypertensiva)** spielen vasodilatierende Substanzen:

Ca^{2+}-Antagonisten hemmen letztlich die Freisetzung von Ca^{2+} aus dem sarkoplasmatischen Retikulum und drosseln damit die Kontraktion der glatten Muskeln.

ACE-Inhibitoren vermindern die Synthese und **AT_1-Rezeptorblocker** hemmen Rezeptoren von **Angiotensin II** und senken so den Blutdruck.

Verhältnis von Druck und Durchblutung.

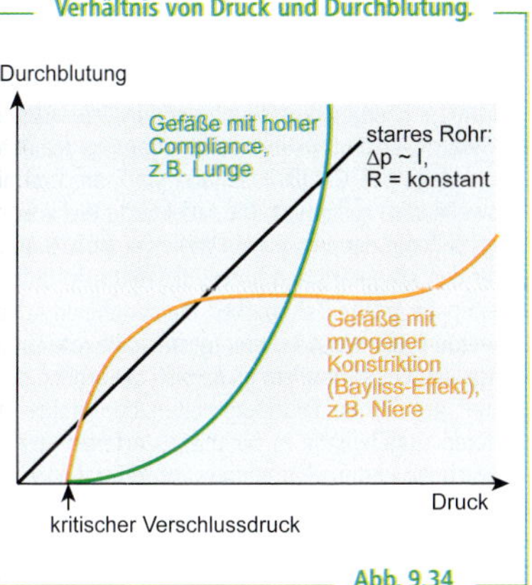

Abb. 9.34

Ruhedurchblutung einzelner Organe.

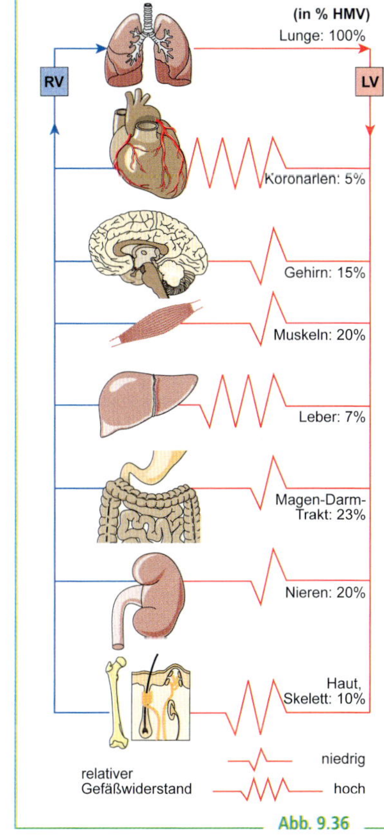

Abb. 9.36

Elastizität von Arterien und Venen.

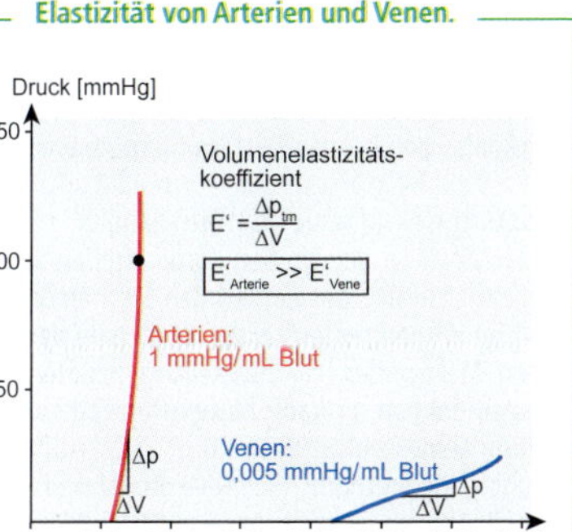

Abb. 9.35

Einflüsse auf die Gefäßweite.

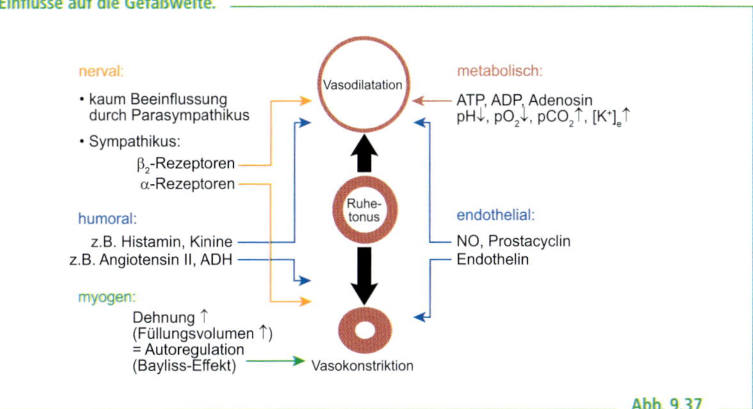

Abb. 9.37

9.14 Besonderheiten der einzelnen Kreislaufabschnitte (1)

Das wesentliche Funktionsziel des Kreislaufs ist der Stoffaustausch mit den Geweben. Diese Funktion erfüllen Kapillaren und Venolen. In den vorgeschalteten Abschnitten (Arterien des Körperkreislaufs) muss ein hoher Druck aufrechterhalten werden, der die Strömung vorantreibt. In den nachgeschalteten Abschnitten (Venen des Körperkreislaufs, Lungenkreislauf) muss ein gleichmäßiger Blutrückstrom zum Herzen gesichert werden. Dementsprechend wird der Kreislauf funktionell in ein **Hoch-** und **Niederdrucksystem** unterteilt (→ Abb. 9.38). Im Hochdrucksystem (HDS) liegt der Blutdruck stets > 30 mmHg; es umfasst die Arterien und Arteriolen des Körperkreislaufs sowie den LV in der Systole. Im Niederdrucksystem (NDS) ist der Blutdruck < 30 mmHg; zu ihm gehören Kapillaren und Venen des Körperkreislaufs, das rechte Herz, der gesamte Lungenkreislauf, LA sowie LV in der Diastole. Die Dehnbarkeit der Gefäße ist im HDS niedrig, im NDS hoch. Der Blutdruck im NDS repräsentiert den Füllungszustand im Kreislauf (klinischer Parameter: Zentraler Venendruck, ZVD; → Abb. 9.22b). Druckrezeptoren im NDS fungieren daher als Volumenrezeptoren **(Dehnungsrezeptoren).**

Arterien

Windkesselfunktion

Um in den Kapillaren einen permanenten Stoffaustausch zu gewährleisten, muss der vom Herzen erzeugte **pulsierende Blutstrom geglättet** werden. Das passiert v. a. in den zentralen elastischen Arterien (Aorta, A. pulmonalis). Sie werden in den Spitzendruckphasen (Systole) gedehnt und speichern so einen Teil des vom Herzen ausgeworfenen Blutes. Sinkt der Druck im Gefäß (Diastole), kehren die Gefäßwände in ihren Ausgangszustand zurück und das gespeicherte Blut fließt in die Peripherie ab (→ Abb. 9.39). Damit wird der diastolische Blutdruck (p_D) in der Aorta auf 80 mmHg angehoben und die Blutdruckamplitude (p_S–p_D) auf 40 mmHg reduziert (gegenüber ≈ 115 mmHg im LV). In der A. pulmonalis betragen p_D = 9 mmHg und p_S–p_D = 11 mmHg.

Klinik

Mit zunehmendem **Alter** wird die Aortenwand durch Zunahme des Kollagenanteils steifer. Noch ausgeprägter ist die Versteifung bei sklerotischen Aortenveränderungen. Dadurch wird die Wirkung des Windkessels vermindert: p_S steigt, p_D sinkt, und die Blutdruckamplitude wird größer. Die Herzarbeit (v. a. die Beschleunigungsarbeit) nimmt damit zu und begünstigt die Entwicklung von Herzhypertrophie und Herzinsuffizienz.

Pulswelle

Die rhythmischen Druckstöße des Herzens und die Volumenpufferung durch den Windkessel lösen eine wellenförmige Energieübertragung entlang dem arteriellen System aus (Pulswelle). Am Übergang zu den Arteriolen steigt der Gefäßwiderstand stark an, und die Pulswelle wird reflektiert. Die reflektierte Welle überlagert sich mit der antegraden Welle (→ Abb. 9.40a) Unter den Körperarterien haben die zentralen großen Arterien die größte Dehnbarkeit, die peripheren Arterien werden zunehmend steifer (gestrichelte rote Linie) Daher kommt es vor allem im Bereich der großen peripheren Arterien zu Drucküberhöhungen. Infolge der steiferen Gefäßwände in peripheren Arterien vergrößert sich die Blutdruckamplitude von zentral nach peripher und die Form der Druckpulskurve ändert sich (Inzisur bzw. dikrote [= doppelgipflige] Welle, → Abb. 9.40b). Durch die größere Steifigkeit der Gefäßwände steigt auch die Pulswellengeschwindigkeit c von 3–5 m/s in zentralen auf 7–10 m/s in peripheren Arterien. Die Pulswelle führt zu rhythmischen Schwankungen der Strömungsgeschwindigkeit (Strompuls), des Blutvolumens (Volumenpuls) und des Blutdrucks (Druckpuls), was bei der Pulstastung spürbar ist.

Messung des arteriellen Blutdrucks

Der Blutdruck in den großen Körperarterien spiegelt den Antriebsdruck des LV und den Strömungswiderstand im Körperkreislauf wider. Er ist eine der wichtigsten Messgrößen zur Beurteilung der Herz- und Kreislauffunktion. Er kann blutig (Herzkatheter) und unblutig gemessen werden.

Die unblutige Methode nach **Riva-Rocci und Korotkow** ist die gebräuchlichste (→ Abb. 9.41); auf ihr beruht auch die Abkürzung RR für Blutdruck. Sie wird gewöhnlich an der A. cubitalis durchgeführt, die dabei etwa auf Herzhöhe liegen sollte. Eine Staumanschette am Oberarm wird auf einen Druck (p_m) oberhalb des zu erwartenden systolischen Drucks p_S aufgepumpt → vollständige Kompression der A. cubitalis Da kein Blut strömt, sind keine Strömungsgeräusche hörbar (1). Bei langsamer Reduktion des Manschettendrucks (p_m < p_S) wird das Gefäß teilweise eröffnet; während der Systole strömt Blut durch das Gefäß und erzeugt aufgrund von Turbulenzen ein pulsierendes Rauschen (**Korotkow-Geräusch,** 2, 3). Dieses Geräusch verschwindet, wenn das Gefäß fast vollständig eröffnet ist (p_m ~ p_D, 4).

Klinik

- normaler Ruheblutdruck: 120/80 mmHg
- Grenzwert: ≥ 140/≥ 90 mmHg
- arterielle Hypertonie: ≥ 160/≥ 95 mmHg

Die erste Ziffer gibt jeweils den systolischen, die zweite den diastolischen Druck an.

Hoch- und Niederdrucksystem (NDS).

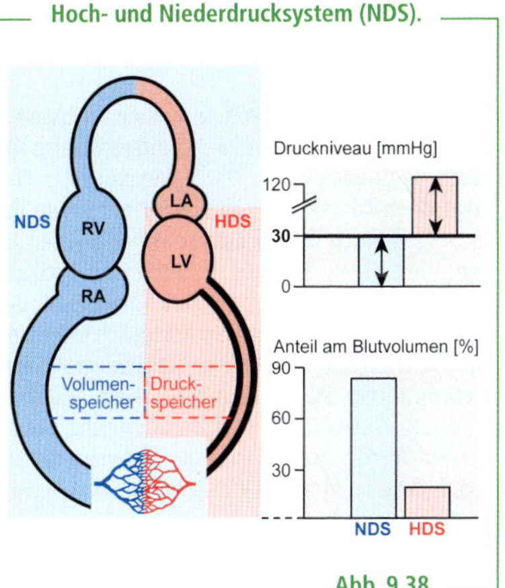

Abb. 9.38

Windkesselfunktion der Aorta.

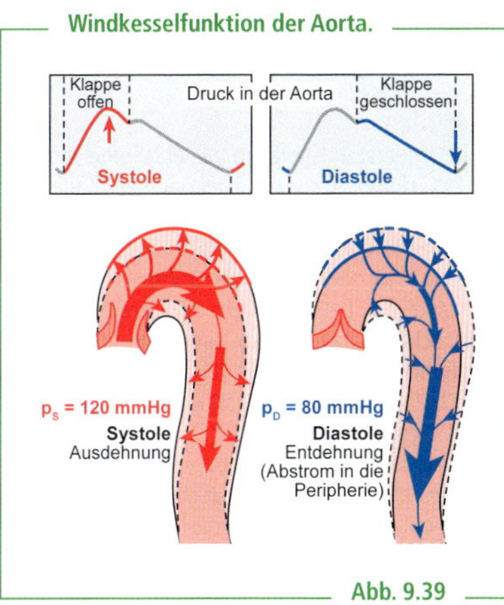

Abb. 9.39

Pulswelle (a) und Druckpulskurven (b).

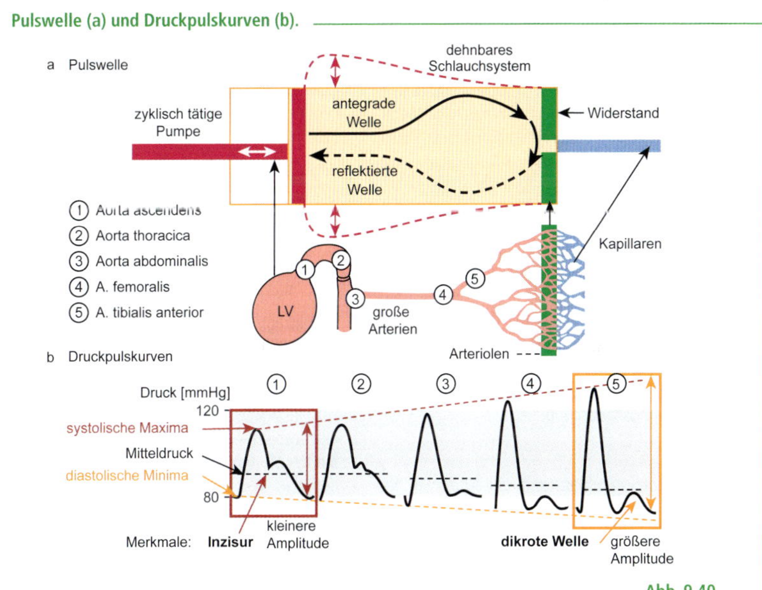

Abb. 9.40

Blutdruckmessung nach Riva-Rocci und Korotkow.

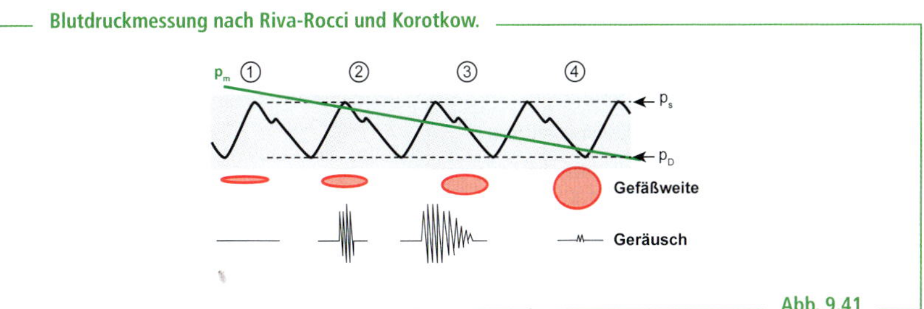

Abb. 9.41

9.15 Besonderheiten der einzelnen Kreislaufabschnitte (2)

Arteriolen

Zu den Widerstandsgefäßen zählen **kleine Arterien** und **Arteriolen.** Aufgrund ihres geringen Radius und der nur mäßig starken Aufzweigung erzeugen sie einen hohen Widerstand, der den Druck entlang diesen Gefäßen stark senkt (→ Abb. 9.29b). Dies ist zwar nachteilig für den venösen Rückstrom (→ Kap. 9.16), schützt aber die Kapillarwände vor zu hoher Wandspannung.

Noch bedeutsamer ist die **Variabilität** des Widerstands dieser Gefäße. Durch ihre starke Lamina muscularis und die dichte sympathische Innervation wird die Durchblutung der nachgeschalteten Kapillargebiete reguliert und zwischen den einzelnen Organen bedarfsgerecht **umverteilt.** Die Regulationsmechanismen (→ Kap. 9.13) agieren dabei **hierarchisch geordnet** (→ Abb. 9.42):

Im **proximalen** Abschnitt (kleine Arterien und große Arteriolen) wird die Gefäßweite vorwiegend nerval (v.a. sympathisch) reguliert. Im **distalen** Abschnitt (kleine Arteriolen) dominieren myogene Mechanismen. Im **terminalen** Abschnitt (terminale und Metarteriolen) sind v.a. metabolische und humorale Faktoren (z.B. Gewebshormone) wirksam, dagegen fehlt die sympathische Innervation fast völlig. Die Wirksamkeit der distalen Arteriolendilatation wird außerdem über die **flussabhängige** Freisetzung von Endothelfaktoren (z.B. NO) erhöht: Dilatation der terminalen Arteriolen steigert die Durchblutung der proximalen Arteriolen. Vermehrte NO-Freisetzung löst über Erhöhung der cGMP-Konzentration und Hemmung der NA-Freisetzung aus den adrenergen Endigungen eine **aszendierende Vasodilatation** der zuführenden Gefäße aus (→ Kap. 1.9) und verbessert somit den Durchblutungsnachschub.

Kapillaren

Die Mikrozirkulation bilden terminale Arteriolen, Kapillaren, Venolen und terminale Lymphgefäße.

Stoffaustausch

Der kapilläre Stoffaustausch erfolgt überwiegend passiv durch Diffusion. Die Diffusionsrate (dn/dt, n: Stoffmenge) wird maßgeblich von der arteriell-interstitiellen Konzentrationsdifferenz (Δc) bestimmt, ferner von Austauschfläche A und Diffusionsstrecke s **(Fick-Diffusionsgesetz,** → Kap. 1.3):

$$dn/dt = \Delta c \cdot d \cdot A/s \qquad (d: \text{Diffusionskoeffizient})$$

Lipophile Moleküle (z.B. O_2, CO_2) können das Endothel **transzellulär** passieren (→ Kap. 1.8). Ihre Diffusion wird durch die Gefäßwand kaum beschränkt, sodass der Stoffaustausch von der Durchblutung limitiert wird (→ Abb. 9.43a). Eine vollständige Diffusion bis zum Konzentrationsausgleich ist hier auch bei erhöhter Durchblutung möglich.

Kleine hydrophile Moleküle (z.B. Ionen, Wasser) gelangen **parazellulär** (durch Interzellularspalten) durch die Kapillarwand. Durch **Vesikel** oder **Fenestrationen** können Makromoleküle mit einem Radius > 1 nm durch die Kapillarwand transportiert werden. Die Permeabilität des Endothels für hydrophile Moleküle sinkt allerdings mit zunehmender Molekülgröße, sodass die wirksame Austauschfläche reduziert wird und den Stoffaustausch limitiert (**diffusionslimitierter** Stoffaustausch, → Abb. 9.43b). Es wird kein Konzentrationsausgleich erreicht, mit steigender Durchblutung nimmt die Differenz zwischen arterieller und interstitieller Konzentration weiter zu.

Flüssigkeitsaustausch

Druckgradienten bewirken Flüssigkeitsverschiebungen zwischen Kapillare und Interstitium (→ Abb. 9.44). Gemäß der **Starling-Gleichung** ergibt sich der effektive Filtrationsdruck als Differenz der hydrostatischen Drücke in der Kapillare (p_c) und im Interstitium (p_i) vermindert um die Differenz der onkotischen Drücke (→ Kap. 1.2) in beiden Kompartimenten (π_c bzw. π_i):

$$p_{eff} = (p_c - p_i) - (\pi_c - \pi_i)$$

Da p_i und π_i meist vernachlässigbar klein sind, lässt sich o.g. Gleichung vereinfachen:

$$p_{eff} = p_c - \pi_c$$

$$p_{eff} > 0: \text{Filtration}, \; p_{eff} < 0: \text{Reabsorption}$$

π_c beträgt in Abhängigkeit von der Plasmaproteinkonzentration **20–25 mmHg; p_c** nimmt vom arteriellen (ca. **30 mmHg**) zum venösen Kapillarschenkel (ca. **20 mmHg**) ab. Daher wird aus dem arteriellen Schenkel Flüssigkeit filtriert und in den venösen Schenkel reabsorbiert – allerdings nicht vollständig. Etwa 10 % fließen als Lymphe ab (→ Abb. 9.44). Pro Tag werden etwa **2–3 L Lymphe** produziert; bei erhöhter Filtration kann dieser Wert auf das 100-Fache ansteigen.

Klinik

Ursachen **vermehrter Filtration** sind erhöhter hydrostatischer Kapillardruck (**→ Abb. 9.45a**) oder verminderter onkotischer Druck im Plasma (**→ Abb. 9.45b**). Übersteigt die Filtration die Summe aus Reabsorption und Lymphtransport, bilden sich **Ödeme.** Bei Blutdruckabfall (**→ Abb. 9.45c**) oder Anstieg des onkotischen Drucks (**→ Abb. 9.45d**) wirkt die resultierende erhöhte Reabsorption kompensatorisch.

Gefäßweitenregulation in Arteriolen.

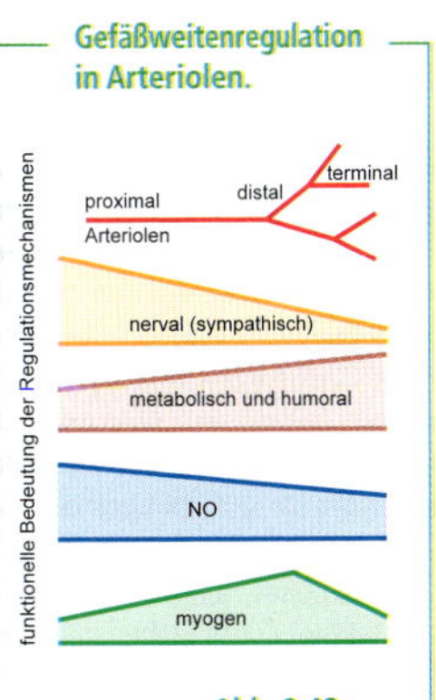

Abb. 9.42

Kapilläre Filtration und Reabsorption von Wasser.

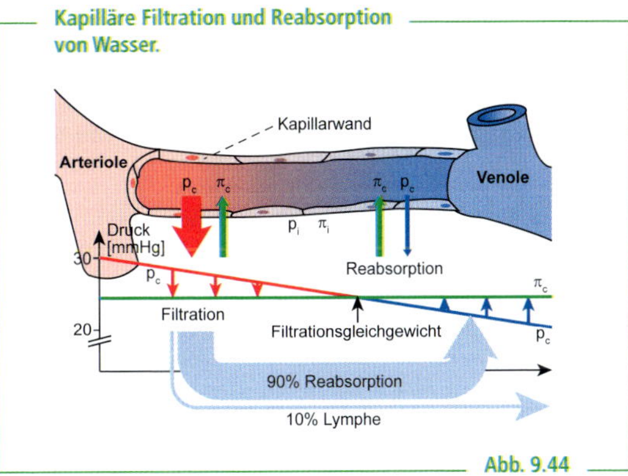

Abb. 9.44

Limitierung des kapillären Stoffaustauschs.

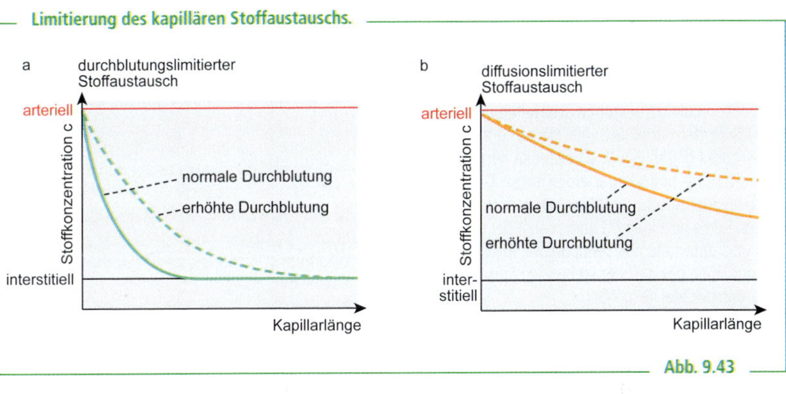

Abb. 9.43

Störungen des kapillären Flüssigkeitsaustauschs.

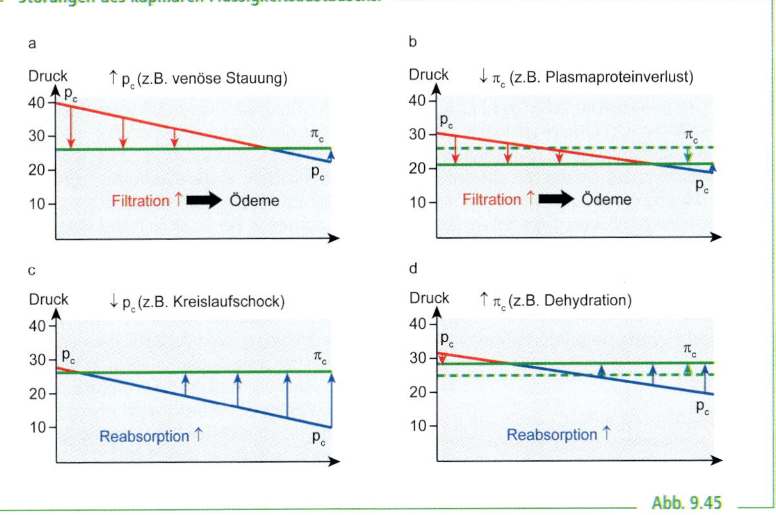

Abb. 9.45

9.16 Besonderheiten der einzelnen Kreislaufabschnitte (3)

Venen

Im Liegen beträgt der Blutdruck in den peripheren Venen nur etwa 8 mmHg, in den zentralen Venen ≈ **3 mmHg.** Letzteren Wert kann man mittels Venenkatheter in den großen herznahen Venen messen (**zentraler Venendruck, ZVD,** → Abb. 9.22b). Er ist ein Maß für den Füllungszustand des Gefäßsystems und das **Blutvolumen.**

Bei niedrigen transmuralen Drücken (p_{tm}) sind die Venen oft nur mäßig gefüllt und haben einen elliptischen Querschnitt (→ Abb. 9.46). Zunehmender p_{tm} wird zunächst mit einer Formänderung beantwortet, ehe die Gefäßwände gedehnt werden. **Formänderung** und **hohe Compliance** der dünnen Venenwände begründen das große Fassungsvermögen der Venen. Aufgrund der großen Volumendehnbarkeit der Venen können Änderungen der Körperlage, bedingt durch den hydrostatischen Druck, den venösen Rückstrom stark verändern (→ Abb. 9.47): Im Liegen (1) entsprechen die gemessenen arteriellen und venösen Blutdrücke dem Rest des vom Herzen erzeugten Antriebsdrucks (P_0[a], P_0[v]). Da sich alle Körperteile auf gleicher Höhe befinden, werden diese Drücke nicht durch hydrostatische Einflüsse verändert. Beim Aufrichten in die Vertikale (2) ändert sich der Druck oberhalb und unterhalb des Drehpunktes in Abhängigkeit von der Höhe der darüber stehenden Flüssigkeitssäule: P_1 wird kleiner, P_2 größer.

Die Ebene des Drehpunkts wird **hydrostatische Indifferenzebene** genannt, auf dieser Höhe (wenige cm unterhalb des Zwerchfells) bleibt der Druck P_0 im Liegen und Stehen gleich. Die Druckverschiebungen haben auf die Form starrer Körper keinen Einfluss, dehnbare Körper (3) dagegen ändern ihre Form: Während sie durch den hohen Druck in den unteren Regionen erweitert werden, führt der niedrige Druck im oberen Anteil zum Kollaps. Die Venen verhalten sich ähnlich: Die Venen der Beine sind im Stehen gedehnt, bei unzureichendem Abstrom zum Herzen entwickeln sich leicht Ödeme. Im Halsbereich dagegen kollabieren die Venen. Die Sinus durae matris, die das Blut aus dem Gehirn und den Meningen aufnehmen, sind fest mit dem Schädel verbunden und somit gegen Kollaps geschützt. Aus der unteren Körperhälfte muss das venöse Blut **gegen die Schwerkraft** zum Herzen zurückfließen. Das wird durch die nur noch **geringe Restdruckdifferenz** zwischen Venen und rechtem Vorhof von lediglich rund **5 mmHg** zusätzlich erschwert.

Klinik

Rechtsherzinsuffizienz führt zum Rückstau in die Körpervenen, v. a. ins Einzugsgebiet der V. cava inferior. Typische Symptome sind Unterschenkelödeme, Leberstauung und Aszites.

Unterstützung des venösen Rückstroms

Drei Mechanismen fördern den venösen Rückstrom aus der unteren Körperpartie:

- **„Muskelpumpe" und Venenklappen:** Während der Kontraktion drücken die Wadenmuskeln auf die in und neben ihnen verlaufenden Venen und pressen das Blut zunächst in beide Richtungen. Die Venenklappen in den Beinvenen fungieren als druckgesteuerte Ventile: Bei erhöhtem Druck von unten öffnen sie sich und lassen die Blutströmung herzwärts passieren. Bei erhöhtem Druck von oben auf die Klappe schließen sie sich und verhindern, dass Blut zurück in den Fuß fließt (→ Abb. 9.48a)
- Die „Muskelpumpe" arbeitet nur bei Bewegung der Beine (Gehen) effektiv. Langes Stehen dagegen schränkt den venösen Rückstrom ein. Zwar wirkt die **pulsierende Strömung in den Arterien** ähnlich auf die benachbarten Venen, ihr Effekt ist jedoch deutlich geringer.

Klinik

Die Venenklappen können **insuffizient** werden: Bei erhöhtem Gefäßinnendruck oberhalb der Klappe (z. B. in den Unterschenkelvenen im Stehen) schlägt diese nach unten durch, sodass das Blut fußwärts zurückfließt. Die Volumenbelastung der Venen führt zu Aussackungen **(Krampfadern, Varizen).** Dort bilden sich aufgrund der niedrigen Strömungsgeschwindigkeit leicht **Thromben,** die sich entzünden können **(Thrombophlebitis).** Durch Rückstau und Anstieg des kapillären Drucks kommt es zu vermehrter Filtration und **Ödembildung.** Thromben können abreißen, mit dem Blutstrom weggeschwemmt werden und ein entferntes Gefäß verlegen **(Embolie).** Verschleppung venöser Thromben führt typischerweise zur **Lungenembolie.**

- **Atmungspumpe:** Während der **Exspiration** steigt der Druck im Thorax und unterstützt die Entleerung der intrathorakalen Venen in die Herzvorhöfe. Der Druck im Bauchraum sinkt, sodass Blut aus den Becken- in die Bauchvenen „gesaugt" wird. Bei der **Inspiration** schiebt sich das Zwerchfell bauchwärts. Der Druck im Thorax sinkt, während er im Abdomen steigt und den Übertritt von Blut aus den Bauch- in die Thorakalvenen fördert (→ Abb. 9.48b).
- **Ventilebenenmechanismus:** Während der Auswurfphase werden die Vorhöfe erweitert; Blut aus den thorakalen Venen strömt in die Vorhöfe. Dieses gelangt während der Füllungsphase durch die basiswärtige Ventilebenenverschiebung in die Ventrikel, um im nächsten Herzschlag wieder ausgeworfen zu werden (→ Abb. 9.48c).

Druck-Volumen-Diagramm venöser Gefäße.

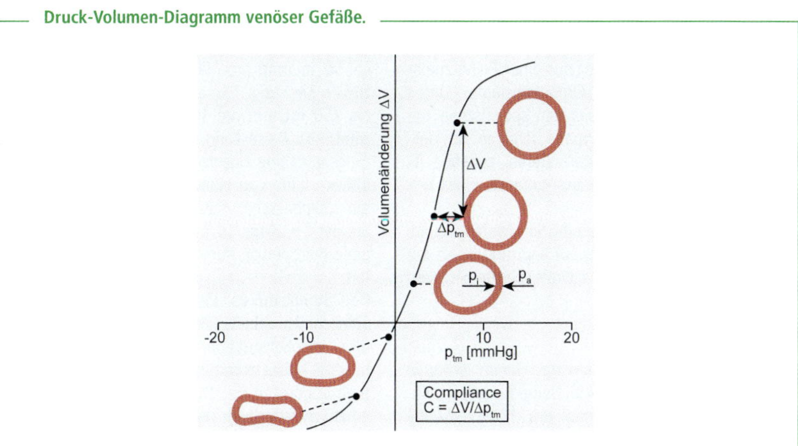

Abb. 9.46

Hydrostatische Beeinflussung des Blutdrucks.

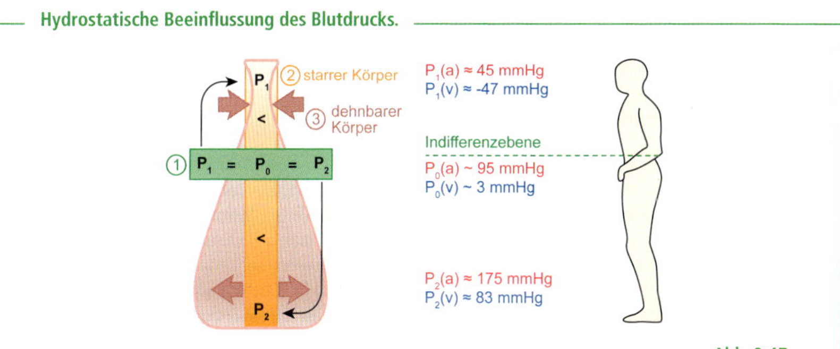

Abb. 9.47

Mechanismen zur Unterstützung des venösen Rückstroms.

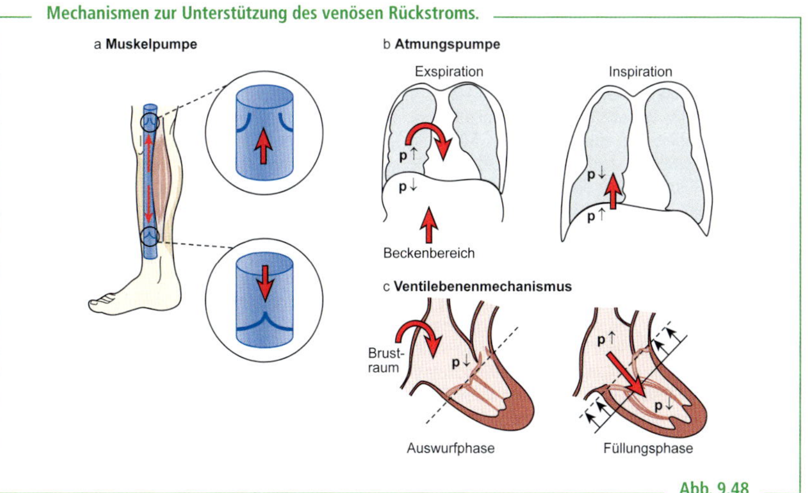

Abb. 9.48

9.17 Spezielle Organkreisläufe

Der **Körperkreislauf** besteht aus einer Reihe zueinander parallel liegender Organkreisläufe. Deren Durchblutung muss einerseits den spezifischen Bedürfnissen des jeweiligen Organs genügen, um dessen Funktionsfähigkeit zu garantieren, andererseits im Bedarfsfall den Kompromiss zugunsten des Gesamtorganismus eingehen.
Der **Lungenkreislauf** nimmt eine Sonderstellung ein, da er seriell zum Körperkreislauf liegt und somit mit 100 % des HMV (in Ruhe: 5–6 L/min) perfundiert wird (→ Kap. 10.10).

Gehirn

Unter allen Geweben toleriert das Gehirn Ischämie am wenigsten (→ Abb. 9.49). Seine Ruhedurchblutung beträgt **50–60 mL/min** pro 100 g Gewebe (15 % des HMV).
Da die Blutgefäße des Gehirns innerhalb des volumenstarren Schädels liegen, führt jede lokale Volumenerweiterung an anderer Stelle zur Kompression. Die Hirndurchblutung und das zerebrale Blutvolumen sind daher sorgfältig reguliert. Eine ausgeprägte **Autoregulation** (→ Kap. 9.13) hält die Durchblutung in einem Druckbereich von **70–150 mmHg** konstant. Primäre Änderungen des systemischen Blutdrucks (z. B. Hypertonie) werden mit kompensatorischen Änderungen des zerebralen Gefäßwiderstandes beantwortet. Dadurch wird gleichzeitig die kontinuierliche Versorgung des Gehirns mit O_2 und Nährstoffen gesichert.
Obwohl die Gehirngefäße sowohl sympathisch (Konstriktion) als auch parasympathisch (Dilatation) versorgt werden, spielt die **nervale** Durchblutungskontrolle eine geringere Rolle als die **metabolische** (z. B. pO_2 ↓, pH ↓, pCO_2 ↑ → Dilatation) und **myogene** (→ Konstriktion) Regulation.

Skelettmuskel

In Ruhe beträgt die Muskeldurchblutung etwa **2 bis 4 mL/min** pro 100 g Gewebe, kann jedoch bei schwerer körperlicher Arbeit auf **mehr als das 50-Fache (> 80 % des HMV)** ansteigen (→ Kap. 4). In Ruhe wird der Gefäßtonus durch die **sympathische** Innervation bestimmt. Mit Beginn der Arbeit werden zuerst die terminalen Arteriolen erweitert, die den Kapillaren unmittelbar vorgeschaltet sind. Dabei werden auch ruhende Kapillargebiete aktiviert. Reicht die O_2-Nachlieferung noch nicht aus, werden **aszendierend** zunächst die Arteriolen und dann die Versorgungsarterien dilatiert (NO-vermittelte flussabhängige aszendierende Vasodilatation, → Kap. 9.15). Die Vasodilatation wird durch **Metaboliten** (K^+, Adenosin, pCO_2 ↑, pO_2 ↓) ausgelöst. Sie heben die konstriktorische Sympathikuswirkung auf.

Magen-Darm-Trakt

Die Ruhedurchblutung im Magen-Darm-Trakt beträgt ca. **50 mL/min** pro 100 g Gewebe (rund **20 % des HMV**). Sie steigt v. a. nach Nahrungsaufnahme auf bis **250 mL/min** pro 100 g an **(postprandiale Hyperämie).** Diese kann bereits vor Beginn der Nahrungsaufnahme einsetzen. Bedingte und unbedingte Reflexe führen zu einer Vagusaktivierung, die auch die „kephalische Phase" der Magensaftsekretion auslöst (→ Kap. 14.13). Die postprandiale Hyperämie wird nerval, humoral und metabolisch vermittelt.
Der **Sympathikus** löst in den Blutgefäßen des Splanchnikusgebiets über α-Adrenozeptoren eine direkte Vasokonstriktion aus. Sympathikusaktivierung (z. B. bei Muskelarbeit) kann die intestinale Durchblutung zugunsten der Durchblutung aktiver Muskeln erheblich reduzieren (→ Abb. 9.50). Der **Parasympathikus** wirkt indirekt über Steigerung der intestinalen Stoffwechselaktivität. Dabei werden z. B. Serotonin und Kinine freigesetzt, die die Gefäße erweitern. **Gastrointestinale Peptide** (z. B. Cholezystokinin, Neurotensin), **Metaboliten** (z. B. CO_2, Adenosin), aber auch Komponenten des Darminhalts (z. B. Gallensäuren, Fettsäuren) wirken ebenfalls vasodilatatorisch.

Haut

Die Hautdurchblutung spielt eine wichtige Rolle für die **Thermoregulation** (→ Kap. 15.3). Sie beträgt unter normalen Bedingungen etwa **10 mL/min** pro 100 g Gewebe und kann auf bis zu 150–200 mL/min pro 100 g (≈ **6 L/min)** ansteigen. Von besonderer Bedeutung ist die Haut der **Akren** (Ohrläppchen, Nase, Lippen, Hände, Füße). Die große Oberfläche dieser Gebiete begünstigt den Wärmeverlust. In der Haut dieser Gebiete liegen parallel zu den Kapillaren **arteriovenöse (a.-v.) Anastomosen** (→ Abb. 9.51a). Sie stehen unter **sympathischer** Kontrolle und sind reich mit α_1- und α_2-Rezeptoren ausgestattet. Bei Anstieg des Sympathikotonus (z. B. bei Temperaturabfall) werden sie, wie auch Arteriolen und Venolen, konstringiert. Damit sinkt die Durchblutung, sodass der Wärmeverlust eingeschränkt wird. Umgekehrt kann bei Sympathikusblockade durch Eröffnung der a.-v. Anastomosen die Hautdurchblutung auf etwa das 4-Fache des Ruhewertes ansteigen.
In den übrigen Hautarealen gibt es praktisch keine a.-v. Anastomosen (→ Abb. 9.51b). Die sympathisch adrenerge Konstriktion der Arteriolen und Venolen ist relativ schwach. Dagegen bewirkt der Sympathikus über **cholinerge** Synapsen **Vasodilatation,** die wahrscheinlich über die Schweißdrüsen durch **Kinine** vermittelt wird. Sympathikusblockade reduziert in diesen Hautarealen die Durchblutung.
Zur Nierendurchblutung → Kap. 11.

Ischämie der Großhirnrinde.

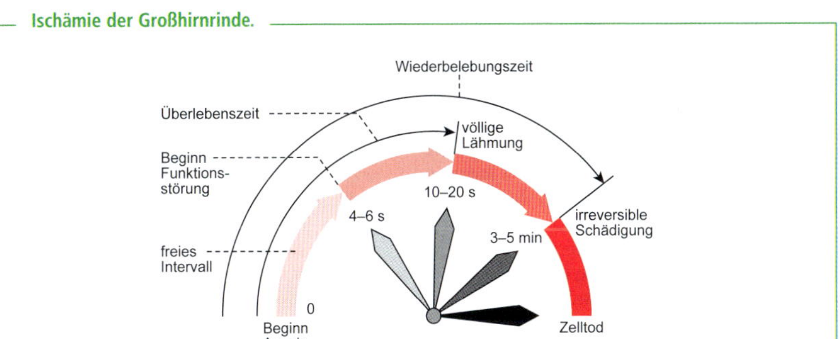

Abb. 9.49

Blutumverteilung durch Verdauungsvorgänge und körperliche Arbeit.

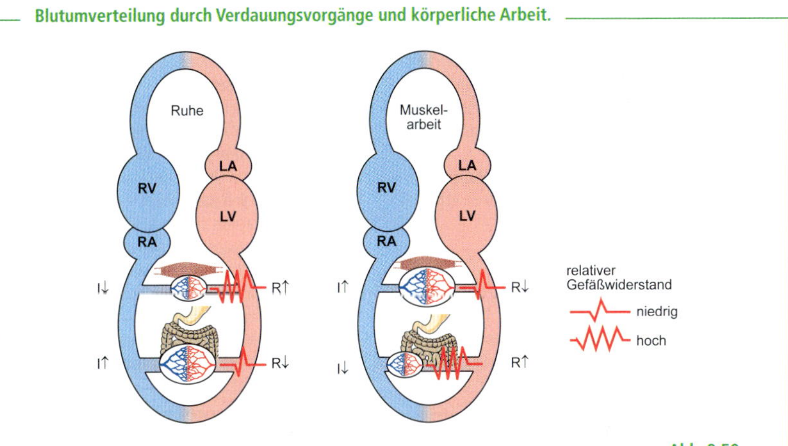

Abb. 9.50

Durchblutungsregulation in der Haut.

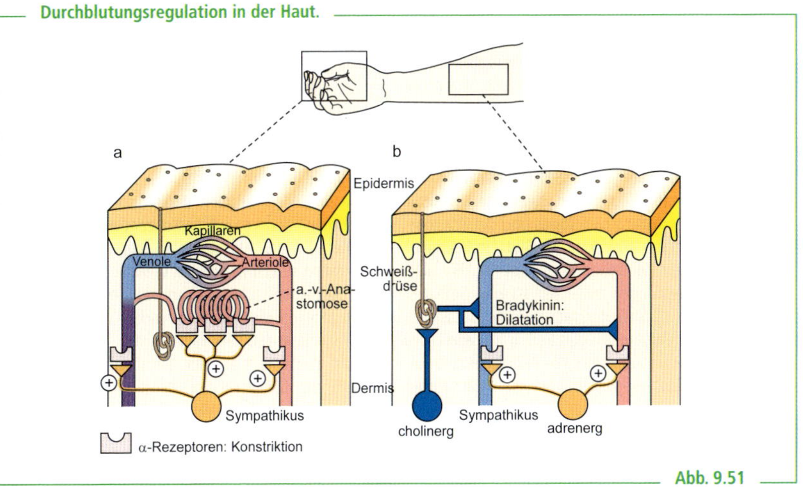

Abb. 9.51

9.18 Kreislaufregulation (1)

Als allgemeines Transportsystem des Organismus steht der Kreislauf im Dienste des Stoffwechsels aller Körpergewebe. Er ist zuständig für die Versorgung mit O_2, Nährstoffen und anderen Substanzen sowie für den Abtransport der Metaboliten. Die Transportleistung des Blutkreislaufs muss an den aktuellen Bedarf des Organismus **angepasst** und gegen Störungen **stabilisiert** werden. Insbesondere bei erhöhtem Bedarf muss die Versorgung der aktiven Körperpartien auf die Belange des Gesamtorganismus abgestimmt werden.

Blutdruckregulation

Regelgrößen

Die zentrale Regelgröße der Kreislaufregulation ist der **Blutdruck** als Antriebskraft der Blutströmung. Über den Blutdruck kann die Gesamt-Transportleistung **rasch** herauf- oder herabreguliert werden. Lokale Durchblutungsregulation und Umverteilung tragen den spezifischen Bedürfnissen einzelner Gewebe Rechnung.

Der Blutdruck wird auch vom **Blutvolumen** bestimmt. Veränderungen des Blutvolumens erfolgen meist **langsam.**

Regelkreis

Das Grundschema der Kreislaufregelung mit den Regelgrößen Blutdruck (kurzfristig) und Blutvolumen (längerfristig) ist in → Abb. 9.52 dargestellt. Der arterielle Blutdruck (p_S: systolischer Blutdruck, p_D: diastolischer Blutdruck) ist ein Maß für den kardialen Antrieb, entsprechend befinden sich die Messfühler (Pressorezeptoren) in der Wand großer Arterien (Aorta, A. carotis). Die Volumenfülle der Gefäße (extrazelluläres Volumen, EZV) wird über die passive Volumendehnung registriert, die Sensoren (Dehnungsrezeptoren) liegen in zentralen Gefäßen des Niederdrucksystems (Hohlvenen, Herzvorhöfe). Die afferenten Signale aus den Rezeptoren erreichen das Kreislaufzentrum in der Medulla oblongata als negative Rückkopplung (⊖). Das Kreislaufzentrum ist der Regler, der den tatsächlichen Blutdruck („Istwert") mit der Führungsgröße („Sollwert") vergleicht und Differenzen korrigiert. Die Information über die notwendige Korrektur wird in Form des vegetativen Tonus und der Konzentration verschiedener Hormone im Blut (Stellsignale) an die Effektoren (Stellglieder) übermittelt. Sie gleichen die Abweichungen zwischen Ist und Soll aus: Der Blutdruck wird über Herztätigkeit und Gefäßweite reguliert, zur Volumenregulation trägt vor allem die Wasserausscheidung über die Niere bei. Die Regulation der Flüssigkeitsaufnahme ist nicht dargestellt.

Messfühler

Die Pressorezeptoren (→ Abb. 9.53) sind im Sinu caroticus und im Sinus aorticus lokalisiert. Sie reagie ren auf den transmuralen Druck der Gefäßwand, de durch den arteriellen Mitteldruck bestimmt wird. Si sind auch in der Lage, die Steilheit der Druckände rung zu registrieren. Die Pressorezeptoren fungiere als **Blutdruckzügler:** Anstieg des Arteriendrucks (so wie der Blutdruckamplitude und der Herzfrequenz steigert die Entladungsrate in den afferenten Nerve (Äste des IX. bzw. X. Hirnnervs). Dadurch wird die Ak tivität des Kreislaufzentrums (→ Kap. 9.19) gedros selt. Der Sympathikotonus sinkt, während der Para sympathikotonus steigt. Die Folgen sind Abnahm von **Schlagvolumen (V_S),** und **Herzfrequenz (HF** sowie Vasodilatation: der arterielle Mitteldruck sink Die Antworten der Pressorezeptoren auf Blutdruckän derung heißen **Pressoreflexe.** Sie laufen binnen Mi nuten ab.

Die Dehnungsrezeptoren (→ Abb. 9.54) liegen i den Herzvorhöfen sowie in den angrenzenden Teile der A. pulmonalis und der großen Venen. Die **A-Re zeptoren,** die vor allem auf aktive Vorhofkontraktio ansprechen, sind während der Vorhofsystole aktiv. Di bedeutsameren **B-Rezeptoren** reagieren auf **passiv Dehnung** und feuern vorwiegend in der frühen diasto lischen Füllungsphase. Ihre Aktivierung signalisiert ei ne Volumenbelastung des Kreislaufs. Ähnlich den arte riellen Pressorezeptoren reduzieren sie den Sympathi kotonus und lösen dadurch Vasodilatation und Blut drucksenkung aus. In der Niere senkt die vermindert Sympathikusaktivität die Freisetzung von Renin un damit die Konzentration von Angiotensin II und Aldo steron (→ Kap. 17.9). Außerdem hemmen die Afferen zen der B-Rezeptoren die Freisetzung von antidiureti schem Hormon (ADH) aus dem Hypophysenhinterlap pen **(Gauer-Henry-Reflex** → Kap. 17.9). Durch beid Effekte wird die renale **Wasserausscheidung** erhöh und damit das EZV reduziert (→ Kap. 13). Die Hem mung der Vasokonstriktoren Angiotensin II und AD führt zu **Gefäßerweiterung** und **Blutdrucksenkung** Dehnung des Vorhofmyokards löst myogen die Freiset zung von **atrialem natriuretischem Peptid (ANP** aus. Seine Wirkungen sind antagonistisch zu Angioter sin II und Aldosteron (nicht in → Abb. 9.54 enthalten Alle drei Mechanismen wirken auch umgekehrt: Be Volumenmangel steigt die Konzentration von ADH, An giotensin II und Aldosteron im Blut, während die ANP Sekretion sinkt. Das bewirkt Vasokonstriktion, Redukt on der Harnausscheidung und Zunahme des EZV. Dies hormonellen Mechanismen wirken langsamer als di Pressoreflexe (30 min bis > 24 h).

Nicht dargestellt ist der **Bainbridge-Reflex:** Erre gung der B-Rezeptoren steigert die Herzfrequen Dieser Reflex dient vermutlich der Entlastung de Herzens, indem ein erhöhtes Füllungsvolumen ra scher wieder ausgeworfen wird.

Kreislaufregulation.

Kreislauf-
zentrum
Afferenzen der
Rezeptoren
efferente
vegetative
Innervation,
Hormone
Messfühler:
Dehnungs-
rezeptoren
arterielle
Presso-
rezeptoren
Niere: Wasser-
ausscheidung
EZV
Blutvolumen (mittel- und langfristig)
Herz
V
S
HF
p
S
Gefäßmuskulatur
p
D
Blutdruck (kurzfristig)

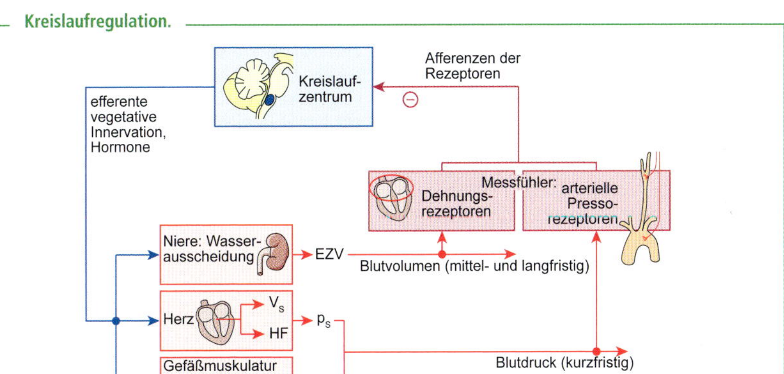

Abb. 9.52

Funktion der Pressorezeptoren.

Kreislauf-
zentrum
Pressorezeptor-
afferenzen
Parasympathikus
Sympathikus
N. IX
arterielle
Pressorezeptoren
Entladungsrate
N. X
Herz
V
S
HF
p
S
Gefäße: Weite
p
D
Arteriendruck
kurzfristige
Regulation
(s–min)
Störgrößen
z.B. Lageänderung,
thermische Reize etc.

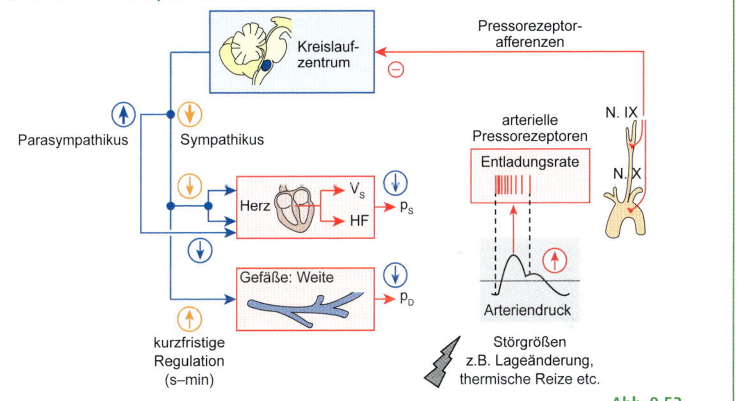

Abb. 9.53

Funktion der Dehnungsrezeptoren.

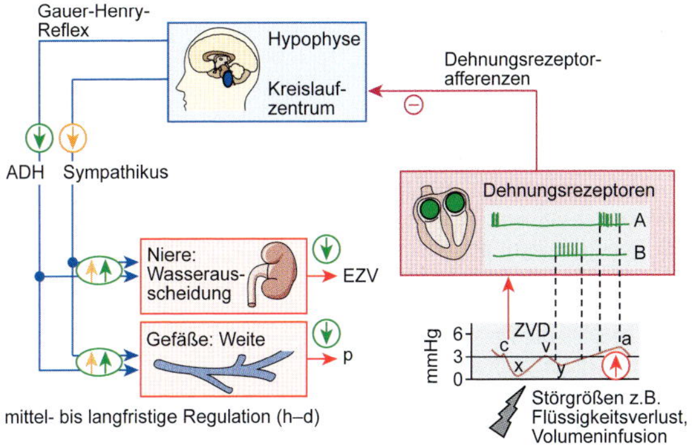

Gauer-Henry-
Reflex
Hypophyse
Kreislauf-
zentrum
Dehnungsrezeptor-
afferenzen
ADH
Sympathikus
Dehnungsrezeptoren
A
B
Niere:
Wasseraus-
scheidung
EZV
Gefäße: Weite
p
mmHg
6
3
0
ZVD
c
v
a
x
y
mittel- bis langfristige Regulation (h–d)
Störgrößen z.B.
Flüssigkeitsverlust,
Volumeninfusion

Abb. 9.54

9.19 Kreislaufregulation (2)

Kreislaufzentrum

Die den Kreislauf steuernden Neurone (Kreislaufzentrum) liegen in der ventrolateralen Medulla oblongata in enger Nachbarschaft zum Atmungszentrum. Zu ihnen werden exzitatorische Neurone gezählt, die den Sympathikus aktivieren, sowie inhibitorische Neurone, die den Parasympathikus ansteuern (→ Abb. 9.55). Durch Integration zahlreicher Einflüsse von übergeordneten Zentren sowie von Afferenzen aus der Peripherie bildet das Kreislaufzentrum die **tonische sympathische Innervation** von Herz und Gefäßen (→ Abb. 9.56): Die **Presso-** und **Dehnungsrezeptoren** (→ Kap. 9.18) wirken in erster Linie hemmend. Erregende Afferenzen erreichen das Kreislaufzentrum von den peripheren **Chemorezeptoren** sowie von den benachbarten inspiratorischen Neuronen des Atmungszentrums. Diese Beziehungen tragen zur Abstimmung von Atmungs- und Kreislaufleistung bei, z. B. bei körperlicher Aktivität. Für die Steigerung der Kreislaufleistung bei Muskelarbeit wird auch eine Stimulation durch bislang noch nicht identifizierte **Stoffwechselrezeptoren** (Ergo- oder Metabozeptoren) in der Muskulatur angenommen. **Kortikale** Einflüsse erreichen das Kreislaufzentrum vor allem aus motorischen und prämotorischen Arealen und führen bei Muskelaktivierung zu einer Steigerung der Kreislaufleistung (**zentrale Mitinnervation,** → Kap. 9.20). Bei emotionalen Reaktionen vermittelt der **Hypothalamus** sowohl erregende als auch hemmende Wirkungen auf das Kreislaufzentrum.

Anpassung an orthostatische Belastung

Lageänderungen beeinträchtigen den Kreislauf aufgrund der durch sie verursachten Blutverschiebungen. Zur Gewährleistung einer ausreichenden Versorgung muss die Störung rasch ausgeglichen werden. Die **Orthostasereaktion** besteht aus zwei Phasen:

1. Initiale hämodynamische Störung: Beim Übergang vom Liegen zum Stehen (→ Abb. 9.57) muss das venöse Blut aus der unteren Körperhälfte plötzlich gegen die Schwerkraft zum Herzen zurückströmen. Der hohe hydrostatische Druck in den Venen dehnt sie (1), sodass ca. 400–500 mL zusätzlich gespeichert werden, um die sich der venöse Rückstrom vermindert (2). Das Herz beantwortet die geringere Füllung mit einem geringeren Auswurf (Frank-Starling-Mechanismus, 3). Dadurch sinken der arterielle Mitteldruck (p_M) und in der Folge die Entladungsrate der arteriellen Pressorezeptoren (4). Im Halsbereich führen die veränderten hydrostatischen Verhältnisse zum Venenkollaps (5) und zum Druckabfall in den Arterien, der an den Pressorezeptoren im Sinus caroticus schon vor Abfall des Schlagvolumens wirksam wird und die Gegenregulation schon früher einleiten kann.

2. Gegenregulation: Sie wird durch die verminderte Erregung der Pressorezeptoren ausgelöst. Die Reaktionen, die in → Abb. 9.53 dargestellt sind, laufen entgegengesetzt ab: Der Sympathikotonus steigt und mit ihm die Herzfrequenz. Dies führt zu einer Teilkompensation des reduzierten Schlagvolumens sowie zur Vasokonstriktion.

Änderung von Kreislaufgrößen: Zahlreiche Kreislaufparameter ändern sich durch die orthostatische Belastung und ihre Kompensation (→ Abb. 9.58a). Der Abfall des systolischen Blutdrucks wird praktisch vollständig ausgeglichen. Die Vasokonstriktion betrifft besonders arterielle Gefäße (Anstieg des arteriellen Strömungswiderstandes und des diastolischen Blutdrucks). Dabei sinkt vor allem die Durchblutung des Magen-Darm-Trakts, der Nieren und Extremitäten; das Blutvolumen wird zugunsten der zentralen Kreislaufanteile umverteilt. Durch die Konstriktion steigt auch der venöse Tonus und unterstützt den venösen Rückstrom. Die Herzfrequenz steigt um ca. 10–15/min. Trotzdem kann die Einschränkung von Schlagvolumen und Herzminutenvolumen nicht vollständig kompensiert werden.

Normalerweise sollten alle diese Reaktionen innerhalb von einer Minute nach Lagewechsel ablaufen. Allerdings ist die Variationsbreite sehr groß, und Störungen der orthostatischen Regulation sind häufig. Die Veränderungen bleiben in aufrechter Position weitgehend bestehen.

Klinik

Bei zu schnellem Aufstehen aus dem Liegen bewirkt der Frank-Starling-Mechanismus einen Abfall des Blutdrucks im Kopfbereich. Unzureichende Kompensation erkennt man an Symptomen wie Schwindel und Schwarzwerden vor Augen. Bei starker Symptomatik, die im Extremfall sogar zu einer kurzzeitigen Ohnmacht **(orthostatische Synkope)** führen kann, spricht man von **orthostatischer Dysregulation.** Oft ist die Sympathikusaktivierung zu schwach ausgeprägt (= **asympathikotone** oder hypodiastolische Dysregulation, **Orthostasesyndrom.** → **Abb. 9.58b**). Der **systolische Blutdruck** fällt stark ab, und auch der diastolische Druck sinkt, während sich die Herzfrequenz kaum oder zu wenig ändert. Dies tritt z. B. bei neurologischen Störungen mit Sympathikusinaktivierung oder auch bei Patienten, die nach langer Bettlägerigkeit zum ersten Mal wieder aufstehen, auf.

Bei jungen Frauen oder Kindern findet man die **sympathikotone** oder hyperdiastolische Dysregulation, bei der trotz starken Anstiegs von Herzfrequenz und p_D der Abfall von p_S nicht kompensiert werden kann. Medikamentöse Therapie ist meist nicht erforderlich, ggf. sind bekannte Ursachen (z. B. Varikose [Krampfaderleiden]) therapierbar.

Kreislaufzentrum.

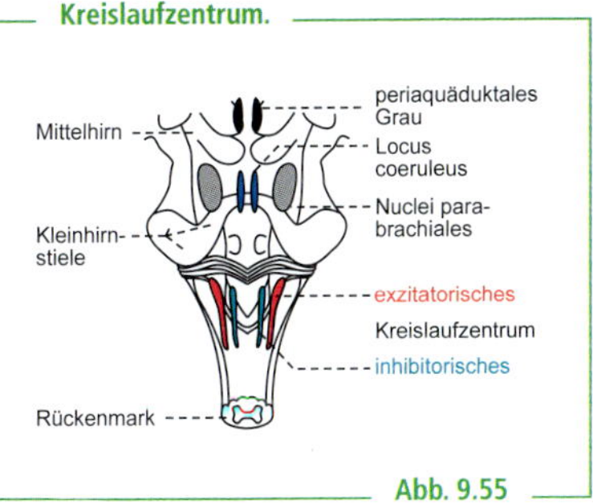

Abb. 9.55

Einflüsse auf das Kreislaufzentrum.

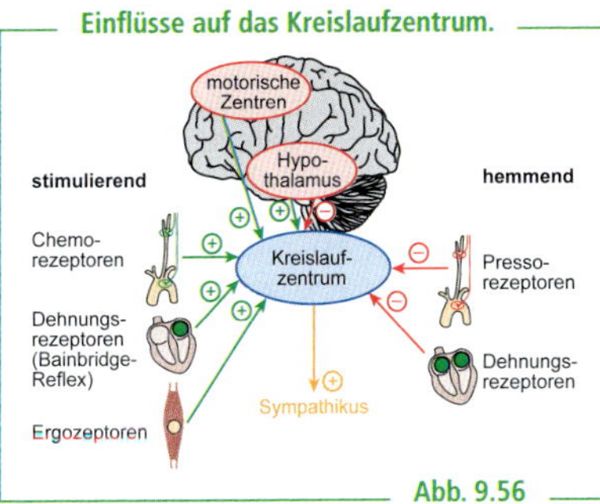

Abb. 9.56

Einflüsse eines Lagewechsels vom Liegen zum Stehen.

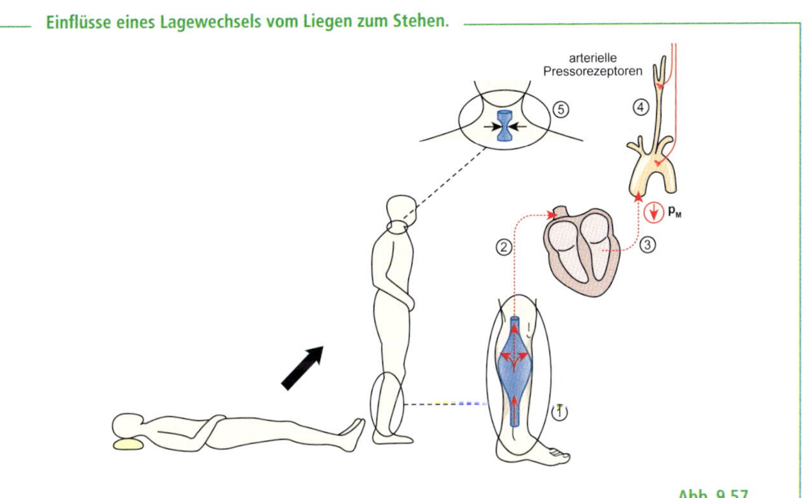

Abb. 9.57

Reaktion auf orthostatische Belastung.

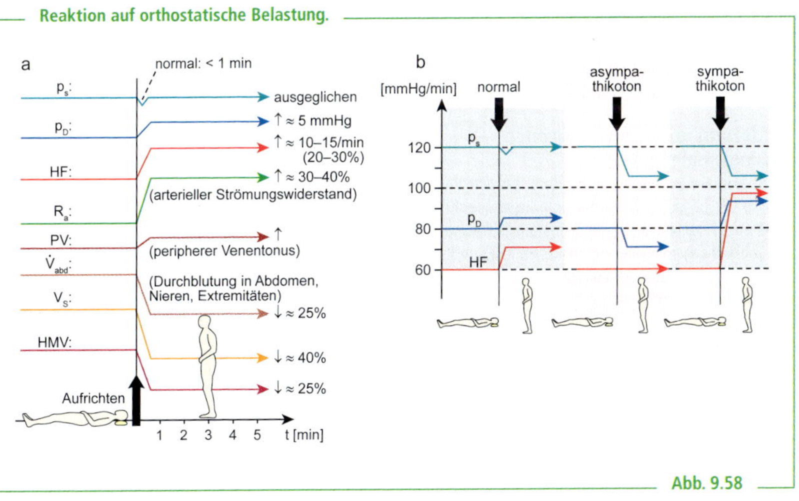

Abb. 9.58

9.20 Muskelarbeit

Die üblichen Normalwerte von Kreislaufgrößen gelten für körperliche Ruhe. Körperliche Tätigkeit erfordert eine **verstärkte O_2-Belieferung** der aktiven Muskeln, um deren erhöhten Energiebedarf decken zu können (→ Kap. 16). Diese wird durch **Steigerung** der Transportleistung und durch **Umverteilung** der Durchblutung realisiert (→ Abb. 9.59).

Steigerung der Kreislaufleistung

Mit Beginn der Muskelarbeit steigt schlagartig der O_2-Bedarf der aktiven Muskeln und damit des Gesamtorganismus. Der erhöhte O_2-Bedarf wird dem Kreislaufzentrum signalisiert und setzt seine Führungsgröße („Soll-Blutdruck") nach oben. Dabei spielen Kollateralerregungen von motorischen Kortexarealen eine wesentliche Rolle **(„zentrale Mitinnervation")**. Afferenzen von Propriozeptoren oder chemosensiblen Rezeptoren (Ergozeptoren, → Kap. 9.19) werden ebenfalls diskutiert, zu dieser Sollwertverstellung beizutragen. Als Antwort nimmt der Sympathikotonus zu und steigert Schlagvolumen (V_S) und Herzfrequenz (HF) und damit das Herzminutenvolumen (HMV). Die Zunahme der Herzfrequenz ist sofort nach Start der Arbeit messbar.

Blutumverteilung

An den Gefäßen führt der erhöhte Sympathikotonus zu Vasokonstriktion. In den aktiven Muskeln wird sie durch lokale vasodilatatorisch wirkende Metaboliten unwirksam. Diese Metaboliten fallen aufgrund der hohen Stoffwechselaktivität in hoher Konzentration an und steigern die Durchblutung dieser Muskelgruppen bis auf das 50-Fache des Ruhewertes. In den übrigen Stromgebieten (z. B. nicht-aktive Muskeln, Magen-Darm-Trakt) sinkt die Durchblutung als Folge der sympathisch bedingten Vasokonstriktion. Im Ergebnis dieser Regulation werden Durchblutung und Energiestoffwechsel der aktiven Muskeln gemäß den geänderten Anforderungen erhöht.

Änderung von Kreislaufgrößen

Submaximale Belastung

Submaximale Belastung heißt, dass das Kreislaufsystem in der Lage ist, den in diesem Zustand **erhöhten O_2-Bedarf zu decken.** Bei konstanter Belastung P (→ Abb. 9.60a) steigen Herzfrequenz (HF) und systolischer Blutdruck (p_S) jeweils bis zu einem Endwert an und bleiben bis zum Belastungsende etwa auf diesem Niveau. Die Ausbildung eines solchen Plateaus zeigt an, dass eine Kreislaufleistung erreicht ist, die die O_2-Versorgung des Körpers sichert. Der diastolische Blutdruck (p_D) ändert sich meist nur wenig. Er kann bei starker Vasodilatation (Aktivierung ausgedehnter Muskelgruppen, höhere Belastung) sinken. Bei geringerer Beanspruchung kann er infolge der sympathisch bedingten Vasokonstriktion steigen oder bleibt unverändert (gestrichelte Linien). Der Anstieg von p_S und HF ist belastungsproportional. Die HF-Zunahme ist außerdem vom **Trainingszustand** (→ Kap. 16.6) abhängig: Je größer die Ausdauer, umso geringer ist der HF-Anstieg bei gegebener Belastung (gestrichelte Linien). Aus dem Anstieg der HF können die maximale Belastung und das maximale O_2-Aufnahmevermögen abgeschätzt werden. Nach Ende der Belastungsphase sinken die Parameter innerhalb einiger Minuten auf das Ausgangsniveau (→ Kap. 16.2).

Maximale Belastung (Ausbelastung)

Bei maximaler Belastung wird die maximal mögliche Kreislaufleistung **(maximale O_2-Aufnahme)** erreicht (→ Tab. 9.4). Steigt die Belastung über diesen Wert hinaus, zwingt subjektive Erschöpfung zum Arbeitsabbruch. Die dabei erreichten Werte von p_S und HF liegen etwa bei 200 mmHg bzw. 190/min. → Abb. 9.60b zeigt die Änderungen von p_S, p_D und HF bei stetig zunehmender Belastung (grüne Gerade), die schließlich zum Abbruch führt. Typisch ist das Fehlen eines Plateaus. Nach Belastungsende fallen HF und p_S zunächst rasch ab, die endgültige Rückkehr auf Ausgangswerte erfolgt relativ langsam (8 bis > 10 min).

Tab. 9.4: Kreislaufparameter in Ruhe und bei maximaler Arbeit*

Parameter	Ruhe		maximale Arbeit	
	U	T	U	T
Schlagvolumen [mL]	70	140	100	170
Herzfrequenz/[min^{-1}]	80	40	190	190
HMV [L/min]	5–6	5–6	19	> 30
O_2-Aufnahme [L/min]	0,25	0,25	3–4	6–8

* Werte für untrainierte (U) und trainierte (T) Männer

Kardiale Trainingseffekte

Ausdauertraining (→ Kap. 16.6) bewirkt milde Herzhypertrophie (Herzgewicht < 500 g, Sportlerherz). Dieses Herz bringt größere Kontraktionskräfte und damit ein größeres Schlagvolumen auf. In Ruhe benötigt der Sportler eine niedrigere Herzfrequenz als ein Untrainierter. Bei Belastung kann er sein Schlagvolumen stärker steigern als ein Untrainierter und damit wesentlich mehr O_2 transportieren – das begründet seine höhere Leistungsfähigkeit. Bei einem Herzgewicht unter 500 g sind eine ausreichende Durchblutung und O_2-Versorgung des Myokards gewährleistet. Chronische pathologische Belastungen (z. B. arterielle Hypertonie) führen zu einer stärkeren Hypertrophie, durch welche die myokardiale O_2-Versorgung gefährdet wird.

Kreislaufanpassung an erhöhten Bedarf (Muskelarbeit).

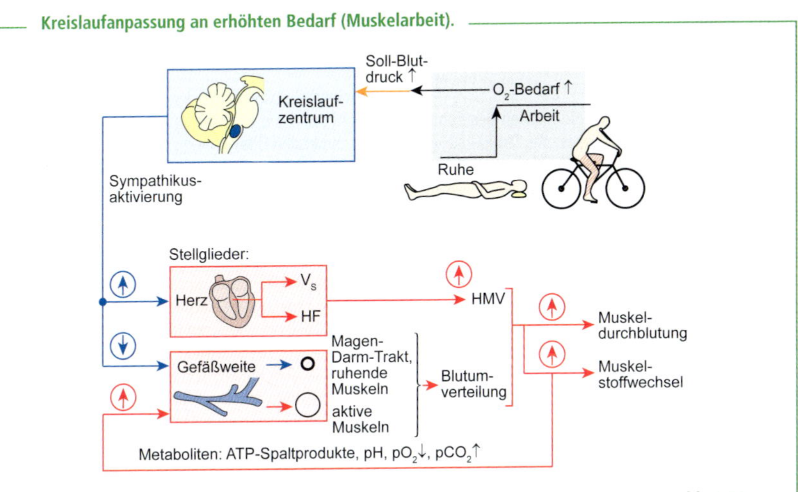

Abb. 9.59

Kreislaufreaktion bei körperlicher Belastung.

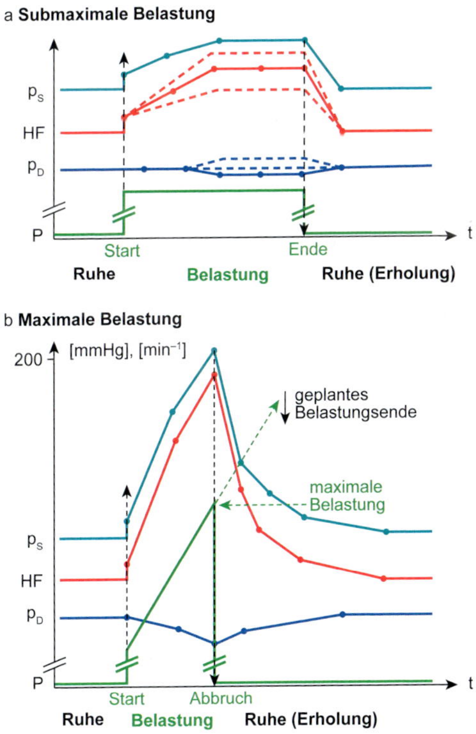

a **Submaximale Belastung**

p_S
HF
p_D
P
t
Start
Ende
Ruhe **Belastung** **Ruhe (Erholung)**

b **Maximale Belastung**

200
[mmHg], [min^{-1}]
geplantes
Belastungsende
maximale
Belastung
p_S
HF
p_D
P
t
Start
Abbruch
Ruhe **Belastung** **Ruhe (Erholung)**

Abb. 9.60

10 Atmung

Kasuistik

Reisen nach Indien sind die Leidenschaft des pensionierten Indologen Dr. P. Daher ist die Familie äußerst überrascht, als Frau P. nach der Rückkehr von der letzten Indienreise erzählt, dass ihr Mann auf dieser Reise tagsüber immer wieder eingeschlafen sei – bei Vorträgen, bei Tisch, selbst bei Feiern. Sie klagt schon seit vielen Jahren über das laute Schnarchen ihres Mannes. Außerdem hat er seit Langem Probleme mit der Atmung, und seine Lippen sehen meist bläulich aus. Der Hausarzt vermutet ein Schlafapnoe-Syndrom und führt ein ambulantes Schlafapnoe-Screening durch. Dabei zeigen sich 24 O_2-Entsättigungen während 40 Apnoe-/Hypopnoe-Phasen pro Stunde. Herr Dr. P. wird daraufhin ins kardiopulmonale Funktionslabor zur Lungenfunktionsuntersuchung und ins Schlaflabor zur Polysomnografie bestellt.

Patientendaten

- Allgemeine Daten: Alter: 75 Jahre, Größe: 1,67 m, Gewicht: 84 kg, BMI: 30,1 kg/m^2, Blutdruck: 130/90 mmHg, bis vor ca. 20 Jahren starker Raucher (30 Jahre lang 10–20 Zigaretten pro Tag)
- Lungenfunktion: Vitalkapazität (VC): 1,7 L (52 % des Sollwertes), Residualvolumen (RV): 4,0 L (153 %), Sekundenkapazität (FEV_1): 1,1 L (42 %), Gesamtwiderstand (R_{tot}): 0,43 kPa · s/L (145 %). Nach Salbutamolgabe nur minimale Änderung.
- Blutgase: Sauerstoffpartialdruck (pO_2): 7,5 kPa (56 mmHg), Kohlendioxid-Partialdruck (pCO_2): 6,2 kPa (46 mmHg)
- Kardiale Diagnostik: EKG unauffällig, bradykarder Sinusrhythmus (Herzfrequenz 51/min); Echokardiografie: normale Größe, normale globale Pumpfunktion beider Ventrikel, keine Zeichen der Rechtsherzbelastung
- Diagnostische Polysomnografie (→ **Abb. 10.A**): Registrierdauer 6,1 h; 29 Apnoen (19 obstruktiv, 9 gemischt, 1 zentral), max. Dauer 22 s; 231 Hypopnoen, max. Dauer 44 s, O_2-Sättigung: basal 85 %, minimal 68 %, deutliches Absinken im REM-Schlaf; typisches intermittierendes Schnarchen während der gesamten Schlafzeit.

Diagnosen: schweres obstruktives Schlafapnoe-Syndrom in Kombination mit COPD (chronisch obstruktive Lungenerkrankung) und respiratorischer Globalinsuffizienz.

Grundkrankheit COPD

COPD fasst zwei verschiedene Krankheiten (chronische Bronchitis und Emphysem) zusammen. Bei chronischer Bronchitis liegt eine Entzündung im Bereich der kleinen Atemwege vor, die zu Schleimhautschwellung, Bronchospasmus und erhöhter Schleimsekretion führt (→ **Abb. 10.B** rechts). Beim Emphysem ist die elastische Rückstellkraft der Lunge herabgesetzt und die Exspiration behindert. Es kommt zur zunehmenden Überblähung der Lunge. Durch aktiven Einsatz der Exspirationsmuskeln werden die Atemwege zusätzlich komprimiert und das Geschehen weiter verschlechtert (→ **Abb. 10.B** links).

Die Lungenfunktion von Herrn Dr. P. weist auf eine schwere Strömungsbehinderung (erniedrigte Sekundenkapazität, erhöhter Gesamtwiderstand) mit Überblähung der Lunge (erhöhtes Residualvolumen) hin. Die Gabe eines β_2-Sympathomimetikums (Salbutamol) zur Bronchodilatation verbessert die Werte nur marginal, dies spricht für eine irreversible Überblähung (Emphysem). Die Blutgaswerte zeigen eine erhebliche Einschränkung des Gasaustauschs an (respiratorische Globalinsuffizienz). Noch sind keine Zeichen einer Rechtsherzbelastung (Cor pulmonale) zu erkennen. Langjähriges starkes Rauchen ist der Hauptrisikofaktor für die Entwicklung der COPD.

Obstruktive Schlafapnoe (OSA)

Bei der OSA kommt es im Schlaf zum wiederholten Kollaps der Atemwege im Rachenbereich, die zu Atmungsstillständen (Apnoen) führen. Eine OSA liegt vor, wenn pro Stunde ≥ 10 Atmungspausen von ≥ 10 s Dauer auftreten. Grundlage der Apnoen ist meist eine Rachenverengung im Rahmen von Übergewicht (lokale Fettansammlung). Als Folge der Apnoen sinkt die arterielle O_2-Sättigung. Dadurch wird eine Weckreaktion (Arousal) ausgelöst, der Patient öffnet den Rachen wieder und atmet weiter. Bei der Wiedereröffnung des Rachens entstehen durch Vibration der Weichteile laute Schnarchgeräusche, das Leitsymptom der OSA. Zentrale Apnoen kommen als Folge einer Desensitivierung der zentralen Chemorezeptoren hinzu.

Therapie und Ausblick

Herr Dr. P. erhält ein mobiles Gerät zur intermittierenden Heimbeatmung, das er nachts durchgehend und stundenweise auch tagsüber benutzen soll. Die Beatmung mit leichtem Überdruck verhindert das Zusammenfallen der Atemwege. Dadurch verbessern sich Lungenventilation und Gasaustausch. Zusätzlich erhält Herr Dr. P. zur medikamentösen Bronchodilatation ein β_2-Sympathomimetikum und ein Parasympatholytikum (→ **Kap. 7**). Zwei Monate nach Therapiebeginn ist sein Blutgasstatus deutlich verbessert: pO_2: 8,9 kPa (67 mmHg), pCO_2: 5,0 kPa (37 mmHg). Durch die nächtliche Beatmung hat sich die Häufigkeit von Hypopnoen/Apnoen im Schlaf halbiert, die O_2-Sättigung auf 93 % (basal; minimal 83 %) erhöht. Die beiden Komponenten der COPD (bronchiale Obstruktion und Emphysem) bedingen einen Circulus vitiosus, der durch die OSA zusätzlich verstärkt wird.

Polysomnografie (Auszug).

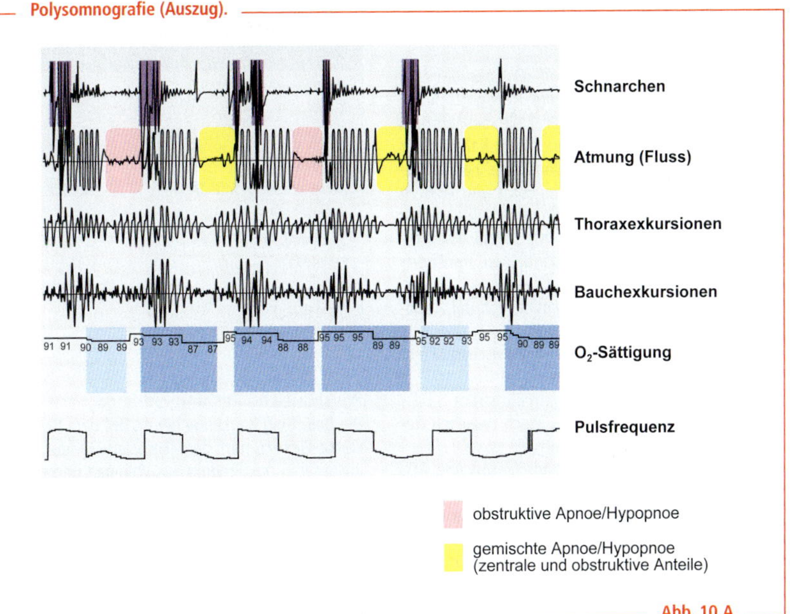

Abb. 10.A

Auch wenn das Emphysem weitgehend irreversibel ist, kann die bronchodilatorische Therapie das Voranschreiten der Erkrankung deutlich verzögern.

Emphysem und chronische Bronchitis.

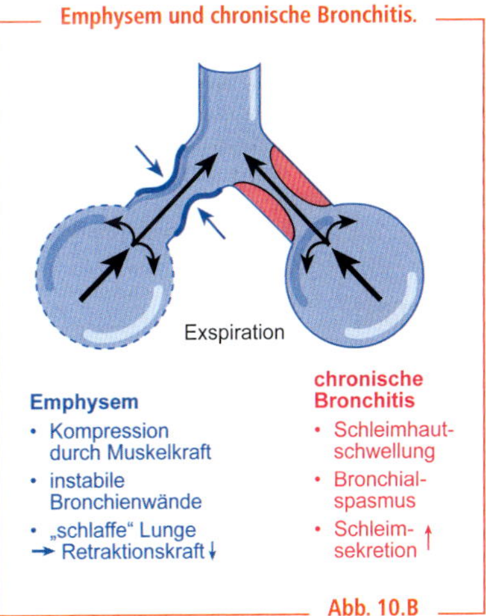

Abb. 10.B

Physiologie im Fokus

- Atmung dient dem Gasaustausch: O_2-Aufnahme und CO_2-Abgabe. Sie umfasst den Transport von O_2 bzw. CO_2 zwischen atmosphärischer Luft und Gewebszellen des Körpers.
- Der Gastransport setzt sich zusammen aus Ventilation, alveolärer Diffusion, Gastransport im Blut und Gewebsdiffusion.
- Störungen können jeden Transportschritt betreffen und zur Minderversorgung der Gewebe mit O_2 sowie zur Anhäufung von CO_2 und anderen Metaboliten im Gewebe führen.
- Ventilationsstörungen: Restriktionen (verminderte Lungendehnbarkeit) und Obstruktionen (Verengung der Atemwege).
- Die Ventilation erfolgt über Atmungsmuskeln, die durch das Atmungszentrum in der Medulla oblongata rhythmisch erregt werden.
- Die Atmung wird über die chemische Atmungsregulation an die Stoffwechselintensität angepasst. Der stärkste chemische Atmungsantrieb ist ein pCO_2-Anstieg im arteriellen Blut.
- Da der Atmungsantrieb vom Wachheitsgrad abhängt, treten Atmungsstillstände (Apnoen) häufig nachts auf (Schlafapnoe-Syndrom).

10.1 Grundlagen

Weg der Atemgase

Bei der Atmung wird Sauerstoff (O_2) aus der Luft aufgenommen und über mehrere Transportschritte bis in die Mitochondrien jeder Zelle des Körpers transportiert. Dort ist der Sauerstoff im Rahmen der biologischen Oxidation („Atmungskette") daran beteiligt, körpereigene Energie in Form von ATP zu gewinnen. Das dabei entstehende Kohlendioxid (CO_2) wird über die Blutbahn zur Lunge transportiert und abgeatmet. Die wesentlichen Transportschritte sind:

- Ventilation: Transport der Atemluft von der Atmosphäre in die Alveole und zurück
- alveoläre Diffusion: Gasaustausch zwischen Alveolarluft und Lungenkapillarblut
- Transport der Atemgase mit dem Blutstrom
- Diffusion im Gewebe: Gasaustausch zwischen Gewebszellen und Kapillarblut.

→ **Abb. 10.1** zeigt den Weg von O_2 (rot) und CO_2 (blau) zwischen Atmosphäre und Gewebszelle. In den Säulendiagrammen oben ist die Zusammensetzung des Gasgemischs in den drei Kompartimenten Inspirationsluft (= atmosphärische Luft), Exspirationsluft und Alveolarluft (in der Lunge enthaltenes Gas) dargestellt. Angegeben sind die Partialdrücke von O_2, CO_2, Stickstoff (N_2, grün) und Wasserdampf (H_2O, grau). Der **Partialdruck** ist der Druckanteil eines Gases am Gesamtdruck des Gasgemischs. Dieser Anteil entspricht dem Volumenanteil, d. h. der Konzentration des Gases im Gasgemisch. Der O_2-Partialdruck (pO_2) in atmosphärischer Luft beträgt folglich 20,9 % von 760 mmHg = 159 mmHg. Sind die Gase in Flüssigkeit gelöst, hängt der Partialdruck zusätzlich von ihrer Löslichkeit ab (→ **Kap. 1.1**, → **Kap. 10.9**).

Die Diagramme auf der linken und rechten Seite (→ **Abb. 10.1**) zeigen, wie sich die Partialdrücke von CO_2 und O_2 (pCO_2, pO_2) während der Transportschritte verändern. Sie sind maßgeblich für die Diffusionsvorgänge während des Transports (→ **Kap. 10.9**). Im Gewebe variieren pCO_2 und pO_2 stark in Abhängigkeit von der Stoffwechselaktivität des betreffenden Organs. In Ruhe werden ca. 250 bis 300 mL/min O_2 aufgenommen und fast genau so viel CO_2 abgegeben. Bei schwerer körperlicher Arbeit steigen die Werte auf mehr als das Zehnfache (→ **Tab. 10.1**).

Kennwerte der Atmung

Die Größe der Ventilation ($\dot{V}$) ist das Atemminutenvolumen: die Menge an Luft, die pro Minute ein- bzw. ausgeatmet wird. Weitere Kennwerte der Atmung sind das Atemzugvolumen, die Atmungsfrequenz, die Sauerstoffaufnahme und die Kohlendioxidabgabe.

Tab. 10.1: Atemparameter

Parameter	Ruhe	Schwere Arbeit
Atemzugvolumen	0,5 L	2–3 L
Atmungsfrequenz	14–16/min	40/min
Atemminutenvolumen ($\dot{V}$)	7–8 L/min	80–120 L/min
Sauerstoffaufnahme ($\dot{V}o_2$)	0,25–0,3 L/min	3–4 L/min
Kohlendioxidabgabe ($\dot{V}co_2$)	0,2–0,25 L/min	3–4 L/min

Physikalische Zusammenhänge

Die Belüftung der Lunge beruht auf dem **Boyle-Mariotte-Gesetz,** nach dem (konstante Temperatur vorausgesetzt) das Produkt aus Volumen und Druck eines mit Gas gefüllten Körpers konstant ist (→ **Abb. 10.2**): Während der Inspiration wird der Thoraxraum durch die aktive Kontraktion der Inspirationsmuskeln erweitert (→ **Abb. 10.5**). Dadurch sinkt der intrapulmonale Druck ab. Es entsteht ein Unterdruck im Alveolarraum, der Luft ansaugt. Umgekehrt bewirkt die elastische Rückstellkraft der Lunge bei Erschlaffung der Inspirationsmuskeln eine Verkleinerung des Thoraxvolumens. Entsprechend steigt der intrapulmonale Druck an und führt zur Exspiration.

In Ruhe läuft die Exspiration passiv ab. Nur bei gesteigerter Ventilation wird sie durch die aktive Kontraktion der Exspirationsmuskeln unterstützt.

Zentrale Regulation

Der rhythmische Wechsel von Kontraktion und Erschlaffung der Inspirationsmuskeln bzw. der Kontraktion von In- und Exspirationsmuskeln basiert auf einem automatischen neuronalen Aktivitätsrhythmus, der vom Atmungszentrum im unteren Ponsbereich und in der Medulla oblongata gebildet und reguliert wird (→ **Kap. 10.13**).

Klinik

Hauptantrieb der Atmung ist der arterielle pCO_2. Er passt die Größe der Ventilation an den Stoffwechsel an. Steigt er jedoch zu stark an (> 60 bis 70 mmHg), z. B. bei schweren Ventilationsstörungen, kann es zur **CO_2-Vergiftung** mit Bewusstlosigkeit und Lähmung des Atmungszentrums kommen. Diese „CO_2-Narkose" kann bei arteriellen pCO_2-Werten über 70 mmHg zum Tod durch Ersticken führen.

Atmung als mehrstufiges Transportsystem.

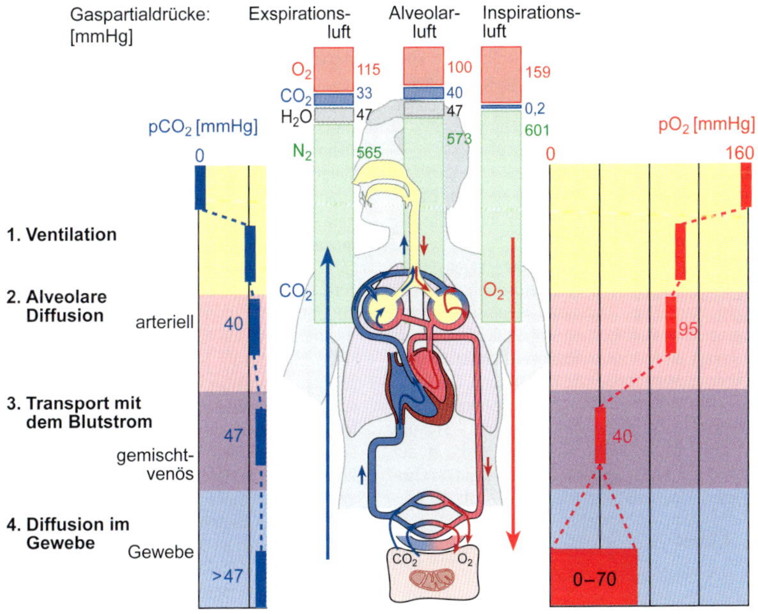

Abb. 10.1

Boyle-Mariotte-Gesetz.

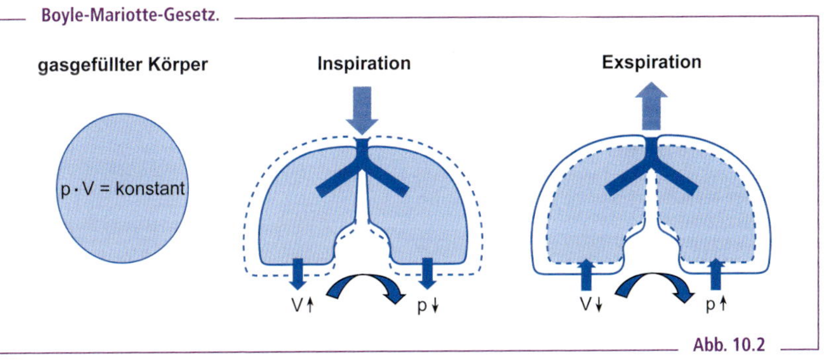

Abb. 10.2

10.2 Lunge und Thorax (1)

Der mechanische Atmungsapparat besteht aus der Lunge und den sie umgebenden Körperteilen (Thorax). Die Thoraxwand wird hauptsächlich vom knöchernen Thorax und von den Atmungsmuskeln gebildet. Die Pleura ist das Bindeglied zwischen Lunge und Thorax.

Pleura und Pleuradruck

Die Pleura besteht aus zwei Blättern (→ **Abb. 10.3**):

- Die **Pleura parietalis** kleidet die Innenseite der Thoraxwand aus.
- Die **Pleura visceralis** überzieht die Lungen.

Beide Blätter sezernieren eine seröse Flüssigkeit in den zwischen ihnen liegenden Pleuraspalt. Unter physiologischen Bedingungen enthält der Pleuraspalt einer Lunge ca. 5–15 mL Flüssigkeit. Dieser Flüssigkeitsfilm verbindet Lunge und Thoraxwand. Der intrapleurale Druck (Pleuradruck p_{pl}) ist subatmosphärisch und beträgt nach ruhiger Ausatmung ca. −3 mmHg (−0,4 kPa). Bei normaler Einatmung sinkt er auf −6 mmHg (−0,8 kPa) (→ **Kap. 10.6**). Er kann als Ösophagusdruck p_{oe} gemessen werden (→ **Abb. 10.4**).

Klinik

Bei einer Verletzung der Pleura gelangt Luft in den Pleuraspalt und hebt die Kopplung von Lunge und Thoraxwand auf **(Pneumothorax).** Thoraxwand und Lunge folgen ihrer Eigenelastizität, dabei kollabiert die Lunge auf ihr Minimalvolumen (ca. 600 mL). Solange die Luft im Pleuraspalt nicht resorbiert ist, wird die betroffene Lunge nicht mehr belüftet und steht für den Gasaustausch nicht zur Verfügung.

Passive Kräfte bei der Atmung

Aufgrund ihrer elastischen Eigenschaften streben sowohl Lunge als auch Thoraxwand einem bestimmten Dehnungszustand zu:

- Die elastische Kraft der Thoraxwand stammt von Atmungsmuskeln, Knorpeln und Bändern.
- Die elastische Retraktionskraft der Lunge beruht auf den elastischen Fasern des Lungengewebes sowie auf der Oberflächenspannung γ, die an der Grenzfläche zwischen Luft und Gewebe (bzw. Flüssigkeit) auftritt.

In der sog. **Atmungsruhelage** (Zustand nach normaler Exspiration) befinden sich die passiv-elastischen Kräfte von Lunge und Thoraxwand im Gleichgewicht (→ **Abb. 10.5** links). Zur Inspiration muss die dehnend wirkende Thoraxelastizität durch die aktive Kraft der Inspirationsmuskeln unterstützt werden, um die Retraktionskraft der Lunge zu überwinden (→ **Abb. 10.5** rechts).

Oberflächenspannung

Der transmurale Druck p_{tm} der Alveolarwand (Druck, der die Alveole dehnt) wird bestimmt von der Wandspannung γ (zusammenziehende Kraft) und dem Alveolenradius r. Es gilt:

$$p_{tm} = 2\gamma / r \text{ (Laplace-Beziehung)}$$

Daraus ergibt sich, dass der Innendruck, der für die Dehnung notwendig ist, bei gleicher Wandspannung steigt, je kleiner eine Alveole ist. Werden zwei unterschiedlich große Alveolen verbunden, bläst die kleinere Alveole aufgrund ihres höheren Innendrucks die größere auf (→ **Abb. 10.6**).

Surfactant

Zur Überwindung der Oberflächenkräfte müssten wir theoretisch bei normaler Inspiration einen inspiratorischen Muskeldruck von etwa 22 mmHg (3 kPa) aufbringen; dieser Wert leitet sich aus der Oberflächenspannung von Wasser ab. Tatsächlich beträgt der erforderliche Druck nur etwa 3–4 mmHg (0,4–0,5 kPa). Das Alveolarepithel, das hauptsächlich aus Typ-I-Pneumozyten besteht, ist mit einem oberflächenaktiven Film, dem Surfactant („**surf**ace **act**ive **agent**"), überzogen. Es besteht vorwiegend aus Phospholipiden und ist reich an Dipalmitoyl-Lecithin. Das Surfactant wird von den Typ-II-Pneumozyten gebildet und in die wässrige Hypophase, die das Alveolarepithel bedeckt, abgegeben. Dort bildet es einen dünnen Film an der Grenze zwischen der wässrigen Hypophase und der Alveolarluft (→ **Abb. 10.7**), der die Oberflächenspannung und damit den für die Lungendehnung erforderlichen Druck senkt. „Verbrauchtes" Surfactant wird entweder von Makrophagen aufgenommen oder in die Typ-II-Pneumozyten rückresorbiert (Recycling).

Klinik

Surfactant-Mangel kann z. B. nach Atmung von reinem O_2 über längere Zeit oder bei Frühgeborenen als Folge der Unreife auftreten. Im ersteren Fall wird das Surfactant durch Oxidation des Dipalmitoyl-Lecithins inaktiviert. Dadurch wird die Entfaltung der Alveolen beeinträchtigt (**Atelektasenbildung;** Atelektasen: nicht oder mangelhaft belüftete Lungenpartien). Darüber hinaus schädigt die Oxidation der Membranlipide die Alveolarmembranen. In beiden Fällen resultiert eine schwere Lungenschädigung mit Ödem und Ausbildung hyaliner Membranen, die als **Atemnotsyndrom** (respiratory distress) bezeichnet wird.

Pleura und Pleuradruck.

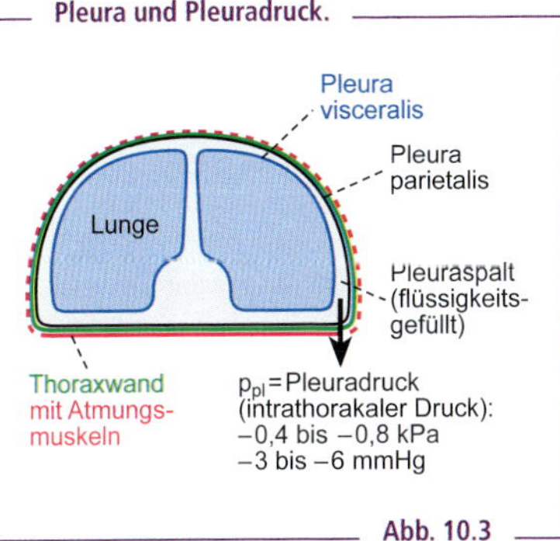

Abb. 10.3

Passive und aktive Kräfte von Lunge und Thorax.

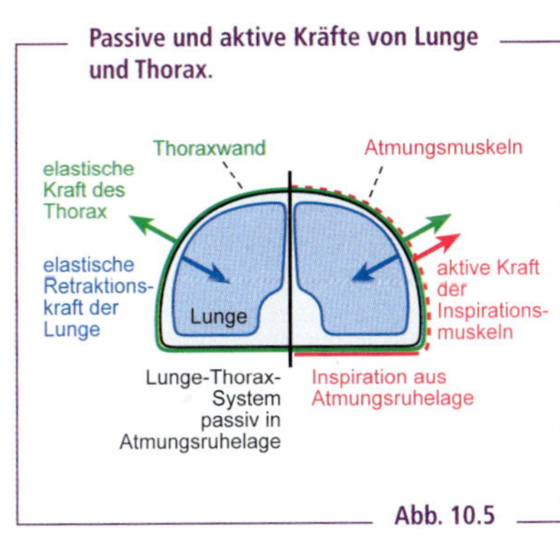

Abb. 10.5

Indirekte Bestimmung des Pleuradrucks durch Messung des Ösophagusdrucks.

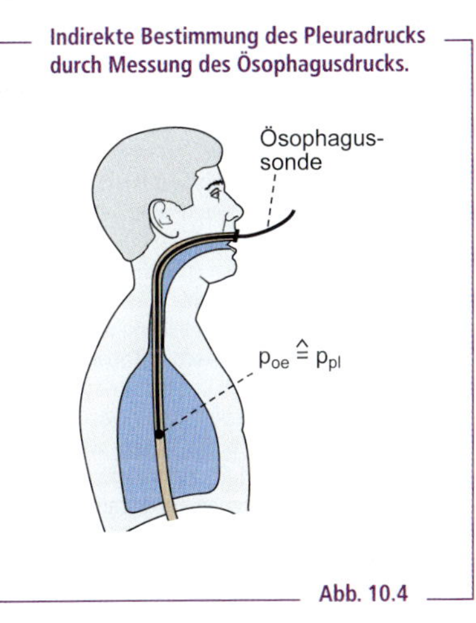

Abb. 10.4

Laplace-Beziehung.

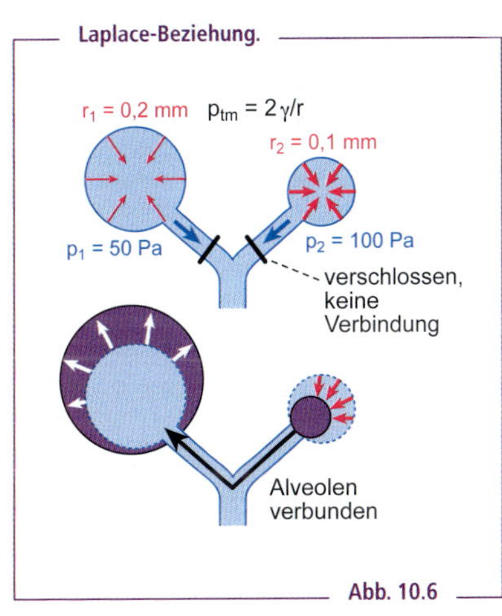

Abb. 10.6

Surfactant.

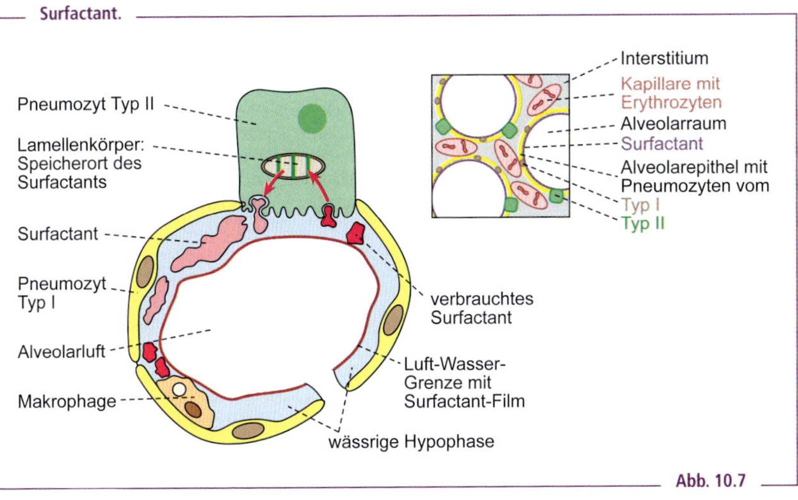

Abb. 10.7

10.3 Lunge und Thorax (2)

Atmungsmuskeln

Die wichtigsten Atmungsmuskeln sind (→ **Abb. 10.8**):

- Interkostalmuskeln
- Zwerchfell (Diaphragma).

Zusätzlich kann die Atmung durch Atmungshilfsmuskeln unterstützt werden.

Interkostalmuskeln

Die Interkostalmuskeln (IC, → **Abb. 10.9**) verlaufen in zwei Lagen. In den **Mm. intercostales externi** (IC ext) ziehen die Muskelfasern von dorsal-kranial nach ventral-kaudal. Sie heben die Rippen und erweitern damit den Thorax, fungieren daher als **Inspirationsmuskeln.** Die Rotationsachsen der oberen Rippen bilden an den Kostovertebralgelenken einen stumpfen Winkel und dehnen den oberen Thoraxbereich vor allem in antero-posteriore Richtung. Im Bereich der unteren Rippen ist der Winkel zwischen den Rotationsachsen spitzer, sodass die Rippenhebung den Thorax stärker in laterale Richtung erweitert. Die Atmungsbewegungen der Rippen werden umso größer, je tiefer die Rippen liegen, sodass die Lungenbelüftung vom Apex zur Basis zunimmt.

Die Muskelfasern der **Mm. intercostales interni** (IC int) verlaufen von dorsal-kaudal nach ventral-kranial. Im Bereich der knöchernen Rippenanteile (IC interni interossei [IC int io]) werden die Rippen gesenkt, die Thoraxausdehnung verkleinert und so die **Exspiration** unterstützt. Im Bereich der Rippenknorpel werden die Rippen um ihre Verbindung mit dem Sternum bewegt. Die hier verlaufenden Muskelfasern (IC interni intercartilaginei [IC int ic]) ziehen die tiefer gelegene Rippe aufwärts und wirken damit **inspiratorisch.**

Zwerchfell

Das Zwerchfell begrenzt den Thorax nach kaudal und ist der **wichtigste Inspirationsmuskel.** Seine Fasern verlaufen radiär von den Thoraxwänden zum sehnigen Zentrum des Muskels. Durch den Unterdruck im Pleuraspalt bildet es zwei in den Thorax ragende Kuppeln. In Exspiration liegt das Zwerchfell der Thoraxwand in einer Ausdehnung von etwa drei Rippen bzw. drei Wirbeln an. Kontrahiert es sich, flachen die Kuppeln ab und öffnen die Räume zwischen Zwerchfell und Thoraxwand (→ **Abb. 10.8**).

Atmungshilfsmuskulatur

Sie kommt v. a. bei verstärkter Lungenbelüftung (z. B. bei körperlicher Arbeit) oder bei pathologischen Störungen der Ventilation zum Einsatz. Die wichtigsten **Inspirationshilfsmuskeln** sind die Mm. scaleni und der M. sternocleidomastoideus. Sie heben bzw. fixieren den oberen Thoraxrand bei der Inspiration. Zusätzlich unterstützen die Mm. levatores costarum, Mm. pectorales major und minor, M. trapezius und M. serratus anterior die Inspiration. **Exspirationshilfsmuskeln** sind die Bauchmuskeln (Mm. obliqui externus et internus, M. transversus abdominis, M. rectus abdominis), indem sie die Rippen herabziehen und den Druck im Bauchraum erhöhen, sowie der M. transversus thoracis und der M. latissimus dorsi.

> **Klinik**
>
> Einsatz der Atemhilfsmuskulatur bei Atemnot **(Dyspnoe):** Beim „Kutschersitz" (leicht breitbeiniges Sitzen und Abstützen der Ellbogen auf den Oberschenkeln) wird der Schultergürtel fixiert und die Kraft der Inspirationshilfsmuskeln wird effektiv zur Thoraxerweiterung genutzt.

Bronchialsystem

Die Atemwege dienen der Erwärmung, Befeuchtung und Reinigung der eingeatmeten Luft. Die Bronchien sind mit Flimmerepithel ausgekleidet und mit zahlreichen mukösen Drüsen ausgestattet. Diese Drüsen sezernieren viskösen Schleim, an dem Fremdkörper (z. B. Staubpartikel) haften. Sie werden durch die Zilienbewegung in Richtung Mundhöhle getrieben (mukoziliärer Transport) und abgehustet (Schutzreflex).

Der Bronchialbaum hat beim Erwachsenen im Durchschnitt ein Volumen von 150 mL. Dieses Luftvolumen nimmt nicht am Gasaustausch teil und wird daher als **Totraumvolumen (anatomischer Totraum, V_D[A])** bezeichnet (→ **Abb. 10.20**). Bei der Ausatmung wird es der Luft aus dem Alveolarraum beigemischt, sodass die exspirierte Luft mehr O_2 und weniger CO_2 enthält als die Alveolarluft. Normalerweise nimmt das gesamte Alveolarvolumen am Gasaustausch teil; das anatomische Totraumvolumen V_D(A) entspricht dem **funktionellen Totraumvolumen V_D(F).** Bei starken Diskrepanzen zwischen Ventilation und Perfusion in der Lunge (→ **Kap. 10.10**) nimmt das funktionelle Totraumvolumen zu, da die Luft in minderdurchbluteten Alveolen nicht oder kaum zum Gasaustausch beiträgt: $V_D(F) > V_D(A)$ (→ **Abb. 10.10**).

Der Strömungswiderstand (→ **Kap. 10.6**) wird maßgeblich von der Weite der Bronchien bestimmt. Diese steht unter Kontrolle des **vegetativen Nervensystems:** verstärkte parasympathische Innervation oder cholinerge Pharmaka wirken bronchokonstriktorisch; sympathische Innervation oder β_2-adrenerge Substanzen führen zur Bronchodilatation (→ **Kap. 7.5**, → **Abb. 10.11**).

> **Klinik**
>
> **β_2-Sympathomimetika** (z. B. Fenoterol, Salbutamol) oder **Parasympatholytika** (z. B. Tiotropium) werden zur Bronchodilatation im Rahmen der Behandlung von Asthma und anderen obstruktiven Ventilationsstörungen eingesetzt. Die Therapie kann durch Reduktion der Schleimsekretion wirksam unterstützt werden.

Thorax mit Atmungsmuskeln

Interkostalmuskeln.

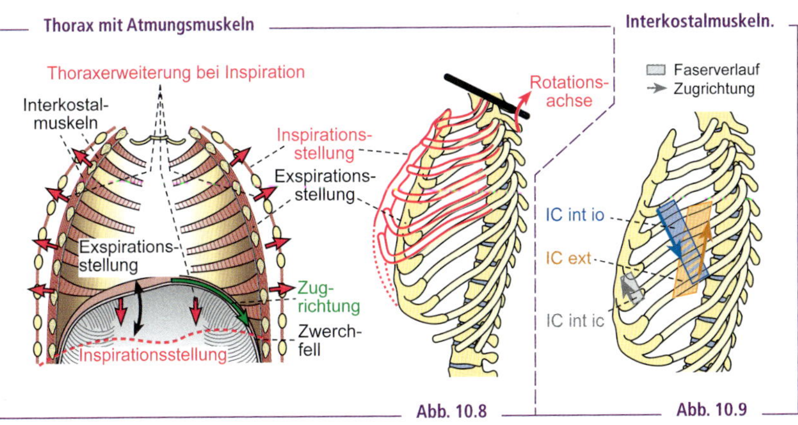

Abb. 10.8

Abb. 10.9

Vergleich von anatomischem Totraum $V_D(A)$ und funktionellem (physiologischem) Totraum $V_D(F)$.

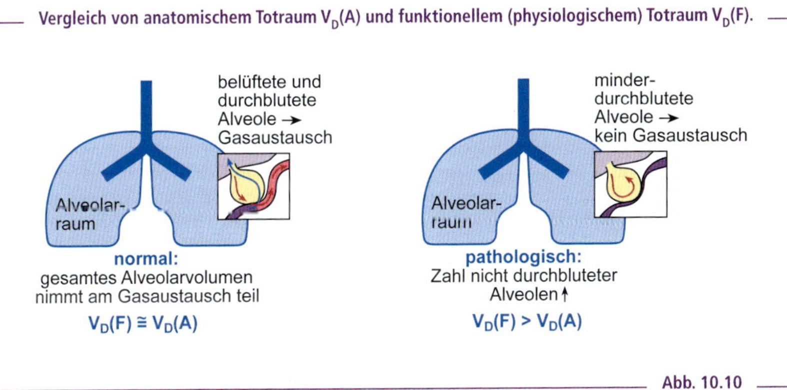

Abb. 10.10

Vegetative Innervation der Bronchien.

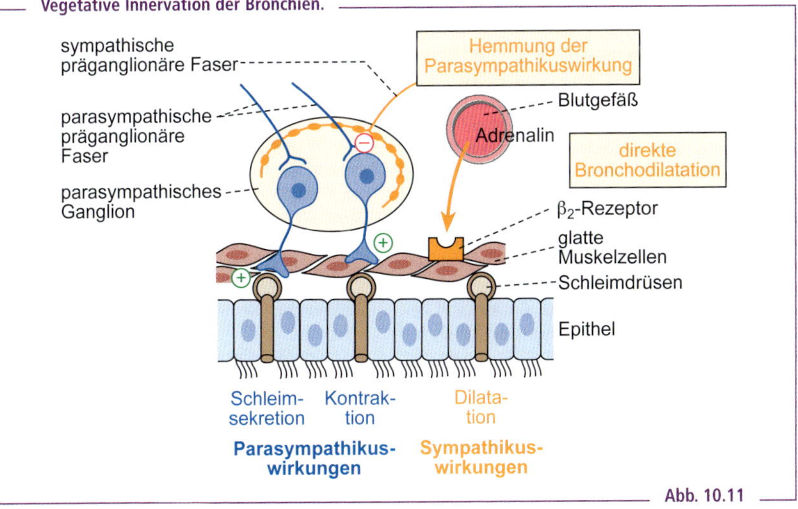

Abb. 10.11

10.4 Lungenvolumina

Das Gesamtfassungsvermögen der Lungen wird als **Totalkapazität (TLC)** bezeichnet. Es beträgt in Abhängigkeit von Körpergröße, Gewicht, Alter und Geschlecht 4–8 L (→ **Abb. 10.12**). Nach maximaler Inspiration können ca. 75–80 % der TLC ausgeatmet werden. Dieser ventilierbare Anteil der Totalkapazität ist die **Vitalkapazität (VC).** Sie setzt sich zusammen aus:

- inspiratorischem Reservevolumen (IRV)
- Atemzugvolumen (V_T)
- exspiratorischem Reservevolumen (ERV).

Die restlichen 20–25 % der TLC werden als **Residualvolumen (RV)** bezeichnet. Dieser Anteil kann nicht durch Atmung aus der Lunge entfernt werden. Beim Pneumothorax (→ **Kap. 10.2**) entweicht das **Kollapsvolumen (KV),** das etwa die Hälfte des RV ausmacht. Der Rest verbleibt ständig in der Lunge **(Minimalvolumen, MV).**

Merke: Eigenständige Volumeneinheiten bezeichnet man als **Volumen;** Volumina, die sich aus mehreren solcher Einheiten zusammensetzen, werden **Kapazität** genannt. Neben TLC und VC sind die **inspiratorische Kapazität (IC = IRV + V_T)** sowie die **funktionelle Residualkapazität (FRC = ERV + RV)** definiert.

Die Werte in → **Abb. 10.12** gelten für einen 1,70 m großen, 22-jährigen gesunden Mann.

Messverfahren

Spirometrie

Kernstück eines Spirometers ist eine luftgefüllte Glocke, die in ein Wasserbad eintaucht und so von der umgebenden Luft isoliert ist. Die Lunge des Probanden ist über einen Atemschlauch mit dem Glockeninhalt verbunden. Die atmungsbedingte Hebung und Senkung der Glocke wird über ein Schreibsystem registriert (→ **Abb. 10.12**). Spirometrisch können **ventilierbare Lungenvolumina** (V_T, IRV, ERV, VC) gemessen werden. Außerdem lassen sich dynamische Kennwerte wie die Sekundenkapazität (FEV_1), die bei einer maximalen forcierten Exspiration (Tiffeneau-Test) gemessen wird, und der Atemgrenzwert (maximale willkürliche Ventilation, MVV) bestimmen (→ **Abb. 10.12**).

Nicht ventilierbare Volumina (RV, FRC, TLC) können indirekt mithilfe des Fick-Prinzips (→ **Kap. 1.3**; Ein- oder Auswaschverfahren) gemessen werden. Bei der Fremdgasverdünnungsmethode wird ein definiertes Volumen eines heliumhaltigen Gasgemischs bekannter He-Konzentration in ein Reservoir (z. B. Spirometerglocke) gefüllt. Nach maximaler Ausatmung wird der Proband mit dem Gasreservoir verbunden und atmet kurzzeitig dieses Gasgemisch. Aus der Abnahme der Heliumkonzentration im Reservoir kann das Residualvolumen errechnet werden (→ **Abb. 10.13**).

Pneumotachografie

Die Atemluft strömt hierbei durch ein feines Sieb (→ **Abb. 10.14**). Dadurch wird eine laminare Strömung erzeugt, die der Druckdifferenz proportional ist. Die Druckdifferenz über das Sieb (Δp) wird gemessen und daraus die Atemstromstärke (Fluss, $\dot{V}$) sowie das Volumen (V) berechnet. $\dot{V}$ und V können gegeneinander aufgetragen werden (Fluss-Volumen-Kurve, → **Abb. 10.15**): Bei forcierter Exspiration werden der Spitzenfluss (PEF) und die Flusswerte bei 75, 50 und 25 % der VC (MEF_{75}, MEF_{50}, MEF_{25}) bestimmt. Der Fluss ist am Anfang der forcierten Exspiration am höchsten und nimmt mit fortschreitender Ausatmung nahezu linear ab.

Bodyplethysmografie

Am häufigsten wird der **volumenkonstante Plethysmograf** verwendet, eine Kammer, die gegen die Umgebung abgedichtet werden kann. Bei Atmungsbewegungen des Probanden (z. B. Thoraxerweiterung) ändert sich der Alveolardruck. Wenn er abnimmt, strömt Luft in die Lunge ein, dadurch ändert sich auch der Druck in der Kammer. Der Alveolardruck wird aus den Änderungen von Kammerdruck und Munddruck berechnet. Die Atemstromstärke ($\dot{V}$) und die Atemvolumina werden pneumotachografisch gemessen. Anhand dieser Werte lassen sich auch **Strömungswiderstand** (→ **Kap. 10.6**), **Compliance** (→ **Kap. 10.7**) und **intrathorakales Gasvolumen (ITGV)** bestimmen. Gewöhnlich gilt: **ITGV = FRC.** Unterschiede zwischen ITGV und FRC weisen auf extrapulmonale oder nichtventilierte intrapulmonale Volumina (z. B. Atelektasen) hin.

Normierung von Gasvolumina

Um die Vergleichbarkeit zu gewährleisten, müssen die gemessenen Gasvolumina auf definierte Druck- und Temperaturbedingungen standardisiert werden. Es gilt:

$$V_1 \cdot \frac{p_1}{T_1} = V_2 \cdot \frac{p_2}{T_2}$$

V_1, p_1, T_1 sind die unter aktuellen Bedingungen (ATPS: ambient temperature, pressure, saturated) gemessenen Größen; V_2, p_2, T_2 die standardisierten Größen. Dabei werden unterschieden:

- **Körperbedingungen** (BTPS: body temperature, pressure, saturated): T_2 = 310 K, p_2 = Barometerdruck – Wasserdampfdruck. Auf diese Körperbedingungen werden alle Lungenvolumina umgerechnet.
- **Standardbedingungen** (STPD: standard temperature, pressure, dry): T_2 = 273 K, p_2 = 760 mmHg. Die Volumina ausgetauschter Gase ($\dot{V}O_2$, $\dot{V}CO_2$) werden auf diese normierten Bedingungen umgerechnet.

Lungenvolumina und -kapazitäten.

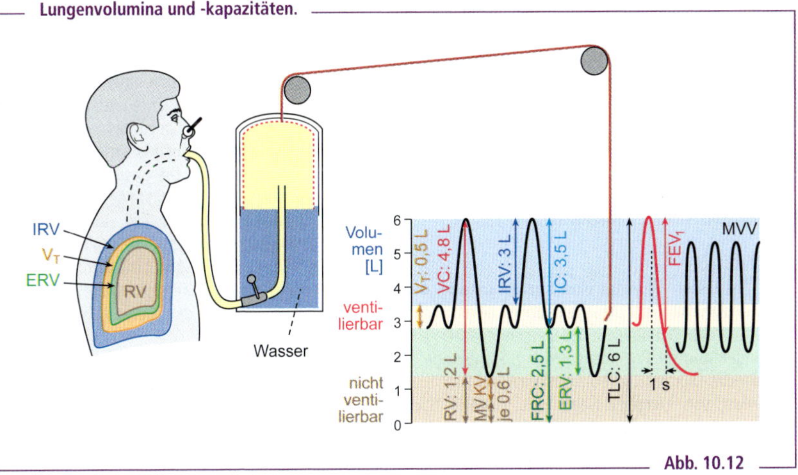

Abb. 10.12

He-Einwaschmethode zur Messung nicht ventilierbarer Lungenvolumina.

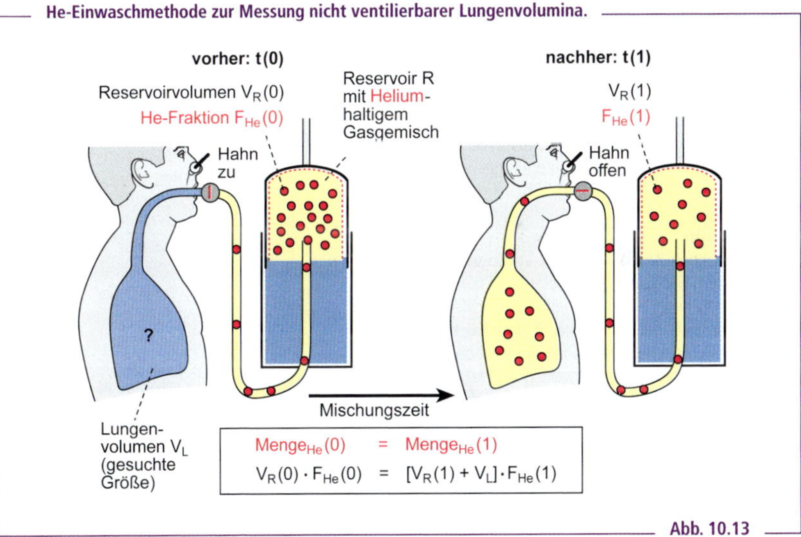

Abb. 10.13

Prinzip der Pneumotachografie.

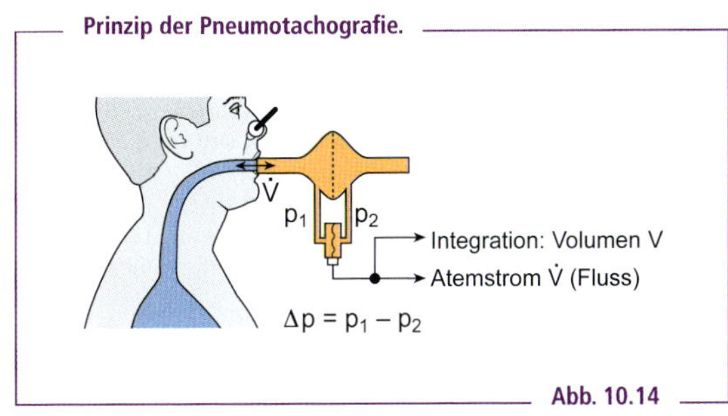

Abb. 10.14

10.5 Ventilationsstörungen

Auf der Basis der in → **Kap. 10.4** genannten Lungenfunktionswerte unterscheidet man **restriktive** und **obstruktive** Ventilationsstörungen. Das Lungenemphysem stellt eine Sonderform obstruktiver Ventilationsstörungen dar. Die in → **Kap. 10.4** beschriebenen Messmethoden werden in der Klinik zur Lungenfunktionsdiagnostik genutzt und sind das Hauptinstrument zur Erkennung von Ventilationsstörungen.

Restriktion

Eine Restriktion bedeutet eine **Einschränkung der Lungendehnbarkeit.** Ursachen können sein:

- verminderte Dehnbarkeit des Lungengewebes (z. B. Lungenfibrosen, Pneumokoniosen [„Staublunge"]) oder des Thorax (z. B. Thoraxdeformitäten)
- Verlust von Lungengewebe (z. B. Zustand nach Lungenresektion).

Wichtigstes Kennzeichen der Restriktion ist eine **verminderte Vitalkapazität (VC < 80 %** des Referenzwertes, → **Abb. 10.17**). Auch die Totalkapazität ist herabgesetzt. Die eingeschränkte Dehnbarkeit stellt in erster Linie eine Inspirationsbehinderung dar: Das IRV ist daher stärker reduziert als das ERV (→ **Abb. 10.16b**). Die Exspiration wird eher begünstigt; vor allem in der mittleren und späten Phase der forcierten Exspiration werden höhere Flusswerte erreicht als normal, sodass die Fluss-Volumen-Kurve eine konvexe Form annimmt (→ **Abb. 10.16b**).

Obstruktion

Eine Obstruktion beruht auf einer **Verengung von Atemwegen.** Sie kann die mittelgroßen (z. B. beim Asthma bronchiale) oder die kleinen Bronchien und Bronchiolen (z. B. bei chronischer Bronchitis) betreffen. Da diese Atemwege kein Knorpelskelett besitzen, können sie bei zu hohem Umgebungsdruck (z. B. bei forcierter Exspiration) kollabieren. Das Hauptsymptom einer Obstruktion ist daher die **Einschränkung der Sekundenkapazität (FEV_1 < 80 %** der VC, → **Abb. 10.17**). Bei ausgeprägter Obstruktion kann nicht mehr vollständig exspiriert werden, sodass Luft in den kollabierten Atemwegen „gefangen" bleibt. Bei längerem Bestehen einer solchen Obstruktion nehmen FRC und RV zu (→ **Abb. 10.16c**).

Die Exspirationsbehinderung reduziert bei forcierter Exspiration die exspiratorischen Flusswerte, insbesondere MEF_{50} und MEF_{25}. Die Form der Fluss-Volumen-Kurve wird damit konkav (→ **Abb. 10.16c**). Der Spitzenfluss ist wenig, bei leichten Obstruktionen gar nicht eingeschränkt. Auch die VC ist meist normal; bei fortgeschrittener Obstruktion kann sie jedoch durch ein großes Volumen „gefangener Luft" vermindert sein.

Emphysem

Unter einem Emphysem versteht man eine **Überblähung der Lungen.** Diese kann sich auf dem Boden einer chronischen Obstruktion entwickeln (obstruktives Emphysem) oder primär entstehen (idiopathisches Emphysem), z. B. durch vermehrten Abbau elastischer Fasern infolge eines Mangels an Antiproteasen (z. B. α_1-Antitrypsin). Die Exspiration der Patienten ist behindert, RV und FRC steigen zunehmend an. Die Symptomatik entspricht also einer Obstruktion, hinzu kommt eine Zunahme der Totalkapazität, ggf. auch der VC (→ **Abb. 10.16d**). Die vermehrte Luftfülle führt zur irreversiblen Zerstörung der Alveolarwände und vergrößert auch den Thorax (**„Fassthorax"**).

Klinik

Bei der **chronisch-obstruktiven Lungenerkrankung (COPD)** liegt eine exspiratorische Strömungsbehinderung vor, die sich bei der Lungenfunktionsprüfung als vermindertes FEV_1 und eine typisch konkave Fluss-Volumen-Kurve zeigt. Die primäre Störung ist eine chronische Bronchitis oder ein Emphysem (→ **Praxisfall**). Hauptsymptome sind **A**temnot, **H**usten und **A**uswurf **(„AHA-Symptome").** Klinisch unterscheidet man zwei Grundtypen: den **„Blue Bloater"**, der durch Hypoxämie, Hyperkapnie und rechtsventrikuläre Insuffizienz gekennzeichnet ist, und den **„Pink Puffer"** mit eher normalem Gasaustausch, aber starker Belastungsdyspnoe und Gewichtsverlust. Die ursprüngliche Folgerung, dass der „Blue Bloater" der bronchitische und der „Pink Puffer" der emphysematische Typ sei, hat sich als unsicher erwiesen. Beide Typen zeigen in mindestens 50 % ein schweres Emphysem; auch der Anteil bronchialer muköser Drüsen ist gleich. Als Folge von Hypoxie und Lungenüberblähung kann es zur **pulmonalen Hypertonie** mit **Cor pulmonale** kommen.

→ **Abb. 10.17** zeigt ein einfaches Schema zur spirometrischen Erkennung von **restriktiven und obstruktiven Ventilationsstörungen.** Es basiert auf der Vitalkapazität (VC, bezogen auf den Referenzwert) und der relativen Sekundenkapazität (FEV_1, bezogen auf VC). Betragen beide Werte mindestens 80 %, liegt keine Ventilationsstörung vor. Ein FEV_1 < 80 % der VC weist auf eine Obstruktion hin, eine VC < 80 % der Norm auf eine Restriktion. Sind beide Kenngrößen < 80 %, spricht das für eine kombinierte restriktiv-obstruktive Ventilationsstörung (z. B. bei Lungenfibrose). Da sowohl VC als auch FEV_1 stark mitarbeitsabhängig sind, kann dies nur als grobe Orientierung angesehen werden.

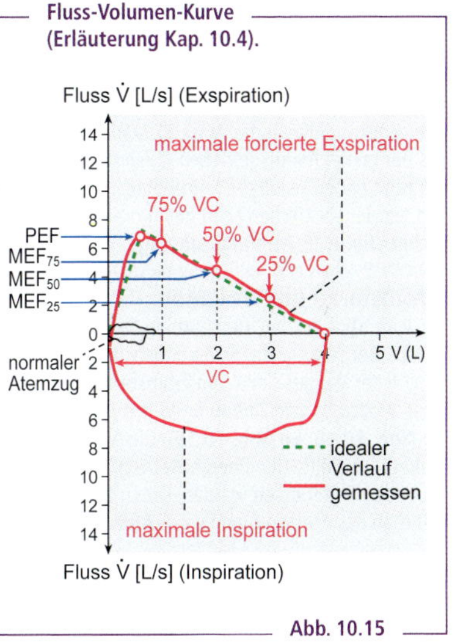

Fluss-Volumen-Kurve (Erläuterung Kap. 10.4).

Abb. 10.15

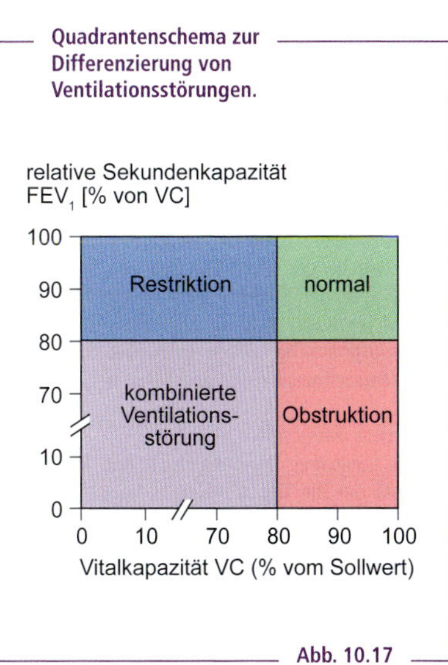

Quadrantenschema zur Differenzierung von Ventilationsstörungen.

Abb. 10.17

Lungenfunktionsbefunde bei normaler und gestörter Ventilation.

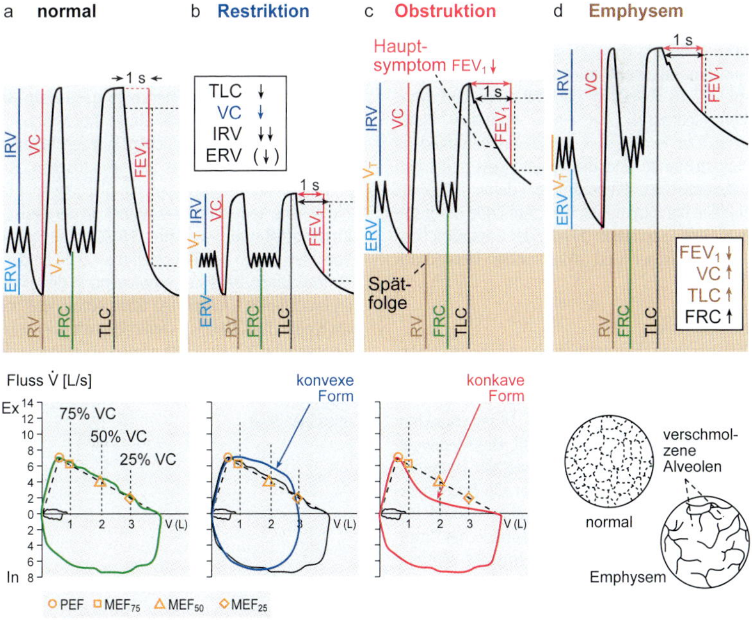

a normal
b Restriktion
c Obstruktion
d Emphysem

TLC ↓ VC ↓ IRV ↓↓ ERV (↓)

Haupt-symptom FEV_1 ↓

Spätfolge

FEV_1 ↓ VC ↑ TLC ↑ FRC ↑

Fluss $\dot{V}$ [L/s]

konvexe Form

konkave Form

normal

verschmolzene Alveolen

Emphysem

○ PEF □ MEF_{75} △ MEF_{50} ◇ MEF_{25}

Abb. 10.16

10.6 Atmungsmechanik

Pleura- und Alveolardruck

Der Luftstrom bei der Ein- und Ausatmung wird durch die Druckdifferenz zwischen Atmosphäre und Lungeninnerem (Alveolarraum) erzeugt, die als **Alveolardruck** (p_A) bezeichnet wird.

Unter dem **Pleuradruck** (p_{pl}) versteht man den Druck im Pleuraspalt, der durch den Zug von Thoraxwand und Lunge an den beiden Pleurablättern hervorgerufen wird (→ **Kap. 10.2**). Er wird als Druckdifferenz zum atmosphärischen Druck angegeben. Der Pleuradruck ist subatmosphärisch und daher negativ.

Statischer Pleuradruck

Bei sehr langsamer Dehnung des Lunge-Thorax-Systems, bei der die Gasströmung nahezu oder völlig sistiert (statischer Zustand), misst man den statischen Pleuradruck (→ **Abb. 10.18** oben, schwarze Kurve). Er zeigt die Kraft an, die bei Dehnung und Entdehnung des Systems zur Überwindung der elastischen Kräfte erforderlich ist. Die Punkte C und F entsprechen dem Druck, der am Ende einer normalen In- bzw. Exspiration im Pleuraspalt herrscht.

Dynamischer Pleuradruck

Die Gasströmung, die während der Atmung normalerweise auftritt, erzeugt **Reibung.** Zur Überwindung der dadurch bedingten Widerstände muss sich der Pleuradruck während eines Atemzugs stärker ändern, als es für die Dehnung allein erforderlich ist. Die tatsächliche Änderung von p_{pl} während eines Atemzugs wird als **dynamischer Pleuradruck** bezeichnet.

→ **Abb. 10.18** oben zeigt den statischen und dynamischen Pleuradruck bei einem normalen Ruhe-Atemzug. Die Punkte A–F markieren verschiedene Dehnungszustände und die zugehörigen statischen und dynamischen Pleuradrücke, deren Differenz durch Pfeile hervorgehoben wird. Am Ende der Inspiration (C) und Exspiration (F) ruht der Gasstrom, folglich sind statischer und dynamischer Pleuradruck gleich.

Alveolardruck

Die Differenz zwischen statischem und dynamischem Pleuradruck ist der Alveolardruck p_A (→ **Abb. 10.18** unten), der die Gasströmung erzeugt und auch als **Strömungsdruck** bezeichnet wird. Unter statischen Bedingungen beträgt er immer null. Die Atemwege stellen eine offene Verbindung zwischen Lungeninnenraum und Atmosphäre dar, über die Druckänderungen in der Lunge rasch ausgeglichen werden. Daher herrscht im Alveolarraum atmosphärischer Druck. Unter dynamischen Bedingungen entsteht während der Inspiration ein Unterdruck im Alveolarraum (A), der Luft aus der Atmosphäre in die Lunge hineinzieht (→ **Abb. 10.18** unten, → **Abb. 10.19**). Dieser Lufteinstrom verringert die alveolär-atmosphärische Druckdifferenz (B). Wenn die Kontraktion der Inspirationsmuskeln aufhört, sistiert die inspiratorische Strömung (C). Bei Erschlaffung der Inspirationsmuskeln zieht sich die Lunge zusammen und erzeugt damit einen Überdruck im Alveolarraum (D, E). Dadurch wird Luft aus der Lunge herausgetrieben (Exspiration). Die Exspiration endet, wenn die Retraktionskraft der Lunge sich mit der elastischen Kraft des Thorax im Gleichgewicht befindet (F, **Atmungsruhelage,** → **Kap. 10.2**).

Stromstärke und Volumen

Die Gasströmung bei der Atmung folgt dem Ohm-Gesetz. Bei gegebenem Strömungswiderstand R entspricht der Verlauf der Atemstromstärke $\dot{V}$ während eines Atemzugs den Änderungen des Alveolardrucks (→ **Abb. 10.18**, → **Abb. 10.19**). Die Atemstromstärke kann mithilfe der Pneumotachografie (→ **Kap. 10.4**) direkt gemessen werden. Durch Integration erhält man das Atemvolumen V (→ **Abb. 10.19**).

Strömungswiderstand

Der Strömungswiderstand (R, Resistance) wird maßgeblich von der Geometrie der Atemwege bestimmt. Bei rein **laminarer** Gasströmung wäre er konstant und unabhängig von der Atemstromstärke. Tatsächlich nimmt er aufgrund turbulenter Strömungsformen mit wachsender Atemstromstärke (z. B. bei erhöhter Atmungsfrequenz) zu. Bei ruhiger Atmung ist R näherungsweise konstant. Damit kann für die Resistance im **Einzelbronchus** das Hagen-Poiseuille-Gesetz (→ **Kap. 9.11**) angenommen werden, nach dem R hauptsächlich vom Radius r des Bronchus bestimmt wird (→ **Abb. 10.20**).

Bei Betrachtung der Resistance im **gesamten Bronchialbaum** (R_{ges}) muss die starke Aufzweigung der kleinen Atemwege berücksichtigt werden. In Analogie zu den Gesetzmäßigkeiten des elektrischen Stromflusses bewirkt die große Zahl parallel liegender Bronchiolen eine Reduktion ihres Anteils an der Resistance (**Kirchhoff-Regel,** → **Abb. 10.20**). Die größeren Bronchien tragen den Hauptteil (ca. 60 %) an der Gesamtresistance. Bei einer vorwiegend in den peripheren Bronchiolen lokalisierten Obstruktion, was vor allem typisch für COPD ist, wird daher oft eine normale Resistance (< 0,3 kPa · s/L) gemessen. Dagegen kann eine zentrale Stenose, z. B. im Larynx oder in einem Hauptbronchus, eine drastische Steigerung der Resistance bewirken.

Klinik

Eine Schilddrüsenvergrößerung **(Struma)** kann zu einer beträchtlichen Einengung der Trachea führen. Die Lungenfunktionsdiagnostik zeigt eine erhöhte Resistance und ein Plateau im früh- bis mittelexspiratorischen Teil der Fluss-Volumen-Kurve.

Statischer und dynamischer Pleura- und Alveolardruck.

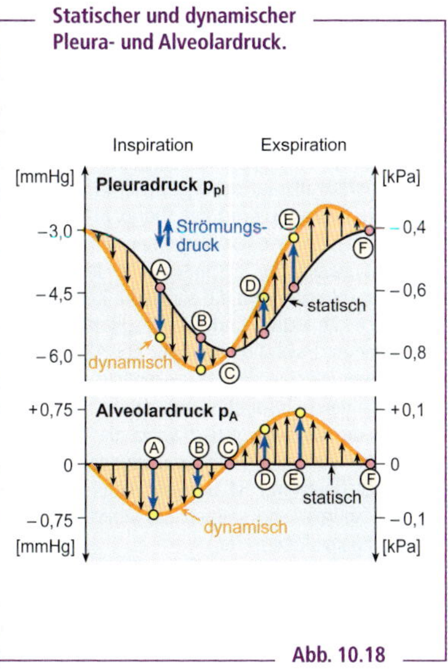

Abb. 10.18

Atemstromstärke und -volumen.

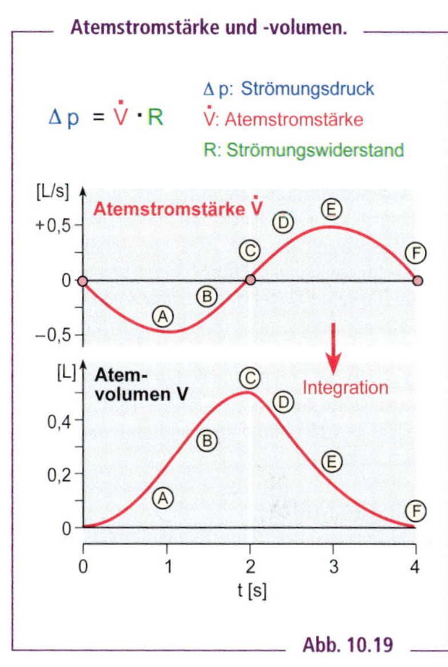

Abb. 10.19

Änderungen des Atemwegswiderstandes vom Mund zur Alveole.

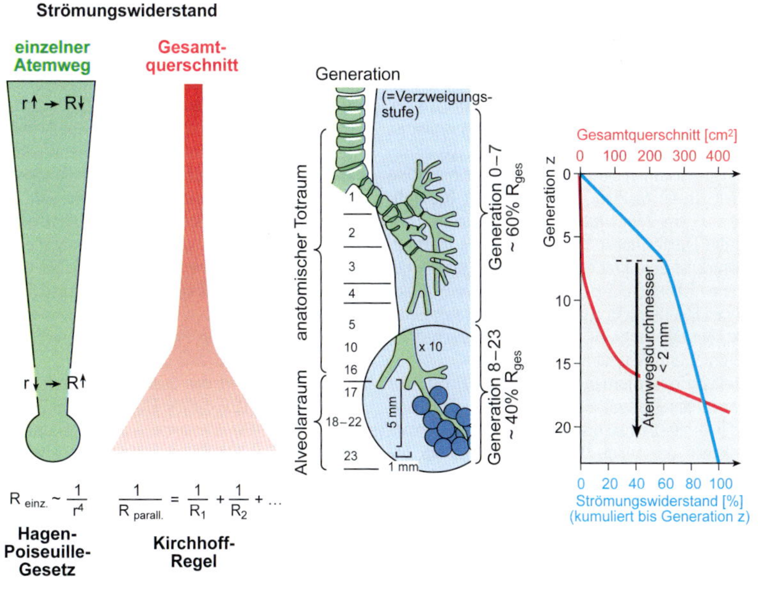

Strömungswiderstand

einzelner Atemweg: r↑ → R↓; r↓ → R↑

$R_{einz.} \sim \frac{1}{r^4}$ Hagen-Poiseuille-Gesetz

Gesamtquerschnitt: $\frac{1}{R_{parall.}} = \frac{1}{R_1} + \frac{1}{R_2} + \ldots$ Kirchhoff-Regel

Generation (=Verzweigungsstufe): anatomischer Totraum (1–16), Alveolarraum (17, 18–22, 23); Generation 0–7 ~ 60% R_{ges}; Generation 8–23 ~ 40% R_{ges}; x 10; 5 mm; 1 mm

Gesamtquerschnitt [cm²] 0 100 200 300 400; Generation z 0 5 10 15 20; Atemwegsdurchmesser < 2 mm; Strömungswiderstand [%] (kumuliert bis Generation z) 0 20 40 60 80 100

Abb. 10.20

10.7 Atmungsarbeit (1)

Bei der Atmung müssen elastische und nicht-elastische (visköse) Kräfte überwunden werden. Die **elastischen Kräfte** sind vom **Dehnungszustand** des Atmungsapparats abhängig. Die **viskösen Kräfte** werden vorwiegend durch **Reibung** bedingt, und zwar hauptsächlich (90 %) durch Strömungsreibung, während Gewebsreibung nur 10 % der Reibungskräfte ausmacht. Die Reibungskräfte hängen von der **Atemstromstärke** ab. Dabei ist der Einfluss von Trägheitskräften vernachlässigbar. Bei Ruheatmung werden etwa zwei Drittel der Atmungsarbeit zur Überwindung elastischer und nur ein Drittel zur Überwindung visköser Kräfte aufgebracht. Dieser Anteil kann jedoch bei beschleunigter und vertiefter Atmung erheblich zunehmen.

Elastische Kräfte

Die zur Dehnung des Lunge-Thorax-Systems erforderlichen elastischen Kräfte lassen sich im **statischen Druck-Volumen-Diagramm** (→ **Abb. 10.21**) darstellen. Es wird unter statischen Bedingungen (d. h. bei fehlender Gasströmung) aufgenommen und daher auch als **Ruhedehnungskurve** des Atmungsapparats bezeichnet. Die Lungenvolumina sind auf der Ordinate, die dafür aufgewendeten Drücke **(transmurale Drücke p_{tm})** auf der Abszisse abgetragen.

Beachte: Da die Atmungsmuskeln des Probanden während der Druckmessung erschlafft sein müssen, werden (im Unterschied zu den Verhältnissen bei normaler Atmung) die Drücke bei Lungenvolumina oberhalb der Relaxationsvolumina positiv, bei geringeren Füllungsvolumina negativ.

Die drei Kurven im Diagramm stellen die Ruhedehnungskurven für das Lunge-Thorax-System (L + Th, rot), die isolierte Lunge (L, blau) und den isolierten Thorax (Th, grün) dar. Sie werden durch die elastischen Eigenschaften dieser Strukturen bestimmt. Ihre Steilheit ist ein Maß für die Dehnbarkeit (**Compliance,** s. u.) des Atmungsapparats. Der für die Dehnung des Lunge-Thorax-Systems relevante transmurale Druck ist der unter statischen Bedingungen gemessene Alveolardruck p_A. Die Thoraxkurve wird anhand des Pleuradrucks p_{pl} ermittelt; der transmurale Druck über der Lunge ist die Differenz zwischen Alveolardruck und Pleuradruck ($p_A - p_{pl}$).

Als **Relaxationsvolumen** (→ **Abb. 10.21**) wird der Füllungszustand bezeichnet, den eine Struktur aufgrund ihrer elastischen Kräfte anstrebt. Das Relaxationsvolumen des Lunge-Thorax-Systems ist die **Atmungsruhelage (ARL).** Ist die Kopplung zwischen Lunge und Thorax aufgehoben, z. B. beim Pneumothorax, nehmen beide Komponenten ihre Relaxationsvolumina ein (→ **Abb. 10.21**). Die elastischen Kräfte sind in den vier Bildern am linken Rand des Diagramms dargestellt. Die Pfeile symbolisieren Größe und Richtung der elastischen Kräfte von Thorax (grün) und Lunge (blau). Der in Bild 2 gezeigte Zustand ist die Atmungsruhelage (ARL), in der das Kräfteverhältnis ausgewogen ist. Bei einem geringeren Füllungsvolumen (Bild 1) ist der elastische Zug der Thoraxwand nach außen deutlich größer als der Retraktionszug der Lunge. Wenn keine zusätzliche Kraft (z. B. Muskelkraft) auf das System einwirkt, wird es durch die elastische Kraft des Thorax in die ARL zurückgestellt. Eine weitere Vertiefung der Exspiration erfordert zusätzliche exspiratorische Muskelkräfte. Bei der Inspiration wird die elastische Kraft des Thorax durch die aktive Kraft der Inspirationsmuskeln überwunden. Etwa 1 L oberhalb der ARL wird das Relaxationsvolumen des Thorax erreicht (Bild 3). Für eine noch tiefere Inspiration müssen die Inspirationsmuskeln die nun synergistisch wirkenden elastischen Kräfte von Lunge und Thorax überwinden (Bild 4). Dieser Kraftaufwand ist bei sehr tiefer Einatmung deutlich spürbar und limitiert schließlich das maximale Lungenvolumen (TLC).

Compliance und Elastance

Die **Compliance** (**C,** Volumendehnbarkeit) ist der Quotient aus Volumenänderung und Druckänderung (**$\Delta V/\Delta p$, → Abb. 10.21**). Sie hängt vom Füllungsvolumen ab. Die Compliance des Lunge-Thorax-Systems (C_{L+Th}) ist bei mittlerer Füllung, also nahe der Atmungsruhelage, am größten (1 L/kPa), d. h., hier erfordert die Atmung die geringste Anstrengung. Bei starker oder geringer Lungenfüllung sinkt C_{L+Th}, d. h. für ein bestimmtes Volumen wird größere Kraft benötigt. Die Compliance der isolierten Lunge (C_L) erreicht maximale Werte bei niedrigen Lungenvolumina und nimmt mit steigender Dehnung ab. Da C_L bei starker Lungenfüllung kleiner ist als die Thoraxcompliance (C_{Th}), wird die Totalkapazität durch C_L limitiert. Beim **Emphysem** ist C_L erhöht; dadurch steigt die maximale Dehnbarkeit des Lunge-Thorax-Systems und damit die TLC. C_{Th} sinkt mit abnehmender Lungenfüllung und begrenzt die maximale Exspirationstiefe. C_L und C_{Th} sind immer größer (maximal je 2 L/kPa) als C_{L+Th}.

Die Compliance kann bodyplethysmografisch (→ **Kap. 10.4**) gemessen werden. Dabei wird das Atemansatzrohr während eines Atemzugs wiederholt kurzzeitig verschlossen, und während der Verschlusszeit werden Volumen, Pleuradruck und Alveolardruck bestimmt.

Den Reziprokwert der Compliance bezeichnet man als **Elastance** (**$E = \Delta p/\Delta V$,** Elastizität oder Dehnungswiderstand). Die Elastances von Lunge und Thorax sind zwei serielle Widerstände, die bei Inspiration nacheinander überwunden werden müssen. Folglich gilt:

$$E_{L+Th} = E_L + E_{Th}$$

Da **$E = 1/C$,** kann daraus abgeleitet werden:

$$1/C_{L+Th} = 1/C_L + 1/C_{Th}$$

Elastische Atmungsarbeit und statisches Druck-Volumen-Diagramm.

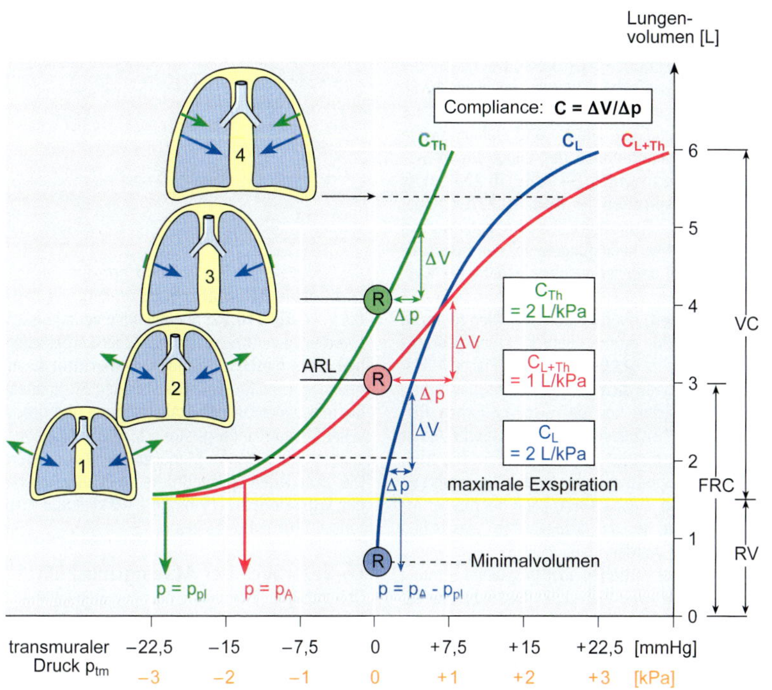

C = Compliance

C_{L+Th}: Compliance des Lunge-Thorax-Systems

C_L: Compliance der isolierten Lunge

C_{Th}: Compliance des isolierten Thorax

(R) Relaxationsvolumen des Lunge-Thorax-Systems = Atmungsruhelage (ARL)

(R) Relaxationsvolumen der isolierten Lunge = Minimalvolumen

(R) Relaxationsvolumen des isolierten Thorax

→ elastische Retraktionskraft der Lunge

← elastische Kraft des Thorax

Abb. 10.21

10.8 Atmungsarbeit (2)

Reibungskräfte

Um eine Gasströmung zu erzeugen, muss im Alveolarraum kurzzeitig ein Über- oder Unterdruck gegenüber der Atmosphäre aufgebaut werden (→ **Kap. 10.6**). Während unter **statischen Bedingungen** die zur Dehnung notwendigen Druck- und Volumenwerte durch die Compliance-Kurve des Lunge-Thorax-Systems repräsentiert werden (→ **Abb. 10.22a**), muss während der **Inspiration** (→ **Abb. 10.22b**, orangefarbener Pfeil) der Pleuradruck stärker negativ werden als unter statischen Bedingungen, bei der **Exspiration** (grüner Pfeil) dagegen weniger negativ (→ **Kap. 10.6**).

Die **Gesamtarbeit,** die für einen normalen Atemzug (→ **Abb. 10.22a**, grünes Viereck, 1) aufgebracht werden muss, ist in → **Abb. 10.22c** als Fläche AIBCA abgebildet. Sie setzt sich aus der elastischen Arbeit (ABCA, rosa Fläche) und der inspiratorischen Reibungsarbeit (AIBA) zusammen. Die elastische Arbeit kann für die Exspiration genutzt werden. Die auch während der Exspiration zu leistende Reibungsarbeit (→ **Abb. 10.22d**, Fläche ABEA) kann bei ruhiger Atmung vollständig aus der gespeicherten elastischen Arbeit bestritten werden.

Dies gilt auch bei vertiefter, aber langsamer Atmung (→ **Abb. 10.22a**, rotes Viereck, 2). **Beachte:** Nur die Inspiration ist hier vertieft; ausgeatmet wird bis zur normalen Atmungsruhelage. In dem Fall ist die Atmungsarbeit (→ **Abb. 10.22e**) ähnlich aufgeteilt wie bei einem normalen Atemzug.

Bei Exspiration unter die Atmungsruhelage (→ **Abb. 10.22a**, blaues Viereck, 3) ändert sich die Form der graphischen Darstellung der Atmungsarbeit (→ **Abb. 10.22f**): Der elastischen Arbeit entspricht die rosa Fläche ABCKGA, dabei steht die Form ABCA für den inspiratorischen und die Form AGKA für den exspiratorischen Anteil. Die bei der Inspiration erbrachte Reibungsarbeit wird durch die Fläche AGHIBA dargestellt. Für einen kleinen Teil davon kann die während der Exspiration gespeicherte elastische Energie genutzt werden (AGHA), während der Hauptanteil (AHIBA) zusätzlich durch aktive Muskelarbeit geleistet werden muss. Vor allem bei erhöhter Atmungsfrequenz (f_R ↑↑) kann die exspiratorische Arbeit auch nur noch teilweise aus der gespeicherten elastischen Energie bestritten werden (ABDFA); zur Überwindung der sehr großen Reibungswiderstände muss der Anteil AFEGA zusätzlich aktiv erbracht werden.

Der Anteil der Reibungsarbeit wird umso höher, je größer die Atemstromstärke $\dot{V}$ ist. Diese wird durch das Atemvolumen und die Atmungsfrequenz bestimmt. Besonders starke Reibung wird durch Turbulenzen erzeugt. Turbulenzen treten bei hoher Strömungsgeschwindigkeit auf, z. B. an Verzweigungen oder Stenosen (Obstruktionen).

Klinik

Bei **chronischen obstruktiven Ventilationsstörungen (COPD)** steigt die Atmungsarbeit infolge des erhöhten Strömungswiderstandes exponentiell an. Bei lange bestehender schwerer COPD kommt es zu zunehmender Schwäche der Atmungsmuskulatur und damit zu einer weiteren Verstärkung der alveolären Hypoventilation. Es entwickelt sich ein Teufelskreis mit fortschreitender Verschlechterung des alveolären Gasaustauschs.

Maximale Muskeldrücke

Die in → **Abb. 10.22f** abgebildeten Verhältnisse ent sprechen der Atmung bei schwerer körperlicher Ar beit. Unter diesen Umständen werden nicht die maxi mal möglichen Muskeldrücke erreicht. Sie können nu bei maximaler statischer Anstrengung und geschlos sener Stimmritze (inspiratorisch: Müller-Manöver, ex spiratorisch: Valsalva-Manöver) gemessen werden Die so erzielten Spitzendrücke im Pleuraraum betra gen inspiratorisch −75 mmHg (−10 kPa) und exspira torisch 110 mmHg (15 kPa).

O_2-Verbrauch der Atmungsmuskeln

Bei **ruhiger Atmung** (Atemminutenvolumen ca 8 L/min) verbrauchen die Atmungsmuskeln nur etwa 2–4 mL O_2/min, das sind 1–2 % der gesamten O_2 Aufnahme des Körpers. Bei **steigender Ventilation** steigt die Atmungsarbeit überproportional an: Bei ei nem Atemminutenvolumen von 100 L/min beträg der O_2-Verbrauch der Atmungsmuskeln etwa 400 mL min, das entspricht ca. 10 % des aufgenommenen O (ca. 4 L/min). Bei maximaler Willkürventilation (MVV kann er auf 25 % des Gesamt-O_2-Verbrauchs an wachsen. Bei schwerer körperlicher Arbeit wird we der die maximale Atmungstiefe noch die maximal Frequenz ausgeschöpft. Vertiefung der Atmung stei gert die elastische Arbeit, Frequenzerhöhung die Rei bungsarbeit. Für die Ventilationszunahme wird di Atmungsarbeit unbewusst optimiert.

Alveoläre Ventilation und Totraumventilation

Eine hohe Atmungsfrequenz steigert die Atmungsar beit und beeinträchtigt die Effizienz der Atmung noc aus einem weiteren Grund: Nur ein Teil des Atemmi nutenvolumens $\dot{V}$ gelangt in die Alveolen (alveolär Ventilation, $\dot{V}_A$) und nimmt am Gasaustausch teil. I körperlicher Ruhe sind das etwa zwei Drittel der Ge samtventilation. Das restliche Drittel ist Totraumven tilation ($\dot{V}_D$, → **Kap. 10.3**). Bei beschleunigter At mung wird der Totraum häufiger mit Luft durch strömt, sodass $\dot{V}_D$ auf Kosten von $\dot{V}_A$ steigt (→ **Abb. 10.23**).

Atmungsarbeit und dynamisches pV-Diagramm.

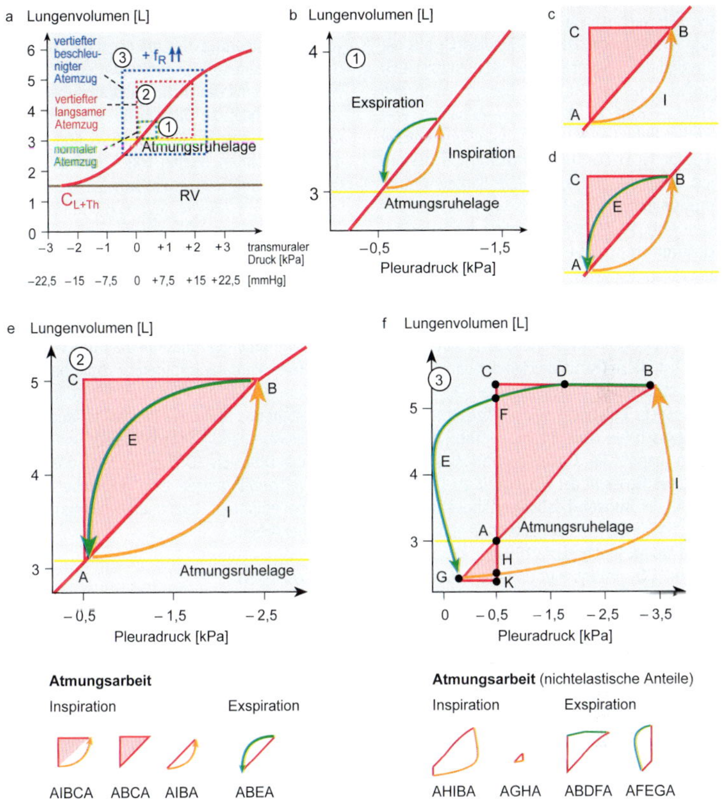

a Lungenvolumen [L]
vertiefter beschleunigter Atemzug
③ + f_R ↑↑
vertiefter langsamer Atemzug
②
①
normaler Atemzug
Atmungsruhelage
C_{L+Th}
RV
−3 −2 −1 0 +1 +2 +3 transmuraler Druck [kPa]
−22,5 −15 −7,5 0 +7,5 +15 +22,5 [mmHg]
b Lungenvolumen [L]
①
Exspiration
Inspiration
Atmungsruhelage
−0,5 −1,5
Pleuradruck [kPa]
c
C B A I
d
C B E A
e Lungenvolumen [L]
②
C B E I A
Atmungsruhelage
−0,5 −1,5 −2,5
Pleuradruck [kPa]
f Lungenvolumen [L]
③
C D B F E I A
Atmungsruhelage
H G K
0 −0,5 −1,5 −2,5 −3,5
Pleuradruck [kPa]
Atmungsarbeit
Inspiration
Exspiration
AIBCA ABCA AIBA ABEA
Atmungsarbeit (nichtelastische Anteile)
Inspiration
Exspiration
AHIBA AGHA ABDFA AFEGA

Abb. 10.22

Alveoläre Ventilation und Totraumventilation bei verschiedener Atmungsfrequenz.

Atemzugvolumen V_T
Anteil, der in die Alveolen gelangt (V_A)
Totraumvolumen (V_D)
Ventilation [L/min]
$\dot{V}$ Alveolar ($\dot{V}_A$)
Normbereich
$\dot{V}$ Totraum ($\dot{V}_D$)
Atemzüge/min
Atmung in Ruhe
V_T = 0,5 L
f_R = 15/min
$\dot{V}$ = 7,5 L/min
V_D = 150 mL
$\dot{V}_D$ = 2,25 L/min
V_A = 350 mL
$\dot{V}_A$ = 5,25 L/min
$\dot{V}_A = 2{,}3 \cdot \dot{V}_D$
beschleunigte Atmung
V_T = 0,3 L
f_R = 25/min
$\dot{V}$ = 7,5 L/min
V_D = 150 mL
$\dot{V}_D$ = 3,75 L/min
V_A = 150 mL
$\dot{V}_A$ = 3,75 L/min
$\dot{V}_A = 1 \cdot \dot{V}_D$

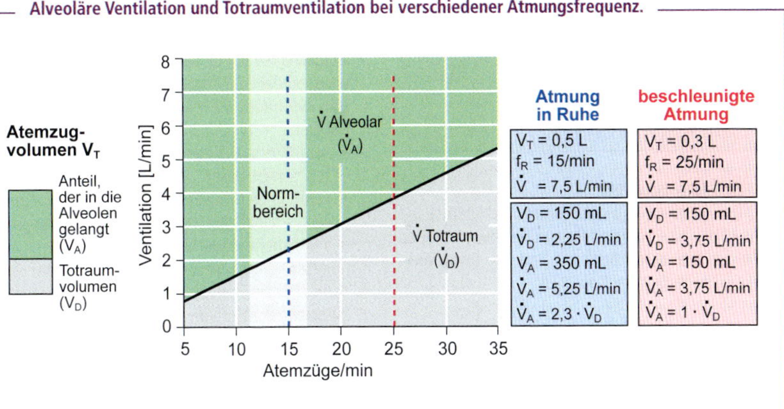

Abb. 10.23

10.9 Alveoläre Diffusion

In den Alveolen werden etwa **200–300 mL O_2 und CO_2** pro Minute ausgetauscht. Dabei diffundiert O_2 aus der Alveole ins Blut der Lungenkapillaren, während sich CO_2 in umgekehrter Richtung bewegt. Bedingt durch den Stoffwechsel (→ **Kap. 15.1**), ist die O_2-Aufnahme ($\dot{V}o_2$) in körperlicher Ruhe etwas größer als die CO_2-Abgabe ($\dot{V}co_2$, → **Kap. 10.1**). Die **Diffusionsrate,** d.h. das pro Zeiteinheit durch die alveolo-kapilläre Barriere diffundierende Gasvolumen (ebenfalls als $\dot{V}o_2$ bzw. $\dot{V}co_2$ bezeichnet, → **Abb. 10.24**), wird bestimmt durch die **Partialdruckdifferenz Δp** des Gases zwischen Alveole und Kapillare.

Partialdruck

Der Gesamtdruck eines Gasgemischs setzt sich aus der Summe der Teildrücke (Partialdrücke) der darin enthaltenen Gase zusammen (Dalton-Gesetz). Der Partialdruck jedes Gases entspricht seinem Konzentrationsanteil im Gemisch (→ **Abb. 10.24**, → **Tab. 10.2**). In Flüssigkeiten hängt die Gaskonzentration von der **Löslichkeit** des Gases in der Flüssigkeit ab. Diese Eigenschaft gibt der **Bunsen-Löslichkeitskoeffizient** α an (→ **Kap. 1.1**). Für O_2 im Plasma beträgt er bei 37 °C 0,021 mL O_2 pro mL Blut und pro 100 kPa, für CO_2 liegt er bei 0,51 mL CO_2 pro mL Blut und pro 100 kPa. Die Konzentrationen von physikalisch gelöstem O_2 und CO_2 bilden nur einen Bruchteil der Gesamtkonzentrationen dieser Gase im Blut (→ **Kap. 10.11**).

Tab. 10.2: Konzentrationen und Partialdrücke von O_2 und CO_2 in den Kompartimenten

cO_2	cCO_2		pO_2	pCO_2
[mL/100 mL]		Luft	[mmHg]	
21	0,04	inspiratorisch	159	0,2
16	4	exspiratorisch	115	33
14	5,6	Alveolarluft	100	40
		Blut		
20*	49	arteriell	100*	40
15	54	gemischt-venös	40	47

* idealisierter Wert (→ **Kap. 10.10**)

Fick-Diffusionsgesetz

Die Diffusionsrate ($\dot{V}_{Gas}$) wird von der Partialdruckdifferenz (Δp_{Gas}) als Haupteinflussgröße sowie von der Größe der Austauschfläche (A) und der Diffusionsstrecke (s) bestimmt (→ **Kap. 1.3**):

$$\dot{V}_{Gas} = \Delta p_{Gas} \cdot d \cdot \alpha \cdot \frac{A}{s}$$

Die Austauschfläche (A) nimmt wegen der Alveolenstruktur ca. 80–100 m^2 ein (im Vergleich: Körperoberfläche des Menschen: ca. 1,8 m^2). Die Alveolen sind von Kapillaren eng umsponnen, sodass die Gewebsdicke zwischen Alveolarraum und Blutplasma (s) nur 1–3 µm beträgt. Der **Diffusionskoeffizient (d)** hängt von der Temperatur, der Art der diffundierenden Teilchen und dem Diffusionsmedium ab. Er ist nicht zu verwechseln mit der **Diffusionskapazität (D_{Gas}).** Diese kennzeichnet die Diffusibilität eines Gases und errechnet sich aus den Konstanten α und d sowie den quasi konstanten Werten von A und s. In die obige Gleichung eingesetzt, ergibt sich:

$$\dot{V}_{Gas} = \Delta p_{Gas} \cdot D_{Gas}$$

Die Diffusionskapazitäten betragen: Do_2 = 20–30 bzw. Dco_2 = 300–400 mL/min pro mmHg. Die gegenüber Do_2 viel höhere Dco_2 beruht v.a. auf der großen Löslichkeit des CO_2 im Plasma. Aus $\dot{V}_{Gas}$ und D_{Gas} kann man eine über die gesamte Zeit des Gasaustauschs gemittelte Partialdruckdifferenz Δp_m berechnen, die für O_2 in → **Abb. 10.25** dargestellt ist. In körperlicher Ruhe steht das Blut etwa dreimal so lange in Kontakt mit der Alveolarluft **(Kontaktzeit),** wie für die vollständige Diffusion **(Diffusionszeit)** nötig ist. Diese Reserve gewährleistet eine ausreichende Diffusion auch bei erhöhtem Herzminutenvolumen (z.B. bei körperlicher Arbeit).

Alveolarluft

Die Partialdruckwerte in der Alveolarluft sind infolge der periodischen Frischluftzufuhr und Abatmung nicht konstant. Theoretisch würden die alveolären O_2- und CO_2-Konzentrationen bei jedem Atemzug um 7 bzw. 5,6 % schwanken. Das große Alveolarvolumen (2,5 L = FRC) dämpft diese Schwankungen auf ca. 1 % (→ **Abb. 10.26**). Damit werden die Gas-Partialdrücke im arteriellen Blut annähernd konstant gehalten – eine wesentliche Voraussetzung für die bedarfsgerechte Gewebeversorgung und die Regulation der Atmung.

Klinik

Aufgrund der hohen Diffusibilität von CO_2 ist vorwiegend die O_2-Diffusion von **Diffusionsstörungen** betroffen. Sie können vielfältige Ursachen haben:

- vergrößerte Diffusionsstrecke (z.B. bei Fibrosen, interstitiellen Lungenerkrankungen)
- verringerte Diffusionsfläche (z.B. bei Emphysem, Atelektasen, Lungengefäßerkrankungen)
- verminderte Erythrozytenzahl (Anämie).

Kennzeichen ist die verminderte Do_2. Als Folge kann sich eine **respiratorische Partialinsuffizienz** entwickeln. Von einer respiratorischen Partialinsuffizienz oder **hypoxischen respiratorischen Insuffizienz** spricht man, wenn der arterielle $pO_2 \leq 60$ mmHg ist, der arterielle pCO_2 aber noch im Normbereich liegt (→ **Kap. 10.12**).

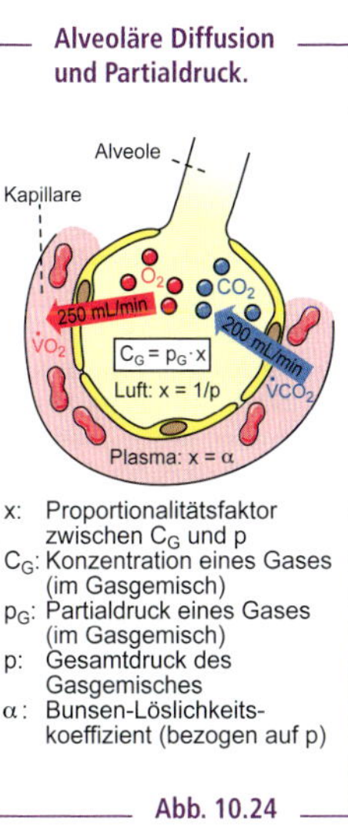

Alveoläre Diffusion und Partialdruck.

x: Proportionalitätsfaktor zwischen C_G und p
C_G: Konzentration eines Gases (im Gasgemisch)
p_G: Partialdruck eines Gases (im Gasgemisch)
p: Gesamtdruck des Gasgemisches
α: Bunsen-Löslichkeitskoeffizient (bezogen auf p)

Abb. 10.24

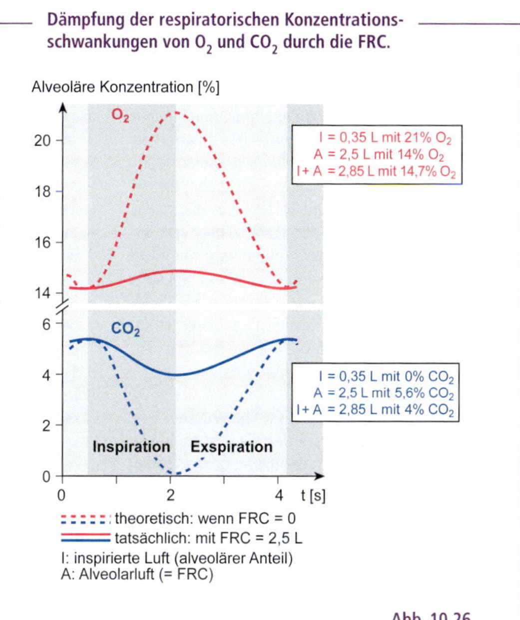

Dämpfung der respiratorischen Konzentrationsschwankungen von O_2 und CO_2 durch die FRC.

theoretisch: wenn FRC = 0
tatsächlich: mit FRC = 2,5 L
I: inspirierte Luft (alveolärer Anteil)
A: Alveolarluft (= FRC)

Abb. 10.26

Änderung des pO_2 bei der alveolären Diffusion.

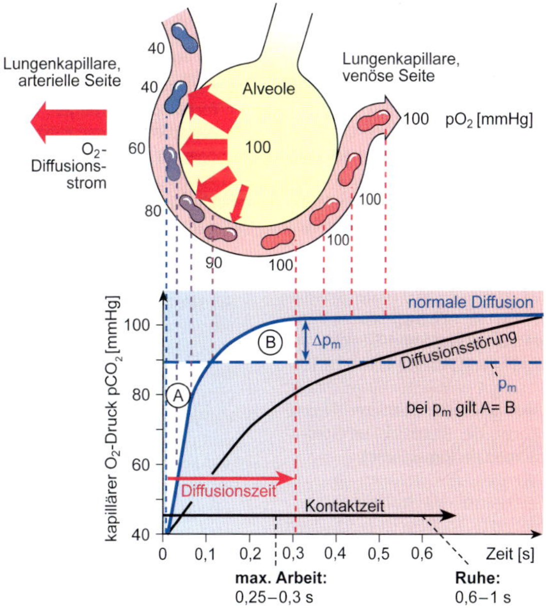

Lungenkapillare, arterielle Seite
Lungenkapillare, venöse Seite
Alveole
100
O_2-Diffusionsstrom
40
40
60
80
90
100
100
100
100
pO_2 [mmHg]
normale Diffusion
Δp_m
Diffusionsstörung
p_m
bei p_m gilt A= B
kapillärer O_2-Druck pCO_2 [mmHg]
Diffusionszeit
Kontaktzeit
0 0,1 0,2 0,3 0,4 0,5 0,6 Zeit [s]
max. Arbeit: 0,25–0,3 s
Ruhe: 0,6–1 s

Abb. 10.25

10.10 Lungenperfusion

Da Körper- und Lungenkreislauf seriell (in Reihe) angeordnet sind, müssen die beiden Herzventrikel gleich große Blutmengen pro Zeiteinheit durch beide Teilkreisläufe pumpen. Im Lungenkreislauf herrschen wesentlich niedrigere Drücke als im Körperkreislauf (→ **Abb. 10.27**). Durch die kurze Strombahn, die relativ weiten und dehnbaren Gefäße und die starke Kapillarisierung ist auch der Gefäßwiderstand im Lungenkreislauf sehr niedrig. In Ruhe wird nur etwa ein Drittel der Lungenkapillaren durchblutet. Bei steigendem Herzminutenvolumen, z.B. bei körperlicher Arbeit, werden druckpassiv weitere Kapillaren eröffnet. Damit wird gleichzeitig die Austauschfläche vergrößert und die Diffusionskapazität erhöht.

Passive Einflüsse auf die Gefäßweite

Außer durch den Blutdruck werden die Lungengefäße in Abhängigkeit von der Lungenfüllung gedehnt oder komprimiert (→ **Abb. 10.28**). Die in den Alveolarsepten lokalisierten Kapillaren (alveoläre Kapillaren) werden mit zunehmender Lungenfüllung durch den Druck der Alveolen komprimiert. Die außerhalb der Alveolarsepten gelegenen Gefäße (extraalveoläre Gefäße) werden durch die Retraktionskraft der Lunge, die bei steigender Füllung immer größer wird (→ **Abb. 10.21**), gedehnt. Etwa in Atmungsruhelage erreicht der pulmonale Gefäßwiderstand ein Minimum und nimmt bei größerer oder kleinerer Lungenfüllung zu (→ **Abb. 10.28**).

Aktive Einflüsse auf die Gefäßweite

Die im Körperkreislauf bedeutsamen vasoaktiven Mechanismen – vegetative, insbesondere sympathische Innervation, metabolische Regulation und Autoregulation (→ **Kap. 9.13**) – spielen im Lungenkreislauf nur eine geringe Rolle. Zwei wichtige Einflussfaktoren auf den Lungengefäßwiderstand sind Stickstoffmonoxid (NO) als Vasodilatator und Endothelin (ET) als Konstriktor.

Eine Besonderheit der Lungengefäße stellt ihre Reaktion auf Hypoxie dar: Im Unterschied zu den systemischen Gefäßen verengen sie sich **(hypoxische Vasokonstriktion, Von-Euler-Liljestrand-Effekt).** Dadurch wird die Durchblutung schlecht belüfteter Lungenpartien zugunsten gut ventilierter eingeschränkt (→ **Abb. 10.29**). Bei genereller alveolärer Hypoxie kann dies zur Erhöhung des Blutdrucks im Lungenkreislauf führen **(pulmonale Hypertonie).**

Ventilations-Perfusions-Verhältnis

Die alveoläre Ventilation ($\dot{V}_A$) beträgt im Durchschnitt 5 L/min. Bei einem Herzminutenvolumen von ebenfalls 5 L/min ist das Verhältnis aus Ventilation zu Perfusion ($\dot{V}_A/\dot{Q}$) gleich 1. Tatsächlich handelt es sich bei diesem Quotienten aber nur um einen mittleren Wert. In den meisten Lungenpartien ist er aufgrund der Schwerkraft höher oder niedriger. Daher kann ma[n] die Lunge in drei gedachte Zonen unterteilen (→ **Abb. 10.30**). Nur in den mittleren Lungenpartien (Zone 2) ist $\dot{V}_A/\dot{Q} \sim 1$. In den apikalen Bereichen (Zone 1) übe[r]wiegt die Ventilation, in den basalen Bereichen (Zone 3) die Perfusion. Sowohl die Ventilation als auch di[e] Perfusion nehmen von der Lungenspitze zur Bas[is] schwerkraftbedingt zu, der Gradient der Perfusion is[t] jedoch größer als der der Ventilation (→ **Abb. 10.30**).

- In **Zone 1** sind die Alveolen relativ hyperventilie[rt] und komprimieren ihre Versorgungsgefäße. Di[e] nicht-perfundierten Alveolen bilden einen **alveo[]lären Totraum,** um den der funktionelle Totrau[m] den anatomischen übersteigt (→ **Kap. 10.3**). De[r] Gasaustausch ist durch die Minderperfusion einge[]schränkt.
- In **Zone 2** sind Ventilation und Perfusion ausgegl[i]chen; der Druck der Alveolen (p_A) ist kleiner als de[r] pulmonal-arterielle Druck (p_a), sodass die Kapilla[]ren eröffnet sind. Unter diesen Bedingungen ist de[r] Gasaustausch optimal.
- In **Zone 3** sind die Alveolen relativ hypoventilier[t;] der Gefäßdruck (p_a, p_v) übersteigt den Alveolar[]druck und hält damit die Gefäße weit offen. Auc[h] hier ist der Gasaustausch reduziert. Der Von-Eule[r-]Liljestrand-Effekt kann diese Einschränkung mi[n]dern, aber nicht völlig verhindern.

Aufgrund dieser **Ventilations-Perfusions-Inhomo[]genität** sinkt der pO_2 in den Lungenvenen von de[m] Idealwert 100 mmHg auf ca. 95 mmHg. Um weiter[e] 5 mmHg wird er durch Shuntblut aus Privatgefäße[n] der Lunge und aus Koronargefäßen reduziert, sodas[s] der pO_2 in den Körperarterien etwa **90 mmHg** be[]trägt.

Bei **Verteilungsstörungen,** die infolge fast aller pu[l]monalen Erkrankungen entstehen können, ist die In[]homogenität von Ventilation und Perfusion erhöh[t.] Das kann zur weiteren Verschlechterung der Grund[]krankheit mit Entwicklung einer respiratorischen In[]suffizienz führen (→ **Kap. 10.12**).

Klinik

Bei einem **pulmonalen Gefäßverschluss** (z.B. Lungenembolie) werden belüftete Lungenpartien nicht durchblutet. Dadurch steigt der funktionelle Totraum, der pulmonale Gasaustausch wird beeinträchtigt, und der arterielle pO_2 sinkt.

Von **pulmonaler Hypertonie** spricht man, wenn in Ruhe der Mitteldruck in der A. pulmonalis > 20 mmHg bzw. der systolische Druck > 30 mmHg ist. Zur Therapie werden u.a. Endothelin-Rezeptorblocker eingesetzt. Bei langem Bestehen kann der Lungenhochdruck zur Rechtsherzüberlastung **(chronisches Cor pulmonale)** führen.

Blutdrücke (p), Stromstärken (I) und Strömungswiderstände (R) im Lungen- und Körperkreislauf.

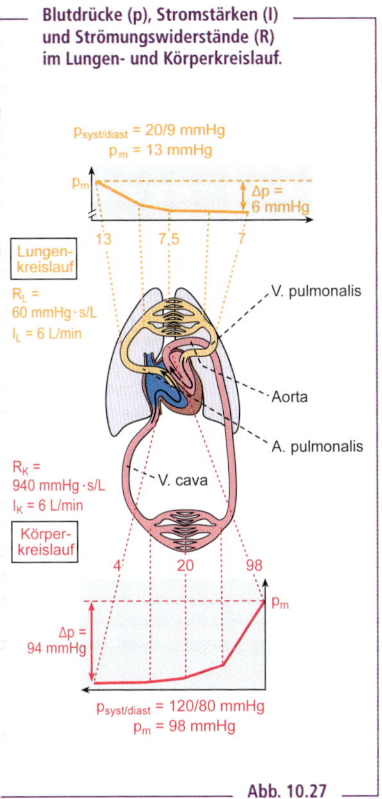

Abb. 10.27

Einfluss des Lungenvolumens auf den pulmonalen Gefäßwiderstand.

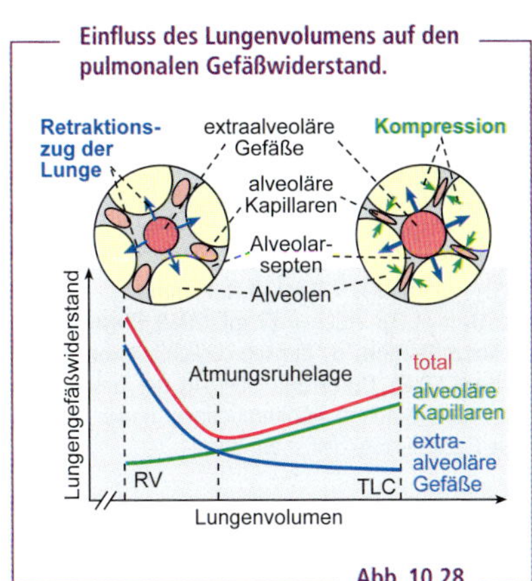

Abb. 10.28

Wirkung der hypoxischen Vasokonstriktion (Von-Euler-Liljestrand-Effekt).

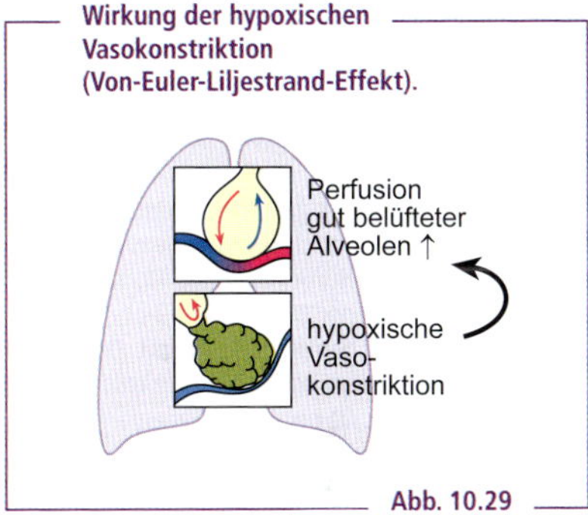

Abb. 10.29

Drei-Zonen-Modell der Verteilung von Ventilation und Perfusion.

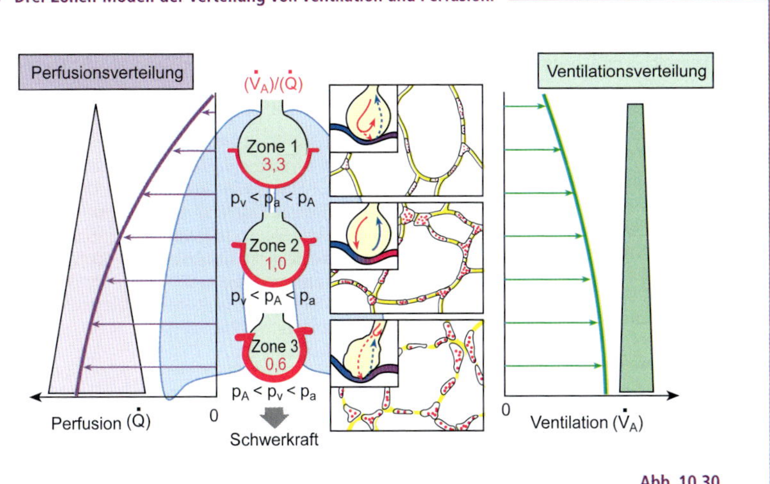

Abb. 10.30

10.11 Gastransport im Blut (1)

Sowohl O_2 wie CO_2 werden vorwiegend in chemisch gebundener Form im Blut transportiert. Zuvor müssen beide Gase ins Plasma diffundieren, in dem sie in physikalisch gelöster Form vorliegen. Die **physikalische Transportkapazität** des Plasmas für O_2 und CO_2 ist gering:

- $cO_2 = pO_2 \cdot \alpha O_2 =$ **3 mL O_2/L Plasma**
- $cCO_2 = pCO_2 \cdot \alpha CO_2 =$ **27 mL CO_2/L Plasma**

(c: Konzentration, α: Bunsen-Löslichkeitskoeffizient, → **Kap. 10.9**). Durch den Übertritt der Gase in die chemische Bindung können jedoch immer wieder neue Gasmoleküle gelöst werden.

O_2-Transport

Sauerstoff wird im Erythrozyten (→ **Kap. 8.1**) an Hämoglobin (Hb) gebunden und vorrangig in dieser Form transportiert. Hb ist ein tetrameres Molekül (→ **Abb. 10.31**). Jede seiner vier Untereinheiten kann ein Molekül O_2 binden. Rechnerisch resultiert daraus die Bindung von 1,39 mL O_2 pro g Hb. Da geringe Mengen Hb bindungsinaktiv sind, liegt der tatsächliche Wert etwas niedriger **(1,34 mL O_2/g Hb = Hüfner-Zahl).**

Die **Bindungskapazität** gibt die maximal mögliche Konzentration an chemisch gebundenem O_2 an und wird als Produkt aus Hüfner-Zahl und Hb-Konzentration berechnet. Bei einer mittleren Hb-Konzentration von 150 g Hb/L Blut beträgt sie **200 mL O_2/L Blut.** Diese O_2-Konzentration im Blut wird erreicht, wenn das gesamte Hb mit O_2 beladen (oxygeniert) ist. Die **Sättigung S** gibt den Anteil oxygenierten Hämoglobins (Hb_{ox}) am Gesamt-Hb an:

$$S[\%] = \frac{[Hb_{ox}]}{([Hb_{ox}] + [Hb_{desox}])}$$

$[Hb_{ox}]$, $[Hb_{desox}]$: Konzentration oxygenierten bzw. desoxygenierten Hämoglobins im Blut (bindungsinaktives Hämoglobin nicht berücksichtigt).

O_2-Bindungskurve

Der Sättigungsgrad des Hb und damit die O_2-Konzentration im Blut werden vom umgebenden O_2-Partialdruck bestimmt. Dieser Zusammenhang spiegelt sich in der charakteristischen S-förmigen Bindungskurve (Dissoziationskurve) des Hb für O_2 wider (→ **Abb. 10.32**, rote Kurve; die graue Kurve zeigt die Myoglobin-Bindung). Bei sehr niedrigem pO_2 (1) wird zunächst nur wenig O_2 an Hb gebunden, daher ist der Anfangsteil der Kurve flach. Die tetramere Hb-Struktur bewirkt einen **positiv allosterischen Effekt,** d.h., durch Substratbindung steigt die Affinität zum Substrat, sodass die Sättigung bei steigendem pO_2 stark zunimmt. Der steile Dissoziationsteil (2) liegt damit im Bereich relativ hoher pO_2-Werte. Bei einem pO_2 von etwa 60 mmHg (8 kPa) erreicht die Sättigung des Hb 90 %. Der flache Endteil der Kurve (3) zeigt an, dass eine leichte arterielle Hypoxämie (z. B. be Aufenthalt in großer Höhe oder bei Lungenerkrankungen) keine nennenswerte Reduktion der O_2-Sättigung (SO_2) bewirkt. Erst wenn der pO_2 60 mmHg unterschreitet, sinkt SO_2 rapide ab. In arteriellem Blu liegt SO_2 bei 98 %, in venösem Blut bei etwa 75 %. Die hohe venöse SO_2 dient als Reserve für körperliche Arbeit oder pathologische Zustände, um so lange wie möglich eine adäquate Sauerstoffversorgung aufrechtzuerhalten. Als Kennwert der Kurve dien der **Halbsättigungsdruck p_{50}**, der bei **26 mmHg (3,6 kPa)** liegt. Aufgrund seiner Bindungseigenschaften, vor allem des weit rechts liegenden Dissoziationsteils (2), ist Hämoglobin ideal für den O_2-Transport im Blut geeignet. Monomere O_2-bindende Proteine wie Myoglobin (→ **Kap. 4.8**) geben O_2 erst be sehr niedrigem pO_2 ab ($p_{50} \approx 10$ mmHg), sie eigne sich daher z. B. als Speicherproteine für O_2.

O_2-Affinität des Hämoglobins

Die in → **Abb. 10.32** dargestellte O_2-Bindungskurve gilt bei einem pH von 7,4, pCO_2 von 40 mmHg (5,3 kPa) und einer Temperatur von 37 °C. Abweichungen von diesen Werten verschieben die O_2-Bindungskurve nach rechts oder links (→ **Abb. 10.33**). Säuerung oder erhöhter pCO_2 bewirken eine Rechtsverschiebung (blau), ein Anstieg des pH oder eine Abnahme des pCO_2 dagegen eine Linksverschiebung (grün).

- **Rechtsverschiebung:** Hb bindet bei gleichem pO_2 weniger O_2 bzw. gibt O_2 leichter aus der Bindung frei (verminderte Affinität des Hb zu O_2).
- **Linksverschiebung:** Bei gleichem pO_2 wird meh O_2 an Hb gebunden (Affinität erhöht).

Die Änderung der O_2-Affinität durch pH und pCO_2 **(Bohr-Effekt)** beruht auf den Puffereigenschaften des Hb (→ **Kap. 12.2**). Neben pH und pCO_2 beeinflussen auch die Temperatur und die Konzentration an 2,3-Bisphosphoglycerat (2,3-BPG) die O_2-Affinität. In → **Abb. 10.33** wird statt pH die Änderung de Konzentration an freien Protonen ($[H^+]$) genannt.

Klinik

2,3-BPG entsteht in einem Glykolyse-Nebenweg in Erythrozyten. Auch Blutkonserven enthalten 2,3-BPG, dessen Konzentration sinkt jedoch mit längerer Lagerung. Dadurch gibt das transfundierte Blut O_2 schlechter an den Empfänger ab.
Die Bindungsfähigkeit des Hb für O_2 kann durch **Kohlenmonoxid (CO)** oder durch Oxidation **(Bildung von Met-Hb)** aufgehoben werden. CO bindet etwa 300-mal stärker an Hb als O_2. Außerdem wird durch CO die O_2-Bindungskurve nach links verschoben und damit auch die O_2-Abgabe ans Gewebe beeinträchtigt. Im Met-Hb ist Fe^{2+} zu Fe^{3+} oxidiert und kann kein O_2 mehr binden. Die Met-Hb-Reduktase hält beim Erwachsenen den Anteil an Met-Hb unter 1 %.

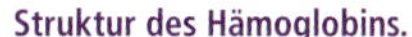

Struktur des Hämoglobins.

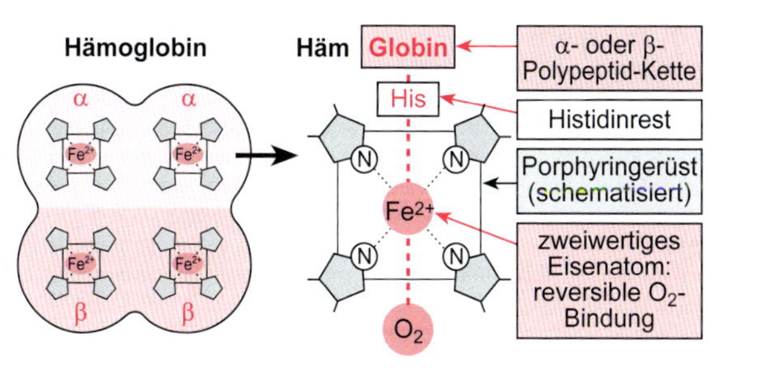

Abb. 10.31

O_2-Bindungskurve des Hämoglobins.

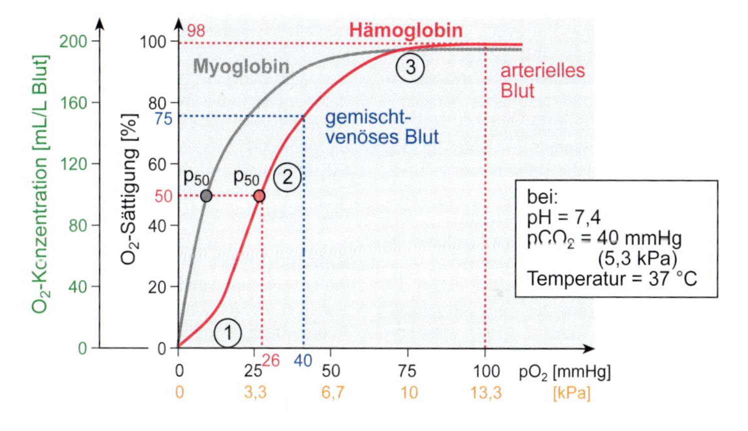

Abb. 10.32

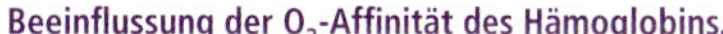

Beeinflussung der O_2-Affinität des Hämoglobins.

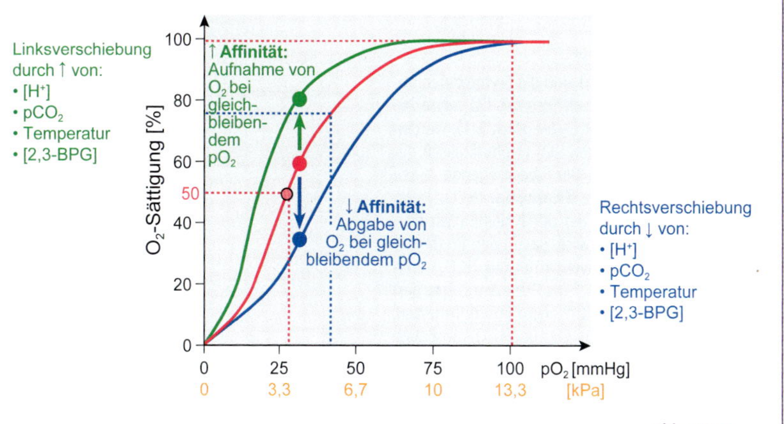

Abb. 10.33

10.12 Gastransport im Blut (2)

Störungen des O_2-Transports

Störungen des O_2-Transports zu den O_2-verbrauchenden Geweben können zu einer **Gewebshypoxie** führen. Eine kritische Minderversorgung der Gewebe tritt ein, wenn der pO_2 in den Mitochondrien Werte von **0,1–1 mmHg** (13–133 Pa) unterschreitet. Transportstörungen können alle Transportschritte betreffen. Man unterteilt sie in:

- **hypoxämische Hypoxie** (→ **Abb. 10.34a**): verminderter arterieller pO_2; Ursachen: z. B. Ventilationsstörungen, Diffusionsstörungen, verminderter atmosphärischer pO_2, neuronale Störungen der Atmung; $avDO_2$ normal
- **anämische Hypoxie** (→ **Abb. 10.34b**): verminderte O_2-Kapazität; Ursachen: Mangel an bindungsfähigem Hb (z. B. Mangel oder Fehlbildungen von Hb, bindungsinaktives Hb); $avDO_2$ normal
- **ischämische Hypoxie** (→ **Abb. 10.34c**): verminderte Durchblutung; Ursachen: Gefäßveränderungen (z. B. Atherosklerose), reduziertes Herzminutenvolumen (z. B. Herzinsuffizienz); $avDO_2$ erhöht
- **diffusionsbedingte Hypoxie** (→ **Abb. 10.35b**, blauer Bereich): zu große Diffusionswege; Ursachen: Gewebszunahme (Hypertrophie), verminderte Kapillarisierung (z. B. Kapillarverschluss).

→ **Abb. 10.35a** zeigt eine Kapillare mit dem von ihr versorgten Gewebe **(Krogh-Gewebszylinder).** Ausgehend vom arteriellen Kapillarschenkel nimmt der pO_2 in longitudinaler (schwarzer Pfeil) und radialer Richtung (roter Pfeil) ab. Während der pO_2 unter normalen Bedingungen auch in der Umgebung des venösen Kapillarschenkels noch ausreichend ist, fällt er bei zu geringem Angebot (→ **Abb. 10.35b**) unter den kritischen Wert **(Anoxie).** Neben dem Angebot sind Durchblutung, O_2-Ausschöpfung (Utilisation) und O_2-Verbrauch eines Gewebes entscheidend für seine ausreichende Versorgung mit O_2. Die Werte für einige ausgewählte Organe zeigt → **Tab. 10.3**.

CO_2-Transport im Blut

Auch für den CO_2-Transport sind die Erythrozyten unverzichtbar. Obwohl die Löslichkeit des CO_2 etwa 20-mal so hoch ist wie die für O_2 (→ **Kap. 1.1**), werden nur etwa 5 % des gesamten CO_2 in physikalisch gelöster Form transportiert. Der überwiegende Anteil des CO_2 (ca. 90 %) wird zu **Bicarbonat** (HCO_3^-) umgewandelt – ein Prozess, der durch das Enzym **Carboanhydrase** katalysiert wird, das in den Erythrozyten lokalisiert ist. Etwa zwei Drittel des HCO_3^- werden im Austausch gegen Cl^- ins Plasma transportiert **(Hamburger-Shift),** der Rest bleibt im Erythrozyten. Die Bildung von HCO_3^- aus CO_2 und H_2O kann auch im Plasma erfolgen; da diese Reaktion ohne Carboanhydrase sehr langsam abläuft, ist sie aber praktisch bedeutungslos. Die im Rahmen der HCO_3^--Bildung entstehenden **Protonen (H^+)** werden durc Proteinatpuffer (Hb bzw. Plasmaproteine) gepuffert. Aufgrund der hohen **HCO_3^--Konzentratio (24 mmol/L Blut)** und der Möglichkeit, den pCC über die Atmung zu regulieren, bilden HCO_3^- und CC das wichtigste Puffersystem im Blut (→ **Kap. 12.2** Zusätzlich wird ein kleiner Anteil (ca. 5–7 %) des CC chemisch an eine NH_2-Gruppe des Hb gebunde **(Carbamino-Hb).** Obwohl diese Transportform mer genmäßig gering ist, trägt sie mit etwa 13 % übe proportional zur arteriovenösen CO_2-Differenz bei.

CO_2-Bindungskurve

Die CO_2-Bindungskurve (→ **Abb. 10.36**) stellt d Abhängigkeit der CO_2-Konzentration vom pCO_2 da Da die HCO_3^--Produktion nicht limitiert ist, gibt e keine Sättigung für den CO_2-Transport. Allerdings is der maximal erreichbare pCO_2 begrenzt, da CO_2 obe halb eines kritischen pCO_2 (ca. 70 mmHg) zentral a mungsdepressiv wirkt (→ **Kap. 10.14**). Desoxyge niertes Hb bindet mehr CO_2 als oxygeniertes Hb (s. u Haldane-Effekt). Die Werte für arterielles bzw. venö ses Blut sind als roter bzw. blauer Punkt dargestell Die Verbindung zwischen ihnen wird **physiologisch CO_2-Bindungskurve** genannt. Sie spiegelt die Ände rungen beim Gasaustausch in der Lunge und de Geweben wider.

Haldane-Effekt

Der Oxygenierungsgrad des Hb beeinflusst den CO_2 Transport im Blut: Zunahme des pO_2 verringert di Transportfähigkeit des Blutes für chemisch gebunde nes CO_2 und umgekehrt (**Haldane-Effekt,** → **Abb 10.36**). Dies hängt mit den Puffereigenschaften de Hb und mit dem Bohr-Effekt zusammen (→ **Kap 12.2**). Vor allem aber kann desoxygeniertes Hb meh CO_2 in der Carbamino-Form binden. Die physikalisch Lösung von CO_2 wird durch die Oxygenierung nich beeinflusst.

Klinik

Als **respiratorische Insuffizienz** bezeichnet man Beeinträchtigungen des alveolären Gasaustauschs:

- **Partialinsuffizienz** oder **hypoxische Insuffizienz:** pO_2 ↓, pCO_2 normal. Hauptursachen sind Störungen des Ventilations-Perfusions-Verhältnisses (→ **Kap. 10.10**) oder Diffusionsstörungen (→ **Kap. 10.9**).
- **Globalinsuffizienz** oder **hyperkapnische Insuffizienz:** pO_2 ↓, pCO_2 ↑
  Ursache ist fast immer eine alveoläre Hypoventilation infolge von Ventilationsstörungen oder zentralen Antriebsstörungen (→ **Praxisfall**).

Kennzeichen von Gewebshypoxien.

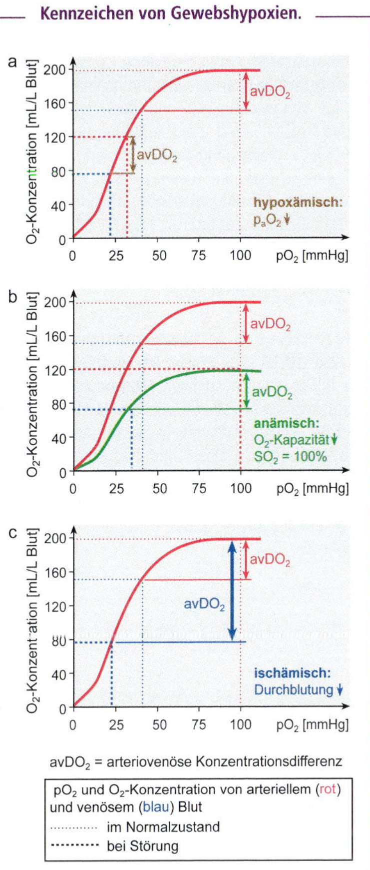

Abb. 10.34

Tab. 10.3: O_2-Bedarf, Durchblutung und O_2-Ausschöpfung einiger Organe

Organ	O_2-Bedarf (µmol/min je g)	Durchblutung (mL/min je g)	O_2-Ausschöpfung (%)
Herz (Ruhe)	4,0	0,8	57
Nieren	2,4	4,0	7
Leber	2,5	1,0	28
Gehirn	1,5	0,5	34
Skelettmuskel ■ Ruhe	0,1	0,04	28
■ Arbeit	7,0	1,0	80
Haut	0,04	0,1	4

CO_2-Bindungskurve des Blutes.

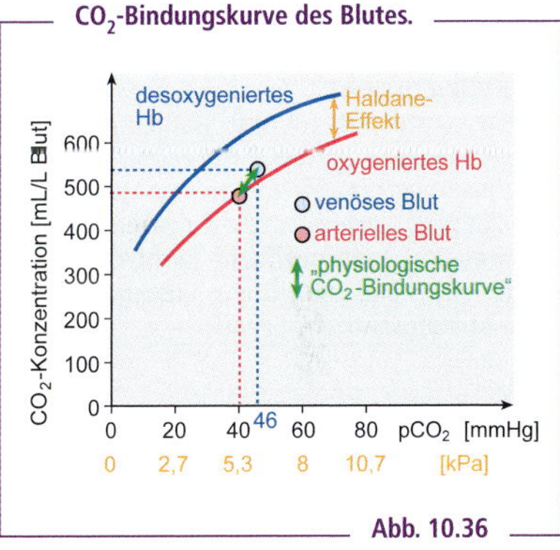

Abb. 10.36

O_2-Versorgung des Gewebes.

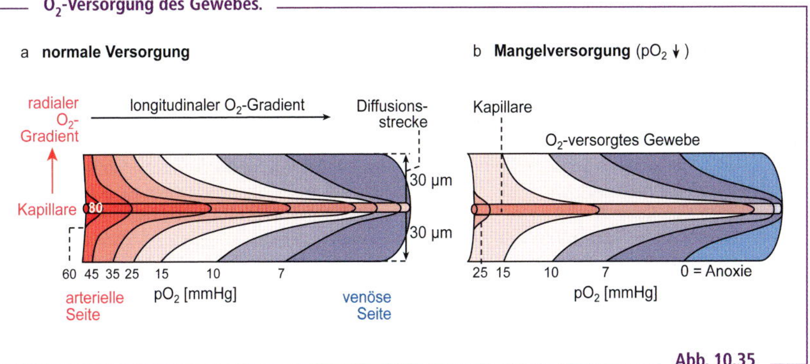

Abb. 10.35

10.13 Atmungsregulation (1)

Rhythmogenese der Atmung

Obwohl die Atmung über somatomotorisch innervierte Muskeln realisiert wird, läuft sie weitgehend bewusstseins**un**abhängig ab. Die rhythmische Innervation der Atmungsmuskeln erfolgt durch ein Rhythmogenesezentrum, das in der **Medulla oblongata** liegt und Teil einer Neuronengruppe ist, die als **Atmungszentrum** (→ **Abb. 10.37a**) bezeichnet wird. Man unterscheidet inspiratorisch und exspiratorisch tätige Neuronengruppen (→ **Abb. 10.37b**). Das eigentliche medulläre Atmungszentrum besteht aus einer ventralen (→ **Abb. 10.37a**, 1) und einer dorsalen (2) Neuronengruppe. Als eigentlicher Rhythmusgenerator wird heute ein Bestandteil der ventralen respiratorischen Gruppe, der sog. **Prä-Bötzinger-Komplex,** angesehen. Der medulläre Atmungsrhythmus wird durch pontine Neuronengruppen – das pneumotaktische (3) und das apneustische (4) Zentrum – moduliert. Neben den ventralen respiratorischen Neuronen in der Medulla liegen außerdem chemosensible Neurone (5), die auch als **zentrale Chemorezeptoren** bezeichnet werden.

Atmungsantriebe

Das Atmungszentrum (→ **Abb. 10.38**, A) bildet den Atmungsrhythmus auf der Basis eines stetigen Zustroms aus dem retikulären afferenten System. Seine Aktivität wird durch zahlreiche Eingänge moduliert, wobei es sich um **unspezifische (nicht-rückgekoppelte,** blau) und **spezifische (rückgekoppelte,** grün) **Atmungsantriebe** handelt.

Nicht-rückgekoppelte Antriebe

Nahezu jeder starke Reiz wirkt als Atmungsantrieb. Zahlreiche unspezifische Atmungsantriebe kommen von übergeordneten Hirnzentren, z. B. dem **Kortex,** dem **limbischen System** (**LS:** psychische Einflüsse) und dem **Hypothalamus** (**HT:** affektive und thermoregulatorische Einflüsse). Aus der Peripherie erhält das Atmungszentrum stimulierende Impulse von **Propriozeptoren** aus der Muskulatur, von **Nozizeptoren** sowie durch **Hormone** (z. B. Adrenalin, Schilddrüsenhormone, Steroidhormone).

Erregung der **Pressorezeptoren** wirkt **hemmend** auf die Aktivität des Atmungszentrums.

Rückgekoppelte Antriebe

Propriozeptoren im Thoraxbereich (→ **Abb. 10.38**, a, z. B. Muskelspindeln [→ **Kap. 5.4**] der Atmungsmuskulatur) können die Tätigkeit der Atmungsmuskeln an die Widerstände von Lunge und Thorax anpassen. Rezeptoren in den Schleimhäuten der oberen Atemwege (b) lösen **Schutzreflexe** (Husten, Niesen) aus. Pulmonale Rezeptoren (c) sind verantwortlich für Schutzreflexe der Lungen, z. B. den „Irritant"-Reflex oder den J-Reflex (juxtakapillärer Reflex, z. B. bei Lungenstauung oder Lungenödem), die eine Änderung des Atmungsmusters oder eine Apnoe bewirken. Dehnungsrezeptoren in der Lunge (d) vermitteln den **Hering-Breuer-Reflex** (Inspirationshemmung bei starker Lungendehnung) und den Deflationsreflex (**Head-Reflex:** Exspirationshemmung bei starker Deflation), die die Atmungstiefe limitieren und so ebenfalls eine Schutzfunktion innehaben.

Chemische Atmungsantriebe: Periphere (e) und zentrale Chemorezeptoren (f) regulieren die Tätigkeit des Atmungszentrums in Abhängigkeit vom arteriellen pH, pCO_2 und pO_2 und passen so die Atmung an die Stoffwechselsituation an.

Efferenzen des Atmungszentrums

→ **Abb. 10.38** (rote Pfeile): Die wichtigsten Efferenzen führen zu den spinalen Motoneuronen der Atmungsmuskeln (1). Über bronchomotorische Neurone wird der Tonus der Atemwege an den Atmungsrhythmus angepasst (2). Das Atmungszentrum beeinflusst auch benachbarte sympathische und parasympathische Neurone (3, u. a. im Kreislaufzentrum) und führt so zu atmungsrhythmischen Modulationen der Herztätigkeit.

> **Klinik**
>
> Die **respiratorische Arrhythmie** ist eine physiologische Arrhythmie. Sie bezeichnet eine atmungsrhythmische Schwankung der Herzfrequenz (HF): Während der Inspiration steigt HF durch verminderten Vagotonus und stärkere sympathische Aktivierung. Während der Exspiration sinkt HF, da die parasympathische Aktivität zu- und der Sympathikotonus abnimmt.

Chemische Atmungsregulation

Zur Energiegewinnung sind die Gewebe auf die bedarfsgerechte Sauerstoffversorgung über das Blut angewiesen. Gleichzeitig werden die im Stoffwechsel gebildeten Metaboliten (z. B. CO_2) vom Blut abtransportiert. Die Bedarfsanpassung regelt sich gut über die Diffusionsrate, setzt allerdings konstante Konzentrationen (bzw. Partialdrücke) von O_2 und CO_2 im Blut voraus. Diese Anpassung zeigt → **Abb. 10.39**: Die roten und blauen Säulen symbolisieren pO_2 bzw. pCO_2 in der Kapillare und in der Gewebszelle bei hoher (links) bzw. niedriger (rechts) Stoffwechselaktivität. Bei hoher Stoffwechselrate ist der zelluläre pO_2 niedrig und die pO_2-Differenz zwischen Kapillare und Zelle (= treibende Kraft der O_2-Diffusion in die Zelle) groß. Dagegen ist durch die hohe CO_2-Produktion der Gewebs-pCO_2 hoch im Vergleich zum kapillären pCO_2. Umgekehrt sind bei niedriger Stoffwechselrate der zelluläre pO_2 relativ hoch und pCO_2 niedrig, sodass die Partialdruckdifferenzen zwischen Kapillarblut und Gewebszelle und folglich auch die Diffusionsraten niedrig sind.

Atmungszentrum.

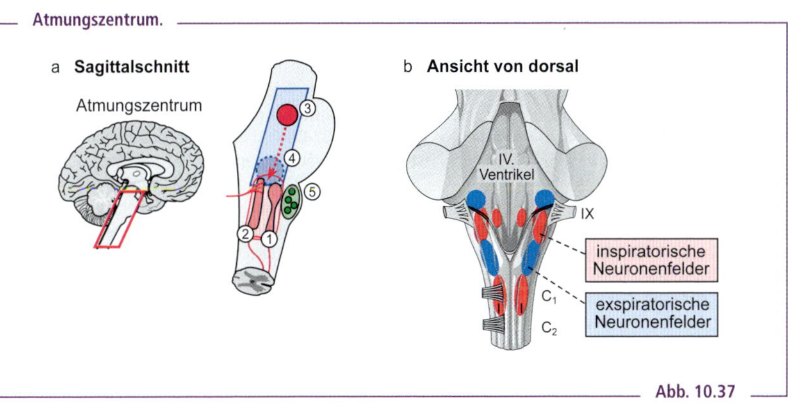

Abb. 10.37

Afferenzen und Efferenzen des Atmungszentrums.

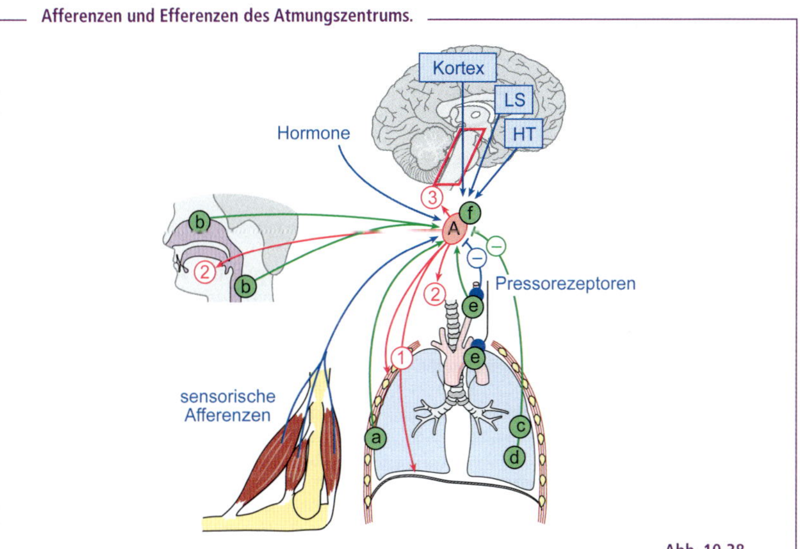

Abb. 10.38

Anpassung der Atmung an den Stoffwechsel.

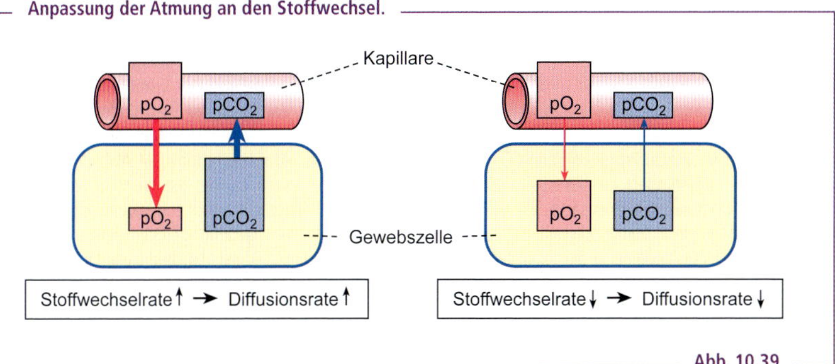

Abb. 10.39

10.14 Atmungsregulation (2)

Regelkreis der chemischen Atmungsregulation

Die chemische Atmungsregulation hält $\mathbf{pO_2}$ und $\mathbf{pCO_2}$ im arteriellen Blut konstant und schafft damit die Voraussetzung für die stoffwechselangepasste O_2-Versorgung und CO_2-Entsorgung. Da CO_2 als Säure wirkt (→ **Kap. 12.2**), dient die chemische Atmungsregulation gleichzeitig der Konstanthaltung des **pH-Wertes** im Blut (pH-Homöostase). Diese drei Regelgrößen werden über Chemorezeptoren erfasst und modulieren die Aktivität des Atmungszentrums und damit die alveoläre Ventilation (→ **Abb. 10.40**). Erhöhte Ventilation steigert pO_2 und pH und reduziert den pCO_2 im arteriellen Blut. Als Folge wird der Atmungsantrieb schwächer (negative Rückkopplung: gestrichelter Pfeil, Minus-Symbol).

Chemorezeptoren

Periphere Chemorezeptoren

Die peripheren Chemorezeptoren befinden sich im Glomus caroticum und im Glomus aorticum. Diese Paraganglien sind so reichlich durchblutet, dass ihre O_2- und CO_2-Partialdrücke denen des arteriellen Blutes entsprechen. Sie werden durch Verminderung des pO_2 und des pH sowie durch Erhöhung des pCO_2 im arteriellen Blut erregt. Ihre Hauptbedeutung besteht in ihrer Reaktion auf **Hypoxie,** da die zentralen Chemorezeptoren nicht hypoxieempfindlich sind. Ihre Arbeitsweise zeigt → **Abb. 10.41**: Verminderung des arteriellen pO_2 reduziert die Offenwahrscheinlichkeit hypoxieempfindlicher K^+-Kanäle (2.1). Dadurch wird eine Depolarisation ausgelöst (3), die membranständige Ca^{2+}-Kanäle aktiviert (4). Durch Ca^{2+}-Einstrom steigt die intrazelluläre Ca^{2+}-Konzentration und führt zur vermehrten Freisetzung von Transmittern, z.B. ATP, Dopamin, Catecholaminen etc. (5). Dies erhöht die Entladungsrate (6) in den Afferenzen (Äste des N. glossopharyngeus bzw. N. vagus). Veränderungen im arteriellen pH (↓) und pCO_2 (↑, 1.2) werden über pH-sensitive K^+-Kanäle (2.2) vermittelt, die ebenfalls zu Depolarisation, Transmitterfreisetzung und Erregung der afferenten Nerven führen.

Zentrale Chemosensibilität

Zentrale Chemorezeptoren liegen in der Medulla oblongata am Atmungszentrum (→ **Kap. 10.13**). Diese Neurone reagieren auf pH-Senkung im Liquor (→ **Abb. 10.42**). Im Gegensatz zu Protonen kann CO_2 die Blut-Hirn-Schranke ungehindert passieren. Im Liquor reagiert CO_2 mit Wasser zu Kohlensäure, die sofort in H^+ und HCO_3^- dissoziiert. Somit spiegelt der Liquor-pH den arteriellen pCO_2 wider, und die zentralen Chemorezeptoren erfassen indirekt den arteriellen pH und pCO_2.

Atmungsantwortkurven

Die durch Änderung von pCO_2, pO_2 und pH ausgelöste Änderung der Ventilation – d.h. die ventilatorische „Antwort" auf chemische Stimuli – lässt sich in **Atmungsantwortkurven** graphisch darstellen (→ **Abb. 10.43**). Da CO_2 in den Liquorraum diffundieren kann und direkt die zentralen chemosensiblen Neurone des Atmungszentrums stimuliert, ist **CO_2 der stärkste Atmungsantrieb.** Eine pCO_2-Erhöhung kann die Atmung auf das Zehnfache des Ruhewertes ansteigen lassen (CO_2-Antwortkurve, links). Bei zu hohem arteriellem pCO_2 wirkt CO_2 jedoch toxisch auf das Atmungszentrum und führt zur Atmungsdepression.
Ein Abfall des **arteriellen pO_2** würde selbst bei Normokapnie ($pCO_2 = 40\,mmHg$) eine nicht einmal halb so starke Ventilationssteigerung auslösen wie Erhöhung des pCO_2 (O_2-Antwortkurve, Mitte, rote Kurve). Da tatsächlich aber beim Anstieg der Ventilation vermehrt CO_2 abgeatmet wird, sinkt der wichtigste Atmungsantrieb, sodass der resultierende Ventilationsanstieg noch geringer ist (grüne Kurve).
Ähnlich ist die Wirkung einer **pH-Senkung** im arteriellen Blut (pH-Antwortkurve, rechts): Unter normokapnischen Bedingungen könnte Säuerung im Blut die Ventilation etwa auf das Fünffache des Ruhewertes erhöhen (rote Kurve), tatsächlich steigt sie infolge der erhöhten CO_2-Abatmung nur etwa auf das Doppelte (grüne Kurve).

Zusammenspiel der Atmungsantriebe

Gewöhnlich wirken zahlreiche Antriebe gleichzeitig auf das Atmungszentrum ein (→ **Abb. 10.44**). Die grüne Gerade stellt die normale CO_2-Antwortkurve dar. Ihre Lage und Steilheit ändern sich unter Einfluss zusätzlicher Atmungsantriebe. Eine Änderung des Grundantriebs verschiebt die Antwortkurve parallel nach oben oder unten. Änderung der Empfindlichkeit gegenüber CO_2 drückt sich in einer Änderung der Steilheit aus. Im **Schlaf** sind eine Reihe unspezifischer Atmungsantriebe z.B. von kortikalen Zentren oder aus der Muskulatur reduziert (blaue Geraden). Dieser verminderte Grundantrieb erhöht auch die Reaktionsschwelle der Atmung auf den CO_2-Antrieb (CO_2-Schwelle): Die Rechtsverschiebung der Antwortkurve zeigt, dass das Atemminutenvolumen erst bei höherem arteriellem pCO_2 steigt. Außerdem fällt die Ventilationssteigerung bei erhöhtem pCO_2 geringer aus als im Wachzustand (verminderte Steilheit der Antwortkurve). Bei **Muskelarbeit** ist der Grundantrieb der Atmung erhöht (→ **Abb. 10.44**, braune Geraden); dadurch ist die Ventilation selbst bei $pCO_2 < 40\,mmHg$ erhöht (Linksverschiebung). Die Empfindlichkeit gegenüber CO_2 nimmt jedoch nicht zu. Sie steigt z.B. bei Hypoxie (rote Gerade: größere Steilheit der Antwortkurve), d.h., unter Hypoxie treibt zusätzliche pCO_2-Erhöhung die Ventilation stärker an als unter Normalbedingungen.

Regelkreis der chemischen Atmungsregulation.

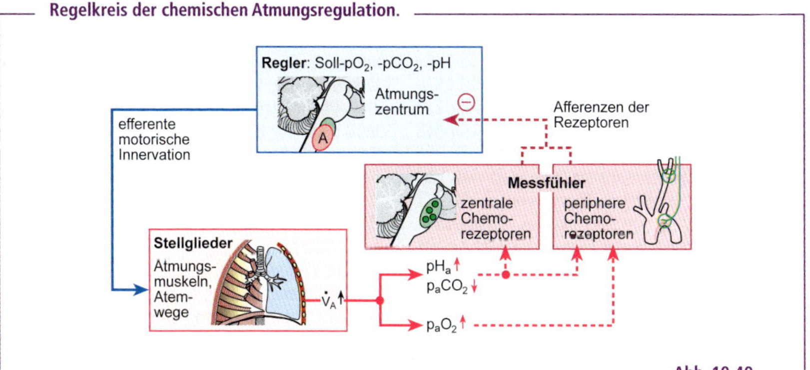

Abb. 10.40

Funktion der peripheren Chemorezeptoren.

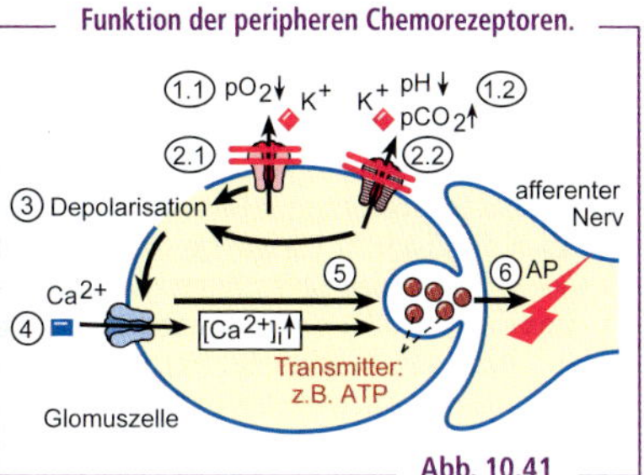

Abb. 10.41

Funktion der zentralen Chemorezeptoren.

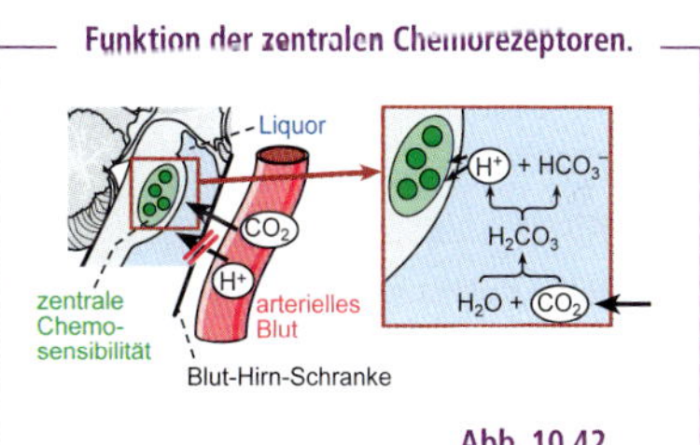

Abb. 10.42

Zusammenspiel der Atmungsantriebe.

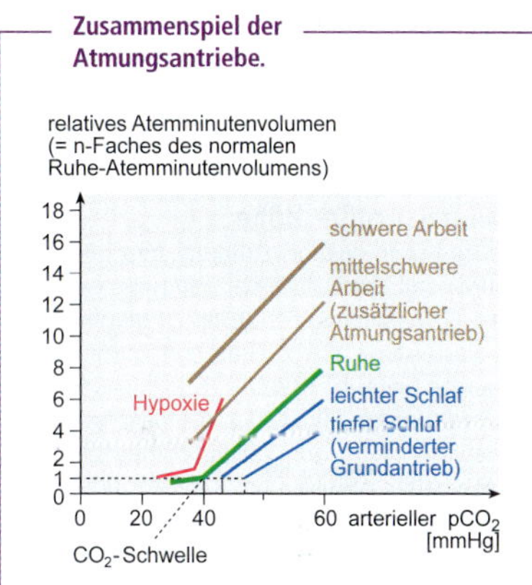

Abb. 10.44

CO_2-, O_2- und pH-Antwortkurven.

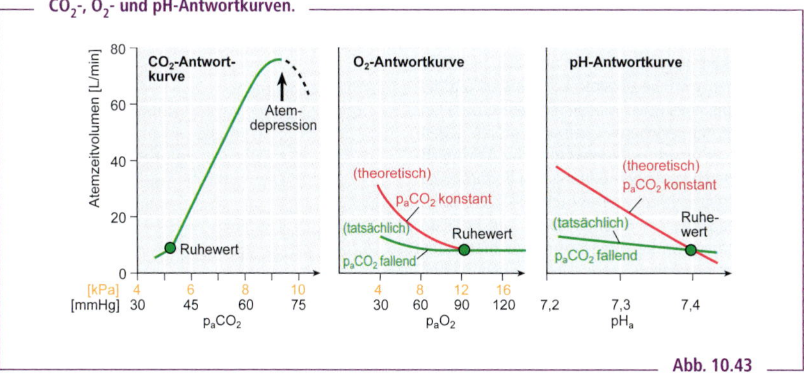

Abb. 10.43

10.15 Angewandte Physiologie

Atmungsantrieb bei Muskelarbeit

Die Mechanismen, die den Atmungsantrieb bei Muskelarbeit steigern, sind noch nicht abschließend geklärt. → **Abb. 10.45** zeigt, dass der CO_2-Antrieb nicht die Hauptrolle spielt (1, 2); vor allem ist der sprunghafte Ventilationsanstieg beim Start einer körperlichen Arbeit (1) nicht darüber zu erklären. Hierfür wird eine kollaterale Aktivierung des Atmungszentrums durch assoziative und motorische Kortexareale verantwortlich gemacht **(„zentrale Mitinnervation")**. Als weitere Antriebe werden Afferenzen von Propriozeptoren des Bewegungsapparats sowie von (bislang noch nicht eindeutig nachgewiesenen) Stoffwechselrezeptoren im Gewebe (Ergo- oder Metabozeptoren) angesehen. Die durchschnittlichen Maximalwerte der Ventilation unter verschiedenen Bedingungen zeigt → **Abb. 10.46**. Weder durch chemische Antriebe noch durch Muskelarbeit kann die Ventilation so hohe Werte erreichen wie bei maximaler Willküratmung **(Atemgrenzwert)**.

Atmung in großer Höhe

In großen Höhen sinkt der Luftdruck (pro 1.000 m ca. um 10 %) und damit auch der atmosphärische pO_2. Um die O_2-Versorgung der Zellen zu gewährleisten, muss die Leistung aller O_2-Transportschritte verbessert werden (→ **Abb. 10.47**).

Initialreaktionen: Stimulation der peripheren Chemorezeptoren führt zur Ventilationssteigerung (1) und Sympathikusaktivierung. Letztere erhöht das Herzminutenvolumen und führt zur Verbesserung und Ökonomisierung der Kreislaufleistung (2). Auch die Lungendurchblutung steigt und optimiert die alveoläre Diffusion (3). Diese Optimierung wird unterstützt durch die pulmonale hypoxische Vasokonstriktion. Die infolge der erhöhten Ventilation gesteigerte CO_2-Abatmung führt zu einer **respiratorischen Alkalose** (→ **Kap. 12.4**), die ihrerseits den hypoxischen Atmungsantrieb reduziert. Im Schlaf treten dann Apnoe-Phasen auf, die durch allmählichen pCO_2-Anstieg periodisch durchbrochen werden (**Cheyne-Stokes-Atmung**, → **Abb. 10.49**, 4).

Höhenakklimatisation: Im Verlaufe der folgenden 1–2 Wochen wird die Alkalose kompensiert und damit der Atmungsantrieb wieder verbessert. Die Empfindlichkeit der peripheren Chemorezeptoren gegenüber Hypoxie nimmt zu **(ventilatorische Akklimatisation)**. Durch vermehrte Bildung von Erythropoetin (EPO) steigen Erythrozytenzahl und O_2-Transportkapazität des Blutes (→ **Abb. 10.47**, 4). Auf zellulärer Ebene werden Syntheseprozesse eingeschränkt und Enzyme des anaeroben Stoffwechsels vermehrt gebildet (Anpassung der Zelle an das reduzierte O_2-Angebot, 5).

Pathophysiologie: Schlafapnoe

Im Schlaf sind bis zu fünf Apnoen (= Atmungspausen von < 10 s Dauer) pro Stunde normal (normale Ventilation, → **Abb. 10.48a**). Sie treten gehäuft bei reduziertem Atmungsantrieb oder schwacher Atmungsmuskulatur auf **(Schlafapnoe-Syndrom, SAS)**.

Zentrales SAS: Grundlage ist eine angeborene oder erworbene Minderempfindlichkeit des Atmungszentrums gegenüber chemischen Atmungsantrieben. Im Wachzustand genügen die unspezifischen Atmungsantriebe, obwohl die Patienten häufig einen deutlich erhöhten arteriellen pCO_2 aufweisen. Langfristig vermindert dieser zusätzlich die Empfindlichkeit der Chemorezeptoren. Nachts führt die Reduktion des Atmungsantriebs, vor allem der Wegfall kortikaler Einflüsse, zum zeitweiligen Aussetzen der Atmung (zentrale Apnoen, → **Abb. 10.48b**). Durch starken pCO_2-Anstieg kann die Atmung von selbst wieder in Gang kommen, das Krankheitsbild kann aber auch zum Tode führen **(„Undine-Fluch-Syndrom")**.

Obstruktives SAS (OSA): Diese weit häufigere Form beruht meist auf Verengungen in den oberen Atemwegen. Besonders bei adipösen Patienten mit kurzem Hals kann die Zunge in Rückenlage die Atemwege verlegen und zu Apnoen führen. Atmungsantrieb und Atmungsmuskelaktivität sind dabei vorhanden (obstruktive Hypopnoe, → **Abb. 10.48c**). Auch COPD-Patienten können ein obstruktives SAS entwickeln (ggf. mit zentraler Komponente, die durch eine Desensitivierung der zentralen Chemorezeptoren als Folge eines dauerhaft erhöhten pCO_2 [respiratorische Globalinsuffizienz] entstehen kann (→ **Praxisfall**).

Klinik

- **„Große Kußmaul-Atmung"** (→ **Abb. 10.49**, 1): gesteigerte Ventilation als Folge einer metabolischen Azidose (z. B. beim Diabetes mellitus). Durch vermehrte Abatmung von CO_2 wird die Azidose kompensiert (→ **Kap. 12.5**).
- **Biot-Atmung** (→ **Abb. 10.49**, 2): erhöhte Ventilation, die periodisch von Apnoe-Phasen durchsetzt ist. Ursachen: Schädigung des Atmungszentrums z. B. bei Hirnverletzungen oder erhöhtem Liquordruck.
- Bei unreifem Atmungszentrum (z. B. Frühgeborene) oder schwerer Hirnschädigung kann es zur **Schnappatmung** (→ **Abb. 10.49**, 3) kommen, bei der lange Apnoe-Phasen nur gelegentlich durch einzelne tiefe Inspirationen unterbrochen werden.
- **Cheyne-Stokes-Atmung** (→ **Abb. 10.49**, 4): periodische Atmung aufgrund zentraler Regulationsstörungen, z. B. Schlaf in großer Höhe.

Ventilationssteigerung bei Muskelarbeit.

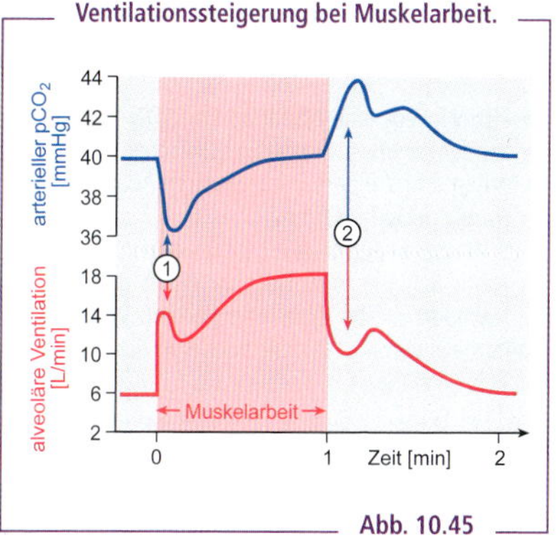

Abb. 10.45

Grade der Ventilationssteigerung.

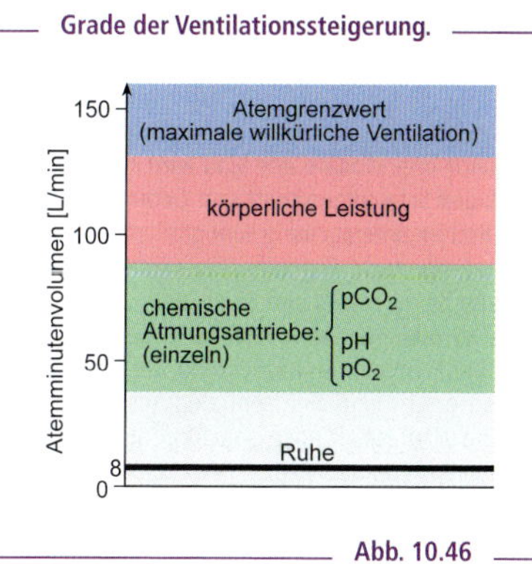

Abb. 10.46

Höhenakklimatisation.

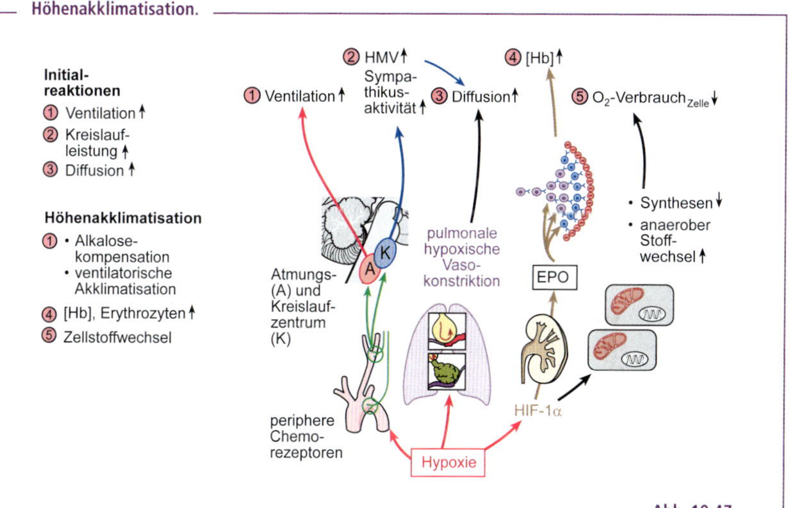

Abb. 10.47

Atmungsregistrierungen bei Schlafapnoe-Syndrom.

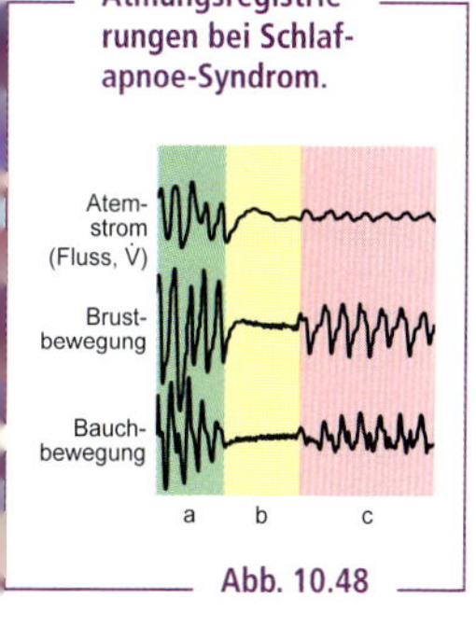

Abb. 10.48

Pathologische Atmungsmuster.

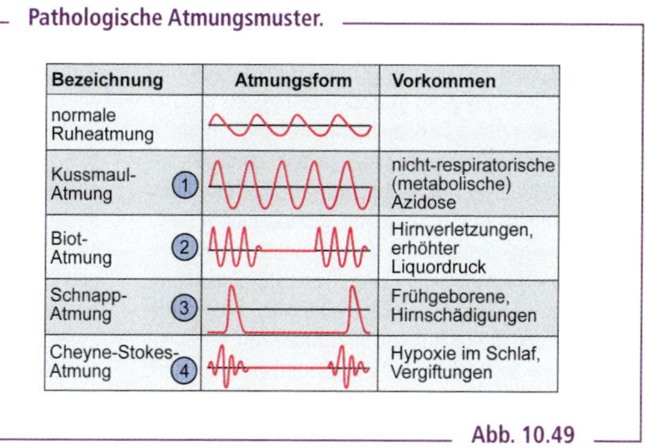

Bezeichnung	Atmungsform	Vorkommen
normale Ruheatmung		
Kussmaul-Atmung 1		nicht-respiratorische (metabolische) Azidose
Biot-Atmung 2		Hirnverletzungen, erhöhter Liquordruck
Schnapp-Atmung 3		Frühgeborene, Hirnschädigungen
Cheyne-Stokes-Atmung 4		Hypoxie im Schlaf, Vergiftungen

Abb. 10.49

11 Niere

Kasuistik

Der kleine drei Monate alte Siad wird nach einer unauffälligen Schwangerschaft und Geburt im Rahmen einer Routineuntersuchung sonografiert. Dabei findet der Arzt regelrecht liegende Nieren mit einem Volumen von 24 mL rechts und 26 mL links, die allerdings etwas zu groß für Siads Alter sind. Beidseits findet sich eine Echogenitätsvermehrung der Markpyramiden mit einer minimalen zentralen Aussparung, was für eine Nephrokalzinose spricht (Calcium-Einlagerungen im Nierengewebe, → Abb. 11.A).

Patientendaten

- Allgemeine Daten: Alter: 3 Monate, Größe: 78 cm, Gewicht: 9,3 kg, Blutdruck: 140/92 mmHg, Puls: 129/min, guter Allgemein- und Ernährungszustand
- Anamnese: spontane und komplikationslose Entbindung zwei Tage vor dem errechneten Termin nach unauffälligem Schwangerschaftsverlauf, seither gutes Gedeihen; keine Harnwegsinfekte oder Hämaturie
- Familienanamnese: Die Eltern sind Cousin und Cousine 1. Grades (Konsanguinität); ein Onkel und ein Cousin väterlicherseits hatten Nierensteine. Die Familie stammt aus dem Nord-Irak.
- Laborbefunde: extreme Hyperkalziurie (> 11 mmol/L; normal < 8 mmol/L) bei regulären Calciumwerten (normal 2,2–2,6 mmol/L), aber deutlich erniedrigtem Magnesium im Serum (< 0,5 mmol/L; normal 0,6–1,2 mmol/L, → Abb. 11.B).

Einige Zeit nach der ambulanten Untersuchung und der Verdachtsdiagnose einer Nephrokalzinose wird bei Siad vom Augenarzt eine Myopie diagnostiziert. Aufgrund der Konsanguinität der Eltern erscheint den Ärzten eine vererbte Tubulopathie (krankhafte Veränderung des renalen Tubulussystems) sehr wahrscheinlich. Sie veranlassen eine Analyse des Claudin-19-Gens, deren Ergebnis die Verdachtsdiagnose einer **familiären Hypomagnesiämie mit Hyperkalziurie und Nephrokalzinose (FHHNC)** bestätigt.

Pathophysiologie

FHHNC ist eine seltene, autosomal-rezessiv vererbte Erkrankung, die auf einer Mutation eines Gens aus der Superfamilie der Transmembranproteine Claudin (CLDN) beruht. Claudine kommen in den Schlussleisten (Zonula occludentes, Tight Junctions) in Epithelien vor, die das luminale und basolaterale Kompartiment funktionell voneinander trennen. Diese Kontakte zwischen benachbarten Epithelzellen bilden eine Barriere, damit Makro- und auch kleinere Moleküle nicht unkontrolliert durch den interzellulären Spaltraum von der einen zur anderen Seite des Epithels diffundieren können. CLDN-19 bildet einen Mg^{2+}- und Ca^{2+}-spezifischen parazellulären Kanal innerhalb der Tight Junctions. Bei der FHHNC liegt eine Mutation im CLDN-19-Gen vor, die zur fehlerhaften Interaktion zwischen der CLDN-19-Mutante und einem intrazellulären Adapterprotein der Zonula occludens führt.

Im für Wasser impermeablen, dicken aufsteigenden Teil der Henle-Schleife wird Natrium durch den Na^+-K^+-$2Cl^-$-Symport in die Zelle transportiert. Während K^+ größtenteils durch K^+-Kanäle wieder in das Lumen zurückkehrt, verlässt Cl^- die Zelle via Cl^--Kanäle an der basolateralen Zellmembran in den Blutstrom (→ Abb. 11.19). Da so mehr Anionen als Kationen nach basal strömen, entsteht ein transepitheliales Potenzial (Lumen positiv, basale Seite negativ). Dieses Potenzial treibt Kationen (Na^+, Ca^{2+} und Mg^{2+}) aus dem Lumen durch die relativ dichten Zonulae occludentes.

Bei Siad sind die Zonulae occludentes durch den genetischen Defekt strukturell verändert, sodass diese Kationen parazellulär ungehindert in beide Richtungen ihrem Konzentrationsgradienten folgend diffundieren können.

Normalerweise werden in den Nierenglomeruli zunächst ca. 80 % des gesamten Serum-Magnesiums abfiltriert, von denen 95 % jedoch in den distalen Tubuli wieder rückresorbiert werden. Mit Calcium verhält es sich ähnlich. Diese Rückresorption ist bei FHHNC aufgrund der veränderten Schlussleisten vermindert; eine vermehrte Mg^{2+}- und Ca^{2+}-Ausscheidung mit vermindertem Mg^{2+}-Spiegel im Blut ist die Folge **(Hypomagnesiämie).** Die Ca^{2+}-Konzentration im Blut dagegen wird durch eine komplexe hormonelle Regulation konstant gehalten (→ Kap. 11.13 und → Kap. 13.5). Wenn die ständig erhöhte Ca^{2+}-Konzentration im Urin **(Hyperkalziurie)** deren Löslichkeitsprodukt überschreitet, kommt es zur Ausfällung von Calciumsalzen in den Nierentubuli und deren Einlagerung im Nierengewebe **(Nephrokalzinose).**

Symptomatik

Auffallend ist, dass die Hyperkalziurie bei der FHHNC altersabhängig zu sein scheint: Je jünger die Kinder sind, umso höher ist die renale Ca^{2+}-Exkretion; mit dem Erwachsenenalter erreicht sie wieder Normalwerte. Der Grund dafür ist nicht bekannt. Die bei allen Kindern schon früh nachweisbare Nephrokalzinose schreitet im Verlauf der Entwicklung nicht weiter auffällig fort. Die Mg^{2+}-Ausscheidung verändert sich dagegen mit dem Alter. Sie ist ist bei allen Betroffenen erhöht; die Mg^{2+}-Konzentrationen im Plasma liegen dabei aber lediglich am unteren Ende des Sollwertes.

Zwar sind die Auswirkungen der FHHNC zunächst variabel: Sie können zu Beginn der Krankheit kaum in Erscheinung treten. Jedoch führt die Krankheit langfristig stets zum totalen Nierenversagen, sodass die

Nephrokalzinose im Ultraschall.

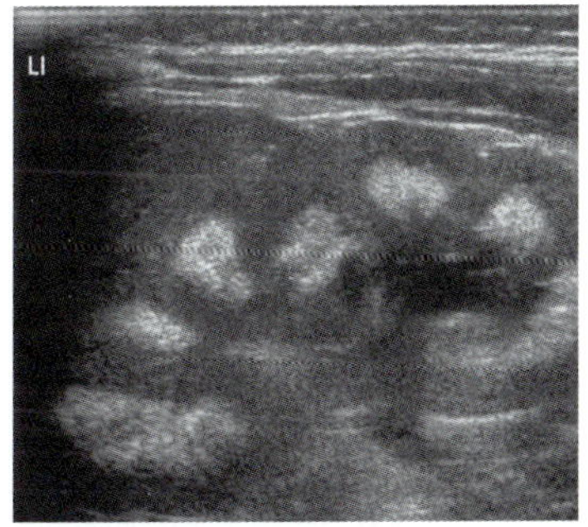

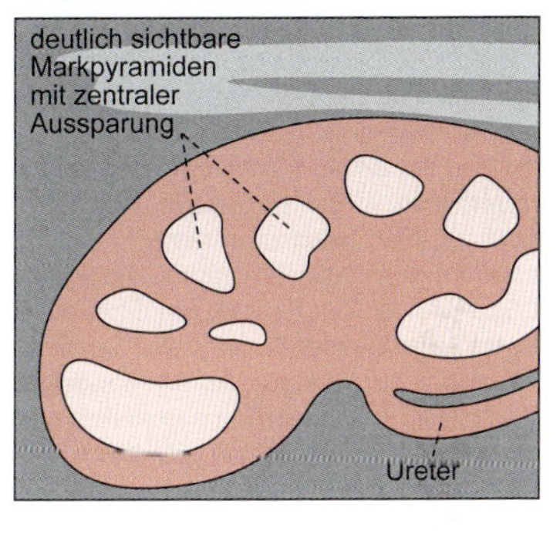

Abb. 11.A

Plasmawerte für Ca^{2+} und Mg^{2+} im Verlauf.

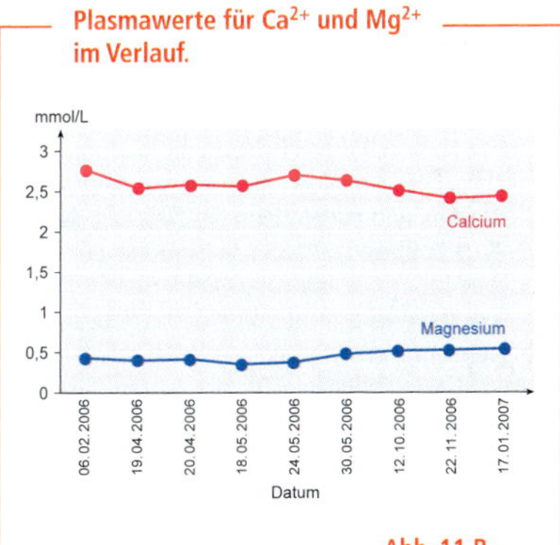

Abb. 11.B

Patienten häufig im frühen Erwachsenenalter dialysepflichtig werden. Bei etwa einem Drittel der Patienten mit FHHNC besteht zum Zeitpunkt der Diagnose in jungen Jahren bereits eine terminale Niereninsuffizienz, bei einem weiteren Drittel ist die glomeruläre Filtrationsrate bereits stark eingeschränkt. Häufig fallen die Patienten durch vermehrte Harnwegsinfektionen, Polyurie, Polydipsie oder Nierensteine auf. Auch Erbrechen, Abdominalschmerzen, Muskelschwäche, Krämpfe und Schwächeanfälle als Folge des Mangels an Elektrolyten bzw. Spurenelementen kommen vor. Typisch sind ferner korneale Calciumablagerungen, die auch bei Siad beobachtete Myopie und unkontrollierter Nystagmus (Augenzittern). Die Patienten sind meist kleinwüchsig, da der gestörte Ca^{2+}-Haushalt das Knochenwachstum beeinträchtigt.

Therapie

Standardtherapie ist die orale Gabe von Zitraten, Thiaziden und Magnesium. Zitrate bilden Komplexe mit Ca^{2+} und halten es so im Plasma. Diuretika vom Thiazid-Typ blockieren den NaCl-Symport (→ Abb. 11.22), erhöhen so also die Ausscheidung von NaCl und Wasser und verhindern durch diese Diurese die Ausfällung von Calciumsalzen. Langfristig steuert der Körper dieser Wirkung jedoch durch Erhöhung antidiuretischer Hormone entgegen. Das körpereigene Magnesiumdefizit versucht man durch orale Gabe von Magnesiumpräparaten auszugleichen.

Theoretisch sollten diese Medikamente den Ca^{2+}- und Mg^{2+}-Stoffwechsel normalisieren. Tatsächlich lässt sich mit ihrer Hilfe jedoch die fortschreitende renale Dysfunktion lediglich verzögern. Die Prognose von FHHNC-Patienten, auch von Siad, ist sehr schlecht; eine definitive Heilung kann nur durch eine Nierentransplantation erreicht werden.

Physiologie im Fokus

- Die Niere spielt eine entscheidende Rolle auch bei der Regulation der Mg^{2+}- und Ca^{2+}-Ausscheidung und damit bei der Konstanthaltung dieser Elektrolyte.
- Die Ausfällung von Ca^{2+}-Salzen im Tubulus behindert die Filtration; der Druck im Bowman-Kapselraum steigt an.
- In einzelnen Tubulusabschnitten werden Elektrolyte über verschiedene Mechanismen rückresorbiert.
- Die Einstellung der Ca^{2+}-Konzentration im Serum erfolgt durch Parathormon und Calcitonin.
- Thiazide und Schleifendiuretika erhöhen die Flüssigkeitsausscheidung in der Niere durch unterschiedliche Wirkmechanismen.
- Mg^{2+}-Mangel kann systemisch vielfältige Folgen haben.

11.1 Aufgaben und funktionelle Anatomie

Aufgaben

Die Nieren erfüllen eine Vielzahl von Aufgaben:

- Ausscheidung von N-haltigen Stoffwechselendprodukten (Harnstoff, NH_4^+, Harnsäure)
- Ausscheidung von körperfremden, nicht weiter abbaubaren Substanzen (Xenobiotika)
- Konstanthaltung des Wassergehalts
- Konstanthaltung der Elektrolytkonzentrationen im Plasma
- Konstanthaltung des pH-Werts im Plasma
- Produktion von Hormonen zur Regulation von Blutdruck, Erythropoese und Calcium.

20 % des Herzzeitvolumens (HZV), also 1 L/min Blut oder 0,6 L/min Plasma, durchströmen die Nieren und werden „gefiltert", wobei Zellen und Plasmaproteine im Blut zurückbleiben (→ Abb. 11.1). Das **Filtrat** (Primärharn) fließt durch die Nierentubuli in Richtung Nierenbecken. Dabei werden schon proximal die meisten Nährstoffe, Elektrolyte und Wasser **rückresorbiert** (→ Abb. 11.2a). Ausscheidungsprodukte bleiben im Lumen. Von der Leber durch Biotransformation als solche markierte Fremdstoffe (Xenobiotika) werden aktiv in den Primärharn **sezerniert.** Die haarnadelförmig gewundenen, tiefen Nephrone erzeugen einen NaCl-Konzentrationsgradienten im Interstitium, der von der Rinde zum Mark hin zunimmt. Im distalen Tubulus erfolgt die Feinregulation von **Elektrolytzusammensetzung** und **Plasma-pH** durch aktive Resorptions- oder Sekretionsvorgänge. Im Sammelrohr wird je nach aktuellem Bedarf Wasser rückresorbiert. Dabei entsteht ein Urin, der bei Durst die 4-fache, bei Wasserüberschuss nur ⅙ der Konzentration des Plasmas haben kann.

Feinbau

Jede Niere enthält ca. 1 Mio. **Nephrone,** die aus je einem **Glomerulus** und dem sich anschließenden **Tubulus** bestehen (→ Abb. 11.3). Der Glomerulus ist ein Knäuel aus Kapillarschlingen, das von der **Bowman-Kapsel** umgriffen wird. Dabei handelt es sich um das eingestülpte blinde Ende des Tubulus, das dann zwei Schichten erhält (→ Abb. 11.3). Glomerulus und Bowman-Kapsel bilden gemeinsam ein **Nierenkörperchen.** Diese liegen in der Nierenrinde und verleihen ihr makroskopisch eine körnige Struktur. Der Tubulus setzt sich im gewundenen proximalen Tubulus (oder Konvolut) fort, dem sich ein gestreckter Teil **(Pars recta)** anschließt (→ Abb. 11.2b). Er steigt mehr oder weniger tief in das Mark ab und bildet die haarnadelförmig gebogene **Henle-Schleife,** die mit ihrem aufsteigenden Schenkel wieder zur Rinde zurückkehrt. Dort kontaktiert der Tubulus am **juxtaglomerulären Apparat (JGA)** die Arteriolen seines Glomerulus, geht dann in das **distale Konvolut** über und vereinigt sich später mit ca. 10 anderen Tubuli zu einem **Sammelrohr** (→ Abb. 11.2a). Diese vereinigen sich im weiteren Verlauf ebenfalls und münden als etwa 250 Endkanäle in die **Kelche des Nierenbeckens,** die den Endharn sammeln und über den **Ureter** in die **Blase** leiten.

Entlang seinem Verlauf ändert sich die Morphologie des einschichtigen Tubulus-Epithels mehrfach: Das „blinde", eingestülpte Ende bedeckt als **Podozytenschicht** die Kapillaren und bildet den Filter, durch den der Primärharn gepresst wird (→ Abb. 11.3). Die Oberfläche des **Transportepithels** des proximalen Tubulus ist auf der luminalen Seite durch **Mikrovilli** stark vergrößert (Bürstensaum). Die basale Membran bildet ein Labyrinth, in dem viele Mitochondrien Energie für die aufwendigen Transportprozesse bereitstellen. Die Zell-Zell-Kontakte sind für Wasser und darin gelöste Stoffe relativ gut durchlässig. Die dünnen Schenkel der Schleife sind dagegen nur noch von einfachen Wänden ausgekleidet, die ab dem aufsteigenden Teil **wasserdicht** sind. Der dicke aufsteigende Teil und das distale Konvolut besitzen als **Transportepithelien** wieder ein basales Labyrinth. Das Verbindungsstück zwischen distalem Konvolut und Sammelrohr enthält daneben auch einige **Schaltzellen.** Sie bilden mit den **Hauptzellen** die wichtigsten Zelltypen in den Wänden der kortikalen **Sammelrohre.** Diese sind bis zur Papille für den parazellulären Weg wasserdicht, während die transzelluläre Wasserdurchlässigkeit reguliert werden kann. Der medulläre Teil des Sammelrohrs besteht nur noch aus einem Zelltyp und ist in den Endkanälen hochprismatisch.

Durchblutung

Ausgehend von der **A. arcuata** an der Rinden-Mark-Grenze führen Aa. interlobulares das Blut über je ein **Vas afferens** in die Glomeruli (→ Abb. 11.2b). Der Druck in den ca. 30 **Kapillarschlingen** ist ungewöhnlich hoch, um eine effektive Abfiltrierung zu ermöglichen. Sie vereinigen sich wieder zu je einem **Vas efferens** und bilden dann ein Netz von **peritubulären Kapillaren,** die der Versorgung der Rinde und dem Abtransport der rückresorbierten Stoffe dienen. Das Mark wird nicht von eigenen Arterien versorgt, sondern von den absteigenden efferenten Arteriolen der juxtamedullären Glomeruli, den **Vasa recta,** die die Henle-Schleifen als Kapillarnetze umspinnen und zusätzlich den Rücktransport von Wasser und Salz aus dem Mark übernehmen. Vas afferens wie auch Vas efferens sind **Widerstandsgefäße,** die unabhängig voneinander reguliert werden können.

Übersicht über die Nierenfunktionen.

Rückresorption: 99%
oberflächliches Nephron
Rinde
äußeres Mark
inneres Mark
tiefes Nephron
Nierenbecken
Blutfluss: 1 L/min
Plasmafluss: 600 mL/min
Filtratbildung: 125 mL/min 180 L/d
Glomeruli
Nierenarterie
Nierenvene
Aa. und Vv. arcuatae
Vasa recta
Ureter
Harnausscheidung: 1 mL/min 1,5–2 L/d

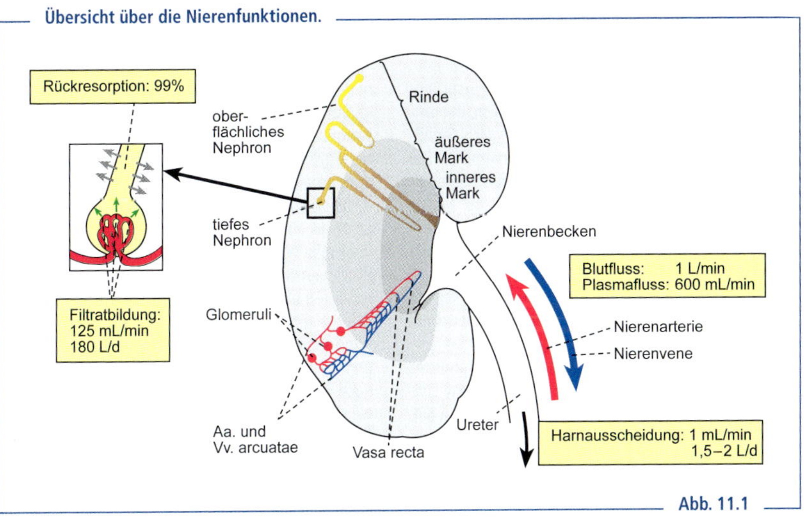

Abb. 11.1

Übersicht über die Funktionen der einzelnen Abschnitte des Nephrons.

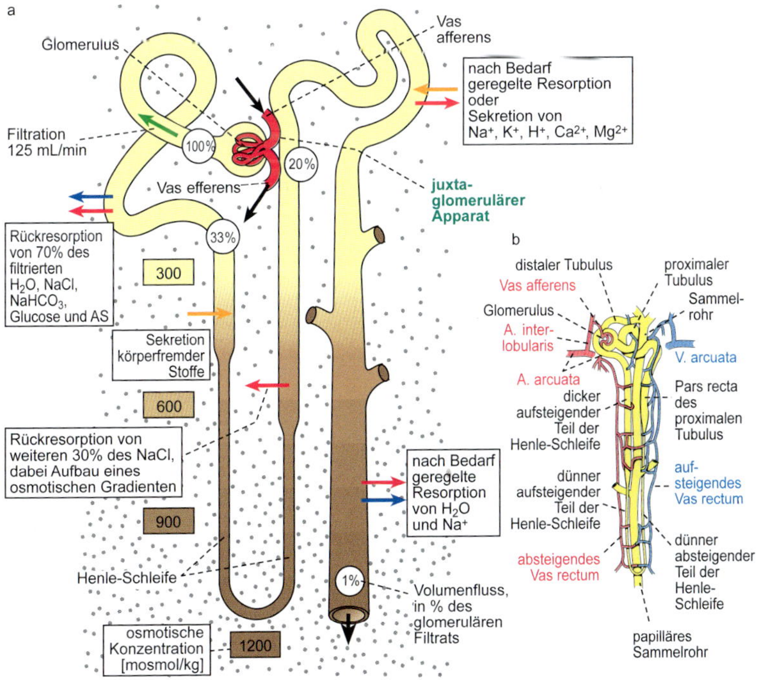

a
Glomerulus
Vas afferens
nach Bedarf geregelte Resorption oder Sekretion von Na+, K+, H+, Ca2+, Mg2+
Filtration 125 mL/min
100%
20%
Vas efferens
juxtaglomerulärer Apparat
Rückresorption von 70% des filtrierten H2O, NaCl, NaHCO3, Glucose und AS
33%
300
Sekretion körperfremder Stoffe
600
Rückresorption von weiteren 30% des NaCl, dabei Aufbau eines osmotischen Gradienten
nach Bedarf geregelte Resorption von H2O und Na+
900
Henle-Schleife
1%
Volumenfluss, in % des glomerulären Filtrats
osmotische Konzentration [mosmol/kg]
1200
b
distaler Tubulus
proximaler Tubulus
Vas afferens
Sammelrohr
Glomerulus
A. interlobularis
V. arcuata
A. arcuata
dicker aufsteigender Teil der Henle-Schleife
Pars recta des proximalen Tubulus
dünner aufsteigender Teil der Henle-Schleife
aufsteigendes Vas rectum
absteigendes Vas rectum
dünner absteigender Teil der Henle-Schleife
papilläres Sammelrohr

Abb. 11.2

11.2 Glomeruläre Filtration

Glomerulus

Zwar bezeichnet der Begriff „Glomerulus" ursprünglich nur das Kapillarknäuel, doch ist es üblich, ihn synonym für das ganze Nierenkörperchen – also Gefäßknäuel samt Bowman-Kapsel – zu verwenden. Die Kapillarschlingen werden von kontraktilen Mesangiumzellen gestützt, die als Stützgerüst eine Matrix produzieren (→ **Abb. 11.3** und → **Abb. 11.4**). Diese Zellen gehen kontinuierlich in die Schicht glatter Muskelzellen in den Wänden von Vas afferens und Vas efferens über. Im Vas afferens bilden sie **Renin,** das sie in Granula speichern und nach Stimulation abgeben. Die Kapillaren sind von großporig gefenstertem **Endothel** ausgekleidet, das zelluläre Blutbestandteile zurückhält (→ **Abb. 11.4**). Dem Endothel liegt eine dreischichtige **Basalmembran** auf (→ **Abb. 11.4, kleines Bild**), die durch ihre vernetzten Proteine (hauptsächlich Typ-IV-Kollagen) einen weiteren Filter darstellt. Der Basalmembran liegen die Epithelzellen des inneren, viszeralen Blattes der Bowman-Kapsel auf, die **Podozyten.** Sie haben Primärfortsätze mit davon abzweigenden Fußfortsätzen, die wie die Finger ineinander verschränkter Hände nebeneinanderliegen. Mit diesen Fortsätzen umgreifen sie die Kapillarschlingen so dicht, dass der Kapselraum nicht mehr direkt mit der Basalmembran in Verbindung steht. In den Zwischenräumen zwischen den Fortsätzen ist als weitere Barriere eine dünne **Schlitzmembran** aufgespannt, die aus einem Netz aus Podocin und Nephrin besteht.

Filtration

Das Ultrafiltrat durchfließt also eine Filterbarriere aus vier Schichten: dreischichtige Basalmembran und Schlitzmembran. Diese Barriere lässt nur Moleküle mit einem Molekulargewicht (MW) < 5.000 Da und einem Molekülradius < 2 nm ungehindert passieren. Für solche Moleküle ist der **Siebkoeffizient** (Konzentration im Filtrat/Konzentration im Plasma) = 1 (→ **Tab. 11.1**). Größere Moleküle werden nur teilweise oder gar nicht filtriert.

Tab. 11.1: Filtrierbarkeit einzelner Moleküle

Molekül	MW (Da)	Radius (nm)	Siebkoeffizient
Wasser	18	0,10	1,0
Harnstoff	60	0,16	1,0
Glucose	180	0,36	1,0
Inulin	5.500	1,48	0,98
Myoglobin	17.000	1,95	0,75
Hämoglobin	68.000	3,25	0,03
Albumin	69.000	3,55	< 0,01

Neben diesen Kriterien spielen auch die Molekülform und die elektrische Ladung eine große Rolle. Albumin ist nur wenig schwerer als Hb, das natürlicherweise nur in den Erythrozyten ist, aber weit weniger dicht gepackt; das Molekül ist also größer und wird daher kaum noch filtriert. Außerdem trägt es, wie die meisten Plasmaproteine, Aminosäuren mit negativen Ladungen an der Oberfläche, die seine Filtration durch das Sieb stark behindern, da dieses durch fixe Glykoproteine ebenfalls negativ geladen ist. Dieser Filter lässt also Wasser, Elektrolyte und alle im Plasma befindlichen Metaboliten wie Glucose, Harnstoff, Aminosäuren und wasserlösliche Vitamine passieren. Das Gleiche gilt auch für die im Blut zirkulierenden Peptidhormone, die damit ihre Signalwirkung verlieren und so unspezifisch inaktiviert werden, da sie erst nach Spaltung als Aminosäuren wieder resorbiert werden. Dagegen sind Blutfette, fettlösliche Vitamine, unkonjugiertes Bilirubin und lipophile Fremdstoffe, aber auch die Steroidhormone sowie Schilddrüsenhormone im Plasma an Proteine gebunden (LDL, Albumin etc.). Diese Stoffe werden daher nicht filtriert und brauchen daher auch nicht rückresorbiert zu werden. Das Gleiche gilt für Fe^{2+}, Cu^{2+} und teilweise Ca^{2+} bzw. Mg^{2+}, die spezifisch an Transferrin bzw. Coeruloplasmin gebunden oder unspezifisch von Plasmaproteinen komplexiert sind. Für solche Stoffe stellt sich ein Gleichgewicht zwischen gebundener und freier Form ein, nur die freien Moleküle werden filtriert. Viele Medikamente werden z.T. an Plasmaproteine gebunden, wodurch sich ihre Ausscheidung verlangsamt. Dies ist meist eher unerwünscht und muss bei der Dosierung berücksichtigt werden.

Klinik

Plasma enthält 70–80 g Protein/L, es sollten aber nicht mehr als 150 mg/d mit dem Urin ausgeschieden werden. Wird dieser Wert überschritten, spricht man von **Proteinurie.** Diese kann **prärenal** sein, wenn z. B. Gewebe untergeht (Muskelgewebe nach schweren Quetschungen oder exzessivem Sport, Tumorgewebe nach Chemotherapie). Dann tauchen kleine Proteine in Plasma und Urin auf, die normalerweise nur intrazellulär vorkommen. Sie sind zwar filtrierbar, „verstopfen" aber den Filter. Häufiger ist die **renale Proteinurie,** die durch einen defekten Filter verursacht wird. Grund können genetische Defekte von Filtermembran-Proteinen, entzündliche Prozesse **(Glomerulonephritis)** oder massive Ablagerungen von Antigen-Antikörper-Komplexen sein. Massive Proteinurie senkt den kolloidosmotischen Druck im Plasma und führt so zur Ödembildung.

Aufbau des Nierenkörperchens.

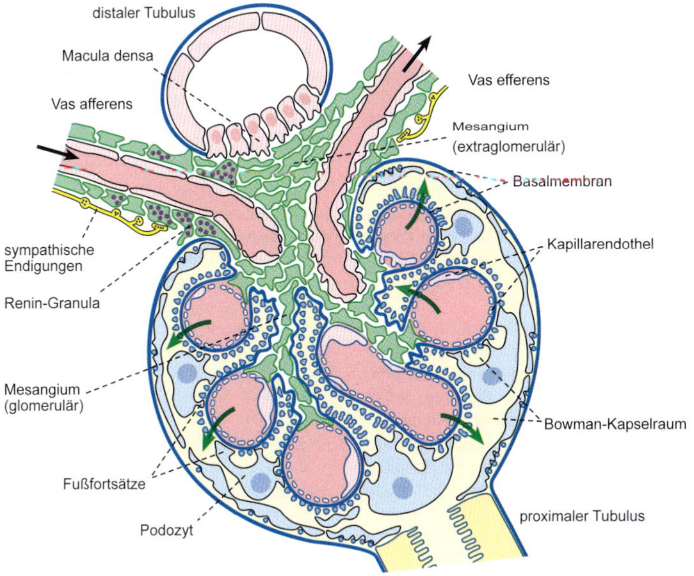

Abb. 11.3

Aufbau des Nierenfilters.

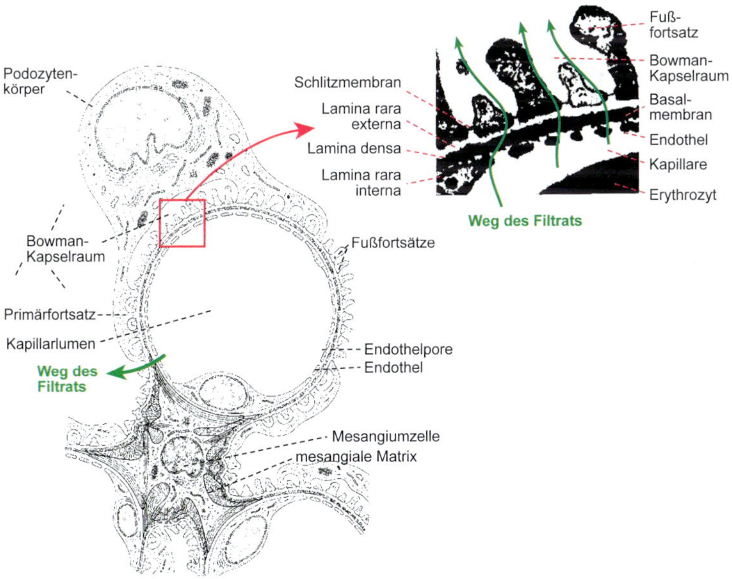

Abb. 11.4

11.3 Filtrationsdruck und glomeruläre Filtrationsrate

Effektiver Filtrationsdruck

Prinzipiell wird in allen Geweben die interstitielle Flüssigkeit durch Filtration von Plasma gebildet (→ **Kap. 9.15**). Der quantitative Unterschied besteht darin, dass in den Nieren die Glomeruli aufgrund eines ungewöhnlich hohen Perfusionsdrucks und einer außergewöhnlich hohen Durchblutungsrate ca. 180 L Filtrat pro Tag produzieren. Da die gesamte extrazelluläre Flüssigkeit (Plasma + Interstitium) im Körper etwa 15 L beträgt, heißt das, dass sie pro Tag 12-mal durch die Nierentubuli geschickt, überprüft und modifiziert wird.

Der hohe **kapilläre Druck** entsteht dadurch, dass der arterielle Mitteldruck, der in der großen Nierenarterie mit 100 mmHg noch ähnlich hoch ist wie in der Aorta, in den Glomeruli nur bis auf 48 mmHg abfällt (→ **Abb. 11.5a**), da der Gefäßwiderstand in den Vasa afferentia normalerweise relativ gering ist. In Kapillaren anderer Gewebe beträgt er nur ca. 30 mmHg. Allerdings kann der **hohe hydrostatische Druck** $\mathbf{p_{Kap}}$ in den glomerulären Kapillaren nur z. T. genutzt werden, da ihm über die Filterbarriere hinweg zwei Gegenkräfte entgegenwirken (→ **Abb. 11.5b**):

- der **hydrostatische Druck** $\mathbf{p_{Bow}}$ des Primärharns im Bowman-Raum (ca. 13 mmHg)
- der **kolloidosmotische (onkotische) Druck** π_{Kap} des Plasmas.

Da bei der Filtration die Proteine im Plasma verbleiben, ist das Filtrat proteinfrei und enthält daher weniger gelöste Teilchen. Der kolloidosmotische Druck des Plasmas π_{Kap} ist also höher, während π_{Bow} fast null ist (→ **Abb. 11.5c**). Dies führt zu einem Sog von Wasser aus dem Bowman-Raum zurück in die Kapillare, der umso größer wird, je weiter sich die Kapillare vom Vas afferens entfernt, da die Proteinkonzentration und damit π_{Kap} durch die Filtration kontinuierlich zunehmen. An einem Punkt der Kapillare wird ein Gleichgewicht der Kräfte erreicht, und es findet netto keine Filtration mehr statt. Dann bewegt sich gleich viel Flüssigkeit in beide Richtungen (→ **Abb. 11.5d**). Dieses Prinzip gilt in gleichem Maße für alle Kapillaren in jedem Gewebe; das zurückbleibende Filtrat wird aber sonst als Lymphe vollständig wieder dem Kreislauf zugeführt, während ein Teil des Nierenfiltrats als Urin ausgeschieden wird.

Der **effektive Filtrationsdruck** $\mathbf{p_{eff}}$ errechnet sich aus folgender Formel:

$$p_{eff} = p_{Kap} - p_{Bow} - \pi_{Kap}$$

Nahe am Vas afferens beträgt er:

$$p_{eff} = 48 - 13 - 25 = 10\,\text{mmHg}$$

Glomeruläre Filtrationsrate

Als glomeruläre Filtrationsrate **(GFR)** bezeichnet man das Volumen Filtrat, das pro Zeiteinheit von den rund zwei Millionen Glomeruli gebildet wird. Sie hat für die Nierenfunktionsprüfung große klinische Bedeutung. Um sie zu messen, nutzt man das von Adolf Fick im 19. Jh. formulierte Prinzip der **Mengenbilanz,** auf der z. B. auch die Berechnung der alveolaren Diffusion beruht (→ **Kap. 10.9**). Man injiziert als Indikatorsubstanz das Polysaccharid **Inulin,** das glomerulär frei filtriert, nicht sezerniert, nicht reabsorbiert und nicht verstoffwechselt wird. Sobald sich das Inulin vollständig im Blut verteilt hat, muss die mit dem Urin ausgeschiedene Menge pro Zeit gleich der filtrierten Menge pro Zeit sein (→ **Abb. 11.6**). Da die Konzentration eine Menge pro Volumen ist, gilt:

$$\frac{\text{Menge}}{\text{Zeit}} = \text{Volumen / Zeit} \cdot \text{Konzentration}$$

$$\text{und GFR} = \text{Urinzeitvolumen} \cdot \frac{[\text{Inulin}]_{\text{Urin}}}{[\text{Inulin}]_{\text{Plasma}}}$$

Man sammelt nach der Inulininjektion allen Urin über einen bekannten Zeitraum von 12–24 h und bestimmt so das Urinzeitvolumen. Photometrisch werden dann die Konzentrationen von Inulin in Plasma und Urin bestimmt und nach oben stehender Formel die GFR errechnet. Beim jungen Gesunden beträgt sie etwa 125 mL/min. In der täglichen klinischen Routine greift man aber auf die körpereigene Substanz **Kreatinin** zurück, ein Abbauprodukt des Muskelkreatins, das nur bei hohen Plasmaspiegeln geringfügig sezerniert wird und dessen Konzentration im Urin daher annähernd dem glomerulär filtrierten Anteil entspricht. Die daraus errechnete GFR nennt man auch **Kreatinin-Clearance,** da sie formal der „virtuellen" Menge an Plasma entspricht, die pro Minute vollständig von Kreatinin befreit („geklärt") wurde.

Analog lässt sich die Clearance für jeden anderen Stoff X bestimmen. Bei $\text{Clearance}_x > \text{Clearance}_{\text{Inulin}}$ wird der untersuchte Stoff zusätzlich sezerniert, bei $\text{Clearance}_x < \text{Clearance}_{\text{Inulin}}$ wird er resorbiert.

Klinik

Aus der Gleichung für p_{eff} geht hervor, dass die Niere versagt und nicht mehr filtriert, wenn

- der Blutdruck und damit p_{Kap} unter einen kritischen Wert fällt (z. B. im **Schock**)
- p_{Bow} steigt (z. B. bei Verlegung des Abflusses durch **Nierensteine,** auch → **Praxisfall**)
- bei pathologisch erhöhter Plasmaprotein-Konzentration π_{Kap} ansteigt (z. B. massive Muskelzerstörung oder schwere Dehydratation).

Filtrationsdruck im Glomerulus.

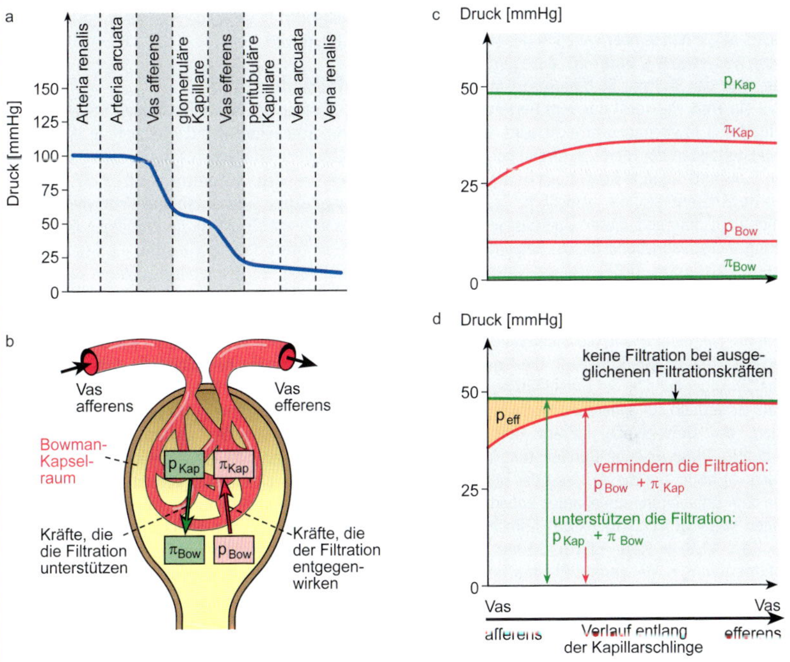

a

Druck [mmHg]

0 25 50 75 100 125 150

Arteria renalis | Arteria arcuata | Vas afferens | glomeruläre Kapillare | Vas efferens | peritubuläre Kapillare | Vena arcuata | Vena renalis

b

Vas afferens

Vas efferens

Bowman-Kapsel-raum

p_{Kap} π_{Kap}

π_{Bow} p_{Bow}

Kräfte, die die Filtration unterstützen

Kräfte, die der Filtration entgegen-wirken

c Druck [mmHg]

0 25 50

p_{Kap}

π_{Kap}

p_{Bow}

π_{Bow}

d Druck [mmHg]

0 25 50

keine Filtration bei ausgeglichenen Filtrationskräften

p_{eff}

vermindern die Filtration: $p_{Bow} + \pi_{Kap}$

unterstützen die Filtration: $p_{Kap} + \pi_{Bow}$

Vas afferens — Verlauf entlang der Kapillarschlinge — Vas efferens

Abb. 11.5

Bestimmung der GFR mit Inulin nach dem Fick-Prinzip.

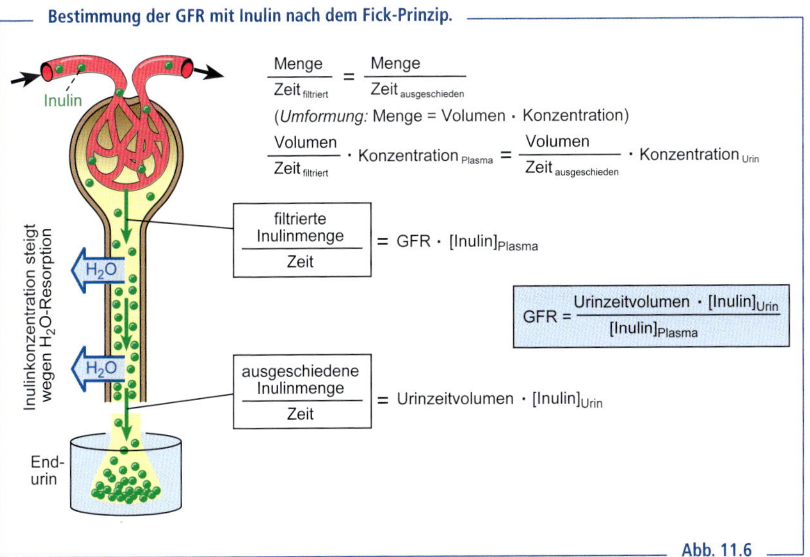

Abb. 11.6

11.4 Nierendurchblutung

Die Nieren machen zwar nur 0,4 % des Körpergewichts aus, erhalten aber ca. 20 % des Herzzeitvolumens, also etwa **1 L Blut/min.** Bezogen auf das Organ, sind das 3–5 mL Blut/min pro Gramm Gewebe – ein Wert, der sonst nur vom Herzen bei starker körperlicher Anstrengung erreicht wird. Obwohl der Sauerstoffbedarf der Nieren aufgrund der vielen aktiven Transportvorgänge sicher hoch ist, ist die arteriovenöse Differenz, also die tatsächliche Sauerstoffausschöpfung, aufgrund dieser Überflussperfusion nur gering. Ausschlaggebend für die Regulation des **renalen Blutflusses (RBF)** ist also ausnahmsweise nicht der Sauerstoffbedarf der Niere, sondern die regelrechte Ausübung ihrer vielen Funktionen.
Vom RBF werden 90 % in die Glomeruli in der Rinde und nur 10 % ins Mark geleitet; die Papillenspitzen erhalten sogar nur 1 % der Durchblutung. Das innere Mark ist deshalb auf anaeroben Stoffwechsel spezialisiert, der Gewebe-pO_2 beträgt dort nur etwa 10 mmHg. Diese niedrige Durchblutung des inneren Marks ist nötig, um die dort von der Henle-Schleife und dem Sammelrohr aufgebauten hohen Konzentrationen von NaCl und Harnstoff aufrechtzuerhalten (→ Kap. 11.9, → Kap. 11.10). Da nur das Plasma abfiltriert wird, ist der **renale Plasmafluss (RPF)** eine geeignetere Größe zur Beurteilung der Nierendurchblutung als der RBF (z. B. nach Änderungen des Hämatokriten [Hkt] bei Anämie oder bei Polyglobulie):

$$RPF = (1 - Hkt) \cdot RBF$$

Daraus ergibt sich bei einem regulären Hkt von 0,40 ein RPF von ca. **600 mL Plasma/min.**

Messung des renalen Plasmaflusses

Der RPF kann nach dem Prinzip der Mengenbilanz analog zur GFR-Bestimmung (→ Kap. 11.3) gemessen werden. In diesem Fall sollte die Indikatorsubstanz frei filtriert und zusätzlich bei einer Nierenpassage möglichst vollständig aktiv sezerniert werden. Man verwendet dazu meist **Paraaminohippurat (PAH),** das diese Bedingungen bei niedrigen Plasmakonzentrationen in etwa erfüllt (solange der entsprechende Carrier im proximalen Tubulus nicht gesättigt ist). Der RPF lässt sich mit der **PAH-Clearance** näherungsweise bestimmen:

$$RPF \sim \text{Urinzeitvolumen} \cdot \frac{[PAH]_{Urin}}{[PAH]_{Plasma}}$$

PAH wird bei der Nierenpassage tatsächlich nur zu 90 % ausgeschieden, daher gilt:

$$RPF = \frac{PAH - Clearance}{0{,}9}$$

Der Quotient GFR/RPF = 125/600 ~ 0,2 gibt die Filtrationsfraktion an, den Anteil des durch die Glomeruli fließenden Plasmas, der von einer gesunden Niere abfiltriert wird.

Gefäßwiderstände

Vas afferens und Vas efferens sind ungewöhnlicherweise zwei hintereinandergeschaltete Widerstandsgefäße, in deren Wänden sich reichlich glatte Muskelzellen befinden. Außerdem besitzen sie Rezeptoren für vasoaktive Substanzen und sind sympathisch innerviert (→ Abb. 11.3). Im jeweiligen Gefäßverlauf fällt der Druck steil ab (→ Abb. 11.5a), während er sich entlang den Glomeruluskapillaren kaum ändert. Nimmt der Widerstand im Vas afferens zu, so sinken Durchblutung und Filtration gleichsinnig (→ Abb. 11.7). Steigt der Widerstand im Vas efferens an, sinkt die Durchblutung der Niere ebenfalls, während die Filtration zunimmt. Die GFR steigt dabei zunächst wegen des erhöhten p_{Kap} im Glomerulus an, um dann wegen des sinkenden Gesamt-RPF eher abzunehmen. Verengen oder erweitern sich Vas afferens und Vas efferens gleichzeitig, kommt es zum Abfall bzw. Anstieg der Durchblutung, wobei sich die GFR aber kaum ändert. Solche **gleichsinnigen Änderungen** beobachtet man beim Anstieg des Sympathikotonus oder bei Zunahme von zirkulierendem Angiotensin II (z. B. nach Blutverlust). In diesem Fall bleibt daher die Filtrationsleistung der Nieren relativ normal. **Selektive Änderungen** der einzelnen Gefäßwiderstände sieht man z. B. bei Patienten mit nur einer Niere: In ihr verdoppelt sich die GFR aufgrund der Relaxation des Vas afferens. Andererseits führen ACE-Hemmer wie Captopril, die zur Behandlung von Bluthochdruck eingesetzt werden, manchmal zur selektiven Vasodilatation des Vas efferens und damit zu einer unerwünschten Senkung der Filtrationsleistung.

Autoregulation

Steigt der Blutdruck von niedrigen Werten ausgehend an, nimmt auch die Nierendurchblutung zunächst zu, um ab einem Mitteldruck von 80 bis 170 mmHg konstant zu bleiben (→ Abb. 11.8). Eine solche Autoregulation findet man auch an den Blutgefäßen des Gehirns und des Herzens. Sie sorgt dafür, dass alle lebensnotwendigen Funktionen, wie hier die glomeruläre Filtration, trotz natürlicher Schwankungen des Blutdrucks im Tagesverlauf (Lagewechsel, Arbeit, Aufregung, Schlaf) konstant bleiben. Sie erhält die Nierendurchblutung selbst bei massivem Blutdruckabfall aufrecht und schützt den Filterapparat andererseits vor übergroßer mechanischer Belastung durch hohen Blutdruck.

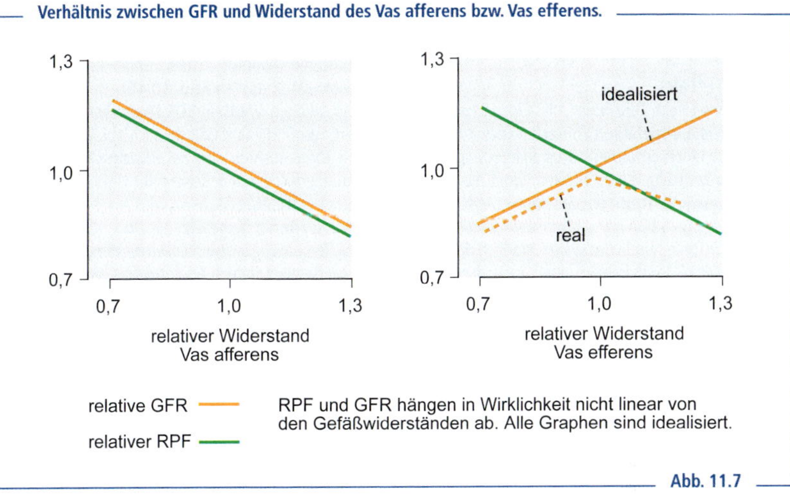

Verhältnis zwischen GFR und Widerstand des Vas afferens bzw. Vas efferens.

Abb. 11.7

Autoregulation: Beziehung zwischen arteriellem Mitteldruck und GFR.

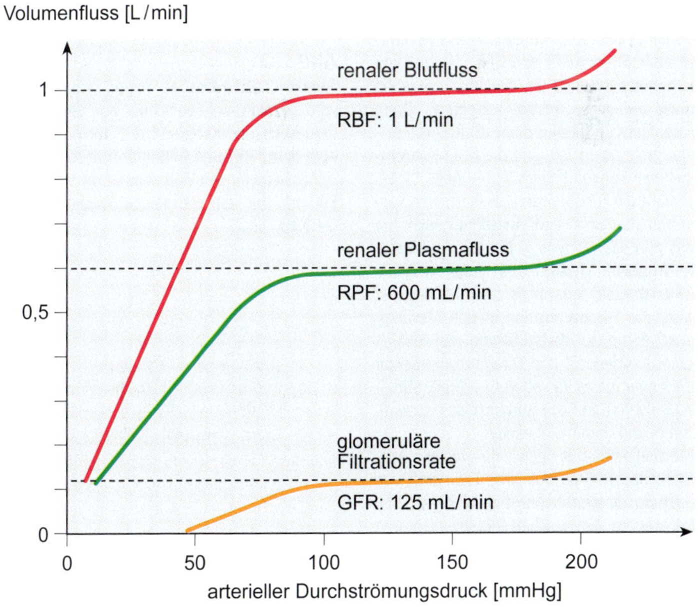

Volumenfluss [L / min]

1
0,5
0

renaler Blutfluss
RBF: 1 L/min
renaler Plasmafluss
RPF: 600 mL/min
glomeruläre Filtrationsrate
GFR: 125 mL/min

0 50 100 150 200
arterieller Durchströmungsdruck [mmHg]

Abb. 11.8

11.5 Regulation der Nierendurchblutung

Bayliss-Effekt

Der Bayliss-Effekt beschreibt die Eigenschaft mancher Widerstandsgefäße, sich nach passiver Erweiterung durch einen erhöhten Perfusionsdruck zeitverzögert aktiv kontrahieren zu können. Sinkt der Perfusionsdruck, erweitern sich die Gefäße (→ **Abb. 11.9a**). Dies ist eine Funktion der glatten Gefäßmuskelzellen (myogener Tonus) und wird wahrscheinlich durch mechanosensitive Ionenkanäle, aber auch durch noch unbekannte weitere Faktoren vermittelt. Die Folge ist, dass der Kapillardruck (→ **Abb. 11.9b**) und damit die Organdurchblutung (→ **Abb. 11.9a**) weitgehend konstant bleiben. In der Niere haben v. a. A. interlobularis und Vas afferens die Fähigkeit zur Autoregulation. Sie sorgen so dafür, dass der renal-arterielle Druck immer ausreichend hoch ist, um eine regelrechte Filtration im Glomerulus zu gewährleisten. Der Bayliss-Effekt versagt, wenn der arterielle Mitteldruck unter 50 mmHg sinkt (→ **Abb. 11.8**). Dann reicht der effektive Filtrationsdruck nicht mehr aus, um Primärharn zu produzieren (→ **Kap. 11.3**). Auch ab 180 mmHg kann der Gefäßtonus nicht weiter aufrechterhalten werden. Deshalb kommt es bei Hypertonie langfristig zu Nierenschäden.

Tubuloglomeruläres Feedback

Ein weiterer wichtiger Mechanismus zur Autoregulation der Nierendurchblutung ist das **tubuloglomeruläre Feedback (TGF),** auch **Macula-densa-Mechanismus** genannt. Steigen RPF und GFR aufgrund von Blutdruckerhöhung deutlich an, sind die myogenen Mechanismen (→ **Abb. 11.9b**) ausgereizt. Dann übersteigt der Fluss im Tubulus die NaCl-Resorptionskapazität im proximalen Teil, und die NaCl-Konzentration im distalen Konvolut steigt an (→ **Abb. 11.10**, gelb). Dort steht die Tubuluswand als Platte von spezialisierten Macula-densa- und Mesangiumzellen mit Vas afferens und Vas efferens in Kontakt **(juxtaglomerulärer Apparat [JGA]).** Über lokale Signale (→ **Abb. 11.10**, gelb) kommt es zur Erhöhung der intrazellulären Ca^{2+}-Konzentration in den Mesangiumzellen und damit zur Ausschüttung von lokalen Mediatoren, v. a. Adenosin und Thromboxan, die zur Vasokonstriktion v. a. des Vas afferens führen. Mithilfe dieses negativen **Rückkopplungskreises** normalisieren sich RPF und damit GFR wieder.

Der TGF-Mechanismus hat noch eine **weitere Aufgabe:** Er teilt den RPF so auf, dass Glomeruli von weniger leistungsfähigen Nephronen weniger stark durchblutet werden. Ein solcher Tubulus resorbiert weniger NaCl, daher steigt dessen Konzentration distal **an.** Das zugehörige Vas afferens verengt sich, bis Durchblutung und GFR für dieses individuelle Nephron wieder seiner Kapazität entsprechen (→ **Abb. 11.10**). Ohne diesen Mechanismus dürfte es zu deutlichen Kochsalzverlusten kommen. Teleologisch erinnert er an die Verteilung von Blut auf die am besten belüfteten Alveolen in der Lunge durch hypoxische Vasokonstriktion (→ **Kap. 10.10**).

Zum zweiten wird ein TGF-Mechanismus dann aktiviert, wenn RPF und GFR deutlich abfallen, die myogenen Mechanismen also bei **Blutdruckabfall** im System überfordert sind. Dann sinkt NaCl im distalen Teil und über die Macula densa wird aus den glatten Muskelzellen **Renin** freigesetzt (→ **Abb. 11.10**, lila). Renin reguliert als geschwindigkeitsbestimmender Schritt unter Beteiligung von Angiotensin Converting Enzyme (ACE) die Umwandlung von Angiotensinogen in Angiotensin II (→ **Kap. 17.9**). In der Niere verengt **lokal und systemisch, v. a. in Lungengefäßen gebildetes Angiotensin II** beide Vasa, wodurch die Nierendurchblutung sinkt und so der Blutdruck im System stabilisiert wird. Da Vas afferens und noch mehr Vas efferens kontrahieren, sinkt die GFR nicht ab. Der TGF-Mechanismus initiiert so auch die allgemeine Angiotensin-II-vermittelte Vasokonstriktion im ganzen Körper. Zur Rolle der Niere bei der allgemeinen Blutdruckregulation → **Kap. 11.15**.

Sympathikotonus

Die Aktivierung sympathischer Nierennerven führt bei Blutdruckabfall ebenfalls zu einer bevorzugten Kontraktion des Vas efferens. Dies verschiebt Blut in den Körper bei gleichzeitiger Aufrechterhaltung der GFR. Außerdem werden die Zellen des Vas afferens direkt zur Freisetzung von Renin stimuliert.

ANP

Atriales natriuretisches Peptid (Atriopeptin, ANP) wird bei Volumenüberschuss aus den Herzvorhöfen freigesetzt und **relaxiert** die **Nierengefäße.** Es erhöht damit RPF und GFR und sorgt so, zusammen mit seiner hemmenden Wirkung auf die Renin- und ADH-Bildung, für die vermehrte Produktion von Urin (→ **Kap. 13.2**).

Klinik

Bei massivem **Blutdruckabfall** (v. a. durch Blutverlust) werden zunächst alle blutdruckstabilisierenden Mechanismen aktiviert. Sinkt der arterielle Druck < 50 mmHg, kommt es auch zur sympathischen Konstriktion der Nierengefäße: Es wird kein Filtrat mehr gebildet, um alles Blut zu Herz und Gehirn zu leiten. Diese akute Ischämie kann zur **Schockniere** führen, die auch nach Bluttransfusion langfristig insuffizient bleiben kann.

Autoregulation der Nierendurchblutung.

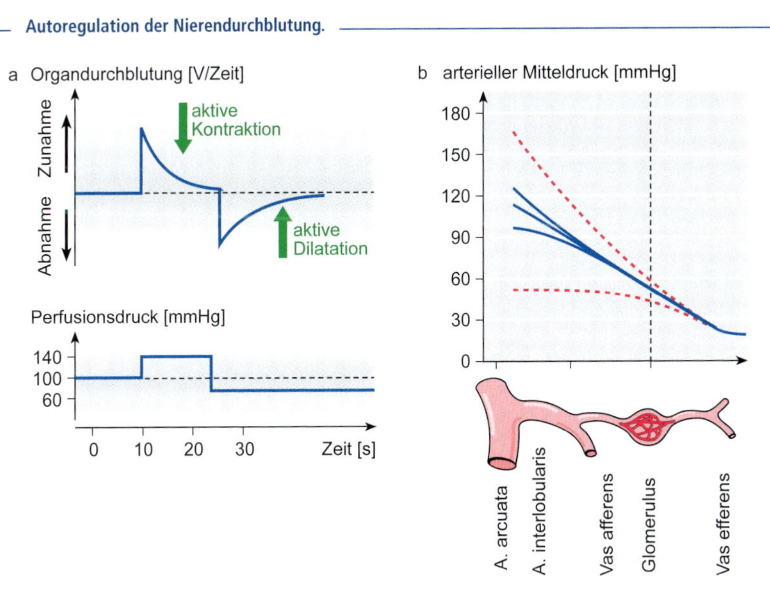

Abb. 11.9

Tubuloglomeruläres Feedback.

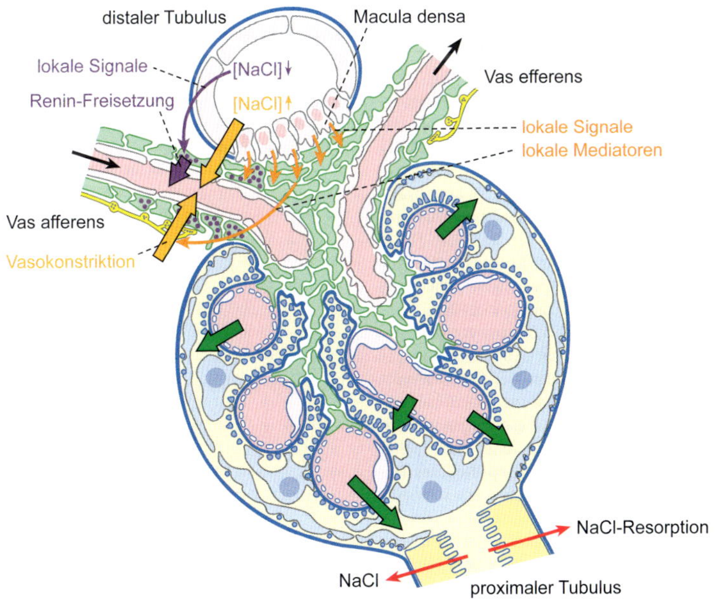

Abb. 11.10

11.6 Resorptionsprozesse im proximalen Tubulus (1)

Im proximalen Tubulus werden filtrierte **Elektrolyte, organische Moleküle und Wasser** isotonisch rückresorbiert, d.h., erstere werden aktiv und passiv, transzellulär und parazellulär transportiert, während Wasser auf beiden Wegen osmotisch nachfolgt. Dafür haben die Zellen dieses Epithels

- eine große luminale Oberfläche durch Mikrovilli-Ausstülpungen (Bürstensaum)
- eine große Zahl von verschiedenen Carriern in hoher Dichte in der luminalen Membran
- viele Mitochondrien, Na^+-K^+-ATPase und weitere Carrier im Labyrinth der basalen Membran
- Zell-Zell-Kontakte, die für Wasser und darin gelöste Moleküle gut durchlässig sind
- eine hohe Dichte von Aquaporin-1 in beiden Membranen.

Die Transportmechanismen ähneln denen im Dünndarm (→ Kap. 14.8); in beiden Epithelien werden die gleichen Gene für die jeweiligen Carrier exprimiert. Diese Carrier sind entlang dem Tubulus nicht kontinuierlich verteilt, z. B. findet man den Na^+-Glucose-Cotransporter nur im proximalsten Teil. Dadurch ändern sich im Verlauf der Tubuluspassage die Konzentrationsverhältnisse der einzelnen Teilchen zueinander, und es stellen sich unterschiedliche Elektrolytzusammensetzungen ein. Die Tubulusflüssigkeit bleibt in diesem Abschnitt aber immer isotonisch zum Interstitium. Nur der besseren Übersichtlichkeit halber zeigt → Abb. 11.11 die verschiedenen Transportsysteme in unterschiedlichen Zellen.

Die Antriebskraft für alle Resorptionsvorgänge liefert die **basale Na^+-K^+-ATPase** (1). Hemmt man sie experimentell, und damit die Resorption, so sinkt der O_2-Verbrauch der Nierenrinde um 85 %. Die Na^+-K^+-ATPase pumpt elektrogen 3 Na^+ gegen 2 K^+ ins Interstitium und erhält so ein innen negatives **Membranpotenzial** aufrecht. Dieses Membranpotenzial und den Konzentrationsgradienten für Na^+ vom Filtrat nach intrazellulär nutzen **Na^+-Cotransporter** zur Aufnahme von Glucose (2), Aminosäuren, Phosphat, Sulfat etc. aus dem Lumen in die Epithelzellen.

An der basalen Membran wird Glucose von den Glucosetransportern **GLUT-1** und **GLUT-2** (3) abgegeben. Auch Aminosäuren werden hier Carrier-vermittelt durch erleichterte Diffusion ins Interstitium geschleust. Netto werden durch diese Vorgänge mehr positive als negative Ladungen über das Epithel transportiert: Es entsteht ein **transepitheliales Potenzial** von ca. 2 mV zwischen Lumen und Interstitium (Lumen negativ).

Na^+ wird auch elektroneutral durch einen **Na^+-H^+-Austauscher** in die Zellen aufgenommen (4), was einerseits vom Na^+-Gradienten getrieben wird, andererseits darauf beruht, dass eine intrazelluläre **Carboanhydrase** (CA, 5) beliebig viel H^+ zur Verfügung stellt. Das bei dieser Carboanhydrase-Reaktion entstehende HCO_3^- dient der elektroneutralen Ausschleusung von Na^+ an der basalen Membran durch einen **Na^+-HCO_3^--Cotransporter** (6). Die in das Lumen abgegebenen H^+ reagieren unter Katalyse einer in der Bürstensaummembran befindlichen Carboanhydrase (5) mit dem filtrierten HCO_3^- zu H_2O und CO_2, die wiederum in die Zelle eintreten können. So wird nicht nur viel Na^+, sondern auch der Puffer HCO_3^- im proximalen Tubulus resorbiert.

Auf diesen Wegen werden viele Teilchen über das Epithel hinwegtransportiert. Gleichzeitig strömt osmotisch Wasser sowohl para- als auch transzellulär durch **Aquaporine** nach (7). Das transepitheliale Potenzial (basal positiv) zieht zwar Cl^- ins Interstitium, jedoch ist dieser Weg nicht sehr effektiv: Im proximalen Teil des Tubulus ist daher die Cl^--Konzentration um ca. 30 % höher geworden als im Interstitium. Dieser **Cl^--Gradient** verstärkt den parazellulären Cl^--Strom so, dass sich das transepitheliale Potenzial im weiteren Verlauf sogar umkehrt und mehr distal nun im Lumen positiv ist (8). Dies wiederum stellt die Triebkraft dar, um kationische Elektrolyte zusammen mit Wasser in großem Maße parazellulär zu resorbieren (Solvent Drag = Lösungsmittel-Sog, 8). Auf diese Weise werden etwa 70 % der abfiltrierten Elektrolyte, alle organischen Moleküle (Glucose, Aminosäuren) und ca. 70 % des Wassers rückresorbiert.

Die Aufnahme von Glucose über einen Carrier ist wie alle proteinvermittelten Reaktionen ein sättigbarer Vorgang (Michaelis-Menten-Kinetik, → Kap. 1.3). Steigt die Glucosekonzentration von normal 5 auf > 12 mmol/L **(Nierenschwelle)**, sinkt die Resorptionsrate (→ Abb. 11.12). Da im weiteren Verlauf des Tubulus keine Carrier für Glucose mehr vorhanden sind, geht sie bei solch hohen Tubuluskonzentrationen mit dem Urin verloren.

Klinik

Bei unbehandeltem **Diabetes mellitus** („honigsüßer Durchfluss") ist die Glucosekonzentration im Plasma aufgrund von Insulinmangel (Typ I) oder Insulinresistenz erhöht (Typ II – Verdacht schon ab Glucose > 7,8 mmol/L oder > 140 mg/dl Plasma). Übersteigt sie die Nierenschwelle, erscheint Glucose daher im Urin. Mit der Glucose geht osmotisch im Sammelrohr auch Wasser verloren, sodass vermehrter Harndrang und Durst erste Symptome dieser Krankheit sind und Glucosurie diagnostisch ist.

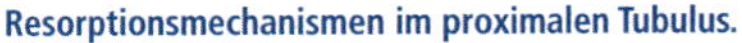

Resorptionsmechanismen im proximalen Tubulus.

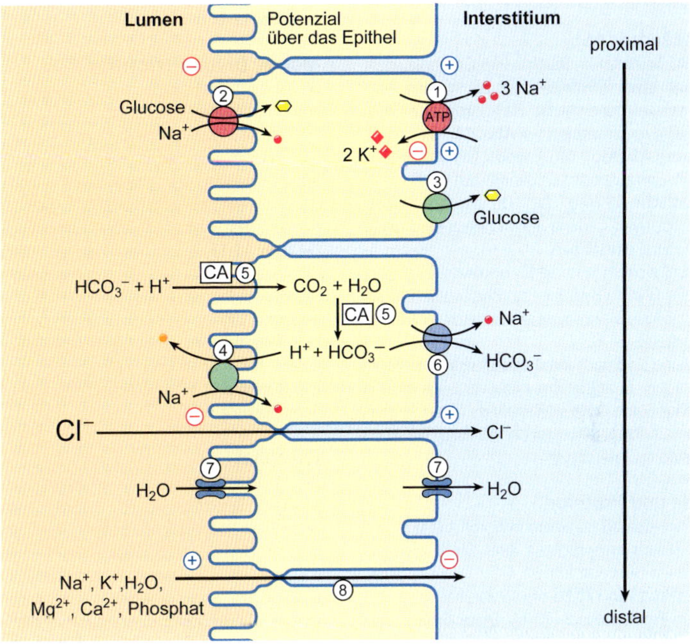

Abb. 11.11

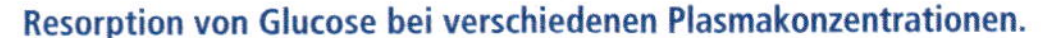
Resorption von Glucose bei verschiedenen Plasmakonzentrationen.

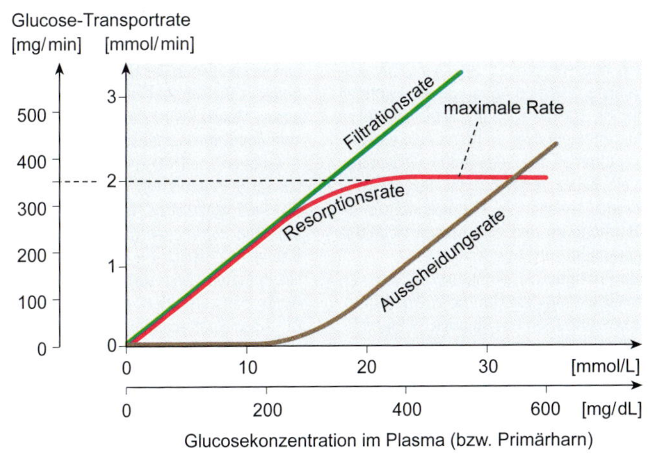

Abb. 11.12

11.7 Resorptionsprozesse im proximalen Tubulus (2)

Aminosäuren (AS)

Alle 20 AS kommen im Blut in einer Gesamtkonzentration von etwa 2,5 mmol/L vor. Sie werden durch sieben verschiedene, meist Na^+-gekoppelte Transportsysteme rückresorbiert (→ Abb. 11.13):

- für **saure AS** (Asp^-, Glu^-), wobei Glu^- durch einen Na^+-H^+-Cotransporter aufgenommen wird
- für **basische AS** (Arg^+, Lys^+, $Ornithin^+$), die wegen ihrer positiven Ladung membranpotenzialgetrieben luminal einströmen
- und fünf weitere Systeme für **neutrale AS** (Cys/Di-Cystein, Gly/Pro/Hydroxy-Pro, Phe/Leu/Ile/Trp/Met, Taurin/GABA/β-Ala sowie ein weiteres spezifisches Gly-System).

Die Systeme sind nach ihren Leitsubstraten benannt. AS, die hier nicht aufgeführt sind, werden je nach ihrer Struktur durch eines oder mehrere dieser Systeme transportiert. Basal gelangen alle AS durch erleichterte Diffusion ins Interstitium.

Peptide und Proteine

Eiweiße werden bis zu einem MW von 1.000 Da frei, darüber hinaus entsprechend ihrer Größe bis 5.000 Da nur noch teilweise filtriert. Geht man von einem mittleren Wert von 120 Da pro AS aus, handelt es sich dabei um Peptide aus 8–40 AS. Diese Größe haben viele **Peptidhormone,** z. B. Glucagon, die Hypophysenhormone, Parathormon, Angiotensin, Gastrin, ANP und auch Glutathion. Sie werden durch **Oligopeptidasen,** die in der Bürstensaummembran verankert sind, proteolytisch zu AS oder Di- und Tripeptiden gespalten, welche dann vom **Peptidtransporter PepT1** aufgenommen und intrazellulär in ihre Monomere zerlegt werden (→ Abb. 11.13).

Dieser Mechanismus ist weniger wichtig für die Netto-Rückresorption von AS, da diese Peptide nur in sehr niedrigen Konzentrationen zirkulieren, als vielmehr für den unspezifischen Abbau dieser wichtigen Signalsubstanzen. Da diese häufig keine speziellen Inaktivierungssysteme haben, werden so die entsprechenden Rezeptoren an den Zielorganen wieder empfänglich für ein neues Hormonsignal. Bei schwerer Niereninsuffizienz steigen die Plasmakonzentrationen dieser Hormone an und verursachen vielfältige endokrine Störungen.

Obwohl kaum **Proteine** im Glomerulus filtriert werden, wäre ihr Verlust mit dem Urin trotzdem nicht tolerierbar. Die Konzentration von Albumin im Primärfiltrat beträgt zwar nur ≤ 0,01 % der Konzentration im Plasma (≤ 4 mg/L). Doch würde dies bei einer Filtratmenge von 180 L/d einen Verlust von ≤ 0,7 g/d bedeuten. Der tatsächliche Verlust beträgt aber nur etwa 30 mg/d. Viele Plasmaproteine und Peptide wie Insulin, das aus 2 durch Disulfidgruppen verbundenen AS-Ketten besteht und daher nicht vollständig gespalten werden kann, werden durch Endozytose aufgenommen und in Lysosomen abgebaut (→ Abb. 11.14).

Mono-, Di- und Tricarboxylate

Die Gesamtkonzentration der Carboxylate in Plasma und Filtrat beträgt 3–5 mmol/L. Dabei handelt es sich v. a. um die **Monocarboxylate (MC^-)** Laktat, Pyruvat, pathologisch Acetoacetat und Hydroxybutyrat bzw. die Intermediate des Krebszyklus. Da ihr Verlust mit dem Urin energetisch unvorteilhaft wäre, werden sie mittels Na^+-Cotransportern luminal absorbiert (→ Abb. 11.15, 2) und basal durch H^+-Cotransporter (Monocarboxylate) oder als Austauschpartner für zu sezernierende organische Kationen (Dicarboxylate → Kap. 11.8) ins Interstitium abgegeben. Übersteigt ihre Konzentration einen Schwellenwert (z. B. Ketonkörper bei diabetischer Ketoazidose), tauchen sie messbar im Urin auf und verursachen einen typischen Azetongeruch.

Phosphat

Die Phosphatkonzentration im Filtrat beträgt etwa 1 mmol/L. Bei einem pH von 7,4 liegt es gemäß der Henderson-Hasselbalch-Gleichung (→ Kap. 12.1) zu 80 % als HPO_4^{2-} und zu 20 % als $H_2PO_4^-$ (pK_a-Wert = 6,8) vor. Als essenzieller Bestandteil von Knochen und Zähnen wird Phosphat im proximalen Tubulus mittels Na^+-Phosphat-Cotransporter rückresorbiert, die es vom Na^+-Gradienten getrieben luminal aufnehmen. Der Mechanismus der basalen Abgabe ist noch nicht geklärt. Ein Teil des filtrierten Phosphats wird aber als Puffersubstanz mit dem Urin abgegeben, wobei das $HPO_4^{2-}/H_2PO_4^-$-Verhältnis mit dem Säure-Basen-Status und damit dem pH des Urins variiert (→ Kap. 11.13, → Kap. 11.14).

Harnsäure (Urat)

Harnsäure entsteht beim Purinabbau (Nukleinsäuren und Nukleotide in der Nahrung) und ist in Konzentrationen ≤ 0,25 mmol/L im Filtrat vorhanden. Als komplexes Molekül wird sie früh- und spätproximal über eine Reihe von Austauschmechanismen gegen andere Anionen wie HCO_3^-, OH^- (→ Abb. 11.15, 1) oder schwache Säuren wie Monocarboxylate resorbiert (2). Auch anionische Fremdstoffe können als Austauschpartner dienen (3). Obwohl in hohen Konzentrationen schädlich (→ Kap. 11.8), wird Urat bei allen Primaten rückresorbiert und wird als möglicher Antioxidans diskutiert. Ähnlich dem Urat kann auch **Cl^-** noch spätproximal gegen Basen ausgetauscht werden und strömt durch basale Cl^--Kanäle ins Interstitium, was den frühproximalen parazellulären Weg ergänzt.

Resorption von Aminosäuren und Oligopeptiden im proximalen Tubulus.

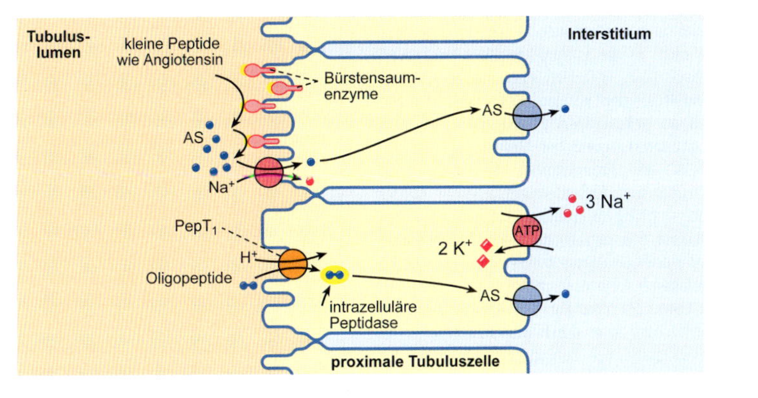

Abb. 11.13

Resorption von Peptiden im proximalen Tubulus.

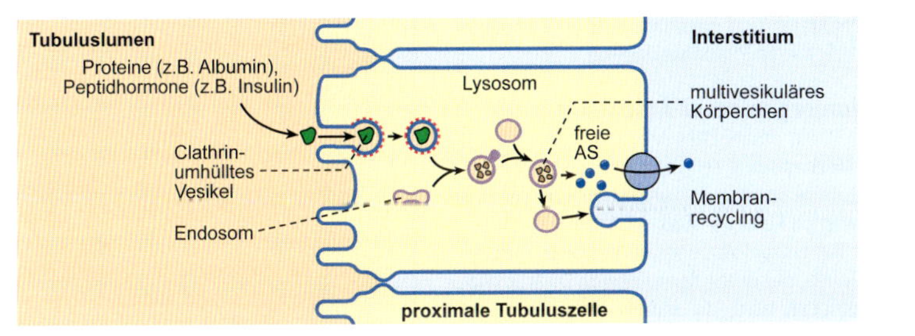

Abb. 11.14

Resorption von Harnsäure (Urat) im proximalen Tubulus.

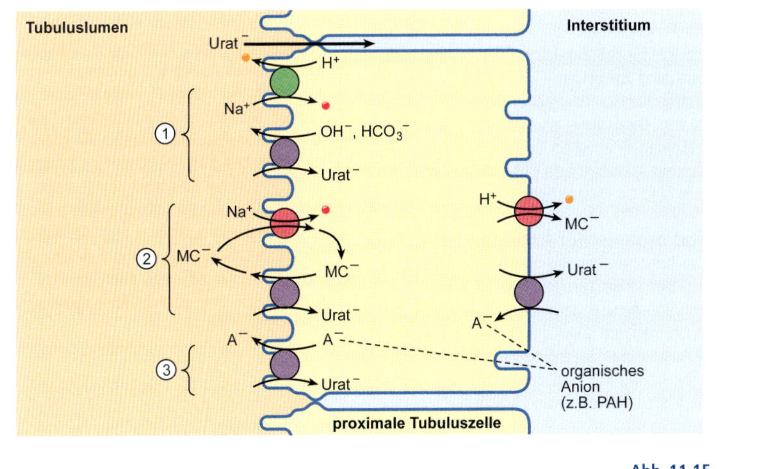

Abb. 11.15

11.8 Sekretion im proximalen Tubulus

Mit der Nahrung werden viele Moleküle aufgenommen, die nicht in die Endprodukte des oxidativen Stoffwechsels (CO_2, H_2O, NH_3, Phosphat und Sulfat) umgewandelt werden können. Besonders Pflanzen sind reich an **sekundären Pflanzenstoffen,** also komplex gebauten organischen Molekülen wie Farb-, Geschmacks- und Aromastoffen, die enzymatisch nicht abbaubar sind. Außerdem entstehen im Körper auch endogen **nicht abbaubare Stoffe** und zirkulieren im Plasma, z. B. negativ geladene Gallensäuren, Hippursäure oder Oxalsäure sowie eine ganze Reihe positiv geladener Neurotransmitter wie Acetylcholin oder die Catecholamine. Zur aktiven Ausscheidung dieser Stoffe oder ihrer durch Biotransformation in der Leber entstandenen Konjugate (Verbindung mit Sulfat, Glucuronsäure, Glutathion) verfügt das Nierenepithel im proximalen Tubulus über viele Sekretionsmechanismen. Die daran beteiligten Proteine sind nicht sehr substratspezifisch: Dieselben Transporter dienen auch zur Ausscheidung von Pharmaka bzw. deren Konjugaten und ermöglichen so ihre Elimination (wichtig für die Pharmakokinetik!).

Sekretion organischer Anionen

PAH ist z. B. ein organisches Anion, das durch einen solchen Mechanismus sehr effizient ausgeschieden wird und, da es ungiftig ist, zur Bestimmung des RPF benutzt werden kann (→ **Kap. 11.4**). PAH steht beispielhaft für einen Exkretionsmechanismus organischer Anionen, der durch Recycling von Dicarboxylaten angetrieben wird, die mittels Na^+-Cotransport basal aufgenommen werden (→ **Abb. 11.16a**). Luminal kann die Sekretion solcher Anionen zur Resorption von Urat (→ **Abb. 11.15**), aber auch von Monocarboxylaten wie Laktat genutzt werden, das über Pyruvat und Folgereaktionen zu Krebszyklusintermediaten wie 2-oxo-Glutarat umgewandelt wird. Wichtige Beispiele für häufig konsumierte anionische Fremdstoffe sind Salicylsäure, Penicillin, Furosemid und Saccharin. Klinisch von großer Bedeutung ist die Sekretion von **Oxalsäure** als Bestandteil mancher Pflanzen (Spinat, Rhabarber) und als Abbauprodukt von Glycin und Ascorbinsäure (Vit. C). Zwei von drei Harnsteinen sind Ca-Oxalatsteine.

Sekretion organischer Kationen

Organische Kationen werden von basalen Transportern der OCT-Familie (organic cation transporter), vom Membranpotenzial getrieben, in die Epithelzellen aufgenommen und luminal durch einen Kationen-Protonen-Austauscher sezerniert (→ **Abb. 11.16b**). Beispiele für häufig konsumierte kationische Fremdstoffe sind Chinin, Morphine und Amilorid.

Klinik

Steigt die Serumkonzentration von Harnsäure über 0,5 mmol/L, wird das Löslichkeitsprodukt überschritten und es können sich Kristalle bilden, was zum Krankheitsbild der **Gicht** führt. Da die Ausfällung von der niedrigeren Körpertemperatur in den Akren begünstigt wird, findet man die Uratkristalle bevorzugt in der Gelenkflüssigkeit von Fingern und Zehen (typisch: Großzehengrundgelenk). Fleisch und besonders kleinzellige Leber und Niere („Innereien") sind besonders reich an DNA und RNA, daher fallen bei ihrem Verzehr viele Purine an, die zu Urat abgebaut werden. Eine fleischarme Ernährung unterstützt die Therapie der Gicht. Medikamentös wird z. B. Allopurinol eingesetzt, ein Hemmstoff der am Purinabbau beteiligten Xanthin-Oxidase. In der Niere kann man die Uratrückresorption durch sog. Urikosurika wie Probenecid hemmen. Carboanhydrasehemmer entziehen den Austauschpartner HCO_3^- für die Rückresorption (→ **Abb. 11.15**). Harnsäurekristalle können auch in den Nierentubuli ausfallen und zu **Harnsteinen** führen. Die meisten Harnsteine (80 %) bestehen jedoch aus Ca-Oxalat oder Ca-Phosphat. Harnkristalle entstehen, weil bei der Konzentrierung des Urins (→ **Kap. 11.10**) die Konzentration schlecht löslicher Substanzen über deren Löslichkeitsgrenze ansteigt. Ca-Oxalat kann zunächst bis auf das 10-Fache dieses Grenzwerts ansteigen, ohne auszufallen, da Inhibitoren der Kristallbildung eine Übersättigung des Urins erlauben. Dazu gehören neben den Proteinen Nephrocalcin und Tamm-Horsefall-Protein auch Pyrophosphat und der Ca^{2+}-Komplexbildner Citrat. Mikroskopische Harnkristalle bilden sich, wenn sich die Konzentration der Komponenten in Plasma und Filtrat erhöht, durch vermehrte Bildung oder Aufnahme im Körper (Oxalat) oder verminderte Rückresorption (Urat). Dehydratation verstärkt diesen Prozess oft zusätzlich. Im Rahmen entzündlicher Prozesse können beispielsweise Zelltrümmer Kristallisationskeime liefern. Nierensteine werden aus dem Nierenbecken durch peristaltische Kontraktionen der Ureteren zur Harnblase transportiert, was zu extrem schmerzhaften Koliken führt. Bleiben sie im Nierenbecken, kann durch Abflussblockade der Filtrationsdruck p_{eff} auf null sinken; die Niere filtriert dann nicht mehr. Die Glomeruli können dabei durch den hohen Druck mechanisch geschädigt werden.

Sekretionsmechanismen im proximalen Tubulus.

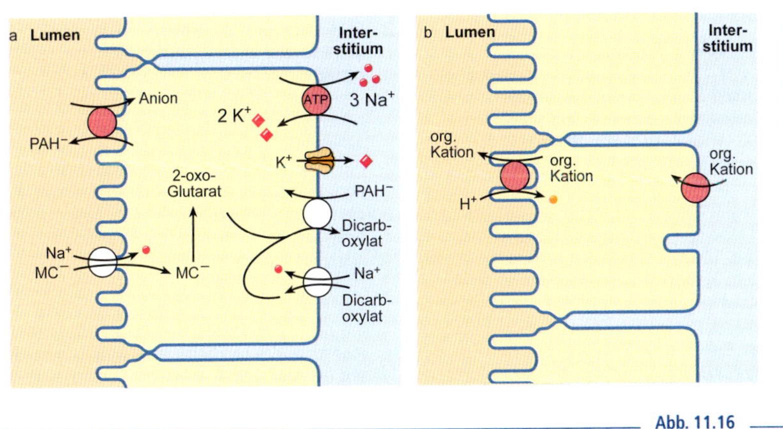

Abb. 11.16

Tubuloglomeruläre Balance zur geregelten Resorption von NaCl.

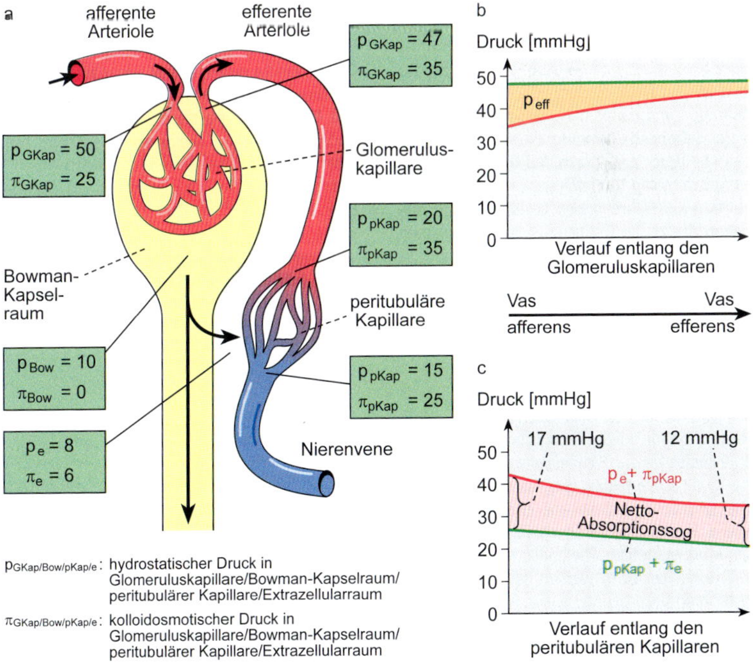

a
afferente Arteriole
efferente Arteriole
$p_{GKap} = 47$
$\pi_{GKap} = 35$
$p_{GKap} = 50$
$\pi_{GKap} = 25$
Glomerulus-kapillare
$p_{pKap} = 20$
$\pi_{pKap} = 35$
Bowman-Kapsel-raum
peritubuläre Kapillare
$p_{Bow} = 10$
$\pi_{Bow} = 0$
$p_{pKap} = 15$
$\pi_{pKap} = 25$
$p_e = 8$
$\pi_e = 6$
Nierenvene

$p_{GKap/Bow/pKap/e}$: hydrostatischer Druck in Glomeruluskapillare/Bowman-Kapselraum/peritubulärer Kapillare/Extrazellularraum

$\pi_{GKap/Bow/pKap/e}$: kolloidosmotischer Druck in Glomeruluskapillare/Bowman-Kapselraum/peritubulärer Kapillare/Extrazellularraum

b
Druck [mmHg]
50, 40, 30, 20, 10, 0
p_{eff}
Verlauf entlang den Glomeruluskapillaren
Vas afferens → Vas efferens

c
Druck [mmHg]
50, 40, 30, 20, 10, 0
17 mmHg
12 mmHg
$p_e + \pi_{pKap}$
Netto-Absorptionssog
$p_{pKap} + \pi_e$
Verlauf entlang den peritubulären Kapillaren

Abb. 11.17

11.9 Weitere Resorption von NaCl und Wasser

Peritubuläre Kapillaren

Antriebskräfte für den Transport von Elektrolyten, organischen Molekülen und Wasser über das Epithel ins Interstitium der Rinde sind primär aktive (v.a. Na^+-K^+-ATPase), sekundär aktive (z.B. Na^+-H^+-Austauscher, Na^+-Glucose-Cotransporter) und tertiär aktive Mechanismen (z.B. luminaler Urat-Monocarboxylat-Austauscher, der vom Na^+-gekoppelten Cotransporter geliefertes Monocarboxylat nutzt, → Abb. 11.15, 2). Durch den Transport von Teilchen entsteht ein **osmotischer Sog**, der auf parazellulärem Weg weitere Elektrolyte sowie para- und transzellulär Wasser ins Interstitium verschiebt **(Solvent Drag).** Ziel ist es aber, all diese Stoffe wieder dem Blutkreislauf zuzuführen, aus dem sie abfiltriert wurden. Das geschieht besonders effizient, da 90 % der Nierendurchblutung in der Rinde bleiben, also nach Passage der Glomeruluskapillaren über das Vas efferens und das peritubuläre Kapillarnetz über die Vv. arcuatae wieder ins System fließen.

Die peritubulären Kapillaren versorgen die Nierenrinde mit O_2 und Nährstoffen und führen CO_2 etc. ab. Durch das Hintereinanderschalten der beiden Kapillarsysteme entsteht die ungewöhnliche Situation, dass der Glomerulus dem arteriellen Schenkel einer Gewebskapillare gleicht, in der abfiltriert wird, und die peritubulären Kapillaren dem venösen Ende, wo Flüssigkeit resorbiert wird (→ Abb. 11.17a). Die Resorption ist hier besonders effektiv, da die Proteinkonzentration und damit π_{pKap} in den peritubulären Kapillaren sehr hoch (35 mmHg) ist, während der hydrostatische Druck p_{pKap} durch den Gefäßwiderstand des vorgeschalteten Vas efferens bis auf 20 mmHg abgesunken ist. Während also bei hohem RPF über die ganze Strecke der Glomeruluskapillare abfiltriert werden kann, herrscht sogar am venösen Ende der peritubulären Kapillaren noch immer ein Netto-Absorptionssog (→ Abb. 11.17b). So wird die durch die undichten Wände des proximalen Tubulus strömende Flüssigkeit dem System wieder zugeführt.

Henle-Schleife

Bei den juxtamedullären Nephronen zieht der auf die Pars recta folgende Teil des Tubulus tief in das Nierenmark, teilweise bis zur Papillenspitze, um dann wieder zur Rinde aufzusteigen. Hier werden weiter NaCl und Wasser resorbiert, dabei aber gleichzeitig ein interstitieller NaCl-Konzentrationsgradient von der Rinde zum Mark aufgebaut. Die hohen Konzentrationen an NaCl (und Harnstoff) werden bei Durst von den Sammelrohren dazu genutzt, einen hochkonzentrierten Urin zu produzieren (→ Kap. 11.10). Dazu ist der absteigende, dünne Teil der Henle-Schleife gut durchlässig für Wasser, weniger gut für NaCl, während die Wände des aufsteigenden dicken Teils für beides relativ dicht sind (→ Abb. 11.18). In diesem Abschnitt befinden sich jedoch hochaktive Na^+-K^+-ATPase und Cl^--Kanäle in der basalen sowie Na^+-K^+-$2Cl^-$-Cotransporter in der luminalen Membran, womit ein beträchtlicher weiterer Teil an NaCl ins Interstitium transportiert wird (→ Abb. 11.19). Dieser Cotransporter wird durch Schleifendiuretika wie Furosemid gehemmt (→ Kap. 11.10).

Am Ende dieses „Verdünnungssegments" sind nur noch ca. 8 % des filtrierten NaCl im Harn vorhanden, die Osmolalität im Lumen ist sogar unter die des Interstitiums auf ca. 100 mosmol/kg abgesunken. Diese Transportmechanismen können lokal einen Konzentrationsgradienten zwischen Lumen und Interstitium von etwa 200 mosmol/kg aufbauen. Jedoch strömt aus dem absteigenden Schenkel ständig Wasser osmotisch in das nun höher konzentrierte Interstitium aus (→ Abb. 11.20). Dieser Wasserausstrom erhöht wiederum die NaCl-Konzentration im absteigenden Teil, folglich wird den Pumpen im aufsteigenden Teil eine immer höhere Konzentration angeboten. Beim erneuten Aufbau eines Gradienten von 200 mosmol/kg steigt nun die Konzentration im Interstitium kontinuierlich weiter an. Mithilfe dieses **Gegenstrommultiplikator-Systems** kann eine Teilchenkonzentration von bis zu 700 mosmol/kg, zusammen mit Harnstoff sogar bis zu 1.200 mosmol/kg, an der Papillenspitze erreicht werden (→ Abb. 11.18 und → Kap. 11.10).

Vasa recta

Die Vasa recta ziehen ebenso haarnadelförmig durch das Nierenmark und versorgen dort die Zellen mit O_2 und Nährstoffen. Da die Kapillarwände durchlässig sind, kommt es im absteigenden Ast zum osmotischen Ausstrom von Wasser, das Blut wird folglich Richtung Papille ähnlich konzentriert wie das Interstitium. Wasser kehrt so also schon im äußeren Mark wieder um und wird mit dem aufsteigenden Teil mitgenommen **(Gegenstromaustauscher).** Wegen der hohen Fließgeschwindigkeit des Blutes stellt sich jedoch kein Gleichgewicht ein (→ Abb. 11.18, rechts). Daher werden NaCl und Wasser letztlich aus dem Mark rückresorbiert.

Klinik

Die Konzentrierung bzw. die Gegenstromaustauscher-Anordung verursachen zwei Probleme:

- Medikamente können an der Papillenspitze schädigend hohe Konzentrationen erreichen.
- Auch O_2 diffundiert im äußeren Mark in den aufsteigenden venösen Schenkel, was die O_2-Versorgung des inneren Marks kritisch mindert.

Aufbau eines hochkonzentrierten Nierenmarks durch die Henle-Schleife bei Antidiurese.

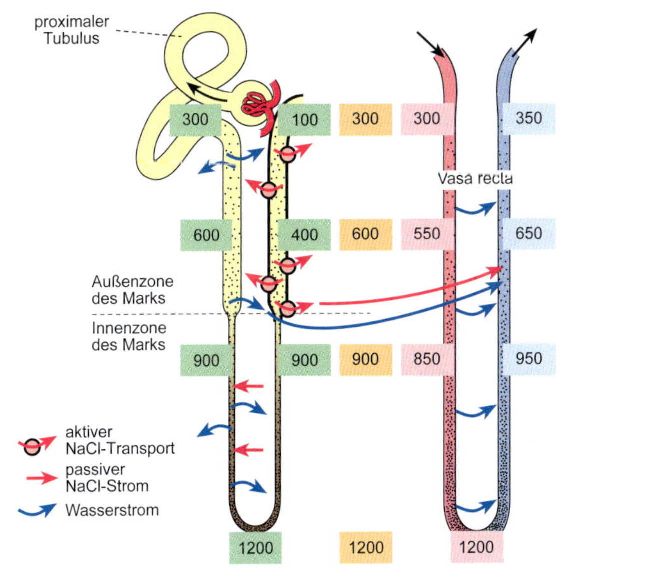

Abb. 11.18

Resorption von NaCl durch Na^+-K^+-$2Cl^-$-Cotransporter in der Henle-Schleife.

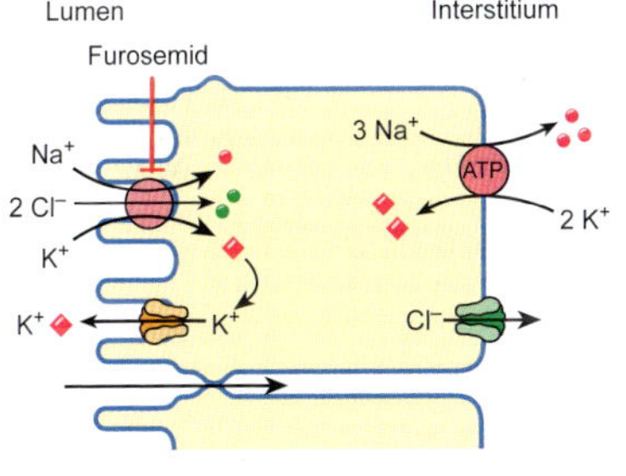

Abb. 11.19

Gegenstrommultiplikator-Prinzip.

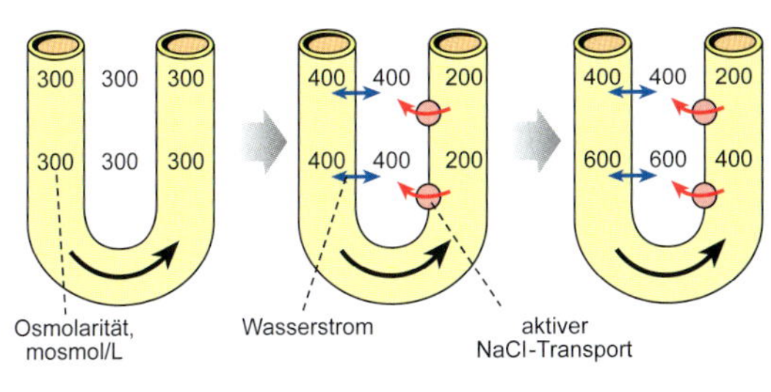

Abb. 11.20

11.10 Antidiurese und Diurese

Dieses komplexe System haben Säugetiere entwickelt, um einen Urin ausscheiden zu können, der höher konzentriert ist als ihre Körperflüssigkeit. So sparen sie kostbares Wasser. Da die Evolution keine „Wasserpumpen" entwickelt hat, ist die Schaffung eines osmotischen Gradienten die einzige Möglichkeit, Wasser in eine Richtung über ein Epithel hinweg zu transportieren (hier aus dem Sammelrohr ins Interstitium), bevor es mit dem Endharn verloren geht. Bei normaler Ernährung müssen – unabhängig vom Hydratationszustand – täglich ca. 600 mosmol an Stoffen, v.a. Harnstoff und überschüssige Elektrolyte, durch die Nieren ausgeschieden werden. Selbst bei größtem Durst müssen ca. 0,35 mL/min, also etwa 0,5 L pro Tag, eines dann mit maximal 1.200 mosmol/kg hochkonzentrierten Urins gebildet werden, um diese „harnpflichtigen" Substanzen zu entfernen, da sie nicht noch höher konzentriert werden können.
Andererseits kann dieses System bei Wasserüberschuss große Mengen eines bis auf 50 mosmol/kg verdünnten Urins produzieren. Diese enorme Flexibilität der Wasserausscheidung ist eine Eigenschaft des Sammelrohrepithels.

Antidiurese

Bei Antidiurese **(Durst)** wird aufgrund der steigenden Osmolalität im Plasma antidiuretisches Hormon (ADH, Syn. Vasopressin wegen der vasokonstriktorischen Wirkung) über die Neurohypophyse ausgeschüttet (→ **Kap. 13.2**). Es bindet an **V_2-Rezeptoren** in der basalen Membran der Sammelrohrzellen und erhöht die **Wasserpermeabilität** dieses Epithels (→ **Abb. 11.21a**). Dies geschieht durch Aktivierung von Adenylatcyclase durch ein V_2-Rezeptor-gekoppeltes G_S-Protein. Es kommt zum Anstieg von cAMP und PKA-Aktivität und zur Phosphorylierung von Zielproteinen (→ **Abb. 17.6**). In der Folge verschmelzen Vesikel mit der luminalen Membran, die in hoher Dichte **Aquaporin-2-Wasserkanäle** enthalten. Dadurch wird der transzelluläre Wasserstrom ins Interstitium verstärkt.
Zum anderen werden auf die gleiche Weise **Harnstofftransporter** in die luminale Membran eingebaut, phosphoryliert und damit aktiviert. Harnstoff strömt aus dem Sammelrohr heraus und trägt damit ganz wesentlich zur Erhöhung der Teilchenkonzentration bis auf maximal 1.200 mosmol/kg im Interstitium bei (→ **Abb. 11.21a**). Das eigentliche Exkretionsprodukt Harnstoff wurde im proximalen Tubulus mit dem Solvent Drag durch undichte Wände teilweise passiv rückresorbiert. Steigt der absteigende Schenkel der Henle-Schleife nun in harnstoffreiches Mark ab, wird der Harnstoff wieder in das Lumen aufgenommen. Aufsteigender Schenkel, distales Konvolut und kortikales Sammelrohr sind aber relativ **undurchlässig** für Harnstoff, sodass er im medullären Sammelrohr hochkonzentriert ankommt, da in diese Abschnitten weiter Elektrolyt- und Wasserresorptio stattgefunden hat (→ **Kap. 11.11**). Ein Teil des Harr stoffs wird auch unter ADH-Wirkung bei maximale Antidiurese mit dem Urin ausgeschieden, ein Te strömt aber zurück ins Interstitium und kann übe Henle-Schleife, distales Konvolut und Sammelroh immer wieder zirkulieren (→ **Abb. 11.21a**).

Diurese

Bei **Wasserüberschuss** dagegen kommt es zur Diu rese: Die ADH-Spiegel im Plasma fallen stark ab, un das Sammelrohr wird dicht, sowohl für Wasser al auch für Harnstoff (→ **Abb. 11.21b**). Ohne Harnstof durchlässigkeit, bei hohem RPF und damit hoher GF kann der Gegenstrommultiplikator-Mechanismus nu eine NaCl-Konzentration von 700 mosmol/kg in de Papillenspitze aufbauen, der aber nicht vom Samme rohr genutzt wird. Es wird ein verdünnter Urin produ ziert, in dem fast nur noch Harnstoff osmotisch wirk sam ist.

Klinik

Fehlende ADH-Bildung, -Ausschüttung oder verminderte ADH-Empfindlichkeit des Sammelrohrs führen zum **Diabetes insipidus.** Dabei werden pro Tag bis zu 20 L Urin ausgeschieden und müssen ersetzt werden.
Diuretika (→ **Tab. 11.2**) erhöhen die Urinproduktion durch Hemmung von Resorptionsprozessen. Sie werden zur Behandlung von Ödemen und bei arterieller Hypertonie verabreicht. Schleifendiuretika hemmen den Na^+-K^+-$2Cl^-$-Cotransporter im dicken aufsteigenden Teil der Henle-Schleife (→ **Abb. 11.19**). Durch ihre Konzentrierung im Lumen wirken sie in der Niere, ohne dieselben Transporter in anderen Organen (z.B. Innenohr) zu beeinflussen. Sie führen aber zur osmotischen Natriurese, weil die Na^+-Resorption später keine hohe Kapazität mehr hat. Allerdings erfolgt auch im distalen Tubulus und Sammelrohr eine geringe Na^+-Resorption, und zwar durch Austausch gegen K^+ und H^+. Daher kann es unter solchen Diuretika zu gefährlichen K^+-, aber auch Ca^{2+}- und Mg^{2+}-Verlusten und zu Alkalose kommen (→ **Kap. 11.12**). Alternative Diuretika blockieren den Na^+-Kanal (z.B. Amilorid) oder die Aldosteronwirkung (z.B. Spironolacton) erst am Sammelrohr. Sie hemmen dort den Na^+-K^+-Austausch und „sparen" daher K^+.

Nierenmark bei maximaler Antidiurese (a) und maximaler Diurese (b).

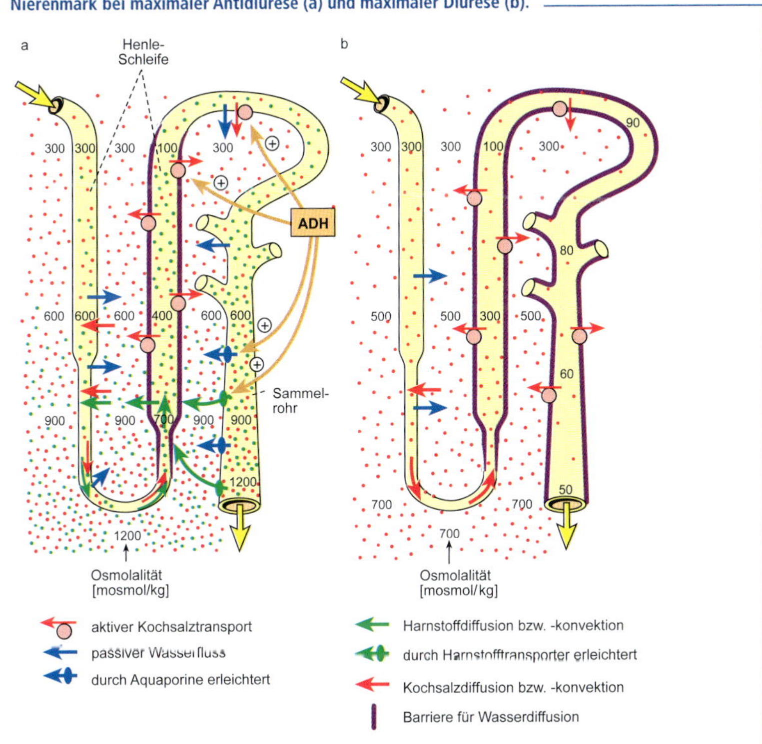

Abb. 11.21

Tab. 11.2: Diuretika

	Wirkort und Hemmmechanismus	Nebenwirkungen	führen evtl. zu
Schleifendiuretika z. B. Furosemid	dicker aufsteigender Schenkel: Na^+-K^+-$2Cl^-$-Cotransporter	Verlust von Volumen, Na^+; Stimulation von K^+- und H^+-Sekretion im distalen Tubulus	Hypotension, Durst; Hypokaliämie → Herzrhythmusstörungen, Muskelschwäche metab. Alkalose → verstärkt Hypokaliämie Hyponatriämie → Verwirrung, Koma
Na^+-Kanalblocker z. B. Amilorid	Hauptzellen im Sammelrohr: epithelialer Na^+-Kanal	Retention von K^+, H^+ („Kaliumsparer")	Hyperkaliämie → Herzrhythmusstörungen, Muskelkrämpfe metab. Azidose → verstärkt Hyperkaliämie
Aldosteron-Antagonisten z. B. Spironolacton	Hauptzellen im Sammelrohr: Mineralocorticoid-Rezeptor	Retention von K^+ („Kaliumsparer")	Hyperkaliämie → Herzrhythmusstörungen, Muskelkrämpfe
Carboanhydrasehemmer z. B. Acetazolamid	dicker aufsteigender Schenkel: Carboanhydrase	Verlust von HCO_3^-	metab. Azidose → Hyperkaliämie → Herzrhythmusstörungen, Muskelkrämpfe; Hyperventilation
Thiazide	distaler Tubulus: NaCl-Cotransporter	wie Schleifendiuretika, aber Ca^{2+}-Sparer	

11.11 Regulation der Kochsalzkonzentration

Natrium

Natrium ist das Teilchen mit der höchsten Konzentration im Extrazellularraum (EZR) und trägt daher am stärksten zu seiner Osmolalität bei (→ Kap. 13.3). Die Na^+-Konzentration bestimmt daher auch maßgeblich das extrazelluläre Volumen und ist außerdem entscheidend an elektrophysiologischen Prozessen beteiligt (→ Kap. 2). Konzentrationen unter 120 mmol/L führen zu Verwirrtheit, Krämpfen und Stupor bis hin zum Koma. Es ist daher nötig, dass die Niere die Konzentration bei **142 mmol/L** konstant hält. Dass ihr dies gelingt, ist umso erstaunlicher, wenn man bedenkt, welche Mengen täglich abfiltriert und wieder resorbiert werden:

$$GFR = 180 L / d \cdot 142 mmol / L = 25.560 mmol / d$$

Das entspricht etwa 1,5 kg Kochsalz, die täglich bewegt werden. Im proximalen Tubulus werden 67 %, in der aufsteigenden Henle-Schleife weitere 25 % des abfiltrierten Na^+ wieder rückresorbiert. Diese Prozesse laufen konstitutiv ab, d. h., sie können nicht beeinflusst werden (außer durch Änderung der GFR, → Kap. 11.5). In den folgenden Abschnitten kann die Na^+-Rückresorption jedoch dem aktuellen Bedarf angepasst werden. Dazu besitzen die Zellen im distalen Tubulus luminal einen NaCl-Cotransporter, der von der basalen Na^+-K^+-ATPase angetrieben wird (→ Abb. 11.22a). Im Sammelrohr dagegen finden sich in den Hauptzellen epitheliale Na^+-Kanäle (→ Abb. 11.22b), die sich von den spannungsabhängigen Na^+-Kanälen (→ Kap. 2) grundsätzlich unterscheiden. Ein reiner Na^+-Transport könnte im Sammelrohr eine transepitheliale Potenzialdifferenz von über 100 mV aufbauen (Lumen negativ), da die beiden Membranen wie Batterien in Serie geschaltet sind. K^+ kann über K^+-Kanäle durch beide Membranen fließen; da normalerweise aber die Sekretion von K^+ in den Urin überwiegt (→ Kap. 11.12), beobachtet man lediglich ein Potenzial von ca. 40 mV.

Chlorid

Chlorid ist zusammen mit HCO_3^- das Gegen-Ion zu Na^+ in der extrazellulären Flüssigkeit. Es folgt fast immer den gleichen Wegen wie Na^+: Im proximalen Tubulus wird es v. a. parazellulär transportiert. Antriebe sind dort das luminal positive Potenzial und der Konzentrationsgradient in den distaleren Abschnitten (→ Abb. 11.11). In der aufsteigenden Henle-Schleife wird Cl^- durch den Na^+-K^+-$2Cl^-$-Cotransporter (→ Abb. 11.19), im distalen Konvolut durch den NaCl-Cotransporter transportiert (→ Abb. 11.22a). In jedem Zelltyp strömt Cl^- durch Cl^--Kanäle in der basalen Membran aus. Im Sammelrohr wird Cl^- aufgrund der hohen transepithelialen Potenzialdifferenz parazellulär rückresorbiert (obwohl dies zugegebenermaßen wegen der dort „dichten" Schlussleisten nur schwer vorstellbar ist, → Abb. 11.22b). Außerdem gibt es dort Typ-B-Schaltzellen, die Cl^- gegen HCO_3^- aus der Carboanhydrase(CA)-Reaktion austauschen (→ Kap. 11.14), wobei eine membranständige H^+-K^+-ATPase diesen Prozess antreibt, indem sie H^+ ins Interstitium pumpt (→ Abb. 11.22c).

Regulation der NaCl-Resorption

Obwohl die Prozesse im proximalen Tubulus annähernd konstitutiv ablaufen, beobachtet man bei Änderungen der GFR, dass die resorbierte Kochsalzmenge mit der filtrierten Menge positiv korreliert **(glomerulotubuläre Balance).** Dieser Mechanismus ergänzt die Autoregulation der Durchblutung (Bayliss-Effekt und TGF, → Kap. 11.5) und unterstreicht, wie aufwendig Kochsalzverlusten entgegengewirkt wird. Dabei muss bedacht werden, dass ein Teil der resorbierten Flüssigkeit aus dem Interstitium auch wieder zurück in den Tubulus „leckt". Bei erhöhter GFR (z. B. unter Angiotensin-II-Wirkung) sinkt, wegen des in dieser Situation v. a. erhöhten Widerstands im Vas efferens, der hydrostatische Druck p_{PKap} in den peritubulären Kapillaren, während der kolloidosmotische Druck π_{PKap} ansteigt (→ Abb. 11.17). Das Gleichgewicht zwischen „Leck" und Resorption in die Kapillaren würde sich dann zugunsten der Resorption verschieben. Bei höherem Fluss im Tubulus fallen außerdem die Konzentrationen von Glucose, AS, HCO_3^- etc. weniger steil ab. Diese stehen dann über eine längere Strecke als Partner für aktiven Na^+-Transport zur Verfügung und erhöhen somit die parazelluläre Rückresorption von Kochsalz („tubulärer Faktor"). Nach dem gleichen Prinzip resorbiert dann auch der distale Tubulus über eine längere Strecke mehr Na^+ und reagiert also ebenso angemessen auf die erhöhte Na^+-Last.

Neben diesen intrinsischen Mechanismen wird die Resorption von Na^+ im proximalen Tubulus durch **Angiotensin II** und im Sammelrohr massiv durch **Aldosteron** stimuliert. Obwohl hier nur noch wenig Na^+ ankommt, wäre der Verlust nicht tolerabel. Aldosteron reguliert die Feineinstellung, indem es an einen intrazellulären Mineralocorticoid-Rezeptor (MR) bindet. Dieser aktiviert die Expression und damit den vermehrten Einbau von Na^+-K^+-ATPase und epithelialen Na^+-Kanälen in die basale bzw. luminale Membran (→ Abb. 11.23).

Mechanismen der NaCl-Resorption.

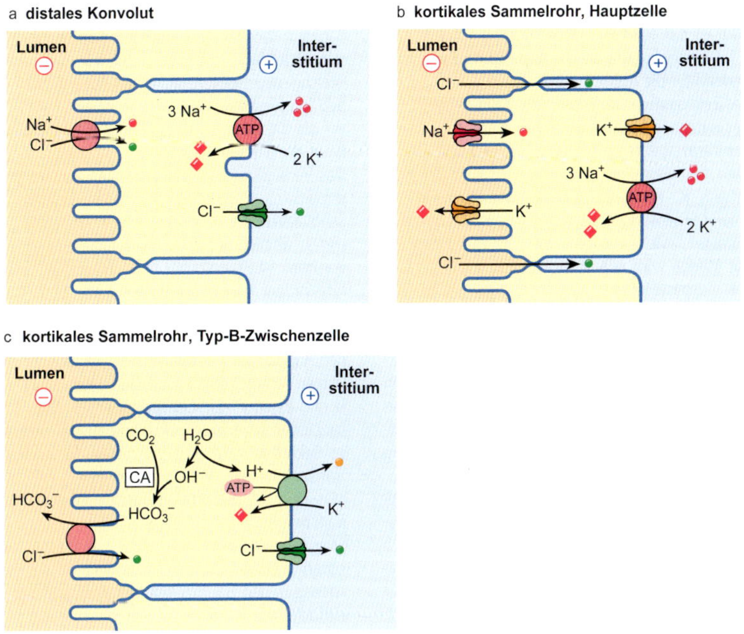

a **distales Konvolut**

Lumen ⊖
Inter-stitium ⊕
Na^+
Cl^-
3 Na^+
ATP
2 K^+
Cl^-

b **kortikales Sammelrohr, Hauptzelle**

Lumen ⊖
Inter-stitium ⊕
Cl^-
Na^+
K^+
3 Na^+
ATP
K^+
2 K^+
Cl^-

c **kortikales Sammelrohr, Typ-B-Zwischenzelle**

Lumen ⊖
Inter-stitium ⊕
CO_2
H_2O
CA
OH^-
H^+
ATP
HCO_3^-
HCO_3^-
K^+
Cl^-
Cl^-

Abb. 11.22

Regulation der NaCl-Resorption im Sammelrohr durch Aldosteron.

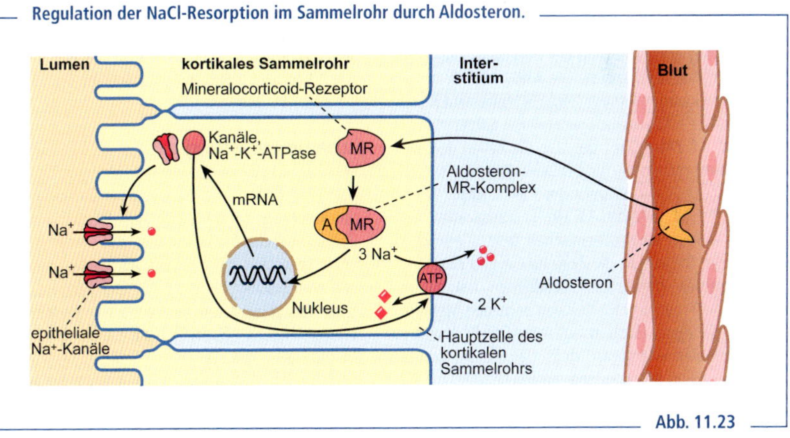

Abb. 11.23

11.12 Regulation der Kaliumkonzentration

Kalium ist das Teilchen mit der höchsten Konzentration im Intrazellularraum (→ Kap. 13.4). Es ist entscheidend für die Aufrechterhaltung

- des Zellvolumens und damit der Zellfunktion
- des Ruhemembranpotenzials (→ Kap. 2)
- der intrazellulären pH-Regulation (→ Kap. 12).

Wegen der geringen Größe des EZR und der dort niedrigen K^+-Konzentration (4,2 mmol/L) wird bei normaler Ernährung etwa die gleiche K^+-Menge aufgenommen, wie sie bereits im EZR vorhanden ist. Diese Menge wird wieder vollständig v. a. durch die Niere ausgeschieden; das Kolon übernimmt nur 5–10 %. Dennoch können komplexe Mechanismen dafür sorgen, dass auch bei K^+-Mangel oder -Überschuss die Gesamtbilanz unverändert bleibt. Dies ist v. a. Aufgabe des Verbindungsstücks des **distalen Tubulus** und des **Sammelrohrs.** Bei K^+-Mangel werden hier die nach Passage der Henle-Schleife ankommenden 10 % der abfiltrierten Menge fast vollständig rückresorbiert.

K^+-Überschuss entsteht durch die Aufnahme mit der Nahrung (z. B. Bananen, Trockenfrüchte = stark dehydriertes pflanzliches Fruchtfleisch, aber auch Fleisch [= Muskel]). Eine gefährliche Hyperkaliämie (Herzstillstand, → Kap. 13.4) tritt aber praktisch nie auf, da K^+ nach Nahrungsaufnahme insulinabhängig in die Zellen aufgenommen und dort zunächst abgepuffert wird, um dann langsam renal entfernt werden zu können. Im frühproximalen Tubulus wird K^+ fast ausschließlich über den parazellulären Weg resorbiert (→ Abb. 11.24a). Im spätproximalen Teil folgt es dem Solvent Drag auch aufgrund des dort lumenpositiven, transepithelialen Potenzials (→ Abb. 11.11). Im dicken aufsteigenden Ast der Henle-Schleife wird K^+ sowohl transzellulär als auch parazellulär aufgenommen (→ Abb. 11.24b). Dazu besitzen die Zellen dort den bereits besprochenen, für Schleifendiuretika sensitiven Na^+-K^+-$2Cl^-$-Cotransporter (→ Kap. 11.9, → Kap. 11.11, → Abb. 11.19). Er transportiert Na^+ bzw. Cl^- ihrem elektrochemischen bzw. chemischen Gradienten folgend in die Zelle hinein und nimmt K^+ gegen seinen chemischen Gradienten mit. Unterschiedliche Typen von K^+-Kanälen in beiden Membranen halten dieses System aufrecht: Der K^+-Kanal in der luminalen Membran stellt dem Cotransporter durch Recycling immer wieder ausreichend K^+ zur Verfügung. In der basalen Membran recycelt ein anderer K^+-Kanal Kalium für die basale Na^+-K^+-ATPase, kann es aber auch zur Nettoresorption ins Interstitium transportieren.

Parazellulär werden im dicken aufsteigenden Schenkel der Henle-Schleife sowohl Na^+ als auch K^+ transportiert (→ Abb. 11.24b), da hier ein transepitheliales, lumenpositives Potenzial herrscht. Es entsteht durch unterschiedliche Ionenleitfähigkeiten der luminalen und basalen Membran: Die luminale Membran besitzt nur K^+-Kanäle und strebt dem K^+-Gleichgewichtspotenzial von –95 mV zu. Die basale Membran dagegen besitzt K^+- **und** Cl^--Kanäle, ihr Potenzial liegt daher zwischen –95 mV und dem Cl^--Gleichgewichtspotenzial, das an dieser Stelle –50 mV beträgt. Die luminale Membran ist also innen negativer als die basale, es resultiert ein transepitheliales Potenzial (Lumen positiv).

Das Verbindungsstück des distalen Tubulus und der proximalen Sammelrohrabschnitte enthält Typ-A-Schaltzellen, die K^+ mittels einer K^+-H^+-ATPase resorbieren, ähnlich der in den Parietalzellen des Magens (→ Kap. 14.7), und über einen basalen K^+-Kanal ins Interstitium transportieren (→ Abb. 11.24c). Diese Zellen sind auch an der Regulation des Säure-Basen-Haushalts beteiligt (→ Kap. 11.14). Dagegen wird in den Hauptzellen des späten distalen Tubulus und kortikalen Sammelrohrs Kalium durch luminale K^+-Kanäle und einen K^+-Cl^--Cotransporter (→ Abb. 11.24d) ins Lumen **sezerniert** und damit ausgeschieden. Diese Sekretion wird dort von einem lumennegativen transepithelialen Potenzial getrieben, das auf der massiven Na^+-Resorption durch epitheliale Na^+-Kanäle beruht.

Steigt die Konzentration von K^+ im Plasma, wird es schon deshalb vermehrt sezerniert, da der Na^+-K^+-ATPase in den Hauptzellen und allen anderen Zellen einfach vermehrt Substrat angeboten wird.

Zusätzlich wird in der Nebennierenrinde **Aldosteron** gebildet, das die K^+-Sekretion in den Hauptzellen stimuliert, indem es mittelfristig die basale Membranoberfläche mit der darin befindlichen Na^+-K^+-ATPase und den basalen K^+-Kanälen erhöht. Zusätzlich werden die epithelialen Na^+-Kanäle aktiviert, und es kommt zum vermehrten Austausch von Na^+ gegen K^+ (→ Abb. 11.24d).

Zusammenfassung

→ Abb. 11.25 zeigt, wie sich Mengen (links) bzw. Konzentrationen (rechts) wichtiger Stoffe im Verlauf des Nephrons im Vergleich zum Primärharn ändern (logarithmische Skala!). Inulin, das weder resorbiert noch sezerniert wird, dient als Vergleichssubstanz und wird bis zum Ende ca. 100-fach konzentriert. Am Ende des proximalen Konvoluts ist die Menge von Wasser, Na^+, K^+ (und Cl^-) auf ca. ⅓ der filtrierten Menge gesunken. Die Henle-Schleife resorbiert v. a. Salz. Ab dem distalen Konvolut entscheiden regulatorische Mechanismen über die Ausscheidung von Salzen und Wasser.

Mechanismen des K^+-Transports.

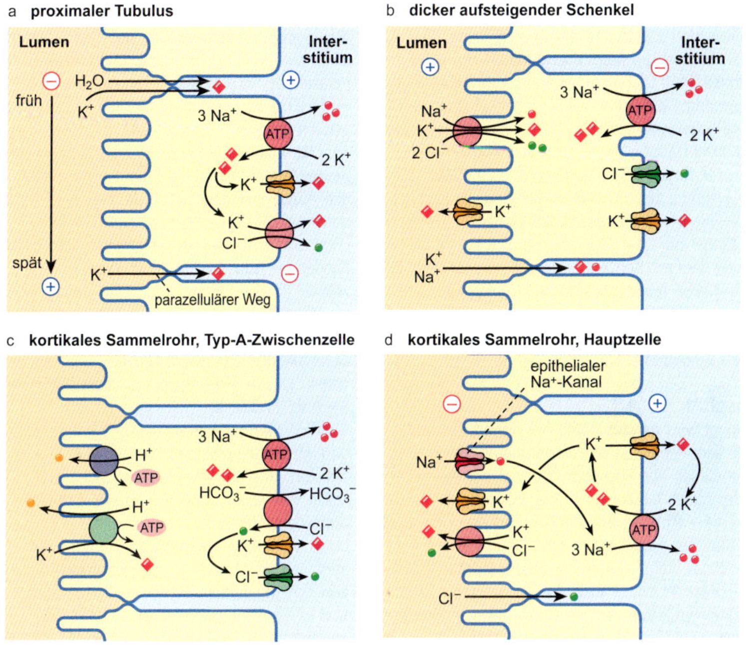

a **proximaler Tubulus**

b **dicker aufsteigender Schenkel**

c **kortikales Sammelrohr, Typ-A-Zwischenzelle**

d **kortikales Sammelrohr, Hauptzelle**

Abb. 11.24

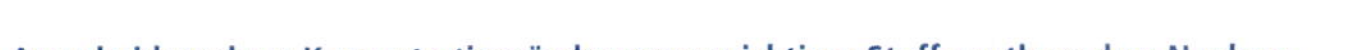

Ausscheidung bzw. Konzentrationsänderungen wichtiger Stoffe entlang dem Nephron.

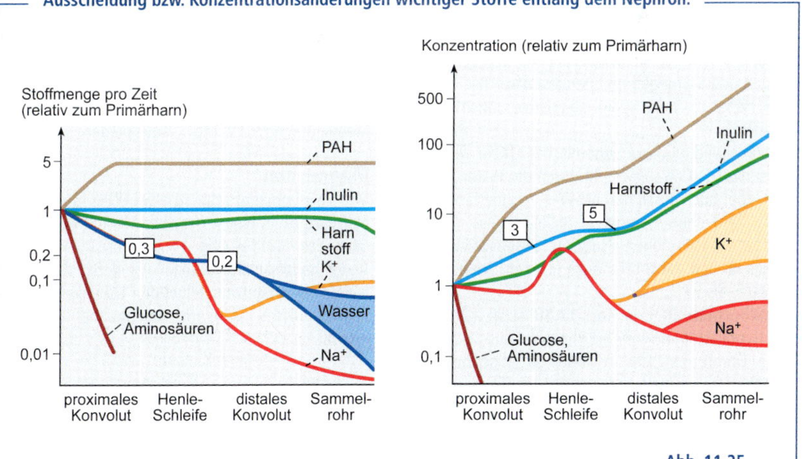

Abb. 11.25

11.13 Regulation von Phosphat, Ca^{2+} und Mg^{2+}

Da diese drei Elektrolyte als Knochenmineralien in großen Mengen im Körper vorkommen, müssen ihre Plasmakonzentrationen miteinander koordiniert reguliert werden. Die Bildung von Knochensubstanz durch Osteoblasten wird v.a. durch die genaue Einstellung der Konzentrationen von Ca^{2+} und Phosphat überwacht (→ **Kap. 13.5**). Knochenaufbau im Wachstum oder während der Schwangerschaft wird durch erhöhte Spiegel dieser beiden Komponenten erreicht; ihr Mangel führt zur Osteoporose. Die korrekte Einstellung der Ca^{2+}-Konzentration hat stets Vorrang, da dieses Kation maßgeblich an elektrophysiologischen Vorgängen (Herz- und glatte Muskulatur, Präsynapsen) und intrazellulär bei einer Fülle von Signalkaskaden als Second Messenger beteiligt ist.

Phosphat

Phosphat wird nur zur Hälfte frei filtriert, die andere Hälfte liegt gebunden an Protein und andere Plasmakomponenten vor. Phosphat (P_i) wird normalerweise im proximalen Tubulus durch Na^+-Cotransport rückresorbiert (→ **Abb. 11.26**). Ein Teil wird aber dem Urin als Puffer zur Ausscheidung fixer Säuren und für die Säure-Basen-Regulation mitgegeben (Titrationsazidität, → **Kap. 11.14**, → **Abb. 11.28**). Steigt die P_i-Konzentration im Plasma an (v.a. durch gesteigerten Knochenabbau zur Freisetzung von Ca^{2+}), wird es vermehrt ausgeschieden. Die Konzentration von P_i im Filtrat liegt physiologischerweise nahe am oder sogar leicht über dem Schwellenwert für die komplette Rückresorption. Die Niere ist also ein automatischer Überlauf für P_i: Erhöhte Konzentrationen würden nämlich zum Ausfallen von Salzen, zur Komplexierung essenzieller Metaboliten und Störungen im Energiestoffwechsel führen (z.B. hängt die freie Hydrolyse-Energie von ATP vom Verhältnis ATP : P_i ab).

Entsprechend wird auf genomischer Ebene die Menge an Na^+-P_i-Cotransportern durch die P_i-Konzentration, aber auch durch den pH-Wert reguliert. Bei **Azidose** wird dann weniger P_i rückresorbiert, folglich werden mehr Protonen als $H_2PO_4^-$ ausgeschieden, da dieses für den Transporter auch noch ein schlechteres Substrat als HPO_4^{2-} ist.

Parathormon (PTH, → **Kap. 17.10**) sorgt dafür, dass bei Hypokalzämie vermehrt Phosphat ausgeschieden wird. Damit steht das in dieser Situation aus dem Knochen freigesetzte Ca^{2+} tatsächlich für die Korrektur der Hypokalzämie zur Verfügung. Dazu sorgt PTH für vermehrtes endozytotisches Recycling der luminalen Na^+-P_i-Cotransporter (→ **Abb. 11.26**).

Calcium

Calcium ist zu 40 % an Albumin gebunden, daher we den nur 60 % abfiltriert. Der größte Teil davon steh den Transportmechanismen zur fast vollständige Rückresorption zur Verfügung. Das meiste Ca^{2+} wir parazellulär im proximalen Tubulus (→ **Abb. 11.1** → **11.27a**), ein weiterer großer Teil im dicken aufste genden Teil der Henle-Schleife resorbiert (→ **Ab 11.27c**). Triebkraft ist jedes Mal das lumenpositive Pc tenzial. Das distale Konvolut hat zwar nur einen gerir gen Anteil, hier findet aber die regulierte Aufnahm durch epitheliale Ca^{2+}-Kanäle statt (→ **Abb. 11.27b** Diese sind evtl. auch in proximalen Abschnitten vo handen (→ **Abb. 11.27a**), dort aber unreguliert. Intra zellulär ist die Ca^{2+}-Konzentration etwa 10.000-ma niedriger. Dort wird es von Ca^{2+}-bindenden Proteine abgepuffert und durch eine hochaktive Ca^{2+}-H^+-ATPa se, unterstützt von einem Na^+-Ca^{2+}-Austauscher, en gegen seinem Gradienten ins Interstitium gepump (→ **Abb. 11.27a, b**).

Bei Ca^{2+}-**Mangel** werden die Ca^{2+}-Kanäle durch **PT** und intrazelluläre Signalkaskaden über PKA und PK aktiviert; ihre Offenwahrscheinlichkeit steigt. **Calci tonin** hat einen ähnlichen Effekt. Schließlich wir unter dem PTH-Einfluss in Zellen des proximalen Tu bulus vermehrt **Calcitriol** (D-Hormon) gebildet. E stimuliert als Steroidhormon genomisch die Bildun von Ca^{2+}-bindenden Proteinen im distalen Tubulu und v.a. im Dünndarm. Dadurch steigt die Ca^{2+}-Re sorption in beiden Organen (→ **Kap. 17.10**). Die Ze len im dicken aufsteigenden Teil der Henle-Schleif verfügen außerdem über einen Ca^{2+}-(und Mg^{2+}- Sensor an der basalen Membran (→ **Abb. 11.27c** Steigt der Ca^{2+}-Spiegel im Plasma, führt das über die sen Sensor zur Hemmung des Na^+-K^+-$2Cl^-$- Cotransporters. Dadurch sinkt das transepithelial Potenzial, und die Ca^{2+}- (und Mg^{2+}-)Diffusion wir verlangsamt. So wird letztlich über die resorbiert Menge an Ca^{2+} (und Mg^{2+}) entschieden.

Magnesium

Mg^{2+} wird ebenfalls nur zu etwa 60 % filtriert. Prox mal wird es zu einem geringen Teil mit dem Solver Drag resorbiert (→ **Abb. 11.27d**); die Rückresorptio findet hauptsächlich parazellulär durch die Schluss leisten im dicken aufsteigenden Schenkel statt, de aber für dieses Ion relativ impermeabel ist (→ **Pra xisfall**).

Klinik

Hypomagnesiämie führt zu Krämpfen und Herzrhythmusstörungen. Sie erhöht wegen der dilatativen Wirkung von Mg^{2+} auf die glatte Muskulatur den totalen peripheren Widerstand.

Regulation der Phosphatausscheidung im proximalen Tubulus.

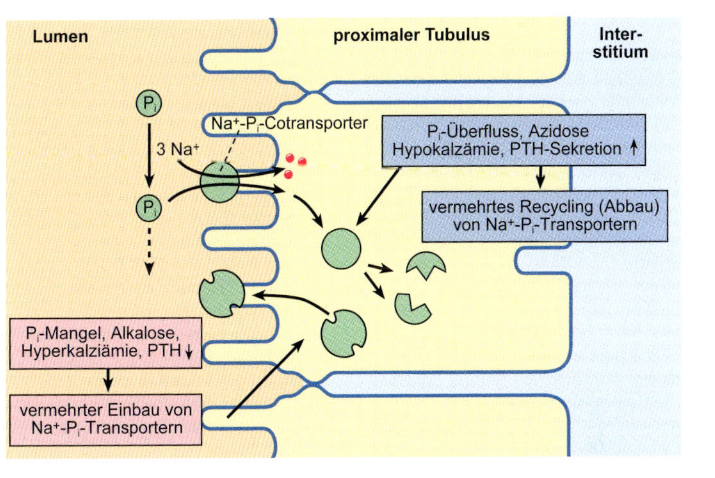

Abb. 11.26

Regulationsmechanismen der Resorption von Ca^{2+} und Mg^{2+}.

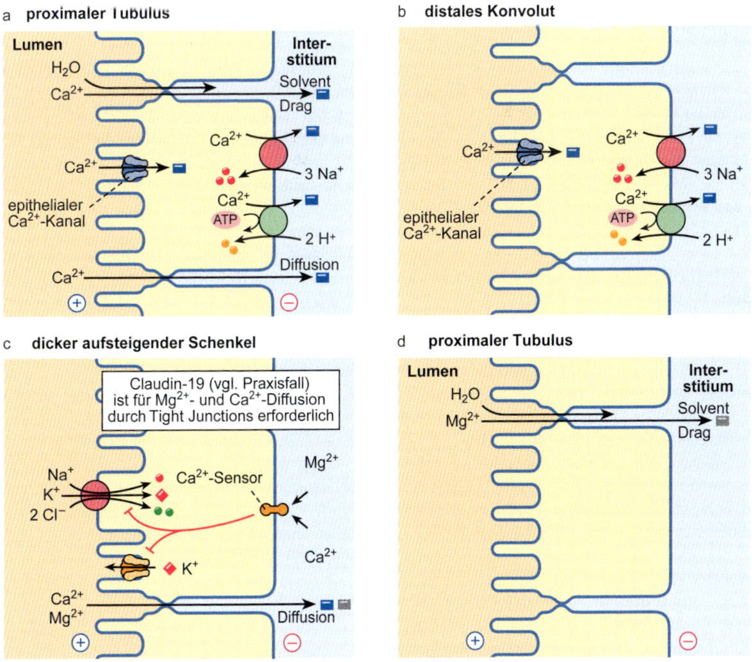

a proximaler Tubulus

Lumen
H_2O
Ca^{2+}
Inter-
stitium
Solvent
Drag
Ca^{2+}
3 Na^+
Ca^{2+}
ATP
2 H^+
epithelialer
Ca^{2+}-Kanal
Ca^{2+}
Diffusion
⊕ ⊖

b distales Konvolut

Ca^{2+}
epithelialer
Ca^{2+}-Kanal
Ca^{2+}
3 Na^+
Ca^{2+}
ATP
2 H^+

c dicker aufsteigender Schenkel

Claudin-19 (vgl. Praxisfall)
ist für Mg^{2+}- und Ca^{2+}-Diffusion
durch Tight Junctions erforderlich
Na^+
K^+
2 Cl^-
Ca^{2+}-Sensor
Mg^{2+}
Ca^{2+}
K^+
Ca^{2+}
Mg^{2+}
Diffusion
⊕ ⊖

d proximaler Tubulus

Lumen
H_2O
Mg^{2+}
Inter-
stitium
Solvent
Drag
⊕ ⊖

Abb. 11.27

11.14 Regulation des Säure-Basen-Haushalts

Für die Funktion von Enzymen, Transportern und Kanälen ist es essenziell, dass der pH im arteriellen Blut konstant 7,4 beträgt (→ **Kap. 12**). Enzyme befinden sich zwar v. a. intrazellulär; der pH dort korrespondiert aber mit dem im EZR. Täglich werden 15 Mol der potenziellen Säure CO_2 im Krebszyklus produziert und abgeatmet. Mit der Nahrung und durch Basenverlust im Darm werden darüber hinaus ungefähr 70 mmol an **fixen Säuren** pro Tag aufgenommen bzw. produziert:

- H_2SO_4 bei der Oxidation S-haltiger AS
- H_3PO_4 aus Nukleinsäuren
- H^+ nach Oxidation kationischer AS
- nicht weiter abbaubare Oxal- oder Harnsäure
- unvollständige Oxidation von Glucose (Milchsäure) oder Fettsäuren (Ketonkörper).

Diese Säuren werden von den Nieren ausgeschieden. Außerdem wird abfiltriertes HCO_3^- vollständig rückresorbiert, um den Gesamthaushalt auszugleichen. Die **Rückresorption von HCO_3^-** erfolgt zu 80 % im **proximalen Tubulus** durch das Zusammenspiel einer intrazellulären und einer membranständigen **Carboanhydrase** (**CA**, → **Abb. 11.28**, → **11.29a**). Dabei werden aber keine Protonen entfernt, da dieses HCO_3^- aus CO_2 stammt. Es wird so lediglich viel $NaHCO_3$ rückresorbiert.

Würden 70 mmol an Protonen ungepuffert in 1,5 L Urin sezerniert, hätte dieser einen pH von 1,3 – schwere Gewebsschädigung wäre die Folge. Daher bindet H^+ an Phosphat. In Plasma und Filtrat beträgt die Phosphatkonzentration 1 mmol/L. Bei pH 7,4 beträgt das Verhältnis von HPO_4^{2-} zu $H_2PO_4^-$ 80 : 20 (pK_a-Wert = 6,8; → **Kap. 11.7**). Durch **Sekretion von Protonen** aus der Carboanhydrase-Reaktion und einem Na^+-H^+-Austauscher wird **HPO_4^{2-} zu $H_2PO_4^-$** titriert, die z. B. bei pH 6,2 dann im umgekehrten Verhältnis, 20 : 80, ausgeschieden werden (→ **Abb. 11.28**).

Dem Körper wird so „neues" HCO_3^- zur Verfügung gestellt, das im Körper selbst kein H^+ gebildet hat und nun H^+ aus fixen Säuren titrieren und dann als CO_2 abgeatmet werden kann. Die fixen Säuren werden dann als ihre Salze ausgeschieden. Je nach Stoffwechsellage kann so der Urin-pH zwischen 4,5 und 8,2 schwanken. Wie viel Säure dabei durch P titriert wurde, kann man durch Rücktitrieren des Urins zum Plasma-pH von 7,4 bestimmen **(Titrationsazidität).** Kreatinin und Urat tragen ebenfalls zur Pufferung bei.

Ein weiterer Weg, H^+ zu eliminieren, ist die Bildung von **NH_4^+ aus Glutamin.** Ammoniak (NH_3, Endprodukt des AS-Abbaus) kommt aufgrund seiner Toxizität nur in sehr geringen Konzentrationen in Plasma und Filtrat vor. Da es bei pH 7,4 fast zu 100 % als NH_4^+ vorliegt (pK_a = 9,0), kann es nicht zur Pufferung genutzt werden. Der größte Teil des täglich anfallenden NH_3 wird in der Leber als ungiftiger Harnstoff fixiert (450 mmol/d). Etwa 20 mmol/d sind aber an Glutamin gebunden und zirkulieren als Aminogruppen-Donoren im Blut. In den Mitochondrien des proximalen Tubulus wird Glutamin zu 2-oxo-Glutarat^{2-} desamidiert und desaminiert (→ **Abb. 11.28**). Das entstehende NH_4^+ diffundiert frei als NH_3 bzw. wird als H^+ ins Lumen gepumpt, wo wieder NH_4^+ entsteht. 2-oxo-Glutarat^{2-} wird durch Gluconeogenese zu neutraler Glucose – ein Prozess, der aus der Carboanhydrase-Reaktion stammendes H^+ verbraucht und so wieder „neues" HCO_3^- zur Verfügung stellt (→ **Abb. 11.28**). Durch diese beiden Prozesse (Titration von Phosphat und Umwandlung von Glutamin in NH_4^+) werden letztlich alle Protonen aus fixen Säuren ausgeschieden.

Neben der **H^+-Sekretion** durch Na^+-H^+-Austausch findet man in allen Abschnitten eine luminale H^+-ATPase sowie in den Typ-A-Schaltzellen des Verbindungsstücks und des medullären Sammelrohrs zusätzlich eine K^+-H^+-ATPase (→ **Abb. 11.29d**). Der HCO_3^--Ausstrom durch die basale Membran erfolgt im proximalen Tubulus durch Cotransport mit Na^+, in den distaleren Abschnitten durch Austausch gegen Cl^- (→ **Abb. 11.29c**).

Säure-Basen-Störungen kann die Niere mittelfristig (Stunden bis Tage) durch Modulation dieser Prozesse teilweise **kompensieren.** Erhöhtes CO_2 bei **respiratorischer Azidose** stimuliert direkt die H^+-Sekretion im proximalen Tubulus, wo die Epithelzellen über ähnliche CO_2-Sensoren verfügen wie im Glomus caroticum. Dadurch steigt die HCO_3^--Rückresorption und verschiebt so das CO_2/HCO_3^--Verhältnis und damit den pH wieder in Richtung 7,4. Eine **metabolische Azidose** wird sofort respiratorisch durch CO_2-Abatmung kompensiert. Dadurch sinkt auch HCO_3^-. Dies stimuliert mittelfristig durch Messung des intrazellulären pH im proximalen Tubulus die gleichen Prozesse. Zusätzlich wird die Phosphatresorption bei Azidose gehemmt (→ **Abb. 11.26**) und vermehrt NH_4^+ aus Glutamin ausgeschieden. So wird „neues" HCO_3^- als Puffer generiert. Dies geschieht durch genomische Aktivierung zweier Enzyme:

- der Glutaminase in Leber und Niere, sodass mehr NH_3 als Glutamin zur Niere gelangt
- der PEPCK in der Niere (Schlüsselenzym der Gluconeogenese).

Bei langfristiger **metabolischer Alkalose** werden Typ-A-Schaltzellen in HCO_3^--sezernierende Typ-B-Zellen umgewandelt und so vermehrt Basen abgegeben, die H^+ zurücklassen.

Ausscheidung von Protonen im proximalen Tubulus.

Lumen
proximaler Tubulus
Interstitium
NH_4^+
HPO_4^{2-}
HCO_3^-
+
H^+
H^+
$H^+ + HCO_3^-$
„neues“ HCO_3^-
Na^+
Na^+
CA
CA
$CO_2 + H_2O$
$H_2PO_4^-$
CO_2
+
H_2O
Glutamin
Glutamin
$2NH_4^+$
2-oxo-Glutarat^{2-}
$2NH_3$
+
$2H^+$
½ Glucose
$2NH_4^+$
$2H^+$
$2HCO_3^-$
„neues“ HCO_3^-
ATP
CA
$2CO_2 + 2H_2O$
NH_4^+
im Harn: Titrationsazidität

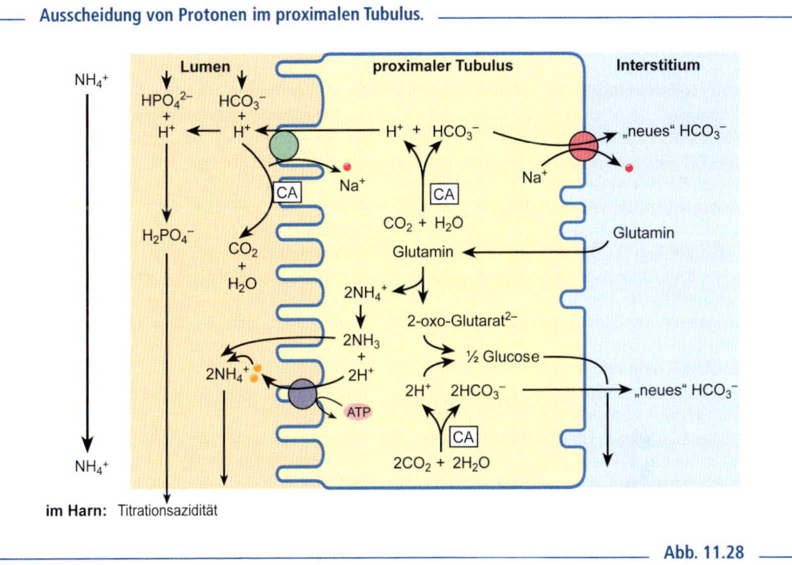

Abb. 11.28

Ausscheidung von Protonen entlang dem Nephron.

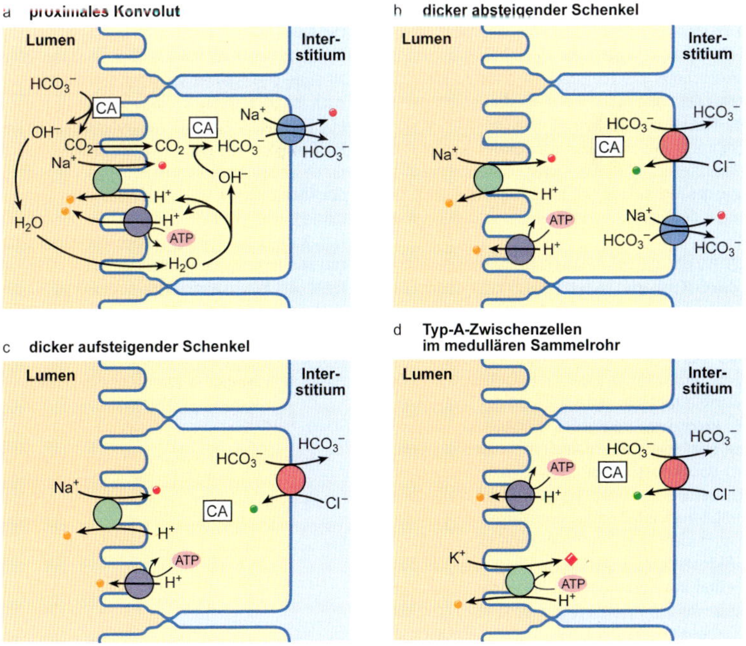

a proximales Konvolut
Lumen
Inter-
stitium
HCO_3^-
CA
OH^-
CO_2
CA
CO_2
HCO_3^-
Na^+
Na^+
HCO_3^-
OH^-
H^+
H^+
H_2O
ATP
H_2O
b dicker absteigender Schenkel
Lumen
Inter-
stitium
HCO_3^-
HCO_3^-
CA
Na^+
Cl^-
H^+
ATP
Na^+
HCO_3^-
H^+
HCO_3^-
c dicker aufsteigender Schenkel
Lumen
Inter-
stitium
HCO_3^-
HCO_3^-
Na^+
CA
Cl^-
H^+
ATP
H^+
d Typ-A-Zwischenzellen
im medullären Sammelrohr
Lumen
Inter-
stitium
HCO_3^-
HCO_3^-
ATP
CA
H^+
Cl^-
K^+
ATP
H^+

Abb. 11.29

11.15 Nierenhormone

Renin

Renin wird in glatten Muskelzellen des JGA (Granulazellen) vesikulär gespeichert und ausgeschüttet, wenn der arterielle Blutdruck und/oder das zirkulierende Volumen fallen (→ Kap. 11.5, → Kap. 13.2). Tatsächlicher **Blutverlust** oder ein anaphylaktischer oder septischer **Schock** führt zum Abfall des effektiven zirkulierenden Volumens (1) und damit zum **Blutdruckabfall** (→ Abb. 11.30). Arterielle Barorezeptoren und der Sympathikus (2) induzieren Tachykardie und einen Anstieg des peripheren Widerstands. Dadurch steigt zwar der Blutdruck wieder an, das fehlende Volumen ist damit aber nicht ersetzt. Über **sympathische Nierennerven** aus dem Kreislaufzentrum kommt es zur **Reninfreisetzung** (3). Diese wird so bereits induziert, auch wenn die Autoregulationsmechanismen den renalen Perfusionsdruck noch konstant halten können. Wenn diese zusätzlich versagen und der RPF tatsächlich sinkt, wird eine Reninausschüttung zusätzlich durch **mechanosensitive Granulazellen** gesteigert (4, → Kap. 11.5). In diesen sinkt bei verminderter Dehnung des **Vas afferens** die intrazelluläre Ca^{2+}-Konzentration, was ungewöhnlicherweise die Vesikelfreisetzung erhöht (im Gegensatz zu fast allen anderen Ca^{2+}-gesteuerten Exozytosevorgängen). Im Fall eines verminderten RPF sinkt auch die GFR und damit auch die **NaCl-Konzentration** im distalen Tubulus, was über die Macula densa und Botenstoffe wieder zur Reninfreisetzung führt. Vorsicht: Dieser Mechanismus ist nicht zu verwechseln mit dem alternativen TGF-Mechanismus, wo erhöhte NaCl-Konzentration im distalen Tubulus über Thromboxan und Adenosin zu lokaler Konstriktion des Vas afferens führt, was erstens der optimalen Verteilung des RPF auf die einzelnen Nephrone dient und zweitens die Niere vor hohem Druck schützt (→ Kap. 11.5).

Renin ist der geschwindigkeitsbestimmende Schritt der **RAAS-Kaskade:** Es setzt aus zirkulierendem **Angiotensinogen** proteolytisch **Angiotensin I** frei, das vom endothelständigen Angiotensin Converting Enzyme (ACE) in das aktive Angiotensin II umgewandelt wird (5). ACE wird in vielen Gefäßbetten, v. a. in hoher Konzentration in den Kapillaren des Lungenkreislaufs exprimiert, den jedes Angiotensin-I-Molekül früher oder später durchlaufen muss. **Angiotensin II** wirkt **vasokonstriktorisch** und hilft akut dabei, durch weitere Erhöhung des peripheren Widerstands dem Blutdruckabfall entgegenzuwirken (6). Es stimuliert außerdem in der Nebennierenrinde die Bildung von **Aldosteron** (7). Daraus resultiert eine verstärkte **Na^+- und Wasserretention;** Salz- und Flüssigkeitsverluste werden minimiert (8). Wegen des gehemmten Gauer-Henry-Reflexes (Verbindung Niederdruckrezeptoren-Kreislaufzentrum) und durch Angiotensin II wird zusätzlich vermehrt **ADH** freigesetzt (9). Letztlich hebt die verminderte Dehnung der Herzvorhöfe (10) auch die Wirkung von ANP auf die Niere auf (11) und trägt so zusätzlich zur Flüssigkeitsretention bei. Unter **sehr hohen** Angiotensin-II-Spiegeln (→ Abb. 11.31) kommt es an der Niere v. a. zur Konstriktion des Vas efferens und damit zur Steigerung der GFR. Durch den Mechanismus der tubuloglomerulären Balance (niedriger p_{Kap}, hoher π_{Kap} in peritubulären Kapillaren) wird so die Rückresorption gesteigert (→ Abb. 11.17, → Kap. 11.9). Außerdem wird die Perfusion des Nierenmarks über die Vasa recta durch Angiotensin II herabgesetzt. Dadurch wird weniger Harnstoff aus dem Interstitium ausgeschwemmt und so die Rückresorption weiter unterstützt. Unter diesen Bedingungen reagiert der juxtaglomeruläre Apparat außerdem sensitiver, d. h., Renin wird schon bei geringerem Absinken des Blutdrucks vermehrt ausgeschüttet.

Erythropoetin (EPO)

EPO wird in Fibroblasten-ähnlichen Zellen im Interstitium der Nierenrinde gebildet, wenn dort der lokale pO_2 fällt. Dies geschieht

- nach Blutverlust, wenn der Hkt nach kompensatorischer Aufnahme von Flüssigkeit absinkt
- wenn der arterielle pO_2 tatsächlich erniedrigt ist, also in großer Höhe oder bei schweren, chronischen Lungenfunktionsstörungen
- bei Absinken des RBF.

Die Niere ist ein strategisch günstiger Platz für die Messung des O_2-Gehalts im Blut, da sie im Gegensatz zu anderen Organen konstant durchblutet wird und auch ihr O_2-Verbrauch relativ konstant ist. Der lokale pO_2 fällt also tatsächlich nur unter den oben genannten Bedingung ab und nicht, wie in anderen Organen durch Verschieben von Blutvolumen je nach Bedarf bei Änderungen des Energieverbrauchs. Hypoxie stabilisiert und aktiviert damit in der Niere den Transkriptionsfaktor HIF-1α (Hypoxie-induzierbarer Faktor) und führt so zur vermehrten Expression des EPO-Gens. Als Wachstumsfaktor stimuliert EPO im Knochenmark die Reifung von Proerythroblasten zu Erythrozyten (→ Kap. 17.14). Androgene stimulieren, Östrogene inhibieren die EPO-Bildung und führen so zum Sexualdimorphismus des Hämatokriten.

Klinik

Inflammationsmediatoren wie Interleukin-1 und TNF-α hemmen die EPO-Bildung in der Niere und führen so zu der typischen **Anämie** bei Patienten mit entzündlichen Erkrankungen (Blässe).

Regelkreis zur Konstanthaltung des Volumens.

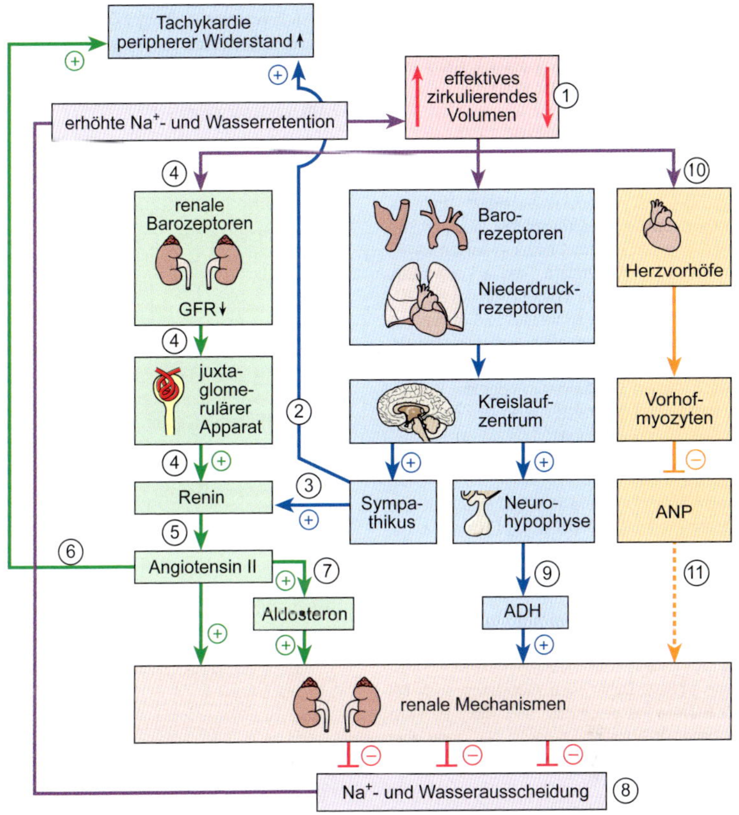

Tachykardie
peripherer Widerstand ↑
erhöhte Na^+- und Wasserretention
effektives zirkulierendes Volumen ①
④ renale Barozeptoren
GFR ↓
Barorezeptoren
Niederdruckrezeptoren
⑩ Herzvorhöfe
④ juxtaglomerulärer Apparat
② Kreislaufzentrum
Vorhofmyozyten
④ Renin
③ Sympathikus
Neurohypophyse
ANP
⑤ Angiotensin II
⑥
⑦ Aldosteron
⑨ ADH
⑪
renale Mechanismen
Na^+- und Wasserausscheidung ⑧

Abb. 11.30

Wirkung von Angiotensin II an der Niere.

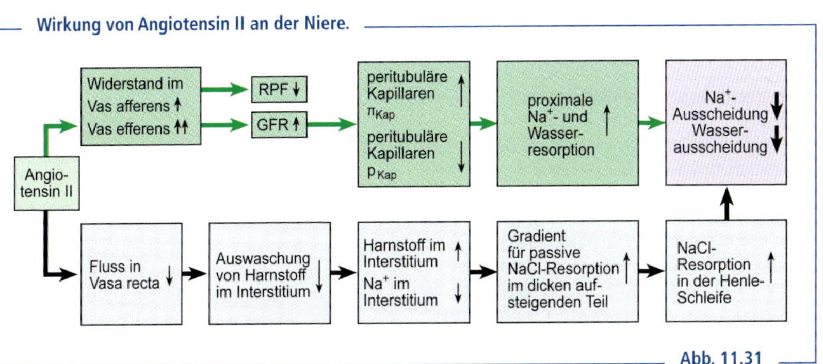

Abb. 11.31

11.16 Angriffsorte von Hormonen der Salz- und Wasserregulation

Die Niere als zentrales „Exekutiv"-Organ des Salz- und Wasserhaushalts wird von einer Vielzahl von Hormonen angesteuert (→ **Abb. 11.32**).

Volumenmangel (Resorption ↑)

Angiotensin II

Angiotensin II erhöht den Widerstand der Nierengefäße, v. a. des Vas efferens, und steigert damit die GFR, bei gleichzeitig erniedrigtem RPF, wodurch Blut ins System verschoben wird. Durch das auf diese Weise hochgeregelte glomeruläre Feedback (→ **Kap. 11.11**) sowie durch direkte **Stimulation** des Na^+-H^+-Austauschers im proximalen Tubulus und der epithelialen Na^+-Kanäle im Sammelrohr kommt es zu vermehrter **Na^+-Rückresorption.** Immer **folgt Wasser osmotisch** diesem Elektrolyten. Außerdem vermindert Angiotensin II die Durchblutung der Vasa recta und fördert so die Resorption.

Aldosteron

Aldosteron wird, durch Angiotensin II vermittelt, aus der Nebennierenrinde freigesetzt und wirkt v. a. genomisch. Durch die vermehrte **Expression** von epithelialen Kanälen und der basalen Na^+-K^+-ATPase stimuliert es im Sammelrohr die Na^+-Rückresorption. Der luminale Na^+-Einstrom durch die Na^+-Kanäle depolarisiert diese Membran, was bei gleichzeitig vermehrten K^+-Kanälen die Triebkraft für den K^+-Ausstrom vergrößert. Daher wird Aldosteron auch bei **Hyperkaliämie** ausgeschüttet und führt im Austausch gegen Na^+ zur K^+-Sekretion. Na^+ kann aber auch gegen H^+ ausgetauscht werden.

ADH

ADH stimuliert zusätzlich im dicken aufsteigenden Teil der Henle-Schleife die Na^+-K^+-$2Cl^-$-Cotransporter und luminale K^+-Kanäle sowie im Sammelrohr epitheliale Na^+-Kanäle und trägt so zur Na^+-Rückresorption bei. Im Sammelrohr ermöglicht es v. a. aber die direkte **Wasserrückresorption** durch Einbau von Aquaporin-haltigen Vesikeln und Harnstoff-Carriern in die luminale Membran.

Volumenüberschuss (Resorption ↓)

ANP

ANP wird bei Volumenüberschuss durch Dehnung der Herzvorhöfe freigesetzt. Dieses Peptidhormon erhöht über cGMP die **Durchblutung** sowohl der Nierenrinde als auch des -marks, **hemmt** die Freisetzung von Renin und ADH und die **Na^+-Rückresorption** durch Blockade epithelialer Na^+-Kanäle im Sammelrohr. Volumenmangel führt dagegen zur Verminderung der ANP-Spiegel, was die gesteigerten Resorptionsvorgänge unterstützt (→ **Abb. 11.30**).

Erhöhung der Ca^{2+}-Resorption

PTH und **Calcitonin** erhöhen bei Hypokalzämie die Resorption von Ca^{2+} (und Mg^+) im distalen und hemmen die P_i-Rückresorption im proximalen Tubulus. Dies erhöht in der Summe den Spiegel an freiem Ca^{2+} im Plasma (**Knochenaufbau,** → **Kap. 13.5**; → **Kap. 17.10**).

Klinik

Nierenversagen oder -insuffizienz ist die vierthäufigste Todesursache. Es tritt allerdings erst auf, wenn > 75 % der Nephrone ihren Dienst eingestellt haben. Bis dahin können die geschilderten Regulationsmechanismen kompensatorisch hochgefahren werden. Eine einzige Niere kann daher sämtliche Aufgaben allein übernehmen (wichtig für Nieren-Lebendspenden!).

Akutes Nierenversagen nach Schock führt zu Ischämie und resultiert nach Normalisierung des Kreislaufs oft für Tage in Oligurie (reduzierte Urinproduktion). Danach kann die Resorptionsleistung für Wochen eingeschränkt sein, sodass dann große Urinmengen ausgeschieden werden (Polyurie). Als Folge eines akuten Nierenversagens, aber auch durch entzündliche Prozesse **(Glomerulonephritis)** und Vergiftungen (z. B. nephrotoxische Medikamente) kann sich eine **chronische Niereninsuffizienz** entwickeln. Es kommt zur mangelhaften Ausscheidung harnpflichtiger Substanzen, Störungen der Salz-Wasser-Bilanz mit Ödemen und Hyperkaliämie, Bluthochdruck, Anämie sowie hormonellen Störungen wegen des mangelhaften Abbaus von Peptidhormonen. Eine **Nierentransplantation** ist die einzige kurative Therapie.

Ist dies nicht möglich, bleiben die Patienten auf **Hämodialyse** (Blutwäsche, künstliche Niere, → **Abb. 11.33**) angewiesen, die dreimal pro Woche für 4 Stunden durchgeführt werden muss. Dabei wird das Blut im **Dialysator** über eine semipermeable, für Zellen und Proteine undurchlässige Membran mit physiologischer Salzlösung in Kontakt gebracht. Hoher Druck auf der Blutseite und Unterdruck auf der Dialysatorseite erhöhen den Filtrationsdruck. Glucose oder andere „Kolloide" in der Dialyseflüssigkeit bestimmen, wie viel Wasser dem Körper entzogen wird. Harnpflichtige Substanzen, leider aber auch viele wichtige Stoffe werden so dem Blut entzogen, ohne dass sich die Elektrolytkonzentrationen ändern. Alternativ kann bei einer **Peritonealdialyse** der Bauchraum steril mit einer solchen Flüssigkeit gefüllt werden, wobei die Kapillarwände und das Peritoneum als Trennmembran fungieren.

Wirkung von verschiedenen Hormonen an der Niere.

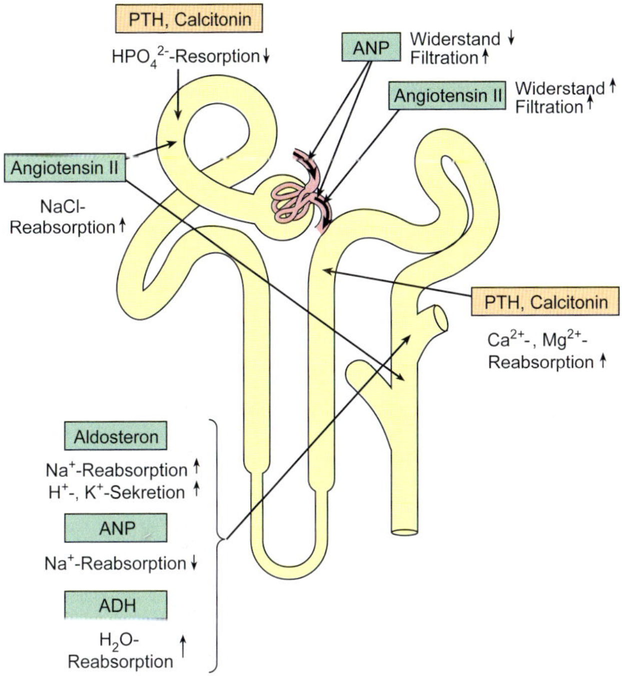

PTH, Calcitonin
HPO_4^{2-}-Resorption ↓
ANP
Widerstand ↓
Filtration ↑
Angiotensin II
Widerstand ↑
Filtration ↑
Angiotensin II
NaCl-
Reabsorption ↑
PTH, Calcitonin
Ca^{2+}-, Mg^{2+}-
Reabsorption ↑
Aldosteron
Na^+-Reabsorption ↑
H^+-, K^+-Sekretion ↑
ANP
Na^+-Reabsorption ↓
ADH
H_2O-
Reabsorption ↑

Abb. 11.32

Prinzip der Hämodialyse.

Blutpumpe
Dialysator
Dialysatpumpe
+50
0
Blutdruck
(mmHg)
0
–200
Dialysat
(mmHg)
Luftblasenfalle
Arterie
Vene
Dialyseflüssigkeit
Blut
Dialysat
Membran
harnpflichtige Sbstanz
Elektrolyt

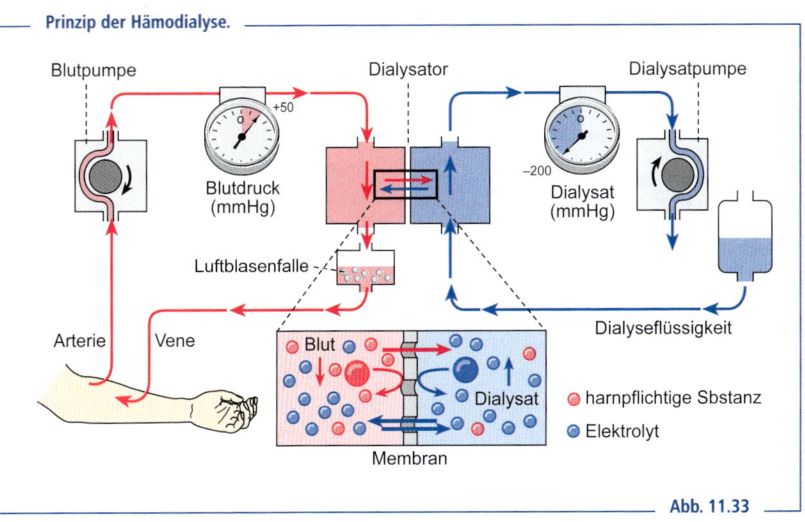

Abb. 11.33

12 Säure-Basen-Haushalt

Kasuistik

Der 64-jährige Alfred B. wird wegen seit drei Tagen bestehender Anurie bei sonografisch nachgewiesenen Harnstauungsnieren beidseits in eine urologische Klinik eingewiesen. Dort wird eine perkutane Nephrostomie mit beidseitiger Harnleiterschienung durchgeführt.

Patientendaten

- Allgemeine Daten: Alter: 64 Jahre, Größe: 1,76 m, Gewicht: 71 kg, BMI: 22,9 kg/m², Blutdruck: 130/80 mmHg, Nichtraucher.
- Vorgeschichte: Vor einem Jahr erfolgte die operative Entfernung eines Rektumkarzinoms mit postoperativer Bestrahlung. Wegen einer symptomatischen Harnstauungsniere wurde Herr B. vor einem Monat in dieselbe urologische Klinik zur retrograden Ureterdarstellung und Harnleiterschienung eingewiesen und nach wenigen Tagen mit beschwerdefreier Spontanmiktion und sonografisch ungestauten Harnwegen entlassen. Anamnestisch finden sich keine Hinweise auf sonstige Erkrankungen.
- aktueller Befund: Sonografie: Harnstauungsnieren beidseits, links mit liegendem Ureterkatheter (→ Abb. 12.A). Keine auffällige Symptomatik.
- Labor: Retentionswerte im Plasma (Kreatinin, Harnstoff) erhöht, Azidose, Hyperkaliämie. Detaillierte Befunde und weitere Entwicklung → Tab. 12.1.

Verlauf

Tag 1: perkutane Nephrostomie mit antegrader Einlage von Ureterschienen (Doppel-J-Katheter) beidseits. Während des Eingriffs kommt es kurzzeitig zum Kammerflimmern, das nach Herzmassage und Defibrillation wieder in einen Sinusrhythmus umschlägt. Ansonsten komplikationsloser Verlauf. Tag 2: Auftreten von tachykarden Herzrhythmusstörungen und intermittierendem Vorhofflattern, die medikamentös rasch behoben werden können. Keine weiteren Komplikationen während des stationären Aufenthalts.
Die **Diagnosen** lauten:

- akutes anurisches Nierenversagen (postrenal) mit Hyperkaliämie bei sich langsam entwickelnden Harnstauungsnieren beidseits
- Zustand nach Rektumkarzinom (operiert) und postoperativer Bestrahlung
- Kammerflimmern nach Narkoseeinleitung unter Hyperkaliämie
- nicht-respiratorische Azidose.

Renale Azidose

Die Niere dient nicht allein der Ausscheidung harnpflichtiger Metaboliten aus dem Eiweißstoffwechsel, sondern sie erfüllt auch eine Vielzahl von Regulationsfunktionen, die für die Konstanz des inneren Milieus (Homöostase) unabdingbar sind (→ Kap. 11). Werden diese Funktionen durch ein akutes Nierenversagen beeinträchtigt oder fallen ganz aus, resultieren vielfältige Störungen des Flüssigkeits-, Ionen- und Säure-Basen-Haushalts.
Beim akuten Nierenversagen (ANV) ist die Ausscheidung von Wasser und Salzen, aber auch von fixen Säuren (z.B. Phosphat, Sulfat) beeinträchtigt. Diese Säuren werden im Stoffwechsel gebildet und vorwiegend renal eliminiert. Beim Nierenversagen entwickelt sich daher oft eine nicht-respiratorische Azidose infolge vermehrter **Protonenretention.** Auch die Ausscheidung von K^+ ist vermindert, sodass die betroffenen Patienten oft eine Hyperkaliämie entwickeln. Die Azidose beeinträchtigt auch die Funktion der Na^+/K^+-ATPase und damit den Rücktransport von K^+ in die Zelle (→ Kap. 13.4, → Abb. 13.6). Dadurch sinkt die intrazelluläre K^+-Konzentration, während die extrazelluläre K^+-Konzentration ($[K^+]_e$) weiter ansteigt **(hyperkaliämische Azidose).** Die Größe der transzellulären K^+-Verschiebungen ist abhängig von der pH-Änderung (→ Tab. 12.2).
Eine besondere Gefahr der Hyperkaliämie besteht in der erhöhten Erregbarkeit von erregbaren Strukturen; insbesondere am Herzen kann sie zu Rhythmusstörungen mit Vorhof-/Kammerflattern und -flimmern führen.

Tab. 12.1: Laborbefunde von Alfred B.

	Tag 1	Tag 4	Referenz
arterieller Blutgasstatus			
pH	7,18	7,39	7,35–7,45
pCO_2 [kPa] ([mmHg])	5,26 (39,4)	4,15 (31,1)	4,3–6,0 (32–45)
pO_2 [kPa] ([mmHg])	9,32 (69,9)	10,07 (75,5)	8,8–13,5 (66–101)
BE [mmol/L]	– 13,2	– 4,7	– 3 – + 3
$HCO_3^-{}_{ST}$ [mmol/L]	14,5	18,2	21–26
Plasmawerte			
Na^+ [mmol/L]	135,0	141,8	136–152
K^+ [mmol/L]	8,51	4,17	3,6–5,2
Kreatinin [µmol/L]	1597	88	< 120
Harnstoff [mmol/L]	46,6	3,3	1,7–8,3
Harnsäure [µmol/L]	716	238	202–417

Nierensonografie des Patienten bei stationärer Aufnahme.

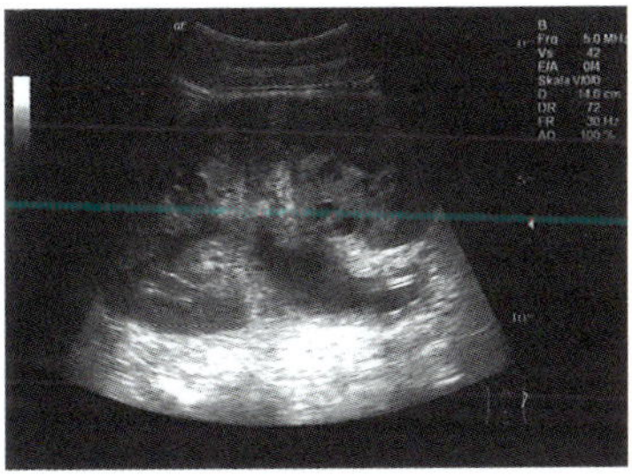

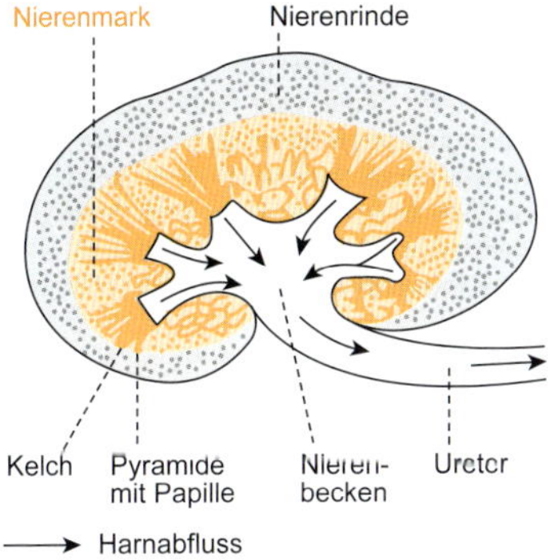

Nierenmark
Nierenrinde
Kelch
Pyramide mit Papille
Nierenbecken
Ureter
Harnabfluss

Abb. 12.A

Akutes Nierenversagen

Bei Herrn B. entstanden die Ureterstrikturen als Folge der Bestrahlung. Die Abflussstörung entwickelte sich langsam. In solchen Fällen sind weitere Symptome (Abgeschlagenheit, Müdigkeit, Erbrechen) eher spärlich und werden häufig von den Patienten nicht beachtet, zumal auch kaum Schmerzen auftreten.

Ein durch postrenale Abflussstauung bedingtes ANV ist eher selten (5–10 % der ANV), da eine intakte Niere mit Harnableitung für Regulationsfunktionen und Harnausscheidung ausreicht. Ein ANV tritt nur bei beidseitiger Blockade des Harnabflusses auf. Die häufigste Ursache des ANV liegt in einer verminderten Nierendurchblutung (prärenales Nierenversagen) im Rahmen einer Hypovolämie, Sepsis, kardialen Funktionsstörung oder anderer Erkrankungen, die mit starkem Blutdruckabfall einhergehen **(Schockniere).** Auch Störungen der Nierenfunktion (z. B. durch Ischämie, toxische Substanzen, renovaskuläre Erkrankungen oder Entzündungen) können zum ANV führen (ca. 25 % der ANV).

Tab. 12.2: Transzelluläre K^+-Verschiebung durch pH-Änderungen

	$\Delta[K^+]_e$ pro ΔpH um 0,1
nicht-respiratorische Azidose	+ 0,6 mmol/L
respiratorische Azidose	+ 0,1 mmol/L
nicht-respiratorische Alkalose	– 0,3 mmol/L
respiratorische Alkalose	– 0,25 mmol/L

Therapie und Ausblick

Die beidseitige Harnleiterschienung bewirkt einen sofortigen Harnabfluss. Innerhalb weniger Tage kehren Kreatinin- und Harnstoffkonzentrationen im Plasma in den Normbereich zurück. Nach Infusion von Na-Bicarbonat bessert sich die Azidose rasch. Unter weiterer Therapie (forcierte Diurese, Flüssigkeits- und Elektrolytsubstitution) normalisieren sich der K^+-Spiegel im Plasma und der Blutgasstatus innerhalb weniger Tage völlig.

Bei Entlassung (Tag 15) ist sonografisch nur noch eine geringfügige Nierenstauung (I. Grad) nachweisbar.

Physiologie im Fokus

- Der pH-Wert im Blut muss in engen Grenzen (7,35–7,45) konstant gehalten werden. Die Toleranzgrenzen für Lebensprozesse liegen bei Werten von 7,0 bzw. 7,8.
- Azidose: pH-Erniedrigung im Blut < 7,35; Alkalose: pH-Erhöhung im Blut > 7,45
- Ursachen: respiratorisch (verminderte oder erhöhte CO_2-Abatmung) oder nicht-respiratorisch (Änderungen im Stoffwechsel oder bei der renalen/intestinalen Ausscheidung von Säuren/Basen)
- Puffer dienen der Aufrechterhaltung eines konstanten pH. Die wichtigsten Puffersysteme im Körper sind: Bicarbonat/Kohlensäure, Plasmaproteine, Hämoglobin, Phosphat.
- Die Wirksamkeit der Puffersysteme wird durch die regulierte Abgabe saurer oder basischer Äquivalente über Atmung und Harnausscheidung deutlich erhöht.
- Die Niere trägt durch variable Ausscheidung bzw. Retention von H^+ und Bicarbonat maßgeblich zur Regulation des pH-Wertes bei. Funktionseinschränkungen oder -ausfälle der Niere gehen oft mit Störungen des pH-Wertes im Blut einher.
- Respiratorisch bedingte pH-Abweichungen werden renal, nicht-respiratorisch bedingte pH-Abweichungen respiratorisch kompensiert.

12.1 Einleitung

Im Stoffwechsel produzieren die Zellen unter anderem Protonen (H^+), CO_2, Hydroxylionen (OH^-) und Bicarbonat (HCO_3^-; → Abb. 12.1). Sie wirken als saure bzw. basische Äquivalente und verschieben den pH (→ Kap. 1.1) der Zelle sowie der Extrazellularflüssigkeit (EZF) und des Blutes.

Normalwerte des pH:

- Blut, EZF: 7,4 (physiologischer Schwankungsbereich 7,35–7,45; Toleranzgrenzen 7,0–7,8)
- Intrazellularraum: 6,8–7,2.

Da z. B. Enzymaktivitäten stark pH-abhängig sind, sind Puffer und Regulationsmechanismen zur Konstanthaltung des pH-Wertes im Blut und in den Zellen notwendig.

Klinik

Änderungen des pH-Werts haben Auswirkungen z. B. auf den Energiestoffwechsel der Zellen, auf die neuromuskuläre Erregbarkeit oder auf die Erregung und Kontraktion des Herzens. Wenn die Pufferkapazität der Blutpuffer erschöpft ist, kann eine lebensbedrohliche Situation resultieren.

Puffer

Was sind Puffer?

Puffer sind chemische Systeme, die H^+ binden oder abgeben können. Sie vermindern damit pH-Schwankungen bei Zugabe oder Verlust saurer oder basischer Äquivalente. Sie bestehen aus einem **konjugierten Säure-Basen-Paar (HX/X^-),** in dem sich Säure (HX) und Base (X^-) durch Protonenabgabe (Säure) bzw. -aufnahme (Base) ineinander umwandeln können **(Definition nach Brønsted).**

Da diese Reaktion umkehrbar ist, stellt sich in Abhängigkeit von Temperatur und Druck ein dynamisches Gleichgewicht ein, in dem Base und Säure in einem bestimmten Konzentrationsverhältnis (= Dissoziationsgrad) stehen, welches sich in der **scheinbaren Dissoziationskonstante K'** ausdrückt. Da die wahre Dissoziationskonstante K unendlich verdünnte Lösungen voraussetzt und auf Aktivitätsangaben basiert, wird stattdessen K' angegeben. Laut **Massenwirkungsgesetz** gilt:

$$K' = [H^+] \cdot \frac{[X^-]}{[HX]}$$

Daraus leitet sich die **Henderson-Hasselbalch-Gleichung** (→ Abb. 12.2) ab. pK' (negativer dekadischer Logarithmus von K') gibt den pH-Wert an, bei dem die Konzentrationen von Puffersäure und Pufferbase gleich sind. In diesem pH-Bereich ist die Pufferwirkung des Puffersystems besonders hoch (s. u.).

Pufferkapazität

Die Pufferkapazität gibt an, wie gut ein Puffersystem eine bestimmte Zahl von H^+-Ionen abpuffern kann, d. h., wie groß die pH-Änderung ist, die eine definierte Zu- oder Abgabe von H^+ bewirkt. Sie ist definiert als Quotient aus Änderung der Säure- bzw. Basenkonzentration und pH-Änderung. Sie wird angegeben in mmol/L Pufferlösung pro ΔpH. Grafisch lässt sie sich aus der **Pufferkurve** (→ Abb. 12.3) als Anstiegssteilheit der Kurve ablesen (rote (Δ[HX]) bzw. blaue (Δ[X^-]) senkrechte und grüne waagerechte [ΔpH] Pfeile). Die senkrechte Distanz zwischen der roten und der blauen Kurve stellt die Gesamtkonzentration des Puffersystems (100 %) dar, die Höhe der roten und blauen Senkrechten mit den zugehörigen Zahlen die prozentualen Konzentrationen von Puffersäure und -base. Wenn eine Pufferkomponente stark überwiegt (pK' – 1 bzw. pK' + 1), ruft eine geringe Änderung der Säure- oder Basenkonzentration eine deutlich größere pH-Änderung hervor als bei ausgewogenem Konzentrationsverhältnis (optimaler pK'). Neben dem Konzentrationsverhältnis der beiden Pufferkomponenten wird die Pufferkapazität auch von der **Gesamtkonzentration** des Puffers bestimmt.

Puffersysteme des Organismus

Im **Intrazellularraum** ist das **Phosphatpuffersystem (Säure: $H_2PO_4^-$/Base: HPO_4^{2-})** der wichtigste Puffer. Die Konzentration der Phosphate ist dort hoch, und der pK' liegt sehr nah am durchschnittlichen zellulären pH-Wert von 7,0. Im Extrazellularraum spielt das Phosphatpuffersystem wegen seiner geringen Konzentration eine untergeordnete Rolle.

Im **Extrazellularraum** und im **Blut** (→ Kap. 12.2) ist das **CO_2-Bicarbonat-System** der wichtigste Puffer. Zusätzlich wirken auch Proteine als Puffer, die man unter dem Begriff **Nicht-Bicarbonat-Puffer (NBP)** zusammenfasst.

Regulationsorgane

Die Pufferung wird unterstützt durch verschiedene Möglichkeiten des Körpers, die Ausscheidung saurer und basischer Äquivalente (v. a. H^+, HCO_3^- und CO_2) zu regulieren. Dabei spielen **Lunge, Niere** und **Leber** eine bedeutende Rolle (→ Abb. 12.4). Die Leber nutzt z. B. HCO_3^- zur Fixation von NH_3 bei der Bildung von Harnstoff. Über diese und weitere Verbindungen wird die Ausscheidung bzw. Reabsorption von HCO_3^- und H^+ durch die Niere an den aktuellen Säure-Basen-Status des Körpers angepasst (→ Kap. 12.2; → Abb. 12.6). Über die Lunge wird der pH durch die Abgabe von CO_2 reguliert. Dabei sind pH und pCO_2 direkte Regelgrößen der Atmungsregulation (→ Kap. 10.13). Umgekehrt ziehen primäre Veränderungen der Lungenfunktion (z. B. Hyperventilation in großer Höhe oder bei hysterischem Anfall, Hypoventilation infolge Ventilationsstörungen etc.) pH-Änderungen nach sich (respiratorische Alkalose oder Azidose, → Kap. 12.4).

Einflüsse auf den pH-Wert des Blutes.

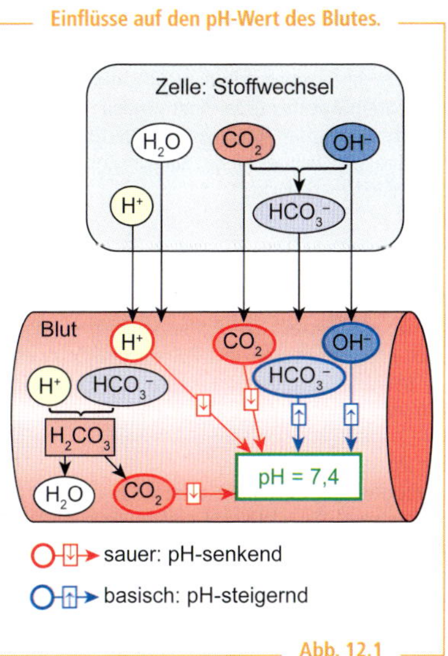

Abb. 12.1

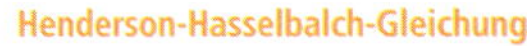

Henderson-Hasselbalch-Gleichung.

$$pH = pK' + \lg \frac{[Base\ X^-]}{[Säure\ HX]}$$

$$pH = -\lg [H^+] \qquad K' = \frac{[H^+] \cdot [X^-]}{[HX]}$$

$$pK' = -\lg K'$$

X: Puffersystem

$[X^-]$: Konzentration der Pufferbase (Pufferbase = Protonenakzeptor)

$[HX]$: Konzentration der Puffersäure (Puffersäure = Protonendonator)

Abb. 12.2

Pufferkurve eines Puffersystems.

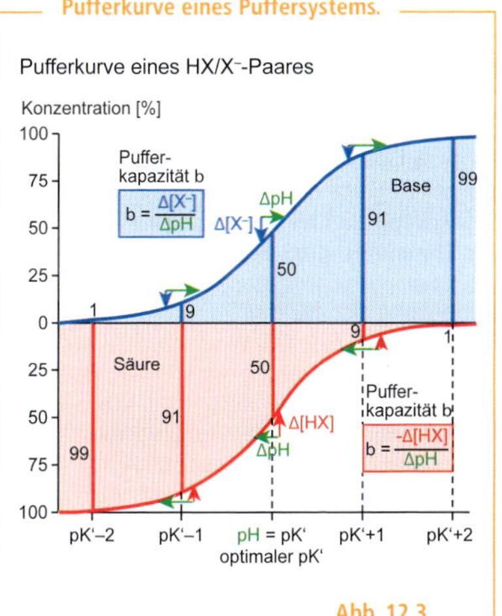

Abb. 12.3

Regulationsorgane des pH-Wertes.

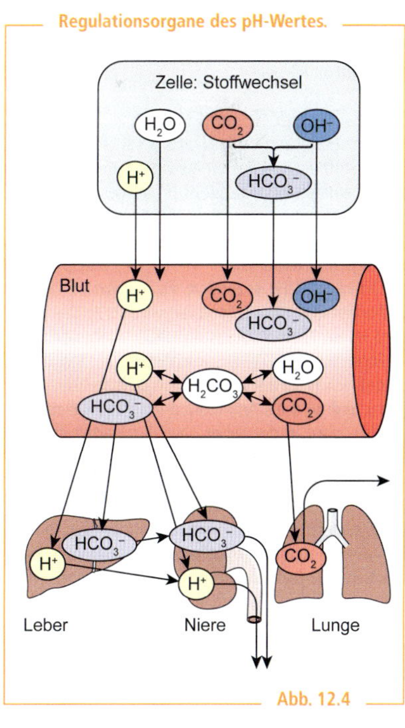

Abb. 12.4

12.2 Puffersysteme des Blutes

CO_2-Bicarbonat-System

Dieses Puffersystem (auch als Bicarbonat-Puffer bezeichnet) besteht aus H_2CO_3 (= Säure) und HCO_3^- (Bicarbonat = Base). Da H_2CO_3 sofort in CO_2 und Wasser zerfällt, wird als Puffersäure üblicherweise CO_2 angegeben. Im Nenner der Henderson-Hasselbalch-Gleichung (→ Abb. 12.5a) kann statt der H_2CO_3-Konzentration auch das Produkt aus α (Bunsen-Löslichkeitskoeffizient) und pCO_2 stehen (→ Kap. 10.9).

Pufferkapazität des Bicarbonat-Puffersystems

Der **pK'** des Bicarbonat-Puffersystems liegt bei **6,1** und ist damit eher ungünstig. Dieser relative Nachteil wird aufgewogen durch eine sehr hohe Gesamtkonzentration des Puffers. Die HCO_3^--Konzentration im Blut (Vollblut) beträgt 19 mmol/L. Die **HCO_3^--Konzentration im Plasma,** die für den Säure-Basen-Status relevant ist, liegt bei **24 mmol/L** (→ Kap. 12.3). Außerdem steht das Bicarbonat-System im Austausch mit der Umgebung (offenes Puffersystem). Über Lunge und Niere können die Konzentrationen von H^+, HCO_3^- und CO_2 verändert und damit das Reaktionsgleichgewicht der Pufferreaktion in die eine oder andere Richtung verschoben werden (→ Abb. 12.5b, c). Ohne diesen Austausch (geschlossenes System) läge die Pufferkapazität bei 2 mmol/L pro ΔpH; ihr tatsächlicher Wert (im offenen System) ist **55 mmol/L pro ΔpH.** Damit ist es das wichtigste extrazelluläre Puffersystem im Körper.

Regulation der H^+- und HCO_3^--Konzentration durch Niere und Leber

Da im Stoffwechsel besonders viele saure Äquivalente (H^+) entstehen, muss meist H^+ ausgeschieden und HCO_3^- retiniert werden. Bei Störungen im Säure-Basen-Haushalt werden Intensität und Richtung der beteiligten Reaktionen (→ Abb. 12.6) angepasst: In der Niere wird H^+ sezerniert. Es reagiert mit HCO_3^- und bildet CO_2, das reabsorbiert wird (1, 2). Weiterhin wird H^+ im Nierentubulus an HPO_4^{2-} gebunden und in Form von $H_2PO_4^-$ ausgeschieden (3). Schließlich bindet sich H^+ in der Tubulusflüssigkeit an Ammoniak (NH_3) und wird als Ammonium-Ion (NH_4^+) eliminiert (4). NH_3 wird in der Leber über den Harnstoffzyklus entgiftet. Unter Beteiligung von HCO_3^- wird Harnstoff synthetisiert, der über die Niere ausgeschieden wird (5). Im Zustand der Azidose wird die Harnstoffsynthese eingeschränkt, um HCO_3^- zu sparen. Stattdessen steigt die Synthese von Glutamin (Glu-N) aus NH_4^+ (6) und Glutamat (Glu). In den renalen Tubuluszellen wird NH_3 vom Glutamin abgespalten, das in der Tubulusflüssigkeit als Vehikel für H^+ fungiert und in Form von NH_4^+ über den Harn ausgeschieden wird (7) (→ Kap. 11.14, → Abb. 11.28).

Nicht-Bicarbonat-Puffer (NBP)

Im Extrazellularraum fungieren hauptsächlich Eiweiße als Nicht-Bicarbonat-Puffer (NBP), die daher auch als **Proteinatpuffer** bezeichnet werden. Die physiologisch wichtigsten pufferwirksamen Gruppen der Proteine sind Imidazolringe, Sulfhydrylgruppen und terminale NH_2-Gruppen.

Plasma

Im Plasma puffern die **Plasmaproteine,** vor allem Albumine (→ Kap. 8.4). Die protonierten Gruppen (HProt) sind jeweils die Puffersäuren, die Anionen ($Prot^-$) die Pufferbasen. Ihre Pufferkapazität ist niedrig: Bei Absenkung des Blut-pH um 1 pH-Einheit können sie **5 mmol H^+ pro L Plasma** binden.

Erythrozyten

Hämoglobin (Hb) ist der wesentliche NBP in den Erythrozyten. Die wichtigste pufferwirksame Gruppe ist der Imidazolring des Histidins. Analog zu den übrigen Proteinatpuffern ist das protonierte Hb (HHb) die Säure, die sich durch Abgabe des H^+ in die Pufferbase Hb^- umwandelt. Mit Bindung und Abgabe von H^+ wird die Affinität des Hb zu O_2 verändert (Bohr-Effekt, → Kap. 10.11). Umgekehrt beeinflusst der Oxygenierungsgrad des Hb die Transportkapazität des Blutes für CO_2 und damit die Abgabe von H^+ (Haldane-Effekt, → Kap. 10.12). Da oxygeniertes Hb (Hb_{ox}) eine stärkere Säure ist als desoxygeniertes (Hb_{desox}) (→ Abb. 12.7a), verbessern Bohr- und Haldane-Effekt die Pufferwirkung des Hb (→ Abb. 12.7b). Bei erhöhtem pH wird durch H^+-Abgabe mehr O_2 an Hb gebunden, damit entsteht die stärkere Säure Hb_{ox}. Umgekehrt wird bei Azidose unter Bindung von H^+ an Hb die Pufferwirkung zusätzlich verstärkt durch Desoxygenierung und damit Verminderung von Hb_{ox}. Bei Abfall des pH um 1 pH-Einheit kann das Hb-Puffersystem **16 mmol H^+ pro L Erythrozyten** binden.

Bedeutung der NBP

Bei Änderungen des pCO_2 verschieben die NBP durch Bindung oder Freisetzung von H^+ das Reaktionsgleichgewicht zwischen HCO_3^- und CO_2 (→ Abb. 12.8). Damit wird die **HCO_3^--Konzentration abhängig vom pCO_2,** anderenfalls würde sie von der H^+-Konzentration bestimmt werden und wäre um ein Vielfaches niedriger. Ohne NBP würden pCO_2-Änderungen fast keine Änderungen der HCO_3^--Konzentration, aber viel stärkere Änderungen des pH hervorrufen als in Wirklichkeit.

Bicarbonat-Puffersystem.

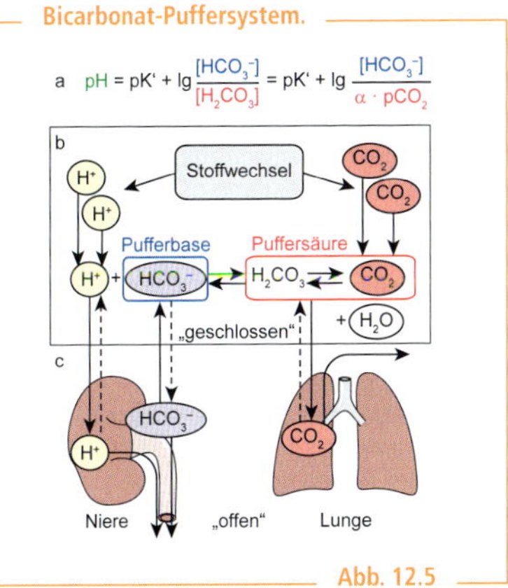

Abb. 12.5

Regulation der H^+- und HCO_3^- Konzentration durch Niere und Leber.

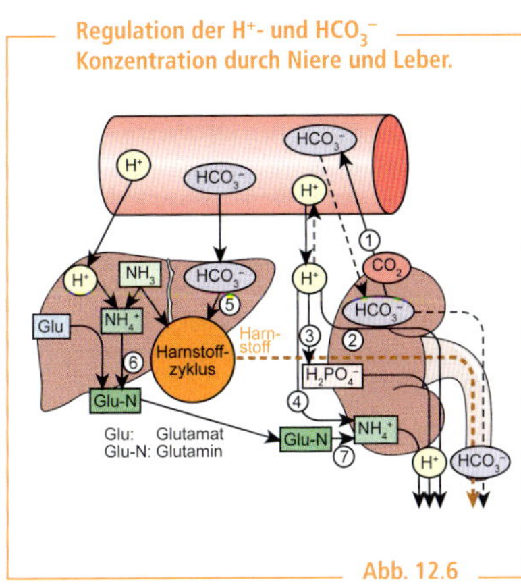

Abb. 12.6

Oxygenierung und Puffereigenschaften des Hämoglobins.

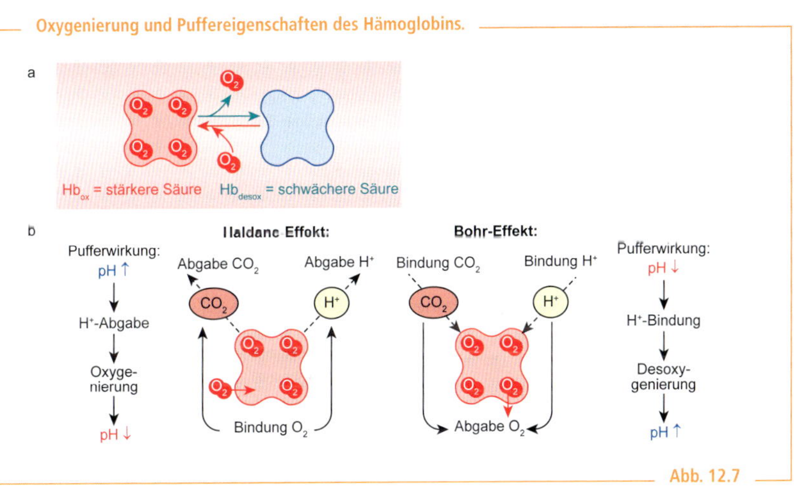

Abb. 12.7

Bedeutung der Nicht-Bicarbonat-Puffer.

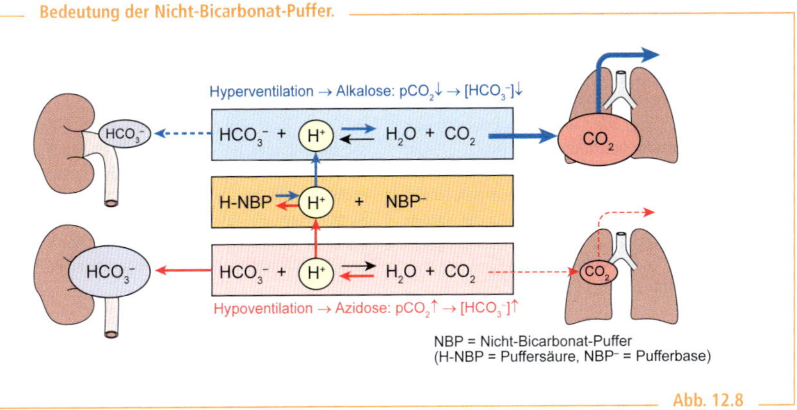

Abb. 12.8

12.3 Säure-Basen-Status

Der Säure-Basen-Status wird im arteriellen Blut bzw. im Plasma analysiert. Der **pH-Wert** im Blut wird durch den Stoffwechsel, aber auch durch die Atmung und die renale und intestinale Ausscheidung beeinflusst. Zur Diagnostik von Art und Ursache von pH-Störungen werden eine Reihe von Parametern bestimmt (→ Tab. 12.3). Der Körper kompensiert pH-Störungen meist nicht vollständig, sondern bringt den pH nur an die Grenze des Normalbereichs **(Teilkompensation).**

pH-Wert

Der **pH** gibt Auskunft über die Art einer Störung:

- Azidose: $pH < 7{,}35$
- Alkalose: $pH > 7{,}45$.

pH-Störungen und ihre Kompensationen werden nach ihren ursächlichen Mechanismen eingeteilt in respiratorische und nicht-respiratorische (= metabolische) Änderungen (→ Kap. 12.4).

Respiratorische Einflüsse

Respiratorische Einflüsse zeigen sich an Veränderungen des $\mathbf{pCO_2}$ (→ Abb. 12.9). Daran lassen sich sowohl primäre respiratorische Störungen als auch die respiratorische (Teil-)Kompensation bei metabolischen Störungen ablesen.

Nicht-respiratorische Einflüsse

Nicht-respiratorische Reaktionen werden über Veränderungen der Standardbicarbonat- und Pufferbasenkonzentration erfasst (→ Abb. 12.9).

Bicarbonatkonzentration

Die hohe Bicarbonatkonzentration im Plasma ($[HCO_3^-]_{Pl}$ = 24 mmol/L) ist vor allem ein Resultat der Bicarbonatretention durch die Niere (→ Kap. 11.14). Der Wert wird durch die Abatmung von CO_2 über die Lunge verändert (→ Abb. 12.5). $[HCO_3^-]_{Pl}$ unter Messbedingungen wird als **aktuelles Bicarbonat** ($\mathbf{[HCO_3^-]_{akt}}$) bezeichnet. Bei respiratorischen pH-Störungen ändert sich $[HCO_3^-]_{akt}$ immer in die gleiche Richtung wie der pCO_2. Bei nicht-respiratorischen pH-Störungen ändert sich $[HCO_3^-]_{akt}$ gleichsinnig mit dem pH (→ Tab. 12.4). Wird der Einfluss der Atmung eliminiert, können Abweichungen der $[HCO_3^-]_{Pl}$ vom Normalwert auf nicht-respiratorische (metabolische und renale) Prozesse zurückgeführt werden. Diese Unabhängigkeit von der Atmung wird mit dem **Standardbicarbonat** ($\mathbf{[HCO_3^-]_{ST}}$) erreicht:

$[HCO_3^-]_{ST}$: $[HCO_3^-]_{Pl}$ bei voller Oxygenation des Blutes, pCO_2 von 40 mmHg (5,3 kPa) und 37 °C.

Pufferbasenkonzentration

Die Gesamtkonzentration der Pufferbasen im arteriellen Vollblut (engl. **buffer base, BB**) beträgt **48 mmol/L** (→ Abb. 12.10). Sie ist unabhängig von der Atmung und vom pCO_2, denn wenn sich $[HCO_3^-]_{Pl}$ durch Hyperventilation verringert, geben die NBP Protonen ab und erhöhen damit die Konzentration der Nicht-Bicarbonat-Pufferbasen (NBP^-). Umgekehrt steigt $[HCO_3^-]_{Pl}$ bei Hypoventilation, während die NBP^--Konzentration sinkt (→ Abb. 12.8). Obwohl sich das Konzentrationsverhältnis zwischen NBP^- und HCO_3^- in Abhängigkeit von pCO_2 verschiebt, bleibt die Gesamtkonzentration der Pufferbasen bei respiratorischen Störungen konstant (→ Abb. 12.10). Änderungen der BB werden also nur durch nicht-respiratorische Störungen hervorgerufen.

Basenüberschuss

Der Basenüberschuss (engl. **base excess, BE**) ist die Differenz zwischen der aktuellen (BB) und der standardisierten Pufferbase ($BB_{7,4}$):

$$BE = BB - BB_{7,4}$$

$BB_{7,4}$ erhält man durch Rücktitration des Blutes auf pH 7,4 bei pCO_2 40 mmHg (5,3 kPa) und 37 °C. Bei BE = 0 liegt eine respiratorische, bei BE ≠ 0 eine nicht-respiratorisch bedingte pH-Änderung vor. BE-Werte < 0 bezeichnet man als negativen Basenüberschuss oder Basendefizit.

Diagrammdarstellungen

pCO_2-pH-Diagramm

Zur Vereinfachung der Diagnostik von Störungen werden die Parameter des Säure-Basen-Status in Diagrammen dargestellt. Im halblogarithmischen $\mathbf{pCO_2}$**-pH-Diagramm** (→ Abb. 12.11a) sind pH auf der Abszisse und pCO_2 auf der Ordinate aufgetragen. Für jedes Verhältnis pH/log pCO_2 ergibt sich eine Gerade gleicher Bicarbonatkonzentrationen (**Iso-**$\mathbf{HCO_3^-}$**-Linien**, schwarz) mit einem Anstieg von – 1. Die Schnittpunkte der Iso-HCO_3^--Linien mit einer beliebigen Horizontalen (hier bei pCO_2 = 40 mmHg) bilden eine $\mathbf{HCO_3^-}$**-Skala.** → Abb. 12.11a zeigt zwei Beispiele:

- 1: unkompensierte respiratorische Azidose (pH 7,3, pCO_2 59 mmHg, $[HCO_3^-]_{akt}$ 30, $[HCO_3^-]_{ST}$ 24, BE 0 [jeweils mmol/L])
- 2: teilkompensierte nicht-respiratorische Azidose (pH 7,3, pCO_2 29 mmHg, $[HCO_3^-]_{akt}$ 13, $[HCO_3^-]_{ST}$ 15, BE – 12 [jeweils mmol/L], → Abb. 12.11b).

$[HCO_3^-]_{akt}$ lässt sich dabei auf der HCO_3^--Skala ablesen (rote Ringe). $[HCO_3^-]_{ST}$ wird durch Äquilibrierung (grüne Pfeile) auf pCO_2 = 40 mmHg bestimmt und ebenfalls auf der $[HCO_3^-]$-Skala abgelesen (grüne Ringe). Form und Steilheit der CO_2-Äquilibrierungslinie (grün gestrichelt) hängen von der Konzentration und Pufferkapazität der Nicht-Bicarbonat-Puffer ab.

Siggaard-Andersen-Diagramm

Auf dem pCO_2-pH-Diagramm basiert das **Siggaard-Andersen-Diagramm** (→ Abb. 12.11b), aus dem zusätzlich die Pufferbasenkonzentration **(BB)** und der Base Excess **(BE)** anhand der Schnittpunkte zwischen CO_2-Äquilibrierungslinie und den Skalen für BB (blau) bzw. BE (hellgrün) bestimmt werden können.

Tab. 12.3: Parameter des Säure-Basen-Status (Normalwerte)

Parameter	Normal	Streubreite	Beeinflussung
pH	7,4	7,35–7,45	
pCO_2 [mmHg]	40	32–45	respiratorisch
$[HCO_3^-]_{akt}$ [mmol/L]	24	20–27	nicht-respiratorisch
$[HCO_3^-]_{ST}$ [mmol/L]	24	21–26	nicht-respiratorisch
BB [mmol/L]	48	42–54	nicht-respiratorisch
BE [mmol/L]	0	–3–+3	nicht-respiratorisch

Diagnostische Bedeutung des Säure-Basen-Status.

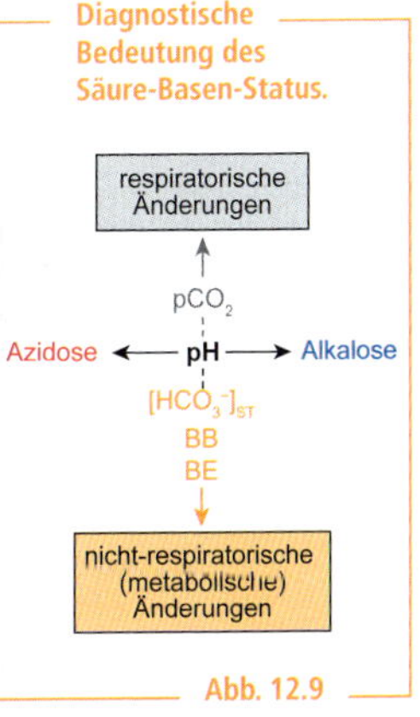

Abb. 12.9

Konzentration der Pufferbasen des Blutes.

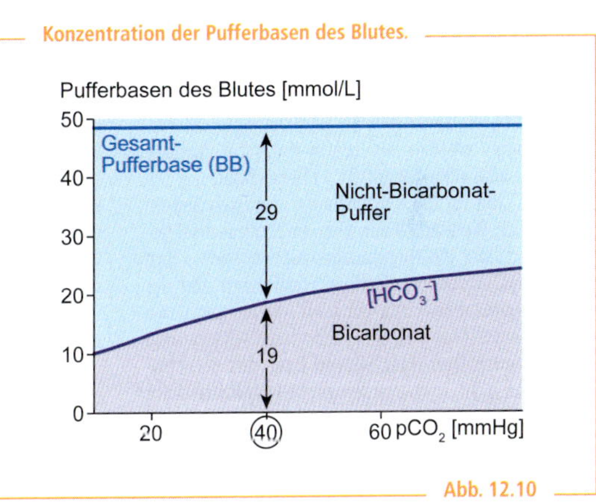

Abb. 12.10

Säure-Basen-Status des Blutes.

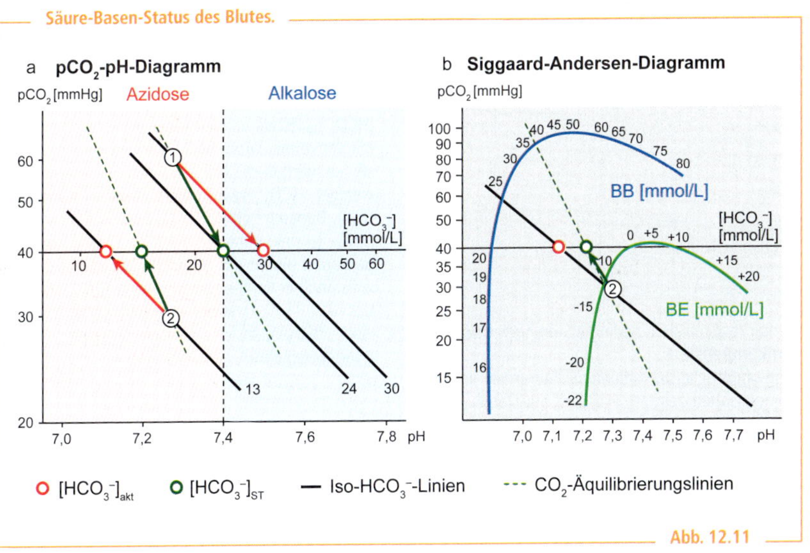

Abb. 12.11

12.4 Störungen des Säure-Basen-Haushalts (1)

Bei normalem pH von **7,4** ist die Konzentration an freien und fixen (titrierbaren) Säuren und Basen ausgewogen (→ Abb. 12.12a).

Einteilung der Störungen

Einteilung von pH-Störungen (→ Abb. 12.12b):

- Überwiegen der Säuren (pH ↓) = **Azidose**
- Überwiegen der Basen (pH ↑) = **Alkalose**

Ursachen von pH-Störungen

Die bedeutsamste freie Säure im Körper ist CO_2, deren Konzentration bzw. Partialdruck wesentlich durch die Größe der Ventilation bestimmt wird. Durch **primäre pCO_2-Änderungen** im Blut bedingte pH-Verschiebungen werden als **respiratorische** Azidose (pCO_2 ↑) bzw. Alkalose (pCO_2 ↓) bezeichnet.

H^+-Ionen sind für die Konzentration der fixen Säuren maßgeblich. Sie werden vor allem im Stoffwechsel gebildet und über die Niere ausgeschieden, sodass ihre Konzentration von der Stoffwechselaktivität und der renalen Regulation bestimmt wird, nicht jedoch von der Atmung. Störungen, die primär durch Veränderung der **Konzentration fixer Säuren bzw. des Bicarbonats** verursacht sind, werden **nicht-respiratorische** (oder **metabolische**) Azidosen (fixe Säure ↑ oder HCO_3^- ↓) bzw. Alkalosen (fixe Säure ↓ oder HCO_3^- ↑) genannt (→ Tab. 12.4, → Abb. 12.12b).

Tab. 12.4: Veränderungen des Säure-Basen-Status bei pH-Abweichungen

Parameter	Respiratorisch		Nicht-respiratorisch	
	AZ	AL	AZ	AL
pH	↓	↑	↓	↑
pCO_2	↑	↓	n	n
$[HCO_3^-]_{akt}$	↑	↓	↓	↑
$[HCO_3^-]_{ST}$	n	n	↓	↑
BB	n	n	↓	↑
BE	n	n	↓	↑

AZ: Azidose; AL: Alkalose; n: unverändert

Respiratorische Störungen

Primär respiratorisch bedingte Störungen werden **renal kompensiert.**

Eine graphische Darstellung der Störungen und ihrer Kompensation zeigt → Abb. 12.13. Dabei ist links (rot unterlegt) die respiratorische Azidose und rechts (blau unterlegt) die respiratorische Alkalose dargestellt. Die roten bzw. blauen Pfeile zeigen die primäre respiratorische Störung, die grünen Pfeile die renale Kompensation.

Respiratorische Azidose

Respiratorische Azidosen können als Folge einer **alveolären Hypoventilation,** z. B. bei Ventilationsstörungen, vermindertem Atmungsantrieb oder Lähmung der Atmungsmuskulatur, entstehen. Primäre Störung ist die **Hyperkapnie** (→ Abb. 12.13a, b). Im pCO_2-pH-Diagramm verläuft der die Störung kennzeichnende rote Pfeil entlang der CO_2-Äquilibrierungslinie (grün gestrichelt), die steiler ist als die Iso-HCO_3^--Linie (schwarz). Dieser Pfeil zeigt die Änderung von $[HCO_3^-]_{akt}$ an, dessen Konzentration gegenüber dem Normalwert erhöht ist (→ Abb. 12.11a). Bei Rücktitrierung auf die Standardbedingungen (→ Kap. 12.3) ergibt sich $[HCO_3^-]_{ST}$ von 24 mmol/L (= normal, grüner Punkt). Bei der HCO_3^--Bildung fallen vermehrt H^+-Ionen an, die über die Niere ausgeschieden werden **(renale Kompensation).** Im Gegenzug wird HCO_3^- vermehrt reabsorbiert und steigert sowohl $[HCO_3^-]_{akt}$ als auch $[HCO_3^-]_{ST}$. pCO_2 bleibt erhöht, aber der pH steigt. Bei vollständiger Kompensation (grüner Pfeil) erreicht er wieder 7,4 (→ Abb. 12.13a). Bleibt er erniedrigt, wird das als Teilkompensation bezeichnet (Wertebeispiele: → Abb. 12.13c).

Klinik

COPD geht oft mit einer chronischen respiratorischen Azidose einher, die gewöhnlich renal kompensiert ist. Bei akuter Exazerbation wird der Gasaustausch weiter verschlechtert. Durch Gewebshypoxie kann eine Laktatazidose hinzutreten.

Respiratorische Alkalose

Die respiratorische Alkalose resultiert aus einer **alveolären Hyperventilation,** die durch erhöhten Atmungsantrieb (z. B. durch Hypoxie bei Aufenthalt in großen Höhen, → Kap. 10.15) oder durch willkürlich gesteigerte Atmung verursacht werden kann. Primäre Störung ist eine **Hypokapnie** (→ Abb. 12.13a, d). $[HCO_3^-]_{akt}$ ist vermindert, aber $[HCO_3^-]_{ST}$ normal. Da mit der verminderten HCO_3^--Bildung weniger H^+ entstehen, wird in der Niere weniger H^+ sezerniert und weniger HCO_3^- reabsorbiert **(renale Kompensation).** Dadurch fällt $[HCO_3^-]_{akt}$ noch weiter, und auch $[HCO_3^-]_{ST}$ sinkt unter die Norm. Im Ergebnis der Kompensation nimmt der pH wieder ab und erreicht bei vollständiger Kompensation (grüner Pfeil) wieder 7,4 (→ Abb. 12.13a). Bleibt er erhöht, spricht man von einer teilkompensierten respiratorischen Alkalose (Wertebeispiele: → Abb. 12.13e).

Säure-Basen-Haushalt und seine Störungen.

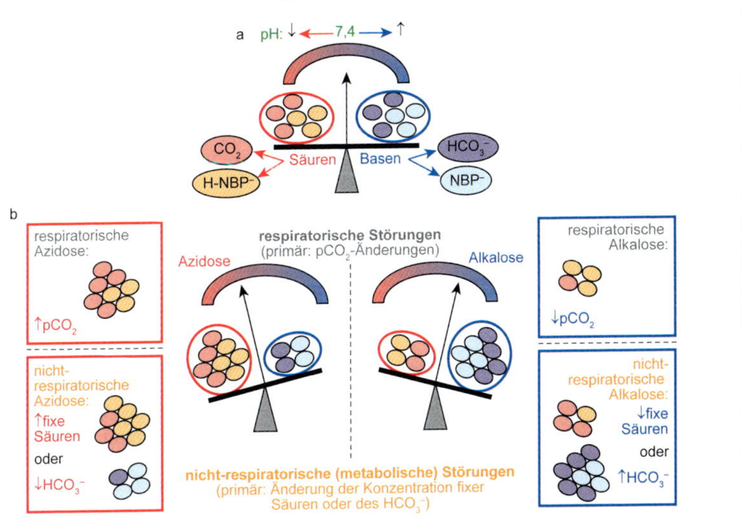

Abb. 12.12

Respiratorische Säure-Basen-Störungen.

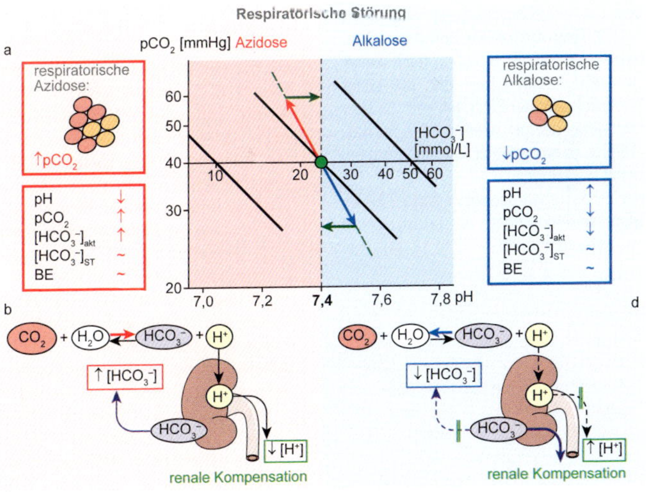

Respiratorische Störung

a

pCO_2 [mmHg] Azidose Alkalose

respiratorische Azidose: ↑pCO_2

pH	↓
pCO_2	↑
$[HCO_3^-]_{akt}$	↑
$[HCO_3^-]_{ST}$	~
BE	~

$[HCO_3^-]$ [mmol/L]: 10, 20, 30, 40, 50, 60

pCO_2: 20, 30, 40, 50, 60

pH: 7,0, 7,2, **7,4**, 7,6, 7,8

respiratorische Alkalose: ↓pCO_2

pH	↑
pCO_2	↓
$[HCO_3^-]_{akt}$	↓
$[HCO_3^-]_{ST}$	~
BE	~

b

CO_2 + H_2O ⇄ HCO_3^- + H^+

↑ $[HCO_3^-]$ · H^+ · HCO_3^- · ↓ $[H^+]$

renale Kompensation

d

CO_2 + H_2O ⇄ HCO_3^- + H^+

↓ $[HCO_3^-]$ · H^+ · HCO_3^- · ↑ $[H^+]$

renale Kompensation

c Beispiel einer respiratorischen Azidose

	unkompensiert	kompensiert
pH	7,3	7,38
pCO_2	**59**	59
$[HCO_3^-]_{akt}$	30	37
$[HCO_3^-]_{ST}$	**24**	29
BE	0	+15

e Beispiel einer respiratorischen Alkalose

	unkompensiert	kompensiert
pH	7,56	7,41
pCO_2	**28**	28
$[HCO_3^-]_{akt}$	19	16
$[HCO_3^-]_{ST}$	**24**	19
BE	0	-10

Abb. 12.13

12.5 Störungen des Säure-Basen-Haushalts (2)

Nicht-respiratorische Störungen

Primär nicht-respiratorische Störungen werden **respiratorisch kompensiert.**

Nicht-respiratorische Azidose

Nicht-respiratorische Azidosen können als Folge auftreten bei:

- erhöhtem Anfall fixer Säuren im Stoffwechsel (z. B. Lakt(at)azidose bei schwerer Muskelarbeit, diabetische Ketoazidose), daher auch als **metabolische Azidose** bezeichnet
- Verlust basischer Äquivalente (v. a. Bicarbonat, z. B. bei Diarrhö)
- Störung der renalen H^+-Ausscheidung (renale Azidose, → Praxisfall).

Primäre Störung ist also eine erhöhte Konzentration fixer Säuren (→ Praxisfall) oder eine verminderte HCO_3^--Konzentration (→ Abb. 12.14a, links). Im pCO_2-pH-Diagramm verläuft der die Störung kennzeichnende rote Pfeil entlang der Abszissenparallele bei pCO_2 = 40 mmHg. Sowohl $[HCO_3^-]_{akt}$ als auch $[HCO_3^-]_{ST}$ sind gegenüber der Norm vermindert. Durch den vermehrten Anfall von H^+ wird das Reaktionsgleichgewicht der HCO_3^--CO_2-Reaktion zugunsten der CO_2-Bildung verschoben (→ Abb. 12.14b). Das vermehrt gebildete CO_2 wird über die Lunge abgeatmet (→ Abb. 12.14b): **respiratorische Kompensation.** Bei der Kompensation nimmt $[HCO_3^-]_{akt}$ noch weiter ab. Auch der pCO_2 sinkt, aber der pH steigt (→ Abb. 12.14a, links, grüner Pfeil). Bei vollständiger Kompensation würde der pH wieder 7,4 erreichen. Gewöhnlich kommt es nur zu einer Teilkompensation, und der pH bleibt erniedrigt.
Ein Wertebeispiel, das etwa den in → Abb. 12.14a, links gezeigten Veränderungen entspricht, ist in → Abb. 12.14c gegeben (auch → Abb. 12.11).

Klinik

Mangelnde Gewebsdurchblutung (z.B. beim **Kreislaufschock**) führt zu anaerobem Stoffwechsel und damit oft zu einer Laktatazidose.
Die nicht-respiratorische Azidose macht sich durch ihre Kompensation bemerkbar: vertiefte und beschleunigte Atmung als Folge des pH-Antriebs (**→ Kap. 10.15, → Abb. 10.49**): große **Kußmaul-Atmung** des Diabetikers. Eine chronische nicht-respiratorische Azidose (z. B. bei Diabetes) kann infolge der dauerhaft erhöhten Ventilation zur Ermüdung der Atmungsmuskulatur führen. Insbesondere bei körperlicher Belastung können eine alveoläre Hypoventilation mit Anstieg des pCO_2 und schließlich ein krisenhafter pH-Abfall resultieren.

Nicht-respiratorische Alkalose

Nicht-respiratorische Alkalosen sind aufgrund der hohen Fähigkeit der Nieren, Bicarbonat auszuscheiden (bis zu 500 mmol/d) seltener als Azidosen. Sie entstehen häufig durch **Verlust fixer Säuren,** z. B. Verlust sauren Magensaftes bei starkem Erbrechen, Hyperaldosteronismus (→ Klinik). Dadurch wird das Reaktionsgleichgewicht der HCO_3^--CO_2-Reaktion zugunsten der HCO_3^--Bildung verschoben, und die Bicarbonatkonzentration steigt (→ Abb. 12.14d). Als Folge verringert sich die alveoläre Ventilation und damit die CO_2-Abatmung: **respiratorische Kompensation.** Im pCO_2-pH-Diagramm (→ Abb. 12.14a, rechts) zeigt der waagerechte blaue Pfeil die initiale Störung an, die durch Anstieg von $[HCO_3^-]_{akt}$ und $[HCO_3^-]_{ST}$, aber noch unveränderten pCO_2 charakterisiert ist. Die respiratorische Kompensation (grüner Pfeil) führt zu einer weiteren Zunahme der aktuellen Bicarbonatkonzentration und zum Anstieg des pCO_2. Die Werte in → Abb. 12.14e entsprechen näherungsweise der in → Abb. 12.14a rechts dargestellten Situation.
Die respiratorische Kompensation ist jedoch wegen des O_2-Bedarfs der Zellen nur begrenzt möglich. Längerfristig steigt kompensatorisch die renale HCO_3^--Sekretion (→ Kap. 11.14).

Klinik

Die Niere filtriert pro Tag ca. 5.000 mmol Bicarbonat, von dem gewöhnlich etwa 98 % reabsorbiert werden. Dafür wird der Hauptanteil der sezernierten H^+-Ionen benötigt. Störungen der renotubulären Transportprozesse können daher zu nicht-respiratorischen Azidosen oder Alkalosen führen.
Azidose infolge renalen Bicarbonatverlusts:

- Hemmung der Carboanhydrase durch Diuretika (Acetazolamid): HCO_3^--Reabsorption sinkt durch verringerte CO_2-Bildung
- Störung der Na^+-/K^+-ATPase: HCO_3^--Reabsorption sinkt infolge verringerter Na^+-Reabsorption (Fanconi-Syndrom).

Alkalose infolge veränderter Ionentransporte:

- Hyperaldosteronismus: H^+-Verlust durch erhöhte Na^+-Reabsorption und K^+-Sekretion sowie direkte Stimulation der H^+-ATPase als Effekte extrem hoher Aldosteronkonzentration; auch sekundär als Folge eines Volumenmangels bei Diuretika-Therapie
- Hypokaliämische Alkalose durch Defekte an Na^+-, Cl^-- oder K^+-Kanälen: H^+-Verlust durch gestörte NaCl-Reabsorption und erhöhte K^+-Sekretion (**→ Kap. 11.12, → Kap. 11.14**) (z. B. Bartter-, Gitelman-, Liddle-Syndrom). Hypokaliämie kann sowohl Ursache als auch Folge einer Alkalose sein.

Nicht-respiratorische Säure-Basen-Störungen.

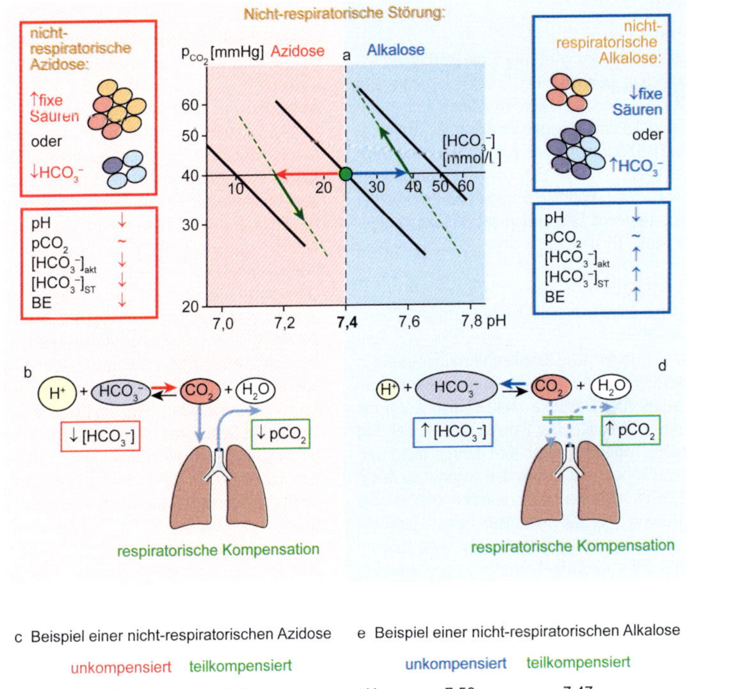

c Beispiel einer nicht-respiratorischen Azidose

	unkompensiert	teilkompensiert
pH	7,2	7,3
pCO_2	**40**	29
$[HCO_3^-]_{akt}$	**15**	13
$[HCO_3^-]_{ST}$	**15**	15
BE	-12	-12

e Beispiel einer nicht-respiratorischen Alkalose

	unkompensiert	teilkompensiert
pH	7,56	7,47
pCO_2	**40**	**57**
$[HCO_3^-]_{akt}$	**38**	45
$[HCO_3^-]_{ST}$	**38**	38
BE	+12	+12

Abb. 12.14

13 Wasser- und Elektrolythaushalt

Kasuistik

Zwei Tage vor Silvester wird Herr F. als Notfall mit Aszites, deutlichen Zeichen einer Enzephalopathie und Exsikkose bei prärenalem Nierenversagen aufgenommen. Bei dem Patienten liegen eine Apraxie (Unfähigkeit, einfache Diagramme wie z. B. ein Haus mit Dach nachzuzeichnen, → Kap. 5.2) sowie grobschlägiges Zittern der Hände („flapping tremor") als Zeichen der Enzephalopathie vor. Sein Abdomen ist massiv aufgebläht (→ Abb. 13.A).

Patientendaten

- Allgemeine Daten: Alter: 47 Jahre, Größe: 170 cm, Gewicht: 90 kg
- Anamnese: mehrfache Krankenhausaufenthalte in den letzten Jahren, teils als Folge von Alkoholabusus (bis zu 1 L Wodka täglich), teils aufgrund depressiver Episoden. Der Patient gibt an, den Tod seiner Lebensgefährtin vor fünf Jahren nicht verkraftet zu haben und sich in den Alkohol zu flüchten. Bereits vor einem Jahr wurden Zeichen der beginnenden Leberfunktionsstörung (erhöhte γ-GT, erhöhte Transaminasen, reduzierte Cholinesterase) bei sonografisch knotig vergrößerter Leber festgestellt. Herr F. hat es trotz intensiver Aufklärung und entsprechender Therapieangebote nicht geschafft, sein Trinkverhalten zu ändern.
- Labor: Anämie (Hb 10,0 g/dL); Leukopenie (1,4 · 10^9/L); Thrombopenie (89 · 10^9/L); GOT 47 U/L, GPT 23 U/L, γ-GT 197 U/L, ChE 0,7 kU/L; Albumin 32 g/L
- Sonografie: vergrößerte Milz (Splenomegalie), Leber vergrößert und fibrotisch, Nachweis eines massiven Aszites (→ Abb. 13.B).

Weitere Maßnahmen

Sieben Liter (!) eiweiß- und zellarmes Transsudat werden abpunktiert. Die Entnahme erfolgt nach Markierung, Desinfektion und Betäubung unter sonografischer Kontrolle am linken Unterbauch (→ Abb. 13.B). Dabei wird die Bauchdecke mit einer Hohlnadel durchstochen, die Flüssigkeit durch eine aufgesetzte Spritze steril aus der Bauchhöhle entnommen und anschließend im Labor untersucht. Eine bakterielle Infektion liegt nicht vor.

Herr F. leidet unter einer **alkoholtoxisch bedingten Leberzirrhose,** in deren Folge sich eine portale Hypertonie, Aszites, ein hepatorenales Syndrom mit Nierenversagen sowie eine hepatische Enzephalopathie gebildet haben.

Leberzirrhose und ihre Folgen

Zu 90 % ist die Erkrankung **alkoholtoxisch** verursacht. Der knotig-narbige Umbau des Lebergewebes führt in den vorgeschalteten Gefäßabschnitten zum Druckanstieg **(portaler Hochdruck)** mit schwerwiegenden Veränderungen. Die Leberwerte (Leberenzyme, die normalerweise nur intrazellulär vorkommen) sind erhöht (v. a. γ-GT). Da der Druck in der Portalvene bei Herrn F. über 10 mmHg liegt, hat sich ein gastroösophagealer Umgehungskreislauf gebildet. Im distalen Abschnitt des Ösophagus und im Bereich der Kardia sind sonografisch drei Varizenstränge mit einem Durchmesser von ca. 5 mm zu erkennen.

Die **Enzephalopathie** resultiert aus der beeinträchtigten Entgiftungsfunktion der Leber. Ammoniak, das normalerweise über den Harnstoffzyklus in den Leberzellen entgiftet wird, sammelt sich an und verursacht eine Funktionsstörung des Gehirns mit zunehmenden neurologischen Auffälligkeiten.

Bei einer Leberzirrhose kommt es zum **oligurischen Nierenversagen** (Ausscheidung von wenig, aber hoch konzentriertem Harn). Die Ursache dieses **hepatorenalen Syndroms** ist eine gestörte Kreislaufregulation. Durch den pathologischen Ersatz von intaktem Lebergewebe durch Bindegewebe wird das Gefäßbett eingeengt. Dadurch steigt der hydrostatische Druck in den Kapillaren. Da die Lebersinusoide keine Basalmembran besitzen, kommt es bei erhöhtem Portaldruck zu einem erheblichen Flüssigkeits- und Eiweißausstrom. Die Filtration findet vermehrt in die Bauchhöhle statt und führt zur **Aszitesbildung.**

Aufgrund des Untergangs von Leberparenchymzellen ist auch die Produktion von Plasmaproteinen (v. a. Albumin) herabgesetzt. Die Hypoproteinämie senkt den onkotischen Druck (→ Kap. 1.2) und vermindert die Rückresorption, führt also ebenfalls zur peripheren **Ödembildung.** Mangel- oder Fehlernährung von Patienten mit Alkoholmissbrauch begünstigt den Albuminmangel zusätzlich.

Aszites und Ödeme mindern das zirkulierende Plasmavolumen und führen so zum **Blutdruckabfall.** Dadurch kommt es zu einer massiven Aktivierung des Sympathikus und zur renalen Vasokonstriktion; Nierendurchblutung und glomeruläre Filtrationsrat

Aszites bei portaler Hypertonie.

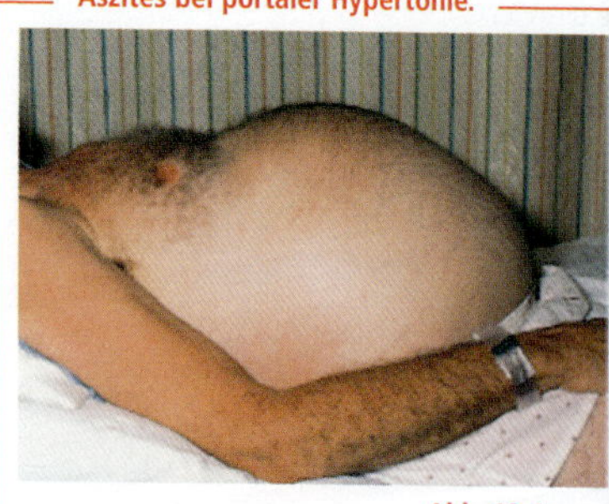

Abb. 13.A

Sonografie-Befund bei ausgeprägtem Aszites.

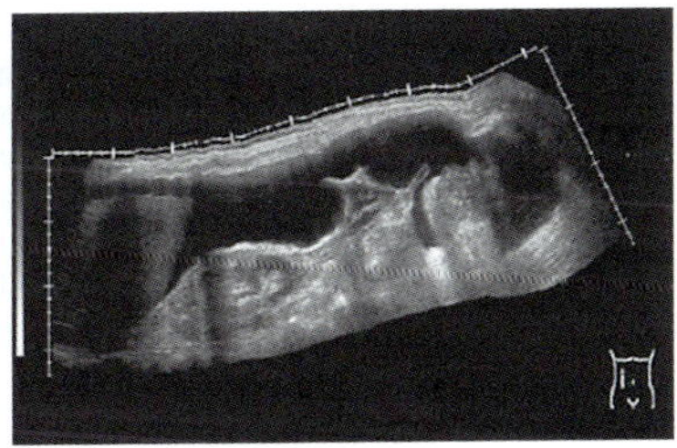

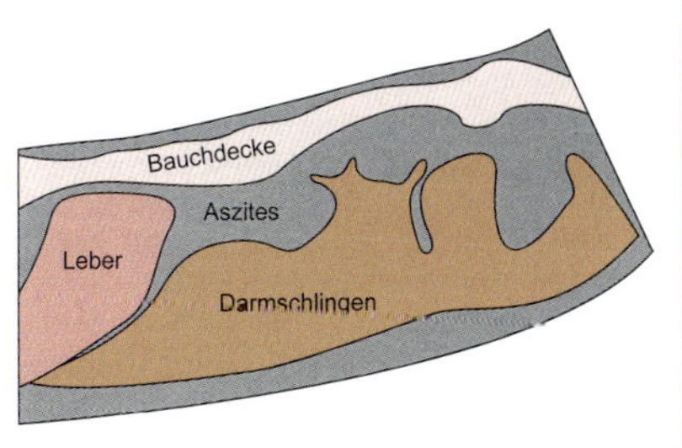

Abb. 13.B

ehmen ab. Die konsekutive Reninausschüttung führt ur vermehrten Sekretion von Angiotensin II, ADH nd Aldosteron. Diese steigern die tubuläre Rückreorption von Wasser und Kochsalz; es resultiert die ligurie.

herapie

m der Aszitesbildung entgegenzuwirken, wird die ägliche Trinkmenge auf maximal 1,5 L beschränkt. usätzlich erhält Herr F. eine diuretische Kombinaonstherapie mit einem Aldosteronantagonisten z. B. Spironolacton) und einem Schleifendiuretikum z. B. Furosemid), um die Flüssigkeitsausscheidung zu teigern.

ei erheblichem Aszites ist die **Punktion** durch die auchwand unter gleichzeitiger **Volumen- und Eieißsubstitution** per Infusion sinnvoll. Da das intraasal gegebene Eiweiß Flüssigkeit bindet, verhindert iese Maßnahme, dass der Aszites schnell wieder nachläuft". Zur Therapiekontrolle sind Flüssigkeitsilanzierung oder tägliche Kontrolle des Körpergeichts sinnvoll.

otenzielle Komplikationen eines Aszites sind temnot durch Zwerchfellhochstand, Refluxösophaitis und spontane bakterielle Peritonitis.

Vegen der akut lebensbedrohlichen Lage wird der atient zunächst intensivmedizinisch überwacht und ußerdem hochkalorisch parenteral ernährt.

ie orale Zufuhr von verzweigtkettigen Aminosäuren erbessert die Enzephalopathie, da sie mit den neurooxischen Aminosäuren um den aktiven Transport urch die Blut-Hirn-Schranke konkurrieren. Denselen Effekt hat die intravenöse Gabe von Ornithin. uch eine Darmsterilisation (Beseitigung der Ammoiak bildenden Darmflora) und die Unterdrückung er Resorption von Ammoniak im Darm durch Senung des Stuhl-pH (→ erschwerte Diffusion von NH_3 n die Blutbahn) sind sinnvolle Therapiemaßnahmen.

Weiterer Verlauf

Eine Röntgenaufnahme nach Kontrastdarstellung des Pfortadersystems bestätigt das Krankheitsbild einer portalen Hypertonie. Differenzialdiagnostisch muss man dabei unterscheiden, ob ein prähepatischer (z. B. bei Pfortaderthrombose), posthepatischer (z. B. Rechtsherzversagen) oder, wie im Fall von Herrn F., ein intrahepatischer Block dem Hochdruck zugrunde liegt. Beim intrahepatischen Block ist in 90 % der Fälle eine Leberzirrhose die Ursache.

Da während des stationären Aufenthalts depressive und aggressive Episoden aufgetreten sind, hat sich der Patient dazu bereit erklärt, an einer psychotherapeutischen Behandlung teilzunehmen. Da er nicht in der Lage ist, allein zu wohnen, wird er in ein Pflegeheim aufgenommen, wo auch ein kontrollierter Alkoholentzug durchgeführt wird.

Die diuretische Therapie muss fortgesetzt werden, was auch bedeutet, dass weiter die gesamte Trinkmenge eingeschränkt wird.

Physiologie im Fokus

- Extrazelluläre Flüssigkeit entsteht durch Abfiltrieren von Plasma aus den Kapillaren ins Interstitium, getrieben vom Blutdruck.
- Der onkotische Druck der verbleibenden Proteine ist für die Rückresorption von Flüssigkeit im venösen Kapillarschenkel verantwortlich.
- Bei erniedrigtem onkotischem Druck (Leberschäden, Mangelernährung) verbleibt Flüssigkeit im Gewebe, v. a. im Bauchraum.
- Verschobene Druckverhältnisse lassen Ödeme auch in Lunge oder Beinen entstehen.
- Der Blutdruck wird entscheidend vom zirkulierenden Volumen beeinflusst.
- Massiver Volumenverlust führt zu Oligurie, z. B. Schockniere nach starkem Blutverlust.

13.1 Grundlagen

Bei jeder lebenden Zelle handelt es sich um eine hoch konzentrierte Ansammlung von Proteinen, Nukleinsäuren und Metaboliten in einer gelartigen Elektrolyt-„Lösung", die Stoffwechsel treibt und sich vervielfältigen kann (→ Kap. 1.5). Gegen die Umwelt ist sie durch eine Zellmembran abgegrenzt, die aber Stoff-, Energie- und Informationsaustausch erlaubt. Unsere einzelligen Vorfahren lebten in einem salzreichen Meer mit konstanter Zusammensetzung, aus dem sie Nährstoffe entnehmen und in das sie Stoffwechselprodukte in großer Verdünnung abgeben konnten. Im Gegensatz zu ihnen müssen vielzellige Organismen (v. a. wenn sie an Land leben) in einer variablen Umwelt die Zusammensetzung ihrer extrazellulären Flüssigkeit konstant halten **(Homöostase),** um alle Zellfunktionen aufrechtzuerhalten. Näheres zur Abgabe der Stoffwechselendprodukte CO_2, H^+, HCO_3^- und NH_3 durch Lunge und Niere sowie zur Interaktion dieser Organe bei der Konstanthaltung des pH-Werts → Kap. 10, → Kap. 11 und → Kap. 12.

Flüssigkeitsräume und ihre Zusammensetzung

Der Mensch besteht zu etwa 65 % aus Wasser; beim Säugling ist der Wasseranteil höher (75 %), im Alter nimmt er ab, da der relative Anteil an fettfreier Körpermasse sinkt und Fettgewebe naturgemäß sehr wasserarm ist.

Klinik

Bei ausgeprägter **Adipositas** kann der Wasseranteil des Körpers auf nur ein Drittel absinken.

Fast zwei Drittel dieses Wassers befindet sich im **intrazellulären Raum (IZR,** → Abb. 13.1). Das extrazelluläre Wasser befindet sich zum größten Teil im Interstitium (inkl. Lymphgefäße), der Rest ist in den Blutgefäßen und anderen flüssigkeitsgefüllten Räumen („transzellulär": Liquor, GI-Trakt, Nierentubuli und ableitende Harnwege, Körperhöhlen, Muttermilch, → Abb. 13.1). Das Volumen dieser Räume oder Kompartimente kann man mithilfe von Substanzen messen, die sich nur in einem dieser Räume lösen (schweres Wasser D_2O oder ^3HHO für den Gesamtraum, impermeables Inulin für den Extrazellularraum, an Plasmaproteine gebundene Marker für den intravasalen Raum) bzw. mittels Subtraktionsverfahren errechnen. Das unbekannte **Volumen V** ergibt sich nach vollständiger Verteilung im entsprechenden Raum aus der **Menge** des verabreichten **Stoffes M,** dividiert durch seine **Endkonzentration c:**

$$V = \frac{M}{c}$$

Injiziert man z. B. 10 g einer Substanz, die sich nur im Extrazellularraum (EZR) löst (blau, → Abb. 13.2) und 20 g einer Substanz, die sich auch im Intrazellularraum (IZR) löst (rot), kann man diese Volumina bestimmen, indem man die Konzentration beider Stoffe im EZR bestimmt. Angenommen, sie beträgt jeweils 1 g/L, so errechnet sich nach der obigen Formel ein EZR-Volumen von 10 L:

$$V_{extra} = \frac{10\,g}{1\,g} \cdot L = 10\ L$$

und ein Gesamtvolumen von 20 L:

$$V_{gesamt} = \frac{20\,g}{1\,g} \cdot L = 20\ L$$

Die Differenz zwischen beiden ergibt den IZR:

$$V_{intra} = V_{gesamt} - V_{extra} = 10\ L$$

Da alle diese Räume miteinander in Verbindung stehen, müssen sie die gleichen Konzentrationen osmotisch wirksamer Teilchen enthalten **(Isotonie);** allerdings ist die Zusammensetzung sehr unterschiedlich (→ Tab. 13.1 in → Kap. 13.5). Es herrscht Elektroneutralität, d. h., es sind immer gleich viele Anionen wie Kationen **(Elektrolyte)** vorhanden. Die Gesamtkonzentration osmotisch wirksamer Teilchen beträgt im Plasma ca. 290 mosmol/kg (**Osmolalität,** → Kap. 1.1). Abweichungen nach oben bezeichnet man als **hyperton,** nach unten als **hypoton.** Änderungen der Gesamtkonzentration in einem Raum führen osmotisch so lange zu Wasserverschiebungen, bis ein Ausgleich erfolgt ist, da Wasser mehr oder weniger frei durch fenestrierte Endothelien, parazelluläre Spalten und transzellulär durch Wasserkanäle in den Membranen (Aquaporine) strömen kann.

Wassermangel (Dehydratation) oder -überschuss (Hyperhydratation) verändern die Konzentration der v. a. für elektrophysiologische Vorgänge wichtigen Elektrolyte. Elektrolytveränderungen in einem Raum führen durch Wasserverschiebung zu Konzentrationsänderungen in anderen Kompartimenten (→ Abb. 13.3).

Wasserbilanz

Mindestens 2 L Wasser verliert der Körper in Ruhe täglich, davon 1 L über den Harn, 0,1 L über den Stuhl, 0,4 L über Schweiß und 0,5 L über die mit Wasserdampf gesättigte Ausatemluft. Diese Menge muss also mindestens mit Nahrung und Trinkwasser zugeführt werden bzw. entsteht durch Oxidation (Beispiel Glucose-Oxidation: $C_6H_{12}O_6 + 6\ O_2 \leftrightarrow 6\ CO_2 + 6\ H_2O$). Bei körperlicher Arbeit kann diese Menge wegen verstärkten Schwitzens und höherer Atemfrequenz drastisch ansteigen und muss dann durch vermehrtes Trinken gedeckt werden (→ Kap. 16.4). Überschüssiges Wasser kann dagegen leicht mit dem (entsprechend verdünnten) Harn ausgeschieden werden.

Verteilung des Wassers auf die Wasserräume im Körper.

1 L trans-zelluläres Wasser
3L Blutplasma
1/4
12L inter-stitielles Wasser
3/4
Gesamtkörpermasse
2/3 (50 kg)
Gesamt-wasser
1/3 (25 kg)
Trocken-masse
1/3 extrazellulär
2/3 intrazellulär
extrazelluläres Wasser: 16 L (20 % der Körpermasse)

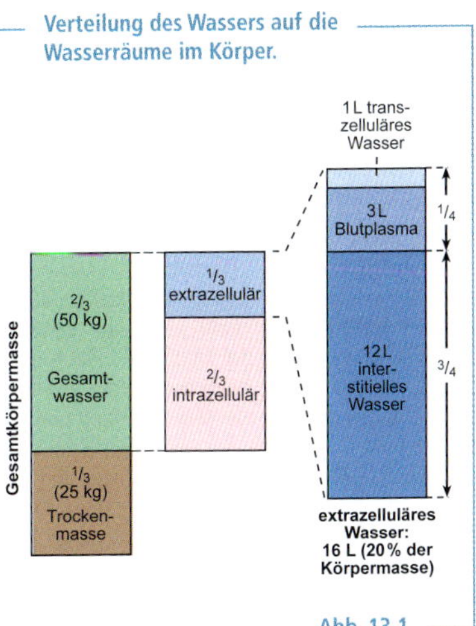

Abb. 13.1

Indikatorverdünnungsmethode zur Bestimmung von Wasserräumen.

Probenentnahme:
Konzentration der gelösten Stoffe im EZR: je 1 g/L
10 g, verteilt im EZR
20 g, verteilt im EZR und IZR
EZR
IZR

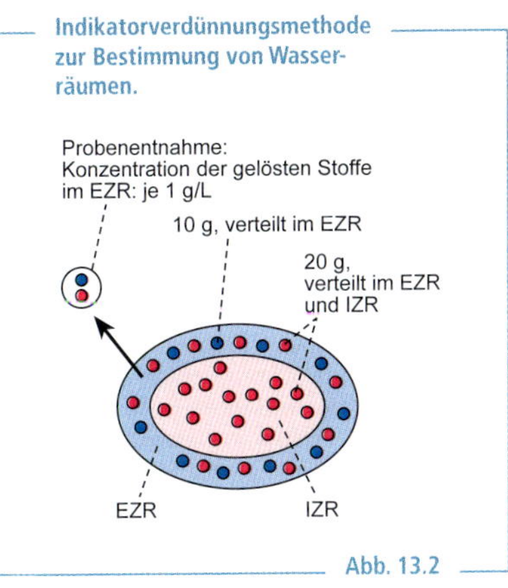

Abb. 13.2

Osmolalität von EZR und IZR und mögliche Ursachen ihrer Veränderung.

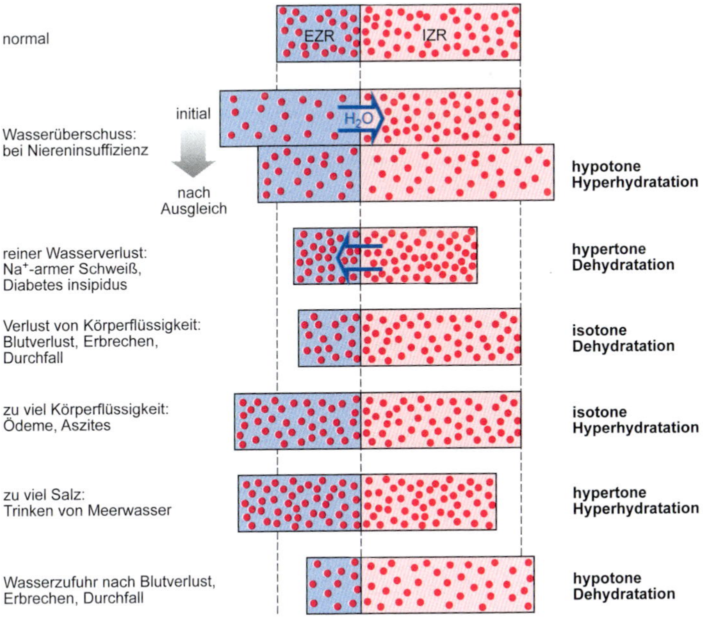

normal
EZR
IZR
initial
Wasserüberschuss: bei Niereninsuffizienz
H2O
nach Ausgleich
hypotone Hyperhydratation
reiner Wasserverlust: Na+-armer Schweiß, Diabetes insipidus
hypertone Dehydratation
Verlust von Körperflüssigkeit: Blutverlust, Erbrechen, Durchfall
isotone Dehydratation
zu viel Körperflüssigkeit: Ödeme, Aszites
isotone Hyperhydratation
zu viel Salz: Trinken von Meerwasser
hypertone Hyperhydratation
Wasserzufuhr nach Blutverlust, Erbrechen, Durchfall
hypotone Dehydratation

Abb. 13.3

13.2 Homöostase des Flüssigkeitsbestands

Ein kontinuierlicher Wasserbestand ist nötig, um den **Hydratationszustand** der zellulären Makromoleküle und damit ihre Funktionsfähigkeit zu erhalten sowie das **zirkulierende Volumen** und damit den Blutdruck für eine ausreichende Versorgung der Organe durch den Kreislauf konstant zu halten. Diese **Homöostase** wird bedroht durch:

- **Flüssigkeitsmangel (Dehydratation)** durch Durst, Blutverlust, starkes Schwitzen, lang andauerndes Erbrechen bzw. Durchfälle, Austritt und Verdunstung von interstitieller Flüssigkeit bei großflächigen Verbrennungen, erhöhte Harnproduktion (z. B. Diabetes insipidus oder Einnahme von Diuretika), Stillen
- **Flüssigkeitsüberschuss (Hyperhydratation)** durch mangelhafte Wasserausscheidung bei Niereninsuffizienz, Rechtsherzinsuffizienz mit Ödembildung oder Infusion großer Flüssigkeitsmengen.

Das Trinken selbst großer Mengen hypotoner, z. B. alkoholhaltiger Flüssigkeiten führt dagegen nicht wirklich zur Hyperhydratation, da diese im GI-Trakt durch Zusatz von elektrolythaltigen Verdauungssäften schnell isoton werden (→ Kap. 14.1). Dadurch werden die Gesamtkonzentrationen von Elektrolyten im Körper also kaum verändert, und die Niere scheidet außerdem sehr rasch vermehrt Wasser aus.

Der Flüssigkeitsbestand des Körpers wird über **zwei Regelgrößen** registriert: das Blutvolumen und die Osmolarität der Extrazellularflüssigkeit.

Volumensensoren gibt es an den Veneneinmündungen in die Vorhöfe (ANP, → Kap. 17.9) sowie in den Wänden der intrathorakalen Hohlvenen, also an Orten, die wegen ihrer Lage im Niederdrucksystem und ihrer passiven Dehnbarkeit dazu sehr gut geeignet sind. Das Blutvolumen wird **indirekt** auch über den Blutdruck registriert, nämlich durch die **Barosensoren** in Aortenbogen und Karotissinus. **Osmosensoren** befinden sich in den zirkumventrikulären Organen (Organum vasculosum der Lamina terminalis des III. Hirnventrikels) und im ventromedialen und rostralen Teil des Hypothalamus. Es handelt sich dabei um Neurone, die nicht durch die Blut-Hirn-Schranke vom Plasma abgeschottet sind. Bei Schwellung (hypotones Plasma) oder Schrumpfung (hypertones Plasma) ändern sie ihre neuronale Aktivität und schon Abweichungen der Osmolarität um 1 % vom Normalwert führen zu Veränderungen in der Ausschüttung von ADH (antidiuretisches Hormon, → Kap. 17.9).

Volumenmangel

Sinkt das Blutvolumen durch mangelnde Flüssigkeitszufuhr, kommt es zum Anstieg der Osmolarität und zentral vermittelt zum Durstgefühl (→ Abb. 13.4). Das Volumen sinkt auch bei starkem Schwitzen eines hitzeadaptierten Menschen, der nur wenig NaCl im Schweiß verliert. Massiver Volumenmangel würde zum Absinken des Blutdrucks und, wenn alle Kompensationsmechanismen (Tachykardie, Vasokonstriktion) ausgereizt sind, zum Kreislaufkollaps führen. **Osmorezeptoren** vermitteln aber eine vermehrte **ADH-Freisetzung** aus der Neurohypophyse, das in den Sammelrohren der Niere den Einbau von Aquaporinen fördert und so die Rückresorption von Wasser verstärkt (→ Wasserverlust über den Harn ↓). Sie stimulieren außerdem das **Durstzentrum** und erhöhen so die Wasseraufnahme.

Die verminderte Dehnung der Vorhöfe senkt deren ANP-Ausschüttung (ANP = atriales natriuretisches Peptid, → Kap. 17.9) und erhöht über vagale Afferenzen zusätzlich die ADH-Ausschüttung (gehemmter Gauer-Henry-Reflex). Im Zusammenspiel von erhöhtem **Aldosteron** und erniedrigtem **ANP** werden die Na^+- und die Wasserrückresorption verstärkt. ADH wirkt zusätzlich konstriktorisch auf Widerstandsgefäße (Syn.: Vasopressin!); ein Abfall des arteriellen Blutdrucks stimuliert außerdem wegen der Minderdurchblutung der Niere dort die **Reninbildung.** Renin führt über **Angiotensin II** ebenfalls zur Vasokonstriktion, zusätzlich stimuliert es die Aldosteron-Ausschüttung. Gemeinsam stabilisieren all diese komplexen Mechanismen den Kreislauf und normalisieren Volumen und Osmolarität durch vermehrte Rückresorption und vermehrte Aufnahme von Wasser.

Klinik

Bei starkem **Blutverlust** (hypovolämischer Schock) geht dagegen isotone Flüssigkeit verloren. Wegen des Blutdruckabfalls in den Kapillaren (Vasokonstriktion) und den Venen tritt Plasma nicht aus, sondern interstitielle Flüssigkeit gelangt in das Gefäßsystem, was den Kreislauf zunächst stützt („innere Infusion“). Dieser Volumenmangel führt dann zu „hypovolämischem“ Durst des Verletzten (statt zu „osmotischem“ Durst, s. o.), der unter natürlichen Bedingungen akut durch Trinken von Wasser ausgeglichen wird. Mittelfristig muss aber durch erhöhte Aufnahme von Salz die Homöostase wiederhergestellt werden. Intravenöse Infusion von physiologischer Kochsalzlösung behebt das Problem sehr viel schneller.

Regelkreis zur Konstanthaltung der Osmolarität bei Durst.

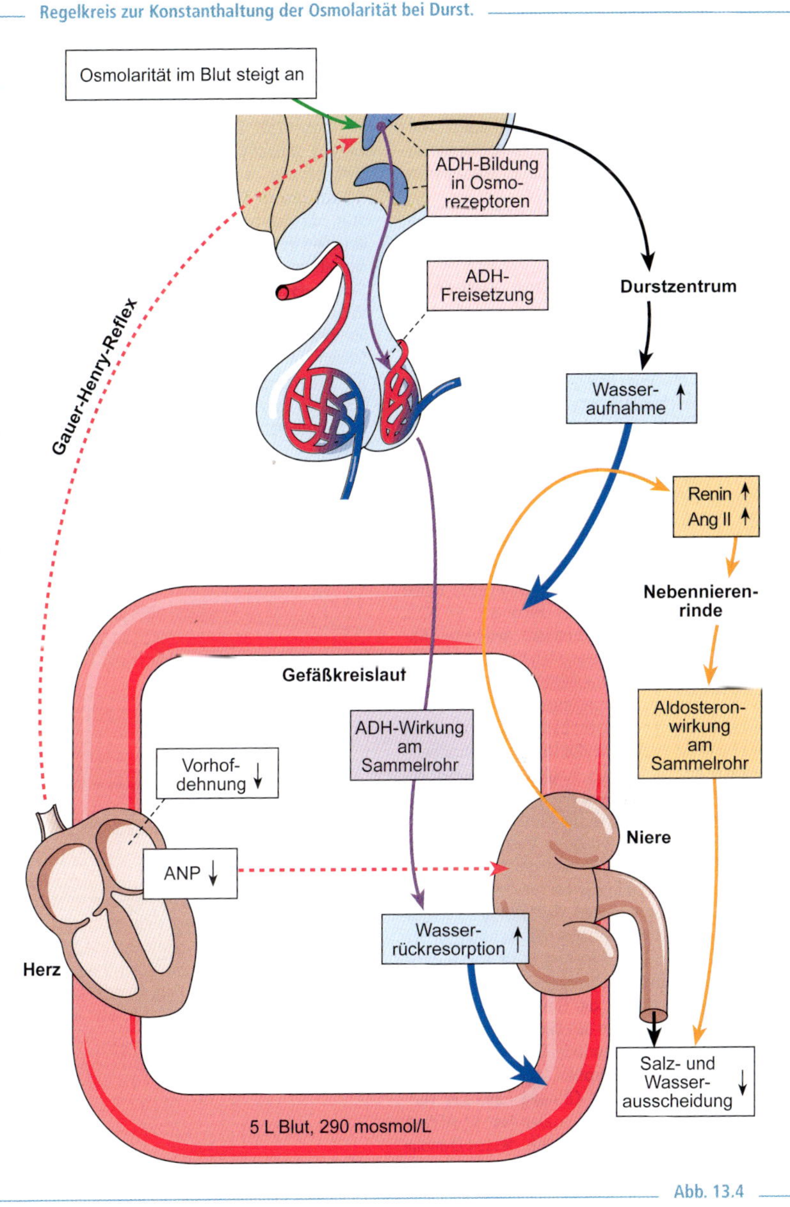

Abb. 13.4

13.3 Kochsalzhaushalt

NaCl und $NaHCO_3$ sind die quantitativ wichtigsten Elektrolyte des EZR (→ Tab. 13.1 in → Kap. 13.5) und damit hauptsächlich für dessen Osmolarität verantwortlich. Änderungen in ihrer Konzentration werden durch Wasserströme aus anderen Kompartimenten ausgeglichen (→ Abb. 13.3); das extrazelluläre Volumen (EZV) spiegelt daher den Gesamt-Kochsalzgehalt exakt wider. Die **NaCl-Homöostase** wird v. a. über die Messung des EZV reguliert, spezielle NaCl-Sensoren sind nicht bekannt.

Der Mensch würde unter natürlichen Bedingungen fast überall an Kochsalzmangel leiden (Ausnahme: Meeresküsten), da NaCl nur in Fleisch, Fisch, Milch und Milchprodukten als extra- bzw. transzelluläre Flüssigkeit in größeren Mengen vorhanden ist, nicht aber in pflanzlicher Nahrung. Unser Körper ist deshalb darauf optimiert, Kochsalz zu sparen. **Salzmangel** verkleinert das EZV und stimuliert – ähnlich wie Volumenmangel – das Renin-Angiotensin-Aldosteron-System (RAAS, → Abb. 13.5). Mehrere Mechanismen sind dafür verantwortlich, am besten belegt ist folgender: Im distalen Tubulus der Nephrone wird kontinuierlich die NaCl-Konzentration gemessen. Sinkt sie ab, wird Renin aus den Macula-densa-Zellen freigesetzt (tubuloglomeruläres Feedback, → Kap. 11.5). **Renin** führt über systemisch gebildetes **Angiotensin II** (Ang II) zur generellen Vasokonstriktion, wodurch der Blutdruck stabilisiert und der Entgleisung des Kreislaufs entgegengewirkt wird. **Lokal gebildetes Ang II** verursacht besonders an den Vasa afferentia in der Niere eine Konstriktion, wahrscheinlich durch dort vorhandes Angiotensin-converting-Enzym (ACE2). Dies drosselt die glomeruläre Filtrationsrate und vermindert so die Flüssigkeitsausscheidung, wirkt also einer weiteren Verkleinerung des EZV entgegen. Um den Salzmangel tatsächlich zu beheben, wird so schon die Na^+-Rückresorption im proximalen Tubulus stimuliert, da durch den verlangsamten Fluss des Primärharns die Kontaktzeit zunimmt. Außerdem stimuliert Ang II die Na^+-Rückresorption im proximalen Tubulus (→ Kap. 11.16).

Zusätzlich erhöht Ang II die Freisetzung des Mineralocorticoids **Aldosteron** aus der äußeren Zona glomerulosa der Nebennierenrinde. Dieses Hormon maximiert die Na^+-Rückresorption im distalen Tubulus und im Sammelrohr durch Öffnung luminaler Na^+-Kanäle und Aktivierung der basalen Na^+-K^+-ATPase. Die Folge ist ein fast Na^+-freier Urin, dessen Osmolarität letztlich nur noch von der Harnstoffkonzentration abhängt.

Über dieselben Mechanismen erhöht Aldosteron auch im Kolon und sogar in Schweiß-, Tränen- und Speicheldrüsen die Na^+-Rückresorption. Gleichzeitig steigern Aldosteron und Afferenzen der Herzvorhöfe den „Salzappetit". All diese Faktoren stellen im Zusammenspiel die Homöostase wieder her.

Die Verkleinerung des EZV bei Salzmangel wird au ßerdem in den Herzvorhöfen registriert, die daraufhi die **ANP-Ausschüttung drosseln.** Dies ermöglich die maximale Freisetzung sowohl von Renin als auc von Aldosteron, die sonst durch ANP inhibiert wir (→ Kap. 17.9). Schließlich kommt es noch zur Akt vierung sympathischer Afferenzen, die ebenfalls di Reninbildung stimulieren. Dieser Mechanismu scheint jedoch von untergeordneter Bedeutung z sein, da transplantierte, nicht innervierte Niere ebenfalls einwandfrei den Salzhaushalt und das Flüs sigkeitsvolumen regulieren.

Salzüberschuss vergrößert das EZV, zunächst durc Verschiebung aus dem intrazellulären Kompartimen kompensiert durch zusätzliches Trinken. (So steiger Salzbrezen und gesalzener „Radi" in bayerische Bierzelten den Getränkeumsatz!) Durch erhöhte ANP Sekretion bzw. Inaktivierung des RAAS wird dan vermehrte Salz- (und gleichzeitig) Wasserabgabe e reicht.

Klinik

Salzüberschuss gibt es erst, seit der Mensch den Abbau von fossilen Salzstöcken und die Gewinnung von Meersalz technisch in großem Stil beherrscht. Der unvermeidliche Salzverlust mit dem Harn beträgt auch bei Salzmangel etwa 500 mg/d, je nach Kulturkreis werden aber 1–40 g/d aufgenommen! In Deutschland liegt der Konsum bei 15 g/d, Rekordhalter sind die Bewohner Nordjapans. Vor allem das Einsalzen von Nahrung, was vor der Erfindung des Kühlschranks früher weltweit zur Konservierung genutzt wurde, ist dort für solche extremen Mengen verantwortlich. In Nordjapan leiden fast 40 % der Menschen unter **arterieller Hypertonie** (Bluthochdruck), was auf einen kausalen Zusammenhang zwischen Salz, zirkulierendem Volumen und Blutdruck schließen lässt. Jedoch führt übermäßiger Salzgenuss nicht automatisch zu Bluthochdruck, und salzarme Ernährung verhilft nur einem kleinen Teil der Hypertoniker zu normalen Blutdruckwerten. Deshalb geht man von einer starken genetischen Komponente für die Anfälligkeit für „Salzhypertonus" aus. Bei jeder Form von Hypertonie werden aber trotzdem Diuretika in Kombination mit anderen Wirkstoffen erfolgreich eingesetzt, die über Volumenverlust auch den Blutdruck senken.

Atherosklerotische Verengung der Nierenarterien, v. a. aber entzündliche und fibrotische Nierenerkrankungen führen zu erhöhtem zirkulierendem Angiotensin II und **renaler Hypertonie.**

Regelkreis zur Einsparung von Kochsalz bei Salzmangel.

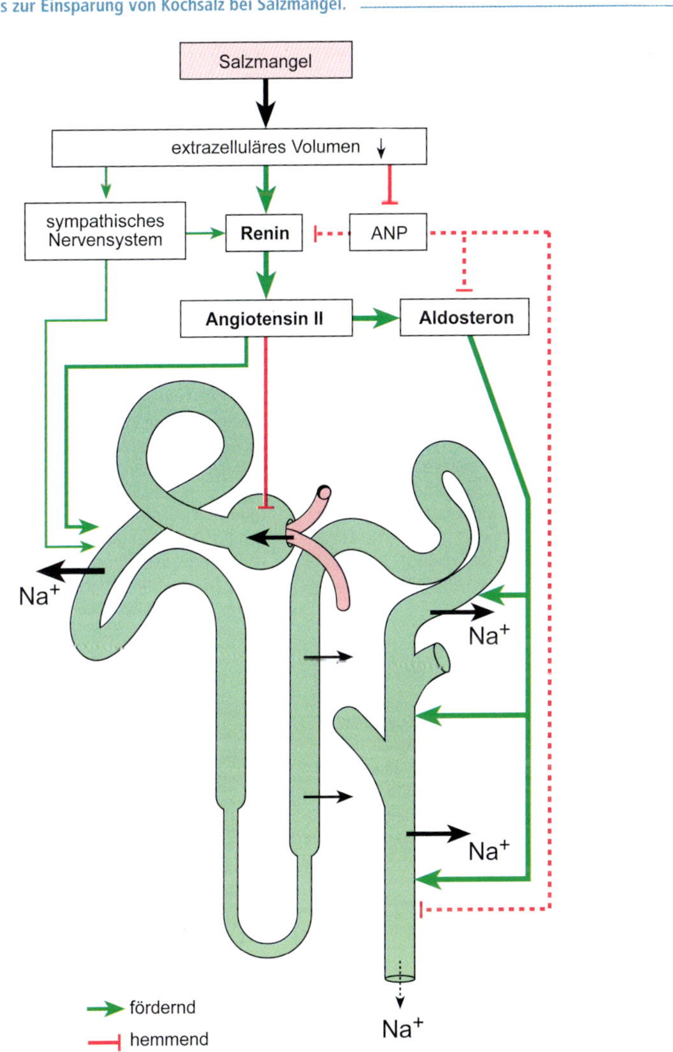

Abb. 13.5

13.4 Kaliumhaushalt

Kalium ist das wichtigste Kation in der intrazellulären Flüssigkeit, wegen der Gesamtgröße des IZR ist es auch das **häufigste gelöste** Kation überhaupt (→ Abb. 13.6a). Jede Zelle besitzt Kanäle, durch die K^+ seinem Gradienten folgend ausströmt. Es kommt aber nicht zum Konzentrationsausgleich, da Gegenionen, v.a. negative Gruppen an Proteinen und Phosphaten (z.B. auch an RNA), nicht folgen können und sich so zwangsläufig ein Gleichgewichtspotenzial aufbaut. Na^+ gelangt ständig bei Transportvorgängen in allen Zellen oder bei Aktionspotenzialen erregbarer Zellen durch Kanäle in das Zellinnere. Von dort wird es unter ATP-Verbrauch im Austausch gegen K^+ wieder ausgeschleust. Die große Bedeutung dieser ständigen Ionenbewegungen wird dadurch deutlich, dass die Na^+-K^+-ATPase etwa ein Drittel der täglich mit der Nahrung zugeführten Energie verbraucht (→ Kap. 1.4).

Kalium wird als Bestandteil der intrazellulären Flüssigkeit sowohl mit Fleisch als auch mit pflanzlicher Nahrung im Überschuss aufgenommen und durch Niere und Kolon ausgeschieden. Die exakte Einstellung der K^+-Konzentration im Plasma ist von größter Bedeutung, v.a. für elektrophysiologische Vorgänge am Herzen.

Hyperkaliämie

Die Nernst-Gleichung sagt voraus, dass es bei Erhöhung der K^+-Konzentration zur Depolarisation der Zelle kommt (→ Kap. 2.3). Durch Infusion einer K^+-reichen Lösung wird in der Herzchirurgie (Op. am Herzen, Konservierung von Spenderorganen) durch Dauerdepolarisation ein Herzstillstand ausgelöst **(kardioplege Lösung).** Wegen der niedrigen Plasmakonzentration kann eine Hyperkaliämie aber auch schon als Folge von Zerstörung großer Zellverbände (Quetschungen, Chemotherapie von Tumoren) durch Freisetzung von intrazellulärer Flüssigkeit, lokal auch bei exzessiver Muskelarbeit (tetanische Aktionspotenziale) dort im Gewebe entstehen.

Zur Hyperkaliämie kommt es auch durch eine Reihe von komplexen Interaktionen zwischen Salz- und Säurehaushalt der Zelle (→ Abb. 13.6b). Alle Zellen nutzen den Na^+-Gradienten, um intrazellulär aus dem Stoffwechsel stammendes H^+ rasch zu entfernen. Wird intrazellulär vermehrt Säure gebildet (Laktazidose bei Durchblutungsstörungen = Ischämie, Ketoazidose bei Diabetes), kommt es zur Hemmung der Na^+-K^+-ATPase, die K^+ in die Zelle transportiert. Damit entsteht zusätzlich zur metabolischen Azidose eine Hyperkaliämie im Plasma (→ Abb. 13.6b). Werden andere Zellen, die die Azidose nicht selbst verursachen, mit dem niedrigen pH im Plasma konfrontiert (z.B. auch bei respiratorischen Störungen), wird extrazelluläres H^+ gegen intrazelluläres K^+ ausgetauscht und die Hyperkaliämie so noch verstärkt. Der Effekt ist dramatisch: Bei einer nicht-respiratorischen Azidose steigt das K^+ pro 0,1 pH-Einheit um 0,6, bei einer respiratorischen Azidose immerhin um 0,1 mmol/l (→ Kap.12, Praxisfall). Allerdings werden so niemals zum Herzstillstand führende K^+-Konzentrationen erreicht, da die Veränderungen des pH sehr viel früher lebensbedrohlich werden.

Hypokaliämie

Umgekehrt kommt es bei Alkalose, z.B. nach häufigem Erbrechen, zu einer Hypokaliämie, die zu lebensbedrohlichen Extrasystolen führen kann. Grund dafür ist die Eigenschaft vieler K^+-Kanäle (darunter auch der für die Repolarisation des Herzens verantwortlichen) bei Hypokaliämie ihre Leitfähigkeit zu vermindern, um so die Zelle vor zu großem K^+-Verlust zu schützen. Dadurch sinkt ihr Einfluss auf das Ruhemembranpotenzial und die Herzzelle depolarisiert (→ Abb. 13.7). Besonders vorgeschädigte Zellen, wie sie auch im gesunden Herzen vorkommen, wenn sie K^+ verloren haben befinden sich nahe am Schwellenwert und verursachen bei Hypokaliämie lebensbedrohliche **Extrasystolen.**

Insulin beeinflusst den K^+-Spiegel, indem es nach einer Mahlzeit durch Stimulation der Na^+-K^+-ATPase in Leber, Muskel und Fettgewebe die rasche Aufnahme von K^+ in die Zellen fördert. Dies beugt einer Hyperkaliämie nach K^+-reicher Nahrung vor.

Klinik

Patienten mit Diabetes mellitus entwickeln bei schlecht eingestelltem Blutzucker eine **diabetische Ketoazidose** – eine lebensbedrohliche Situation, die zum Koma führen kann. Wegen des verlangsamten Transports von Glucose in die Zellen aufgrund von Insulinmangel oder -resistenz werden dort vermehrt Fettsäuren zu sauren Ketonkörpern abgebaut. Der pH-Wert sinkt, trotz einer kompensatorischen Hyperventilation (auch HCO_3^- und pCO_2 sinken: Kußmaul-Atmung, → **Kap. 10.15**). Diese Azidose führt dann häufig zu Hyperkaliämie. Die Therapie besteht in der Gabe von Volumen (Diurese → Dehydrierung), Insulin und **Kalium!** Warum? Wenn sich der pH normalisiert, wird das den Zellen mit dem Urin verloren gegangene K^+ aus dem Plasma wieder aufgefüllt. Insulin beschleunigt diesen Vorgang. Deshalb kann seine Infusion ohne gleichzeitige K^+-Gabe zu lebensgefährlicher **Hypokaliämie** und Herztod führen. Eine Hyperkaliämie tritt v.a. bei einer Niereninsuffizienz auf.

Kalium und Azidose.

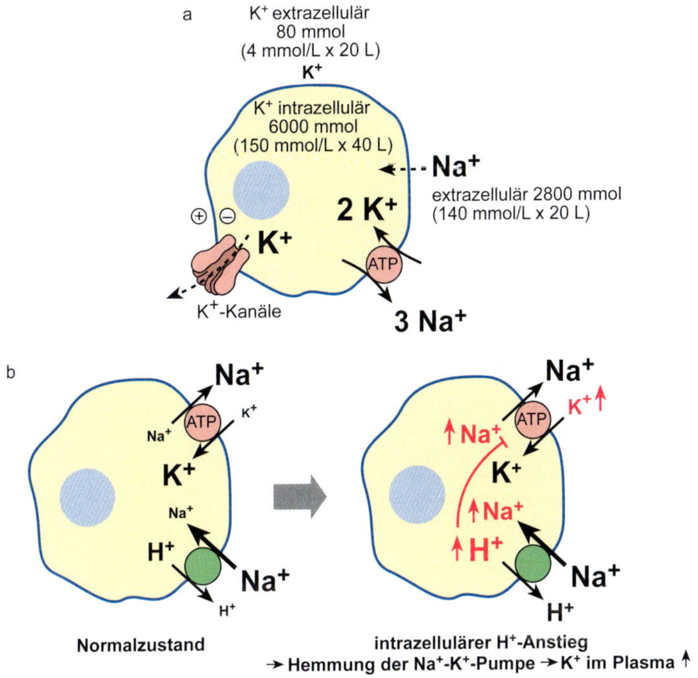

a

K^+ extrazellulär
80 mmol
(4 mmol/L x 20 L)
K^+
K^+ intrazellulär
6000 mmol
(150 mmol/L x 40 L)
Na^+
extrazellulär 2800 mmol
(140 mmol/L x 20 L)
2 K^+
K^+
ATP
K^+-Kanäle
3 Na^+

b

Na^+
ATP
K^+
Na^+
K^+
Na^+
H^+
Na^+
H^+

Normalzustand

Na^+
K^+↑
↑Na^+
ATP
K^+
↑Na^+
↑H^+
Na^+
H^+

intrazellulärer H^+-Anstieg
→ Hemmung der Na^+-K^+-Pumpe → K^+ im Plasma ↑

Abb. 13.6

Abhängigkeit des Ruhemembranpotenzials von Herzmuskelzellen vom extrazellulären K^+.

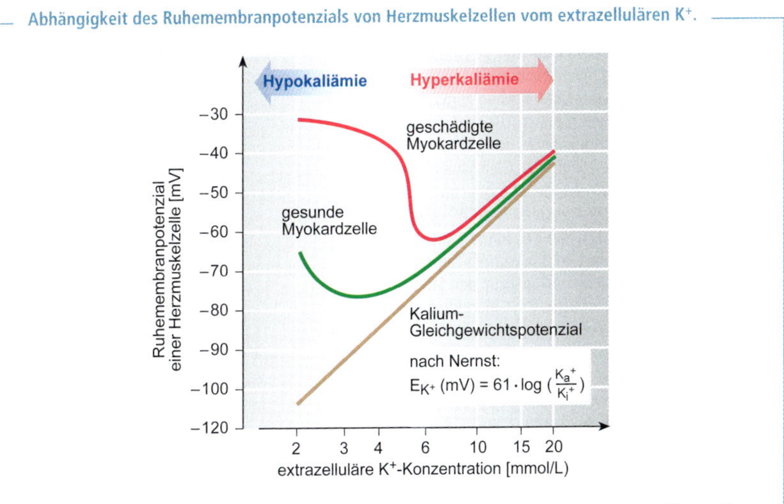

Abb. 13.7

13.5 Andere Ionen

Calcium- und Phosphathaushalt

Da etwa 1 kg Calcium und Phosphat als basische Calciumphosphatverbindungen zusammen mit Na^+, K^+, Mg^{2+} bzw. Fluorid und Karbonaten die mineralische Substanz von Knochen und Zähnen aufbauen, hängen Calcium- und Phosphathaushalt eng zusammen.
Intrazellulär spielt **Calcium** eine entscheidende Rolle als Second Messenger (→ Kap. 1.9) bei Muskelkontraktion, Vesikelfreisetzung in Synapsen und sekretorischen Zellen, bei vielen Signaltransduktionsvorgängen bis hin zur Genregulation. Seine intrazelluläre Konzentration wird daher durch Pumpen und Carrier (→ Kap. 1.4) extrem niedrig gehalten. Das endoplasmatische Retikulum ist der wichtigste intrazelluläre Ca^{2+}-Speicher.
Phosphat liegt intrazellulär frei als Komponente des Energiestoffwechsels vor (Kreatinphosphat + ADP ↔ Kreatin + ATP, ATP ↔ ADP + P), aber auch als Baustein in Nukleinsäuren und Phospholipiden sowie in phosphorylierten Proteinen, was für Regulationskaskaden bedeutsam ist. Außerdem ist Phosphat in all diesen Formen ein wichtiger intrazellulärer Puffer.
Etwa die Hälfte des Ca^{2+} liegt im **Plasma** an Proteine gebunden vor, nur freies Ca^{2+} steht für Reaktionen zur Verfügung (→ Tab. 13.1). Seine Konzentration muss angesichts des riesigen Knochenreservoirs mit der von Phosphaten genau abgeglichen werden. Würde eine der beiden Komponenten ansteigen, käme es zum Ausfallen unlöslicher Salze, sobald das Löslichkeitsprodukt überschritten wird. Die **Konstanz von** Ca^{2+} **hat absoluten Vorrang.** Beide Komponenten werden im Dünndarm nur unzureichend absorbiert, ein Großteil geht mit dem Stuhl verloren.

Regulatorische Hormone

Bei Hypokalziämie wird **Parathormon** (PTH) aus den Epithelkörperchen der Nebenschilddrüse freigesetzt (→ Abb. 13.8). Es aktiviert Osteoklasten zum Abbau von Knochensubstanz und führt so zur Ca^{2+}-Freisetzung. Darüber hinaus stimuliert es die Ca^{2+}-Rückresorption im distalen Nierentubulus. Gleichzeitig werden beim Abbau entsprechende Mengen an Phosphat freigesetzt. Da dieses Phosphat das Ca^{2+} wieder binden würde, hemmt PTH die Phosphatrückresorption in der Niere und führt so zur vermehrten Phosphatausscheidung (→ Abb. 11.32). In der Summe behebt PTH also einen akuten Ca^{2+}-Mangel. Dabei geht jedoch zunächst Knochenmasse verloren. Aus diesem Grund wird in der Niere außerdem die Synthese von **Calcitriol** aus dem in der Leber gebildeten Calcidiol stimuliert (Vorstufe ist Vitamin D_3). Calcitriol fördert mittelfristig die Resorption von Ca^{2+} und Phosphat im Darm (→ Kap. 14.11) und deren Rückresorption in der Niere und stellt so wieder Material für die **Mineralisierung des Knochens** zur Verfügung. Deren Ausmaß ist allein von der Plasmakonzentration dieser beiden Knochenkomponenten ab-hängig (→ Kap. 17.10).
Calcitonin wird bei Hyperkalzämie vermehrt aus de C-Zellen der Schilddrüse ausgeschüttet und hemm die Bildung von PTH, stimuliert die Osteoblasten zu Mineralisation und, über Calcitriol, auch die Resorption von Ca^{2+}-Phosphat im Darm. Es ist in der akute Situation einer Hyperkalzämie Gegenspieler des PTH spielt aber v. a. während des Wachstums und des Stillens eine wichtige Rolle beim Knochenaufbau un -erhalt (→ Kap. 11.16 und → Kap. 17.10).

Magnesium

Magnesium liegt intrazellulär überwiegend als Komplex mit ATP vor, ist also Cofaktor aller ATPasen. Freies Mg^{2+} hemmt außerdem K^+-, Ca^{2+}- und NMDA-Ionen-Kanäle (→ Kap. 2.11). Die intestinale und renal Absorption wird durch Calcitriol und PTH gleichsinni mit Ca^{2+} stimuliert, da zwei Drittel des Mg^{2+} im Kör per gebunden als Knochenmineralien vorliegen.

Klinik

Sowohl **Ca^{2+}-** als auch **Mg^{2+}-Mangel** steigern die Erregbarkeit von Herz- und Skelettmuskulatur, durch Verschieben der Schwelle von Na^+-Kanälen (Ca^{2+}) bzw. durch Enthemmung von K^+-Kanälen (Mg^{2+}), was zu zellulärem K^+-Verlust und Annäherung an die Schwelle führt. Hyperventilation führt über einen „Ca^{2+}-Mangel" zu **Tetanie** (Pfötchenstellung der Hände), da im alkalischen Plasma sonst von H^+ besetzte Bindungsstellen stattdessen Ca^{2+} komplexieren, wodurch dessen freie Konzentration sinkt. **Muskelkrämpfe** können durch Mg^{2+}-Mangel bei schwerer körperlicher Arbeit (starkes Schwitzen, Auswaschen durch vermehrtes Trinken), Fehlernährung oder nach Einnahme von Diuretika entstehen und sind durch entsprechende Mg^{2+}-Präparate gut therapierbar.
Neben Calcitonin und Calcitriol, die über Erhöhung des **Ca^{2+}-Phosphat-Spiegels** mineralisierend wirken, wird der **Knochenaufbau** durch Östrogene und körperliche Bewegung gefördert, letzteres durch die mechanische Beanspruchung. Besonders bei Frauen führt das Absinken der Östrogene in der Menopause zu **Osteoporose,** einem beschleunigten Knochenabbau mit stark erhöhtem Risiko für Knochenbrüche. Bei beiden Geschlechtern ist mangelnde Bewegung im Alter ein weiterer bedeutender Risikofaktor. Wurde durch Ca^{2+}-Mangel in der Jugend die Knochendichte nicht maximiert, kann Osteoporose früher auftreten.

Regelkreis zur Konstanthaltung von Ca^{2+} im Plasma.

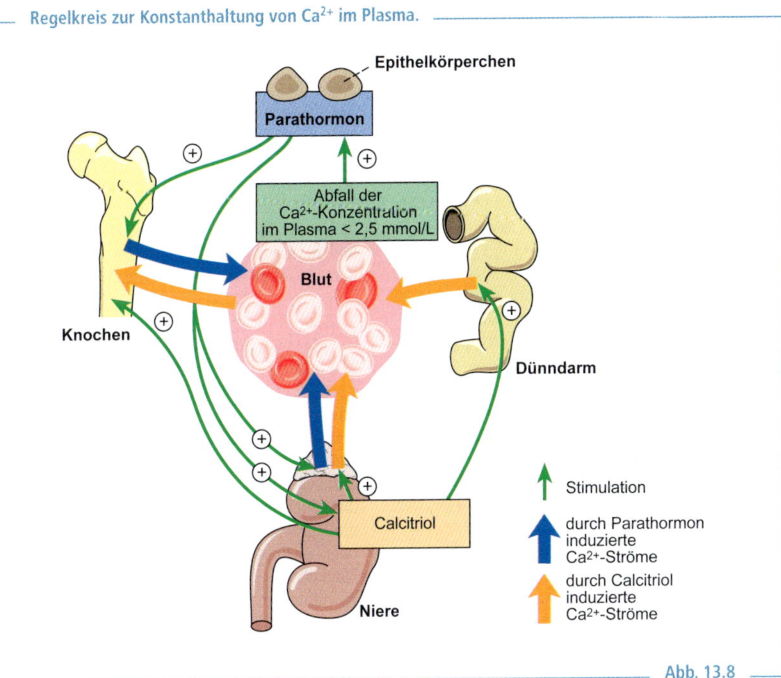

Abb. 13.8

Tab. 13.1: Elektrolyte der Körperflüssigkeiten

Ion	Plasma	Intrazelluläre Flüssigkeit
Kationen	149,8 mmol/L	153,6 mmol/L
Na^+	142,0 mmol/L	12,0 mmol/L
K^+	4,3 mmol/L	139,0 mmol/L
Ca^{2+} *	2,5 mmol/L	< 0,001 mmol/L
Mg^{2+} *	1,1 mmol/L	1,6 mmol/L
Anionen	149,8 mmol/L	153,6 mmol/L
Cl^-	104,0 mmol/L	4,0 mmol/L
HCO_3^-	24,0 mmol/L	12,0 mmol/L
$HPO_4^{2-}/H_2PO_4^-$	2,0 mmol/L	29,0 mmol/L
Proteine**	14,0 mmol/L	54,0 mmol/L
organische Phosphate und sonstige**	5,9 mmol/L	53,6 mmol/L

* nur ca. die Hälfte des Ca^{2+} und Mg^{2+} liegt frei vor
** Konzentration der Ladungsäquivalente, nicht die tatsächliche Konzentration

14 Ernährung und Verdauung

Kasuistik

Nachts wird Herr M. durch starke Schmerzen in der oberen Bauchregion und Schüttelfrost geweckt. Schon nach wenigen Minuten ist der Zustand so unerträglich, dass sich seine Frau entschließt, einen Krankenwagen zu rufen. Die Sanitäter stellen erhöhte Temperatur fest und bringen ihn ins Krankenhaus.

Patientendaten

- Allgemeine Daten: Alter: 55 Jahre, Größe: 1,78 m, Gewicht: 110 kg, BMI: 35
- Status bei stationärer Aufnahme: kolikartige Bauchschmerzen, Fieber
- körperliche Untersuchung: Gallenblase bei Inspiration schmerzhaft palpabel (Murphy positiv)
- Labor: Erhöhung von CRP und Leukozyten
- Sonografie: entzündete Gallenblase
- Anamnese: Etwa drei Stunden vor Beginn der Beschwerden hat Herr M. bei einem Fest eine opulente Mahlzeit zu sich genommen.

Aufgrund der Befunde wird am nächsten Tag eine endoskopisch-retrograde Cholangiografie (Kontrastmitteluntersuchung des Gallengangs) durchgeführt. Dabei wird ein **Gallenstein** entfernt, der sich direkt vor der Papilla Vateri festgesetzt hat. Nachdem sich Herrn M.s Zustand ein wenig stabilisiert hat, wird einige Tage später in einer laparoskopischen Operation die entzündete Gallenblase komplett entfernt.

Trotzdem leidet der Patient wenig später wieder unter stärksten Bauchschmerzen, die gürtelförmig in den Rücken ausstrahlen. Seine Temperatur erreicht Spitzen von 39 °C. Bei der Untersuchung stellt der Stationsarzt eine Druck- und Klopfschmerzempfindlichkeit sowie reflektorische Abwehrspannung in Ober- und Mittelbauch bei spärlicher Darmperistaltik fest. Im Blutbild sind inzwischen die Enzyme Pankreasamylase und -lipase um ein Vielfaches erhöht; die Entzündungsparameter C-reaktives Protein (CRP) und Leukozyten schlagen weiterhin Alarm. Die Computertomografie (CT) lässt **Nekrosen** in der Bauchspeicheldrüse erkennen (→ Abb. 14.A), wobei sich als weitere Komplikation **Pankreaspseudozysten** entwickelt haben. Dabei handelt es sich um sehr schmerzhafte Ergüsse von Blut und enzymhaltiger Flüssigkeit.

Diagnose

Diese Befunde lassen keinen Zweifel an der Diagnose: **akute nekrotisierende Pankreatitis.** Nun besteht für die Ärzte absoluter Handlungsbedarf, da es sich dabei um eine lebensgefährliche Erkrankung handelt. Durch peritoneale Reizung kann es zur Lähmung des Darms kommen **(paralytischer Ileus).** Bei einem Darmstillstand können sich Darmbakterien besser vermehren und Toxine freisetzen, was einen massiven Flüssigkeitseinstrom in das Lumen hervo rufen kann; der Darm kann auf diese Weise mehrer Liter Flüssigkeit aufnehmen. Dieser Flüssigkeitsve lust vermindert das zirkulierende Blutvolume schlimmstenfalls bis hin zum Volumenmangelschoc Darüber hinaus kann die Freisetzung aktivierter Enz me in die Blutbahn verschiedene Organe angreife und zu deren Versagen beitragen; es besteht vor a lem die Gefahr einer akuten Niereninsuffizienz.

Therapie

Herr M. wird sofort auf die Intensivstation verleg und dauerhaft überwacht. Drei Dinge stehen im Zer trum der Bemühungen: Schonung der Bauchspeiche drüse, Bekämpfung der starken Schmerzen und Ve meidung weiterer Komplikationen. Daher wird m einer vollständig parenteralen Ernährung (über de Blutweg) begonnen. Die Schmerztherapie umfass die Gabe von Metamizol und Morphinderivaten. Ant biotika sollen eine bakterielle Entzündung verhinder oder bekämpfen. Wichtig ist ferner eine ausreichend Flüssigkeitsgabe, um einen hypovolämischen Schoc zu verhindern. Dabei wird darauf geachtet, dass de Hämatokritwert des Blutes (normal 0,40–0,52) nich unter 0,35 sinkt. Einige Tage später legt man bei der Patienten eine Ernährungssonde ins Jejunum. Sie e laubt, bei der Ernährung den Darm einzubezieher ohne das Pankreas zu aktivieren, da die Pankreas aktivität unter anderem von parasympathischen Deh nungsrezeptoren in der Magenwand (N. vagus) sowi über die Menge und Zusammensetzung des Speise breis im Duodenum reguliert wird.

Um die wichtige endokrine Funktion des Pankrea müssen sich die Ärzte zunächst keine Sorgen macher Der Inselapparat mit seinen Hormonen zur Blutzu ckerregulierung ist eine eigenständige Einheit, des sen Funktion erst bei nahezu kompletter Zerstörun des Organs gefährdet wäre. Der Blutzuckerspiege wird trotzdem engmaschig überwacht.

Pathophysiologie

Da der Gallenstein von Herrn M. direkt vor der Papill Vateri lokalisiert war, hat er nicht nur den Gallen sondern auch den Pankreasgang verlegt. Der gestau te Bauchspeichel, der mit seinen zahlreichen Enzy men sowohl Proteine wie auch Kohlenhydrate, Lipid und Nukleinsäuren spalten kann, ist in diesem Fa eine gefährliche Mischung, denn die Verdauungsen zyme beginnen dann schon vorzeitig mit ihrer Arbe und zersetzen das Pankreasgewebe. Vor der Sekreti on halten der saure pH-Wert in den Vesikeln und spe zielle Inhibitoren die Enzymaktivität unter Kontroll Einige Enzyme, vor allem die Proteasen, werden auc als inaktive Vorstufen sezerniert und erst im Duode num durch Enteropeptidase und Trypsin aktivier

CT der Bauchorgane eines Gesunden (a) bzw. eines Patienten mit schwerer Pankreatitis (b).

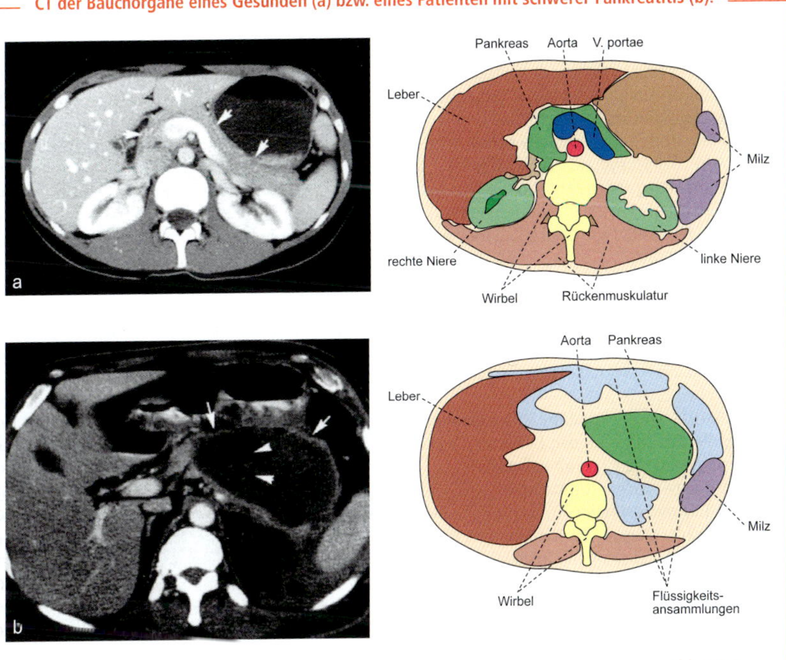

Abb. 14.A

Gelangen die Enzyme jedoch ins Lumen der Pankreasgänge, sind diese Schutzmechanismen nicht mehr wirkungsvoll. Staut sich der Verdauungssaft dann noch zurück und beginnt mit der Verdauung der Bauchspeicheldrüse, entwickelt sich eine akute Pankreatitis. Der Patient bemerkt den Untergang des Gewebes durch heftige Oberbauchschmerzen, Übelkeit und Erbrechen. Beschränkt sich die Symptomatik auf mäßige abdominelle Schmerzen, spricht man von einer leichten Pankreatitis, die höchstens mit einem Pankreasödem einhergeht und in der Regel mit geringen Schäden des Parenchyms ausheilt. Zeigen sich jedoch Nekrosen, Abzesse oder Pseudozysten am Pankreasgewebe, so handelt es sich um eine schwere Pankreatitis. Diese verläuft, je nachdem, ob es noch zu zusätzlichen Komplikationen an extrapankreatischen Geweben kommt, in 20–80 % der Fälle letal. Neben den Gallenwegserkrankungen (50–60 %) ist Alkoholmissbrauch (20–40 %) der zweite große Risikofaktor für die akute Pankreatitis. In ca. 25 % der Fälle bleibt die Ursache unklar.

Weiterer Verlauf und Ausblick

Es dauert noch drei Wochen, bis sich die Laborparameter wieder normalisieren und Herr M. den ersten Bissen essen kann. Da sich das Pankreasgewebe nach einer Entzündung teilweise regenerieren kann, bleiben die exokrine und die endokrine Funktion des Organs bei ihm ausreichend erhalten. Natürlich muss er sich noch weiter schonen; Alkoholkonsum oder eine erneute Abflussbehinderung des Pankreassaftes würden die Ausheilung verhindern oder sogar einen Rückfall verursachen. Herr M. wird aber wieder so leben können wie vor der Erkrankung. Er hat sich jedoch vorgenommen, durch gesündere Ernährung und Sport ein paar Pfunde an Gewicht zu verlieren.

Physiologie im Fokus

- Pankreasenzyme werden erst im Dünndarm aktiv.
- Verschieben von großen Flüssigkeitsmengen aus dem Interstitium ins Darmlumen kann zum Kreislaufkollaps führen.
- Fettreiche Fehlernährung begünstigt die Bildung von Gallensteinen.
- Die Pankreassekretion wird auch vom Duodenum aus gesteuert.

14.1 Aufgaben, Bauplan und Organ-Interaktionen

- Mit unserer Nahrung müssen wir aufnehmen:
- **Wasser** zur Deckung des ständigen Verlusts durch Verdunstung (Atmung, Schwitzen) und Urin
- **Makronährstoffe,** also reduzierte Kohlenstoffverbindungen (Kohlenhydrate, Fette, Eiweiße) zur Energiegewinnung durch Oxidation in den Mitochondrien und als Bausteine für Synthesen bei der Zunahme (Wachstum) und beim Erhalt (Homöostase) der Körpermasse
- **Mikronährstoffe,** die nur in geringen Mengen benötigt werden, aber essenzielle Funktionen als Körperbestandteile (Mengenelemente: Salze), Cofaktoren von Enzymen (Spurenelemente und die meisten Vitamine) und Antioxidanzien (Vitamine C und E) haben
- **Ballaststoffe** und **sekundäre Pflanzeninhaltsstoffe,** die wesentlich für den Erhalt der Gesundheit sind (genaue Funktion oft unbekannt).

Im Verdauungs- oder Gastrointestinal(GI)-Trakt (→ **Abb. 14.1**) wird die Nahrung mechanisch zerkleinert (Mundhöhle, Magen), der Nahrungsbrei gespeichert, denaturiert und sterilisiert (Magen). Makromoleküle werden enzymatisch in resorbierbare Bestandteile zerlegt (Magen, Dünndarm) und zusammen mit Wasser und Salzen ins Blut aufgenommen (Dünn- und Dickdarm). Verdauung ist nötig, um die Bausteine entweder sofort zu verstoffwechseln oder daraus wieder körpereigene Makromoleküle aufzubauen; Nahrungsstoffe verlieren ihren antigenen Charakter.
Die Wände des GI-Trakts sind mit Schichten aus glatter Muskulatur ausgestattet, die für die Durchmischung des Nahrungsbreis sorgen. Nur dadurch kommt er effizient in Kontakt mit den Enzymen bzw. dem resorbierenden Epithel. Die glatte Muskulatur ist ferner verantwortlich für seinen gerichteten Transport und für die Trennung einzelner Abschnitte (Ösophagus-Magen-Dünndarm-Dickdarm-Rektum) durch Sphinkteren voneinander (→ **Abb. 14.1**, rot).
Die Darmtätigkeit wird durch das enterische Nervensystem (ENS) gesteuert; das vegetative Nervensystem (VNS) kann dabei modulierend Einfluss nehmen. Die Rückmeldung über den jeweiligen Zustand (Füllung, Fortschritt der Verdauung, pH) erfolgt über eine Vielzahl von Hormonen, die über das Blut zwischen den einzelnen Abschnitten transportiert werden. Hormone regeln auch Hunger- und Sättigungsgefühl durch Interaktion mit dem ZNS (→ **Kap. 14.4**).
Pro Tag werden ca. 10 L Wasser mit der Nahrung, v.a. aber als Verdauungssäfte in den GI-Trakt aufgenommen bzw. sezerniert. Sie werden fast vollständig wieder resorbiert (überwiegend im distalen Dünn- und Dickdarm, → **Abb. 14.1**).

Wege der Makronährstoffe

Die Wege der Makronährstoffe unterscheiden sich je nachdem, ob der Mensch nüchtern ist, sogar hungert, oder gerade gegessen hat (→ **Abb. 14.2**):

- **nüchtern** (vor einer Mahlzeit): Aus den Glykogenspeichern der Leber wird Glucose und aus dem Fettgewebe werden freie Fettsäuren (FFS) und Glycerin freigesetzt. Protein ist kein eigentlicher Energiespeicher und wird nur im echten Hungerzustand abgebaut.
- **postprandial** (nach einer Mahlzeit): Triglyceride, Glucose und Aminosäuren (AS) werden über den GI-Trakt aufgenommen und im Blut zum Bedarfsort oder zu den Speichern gebracht.

Nach Nahrungsaufnahme steigt mit dem Blutzucker der Insulinspiegel an und Glucagon sinkt (→ **Abb. 17.15**). Daher wird **Glucose** vermehrt in Leber, Muskulatur und Fettgewebe aufgenommen, wo sie osmotisch unwirksam als makromolekulares Glykogen gelagert bzw. nach Fettsäuresynthese als Triglyceride gespeichert wird.
AS werden zur Netto-Proteinsynthese verwendet, da Eiweiß über Sekrete, Haut und Stuhl verloren geht und ein großer Teil des Amino-Stickstoffs als Harnstoff ausgeschieden wird. AS werden auch in der Leber bzw. der Muskulatur trans- bzw. desaminiert; die Kohlenstoffgerüste werden entweder oxidiert oder können zu Glucose bzw. Glykogen umgewandelt werden (Gluconeogenese in Leber und auch Niere).
Im nüchternen oder im **Hungerzustand** werden die Speicher durch sinkende Insulin- und steigende Glucagonspiegel mobilisiert. Sind die Glykogenspeicher entleert, werden v.a. Fettdepots angegriffen. Das ZNS kann zwar nach Adaptation seinen Energiebedarf teilweise durch Oxidation von Ketonkörpern aus der Lipolyse decken. Es muss jedoch immer auch Glucose zur Verfügung gestellt werden, die durch Gluconeogenese aus AS (Abbau von Körperproteinen im Hunger) entsteht.

Klinik

Schwere **Adipositas** (Übergewicht) mit ihren Folgeerkrankungen Diabetes mellitus Typ 2 („Alters"-Diabetes), Bluthochdruck, erhöhte Blutfette und Atherosklerose (zusammen als „metabolisches Syndrom" bezeichnet) entwickelt sich in allen hoch industrialisierten Ländern, aber auch in den Schwellenstaaten zu einem Gesundheitsproblem mit epidemischem Ausmaß. Folgeerkrankungen sind Herzinsuffizienz und eine erhöhte Inzidenz von Herzinfarkten, Schlaganfällen, Nierenversagen, Erblindung und Notwendigkeit von Amputationen als Folge der Atherosklerose.

Übersicht über die Aufgaben einzelner Abschnitte des GI-Trakts und Flüssigkeitsbewegungen.

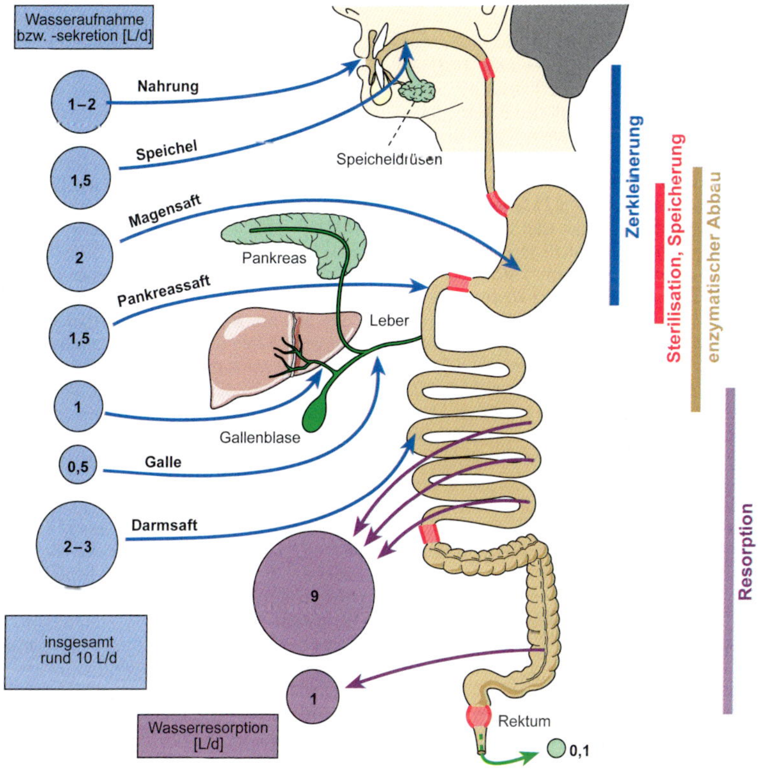

Wasseraufnahme bzw. -sekretion [L/d]
1–2
Nahrung
1,5
Speichel
Speicheldrüsen
2
Magensaft
Pankreas
1,5
Pankreassaft
Leber
1
Gallenblase
0,5
Galle
2–3
Darmsaft
9
insgesamt rund 10 L/d
1
Wasserresorption [L/d]
Rektum
0,1
Zerkleinerung
Sterilisation, Speicherung
enzymatischer Abbau
Resorption

Abb. 14.1

Wege der Nährstoffe nach einer Mahlzeit bzw. im nüchternen Zustand.

Glucose
Triglyceride
Fettsäuren
Aminosäuren
Muskel
Dünndarm
Leber
+ Glycerin
postprandial
nüchtern
Fettgewebe

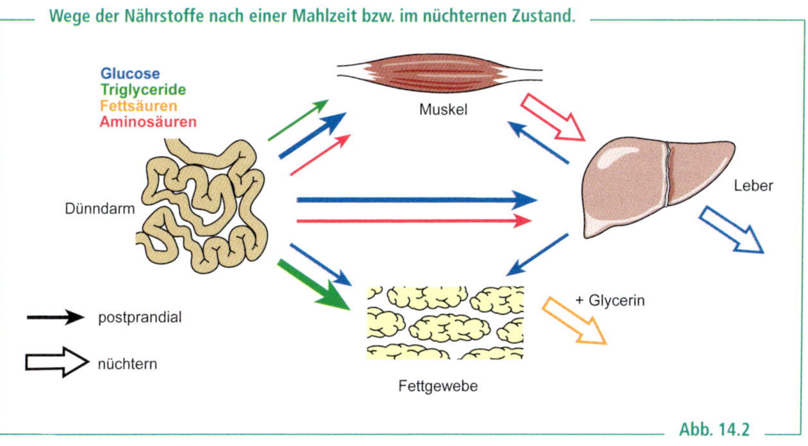

Abb. 14.2

14.2 Makronährstoffe

Kohlenhydrate

Kohlenhydrate liefern in einer gesunden Mischkost den größten Anteil an Energie (→ Abb. 14.3) und werden v. a. als Speicherstärke pflanzlicher Samen und Früchte, als tierisches Glykogen (Muskel, Leber) und als Disaccharide (Saccharose, Laktose) aufgenommen. Fünf Stunden nach einer Mahlzeit sind 75 % der daraus hauptsächlich entstehenden Glucose (Traubenzucker) oxidiert und 25 % gespeichert. Die Glucosekonzentration im Blut wird wegen ihrer gefäßschädigenden Eigenschaften in engen Grenzen konstant gehalten (nüchtern: 90 mg/dL oder 5 mmol/L). Postprandial kann die Konzentration bis 140 mg/dL steigen; bei höheren Werten spricht man von Glucoseintoleranz bzw. ab 200 mg/dL von Diabetes mellitus (ab 125 mg/dL nüchtern). Ab 200 mg/dL wird die Glucose von der Niere nicht mehr vollständig resorbiert und erscheint im Urin (→ Kap. 11.6).

In vielen Geweben wird Glucose nur bis zu Laktat und Pyruvat abgebaut, die dann v. a. im Herzen vollständig oxidiert werden. Die im Körper (v. a. in der Muskulatur) als Glykogen gespeicherte Gesamtmenge an Glucose ist nur gering (→ Tab. 14.1).

Pflanzliche Zellwände bestehen aus Zellulose, aus der die β-1,4-glykosidisch verknüpfte Glucose nur von Bakterien im Kolon freigesetzt und genutzt werden kann (Stärke und Glykogen haben eine α-1,4- bzw. α-1,6-glykosidische Bindung).

Fette

Fette haben den höchsten Brennwert, da sie besonders viele vollständig reduzierte Kohlenstoffatome enthalten (→ Tab. 14.1). Sie kommen v. a. als von Tieren und Pflanzen gespeicherte **Triglyceride** vor, wobei flüssige Öle einen hohen Anteil ungesättigter FS enthalten (Doppelbindungen zwischen C-Atomen). Membranlipide spielen quantitativ keine Rolle. Aufgenommene Fette werden zum größten Teil gespeichert; nur ein kleiner Teil (25 %) wird sofort oxidiert. Körperfett ist auch bei schlanken Menschen der weitaus größte Energiespeicher.

Tierische Fette enthalten Cholesterin, ein wichtiges Membranlipid, das der menschliche Körper aber auch selbst synthetisieren kann.

Pflanzliche Fette enthalten ungesättigte FS, viele Öle auch mehrfach ungesättigte FS. Diese können vom Menschen nicht selbst synthetisiert werden, sind aber als Bestandteile von Membranen essenziell. Wichtige Bestandteile pflanzlicher Öle sind außerdem Phytosterole, die die Synthese von Cholesterin in der Leber hemmen und damit die Zusammensetzung der Blutfette optimieren. Fette sollten quantitativ nur maximal 30 % der Ernährung ausmachen. Ein gewisser Fettanteil in der Nahrung ist aber zur Aufnahme der fettlöslichen Vitamine nötig.

Eiweiß

Eiweiß nehmen wir v. a. als (Muskel-)Fleisch zu uns. Pflanzen sind eher eiweißarm; nur wenige nutzen Protein als Speicher (Hülsenfrüchte, v. a. Sojabohnen). Der physiologische Brennwert von Eiweiß ist niedriger als der physikalische (→ Tab. 14.1), da der Amino-Stickstoff in noch reduzierter Form (v. a. als Harnstoff) ausgeschieden wird. Eiweiß wird in seine AS gespalten, diese werden aufgenommen und stehen im Gleichgewicht mit dem AS-Pool und dem Körperprotein.

Natürlich enthält unser Körper zigtausend verschiedene Proteine als Produkte unserer Gene, die meisten davon aber nur in sehr geringer Menge. In der Muskulatur stecken 43 % des Körpereiweißes; jeweils 15 % befinden sich in der Haut und im Blut. Aktin, Myosin, Kollagen und Hämoglobin machen etwa die Hälfte des Körperproteins aus. Alle Körperproteine werden ständig abgebaut und auch im nicht mehr wachsenden Menschen durch neue ersetzt (ca. 300 g/d), allerdings mit extrem variablen Halbwertszeiten. Die höchsten Syntheseraten haben Muskulatur (reiner „Turn-over"), Leber (Serumproteine) und Dünndarm (Verdauungsenzyme).

Leu, Ile, Val, Thr, Met, Trp, Phe und Lys sind **essenziell**, können also nicht selbst synthetisiert werden und müssen daher im Nahrungseiweiß in ausreichender Menge vorhanden sein. Viele andere AS können in besonderen Situationen (Kindheit, Schwangerschaft, Stillzeit, schwere Erkrankung) nicht ausreichend gebildet werden.

Bei optimaler Ernährung befinden sich AS-Zufuhr und -Verlust im Gleichgewicht. Bei proteinreicher Ernährung werden die Kohlenstoffgerüste oxidiert (Leber, verzweigtkettige AS im Muskel) oder der Gluconeogenese (Leber, Niere) zugeführt. Nur bei Aufbau-Training wird netto Muskelmasse gebildet. Als Energielieferant dient Körpereiweiß nur im Hungerzustand, bei starkem Abbau der kolloidosmotisch wirksamen Plasmaproteine entstehen Hungerödeme. Einige AS fungieren auch als **Neurotransmitter** oder deren Vorstufen oder sind Vorstufen von Kreatin, Glutathion oder NO.

Klinik

Alkohol enthält als Gärungsprodukt von Hefen mit 30 kJ/g fast doppelt so viel Energie wie Glucose und wird häufig in zu großen Mengen konsumiert. Er wird in der Leber mit konstanter Rate verstoffwechselt und ist bereits in Konzentrationen ab 1 ‰ zytotoxisch. Besonders schädlich sind Destillate, die zusätzlich Methanol enthalten.

Lebensmittelpyramide: optimale Zusammensetzung einer gesunden Kost.

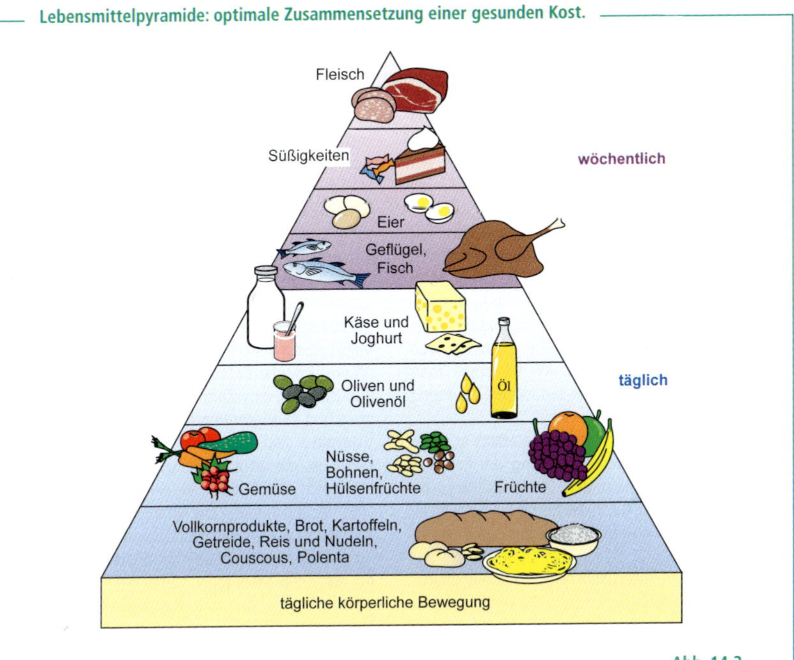

Abb. 14.3

Tab. 14.1: Makronährstoffe

	Kohlenhydrate	Fette	Eiweiße
Vorkommen in der Nahrung	**Polysaccharide:** pflanzliche Stärke, tierisches Glykogen **Disaccharide:** Haushaltszucker (Rüben-, Rohrzucker = Saccharose), Milchzucker (Lactose) **Monosaccharide:** v.a. Fruchtzucker (Fructose)	pflanzliche Öle, tierische und pflanzliche Fette, Fischöl	v.a. Fleisch, Eier, Milchprodukte, pflanzliches Protein
physikalischer Brennwert	17 kJ/g	39 kJ/g	23 kJ/g
physiologischer Brennwert	17 kJ/g	39 kJ/g	17 kJ/g
kalorisches Äquivalent	21 kJ/L O_2	20 kJ/L O_2	20 kJ/L O_2
respiratorischer Quotient (V_{O_2}/V_{CO_2})	1	0,7	0,8
Tagesdosis bei optimaler Mischkost	3,5 g/kg KG	1,0 g/kg KG	0,8 g/kg KG
im Körper gespeicherte Menge	500 g	15 kg	12,5 kg
theoretisch als einzige Energiequelle ausreichend für	30 min (freie Glucose) 18 h (Glykogen)	55 Tage	21 Tage
essenzielle Bestandteile	keine	mehrfach ungesättigte FS	essenzielle Aminosäuren

14.3 Nährstoffbedarf, Mikronährstoffe

Nährstoffzufuhr

Eine „gesunde" Ernährung verringert das Risiko für eine große Zahl von Erkrankungen. Alle Angaben sind Richtwerte. Bei Kindern, Schwangeren und Schwerkranken sind sie, bezogen auf das Körpergewicht (KG), bedeutend höher, sinken im Alter dagegen ab. Die **Energiezufuhr** sollte für einen normalgewichtigen Mann 12 MJ/d (2.900 kcal/d), für eine Frau 10 MJ/d (2.300 kcal/d) betragen. Die Energie sollte zu 55 % aus Kohlenhydraten, 30 % aus Fett und 15 % aus Eiweiß stammen. Jeweils ⅓ der Fette sollten gesättigte, einfach bzw. mehrfach ungesättigte FS enthalten. Die Proteinzufuhr sollte zur ausreichenden Deckung des Verlusts 0,8 g/kg KG betragen. Rein pflanzliche Proteinkost enthält tendenziell zu wenig Lys, Met, Cys, Trp und Thr.

Etwa die Hälfte der **Wasserzufuhr** stammt aus Getränken, ein Drittel aus fester Nahrung, der Rest aus der Oxidationsreaktion in den Mitochondrien. Der Wasserbedarf beträgt für Erwachsene ca. 1 mL/kcal, bei einem Säugling wegen der großen Körperoberfläche 15 mL/kcal!

Ballaststoffe sind unverdauliche Bestandteile pflanzlicher Nahrung (Zellulose, Pektine), die von Dickdarmbakterien anaerob zu kurzkettigen FS (Acetat, Propionat, Butyrat) vergoren werden, die dann vom Kolonepithel verstoffwechselt werden können. Sie senken den Blutzucker- und Cholesterinspiegel – letzteres evtl. wegen der vermehrten Ausscheidung von daran gebundenen Gallensalzen, die ja aus Cholesterin synthetisiert werden (→ Kap. 14.9). Ballaststoffarme Ernährung ist wegen der mangelnden mechanischen Reizung der Darmwand häufig mit Obstipation verbunden. Außerdem erhöht sie das Kolonkarzinomrisiko. Mögliche Ursachen sind das Fehlen der kurzkettigen FS, die das Zellwachstum hemmen, evtl. auch die mangelnde Abschilferung und Erneuerung des Epithels durch die Ballaststoffe.

Pflanzliche Nahrung enthält außerdem eine Vielzahl von **sekundären Pflanzenstoffen** in z.T. großen Mengen. Sie erfüllen in den Pflanzen verschiedenste Funktionen (Schutz vor Fraß, Pathogenen, UV-Licht; Anlocken von Insekten). Sie sind für den Erhalt der Gesundheit wichtig, z.B. Polyphenole, Flavonoide, Carotinoide, Phytoöstrogene oder schwefelhaltige Verbindungen, ohne dass die genauen Mechanismen immer geklärt sind.

Mikronährstoffe

Mikronährstoffe werden in Mengen unter 1 g/d benötigt, oft sogar nur in µg-Mengen, sind aber absolut essenziell (→ Tab. 14.2). Dazu gehören die Mengenelemente oder **Mineralstoffe,** die als Ionen die Zusammensetzung der Körperflüssigkeiten bestimmen (Na^+, K^+, Cl^-, Ca^{2+}) oder als Baustoffe dienen (Ca^{2+}, Mg^{2+}, Phosphate). Ca^{2+}, Mg^{2+} und die **Spurenelemente** sind auch Cofaktoren von Proteinen, letztere z.B. für Redoxreaktionen; Ca^{2+} ist ein wichtiger Second Messenger. **Eisen** ist Bestandteil von Häm-Gruppen in O_2-bindendem Hb und Myoglobin bzw. Cytochromen der Atmungskette und des P450-Systems. Eisenmangel ist die häufigste Anämieform. Mögliche Ursachen sind Mangelernährung, erhöhter Abbau von Hb bei Malariainfektion, verstärkte Regelblutung oder Blutungen im GI-Trakt. **Jod** kommt in vielen Regionen nur unzureichend im Boden und damit in der gesamten Nahrungskette vor, was durch Zusatz zum Speisesalz ausgeglichen werden kann. Gleiches gilt für **Selen,** hier wird derzeit über Nahrungsmittelzusatz diskutiert. **Fluor,** das für die Mineralisation von Knochen essenziell ist, besonders aber bei der Bildung von Zähnen im Kindesalter, wird in manchen Ländern dem Trinkwasser zugefügt.

Vitamine sind Coenzyme oder Vorstufen von Coenzymen, die an einer ganzen Reihe von zentralen Stoffwechselreaktionen beteiligt sind (vgl. Lehrbücher der Biochemie). Die Vitamine C und E sind unspezifische Antioxidanzien; sie wirken ebenso wie eine Vielzahl von enzymatischen Systemen der Oxidation von Zellbestandteilen durch freie Sauerstoffradikale, z.B. aus der mitochondrialen Atmungskette, entgegen.

Klinik

Bei **vegetarischer** (Verzicht auf Fleisch, aber nicht auf Milch, Milchprodukte und Eier) oder rein **veganer Ernährung** (überhaupt kein Verzehr tierischer Produkte) muss auf die ausreichende Zufuhr all jener Nährstoffe geachtet werden, die nur in geringen Konzentrationen in rein pflanzlicher Nahrung vorkommen. Nur eine reichhaltige Mischkost kann den Bedarf decken. So ist unter den essenziellen AS das Lys in Getreide nur unzureichend, in Hülsenfrüchten nur sehr wenig Met vorhanden. An tierisches Häm gebundenes Eisen ist leichter resorbierbar als das Eisen aus pflanzlichen Quellen, v.a. aber ist der Bedarf an **Vitamin B_{12}** (Cobalamin) bei veganer Ernährung nur schwer zu decken. Dieses komplexe Molekül kann nur bakteriell synthetisiert werden und kommt selbst in Fleisch nur in niedrigen Konzentrationen vor. Vitamin-B_{12}-Mangel kann v.a. während Schwangerschaft und Stillzeit bei Säuglingen zu **funikulärer Myelose** (irreversible Myelinisierungsstörung) und **perniziöser Anämie** (Störung der Erythrozytenbildung) führen.

Tab. 14.2: Mikronährstoffe: Elektrolyte und Spurenelemente

Element	Funktion, Bestandteil	Quelle	Bedarf/d	Mangelsymptome
Calcium	Baustein von Knochen und Zähnen, Blutgerinnung, Signalübertragung	Milchprodukte	800 mg	Osteoporose, Rachitis, neuromuskuläre Übererregbarkeit
Chlor	extrazelluläres Anion	Kochsalz	2,0 g	nicht bekannt
Chrom	Glucosestoffwechsel	Hefe, Nüsse	< 50 µg	erniedrigte Glucosetoleranz
Eisen	Bestandteil von Hb und Cytochromen	Fleisch, Getreide	10 mg	Anämie
Fluor	Baustein von Knochen und Zähnen	Seetiere	2 mg	Karies
Jod	Bestandteil der Schilddrüsenhormone	Seetiere	140 µg	Hypothyreoidismus, Kropf
Kalium	intrazelluläres Kation, Membranpotenzial, Zellvolumen	Fleisch, Früchte	2,5 g	intrazelluläre Azidose, Extrasystolen, neuromuskuläre Übererregbarkeit
Kobalt	Bestandteil von Cobalamin (Vit. B_{12})	Leber, Fleisch	0,1 µg	perniziöse Anämie bei Vit.-B_{12}-Mangel
Kupfer	Redoxreaktionen (Atmungskette)	Fleisch	2 mg	Anämie
Magnesium	als Komplex mit ATP Cofaktor aller ATPasen	Getreide, Gemüse	350 mg	neuromuskuläre Übererregbarkeit
Mangan	Pyruvatcarboxylase, Mn-Superoxiddismutase (Mn-SOD)	weitverbreitet	< 6 mg	nicht bekannt
Molybdän	Redoxreaktionen (Oxidasen)	Gemüse, Getreide	< 40 µg	bei Patienten mit ausschließlich parenteraler Ernährung
Natrium	extrazelluläres Kation, Membranpotenzial, Zellvolumen	Kochsalz	2,5 g	Hypotonie, Hypovolämie, Krämpfe
Phosphor	Baustein von Knochen und Zähnen, ATP, Nukleinsäuren (DNA, RNA), Kreatinphosphat	Milchprodukte, Getreide	800 mg	Osteoporose
Schwefel	Bestandteil von Proteinen mit Cys, Met und Cystin (Di-Cys)	Proteine	300 mg	nicht bekannt
Selen	als Selencystein in Selenoproteinen wie Glutathionperoxidase	Seetiere, Fleisch, Getreide	< 50 µg	Anämie, Kardiomyopathie, Myopathie
Zink	Bestandteil sehr vieler Enzyme, Insulinspeicherung	weitverbreitet	15 mg	verzögerte Sexualentwicklung, Hautläsionen, Immunstörungen, Geschmacksstörungen

14.4 Energiebilanz

Ernährungszustand

Zur Beschreibung des Ernährungszustands eines Menschen wird weltweit der Body-Mass-Index (BMI = Gewicht [kg]/Körpergröße [m^2]) benutzt. Normalgewichtige Erwachsene haben einen BMI von 18,5 bis 24,9, der Fettanteil beträgt 20 % (♂) bzw. 37 % (♀ → **Abb. 14.4**). Bei Übergewicht (BMI > 25) bzw. Adipositas (BMI > 30) steigt der Körperfettanteil; Untergewicht (BMI < 18,5) kommt durch zusätzlichen Verlust von fettfreier Körpermasse (FFM: Muskeln, innere Organe) zustande.

Normalgewichtige haben statistisch die niedrigste Morbiditäts- und Mortalitätsrate. 80 % ihrer Fettvorräte liegen subkutan. Das gesundheitliche Risiko steigt v. a. mit Zunahme des viszeralen Fettgewebes (bauchbetonte, androide Fettverteilung; Taillenumfang ♂ > 94 cm, ♀ > 80 cm), das mit einem dichten Besatz von Hormonrezeptoren und einer hohen Lipolyserate viel stoffwechselaktiver ist. Die exakte Messung der Körperzusammensetzung erfolgt über Bestimmung des Körperwassers, der Körperdichte (Unterwasserwiegen) oder mit bildgebenden Verfahren.

Die FFM hat den größten Anteil am Energiebedarf; aufgrund der extrem unterschiedlichen Stoffwechselraten ist aber der Anteil verschiedener Organe am Gesamtumsatz in Ruhe sehr unterschiedlich (→ **Tab. 14.3**). Nur durch körperliche Arbeit (Herz- und Muskeltätigkeit ↑) kann akut der Gesamtumsatz bedeutsam erhöht werden. Langfristig steigt er nur durch Zunahme von Muskelmasse durch körperliches Aufbautraining.

Tab. 14.3: Ruheenergieverbrauch der Organe

	Anteil am Körpergewicht (%)		Anteil am Verbrauch (%)	
	♀	♂	♀	♂
Muskeln	33	43	20	25
Gehirn	2,5	2	26	22
Herz	0,5	0,5	10	10
Leber	2,5	2	22	20
Fett	37	20	8	4

Regulation der Nahrungsaufnahme

Der Ernährungszustand eines Menschen ist das Ergebnis von Zufuhr, Speicherung und Verbrauch von Energie. Er bleibt im Optimalfall erstaunlich konstant, verändert sich aber beim Altern. Übersteigt die Zufuhr den Verbrauch konstant um nur 120 kJ/d (1 % des normalen Tagesumsatzes!), führt das zu einer Zunahme des KG um 4 kg in einem Jahr (davon 75 % Fett), bis sich durch dessen höheren Eigenverbrauch ein neues Gleichgewicht einstellt.

Ein komplexes Zusammenspiel zahlreicher Hormone mit dem Hypothalamus sorgt dafür, dass im Normalfall das KG konstant bleibt (→ **Abb. 14.5**). Dort liegt ein Sattheitszentrum in ventromedialen und ein Hungerzentrum in lateralen Bereichen. Eine große Zahl von „anorexigenen" bzw. „orexigenen" Peptiden, Neurotransmittern und deren Rezeptoren steuern dort das Essverhalten. Die neuronalen Verschaltungen sind noch Gegenstand intensivster Forschung. Viele der Peptide haben auch an anderer Stelle wichtige Aufgaben, die ihnen ihre Namen gegeben haben. Neuropeptid Y **(NPY)**, Agouti-related peptide **(AGRP)** im Ncl. arcuatus sowie Galanin **(Gal)** und andere „Orexine" spielen eine zentrale Rolle bei Hunger, während Corticotropin releasing Hormon **(CRH)** im paraventrikulären Nukleus, α-Melanozyten-stimulierendes Hormon **(α-MSH)**, Glucagon-like Peptide (**GLP-1**) und neuronales Cholezystokinin **(CCK)** wichtige Botenstoffe für Sattheit sind. Das Peptidprodukt eines „Kokain-Amphetamin-regulierten Transkripts" **(CART)** ist dafür verantwortlich, dass man unter diesen Drogen keinen Hunger empfindet, hat aber sicher wichtige endogene Funktionen.

Signale aus dem Körper teilen die akuten Zustände Hunger bzw. Sattheit mit. Füllung des GI-Trakts stimuliert über vagale Afferenzen, FS im Dünndarm über dort gebildetes CCK das Sattheitszentrum bzw. inhibieren das Hungerzentrum. Umgekehrt erzeugen ein leerer GI-Trakt über **Ghrelin** und ein niedriger Blutzuckerspiegel über Glucose-sensitive Neurone im ZNS Hungergefühl. Das Peptidhormon **Leptin** wird in Fettzellen gebildet, korreliert mit der Körperfettmasse und informiert zusammen mit Insulin den Hypothalamus langfristig über die Körperzusammensetzung. Eine Resistenz der zentralen Strukturen gegenüber diesen Hormonen ist – ähnlich wie Insulinresistenz peripherer Organe beim Typ-2-Diabetes – sicher eine wichtige Ursache von Adipositas.

Klinik

Anorexia nervosa (Magersucht, BMI < 17,5) und **Bulimie** (Ess-Brechsucht, BMI oft normal) sind Störungen des Essverhaltens aufgrund einer gestörten Selbstwahrnehmung und treten mit einer Inzidenz von 1–3 % meist bei jungen Frauen auf. Man beobachtet sie aber inzwischen mit steigender Tendenz auch bei jungen Männern. Häufig entwickelt sich die Essstörung nach einer ersten Diät. Sowohl Anorexia nervosa als auch Bulimie können lebensbedrohlich sein: durch Infektionen (unzureichende Immunabwehr bei Anorexie) bzw. Herzrhythmusstörungen aufgrund von Elektrolytverschiebungen (v. a. Erbrechen → Alkalose → Hypokaliämie).

Zusammensetzung des Körpers bei einem normalgewichtigen Mann.

Körpergewicht
fettfreie Masse (FFM)
Fettmasse (FM)
Körperzellmasse (BCM)
extrazelluläre Masse (ECM)
Fettmasse (FM)
Skelett
Skelettmuskel
übrige Gewebe
Fettmasse (FM)
Mine-ralien
Protein
Wasser
Triglyceride
0
20
40
60
80
100
Körpergewicht [%]

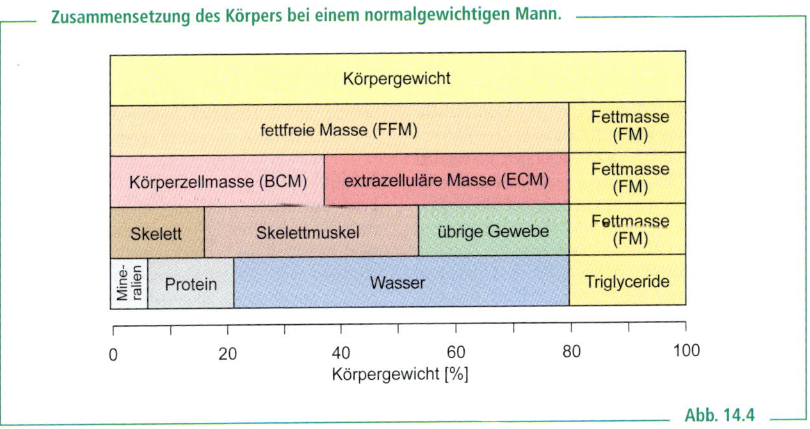

Abb. 14.4

Interaktionen zwischen GI-Trakt, Fettgewebe und ZNS zur Kontrolle von Hunger- und Sattheitsgefühl.

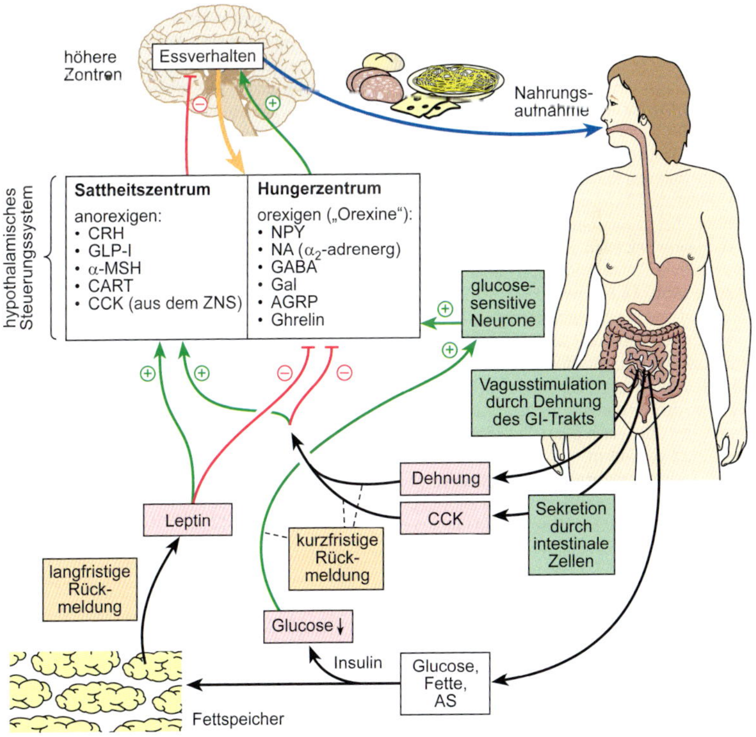

höhere Zentren
Essverhalten
Nahrungs-aufnahme
hypothalamisches Steuerungssystem
Sattheitszentrum
anorexigen:
• CRH
• GLP-I
• α-MSH
• CART
• CCK (aus dem ZNS)
Hungerzentrum
orexigen („Orexine"):
• NPY
• NA (α_2-adrenerg)
• GABA
• Gal
• AGRP
• Ghrelin
glucose-sensitive Neurone
Vagusstimulation durch Dehnung des GI-Trakts
Dehnung
CCK
Sekretion durch intestinale Zellen
Leptin
kurzfristige Rück-meldung
langfristige Rück-meldung
Glucose ↓
Insulin
Glucose, Fette, AS
Fettspeicher

Abb. 14.5

14.5 Kauen, Speicheln, Schlucken

Mundhöhle

Das menschliche **Gebiss** ist angelegt für eine Mischkost: Schneide- und Eckzähne können sowohl Fleisch- als auch pflanzliche Fasern zerschneiden; die Backenzähne zermahlen durch Kaubewegungen, unterstützt von der Zunge, die Nahrung, machen sie dadurch leichter schluckbar und bereiten sie auf die Verdauung vor. Mithilfe von Geschmacks-, Mechano- und Thermorezeptoren auf der Zunge wird die Nahrung auf ihre Genießbarkeit und ihren Nährwert überprüft, nachdem dies vorher auch schon durch den Geruchssinn geschehen ist.

Drei paarige **Speicheldrüsen** produzieren dauernd eine hypotone Flüssigkeit, die in ihrer Zusammensetzung zwischen serös (enzymreich) und mukös (reich an Mukoglykoproteinen) wechseln kann. Diese und spezielle, extrem prolinreiche Proteine machen die Nahrung schlüpfrig. Sie dienen außerdem zusammen mit α-Amylase, RNAse, Lysozym, Laktoperoxidase und IgA der Mundhygiene, da sie wie diese antibakteriell wirken. Eine Lipase aus den Ebner-Zungengrunddrüsen verdaut Fett teilweise schon im Magen, was v. a. beim Neugeborenen wichtig ist, da sein Pankreas noch nicht voll tätig ist.

Die **Speichelflussrate** beträgt in Ruhe ca. 0,5 mL/min, lässt sich aber durch Geruch, Geschmack und schon allein durch die Vorstellung von Nahrung um das 10-Fache steigern (→ Abb. 14.23). Die Drüsen werden vom VNS innerviert: Während der Sympathikus (SY) die Bildung mukösen Speichels für schwer schluckbare Nahrung fördert, produzieren die Drüsen unter Einfluss des Parasymphathikus (PS) flüssigen Spülspeichel bei saurer, bitterer oder salziger Nahrung. Vermehrte Sekretion erfolgt durch Ca^{2+}- bzw. cAMP-vermittelte Stimulation von luminalen Cl^--Kanälen (→ Abb. 14.6) sowie durch Erhöhung von Durchblutung und Kapillardurchlässigkeit (vasoaktives intestinales Peptid, VIP als Kotransmitter). Der Sympathikus verengt die Ausführgänge, erhöht so die Kontaktzeit und stimuliert kontraktile myoendotheliale Zellen an den Endstücken, die den Druck im Gang erhöhen, dabei aber einen parazellulären Rückstrom ins Interstitium verhindern.

Wie in den meisten **sekretorischen Epithelien** werden zunächst Anionen sezerniert. In den Endstücken wird Cl^- sekundär aktiv aus dem Interstitium aufgenommen und verlässt luminal die Zelle durch regulierbare Cl^--Kanäle. Na^+ (und Wasser) strömt parazellulär, dem so generierten transepithelialen Potenzial folgend (→ Abb. 14.6). So entsteht eine der extrazellulären sehr ähnliche Flüssigkeit. Dies geschieht durch Kopplung eines Na^+-K^+-$2Cl^-$-Symporters an die Na^+-K^+-ATPase (→ Kap. 11.9). Bei langsamer Flussrate (→ lange Kontaktzeit mit dem Epithel) wird NaCl in den Ausführgängen teilweise rückresorbiert und gegen $KHCO_3$ ausgetauscht (ähnlich → Abb. 14.26). Dieser **Ruhespeichel** ist hypoosmolar und schafft optimale Bedingungen für die Speichelenzyme. Bei hohem Spülfluss bleibt er dagegen ähnlich der extrazellulären Flüssigkeit. Das alkalische HCO_3^--Milieu ist wichtig, um aufsteigende Magensäure im unteren Teil des Ösophagus zu neutralisieren.

Schluckakt

Berührt der Nahrungsbrocken den weichen Gaumen, wird ein komplexes Reflexgeschehen in Gang gesetzt, das durch das **Schluckzentrum** in der Medulla gesteuert wird. Dabei müssen während des Transports in zeitlich genau abgestimmter Reihenfolge die Verbindungen zum Nasenraum und zur Trachea nacheinander abgedichtet werden, um den Nahrungsbrocken (Bolus) gezielt in den Ösophagus zu transportieren. Dort erschlafft der obere Sphinkter, um nach Aufnahme wieder reflektorisch abzuschließen, wobei ein Druck bis zu 100 mmHg (!) erreicht wird. Dieser Sphinkter und das obere Drittel bestehen aus somato-motorisch innervierter, aber nicht willkürlich steuerbarer quergestreifter Muskulatur (Ausnahme: Schwertschlucker!) und unterliegen der Kontrolle des Schluckzentrums. Die unteren zwei Drittel bestehen aus glatter Muskulatur, die den Bolus durch eine vom enterischen Nervensystem (ENS) völlig autonom gesteuerte peristaltische Kontraktionswelle (→ Kap. 14.6) transportiert. In den Magen gelangt der Speisebrei dann durch den unteren Ösophagussphinkter, der sich reflektorisch öffnet und rasch wieder schließt. Der gesamte Vorgang dauert etwa 10 bis 25 Sekunden.

Klinik

Pannen beim Schluckakt **(Verschlucken)** führen zum Transport von Nahrung in den Nasenraum oder in die Trachea. Von dort wird sie normalerweise durch Niesen bzw. Husten entfernt. Die Schluckabläufe können bei Patienten nach Schlaganfall mit Ausfällen im Schluckzentrum gestört sein, sodass es zur häufigen Aspiration mit schwerwiegenden Infektionen v. a. der Lunge kommen kann **(Aspirationspneumonie)**.

Wie wichtig der Speichel und die in ihm enthaltenen Enzyme und Proteine v. a. für die Mundhygiene sind, sieht man bei der Autoimmunerkrankung **Sjögren-Syndrom**. Dabei degenerieren diese Drüsen; die Patienten leiden neben Mundtrockenheit massiv unter Karies.

Produktion von Speichel.

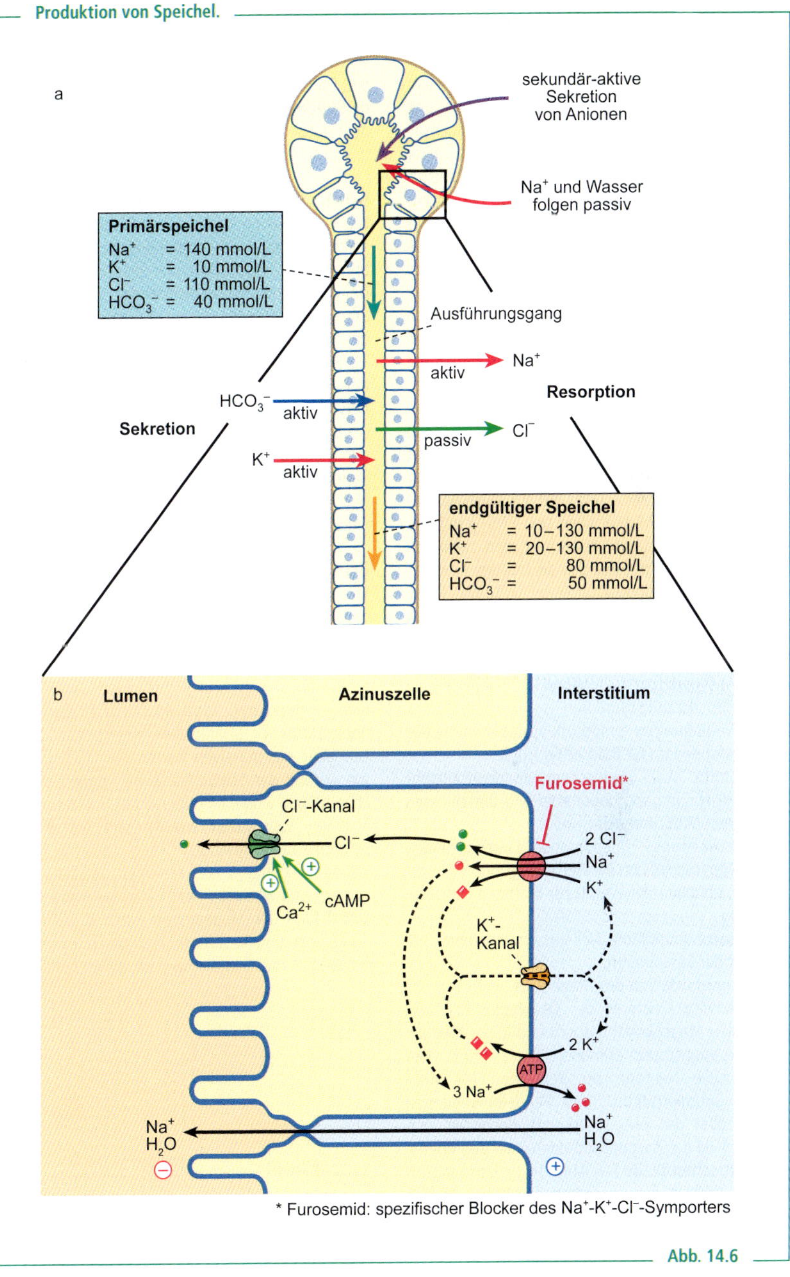

Abb. 14.6

14.6 Transport im GI-Trakt

Wandaufbau und Bewegung

Die Wand des gesamten GI-Trakts besteht aus einer bindegewebigen Tunica adventitia, einer Längs- und Ringmuskelschicht, einer Lamina muscularis mucosae und der eigentlichen Mukosa (→ Abb. 14.7). Unter der Längsschicht liegt das Nervennetz des Plexus myentericus, unter der Ringmuskulatur der Plexus submucosus. Beide bilden zusammen das ENS, das mehr Neurone als das gesamte VNS enthält (!). Die glatten Muskelzellen sind sowohl mechanisch als auch elektrisch (Gap Junctions) in Bündeln miteinander verbunden, die so untereinander kommunizieren können. Das Membranpotenzial dieser Muskelbündel ist instabil und schwankt rhythmisch, zusammen mit dem Muskeltonus, mit einer Periode von ca. 20 s (Antrum) bis 1 min (Kolon). Auf diese myogenen Schwankungen sind regelmäßige Depolarisationen (Spikes) aufgesetzt, die zu Kontraktionen führen. All dies führt einerseits zu einem Ruhetonus, andererseits zur Grundmotilität der Wand und wird nur durch das Zusammenspiel von Muskelzellen und ENS vermittelt. Im nüchternen Zustand beobachtet man zusätzlich langsam und gerichtet wandernde, kräftige Kontraktionswellen (migrating motor complex, MMC). Diese laufen alle 90–120 min, ausgehend von Schrittmacherzentren, über die einzelnen Abschnitte hinweg. Diese deutlich hörbaren Wellen transportieren verbliebenen Darminhalt nach aboral und haben so eine essenzielle „Ausputzerfunktion".
Um die Verdauung zu ermöglichen, sind mehrere Bewegungsformen im GI-Trakt nötig:

- abgestufte, lokale Erschlaffung, um Inhalt aufnehmen zu können, ihn dabei aber eng umschlossen zu halten **(Akkommodation)**
- **Segmentations-** (alternierende Einschnürungen der Ringmuskeln) und **Pendelbewegungen** (Längsverschiebungen der Wand) zur kräftigen Durchmischung
- **Peristaltik** (gerichtete Wellen) zum Transport
- **Tonus** der Sphinkteren.

Die **Akkommodation** des Magens ist ein Reflex, der von Dehnungsrezeptoren des Ösophagus bzw. der proximalen Magenwand ausgeht und in der Medulla efferente Vagusfasern stimuliert. Diese führen über inhibitorische Neurone zur Relaxation (→ Abb. 14.8b). Segmentations- und Pendelbewegungen werden über das ENS koordiniert. Besonders eindrucksvoll ist das Zustandekommen einer geordneten **peristaltischen Welle** (→ Abb. 14.7): Dehnungsafferenzen melden den ankommenden Bolus, erregen Ringmuskeln aufsteigend bzw. hemmen diese weiter absteigend (rezeptive Relaxation). Gleichzeitig wird lokal die Ringmuskulatur gehemmt (Akkommodation) und absteigend die Längsmuskulatur aktiviert. So kann der entsprechende Abschnitt den vorangetriebenen Bolus aufnehmen, sich über ihn hinwegschieben und ihn absteigend weiterreichen. All dies wird autonom durch das ENS vermittelt. Diese ineinander verschachtelten Funktionseinheiten transportieren den Darminhalt über eine, bei hohem Tonus, 4 m lange Strecke. Die Neurone des ENS innervieren außerdem auch die Drüsenzellen des Epithels und koordinieren so Motilität und Sekretion.

Kontrolle durch das VNS

Das VNS nimmt nur modulierend Einfluss auf den GI-Trakt (→ Abb. 14.8): entweder durch direkten Kontakt zu den Muskelzellen oder über Neurone des ENS. Damit kann die Verdauungstätigkeit je nach Akutsituation gefördert oder gebremst werden. Die Ganglien des PS liegen in der Wand verstreut. Hemmende Transmitter sind aufseiten des SY Noradrenalin (NA), aufseiten des PS vasoaktives intestinales Peptid (VIP), ATP, NO und Adenosin (Ado). Dies gilt sowohl für die inhibitorischen Neurone des ENS als auch für die durch efferente Vagusfasern vermittelten Akkommodationsreflexe. Erregend wirken neben Acetylcholin (ACh) auch Substanz P (Sub P), Dynorphin (Dyn) und Enkephalin (Enk).

Erbrechen

Erbrechen (Emesis) ist ein wichtiger Schutzreflex und wird durch die Aufnahme, bisweilen sogar schon durch Geruch oder Anblick potenziell gefährlicher Substanzen (Aas, Kot), aber auch durch länger anhaltende Rachenberührung ausgelöst (Auswurf von nicht schluckbaren Brocken). Auch Drehschwindel, hoher Hirndruck, Strahlenschädigung, starke Schmerzen oder die massiven hormonellen Umstellungen am Anfang der Schwangerschaft können zu Erbrechen führen, wobei hier überall der Nutzen unklar ist. Toxische Substanzen erregen von der Blut-Hirn-Schranke nicht geschützte chemosensitive Neurone der Area postrema und erzeugen über Ncl. tractus solitarii und N. vagus eine komplexe Antiperistaltik. Dabei wird der Mageninhalt durch Druckerhöhung von Bauch- und Atemmuskulatur durch den erschlafften Magen und Ösophagus nach außen befördert.

Klinik

Darm-Atonie (paralytischer Ileus) nach Baucheingriffen ist ein wichtiger Faktor für postoperatives Unwohlsein und lange Krankenhausaufenthalte. Sie kann durch Parasympathomimetika, Opioidantagonisten und frühe Gabe von normaler Kost behandelt werden.

Wandaufbau im GI-Trakt und peristaltischer Transport.

aufsteigende Erregung
absteigende Erregung
absteigende Hemmung
Tunica adventitia
Längsmuskulatur
Plexus myentericus
Ringmuskulatur
Plexus submucosus
Lamina muscularis mucosae
Mukosa
Akkommodation
Erschlaffung
Dehnung
Kontraktion
Transport
Bolus
← oral
anal →
aktivierendes Neuron
inhibitorisches Neuron
Dehnungsafferenz

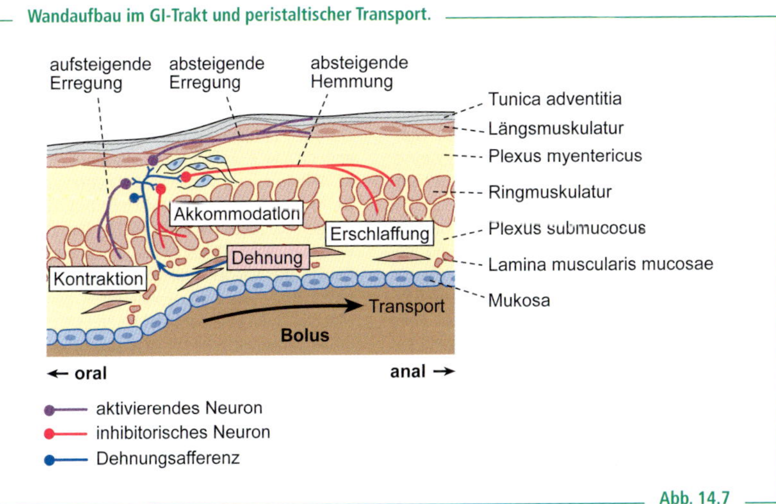

Abb. 14.7

Regulation von Motilität und Sekretion durch das VNS.

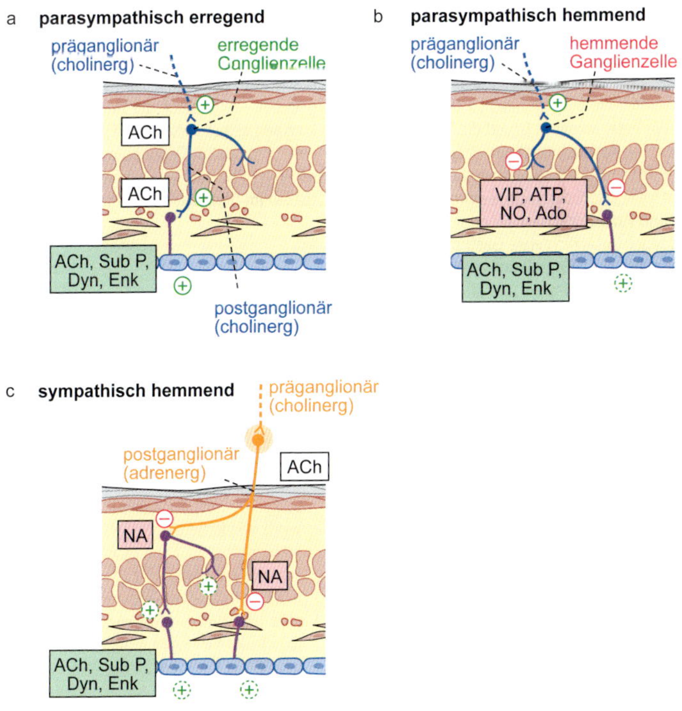

a parasympathisch erregend
präganglionär (cholinerg)
erregende Ganglienzelle
ACh
ACh
ACh, Sub P, Dyn, Enk
postganglionär (cholinerg)
b parasympathisch hemmend
präganglionär (cholinerg)
hemmende Ganglienzelle
VIP, ATP, NO, Ado
ACh, Sub P, Dyn, Enk
c sympathisch hemmend
präganglionär (cholinerg)
postganglionär (adrenerg)
ACh
NA
NA
ACh, Sub P, Dyn, Enk

Abb. 14.8

14.7 Magen

Der leere Magen hat ein Volumen von ca. 50 mL, kann aber bis zu 1,5 L speichern. Der Tonus der Wand sorgt dafür, dass Flüssigkeit entlang der inneren Kurvatur rasch in distale Bereiche abgepresst wird. Während der proximale Teil nur tonisch aktiv und zur Akkommodation fähig ist, liegen im Korpus an der großen Kurvatur glattmuskuläre Schrittmacherzellen. Die von dort ausgehenden Potenzialwellen werden im gefüllten Magen durch vagale, chemische und mechanische Reize überschwellig. Sie führen über Spikes zu kräftigen Kontraktionswellen nach aboral. Der Pylorus lässt nur Partikel passieren, die maximal 2 mm groß sind. Größere Teile werden an seiner Wand immer wieder zurückgeschleudert und so zerrieben. Dabei entsteht ein pastenartiger **Chymus,** dessen Inhalt homogen auf niedrigen pH gebracht wird. Fett wird mechanisch zu kleinen Tröpfchen emulgiert. Größere, versehentlich verschluckte Gegenstände können den Pylorus nur bei leerem Magen passieren, da dann dessen Tonus deutlich niedriger ist.

Magenschleimhaut

Die Magenschleimhaut liegt in Falten und ist von einem hochprismatischen Epithel bedeckt, das neutrale, stark quellfähige Mucine (Glykoproteine, die v.a. den Zucker Fucose enthalten) und vernetzende Proteine sezerniert. Sie bilden eine zähe, ca. 0,6 mm dicke, schützende Schleimschicht. Über die Oberfläche verteilt senken sich die Magengrübchen (Foveolae gastricae) in die Tiefe, an deren Grund die Magendrüsen einmünden. Die **Kardia** besitzt nur wenige, aber reich verzweigte Drüsen, die einen alkalischen (!) Schleim zum Schutz des Ösophagusepithels produzieren. Die **Pylorus- und Antrumdrüsen** am anderen Ende enthalten dagegen zusätzlich viele Gastrin produzierende G-Zellen. Die ca. 1,5 mm langen Hauptdrüsen der **Fundus- und Korpusregion** enthalten Haupt-, Neben- und Parietalzellen (oder Belegzellen, → Abb. 14.9). **Hauptzellen** am Grunde der Drüsen synthetisieren am rauen endoplasmatischen Retikulum **Pepsinogen,** das über den Golgi-Apparat und sekretorische Vesikel auf adäquaten hormonellen Reiz hin durch Exozytose freigesetzt wird. Nebenzellen produzieren eine Schicht speziellen Schleims, der sich noch über die von den oberflächlichen Zellen produzierte Schicht legt.

Parietalzellen

Die **Parietalzellen** erzeugen einen **H^+-Konzentrationsgradienten** von 10^5–10^6 (!) zwischen ihrem Zellinneren und dem Magensaft (pH 1–2, → Abb. 14.10). Sie tun dies, indem sie basolateral durch aktive Na^+-K^+-ATPase, getrieben durch eine extrem hohe Mitochondriendichte, K^+ in die Zelle transportieren und über luminale Kanäle abgeben. Eine hochaktive Carboanhydrase stellt HCO_3^- bzw. H^+ zur Verfügung, die einerseits dem Einwärtstransport von Cl^-, das durch luminale Kanäle ausströmt, andererseits von Na^+ als Austauschpartner für K^+ dienen. In der Summe ist so zunächst nur KCl sezerniert worden.
Die Zellen sind von einem mit der luminalen Oberfläche offen verbundenen Kanalsystem durchzogen und enthalten eine große Zahl von Vesikeln mit einer H^+-K^+-ATPase in ihrer Membran. Auf hormonellen Stimulus hin (→ Abb. 14.24) verschmelzen diese Vesikel mit den Canaliculi (→ Abb. 14.11). Das K^+ im Sekret wird nun gegen H^+ ausgetauscht, kann durch die K^+-Kanäle aber wieder rezirkulieren. Das ins Blut sezernierte HCO_3^- wird von Epithelzellen gegen Cl^- im Magensaft ausgetauscht und neutralisiert H^+, sodass in der Schleimschicht ein kontinuierlicher pH-Gradient zwischen neutral an den zu schützenden Zelloberflächen und stark sauer im Chymus entsteht (→ Abb. 14.9). Parietalzellen produzieren außerdem den **Intrinsic factor,** der Vitamin B_{12} komplexiert (→ Kap. 14.11).
Der niedrige pH-Wert wirkt antimikrobiell und reduziert so die Infektionsgefahr durch Bakterien, Pilze und Viren. Er führt außerdem zur Denaturierung (Entfaltung) des Nahrungseiweißes und macht es so erst für alle Proteasen gut angreifbar. Der saure pH hebt auch elektrostatische Wechselwirkungen innerhalb des Pepsinogens auf. Dadurch ändert sich dessen Konformation und legt das proteolytische Zentrum frei. Durch intra- oder intermolekulare Abspaltung des N-terminalen Endes wird aus Pepsinogen Pepsin gebildet – ein Ablauf, der sich so durch eine positive Kaskade selbst verstärkt. Pepsin ist eine Endopeptidase und spaltet Peptidbindungen, die die aromatischen AS Phe oder Tyr enthalten, liefert also den Proteasen im Dünndarm nur sehr große Peptide.

Klinik

Magengeschwüre (Ulzera) entstehen, wenn die Barrierefunktionen versagen und saurer, pepsinhaltiger Magensaft die Mukosa erreicht. Die Folge ist zunächst Histaminfreisetzung. Dadurch steigt die Durchblutung, und das Gleichgewicht wird wiederhergestellt. Ist diese Entzündung schwerwiegend, kann es zu Ischämie und Nekrosen mit lebensbedrohlichen GI-Blutungen kommen. Stress, Acetylsalicylsäure, Alkohol, v.a. aber Infektion mit **Helicobacter pylori** erhöhen das Risiko für Ulzera erheblich. Blockade der H^+-K^+-ATPase mit Protonenpumpenhemmern wie Omeprazol (→ Abb. 14.10) und Antibiotika werden sehr erfolgreich eingesetzt.

Aufbau und Funktion einer Hauptdrüse im Magenfundus.

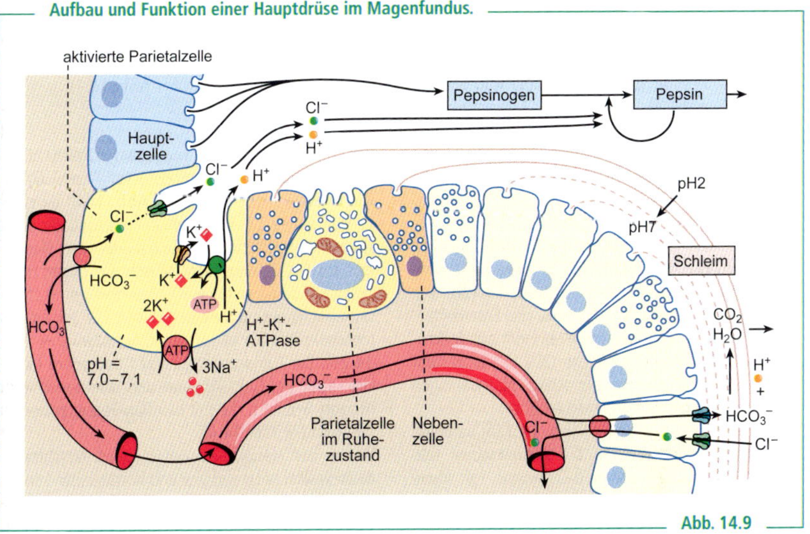

Abb. 14.9

HCl-Produktion in der Parietalzelle.

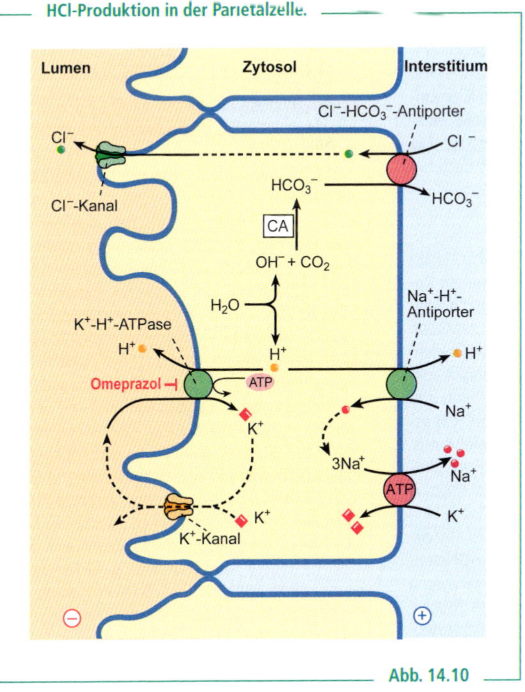

Abb. 14.10

Strukturelle Veränderungen der Parietalzelle bei Stimulation.

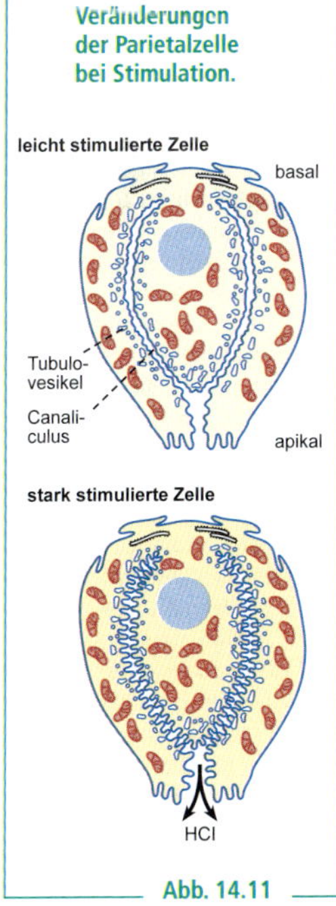

Abb. 14.11

14.8 Dünndarm, Pankreas

Dünndarm

Duodenum, Jejunum und Ileum sind der Hauptort der Verdauung, also der Zerlegung der Makromoleküle, und der Resorption der daraus entstehenden Monomere und aller anderen Nahrungsbestandteile. Um die dafür nötige große **Oberfläche** zu schaffen, ist seine Wand in 600 quer verlaufende, 1 cm hohe Plicae circulares **(Kerckring-Falten)** aufgeworfen. Zusätzlich bildet die Mukosa 1 mm hohe **Zotten** (→ Abb. 14.12a), zwischen denen die **Lieberkühn-Krypten** bis 0,4 mm in die Mukosa hineinreichen (→ Abb. 14.12b). Die Zellen des resorbierenden Epithels, die Enterozyten, tragen einen ausgeprägten Bürstensaum aus **Mikrovilli,** was die Gesamtoberfläche (200 m^2) insgesamt auf das 600-Fache eines einfachen, glattwandigen Rohrs mit gleichen Dimensionen erhöht.

Am Grunde der **Krypten** (→ Abb. 14.12b) befinden sich **Paneth-Körnerzellen,** die antimikrobiell wirkende Enzyme wie Lysozym, α-Defensine, IgA sowie Trypsin sezernieren. Dies dient wahrscheinlich dem Schutz der darüber liegenden pluripotenten Stammzellen, die sich ständig teilen und aus denen alle anderen Zelltypen hervorgehen. Die neu gebildeten Zellen werden zur Zottenspitze geschoben, wo sie abschilfern, wobei die im Bürstensaum befindlichen Enzyme (→ Kap. 14.10) unspezifisch freigesetzt werden. Diese nehmen so noch weiter an der Verdauung teil. Zwischen den resorbierenden Enterozyten eingestreut liegen **endokrine Zellen** (enterochromaffine, **ECL-Zellen**), die Hormone zur Interaktion mit anderen Teilen des GI-Trakts und mit dem ZNS produzieren, sowie **Becherzellen,** die ständig große Mengen an schützendem Schleim sezernieren. Die Schleimproduktion kann durch Acetylcholin noch beträchtlich gesteigert werden.

Zotten bestehen aus Bindegewebe mit eingestreuten, längs verlaufenden kontraktilen Myofibroblasten und glatten Muskelzellen (→ Abb. 14.12a). In ihr ziehen mehrere Arteriolen zur Spitze, wo sie ein Kapillarnetz mit reichlich fenestriertem Endothel ausbilden. Dieses vereinigt sich wieder zu einer zentralen Vene, die letztlich in die V. portae mündet. Außerdem finden sich in den Zotten weit geöffnete Lymphkapillaren, die über die mesenterialen Lymphbahnen und den Ductus thoracicus ins Blut drainieren. Längskontraktionen der Zotten pressen die Gefäße aus. Beim Wiederaufrichten durch den arteriellen Blutdruck bohren sie sich stempelartig in den Chymus und stellen so engen Kontakt zu ihm her.

Vor allem im proximalen Duodenum liegen in der Submukosa die tubuloalveolären **Brunner-Drüsen,** die in die Krypten hinein münden. Diese produzieren ein **HCO_3^--reiches Sekret,** das außerdem Mucine und eine Enteropeptidase enthält, die für die proteolytische Aktivierung der Pankreasproteasen sorgt. Außerdem liegen hier viele endokrine Zellen, die Hormone zur Kommunikation mit anderen Abschnitten bilden.

Insgesamt sezernieren die Drüsen des Dünndarms täglich bis zu 3 L Darmsaft (→ Abb. 14.1).

Pankreas

Die Bauchspeicheldrüse produziert täglich bis zu 1,5 L Sekret, das in den Endstücken (Azini) ähnlich wie in den Speicheldrüsen (→ Abb. 14.6) durch sekundär aktive Cl^--Sekretion mit parazellulär nachströmendem Na^+ und Wasser gebildet wird. Das Epithel des Ausführungsgangs tauscht Cl^- gegen HCO_3^- aus, das zusammen mit HCO_3^- aus dem Darmsaft den sauren Chymus auf einen pH von 8,2 alkalinisiert (optimaler pH für alle Verdauungsenzyme, → Abb. 14.26). Die Azinuszellen besitzen außerdem extrem viel raues ER, Golgi-Apparat und sekretorische **Zymogen-Granula,** die mit den Pankreasenzymen gefüllt sind (→ Tab. 14.4).

Wie in den Hauptzellen des Magens verschmelzen diese Vesikel nach nervaler und hormoneller Stimulation durch Anstieg der intrazellulären Ca^{2+}-Konzentration mit der luminalen Membran und setzen ihren Inhalt frei (→ Abb. 14.24). Dieser enthält alle Enzyme, die zur Spaltung der in der Nahrung befindlichen Makromoleküle nötig sind, in konstanter Zusammensetzung: Amylase, Proteasen, Lipasen, Colipasen und Nukleasen.

Klinik

Mukoviszidose ist die am häufigsten zum frühen Tode führende monogenetische Erkrankung (1:2.000 Homozygote). Sie beruht auf Mutationen des CFTR-Gens (cystic fibrosis transmembrane conductance regulator) und führt zu Defekten am Cl^--Kanal (→ **Abb. 14.26**): Der luminale Cl^--Ausstrom am Pankreasausführgang sowie an Speichel-, Schweiß- und Bronchialdrüsen ist gestört. Missfaltung des mutierten Kanalproteins führt zu seinem Verbleib im ER; die daraus folgende unzureichende Flüssigkeitsproduktion verursacht den namensgebenden zähen Schleim. Die mangelnde Sekretion von Pankreasenzymen führt zu Maldigestion, außerdem kommt es zur Selbstverdauung des Pankreas (Syn.: zystische Fibrose) mit Typ-1-Diabetes. Seit oral verabreichbare Verdauungsenzyme und künstliches Insulin zur Verfügung stehen, reduzieren heute v. a. schwer therapierbare Atemwegsinfektionen (Keimbesiedlung des zähen Bronchialschleims) die zuvor noch deutlich niedrigere Lebenserwartung leider immer noch auf 40–50 Jahre. Tägliche Atemtherapie und Inhalation den Schleim verflüssigender Medikamente erfordern ein extrem hohes Maß an Selbstdisziplin.

Aufbau einer Dünndarmzotte (a) und einer Krypte (b).

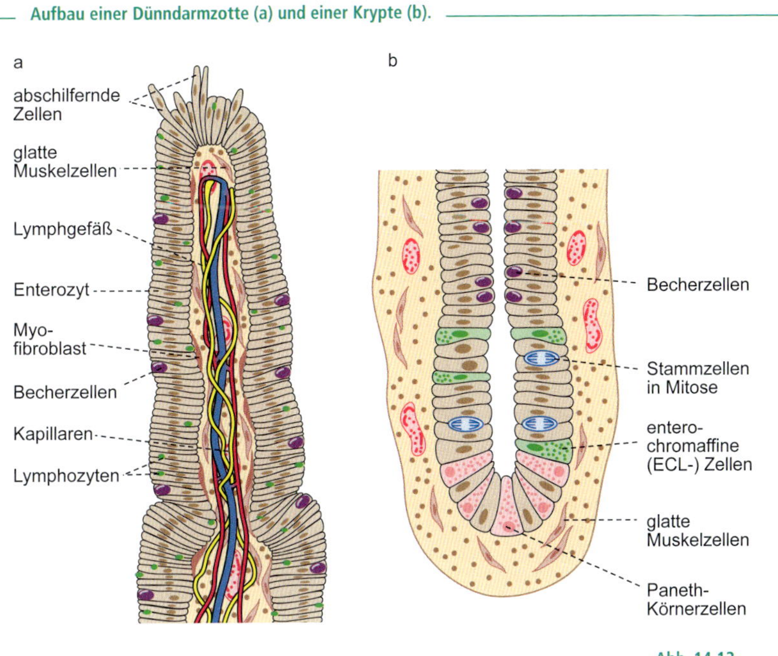

Abb. 14.12

Tab. 14.4: Eigenschaften der wichtigsten Pankreasenzyme

Enzym (Proenzym)	Form*	Funktion
Trypsin(ogen)	1, 2, 3	Hydrolyse von Arg- und Lys-Peptidbindungen
Chymotrypsin(ogen)	A, B	Hydrolyse von Phe-, Tyr- und Trp-Peptidbindungen
(Pro-)Elastase	1, 2	Hydrolyse aliphatischer Peptidbindungen
Kallikrein(ogen)	1, 2, 3	Hydrolyse von Arg- und Lys-Peptidbindungen
(Pro-)Carboxypeptidasen	A1, A2	C-terminale Hydrolyse von Phe-, Tyr- und Trp-Peptidbindungen
(Pro-)Carboxypeptidasen	B1, B2	C-terminale Hydrolyse von Arg- und Lys-Peptidbindungen
(Pro-)Phospholipase	A2	Hydrolyse von 1,2-Diacylglycerophosphocholinen an Position 2
Pankreaslipase		Hydrolyse von C1- und C3-Glycerinesterbindungen
(Pro-)Colipasen	I, II	Cofaktor für Pankreaslipase
RNAse		Hydrolyse der Phosphatesterbindungen in der RNA
DNAse	I	Hydrolyse der DNA am 3'-Ende der Phosphatesterbindung
DNAse	II	Hydrolyse der DNA am 5'-Ende der Phosphatesterbindung
unspezifische Carboxylesterase		Hydrolyse aller Ester
Pankreas-α-Amylase		Hydrolyse der α-1,4-glykosidischen Bindung

* Viele Pankreasenzyme existieren in mehreren Formen, die sich in der relativen Molekülmasse, im isoelektrischen Punkt und daher in ihrem pH-Optimum unterscheiden.

14.9 Leber

Die Leber ist das zentrale Organ für die Homöostase des Kohlenhydrat-, Lipid- und Proteinstoffwechsels (→ Kap. 14.1). Durch den Portalkreislauf liegt sie strategisch günstig zwischen Dünndarm und systemischem Kreislauf.

Speicherfunktion

Die Leber nimmt die nach einer Mahlzeit aus dem Darm anflutenden Monomere und Mikronährstoffe zum großen Teil auf, speichert sie (Glykogen, Cu, Fe, Vit. A, B_{12}, D, E und K), wandelt sie um (AS in Harnstoff und Kohlenstoffgerüste, FS in Very Low Density-Lipoproteins [VLDL]) und stellt sie so in einer für die anderen Organe geeigneten Weise bereit. Bei Bedarf setzt sie Glucose frei oder synthetisiert sie neu aus Laktat, Glycerin oder AS. FS kann sie in Ketonkörper als Substrat für Muskulatur und Gehirn umwandeln.

Synthesefunktion

Die Leber synthetisiert alle **Plasmaproteine** außer den Immunglobulinen: Albumin, Lipoproteine und andere Transportproteine, Fibrinogen, Gerinnungs- und Fibrinolysefaktoren, Wachstumsfaktoren, Hormone (z.B. Angiotensinogen) sowie **Cholesterin** (Bestandteil aller Plasmamembranen).

Biotransformation, Elimination

Die Leber wandelt körpereigene (Steroidhormone, Abbauprodukte des Häms) und körperfremde Moleküle (Xenobiotika), die nicht im Energiestoffwechsel verwertet oder anderweitig recycelt werden können, in ausscheidbare Produkte um. **Xenobiotika** kommen in der Natur als sekundäre Pflanzenstoffe (Fressgifte, Farb- und Aromastoffe) vor; die gleichen Biotransformationsreaktionen werden aber auch zur Eliminierung von Konservierungsstoffen oder Medikamenten genutzt. Dies verhindert die Anhäufung solcher Stoffe im Körper, senkt aber auch dauernd deren wirksame Konzentration. Durch Einführung reaktiver Gruppen (v.a. durch Cytochrom-P-450-abhängige Monooxygenasen) und nachfolgende Konjugation mit Glucuronsäure oder AS werden diese Moleküle für die Ausscheidung durch spezifische Transporter in die Gallenflüssigkeit oder im proximalen Tubulus der Niere markiert **(Biotransformation).** Für all diese Aufgaben haben Hepatozyten wohl das umfangreichste Repertoire an Enzymen.

Emulgierung von Fett

Für die eigentliche Verdauung produziert die Leber **Gallenflüssigkeit,** die ganz entscheidend für die komplette Resorption von Fett ist. Fette haben den höchsten Energiegehalt aller Nahrungsstoffe, sind aber wasserunlöslich und daher nicht für Lipasen zugänglich. Deshalb verschmelzen Fetttropfen aus dem Magen (2–4 µm Durchmesser) mit Gallebestandteilen zu Mizellen (→ Abb. 14.13), sodass Pankreas-Lipasen nun an deren äußerer Schicht die innen liegenden Fette angreifen können.

Enterohepatischer Kreislauf

Galle enthält zunächst in den Hepatozyten aus Cholesterin gebildete primäre **Gallensalze** (→ Abb. 14.14), Cholesterin und andere Steroide, Phospholipide (v.a. Lecithin), FS und Proteine. Die aktive Sekretion von Bilirubin, konjugierten Xenobiotika und HCO_3^- in die Gallenkanälchen ist die treibende Kraft für die **„gallensäureunabhängige" Sekretion** (ca 250 mL/d). Primäre Gallensalze werden durch Darmbakterien in sekundäre Gallensalze umgewandelt; alle Moleküle werden aktiv im Ileum und Kolon wieder aufgenommen. Von dort gelangen sie über den Portalkreislauf mithilfe eines Na^+-abhängigen Symporters wieder in die Leberzellen. Dort werden sie mit Glycin und Taurin zu Säureamiden konjugiert und unter ATP-Verbrauch von einem Carrier wieder sezerniert (**„gallensäureabhängige" Sekretion,** ca 250 mL/d). Sinn dieser Vielfalt ist es, Moleküle zur Verfügung zu stellen, die im Dünndarmsaft über einen weiten pH-Bereich hinweg **amphipathisch** sind, also neben dem lipophilen Steroidgerüst auch eine geladene und damit hydrophile Gruppe besitzen (→ Abb. 14.14).

Dieser **enterohepatische Kreislauf** recycelt die energetisch aufwendig zu synthetisierenden Gallensäuren. Der Gesamtpool beträgt etwa 3 g, die je nach Fettgehalt der Nahrung 5- bis 10-mal pro Tag rezirkulieren. Nur etwa 600 mg/d gehen mit dem Stuhl verloren und müssen neu gebildet werden. Die **Lebergalle** gleicht in ihrer Zusammensetzung etwa dem Plasma (Anionen: 30 mmol/L HCO_3^-, 105 mmol/L Cl^-, anionische Gallenbestandteile) und fließt in der digestiven Phase direkt in den Dünndarm. Bei verschlossenem Sphincter Oddii wird sie in die Gallenblase umgeleitet, wo durch aktive Rückresorption von NaCl und passiven Nachstrom von Wasser das ursprünglich sezernierte Volumen bis auf 10 % reduziert werden kann. Die **Blasengalle** bleibt dabei plasmaisoton; „eingedickt" wird sie nur insofern, als die organischen Anteile aufkonzentriert werden. Energieverbrauchende, an den Na^+-Gradienten und die Na^+-K^+-ATPase gekoppelte Prozesse bauen also einen osmotischen Gradienten über das Epithel auf. Wasser und die gelösten Elektrolyte und Monomere strömen dann hauptsächlich parazellulär ins Blut (solvent drag).

> **Klinik**
>
> **Gallensteine** entstehen, wenn sich die einzelnen Komponenten der Galle im Ungleichgewicht befinden. Meist überwiegt Cholesterin, das dann nicht mehr vollständig gelöst bleibt und auskristallisiert. Fehlernährung und Übergewicht sind die wichtigsten Ursachen (→ **Praxisfall**).

Aufbau einer Mizelle.

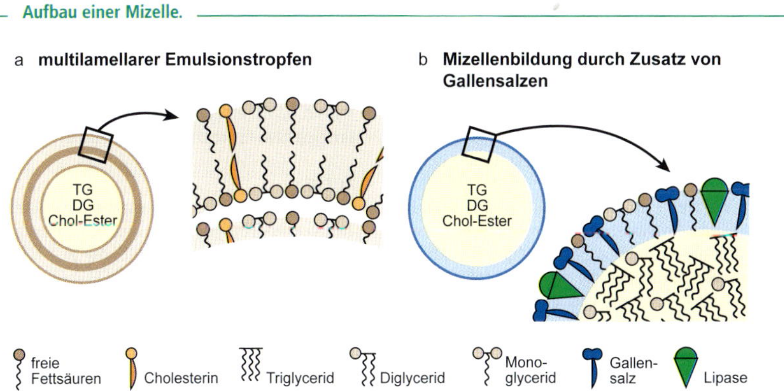

Abb. 14.13

Synthese von Gallensalzen mit unterschiedlichen pK_s-Werten.

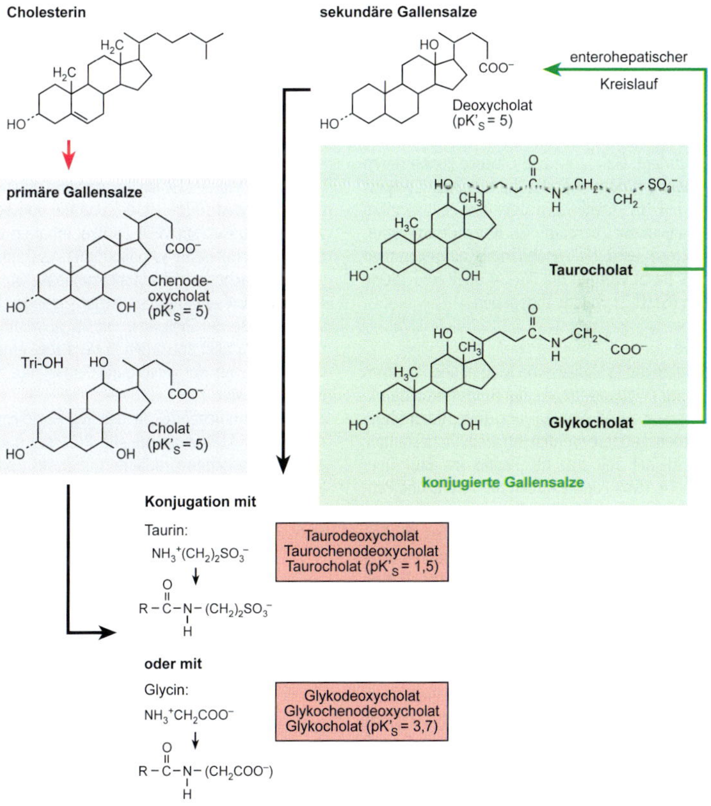

Cholesterin

H_2C H_2C HO

primäre Gallensalze

COO^- Chenodeoxycholat ($pK'_S = 5$) HO OH

Tri-OH HO COO^- Cholat ($pK'_S = 5$) HO OH

sekundäre Gallensalze

HO COO^- Deoxycholat ($pK'_S = 5$) HO

enterohepatischer Kreislauf

HO CH_3 H_3C $-C(=O)-N(H)-CH_2-CH_2-SO_3^-$ HO OH **Taurocholat**

HO CH_3 H_3C $-C(=O)-N(H)-CH_2-COO^-$ HO OH **Glykocholat**

konjugierte Gallensalze

Konjugation mit

Taurin:

$NH_3^+(CH_2)_2SO_3^-$

$R-C(=O)-N(H)-(CH_2)_2SO_3^-$

Taurodeoxycholat
Taurochenodeoxycholat
Taurocholat ($pK'_S = 1{,}5$)

oder mit

Glycin:

$NH_3^+CH_2COO^-$

$R-C(=O)-N(H)-(CH_2COO^-)$

Glykodeoxycholat
Glykochenodeoxycholat
Glykocholat ($pK'_S = 3{,}7$)

Abb. 14.14

14.10 Resorption von Makronährstoffen

Da im Dickdarm die entsprechenden epithelialen Transportsysteme fehlen, müssen alle Nährstoffe möglichst vollständig bereits im Dünndarm ins Blut aufgenommen werden. Die Pankreasenzyme im Dünndarmsaft spalten die Makromoleküle aus der Nahrung nur z.T. in resorbierbare Monomere; die in der Zellmembran des Bürstensaums verankerten Enzyme führen die Verdauung zu Ende. Die treibenden Kräfte für alle Resorptionsprozesse sind, wie im proximalen Nierentubulus, der Na^+-Gradient zwischen Lumen und Epithelzelle und die Na^+-K^+-ATPase an der basalen Membran. Durch aktiven Rücktransport von Na^+ und daran gekoppelten sekundär aktiven Transport von Monomeren wird außerdem über das Epithel hinweg ein transepitheliales Potenzial aufgebaut (basal positiv). Diesem folgen passiv parazellulär Anionen mit Wasser und damit wieder alle darin gelösten Stoffe (Solvent Drag).

Kohlenhydrate

Die α-Amylase des Pankreas spaltet Stärke und Glykogen bis zur Maltose (Di-Glucose), meist aber nur bis zu größeren Oligosacchariden (α-Grenzdextrine, → Abb. 14.15a). Diese und die Disaccharide Saccharose und Laktose werden am Bürstensaum in die resorbierbaren Monomere Fructose, Galaktose und Glucose zerlegt. Galaktose und Glucose konkurrieren miteinander um denselben Na^+-abhängigen Symporter, der den Na^+-Gradienten über die Zellmembran nutzt, um Glucose „bergauf" ins Blut zu transportieren. Fructose wird Na^+-unabhängig aufgenommen (GLUT-5). Basal werden die Zucker über erleichterte Diffusion (GLUT-2) wieder abgegeben.

Eiweiße

Die Produkte der Proteasen von Magen und Pankreas sind AS und Oligopeptide, die durch membranständige Peptidasen zu AS bzw. Di- und Tripeptiden abgebaut werden. Letztere werden intrazellulär gespalten; nur ein kleiner Teil tritt als Peptid ins Blut über (→ Abb. 14.15b). Für die Aufnahme von AS und Peptiden gibt es etwa ein halbes Dutzend von Transportern, die ihre Substrate nach der Ähnlichkeit der Seitengruppen binden: sauer, neutral, Iminosäuren (Prolin, Hydroxyprolin), β-AS. Diese Transporter sind an den Na^+-Gradienten gekoppelt; lediglich der Transport basischer, positiv geladener AS wird vom Membranpotenzial getrieben. Es handelt sich um dieselben Transporter wie im Nierentubulus (→ Kap. 11.6). Basal werden die AS durch Austauscher oder Na^+-unabhängige Carrier ins Blut transportiert. Durch die Aufspaltung verlieren die aufgenommenen Fremdproteine ihre antigenen Eigenschaften und die AS stehen allen Zellen als Bausteine wieder zur Verfügung. Nach Entfernung der Aminogruppe durch Transaminierung oder Desaminierung in Leber oder Muskulatur können sie auch als Energielieferante genutzt werden.
Eine Enteropeptidase (früher fälschlich Enterokinas genannt) am Bürstensaum spaltet Trypsinogen z Trypsin, das in einer Verstärkerkaskade weiteres Tryp sinogen bzw. Chymotrypsinogen aktiviert.

Fette

Fette liegen in der Nahrung v.a. als wasserunlöslich **Triglycerid-Tröpfchen** vor. Erst nach Bindung vo **Gallensalzen** können sie von Lipase in 2-Monoacy glyceride (2-MAG) und freie FS (FFS) verwandelt we den (→ Abb. 14.13). Da FFS und 2-MAG hydrophi Gruppen tragen, können sie kleine Tröpfchen mit grö ßerer Oberfläche bilden. So entstehen 50 nm klein Mizellen, die zwischen die Mikrovilli dringen könne Dort sorgt der lokale saure pH der Glykokalix für d Protonierung der (partiell) negativ geladenen Grup pen und löst die Mizellen auf. Die nun wieder hydro phoben 2-MAG und FFS werden aufgenommen un intrazellulär zu Triglyceriden verestert (→ Abb. 14.16). Kurz- und mittelkettige FFS und Glycerin ge langen von dort direkt ins Blut.
Cholesterin wird nur in freier Form resorbiert un nach Veresterung zusammen mit anderen Fetten ur einem amphipathischen Apolipoprotein am endo plasmatischen Retikulum zu **Chylomikronen** (10 bis 1.000 nm) verpackt. Diese werden über den Golg Apparat exozytotisch in den Extrazellularraum abge geben, von wo aus sie in Lymphgefäße gelangen. D Chylomikronen (99 % Lipide) und die von der Leb zusammengesetzten VLDL-Partikel erhalten von HD (50 % Protein) weitere Apolipoproteine. Damit gebe sie ihre Fracht an die Lipoproteinlipase ab, die a Kapillarendothel extrahepatischer Gewebe sitzt, un versorgen so die Zielzellen mit FS. Aus dem „Rest der VLDL-Partikel entstehen in der Leber erneut LD Partikel, die v.a. der Versorgung der Gewebe mit Ch lesterin dienen.
Energieverbrauchende, an den Na^+-Gradienten un die Na^+-K^+-ATPase gekoppelte Prozesse bauen als einen osmotischen Gradienten über das Epithel au Wasser sowie die gelösten Elektrolyte und Monom re strömen dann hauptsächlich parazellulär ins Bl (solvent drag).

Klinik

Laktoseintoleranz ist v.a. in nicht-weißen Ethnien extrem häufig. Die Aktivität der Bürstensaumlaktase sinkt nach der Säuglingsphase. Kommen noch milde genetische Defekte hinzu, kann der Verzehr von Milchprodukten zu massiven Durchfällen führen, weil die Laktose im Dünndarm bleibt und dort osmotisch wirksam ist. Einfache Therapie ist der Verzicht auf Milchprodukte.

Verdauung und Resorption von Kohlenhydraten (a) und Eiweißen (b) im Bürstensaum.

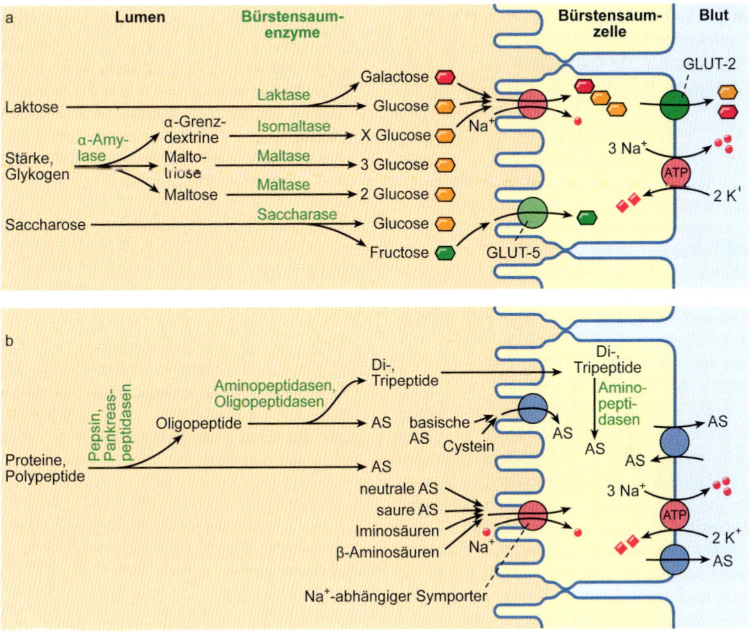

a
Lumen
Bürstensaum-enzyme
Bürstensaum-zelle
Blut
Laktose
Laktase
Galactose
Glucose
Na+
GLUT-2
Stärke, Glykogen
α-Amy-lase
α-Grenz-dextrine
Isomaltase
X Glucose
Malto-triose
Maltase
3 Glucose
Maltose
Maltase
2 Glucose
3 Na+
ATP
2 K+
Saccharose
Saccharase
Glucose
Fructose
GLUT-5

b
Proteine, Polypeptide
Pepsin, Pankreas-peptidasen
Oligopeptide
Aminopeptidasen, Oligopeptidasen
Di-, Tripeptide
AS
AS
basische AS
Cystein
Di-, Tripeptide
Amino-pepti-dasen
AS
AS
AS
AS
neutrale AS
saure AS
Iminosäuren
β-Aminosäuren
Na+
3 Na+
ATP
2 K+
AS
Na+-abhängiger Symporter

Abb. 14.15

Resorption von Fetten.

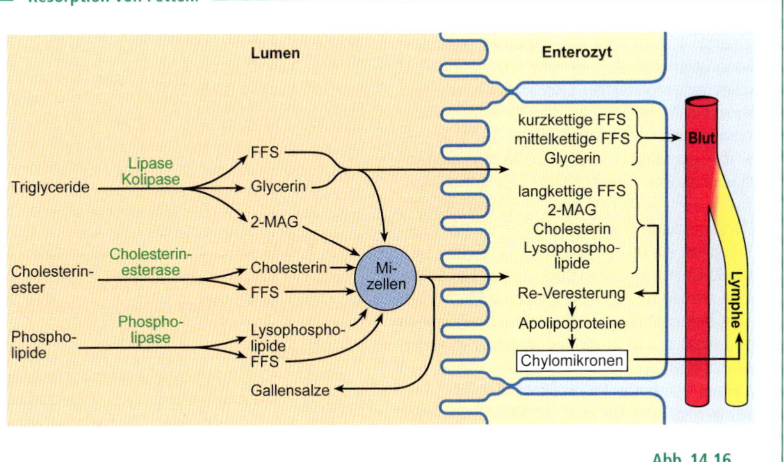

Abb. 14.16

14.11 Resorption von Mikronährstoffen

Neben den Energieträgern werden noch alle Vitamine, Spurenelemente, Nukleotide und wichtige Anionen wie Phosphat und Sulfat durch spezielle Transportsysteme im Dünndarm resorbiert. Die fettlöslichen Vitamine A, D, E und K werden zusammen mit FS und Monoacylglyceriden über die Mizellen aufgenommen. Einige Transportsysteme sind sehr kompliziert, da die zu transportierenden Moleküle besonders problematisch sind.

Vitamin B_{12}

Cobalamin (Vit. B_{12}) ist ein komplexes Molekül mit Kobalt als Zentralatom eines Pyrrolring-Systems, ähnlich dem Häm. Es wird für die Umlagerung von Alkylresten gebraucht, z. B. beim Abbau ungeradzahliger FS. Zwar sind nur µg-Mengen nötig, doch kommt Cobalamin in der Nahrung nur in äußerst geringen Mengen vor. Hochspezialisierte Proteine transportieren es bis ins Ileum (→ Abb. 14.17). Vit. B_{12} kommt v. a. in tierischen Produkten an Eiweiße gebunden vor, wird im Magen durch Proteolyse frei und bindet dann an das aus Speichel- und Magendrüsen stammende **Haptocorrin** (**HC,** früher R-Faktor genannt). HC wird im Dünndarm verdaut. Das frei werdende Cobalamin verbindet sich mit dem **Intrinsic Factor (IF),** einem Protease-resistenten Glykoprotein, das von den Parietalzellen des Magens zugesetzt wurde. Dieser Komplex wird im Ileum durch rezeptorvermittelte Endozytose aufgenommen. In den Endosomen der Epithelzellen übernimmt **Transcobalamin II** das Vit. B_{12} und transportiert es zur Leber (Speicherung) oder zu peripheren Geweben, IF wird intrazellulär verdaut.

Dieser komplexe Schutz durch Proteine ist nötig, da Cobalamin eine Peptidbindung enthält, die sonst von Proteasen gespalten würde.

Eisen

Eisenmangel ist weltweit die häufigste Mangelerkrankung überhaupt. Bei normaler Kost werden nur 10 % des aufgenommenen Eisens resorbiert. Eisen (Fe) kommt in der Nahrung als Häm- bzw. Nicht-Häm-Fe vorwiegend in dreiwertiger Form (Fe^{3+}) vor, da Fe^{2+} – im Gegensatz zu allen anderen physiologisch wichtigen Kationen – leicht spontan zu Fe^{3+} oxidiert. Das macht Fe^{2+} im Körper auch zu einem gefährlichen Oxidans. Andererseits geht Fe^{3+} mit vielen Anionen Komplexe ein und ist bei pH > 3,0 nicht löslich (Rost!). Da es im alkalischen Darmmilieu nicht aufgenommen werden könnte, halten es saure Mucine löslich. Dort reduzieren Vit. C, SH-Gruppen an Proteinen im Nahrungsbrei etc. sowie ein membranständiges Reduktasesystem Fe^{3+} zu Fe^{2+}, sodass dieses nun durch einen Transporter für divalente Metallionen resorbiert werden kann (→ Abb. 14.18). Dieser nimmt auch andere essenzielle (Zn^{2+}, Co^{2+}, Cu^{2+}, Mn^{2+}), aber auch toxische Kationen wie Cd^{2+} oder Pb^{2+} aus der Nahrung auf. Er wird ungewöhnlicherweise ge trieben durch einen Symport mit H^+ aus dem im obe ren Dünndarm (noch) sauren Darminhalt. Häm-F wird zusammen mit Häm wahrscheinlich durch Endo zytose resorbiert. Eine Häm-Oxygenase produzie Fe^{3+}, Kohlenmonoxid (!) und den Gallenfarbstoff Bili verdin. Fe^{3+} wird zu Fe^{2+} reduziert und bindet an **Mo bilferrin,** das es über einen Fe-Transporter aus schleust. Im Plasma wird es wieder oxidiert und zi kuliert an **Transferrin** gebunden als wenig reaktive Fe^{3+}.

Alle Zellen (v. a. aber Darmmukosa und Leber) besi zen das Fe-Speicherprotein **Ferritin;** die blutbilden den Zellen des retikuloendothelialen Systems verfü gen zusätzlich noch über **Hämosiderin.** Viele diese Proteine werden durch ein Fe-sensitives Regulations system reguliert. Bei Fe-Mangel, z. B. nach Blutve lust, sorgt es dafür, dass im Darmepithel die Aufnah me kompensatorisch ansteigt. Ferritin gelangt auc ins Plasma. Da es mit dem Fe-Status korreliert un leicht gemessen werden kann, wird es zur Diagnos des Fe-Status genutzt.

Calcium

Calcium ist essenziell für die Mineralisation von Kno chen und Zähnen; Calciummangel führt zu Osteopo rose. Die wichtigste Quelle für Ca^{2+}, von dem täglic etwa 1 g konsumiert werden sollte, sind Milchproduk te; selbst sehr Ca^{2+}-reiche Mineralwässer reiche nicht aus. Der größte Teil des in der (v. a. pflanzlicher Nahrung enthaltenen Ca^{2+} ist nicht bioverfügbar, d häufig z. B. das komplexierende Oxalat gleichzeiti vorhanden ist. Bei hohen Konzentrationen im Darm lumen strömt es parazellulär mit dem Solvent Drag Ca^{2+} wird außerdem durch einen Ca^{2+}-Kanal aufge nommen (→ Abb. 14.19) und bindet intrazellulär a **Calbindin.** Dadurch bleibt die freie intrazellulär Konzentration dieses wichtigen Second Messenge niedrig. Austauscher und Pumpen befördern es a der basolateralen Membran gegen den Gradiente ins Blut. Alle diese Proteine, v. a. Calbindin, werde bei Ca^{2+}-Mangel durch Vitamin D_3 (1,25-Dihydrox cholecalciferol, Calcitriol) hochreguliert.

Klinik

Hämochromatose ist eine autosomal-rezessive Erkrankung (1:250 Homozygote), bei der es durch Mutation des HLA-H-Gens zur vermehrten Fe-Aufnahme und Ablagerung in allen Geweben kommt. Unbehandelt entwickeln sich schwerwiegende Folgekrankheiten wie Leberzirrhose, -krebs und Typ-1-Diabetes. Die Therapie besteht in regelmäßigen Blutspenden (früher Aderlässe).

Transport von Vitamin B_{12} durch den GI-Trakt.

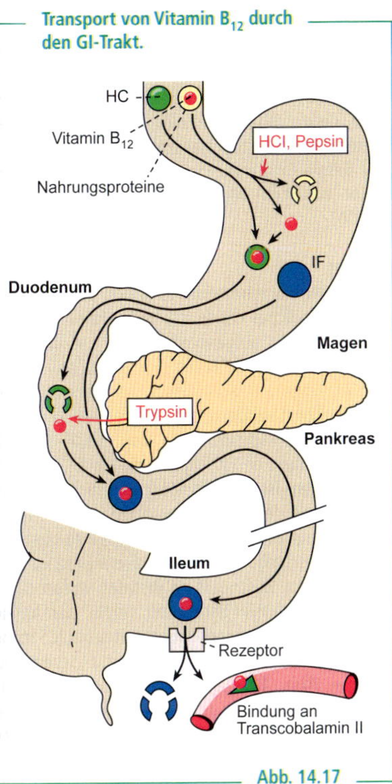

Abb. 14.17

Aufnahme von Eisen.

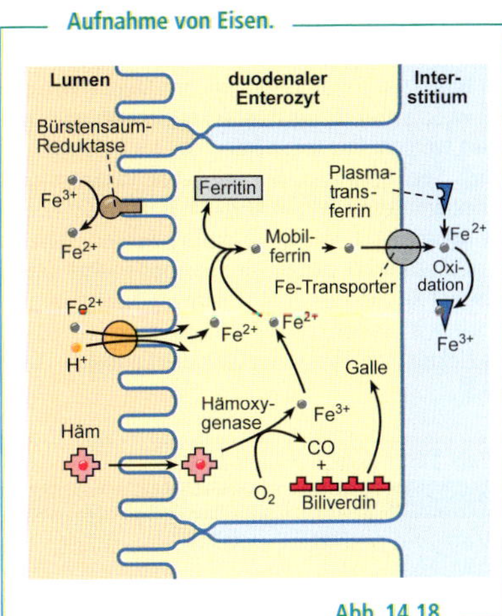

Abb. 14.18

Aufnahme von Calcium.

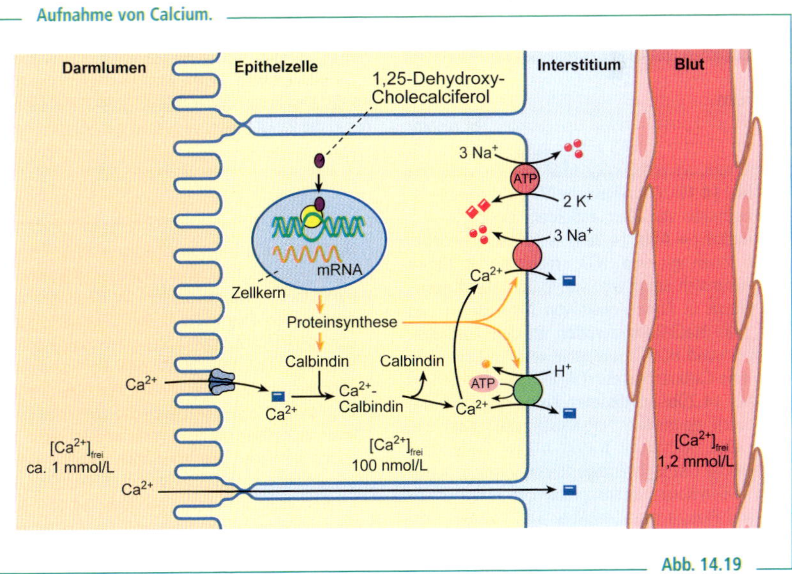

Abb. 14.19

14.12 Resorption von Salz und Wasser

Für Homo sapiens als ursprünglichen Steppenbewohner ist Salz ebenso wie Wasser kostbar und muss gespart werden. Pro Tag werden ca. 7,5 L Salzlösung durch Speicheldrüsen, Magen, Leber, Pankreas und Dünndarm sezerniert (→ **Abb. 14.1**) und müssen daher weiter distal wieder resorbiert werden. Das für diese Resorption zuständige Transportepithel unterscheidet sich in diesen Abschnitten erheblich in der „Dichtheit" seiner Zell-Zell-Verbindungen (gemessen als elektrischer Widerstand über das Epithel; → **Tab. 14.5**).

Tab. 14.5: Tight Junctions im Darm

	Jejunum	Ileum	Kolon
Durchmesser	0,8 nm	0,3 nm	0,2 nm
Durchlässigkeit	hoch	mittel	niedrig
Widerstand (Ω/cm^2)	25	50	200

Im **Jejunum** kann Wasser mit allen gelösten Salzen und monomeren Verdauungsprodukten durch relativ große Poren v.a. parazellulär ins Blut übertreten (solvent drag). Im **Kolon** sind die Zellverbindungen dagegen sehr dicht. Alle Stoffe, auch Wasser, werden dort fast nur noch transzellulär durch die Zellen hindurchtransportiert. Verschiedene Abschnitte besitzen im Detail unterschiedliche Transportmechanismen. Eine Heterogenität des Epithels besteht auch lokal zwischen Krypten, in denen v.a. sezerniert wird, und dem oberflächlichen Epithel der Zotten, das v.a. resorbiert.

Natrium

Natrium wird **postprandial** zum größten Teil zusammen mit Glucose und AS wieder aufgenommen, v.a. im **Jejunum,** wo erst genügend Monomere vorliegen (→ **Abb. 14.15**). Das alkalische Milieu der proximalen Abschnitte stimuliert außerdem einen Na^+-H^+-Austauscher (→ **Abb. 14.20a**), wo die so abgegebenen H^+-Ionen mit dem HCO_3^- reagieren. Im **Ileum** und proximalen Kolon wird v.a. in der **interdigestiven Phase** in Abwesenheit von Monomeren und HCO_3^- die NaCl-Rückresorption an den Austausch gegen H^+ und HCO_3^- gekoppelt, also an Ionen, die durch eine Carboanhydrase (CA) leicht verfügbar sind (→ **Abb. 14.20b**). Im **distalen Kolon** dagegen wird Na^+ durch epitheliale Na^+-Kanäle aufgenommen. Durch eine hochaktive Na^+-K^+-ATPase findet hier letztlich die fast vollständige Rückresorption gegen einen steilen Konzentrationsgradienten zwischen Lumen und Plasma statt (→ **Abb. 14.21a**). Bei Salzmangel werden hier Na^+-Kanäle und Na^+-K^+-ATPase durch Aldosteron stimuliert (→ **Kap. 17.9**).

Chlorid

Chlorid wird passiv und v.a. parazellulär durch „elektrogenen" Transport von Na^+, zusammen mit Glucose im Dünndarm oder durch epitheliale Na^+-Kanäle im Kolon, rückresorbiert. Im Kolon fließt es wegen der dichten Schlussleisten transzellulär durch luminale bzw. basale Cl^--Kanäle. Sekundär aktive Resorption erfolgt natürlich zusammen mit Na^+ (→ **Abb. 14.20b**).

Kalium

Kalium wird als intrazelluläres Kation und als wichtigstes pflanzliches Kation (Na^+ spielt keine Rolle!) in großen Mengen aufgenommen und v.a. über den Harn wieder ausgeschieden. Für elektrophysiologische Vorgänge, z.B. Kontraktion des Herzens, ist die absolute Konstanz der Plasmakonzentration von K^+ (4,2 mmol/L) entscheidend (→ **Kap. 13.4**). Bei den großen Mengen an Flüssigkeit, die im GI-Trakt bewegt werden, ist es aber nötig, das in oberen Abschnitten mit den Verdauungssäften sezernierte K^+ im Dünndarm zunächst zum großen Teil zu resorbieren. Dies geschieht v.a. mittels Solvent Drag im oberen Dünndarm. Besonders im **distalen Kolon** dagegen sorgt die massive Resorption von Na^+ dort für ein transepitheliales, lumennegatives Potenzial (25 mV!), mit dem K^+ parazellulär ins Lumen netto „sezerniert" wird (→ **Abb. 14.21a**) – dies ist der quantitativ wichtigste Mechanismus, der aber nicht geregelt werden kann. Zusätzlich finden sich im **proximalen Kolon** Zellen, die basal K^+ durch einen Na^+-K^+-$2Cl^-$-Cotransporter aufnehmen, energetisiert durch die basale Na^+-K^+-ATPase (→ **Abb. 14.21b**). Das K^+ kann dann je nach K^+-Status durch basale Kanäle wieder zurückfließen oder durch luminale Kanäle sezerniert werden, wobei die Sekretion durch Aldosteron stimuliert wird. Bei K^+-Mangel dagegen kann K^+ im distalen Kolon durch eine K^+-H^+-ATPase (ähnlich der in der Parietalzelle) wieder absorbiert werden.

Klinik

Durchfall aufgrund von Infektionen (z.B. Cholera) ist eine der Haupttodesursachen in Entwicklungsländern, v.a. bei Kindern. Im Gegensatz zur osmotischen Diarrhö, z.B. bei Laktasemangel, stimulieren hier **bakterielle Enterotoxine** durch Erhöhung von cAMP, cGMP oder Ca^{2+} die Anionensekretion und hemmen die Na^+-Resorption. Die Folge ist eine **sekretorische Diarrhö.** Eine kostengünstige und hoch wirksame Therapie ist daher die orale Gabe einer hoch konzentrierten Lösung aus Na^+ und Glucose, um die Wasserrückresorption zu stimulieren (→ **Abb. 14.15**). Auf ihr beruht auch das bewährte Hausmittel bei Durchfall: Salzstangen und Cola (= Zucker!).

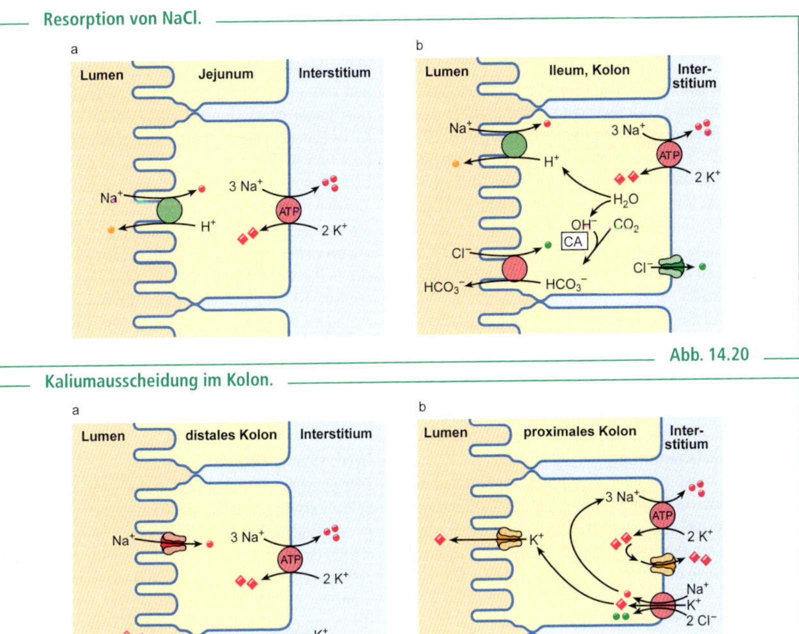

Resorption von NaCl. Abb. 14.20

Kaliumausscheidung im Kolon. Abb. 14.21

Tab. 14.6: Wichtige Hormone im Verdauungstrakt

Hormon/Syntheseort	Freisetzungsreize	Hauptwirkungen
generell stimulierend		**stimuliert**
Cholezystokinin(CCK)/I-Zellen (Duodenum, Jejunum)	Peptide/AS, Glucose und Fettsäuren im Duodenum	Gallenblasenkontraktion, Sekretion von Pankreasenzymen/Pepsinogen verzögert Magenentleerung (wirkt anorexigen im ZNS)
Gastrin/G-Zellen (Antrum)	Vagus (GRP), Peptide/AS im Magen, Dehnung	Sekretion von HCl und Pepsinogen/Motilität
Histamin/ECL-Zellen (Magen)	Vagus (ACh), Gastrin	Sekretion von HCl
Motilin/M-Zellen (Jejunum)	niedriger pH und Fettsäuren im Duodenum	induziert Motilität und Magenentleerung migrating motor complex (MMC)
Sekretin/S-Zellen (Duodenum, Jejunum)	pH < 4 und Gallensalze im Duodenum	HCO_3^--Sekretion aus Pankreas, Gallengängen, Dünndarmwand Sekretion von Pepsinogen, hemmt aber Sekretion von HCl/verzögert Magenentleerung
generell hemmend		**hemmt**
GIP (gastric inhibitory peptide = glucose-dependent insulin-releasing peptide)/K-Zellen (Duodenum, Jejunum)	Glucose, Fettsäuren und Peptide/AS im Duodenum	HCl-Sekretion und Magenmotilität stimuliert Insulinsekretion (= „Inkretin")!
Somatostatin/D-Zellen (Magen, Dünndarm)	pH < 2–3, Fettsäuren und Peptide/AS im Dünndarm; Freisetzung durch Vagus gehemmt	HCl-Sekretion und Motilität hemmt Freisetzung von Gastrin, Histamin, Motilin, CCK und Sekretin

14.13 Kommunikation zwischen den Abschnitten

Sinnvollerweise finden Sekretion von Verdauungssäften bzw. Enzymen, Durchmischung und kräftige peristaltische Bewegungen nur dann statt, wenn der GI-Trakt gefüllt ist. Daher werden diese Vorgänge erst bei Bedarf nerval und hormonell (→ Tab. 14.6), lokal und über das Blut, in **koordinierter Weise** stimuliert. Bei fortschreitender und irgendwann abgeschlossener Verdauung müssen sie wieder gestoppt werden, da v.a. Salzsäure und Proteasen das Epithel gefährden würden. So

- werden distal liegende Abschnitte auf ankommende Substrate vorbereitet **(Vorwärtsstimulation)**
- wird die Tätigkeit jedes Abschnitts aufrechterhalten, bis die Verdauung darin abgeschlossen ist
- werden nur solche Mengen in den Dünndarm transportiert, wie auch verarbeitet werden können **(Rückwärtshemmung).**

Zusätzlich muss bei den Verdauungsvorgängen die unterschiedliche Zusammensetzung der Nahrung berücksichtigt werden. Ist sie z.B. reich an Eiweiß, werden vermehrt Proteasen, ist sie reich an Fett, wird vermehrt Galle benötigt.

Kephale Phase

Schon die Vorstellung, v.a. aber Anblick, Geruch und Geschmack von Nahrung erregen, ausgehend vom Dienzephalon und vom limbischen System, **vagale Efferenzen,** die die **Speichelproduktion** erhöhen (→ Kap. 14.5). Im **Magen** stimulieren postganglionäre, vagale Neurone (→ Abb. 14.22)

- Parietalzellen, Salzsäure zu produzieren
- ECL-Zellen, **Histamin** zu sezernieren
- G-Zellen im Antrum, **Gastrin** zu produzieren (Kotransmitter: Gastrin-releasing peptide [GRP])
- Hauptzellen, **Pepsinogenvesikel** abzugeben.

Außerdem hemmen vagale Neurone die D-Zellen, worauf ihre Produktion an **Somatostatin** sinkt.

Histamin und Gastrin stimulieren die Parietalzellen, Somatostatin hemmt Parietalzellen sowohl direkt als auch indirekt durch Hemmung von ECL- und G-Zellen. Der Gesamteffekt des Vagus ist also die Produktion von Salzsäure (ca. 40 % der maximalen Sekretion) und Pepsinogen. Im **Pankreas** führt die vagale Stimulation der Azinuszellen zur Sekretion von Enzymen (→ Abb. 14.25).

Gastrale Phase

Im nächsten Schritt erhält der Magen seine eigene Aktivität und die von distalen Abschnitten so lange aufrecht, bis er vollständig entleert ist. Dazu dienen zum einen **Dehnungsrezeptoren** in der Wand, die über vagovagale Reflexbögen alle eben genannten vagalen Effekte aufrechterhalten (→ Abb. 14.22). Zum anderen sorgen **lokale Reflexe des ENS,** die die Parietalzellen direkt ansteuern, für weitere 50 % der maximalen Säureproduktion. Zusätzlich wird di Aktivität von **chemosensitiven G-Zellen** geförder die so lange Gastrin produzieren, wie Peptide im Ma gen vorhanden sind. Fleischbrühe enthält solche Pep tide, daher ist es sinnvoll, dass sie am Beginn eine Mehr-Gänge-Menüs steht. G-Zellen werden auße dem von Kaffee und Alkohol (z.B. Grappa) am End stimuliert. G-Zellen liegen strategisch günstig erst ir distalen Antrumteil. Dort werden sie von benachba ten pH-sensitiven D-Zellen parakrin durch **Somato statin** gehemmt, wenn der pH im Antrum unter 2– sinkt, die Pufferkapazität des Chymus also ausge schöpft ist. Damit wird eine Übersäuerung durc negatives Feedback schon im Magen vermieden. Is der Magen wieder leer, fehlen Dehnungs- und Peptid reize, der pH sinkt weiter und die Tätigkeit wird ein gestellt. **Ghrelin** vermittelt dann wieder Hungerge fühl (→ Abb. 14.22).

Intestinale Phase

Tritt Speisebrei in den Dünndarm über, stimuliert e Sekretionsvorgänge in den Krypten, im Pankreas un in den Gallengängen. Er fördert die Säureproduktio (10 %) einerseits durch duodenale, peptidsensitive G Zellen weiter, hält sie aber durch mehrere Mechanis men, v.a. bei Überlastung, im Zaum. Dazu liegen i der Wand des Dünndarms (→ Abb. 14.23):

- **pH-sensitive S-Zellen,** die über **Sekretin** Kryp ten, Pankreas- und Gallengänge zur Sekretion ei nes HCO_3^--reichen Safts anregen und G-Zellen in hibieren → pH-Regulation.
- **K-Zellen,** die durch Monomere wie Glucose, A und emulgiertes Fett stimuliert **GIP** (gastric inhibi tory peptide) produzieren, das folglich die Magen saftsekretion und die Magenmotilität hemmt.
- **I-Zellen,** die in Gegenwart von mizellaren FS, Glu cose und AS über **Cholezystokinin (CCK)** im Pan kreas Enzyme freisetzen, die Gallenblase kontra hieren (Name!) und den Sphincter Oddii relaxie ren. Damit halten sie die Verdauungstätigkeit ir Dünndarm in Gang. CCK unterdrückt außerdem ir Hypothalamus hungermeldende, orexigene Fakto ren (→ Abb. 14.22, → Abb. 14.5).

Motilin aus pH-sensitiven **M-Zellen** des Jejunum und Gastrin stimulieren die glatte Muskulatur de Magens und so die Durchmischung. Gleichzeitig kon trahiert **CCK** die Muskulatur des Antrums und verzö gert so seine Entleerung.

GIP stimuliert außerdem als Inkretin die β-Zellen de Pankreas zur Insulinproduktion und bereitet so au die anflutende Glucose vor.

Bei Typ-2-Diabetikern ist dieser Inkretin-Effekt ver mindert. Deshalb scheint es sinnvoll, bei ihnen der Inkretin-Spiegel medikamentös zu erhöhen. Eine In jektion von Glp analog Insulin ist nicht möglich, d Glp schnell abgebaut wird.

Kommunikation zwischen ZNS und Magen bzw. Pankreas.

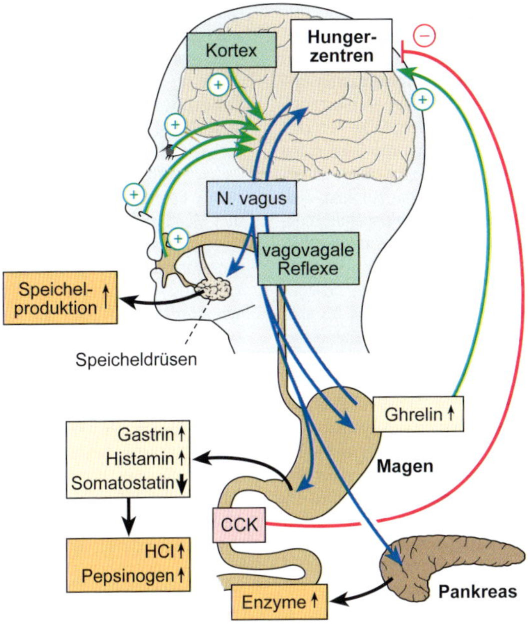

Kortex
Hunger-
zentren
N. vagus
vagovagale
Reflexe
Speichel-
produktion ↑
Speicheldrüsen
Ghrelin ↑
Gastrin ↑
Histamin ↑
Somatostatin ↓
Magen
CCK
HCl ↑
Pepsinogen ↑
Enzyme ↑
Pankreas

Abb. 14.22

Kommunikation zwischen Dünndarm, Magen, Pankreas und Gallenblase.

Gastrin ↑
Motilin ↑
HCl ↑
Motilität ↑
GIP
Gastrin ↓
Motilität ↓
Magensaft-
sekretion ↓
Leber
Sekretin
CCK
Magen
Monomere
Enzyme ↑
pH-Wert
HCO_3^- ↑
Pankreas
HCO_3^- ↑
Kontraktion ↑
HCO_3^- ↑
Dünndarm
Gallenblase

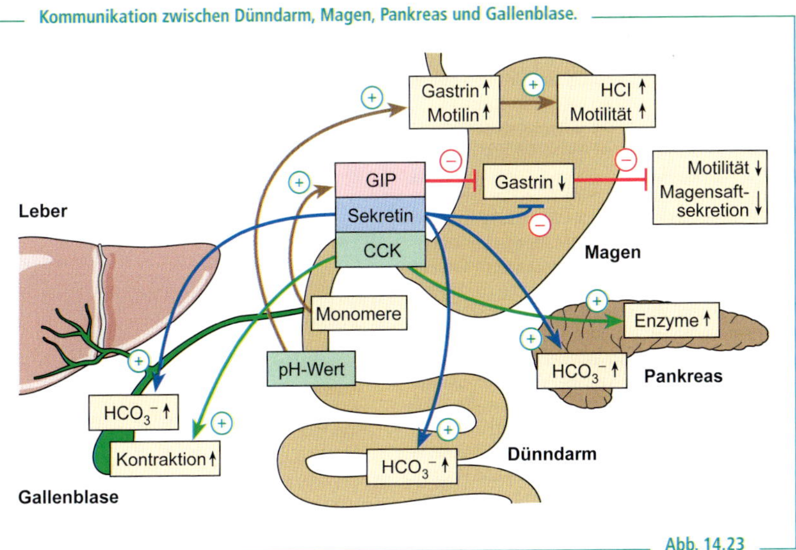

Abb. 14.23

14.14 Hormonelle Regulation einzelner Prozesse

Parietalzellen des Magens

Parietalzellen werden durch vagales ACh, Gastrin und Histamin stimuliert und durch Somatostatin gehemmt (→ Abb. 14.24). **ACh** bindet an muscarinische M_3-Rezeptoren, **Gastrin** an sog. CCK_B-Rezeptoren. Da sich die C-terminalen Enden von Gastrin und CCK ähneln, binden diese Hormone mit unterschiedlicher Affinität an ähnliche Rezeptoren auf ihren Zielzellen und haben teilweise auch überlappende Funktionen. Über Stimulation eines G_q-Proteins kommt es zur Aktivierung von PLC, das IP_3 aus PIP_2 freisetzt. Dadurch erhöht sich der intrazelluläre Ca^{2+}-Spiegel. Calcium und das gleichzeitig entstehende DAG aktiviert die PKC. Lokal von ECL-Zellen freigesetztes **Histamin** bindet parakrin an den H_2-Rezeptor, aktiviert über ein G_s-Protein die Adenylatcyclase (AC) und damit über cAMP die PKA. Aktivierte PKC und PKA führen über Phosphorylierung von Zielproteinen zur Verschmelzung der K^+-H^+-ATPase-haltigen Vesikel mit der Membran der Canaliculi. Die Wirkung der drei Stimulatoren potenziert sich damit also, sobald sie gleichzeitig einwirken.
Somatostatin (und **Prostaglandine**) hemmen die Adenylatcyclase über G_i-Proteine und vermindern auf diese Weise potent die Säureproduktion.

Azinuszellen des Pankreas

Die Azinuszellen in der Bauchspeicheldrüse produzieren (wie die Endstücke der Speicheldrüsen, → Abb. 14.6) eine plasmaähnliche Flüssigkeit, allerdings nur in geringen Mengen. Dies geschieht durch sekundär aktiven Transport von Cl^- und parazellulären Nachstrom von Na^+ und Wasser (dem transepithelialen, lumennegativen Potenzial folgend). Die parasympathische Aktivierung über **ACh** und M_3-Rezeptoren bzw. **CCK** führt zum Anstieg des intrazellulären Ca^{2+}, das über Proteinkinasen die Offenwahrscheinlichkeit luminaler Cl^--Kanäle erhöht und so die Sekretion verstärkt (→ Abb. 14.6).
Gleichzeitig synthetisieren diese Zellen an ihrem rauen ER eine große Zahl von Verdauungsenzymen (→ Tab. 14.3), die in konstanten Mengenverhältnissen über den Golgi-Apparat in Zymogen-Granula verpackt werden. In diesen Granula sind die Proteasen inaktiv und von einer Membran umschlossen, außerdem verhindert ein Trypsin-Inhibitor die Selbstverdauung (→ Praxisfall). Wie bei den Parietalzellen des Magens aktivieren kephale **Vagusstimulation** und **CCK** wieder über ein G_q-Protein die PLC (→ Abb. 14.25). Das so gebildete IP_3 setzt intrazellulär Ca^{2+} aus dem glatten ER frei. Ca^{2+}, an Calmodulin gebunden, reguliert Proteinkinasen (PK) und Proteinphosphatasen (PP). Das gleichzeitig entstehende DAG aktiviert zusätzlich die PKC. **Sekretin** aus dem Dünndarm und **VIP** aus ENS-Neuronen aktivieren die PKA über Adenylatcyclase und cAMP. Die beiden Proteinkinasen PKA und PKC stimulieren durch Phosphorylierungsvorgänge von Zielproteinen die Verschmelzung der Granula mit der luminalen Membran durch Exozytose.

Zellen des Ausführungsgangs

Diese Zellen sind v.a. für den Austausch von Cl^- in der Azinusflüssigkeit gegen HCO_3^- verantwortlich. Dadurch wird der pH-Wert im Dünndarm sehr genau auf 8,2 titriert. Der Pankreassaft bleibt im Gegensatz zum Mundspeichel isoton und Na^+-reich, kann aber bis zu 120 mmol/L an HCO_3^- enthalten, wobei die Cl^--Konzentration bis auf 20 mmol/L absinkt. Ein basaler Na^+-HCO_3^--Kotransporter und Carboanhydrase stellen intrazellulär HCO_3^- zur Verfügung (→ Abb. 14.26), das luminal durch einen HCO_3^--Cl^--Austauscher in den Ausführgang transportiert wird. Das Cl^- aus dem Sekret der Azinuszellen rezirkuliert durch luminale Cl^--Kanäle, z.B. den CFTR(Cystische-Fibrose-Transmembran-Regulator)-Kanal. Die treibende Kraft ist neben der üblichen basalen Na^+-K^+-ATPase, die den Na^+-HCO_3^--Kotransport antreibt, auch eine H^+-ATPase in der Membran von Vesikeln, die bei Stimulation durch Sekretin mit der **basalen** Membran verschmelzen. Außerdem ist noch ein basaler Na^+-H^+-Austauscher aktiv. Diese beiden Mechanismen entziehen der Zelle H^+ und stellen so der Carboanhydrase genügend OH^- zur Verfügung. **Sekretin** aktiviert über cAMP und Phosphorylierung durch PKA den Na^+-HCO_3^--Kotransporter, die H^+-ATPase, v.a. aber den CFTR-Cl^--Kanal (Mutationen führen zu Mukoviszidose, → Kap. 14.8). Durch die massive HCO_3^--Sekretion strömen parazellulär, vom transepithelialen Potenzial gezogen, Na^+ und Wasser ins Lumen. Dadurch kann die Flussrate etwa 10-fach ansteigen. **ACh** stimuliert CFTR über PLC, IP_3 (nicht eingezeichnet) und Ca^{2+}/CAM-Kinase bzw. DAG und PKC (→ Abb. 14.26).

Klinik

Beim **Zollinger-Ellison-Syndrom** leiden die Patienten stark unter Magengeschwüren, da hier gastrinsezernierende Tumoren ungeregelt die Parietalzellen stimulieren. Hemmung der K^+-H^+-ATPase mit Omeprazol ist eine wirksame Therapie. Diese Substanz wird nur im extrem sauren Magenmilieu in die wirksame Form überführt. Deshalb bleiben Nebenwirkungen am distalen Nierentubulus aus, wo durch die gleiche Pumpe pH und K^+-Konzentration geregelt werden.

Regulation der Salzsäuresekretion der Parietalzelle.

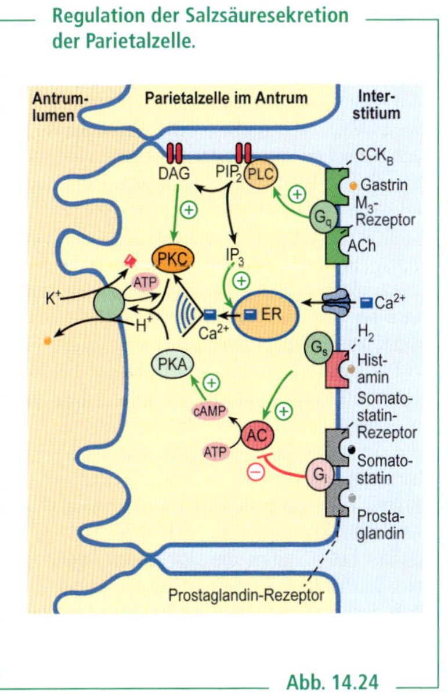

Abb. 14.24

Regulation der Enzymfreisetzung der Pankreas-Azinuszelle.

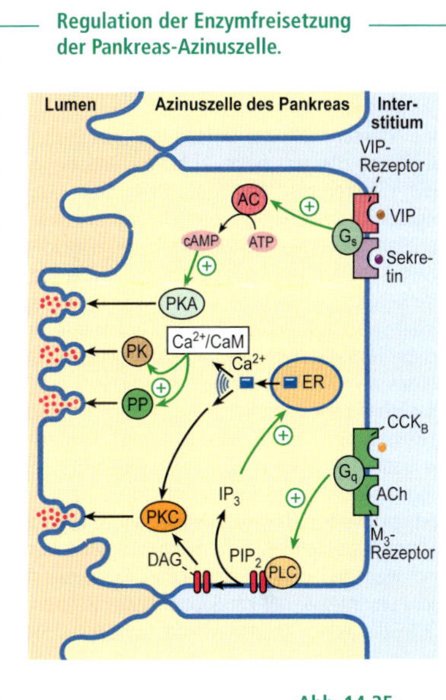

Abb. 14.25

Regulation der Bicarbonatsekretion im Pankreasausführgang.

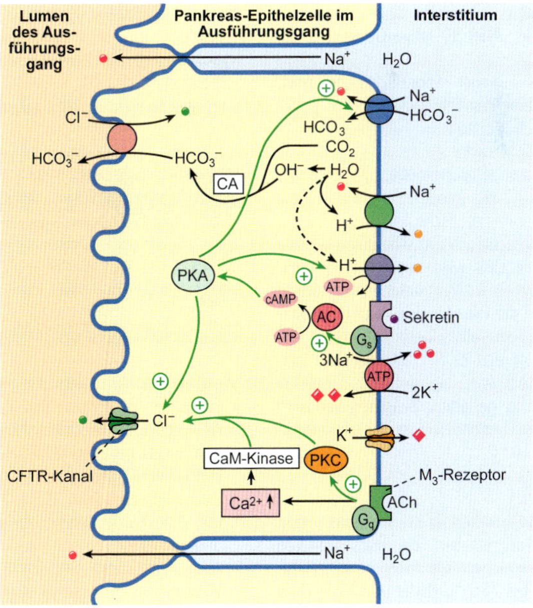

Abb. 14.26

15 Energie- und Wärmehaushalt

Kasuistik

Eine erfahrene Offpiste-Skifahrerin stürzt in den norwegischen Bergen beim Abfahren entlang einem halb zugefrorenen Wasserfall. Beim Sturz wird sie unglücklich zwischen felsigem Untergrund und einer darüber liegenden dicken Eisschicht eingeklemmt. Eiswasser strömt ständig über ihren Körper hinweg. Ihre Begleiter versuchen, sie an den Skiern herauszuziehen. Nach erfolglosen 7 min ruft einer ihrer Freunde die Notfallstation des nächstgelegenen Krankenhauses an. Die Frau versucht weiter, sich aus ihrer misslichen Lage zu befreien. Nach 20 min werden ihre Bewegungen immer langsamer, nach 40 min hören sie ganz auf. Weitere 20 min später trifft der Rettungsdienst ein. Es gelingt, ein Loch ins Eis zu schlagen und die Frau herauszuziehen. Sie ist asystolisch, extrem hypotherm (22 °C tympanal), ihre Pupillen sind weit und ohne Lichtreaktion. Der Notarzt beginnt unmittelbar mit kardiopulmonaler Reanimation (CPR), die jedoch ebenso wie die Gabe von 2 mg Adrenalin erfolglos bleibt. Nach weiteren 15 min trifft mit einem Rettungshubschrauber eine Anästhesistin ein, die die Verunglückte endotracheal intubiert und mit 100 % Sauerstoff ventiliert. Während des einstündigen Flugs zum Hospital erhält sie im Helikopter zusätzlich 40 IE Vasopressin.

Patientendaten

- Allgemeine Daten: Alter 30 Jahre, Gewicht 65 kg, Größe 1,76 m
- Kreislauffunktion: weder Spontanatmung noch Herzaktionen, keine Pupillenreaktion
- EKG: isoelektrisch (Herztod)
- Temperatur: 24,5 °C rektal
- arterielle Blutwerte: K^+ 4,3 mmol/L, p_aO_2 64,8 kPa (normal), p_aCO_2 7,7 kPa (moderat erhöht), BE –27, pH 6,65 (schwere metabolische Azidose).

Aus dem Intubationsschlauch tritt schaumige hellrote Flüssigkeit aus. Die CPR wird mit 100–120 Herzdruckmassagen und 15–20 Ventilationen/min fortgeführt. Sodann wird die Frau für den kardiopulmonalen Bypass mittels Femoraliskatheter vorbereitet. Die Rektaltemperatur ist jetzt 23,7 °C. Mit der Herz-Lungen-Maschine (HLM) wird ein mittlerer arterieller Druck von 50 mmHg gehalten. Zwischen venösem Blut und Wärmetauscher der HLM ist der Temperaturgradient maximal 10 °C.

Weiterer Verlauf

Etwa 40 min nach Eintreffen im Krankenhaus setzen ventrikuläre Fibrillationen ein, die nach weiteren 15 min in einen schwachen Puls übergehen. Die Temperatur liegt jetzt bei 26,2 °C rektal und 33,5 °C im Ösophagus. Nach 3 h wird die Frau mit 36 °C Rektaltemperatur von der HLM entkoppelt. Die Ventilation wird über einen extrakorporalen Membranoxygenator (ECMO) weitergeführt. Die Verunglückte wir nach 9 h auf die Intensivstation verlegt, wo sie 3 Wochen bleibt. ECMO ist für 4 Tage notwendig. In diese Zeit kommt es mehrmals zum Organversagen; Hämodiafiltration (kombinierte Hämodialyse und Hämofiltration; → Kap. 1.2) und Beatmungshilfe werde notwendig. Transient treten auf: hämorrhagische Diathese (→ Kap. 8.5), atrophische Gastritis, ischämische Kolitis, Polyneuropathie.

An Tag 9 wird die Frau extubiert, bleibt aber für insgesamt 20 Tage am Beatmungsgerät, z.T. wegen einer „critical illness polyneuropathy" (CIP). Am Tag 2 wird sie per Helikopter in ein Krankenhaus an ihren Heimatort geflogen, wo sie an Tag 50 in eine Rehabilitations-Einheit überführt wird. Fünf Monate nach dem Unfall klagt die Frau noch über residuale Paresen der Extremitäten, die sich jedoch langsam bessern. Ihr mentaler Zustand ist ausgezeichnet, und si kann nach und nach ihre Berufstätigkeit wieder aufnehmen sowie Wandern und Skifahren.

Hypothermie

Von Hypothermie (Unterkühlung) spricht man be Körperkerntemperaturen (T) < 35,5 °C. Sie kann durch unsachgemäße, v. a. feuchte Kleidung hervorgerufen werden und wird durch starken Wind gefördert. Extreme Hypothermie findet man bei Lawinenopfern und Ertrinkungsunfällen (akzidentelle Hypothermie). In kaltem Wasser ist die Überlebenszeit aufgrund des starken Wärmeentzugs über Leitung und Konvektion sehr begrenzt (→ Tab. 15.1)

Tab. 15.1: Überleben im kalten Wasser

Wassertemp.	Überlebenszeit	
	unbekleidet	bekleidet
0 °C	12 min	> 12 min
5 °C	20–30 min	40–60 min
10 °C	60 min	220 min
15 °C	90–120 min	240–300 min
20 °C	15 h	> 15 h

Stadien der Hypothermie (→ Abb. 15.A)

- Erregungs- oder Abwehrstadium (T 35,5–34 °C) Atmungs- und Kreislauffunktion erhöht, Muskelzittern, weiße bis zyanotische Haut (periphere Vasokonstriktion!), Schmerzen an den Akren.
- Erschöpfungsstadium (T 34–28 °C): Blutdruckabfall, Bradykardie, Herzrhythmusstörungen, flache unregelmäßige Atmung, Muskelstarre.
- Lähmungsstadium (T < 28 °C): Bradyarrhythmie Vorhofflimmern, Atmung abgeflacht und verlangsamt, Patienten sind bewusstlos, der Pupillenreflex auf Licht ist träge bis ausbleibend.; Hyperkaliämie

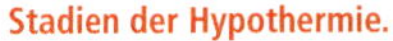

Stadien der Hypothermie.

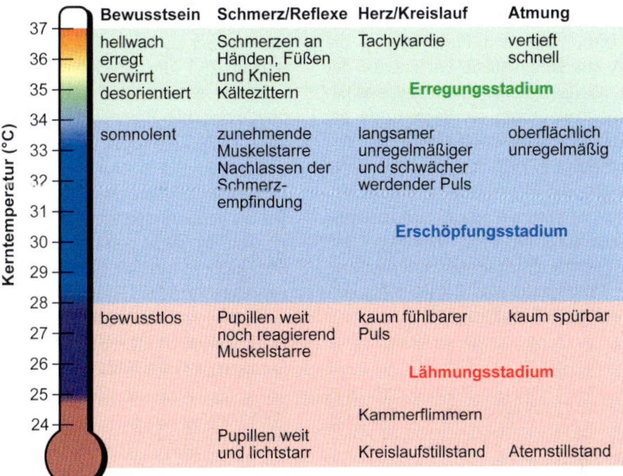

Abb. 15.A

und Hyponatriämie. Bei T < 24 °C Atem- und Kreislaufstillstand, Kammerflimmern bis Asystolie, Pupillen sind weit und lichtstarr („Scheintod"-Zustand).

Reanimation

Bei starker Hypothermie ist die CPR die wichtigste Methode der Reanimation bis zum aktiven Aufwärmen an einer HLM. Bis dahin sollten Beatmung über Beutel und Endotrachealtubus, Herzdruckmassage, einige wenige Defibrillationen sowie Adrenalingabe erfolgen. Bei der Umlagerung muss man unbedingt vermeiden, die Extremitäten über Herzniveau anzuheben. Sonst besteht die Gefahr, dass das periphere (kalte) Blut das zentrale (wärmere) Blut noch weiter abkühlt („Bergungstod"). Der bei Unterkühlung herabgesetzte Stoffwechsel verlängert die Wiederbelebungszeiten für Herz und Gehirn, sodass auch ein längerer Kreislaufstillstand ohne neurologische Defizite überlebt werden kann. Deshalb müssen bei Unterkühlten die Wiederbelebungsmaßnahmen bis zum Erreichen einer Körperkerntemperatur von mindestens 36 °C fortgesetzt werden.

Formen der Wiedererwärmung

- Passive externe Wiedererwärmung (bei leichter bis mäßiger Hypothermie): Rettungsdecken bzw. -folien schützen vor weiterer Auskühlung; die eigene Wärmeproduktion führt zu einem langsamen Anstieg der Kerntemperatur um etwa 0,4 °C/h.
- Aktive externe Wiedererwärmung (bei T < 35 °C): Warmluftgebläse erhöhen die Kerntemperatur um 0,5–1,0 °C/h.
- Aktive zentrale Wiedererwärmung (indiziert bei T < 32 °C): schnelle Wiedererwärmung durch Hämofiltration/Hämodialyse und/oder HLM. Alternativ auch durch i.v. Gabe von 43 °C warmer Kochsalzlösung (150–200 ml/h), Gabe von erwärmtem Sauerstoff oder die Peritonealspülung mit 43 °C warmer, kaliumfreier Lösung.

Physiologie im Fokus

- Viele Funktionen des Menschen erfordern eine konstante Körperkerntemperatur (Homoiothermie); in der Körperschale variiert die Temperatur (Poikilothermie).
- Eine konstante Körperkerntemperatur wird durch ein Gleichgewicht zwischen Wärmebildung und -abgabe aufrechterhalten.
- Die Körpertemperatur wird entsprechend einem Temperaturregelkreis konstant gehalten; bei Abweichungen vom Sollwert entsteht Hypo- oder Hyperthermie bzw. Fieber.
- Wärmeproduktion und Energieumsatz sind eng miteinander gekoppelt.
- Der Energieumsatz setzt sich aus Ruheumsatz, nahrungsinduzierter Thermogenese und aktivitätsabhängigen Umsatz zusammen.

15.1 Energiequellen

Nährstoffe

Kohlenhydrate (KH), Fette und Proteine sind die Hauptnährstoffe, aus deren Abbau wir Energie gewinnen. Andere Inhaltsstoffe der Nahrung wie Mineralstoffe und Vitamine wirken als Reglerstoffe bei Stoffwechselvorgängen; Ballaststoffe helfen der Verdauung. Wasser macht 65–75 % des Gesamtgewichts unseres Körpers aus und ist essenziell u. a. als Transportmedium, Baustoff, Wärmeregulator und Lösungsmittel für biochemische Prozesse. Nahrungs- und H_2O-Aufnahme werden durch Regelkreise kontrolliert, die Hunger-, Sättigungs- und Durstgefühle entstehen lassen (→ Kap. 13, → Kap. 14).

Energiebereitstellung

Der Endabbau von KH, Fetten und Proteinen erfolgt in Gegenwart von O_2 in den Mitochondrien (Zellatmung; β-Oxidation von Fettsäuren). Zusammen mit Schlackenstoffen (z. B. Harnstoff) und Wärme entsteht dabei als wichtigste **„Energiewährung" ATP** (→ Abb. 15.1). Da die zellulären ATP-Speicher (≈ 80 g ≙ 0,16 mol ATP) den Energiebedarf in Ruhe nur für < 1 min decken, wird ATP ständig regeneriert. Außer in den Mitochondrien entsteht es bei der Glykolyse und in Muskelzellen durch Übertragung einer Phosphatgruppe (P) von Kreatinphosphat auf ADP (→ Kap. 4.8).

Bei Hydrolyse von ATP werden etwa 30 kJ/mol Energie frei (1 J = 1 Ws = 1 Nm = 0,239 cal). Energieintensiv sind v. a. Biosynthesen, Muskelkontraktionen und aktive Transportprozesse (→ Abb. 15.1). Aus dem 2. Hauptsatz der Thermodynamik folgt, dass bei energieverbrauchenden Prozessen immer auch Wärme entsteht.

Energiebedarf des Menschen

Er hängt von Alter, Körpermaßen, Tätigkeit, Geschlecht, Umgebungstemperatur und Gesundheitszustand ab. Optimal zusammengesetzte mitteleuropäische Kost besteht aus 55–60 % KH, 25–30 % Fetten und 12–15 % Eiweiß (→ Abb. 15.2). Bei Energieaufnahme von 8.400 kJ/d entspricht dies 275–300 g KH, 55–65 g Fett und 60–75 g Eiweiß.

Verbrennung und Brennwert

Dissimilierte Nahrungsstoffe werden zur Energieproduktion mit O_2 verbrannt. KH wie z. B. Glucose werden dabei restlos zu CO_2 und H_2O abgebaut:

$$C_6H_{12}O_6 + 6\,O_2 \rightarrow 6\,CO_2 + 6\,H_2$$

Diese Reaktion setzt 2.826 kJ/mol an Energie frei. Auch bei Fettverbrennung kommt es zur vollständigen Oxidation der Fettsäuren zu CO_2 und H_2O. Im Falle der Palmitinsäure lautet die Reaktion:

$$C_{15}H_{31}COOH + 23\,O_2 \rightarrow 16\,CO_2 + 16\,H_2O$$

Werden die Nährstoffe vollständig oxidiert (Fette un KH), entspricht ihr physiologischer Brennwert de physikalischen (→ Abb. 15.3a); bei Fetten (38,9 kJ/g ist er größer als bei KH (17,2 kJ/g), Ethanol liefert a lerdings 29,7 kJ/g. Eiweiße werden im Körper nur b zur Stufe des Harnstoffs abgebaut. Hier gilt dahe physiologischer Brennwert < physikalischer Brenn wert (17,2 : 23,0 kJ/g).

Respiratorischer Quotient

Bei der Verbrennung von KH (z. B. Glucose) wird CC im gleichen Maße gebildet, wie O_2 verbraucht wir Der Quotient aus CO_2-Bildung und O_2-Verbrauch is der respiratorische Quotient (RQ); er ist bei Glucose Verbrennung 1. Entsteht weniger CO_2, als O_2 ve braucht wird, ist RQ < 1: bei Fetten ist er 0,7 und be Proteinen 0,81 (→ Abb. 15.3).

Wirkungsgrad

Der Wirkungsgrad η ist das Verhältnis von geleistete Arbeit zu zugeführter Energie. Er ist bei KH- bzw. E weißverbrennung etwa 0,4 bzw. 0,3, d. h., die meist Energie wird als Wärme frei. Im Muskel ist η bei elementaren Kontraktionsprozess 0,4–0,5, insgesam jedoch 0,25.

Kalorisches Äquivalent

Die Wärmeproduktion pro L O_2 hängt vom oxidierte Substrat ab. Da 1 mol O_2 einem Gasvolumen vo 22,4 L entspricht, werden bei Verbrennung von 1 m Glucose 22,4 L · 6 = 134,4 L O_2 verbraucht. Setzt ma die dabei frei werdenden 2.826 kJ/mol in Relatio zum verbrauchten O_2, ergibt sich das kalorische Äqu valent (freigesetzte Energiemenge bei Verbrennun von 1 L O_2) von KH:

$$2.826\,kj : 134{,}4\,L\,O_2 = 21{,}0\,kj / L\,O_2$$

Deutlich kleiner ist das kalorische Äquivalent bei Fet und Eiweißverbrennung (→ Abb. 15.3a), deshal beträgt es bei durchschnittlicher mitteleuropäische Kost 20,2 kJ/L O_2. Dies entspricht einem durchschnit lichen RQ von 0,82 (→ Abb. 15.3b).

Klinik

Bei schlecht eingestelltem Diabetes und im Hungerzustand ist **RQ < 0,7,** da vermehrt Fettsäuren verwertet werden, deren Umwandlung zu Glucose zusätzlich O_2 erfordert. Bei Hyperventilation (z. B. bei starker Aufregung oder Schmerzen) ist **RQ > 1,** da vermehrt CO_2 abgeatmet wird. Auch bei Kohlenhydratmast ist RQ > 1, weil KH zu Fetten umgebaut werden, wobei O_2 frei und folglich weniger eingeatmet wird.

Stationen von Energiegewinnung, -verbrauch und Wärmeproduktion.

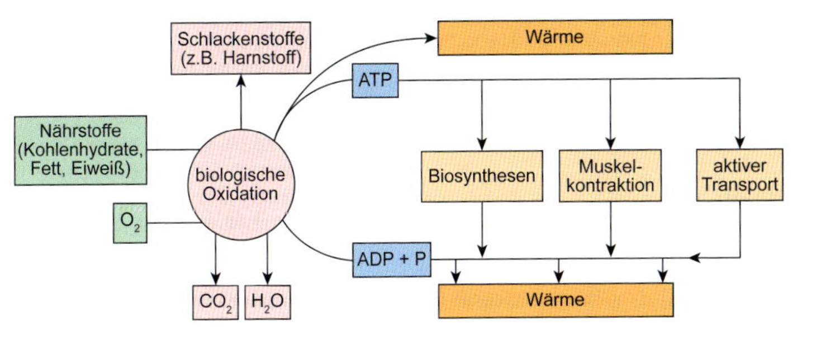

Abb. 15.1

Energiebedarf des Menschen.

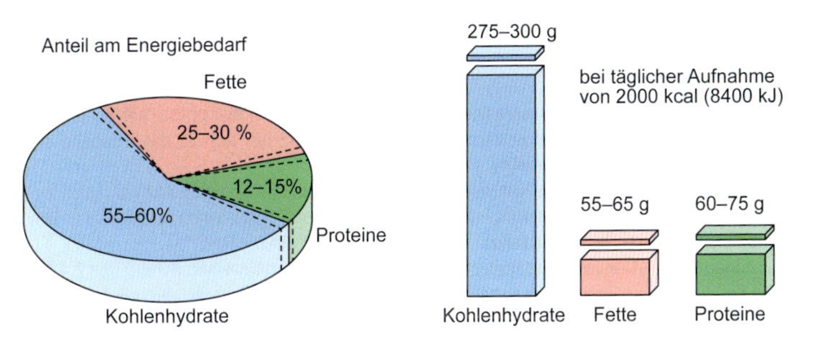

Abb. 15.2

Energetische Kenngrößen bei Nährstoffen (a) und Beziehung zwischen RQ und kalorischem Äquivalent (b).

a

oxidierte Substanz	CO_2-Produktion [L/g]	O_2-Verbrauch [L/g]	physikalischer Brennwert [kJ/g]	physiologischer Brennwert [kJ/g]	kalorisches Äquivalent [kJ/LO_2]	RQ
Kohlenhydrate	0,83	0,83	17,2	17,2	21,0	1,00
Fette	1,43	2,01	38,9	38,9	19,7	0,70
Proteine	0,77	0,96	23,0	17,2	18,9	0,81

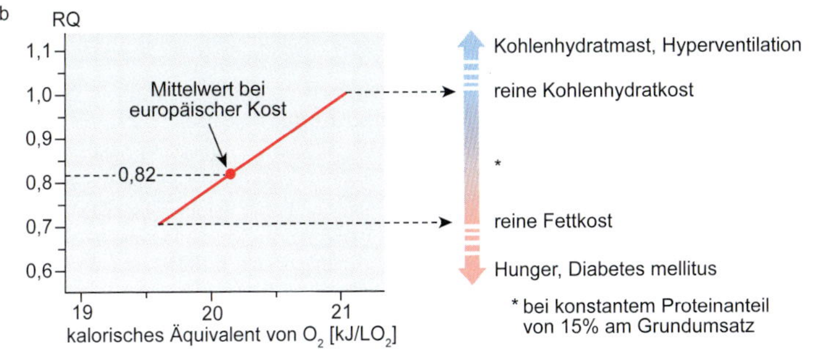

Abb. 15.3

15.2 Energieumsatz

Der Energie- oder Gesamtumsatz ist gleichbedeutend mit Leistung oder Energiebedarf pro Tag. Er setzt sich zusammen aus dem Grundumsatz, der nahrungsinduzierten (postprandialen) Thermogenese und dem aktivitätsabhängigen Energiebedarf.

Grundumsatz

Der Grundumsatz ist die Energiemenge, die der Körper pro Tag bei völliger Ruhe (liegend), nüchtern (Nahrungskarenz 12 h), morgens (tageszeitliche Schwankungen!) und bei Indifferenztemperatur (28 bis 30 °C, unbekleidet) zur Aufrechterhaltung der basalen Funktionen benötigt. Beim Erwachsenen beträgt er etwa 100 kJ/d pro kg Körpergewicht (24 kcal/d pro kg). Davon gibt der Körper 70–80 % als Wärme ab (Heizleistung etwa 60 W). Zwecks Kühlung verschwitzt man pro Tag 1–2 L Wasser.

Ruheenergieverbrauch (REE)

Die Normbedingungen zur Grundumsatzmessung sind realitätsfern, daher ermittelt man in der Regel den Ruheenergieverbrauch (resting energy expenditure, REE): Nahrungskarenz 8 h, keine Kontrolle der vorherigen Diät und körperlichen Aktivität, unvollständige mentale/physische Ruhe (sitzend), keine strikte Thermoneutralität (Raumtemperatur 20 °C, leichte Kleidung). Der REE ist etwa 5–10 % höher als der Grundumsatz. Er macht 50–75 % des Energietagesbedarfs aus; den größten Anteil haben Leber, Gehirn und Muskeln (→ Abb. 15.4).

Bestimmungsgrößen des REE

- Lebensalter: Höchster Grundumsatz mit 20 Jahren, danach sinkt er pro Dekade um 2 % (→ Abb. 15.5); bezogen auf 1 m^2 Körperoberfläche sinkt er bis zum 20. Lebensjahr schnell, danach langsamer.
- Körpergewicht und -größe: Je größer das Verhältnis von Körperoberfläche zu Körpervolumen, desto höher sind Grundumsatz und REE.
- Geschlecht: Bei Männern ist der REE meist 10 bis 15 % höher als bei Frauen (→ Abb. 15.5).
- Hormone (insbesondere Schilddrüsenhormon)
- Temperatur: Der REE ist bei Indifferenztemperatur (28–30 °C) am niedrigsten; wärmere oder kältere Umgebungstemperaturen erhöhen ihn.
- Körpertemperatur (z. B. REE erhöht bei Fieber)
- Ernährungszustand: Im Verlauf einer Diät sinkt der REE; d. h., man isst zwar weniger, verbraucht aber auch weniger Energie.
- Fettfreie Körpermasse (= Organe und Muskulatur): Sie benötigt mehr Energie als Fettgewebe (ein Bodybuilder verbraucht also selbst in Ruhe mehr Energie als ein gleich schwerer, wenig muskulöser Mann).

Postprandiale Thermogenese

Nach Nahrungsaufnahme steigt der Energieverbrauch. Diese nahrungsinduzierte Thermogenese (→ Abb. 15.6) hängt von der Nahrungsmenge und -zusammensetzung ab: Bei gemischter Kost beträgt sie 8–15 % des täglichen Energieverbrauchs; für Kohlenhydrate ist sie 10 %, für Fette 3 % und für Eiweiße bis zu 30 % (spezifisch-dynamische Wirkung der Nährstoffe). Zum erhöhten Energieumsatz führen wohl die Verdauung und Verstoffwechslung der Nahrungsstoffe.

Aktivitätsabhängiger Umsatz

Als **Leistungsumsatz** wird die Energiemenge definiert, die pro Tag für Aktivitäten benötigt wird, die über den Grundumsatz hinausgehen. Der Wert liegt für die meisten Menschen bei 20–40 % des Gesamtumsatzes und hängt von Ausmaß und Dauer der körperlichen Aktivitäten (Muskelarbeit!) ab. Den Energieumsatz pro Tag bei leichter Freizeitgestaltung bezeichnet man auch als **Freizeitumsatz,** den bei körperlicher Arbeit als **Arbeitsumsatz** (→ Abb. 15.6). Selbst bei sehr hoher physischer Belastung steigt der Tagesumsatz nur auf ca. das Doppelte des Freizeitumsatzes.

Das Ausmaß körperlicher Aktivität wird im „physical activity level" (PAL-Wert) ausgedrückt, dem Quotienten aus 24-h-Energieverbrauch und REE. Er liegt zwischen 1,2 (bettlägerig/Rollstuhl) und 2,4 (Schwerstarbeit). Um gesund zu bleiben, wird ein PAL-Wert von 1,7 empfohlen.

Kalorimetrie

Der Energieumsatz kann mittels Kalorimetrie direkt oder indirekt gemessen werden. Die direkte Methode (→ Abb. 15.7a) ist sehr aufwendig und wird deshalb nur selten durchgeführt. Einfacher ist die indirekte Bestimmung über den O_2-Verbrauch mit spirometrischen Verfahren (→ Abb. 15.7b, → Kap. 10.4). Der Energieumsatz errechnet sich aus O_2-Aufnahme ($\dot{V}O_2$ [mL/min]) und mittlerem kalorischem Äquivalent (20,2 kJ/L O_2; → Kap. 15.1). Unter Normbedingungen ergeben sich daraus typische Durchschnittswerte für den Grundumsatz, z. B. (→ Abb. 15.6) für eine 30-jährige, 70 kg schwere Person.

Klinik

Krankheiten können den Grundumsatz verändern. Er erhöht sich bei Verletzungen, Verbrennungen, Fieber (Stoffwechselaktivität steigt!), Traumen oder Schilddrüsenüberfunktion (Hyperthyreose; um bis zu 100 %). Er sinkt bei Hypothyreose (um bis zu 40 %) oder Schock (Mangeldurchblutung!).

Anteil der Organe am Grundumsatz bzw. REE (%).

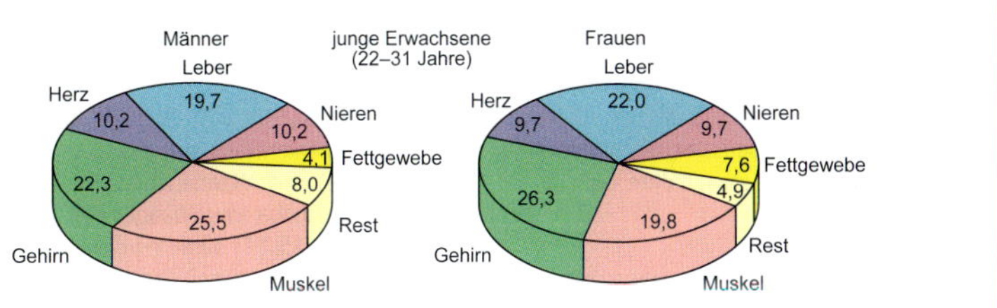

Abb. 15.4

Altersabhängigkeit des Grundumsatzes.

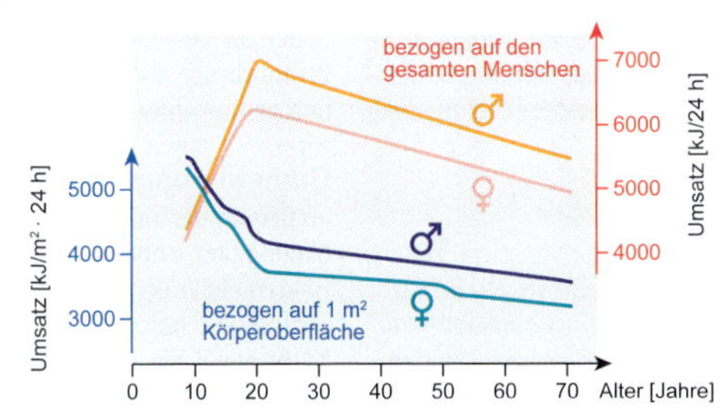

Abb. 15.5

Energieumsätze und O_2-Verbrauch (exemplarisch für 70 kg schweren Erwachsenen).

	[MJ/d]		[W]		$\dot{V}_{O_2}$ [mL/min]	
	♂	♀	♂	♀	♂	♀
Grundumsatz	7,1	6,3	85	76	245	215
Freizeitumsatz	9,6	8,4	115	100	330	280
Schwerstarbeit	20,1	15,5	240	186	690	535
Postprandiale Thermogenese	1,4	1,2	17	14	48	41

Abb. 15.6

Direkte (a) und indirekte (b) Kalorimetrie.

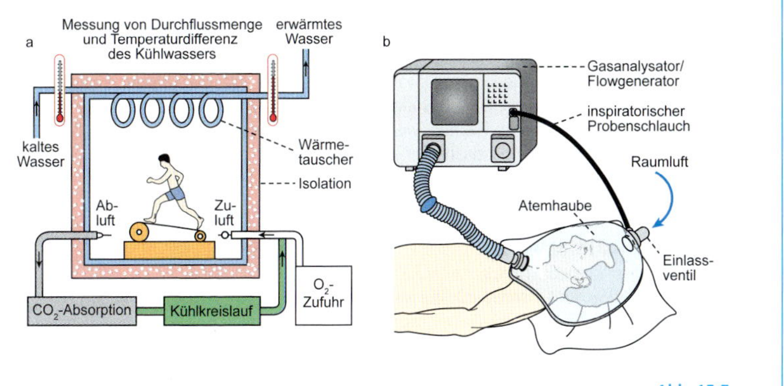

Abb. 15.7

15.3 Körpertemperatur und Wärmebildung

Der Mensch ist ein endothermer Organismus, der seine Körpertemperatur anders als ektotherme Tiere (z. B. Amphibien) auch bei stark wechselnden Umgebungstemperaturen konstant halten kann.

RGT-Regel

Stoffwechselprozesse sind temperaturabhängig. Temperaturerhöhung um 10 °C verdoppelt in etwa, wie bei allen chemischen Reaktionen, ihre Geschwindigkeit (Van't-Hoff- oder Reaktions-Geschwindigkeits-Temperatur- bzw. RGT-Regel). Den Quotienten aus den bei einer Differenz von 10 °C bestimmten Reaktionsgeschwindigkeiten eines biologischen Prozesses nennt man Q_{10}-Wert. Für stoffwechselabhängige Prozesse ist Q_{10} = 2–3.

Körperkern und Körperschale

Körperbereiche mit einer Temperatur von etwa 37 °C zählen zum **Körperkern** (Schädel-, Brust- und Bauchhöhle, → Abb. 15.8). Diese Region ist homoiotherm (gleich warm). In den Extremitäten, der Haut und in hautnahen Schichten variiert die Temperatur stärker, ist niedriger als im Körperkern und regional unterschiedlich (28–36 °C). Diese **Körperschale** ist poikilotherm (wechselwarm). Bei Umgebungstemperaturen unter 25 °C (unbekleidete Person) ist der 37-°C-Kern verkleinert und in der verbreiterten Schale bilden sich axiale und radiale Temperaturgradienten aus (→ Abb. 15.8). Bei Umgebungstemperaturen über 30 °C ist der 37-°C-Kern vergrößert.

Die Körperkerntemperatur

- steigt bei körperlicher (v. a. schwerer) Arbeit
- schwankt im Tagesverlauf mit einem Minimum am frühen Morgen (→ Abb. 15.9)
- steigt unter Einfluss von Schilddrüsenhormonen und Catecholaminen (Stoffwechsel ↑)
- schwankt zyklusbedingt (vor der Ovulation etwa 0,5 °C niedriger als danach, → Abb. 15.9).

Körperkerntemperaturmessung

Als Standardwert gilt die Temperatur in der Aorta ascendens bzw. im Ösophagus, die jedoch nur invasiv erfassbar ist. Praktisch misst man die Körperkerntemperatur daher am zuverlässigsten im Rektum, weniger zuverlässig unter der Zunge (sublingual) oder am Trommelfell (tympanal). Am wenigsten zuverlässig ist die axilläre Messung.

Topografie der Wärmebildung

Die inneren Organe im Körperkern bilden unter Ruhebedingungen etwa 60 % der Körperwärme, die Muskeln ein Viertel (→ Abb. 15.10). Die Ruhewärmeproduktion eines Menschen beträgt pro Tag 7,1–8,4 MJ (85–100 W). Im Alter sowie im Schlaf sinkt die Wärmebildung. Schwere Arbeit kann sie kurzzeitig bis auf das 20-Fache des Ruhewerts erhöhen. Dann übernimmt die Muskulatur bis zu 90 % der Wärmeproduktion (→ Abb. 15.10).

Thermisches Gleichgewicht

Die Körperkerntemperatur lässt sich nur konstant halten, wenn sich Wärmebildung und -aufnahme mit der Wärmeabgabe die Waage halten. Viele Faktoren (→ Abb. 15.11) diktieren dieses Gleichgewicht. Die Wärmebilanz ist bei Umgebungstemperaturen von etwa 25–31 °C ausgeglichen **(thermische Neutralzone),** wird jedoch von Luftdruck, Luftfeuchtigkeit, Windverhältnissen und Bekleidung beeinflusst. Temperaturen von 27–31 °C werden unter Grundumsatzbedingungen als behaglich empfunden (**Indifferenztemperatur;** abhängig u. a. von Klima, ethnischer und permanenter Anpassung).

Durchblutungsanpassung

Im Bereich der Indifferenztemperatur werden Wärmebildung und -abgabe allein durch die Regulation der Hautdurchblutung ausbalanciert. Dieser Prozess wird vorwiegend noradrenerg-sympathisch reguliert: Bei **Kälte** steigt die Sympathikusaktivität und führt zu Konstriktion der Hautgefäße der Akren (Finger, Hände, Füße, Ohren) durch Kontraktion der glatten Gefäßmuskulatur (α-Rezeptoren) sowie zum Verschluss der oberflächennahen arteriovenösen Anastomosen (→ Abb. 15.12). Umgekehrt sinkt bei **Hitze** die Sympathikusaktivität: Die Hautgefäße dilatieren, die Anastomosen öffnen sich (→ Wärmeabgabe ↑).

Wärmebildung bei Kältestress

Fällt die mittlere Hauttemperatur unter 32 °C, führt die einsetzende periphere Vasokonstriktion zur Vergrößerung der Körperschale (Isolation!). Wärme kann durch willkürliche Muskeltätigkeit vermehrt gebildet werden (Verhaltensanpassung).

Kältezittern: Bei Kälte wird der Muskeltonus reflektorisch erhöht; Muskelzittern setzt ein (Frequenz ≈ 10 Hz; Aktivierung phasischer Muskeln); am stärksten ist es bei Kerntemperaturen um 34–35 °C. Dabei wird Wärme bis zum 5-Fachen des Grundumsatzes erzeugt (wie bei Schwerstarbeit).

Zitterfreie Wärmebildung: Säuglinge können im Gegensatz zu Erwachsenen Wärme zitterfrei im braunen Fettgewebe bilden (→ Kap. 18.8).

Klinik

In der **Herzchirurgie** macht man sich die RGT-Regel zunutze: Der zu operierende Patient wird künstlich in **Hypothermie** versetzt. Dadurch sinkt der Energieumsatz des Herzens, und die mögliche Operationszeit verlängert sich.

Isothermen des Körpers bei verschiedenen Umgebungstemperaturen.

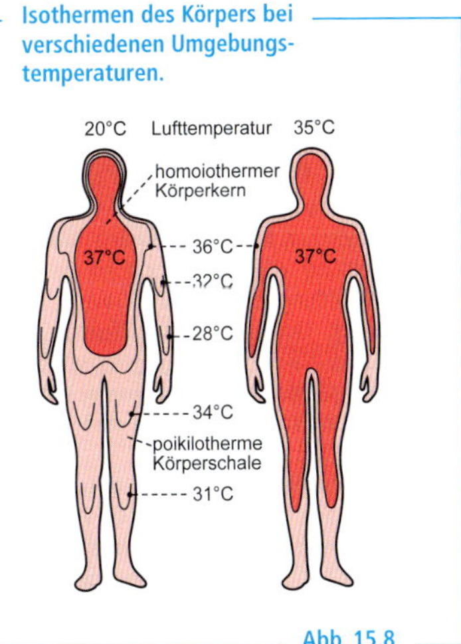

Abb. 15.8

Zirkadiane Schwankungen der Körperkerntemperatur bei Frauen vor und nach der Ovulation.

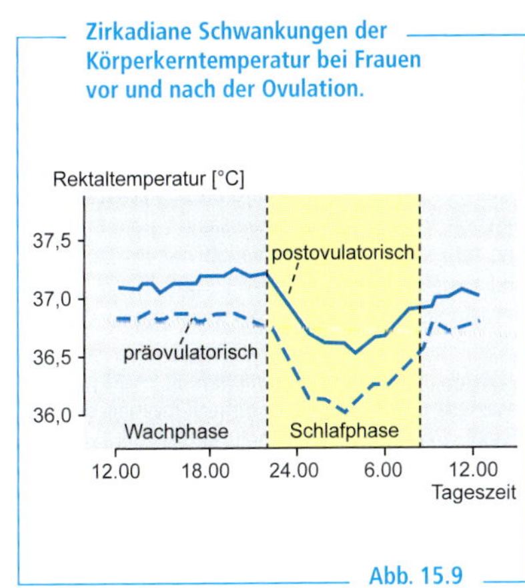

Abb. 15.9

Topografie der Wärmebildung im Körper.

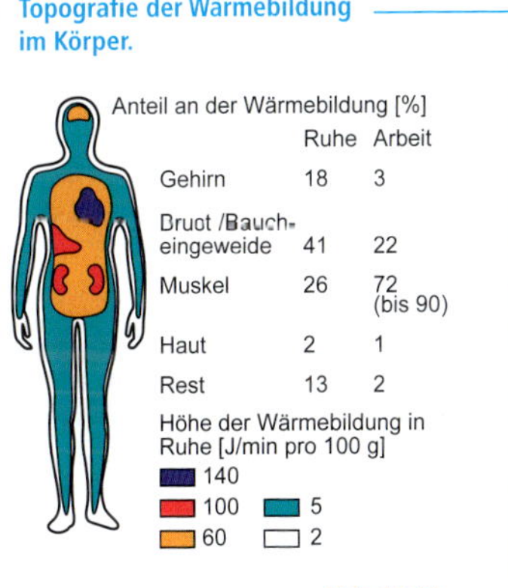

Abb. 15.10

Faktoren, die die Wärmebildung bzw. -abgabe erhöhen.

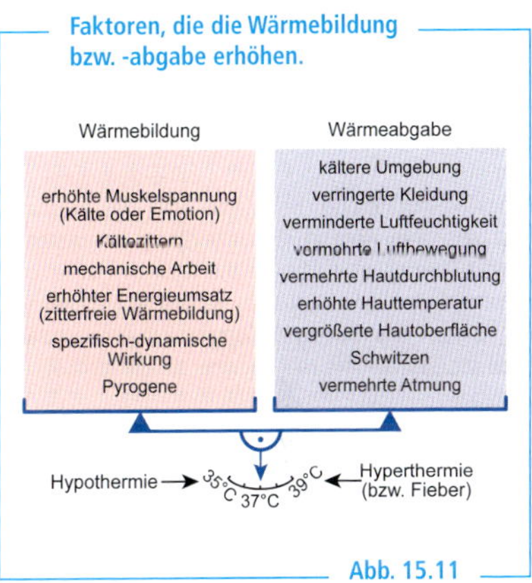

Abb. 15.11

Autonome Regulation des Blutflusses in den Akren bei Kälte/Hitze.

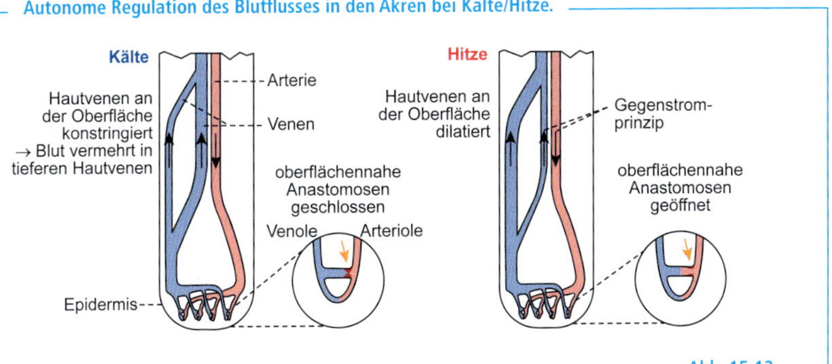

Abb. 15.12

15.4 Wärmeabgabe und Temperaturregulation

Innerer Wärmetransport

Die im Körper gebildete Wärme wird zunächst in die kühlere Peripherie transportiert. Dieser innere Wärmetransport variiert durch schwankende Hautdurchblutung sehr stark. Die größte Variabilität der Durchblutung zeigen die Akren (Finger 1 : 600, Hand 1 : 30). Diese Anpassung beruht auf der Änderung des Sympathikotonus unter Einfluss hypothalamischer Neurone (systemische Durchblutungsanpassung, → Kap. 15.3) sowie auf lokalen Regulationsmechanismen des Gefäßtonus (→ Kap. 9.13). Eine Besonderheit der akralen Hautdurchblutung ist die **Kältevasodilatation** (Lewis-Reaktion): In kalter Umgebung (Hauttemperatur < 15 °C) kontrahieren sich die Hautgefäße zwar stark, erweitern sich jedoch in regelmäßigen Abständen (Schutz vor Kälteschäden?).

Wärmeaustauschmechanismus

Nach dem Gegenstromprinzip (→ Abb. 15.12) bewegen sich zwei unterschiedlich warme Flüssigkeitsströme (tiefe Arterien flankiert von je 2 Venen) in gegenläufiger Richtung dicht aneinander vorbei. Bei **Kälte** wird die Wärme des arteriellen Blutes aus dem Körperkern an das kühlere Blut der benachbarten Venen aus der Schale abgegeben; außerdem sinkt die Schalendurchblutung. Bei **Hitze** wird das arterielle Blut aus dem Kern in die sich öffnenden venösen Hautgefäße geleitet. Die Wärme wird zu Thorax und Extremitäten, bevorzugt aber zu den Akren geleitet. Da deren Oberflächen-Volumen-Verhältnis relativ groß ist, können sie viel Wärme an die Umgebung abgeben.

Formen von Wärmeabgabe

Wie viel Wärme nach außen abgegeben wird, hängt von der Temperaturdifferenz zwischen Körper und Umwelt ab. Bei Indifferenztemperatur ist der Wärmeverlust am kleinsten (→ Abb. 15.13). Die Abgabe erfolgt über 4 Wege:

Konvektion: In einer nur wenige mm dünnen Schicht nahe der Körperoberfläche erwärmt sich die Luft, steigt auf und kühlt den Körper dadurch. Diese Wärmeabgabe ist proportional zur Temperaturdifferenz zwischen Luft und Haut (3,5 W/m^2 je 1 °C); sie steigt mit sinkender Umgebungstemperatur (→ Abb. 15.13). Kleidung verringert die Wärmeabgabe, Wind erhöht sie stark.

Konduktion (Leitung): Dabei wird Wärme durch direkten Kontakt mit einem Flüssig- oder Festkörper abgegeben. Außer vom Temperaturgradienten hängt die Abgabe von der Leitfähigkeit des Kontaktmaterials und der Größe der Kontaktfläche ab. Diese Form der Wärmeabgabe ist in kaltem Wasser besonders gravierend (Wärmeleitfähigkeit von Wasser 25-mal höher als die von Luft!). Außerdem ist das Kontaktmaterial hier zusätzlich bewegt (Konvektion).

Strahlung: Unter Ruhebedingungen unterhalb der Indifferenztemperatur werden > 50 % der Körperwärme durch langwellige Infrarotstrahlung abgegeben (→ Abb. 15.13). Die Abgabe erreicht in geschlossenen Räumen 5,4 W/m^2 pro 1 °C Temperaturdifferenz zwischen Haut und Wänden. Wärme kann durch Strahlung auch aufgenommen werden, bei Sonnenbestrahlung sogar bis zu 800 W/m^2.

Verdunstung: Oberhalb der Indifferenztemperatur und bei starker Wärmebildung (körperliche Arbeit) wird Wärme hauptsächlich durch Verdunstung von Schweiß abgegeben (Perspiratio sensibilis → Abb. 15.13), und zwar 2.400 kJ je L verdunstetes H_2O. Ein Erwachsener gibt in einer Stunde maximal etwa 500 mL/m^2 Schweiß ab. Das entspricht einer Wärmeabgabe von 333 W/m^2 pro Stunde, wenn der Schweiß verdunstet (und nicht abtropft!). Selbst unter Ruhebedingungen verdunstet aus Hautporen austretendes Wasser, außerdem wird Wasser ständig mit der Atemluft abgegeben **(Perspiratio insensibilis).** Daraus folgt ein täglicher Wasserverlust von etwa 500 mL (Wärmeabgabe von 25 % des Grundumsatzes). Die Verdunstung ist abhängig von der Differenz der Wasserdampf-Partialdrücke von Umgebungsluft (Luftfeuchtigkeit) und Schweiß auf der Hautoberfläche (→ Abb. 15.14). Nur wenn der H_2O-Partialdruck der Luft niedriger ist als der auf der Haut (6,3 kPa), kann Wärme durch Verdunstung abgegeben werden.

Temperaturregulation

Ein Regelkreis, dessen Funktionsprinzip einer technischen Temperaturregelung entspricht, hält die Körpertemperatur in engen Grenzen (→ Abb. 15.15). Das Regelzentrum liegt in der präoptischen Area des vorderen Hypothalamus. Es vergleicht die Istwerte (Haut- bzw. Kerntemperatur) mit dem Sollwert (wohl 37 °C). Als Regelgröße fungieren äußere (Kalt- und Warmrezeptoren der Haut; → Kap. 3.4) und innere Thermorezeptoren (thermosensible Areale in Hypothalamus, Rückenmark und an der dorsalen Magenwand). Sie leiten über afferente sensorische Bahnen zum Regelzentrum. Weichen Ist- und Sollwert voneinander ab, werden mittels negativer Rückkopplung über efferente vegetative (bzw. motorische: Muskelzittern!) Nervenfasern die verschiedenen Stellglieder automatisch verändert (→ Abb. 15.15). Außerdem führt bewusste Empfindung von thermischem (Dis-)Komfort (sensorischer Kortex!) zur Verhaltensanpassung: So wechselt man zu einem wärmeren Ort oder zieht sich wärmer an.

Gesamtwärmeabgabe und ihre Teilkomponenten bei verschiedenen Lufttemperaturen (Ruhebedingungen).

°C
38
37
36
Körperkerntemperatur
Watt
200
100
0
−100
Wärme-abgabe durch Strahlung
Indifferenztemperatur
Wärmeabgabe durch Atmung und Verdunstung über die Haut
Leitung und Konvektion
Gesamt-wärme-abgabe
Wärme-aufnahme
0
10
20
30
40
50
Umgebungstemperatur [°C]

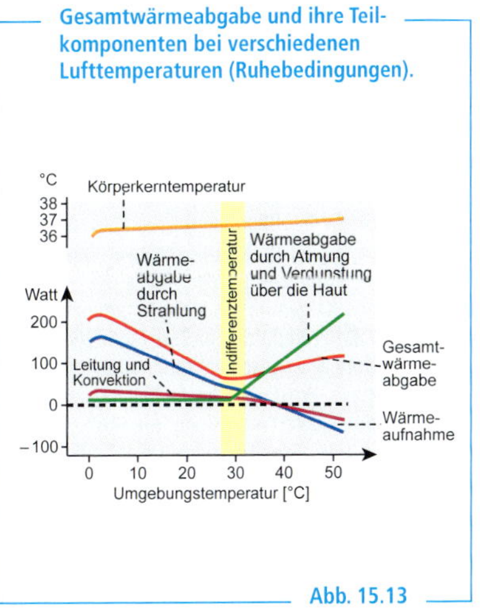

Abb. 15.13

Wasserdampfdruck der Luft bei unterschiedlicher Temperatur und Luftfeuchtigkeit.

8
6
4
2
0
Wasserdampfdruck [kPa]
schweißbedeckte Haut, 37°C
keine Wärmeabgabe durch Verdunstung möglich
6,3 kPa
100%
30%
relative Luftfeuchte
Wasserdampfdruck in Luft niedriger als auf schwitzender Haut: Wärmeabgabe durch Verdunstung möglich
20
30
40
50
60
Lufttemperatur [°C]

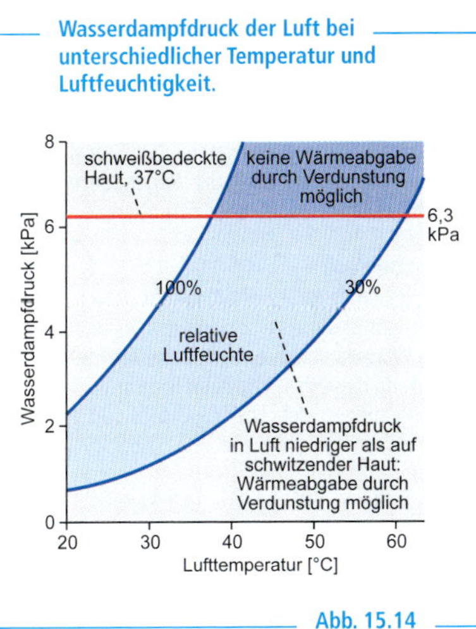

Abb. 15.14

Temperaturregulation.

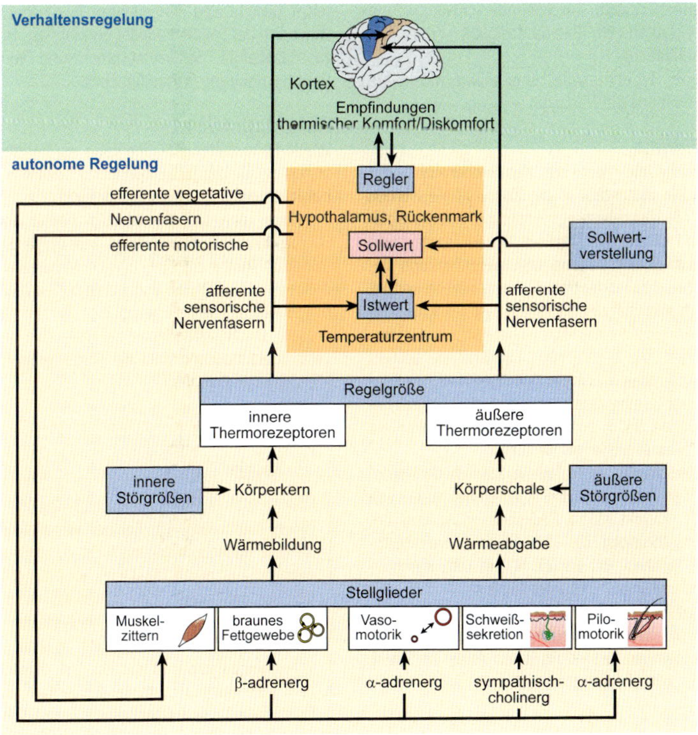

Verhaltensregelung
Kortex
Empfindungen
thermischer Komfort/Diskomfort
autonome Regelung
efferente vegetative
Nervenfasern
efferente motorische
Regler
Hypothalamus, Rückenmark
Sollwert
Sollwert-verstellung
afferente sensorische Nervenfasern
Istwert
afferente sensorische Nervenfasern
Temperaturzentrum
Regelgröße
innere Thermorezeptoren
äußere Thermorezeptoren
innere Störgrößen
Körperkern
Körperschale
äußere Störgrößen
Wärmebildung
Wärmeabgabe
Stellglieder
Muskel-zittern
braunes Fettgewebe
Vaso-motorik
Schweiß-sekretion
Pilo-motorik
β-adrenerg
α-adrenerg
sympathisch-cholinerg
α-adrenerg

Abb. 15.15

15.5 Regelgrenzen und Fieber; Akklimatisation

Können die Stellglieder im Temperaturregelkreis (→ Abb. 15.15) trotz maximaler Aktivität den Sollwert nicht erreichen, sind die Regelgrenzen überschritten; es droht Hyper- oder Hypothermie.

Hyperthermie

Bei Hyperthermie (Wärmestau) erhöht sich die Körperkerntemperatur ohne Verstellung des Sollwerts. Übermäßige Wärmeaufnahme wird durch Dehydration unterstützt, da diese das Schwitzen hemmt. Temperaturerhöhung steigert den Energieumsatz und führt zur Zunahme von Herzfrequenz und -zeitvolumen, O_2-Aufnahme und Ventilation.

- **Hitzekollaps:** Flüssigkeits- und Elektrolytverluste (z. B. bei schwerer Arbeit in heißer Umgebung; Kerntemperatur < 39 °C) → erniedrigtes Blutvolumen → Kreislaufversagen
- **Sonnenstich:** längere Sonneneinstrahlung auf Kopf und Nacken → Reizung der Hirnhäute (Meningismus) → Übelkeit und Erbrechen
- **Hitzschlag:** Körperkerntemperatur > 40 °C → u. a. Krämpfe, Hirnödem, ausbleibende Schweißbildung → Kreislaufschock, Bewusstlosigkeit, Koma (lebensgefährlich!)
- **maligne Hyperthermie:** übermäßige muskuläre Wärmebildung bei Narkosen (→ Kap. 4.4).

Hypothermie

Bei Hypothermie liegt die Kerntemperatur unter 35,5 °C. Die Blutgefäße in der Körperschale werden eng gestellt (Durchblutungsminderung zwecks Isolation!), und Kältezittern setzt ein. Grundumsatz sowie Herz-Kreislauf-, Ventilations- und Nierenfunktion sinken mit fortschreitender Unterkühlung zunehmend ab. Erniedrigte Aktivität der Na^+-K^+-ATPase (→ Kap. 1.4) bei starker Hypothermie führt zu gefährlichen Elektrolytstörungen. Die Gefahr einer Hypothermie besteht v. a. bei Aufenthalt im Wasser (→ Praxisfall), da Konvektion und Leitung dem Körper dort viel stärker Wärme entziehen als in Luft (Wärmeübergangszahl für Wasser 250-mal größer als für Luft).

Man unterscheidet verschiedene Stadien der Hypothermie (→ Praxisfall): Bei Kerntemperaturen von 30–32 °C kommt es zu Reaktionsverlust und Bewusstseinsstörungen, bei < 28 °C zu Bewusstlosigkeit und Paralyse. Bei 25–27 °C entsteht Kammerflimmern, und < 24 °C tritt der Tod ein.

Dieser passiven steht die **aktive Hypothermie** gegenüber, die durch Sollwertverstellung auf leicht erniedrigte Temperaturen auftritt (im Alter, im Schlaf, bei Bewusstlosigkeit, in Narkose).

Fieber

Bei Fieber erhöht sich die Körperkerntemperatur, da sich der Sollwert ändert (→ Abb. 15.16). Exogene Pyrogene (u. a. Viren, Bakterien, Endotoxine) stimulieren weiße Blutzellen zur Freisetzung endogener Pyrogene (Zytokine wie TNF-α, Interleukine) ins Blut (→ Abb. 15.17). Diese rufen eine Immunantwort und Akute-Phase-Reaktion hervor (→ Kap. 8.4). Die Zytokine können die Blut-Hirn-Schranke überwinden und steigern in der präoptischen Area des vorderen Hypothalamus (Organum vasculosum laminae terminalis, OVLT) die Produktion von Prostaglandin E_2 aus Arachidonsäure. Dies geschieht durch Aktivierung der Cyclooxygenase. Prostaglandin E_2 bewirkt im Hypothalamus die Sollwertverstellung (→ Abb. 15.17). Antipyretika wie Acetylsalicylsäure inhibieren die Prostaglandinsynthese (Cyclooxygenasehemmer) und senken den Sollwert.

Fieberkurve (→ Abb. 15.16): Aufgrund der Sollwertverstellung entsteht beim Fieberanstieg ein Kältegefühl. Die Wärmebildung wird durch Muskelzittern (Schüttelfrost) und Stoffwechselsteigerung erhöht; gleichzeitig sinkt die Hautdurchblutung (Vasokonstriktion). Hat der Istwert den angehobenen Sollwert erreicht, besteht eine Plateauphase. Das Fieber fällt ab, wenn sich der Sollwert wieder normalisiert. Es kommt zu Hitzegefühl, Schweißausbruch und vermehrter Hautdurchblutung (Vasodilatation).

Akklimatisation

Wiederholte Kälteexposition kann ein leichtes Nachlassen der Diskomfort-Empfindung bewirken **(Kältehabituation)**; die Zitterschwelle sinkt.

An Hitze kann sich der Mensch besser anpassen. **Hitzeakklimatisation** erfolgt, indem die Schweißsekretion früher einsetzt, höhere Maximalwerte erreicht (→ Abb. 15.18) und weniger Elektrolytverluste verursacht (NaCl-Resorption ↑ in den Schweißdrüsen). Die Herzfrequenz ist in Ruhe und bei Arbeit vermindert. Dadurch sinkt die Körpertemperatur akklimatisierter Personen.

Klinik

Lawinenopfer können potenziell lange überleben (Energieverbrauch ↓). Bei der Wiederbelebung darf die Hautdurchblutung nicht zu stark erhöht werden (z. B. durch Massage), weil sonst kaltes Blut aus der Körperschale in den Körperkern gelangt und Kammerflimmern hervorrufen kann („Bergungstod")! Verunglückte müssen daher von innen aufgewärmt werden, z. B. durch Einatmen sehr warmer Luft oder Einbringen warmer Flüssigkeit in den Bauchraum. Günstig ist der Einsatz der Herz-Lungen-Maschine (→ **Praxisfall**).

Typische dreiphasige Fieberkurve.

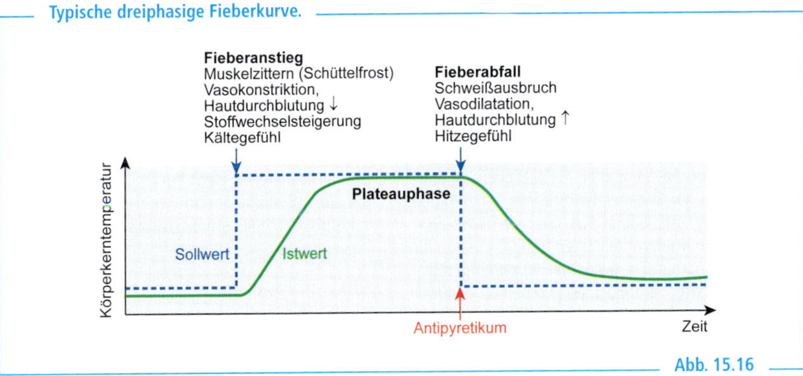

Abb. 15.16

Fieber als Folge einer Sollwertverstellung im hypothalamischen Temperaturzentrum.

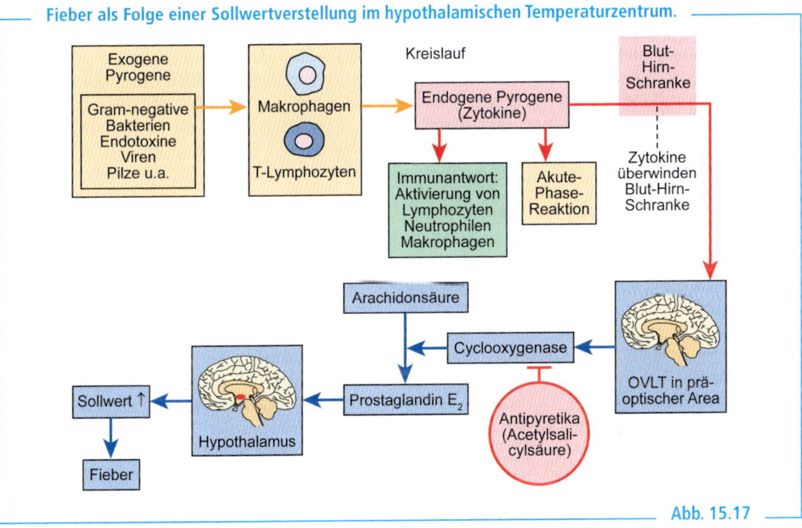

Abb. 15.17

Akklimatisation bei wiederholter Arbeit eines Mannes in Hitze (45 °C).

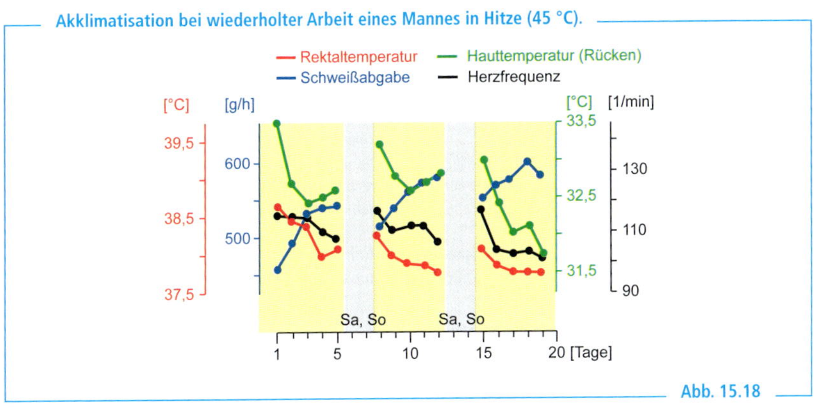

Abb. 15.18

16 Arbeits- und Leistungsphysiologie

Kasuistik

Andrea lebt mit ihrem jüngeren Bruder und ihren Eltern in einem kleinen Ort in Süddeutschland. Sie besucht die 8. Klasse des Gymnasiums und ist eine gute Schülerin. Sport hat sie immer viel betrieben: im Winter Skirennen, im Sommer Reitturniere, Schwimmen und Radfahren. Als kleines Kind war sie leicht übergewichtig und litt darunter. Essen und Diät waren ihr wichtig. Im Sport und in der Schule ist sie ehrgeizig.

Bei ihrem ersten Ferienjob, der körperlich anstrengend ist, nimmt sie ab, was ihr gefällt. Schon lange wollte sie abnehmen, nun geht es plötzlich ganz leicht. Um noch mehr abzunehmen, stellt sie ihre Ernährung um, kocht selbst und nur Gemüse und verzichtet fast vollkommen auf Fett. Außerdem nimmt sie ein regelmäßiges Lauftraining auf (1–1,5 h, 10 bis 15 km, mindestens fünfmal pro Woche), wobei sie viel Leitungswasser aus einer mitgeführten Flasche trinkt. Durch die Gewichtsabnahme geht der Sport leichter und besser. Andrea tritt einem Leichtathletik-Sportclub bei und wird dort bald zu einer der besten Langläuferinnen.

Zunehmend macht sich bei ihr jedoch ein körperliches Unwohlsein bemerkbar, sie fühlt sich oft schwach, vor allem morgens vor dem Lauftraining. Immer häufiger sind ihre Hände kalt und ihr wird schwindelig. Ihr fällt auf, dass ihre Regel schon seit vier Monaten ausbleibt. Essen mag sie fast nichts mehr. Obwohl schon ganz mager, fühlt und sieht sie sich dick (→ Abb. 16.A). Medikamente nimmt sie nicht regelmäßig, hat aber in der Hoffnung auf weitere Gewichtsreduktion schon einmal Laxanzien eingenommen. Als sie eines Morgens vor der Schule ohnmächtig wird, fährt die besorgte Mutter sie zum Hausarzt. Andrea kommt willig mit, da sie demnächst an einem 10-km-Laufwettkampf teilnehmen möchte, bei dem sie sich Hoffnung auf eine vordere Platzierung ausrechnet. Der Arzt reagiert besorgt und ordnet eine gründliche körperliche Untersuchung und einen Bluttest an.

Patientendaten

- Allgemeine Daten: Alter: 15 Jahre, Größe: 1,71 m, Gewicht: 47,5 kg, weiblich
- Status bei Aufnahme: anorektisch, Orthostase, karotinoides Hautkolorit, subkutane Ödeme, Amenorrhö (keine Menstruation) seit 5 Monaten; Lanugobehaarung
- Herz-Kreislauf: Herzfrequenz: 65/min (Bradykardie mit ektopischen Schlägen), Blutdruck: 88/56 mmHg, Herzminutenvolumen: 3,6 L/min.
- Blutwerte: Na^+: 126 mmol/L, K^+: 2,4 mmol/L, Ca^{2+}: 2,9 mmol/L, Glucose (nüchtern): 55 mg/mL, Fe^{2+}: 38 µg/dL, Proteine: 3,9 g/dL, Hkt 0,32 (alle Werte erniedrigt); rote Blutkörperchen: blass und unreif.

Diagnose

Athletinnen-Trias (female athlete's triad), eine Symptomentrias aus Essstörung (Anorexia nervosa), Amenorrhö und Osteoporose. Die Osteoporose ist noch nicht manifest, doch bei weiterem unbehandeltem Verlauf würden sich Knochenbrüchigkeit und Frakturrisiko schnell erhöhen und sich das Vollbild der Trias einstellen.

Pathophysiologie

Die Athletinnen-Trias ist eine ernst zu nehmende Gesundheitsstörung bei Mädchen und Frauen. Die Symptome, die direkt mit ihr in Zusammenhang stehen, können in Ausmaß und Ausprägung unterschiedlich sein; prinzipiell können ein, zwei oder alle drei Symptome vorliegen. Gemeinsame Ursache ist eine zu geringe Energieverfügbarkeit: Die Energiezufuhr bzw. ihre Verwertung durch den Leistungssport treibenden Körper entspricht nicht dem Verbrauch. Dadurch wird die Ausschüttung von Prolactin verringert und in der Folge die der Gonadotropine; Catecholamine und ACTH werden erhöht. Für das Wachstumshormon (Somatotropin) und das luteotrope Hormon (LH) werden Menge, Frequenz und Amplitude der Pulsatilität verändert. Diese nachteiligen Veränderungen treten bei einer täglichen Energieaufnahme von unter etwa 126 kJ/kg Körpergewicht (30 kcal/kg) auf.

Durch diese hormonellen Umstellungen passt sich der Organismus an Hungersituationen an: Er wächst weniger und menstruiert nicht mehr. Es entsteht weniger Hungergefühl; mehr Energie wird für akute physische Leistungen wie Laufen bereitgestellt – phylogenetisch ist dies ein Überlebensvorteil. Wird kein Essen aufgenommen, wird v. a. Fett oxidiert. Was in echten Hungerzeiten als Alarmzeichen interpretiert wird, wird bei Nahrungsmittel-Überfluss positiv wahrgenommen und verstärkt das Selbstwertgefühl. Dadurch wird aus einem falschen Verhalten eine Gewohnheit und schließlich eine Störung.

Essstörung

Junge, ehrgeizige, unsichere und leistungsorientierte Sportler und Sportlerinnen sind gefährdet, eine Anorexia nervosa zu entwickeln. Wie, was und wann etwas gegessen wird, bekommt einen hohen Stellenwert. Oft werden selbst erfundene Diäten aufgenommen. Die Sportanorexie kann der Beginn einer lebenslangen und bedrohlichen Essstörung sein. Müdigkeit, Verletzungen, Ausbleiben der Menstruation und erhöhte Infektanfälligkeit sind ebenso krankheitstypisch wie Kältegefühl in der Peripherie, chronische Magen-Darm-Beschwerden (Obstipation, Gastritis, chronische Bauchschmerzen) und überhöhte Flüssigkeitszufuhr. Exzessive Flüssigkeitsaufnahme kann das spezifische Gewicht des Harns bis hin zur

Bild einer anorektischen Jugendlichen.

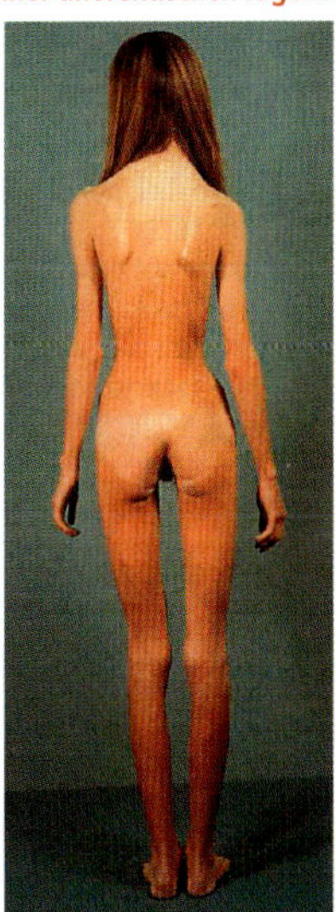

Abb. 16.A

Verdünnungshyponatriämie senken. Sofortiger Trainingsstopp und Substitution sind indiziert.

Zyklusstörungen und Entwicklungsverzögerung

Bei jungen Mädchen und Frauen kann es durch (zu) hohe Trainingsbelastungen bei unzureichender Energiezufuhr zu einer zentralen Störung der hypothalamisch-hypophysären Regelkreise kommen. Verspätete Menarche, Pubertas tarda, primäre oder sekundäre Amenorrhö sowie Gelbkörperinsuffizienz sind mögliche Folgen. Das kann zu einer Störung des Wachstums und der (Geschlechts-)Entwicklung, zu verminderter Fertilität und verringerter Knochenbildung führen.

Verminderte Knochendichte

Regelmäßige sportliche Betätigung fördert die Knochenfestigkeit und schützt vor Osteoporose. Doch verminderte Energieverfügbarkeit und Zyklusstörungen (Östrogenmangel) bei sportlich aktiven Mädchen und Frauen setzen die Knochendichte herab. Bei frühem Auftreten (v. a. vor dem 20. Lebensjahr) können Stressfrakturen die Folge sein. Auch Bandverletzungen sind häufig.

Therapie

Nach Diagnosestellung sollte sofort ein Plan für eine ausgeglichene Energiebilanz erstellt werden. Eine bedarfsgerechte, ausgewogene Ernährung und Gewichtszunahme sind unerlässlich. Das Training muss an die Energiezufuhr angepasst werden. Bei Osteoporoseverdacht (Stressfrakturen, sekundäre Amenorrhö > 6 Monate) sollten zusätzlich Calcium und Vitamin D zugeführt werden. Östrogene dürfen vor der Menarche nicht verabreicht werden, da sie zum vorzeitigen Schluss der Wachstumsfugen führen können. Eine gute Kooperation mit Trainern und Eltern ist für den Krankheitsverlauf günstig. Auch Kinder-, Jugend- und Sportärzte, Psychologen, Sport- und Ernährungswissenschaftler können mit ihrer Expertise die jungen Sportler unterstützen, ihre persönlichen Höchstleistungen zu erreichen.

Weiterer Verlauf

Andrea wird in einem professionellen Umfeld begleitet und über die Risiken und Folgen ihrer Fehlernährung und des Untergewichts aufgeklärt. Sie erhält eine individuell angepasste, psychologisch-psychotherapeutische Beratung. Sie erkennt, dass sie ihre gesundheitlichen Probleme nur in den Griff bekommt, wenn sie mehr und ausgewogener Nahrung zu sich nimmt. Nach drei Monaten beginnt sie wieder mit einem leichten Lauftraining (2 × pro Woche, 5 km). Ihre Regel setzt wieder ein, die Krankheitssymptome verschwinden innerhalb von einem halben Jahr. Leichte Essstörungen verfolgen Andrea aber noch über Jahre.

Physiologie im Fokus

- Körperliche Leistungen werden durch die Aktivität der Muskulatur ermöglicht.
- Muskelarbeit verwendet ATP als Energiequelle, die in verschiedenen Stoffwechselprozessen wieder regeneriert werden kann.
- Schnelle und langsame Muskelfasertypen sind auf bestimmte Muskelaktivitäten spezialisiert.
- Variable Herz-, Kreislauf- und Atmungsfunktionen passen den Organismus an stark erhöhte Energieumsätze bei schwerer Muskelarbeit an.
- Bei Ausdauerleistungen sind dem Körper Leistungsgrenzen gesetzt (anaerobe Schwelle); sie sind unterschiedlich für dynamische und statische Arbeit.
- Arbeitsbedingte muskuläre Ermüdung kann durch Training (Krafttraining unter anaeroben Bedingungen; Ausdauertraining unter aeroben Bedingungen) vermindert werden.

16.1 Muskelarbeit und -leistung, Energiequellen

Leistung und Arbeitsformen

Leistung im physikalischen Sinn ist **Arbeit pro Zeiteinheit** (1 J/s = 1 W), Arbeit = Kraft · Weg. Arbeit und Leistung beschreiben dabei in erster Linie die Muskelfunktion. Die mechanische Leistung eines Muskels ist das Produkt aus Kraft und Verkürzungsgeschwindigkeit (→ Kap. 4.7). Das Verhältnis von erbrachter Arbeit zu aufgewandter Energie heißt Wirkungsgrad (η, → Kap. 15.1). Bei körperlicher Arbeit ist η = 0–0,25, die übrige Energie wird als Wärme frei (Arbeitshyperthermie). Äußerlich messbare Arbeit wird nur bei **dynamischer Arbeit** (Bewegungsarbeit) geleistet:

- bei konzentrischer Muskelaktivität (positiv-dynamische Arbeit), z. B. bergauf gehen
- bei exzentrischer Muskelaktivität (negativ-dynamische Arbeit), z. B. bergab gehen.

Keine äußere Arbeit (η = 0) wird bei **statischer Arbeit** (Haltearbeit; isometrische Muskelaktivität) verrichtet, da zwar Kraft entwickelt wird, die Muskellänge (Weg) aber unverändert bleibt bzw. die Verkürzungsgeschwindigkeit null ist.

Leistungsbereiche des Menschen

Vom **Gesamtleistungsbereich** kann man das Maximum willentlich nicht abrufen (→ Abb. 16.1). Geringe bis mittlere Willensanstrengungen sind nötig, um automatisierte Leistungen zu erbringen und eine physiologische Leistungsbereitschaft herzustellen. Für die Mobilisierung der gewöhnlichen Einsatzreserven müssen starke Willenskräfte aufgebracht werden. Mehr als 65 % der Maximalleistung können in der Regel nur im Affekt oder durch Pharmaka (Doping) mobilisiert werden.

Leistungsfähigkeit, Belastung

Leistungsfähigkeit ist die Fähigkeit zur Erfüllung einer anstehenden physischen oder psychischen Aufgabe (Belastung, Anforderung). Die körperliche oder mentale Leistung, die ohne Gesundheitsrisiko erbracht werden kann, heißt **Belastbarkeit.** Die Leistungsfähigkeit eines Menschen bestimmt dabei (neben dem Wirkungsgrad) das Ausmaß seiner **Beanspruchung,** also der belastungsbedingten Veränderungen im Körper (→ Abb. 16.2). Leistungsfähigkeit ist ein individuelles Persönlichkeitsmerkmal, das von physiologischen Bestimmungsgrößen wie Herz, Kreislauf, Nervensystem, Atmung, Muskulatur sowie Ernährung bestimmt wird. Sie wird durch Lernen und Trainieren gesteigert und durch Faktoren wie Alter, Geschlecht, Begabung, Gesundheits- und Trainingszustand sowie Umweltparameter beeinflusst.

Bereitstellung von Energie

Muskelleistung benötigt Energie in Form von ATP. Im Muskel sind jedoch nur 4–5 µmol/g gespeichert, was für einige wenige Kontraktionen ausreicht. Mehrere Stoffwechselprozesse gewährleisten jedoch, dass die ATP-Konzentration auch bei hoher Muskelleistung kaum absinkt (→ Abb. 16.3):

1. Spaltung von Kreatinphosphat (KP; Gehalt ≈ 11 µmol/g Muskel) im Zytoplasma des Muskels; der frei werdende Phosphatrest wird an ADP angelagert. Das so entstehende ATP (**alaktazide** ATP-Gewinnung = keine Laktatbildung) reicht für maximal 50 Kontraktionen (20 s).

2. Anaerobe Glykolyse (O_2-unabhängig): Im Zytoplasma wird Glykogen zu Glucose abgebaut und über Glucose-6-Phosphat zu Pyruvat umgewandelt; dabei entstehen 2 ATP/mol Glucose, die für 1–2 min Muskeltätigkeit ausreichen. Aus Pyruvat entsteht Laktat (**anaerob-laktazide** ATP-Gewinnung), das zur Ansäuerung und Muskelermüdung beiträgt (→ Kap. 4.8).

3. Oxidation von Kohlenhydraten (aerob): Die bei Glykogenolyse im Muskel entstehende Glucose wird nach Durchlaufen der Glykolyse in den Mitochondrien unter O_2-Verbrauch oxidiert. Aus Pyruvat und NADH entstehen in Atmungskette und Citratzyklus H_2O und CO_2 sowie 36 mol ATP pro mol Glucose. Das im Muskel gespeicherte Glykogen reicht für maximal 1 h Muskeltätigkeit.

4. Oxidation von Glucose nach **Glykogenolyse in der Leber:** Arbeit setzt sympathikusvermittelt (→ Kap. 7) vermehrt Adrenalin frei, das die Glykogenolyse in der Leber stimuliert. In der Folge wird Blutglucose in den Muskel aufgenommen und aerob verstoffwechselt. Dieser Vorgang ermöglicht bis zu 3 h Muskeltätigkeit.

5. β-Oxidation: Bei anhaltender Arbeit tritt unter Adrenalinwirkung Lipolyse im Fettgewebe ein (gesteigert durch Somatotropin, → Kap. 17.5). Fettsäuren werden in den Muskel aufgenommen und in den Mitochondrien oxidiert. Die ATP-Synthese ist dabei nur etwa halb so effizient wie bei Glykogen-Oxidation, spart aber Muskelglykogen ein. Fettsäureoxidation liefert 60 % der Energie bei Dauerleistungen.

6. Lange Arbeitsdauer aktiviert auch die **Gluconeogenese:** Laktat wird in Leber, Herz, Typ-I- und z. T. auch in Typ-IIA-Muskelfasern (→ Kap. 4.8) in Pyruvat zurückgeführt, das in den Mitochondrien oxidiert wird **(Laktatutilisation)** und effizient zur ATP-Bildung führt.

Klinik

Bei körperlicher Arbeit gelangt Glucose ohne Insulin in die Muskelzellen. Daher können Diabetiker durch Sport ihren Blutglucosespiegel senken.

Leistungsbereiche des Menschen.

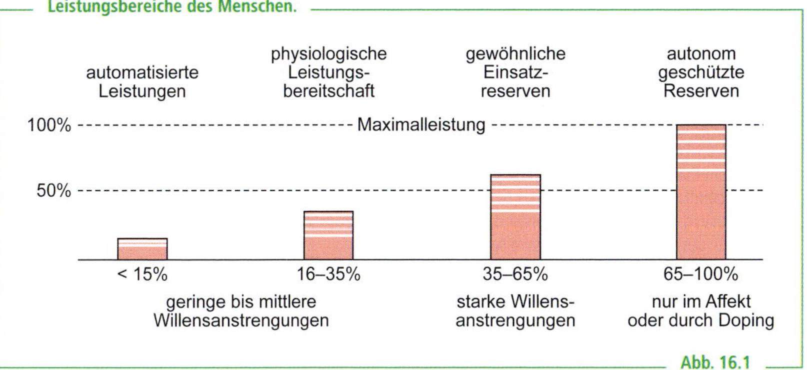

Abb. 16.1

Belastungs-Beanspruchungs-Konzept bei der Erbringung von Leistungen.

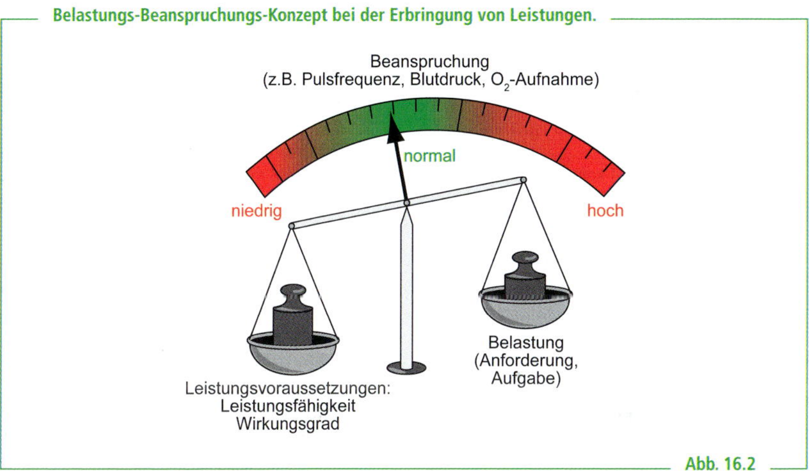

Abb. 16.2

Relativer Anteil von anaeroben und aeroben Energiequellen bei fortgesetzter Arbeit.

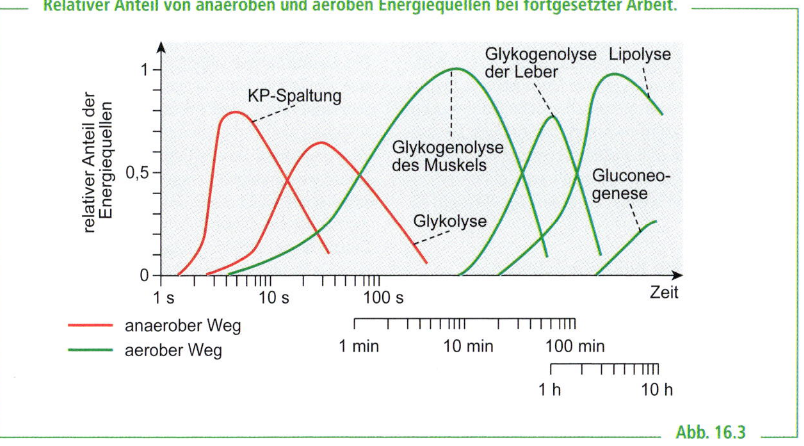

Abb. 16.3

16.2 Fasertypen; anaerobe, aerobe Leistungsfähigkeit

Fasertypen und Energienutzung

Quergestreifte Muskeln bestehen aus einer Mischung aus Typ-I-, Typ-IIA- und Typ-IIX-Fasern (→ Abb. 16.4; → Kap. 4.8). Die prozentuale Verteilung der Fasern ist v. a. genetisch bedingt und nur begrenzt durch Training beeinflussbar.

- **Typ-I-Fasern** (langsam kontrahierend, kaum ermüdend) gewinnen ATP vorzugsweise aerob, da sie viel O_2-bindendes Myoglobin und viele Mitochondrien enthalten. Das neben H_2O anfallende Endprodukt CO_2 wird (nach Transport im Blut als HCO_3^-) abgeatmet. Die Fasern vollbringen v. a. Halte- und Haltungsarbeit (Gleichgewicht, Antischwerkraft) und werden für Ausdauerleistungen (> 20 min) eingesetzt.
- **Typ-IIA-Fasern** (schnell kontrahierend, langsam ermüdend) gewinnen ATP meist aerob, begrenzt auch anaerob-glykolytisch. Ihre kontraktilen und biochemischen Eigenschaften (→ Kap. 4.8) sind zwischen denen von Typ-I- und Typ-IIX-Fasern angesiedelt.
- **Typ-IIX-Fasern** (schnell kontrahierend, schnell ermüdend) sind arm an Myoglobin und Mitochondrien und gewinnen ATP hauptsächlich anaerob (Glykolyse). Sie werden v. a. für die Schnellkraft und für Kurzzeitleistungen mit Maximalkraft eingesetzt. Für längere Tätigkeiten sind sie ungeeignet, da sie zu viel kostbares Muskelglykogen für die anaerobe Glykolyse verbrauchen (Gefahr der Übersäuerung). Das bei anaerober ATP-Bereitstellung anfallende Laktat wird über Laktat-H^+-Kotransporter ins Blut abgegeben, wo seine Konzentration von 1 auf bis zu 20 mmol/L ansteigen kann. Aus diesem Laktat wird im Zuge der Laktatutilisation (→ Kap. 16.1) ATP-Energie gewonnen.

Einsatz der Fasertypen

Bei geringen Arbeitsleistungen (auch wenn sie lang andauern, z. B. Langstreckenlauf) dominieren langsame Innervationsfrequenzen der Motoneurone. Hierbei werden vorwiegend motorische Einheiten (→ Kap. 4.1) mit Typ-I-Fasern rekrutiert. Um größere Leistungen zu erbringen (z. B. Kurzstreckensprint, Heben großer Lasten), muss die Innervationsfrequenz erhöht werden. Dadurch werden zusätzlich Typ-II-Fasern rekrutiert.

Energiequellen bei Arbeitsbeginn

Zu Beginn einer dynamischen Arbeit steigt der O_2-Bedarf der Muskelzellen an, kann aber durch das regionale O_2-Angebot zunächst nicht gedeckt werden (begrenzte O_2-Reserven von Myoglobin und Hämoglobin). Da gespeichertes ATP nur für 2–4 s Muskeltätigkeit ausreicht, muss der arbeitende Muskel die Energie anfangs auf anaerobem Wege gewinnen (KP-Spaltung, Glykolyse).

Ausdauerleistung

Bei Fortführung der Arbeit setzen Regulationsmechanismen ein, die den Organismus an den erhöhten O_2-Bedarf der arbeitenden Muskulatur anpassen (→ Kap. 16.4). Im gleichen Maße wie die O_2-Verfügbarkeit steigt die aerobe Energiegewinnung und erreicht nach 3–4 min ihre volle Wirksamkeit.

Leichte, nicht ermüdende Arbeit

Die **Herzfrequenz** erhöht sich bei leichter Arbeit innerhalb von 5–10 min bis auf einen Plateauwert (Steady State, → Abb. 16.5a), der über Stunden beibehalten werden kann. Je größer die Leistung, umso höher ist der Plateauwert (Grenzwert um 130/min). Nach Ende der Arbeit beträgt die Erholungszeit bis zum Erreichen der Ausgangs-Herzfrequenz 3–5 min. Die Anzahl der Pulse, die in der Erholungszeit über dem Ausgangswert liegen **(Erholungspulssumme)**, liegt bei < 100.

Die **O_2-Aufnahme** steigt zu Beginn der Arbeit an (bei Untrainierten bis zum 4-Fachen des Ruhewerts), hinkt allerdings dem O_2-Bedarf hinterher: Es entsteht ein **O_2-Defizit** von bis zu 4 L. Erst nach 3–5 min erreicht die O_2-Aufnahme ein Steady State (→ Abb. 16.6a). Diese Zeit wird durch anaerobe Energiegewinnung überbrückt. Nach Ende der Arbeit bleibt die O_2-Aufnahme kurzzeitig über dem O_2-Bedarf erhöht, um die **O_2-Schuld** zu tilgen.

Schwere, ermüdende Arbeit

Bei hoher Belastung kann die **Herzfrequenz** nicht konstant gehalten werden (→ Abb. 16.5b), sondern nimmt bis zu einem Höchstwert zu, der ca. bei (220 – Lebensalter)/min liegt **(Ermüdungsanstieg)**. Dann kommt es erschöpfungsbedingt zum Arbeitsabbruch. Die Erholungszeit ist erheblich länger und die Erholungspulssumme größer (mehrere 100 Pulse) als bei nicht ermüdender Arbeit.

Die **O_2-Aufnahme** nimmt ebenfalls zu, ohne dass sich ein Steady State einstellt (→ Abb. 16.6b). Bei schwerer Arbeit wird infolge des inadäquaten O_2-Angebots ein Teil der Energie ständig auf anaerobem Weg gewonnen: Das O_2-Defizit ist hoch (bis zu 20 L), Laktat wird im Muskel angehäuft (Ermüdung!). Nach Arbeitsende bleibt die O_2-Aufnahme noch lange über dem O_2-Bedarf. Diese O_2-Schuld ist höher als das O_2-Defizit, da bei Erholung folgende Prozesse befördert werden: Oxidation von Laktat, Gluconeogenese, Resynthese von KP, Auffüllen der O_2-Speicher Myo- und Hämoglobin, Wiederherstellung von Ionengradienten über die Zellmembran, Atmung und Herztätigkeit.

Muskelfasertypen: Eigenschaften und Verteilung im Muskelquerschnitt.

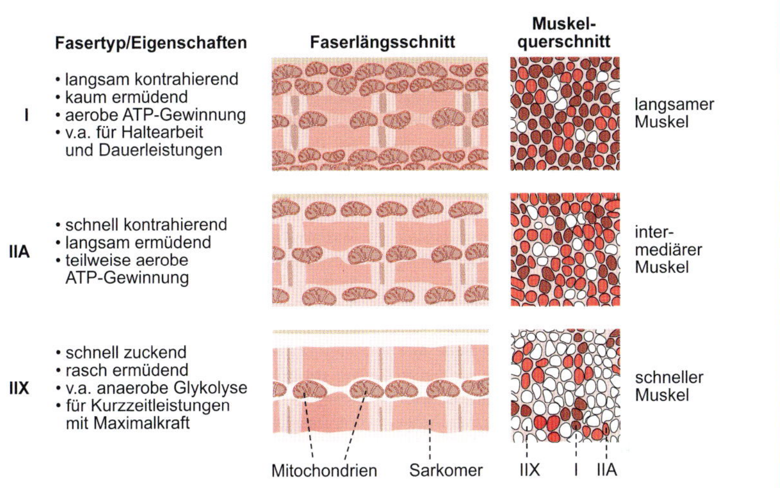

Abb. 16.4

Herzfrequenz bei leichter, nicht ermüdender (a) bzw. schwerer, ermüdender Arbeit (b).

a Herzfrequenz [1/min]

140, 120, 100, 80, 60

Erholungs-
pulssumme
Steady State
50 Pulse
Ruhe Arbeit Erholung

15 30 60 90
Zeit [min]

b Herzfrequenz [1/min]

140, 120, 100, 80, 60

Ermüdungs-
anstieg
Erholungs-
pulssumme
500 Pulse
Ruhe Arbeit Erholung

15 30 60 90
Zeit [min]

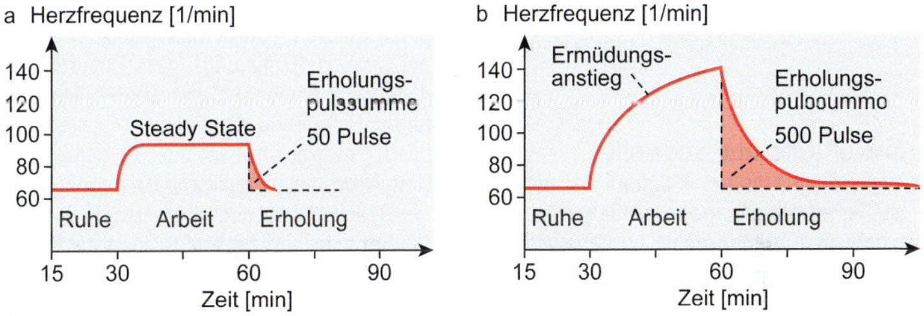

Abb. 16.5

Sauerstoffaufnahme bei leichter, nicht ermüdender (a) bzw. schwerer, ermüdender Arbeit (b).

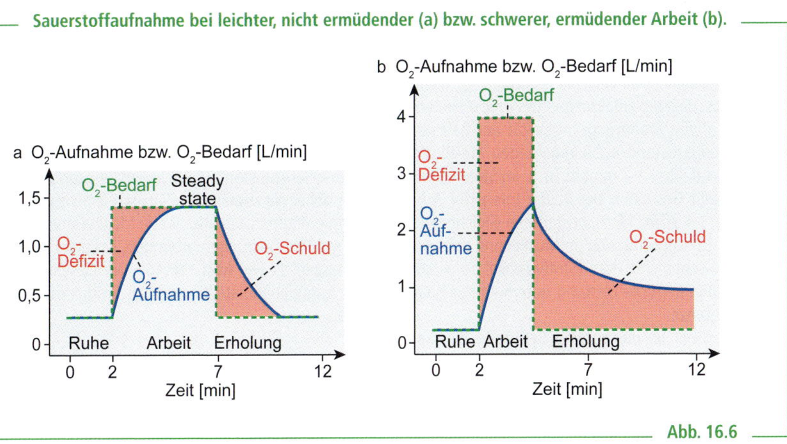

Abb. 16.6

16.3 Ausdauertests; Leistungsgrenzen

Messung der Leistungsfähigkeit

In standardisierten Ergometrietests wird anhand der Veränderung von Herz-Kreislauf-Parametern v.a. auf die aerobe Leistungsfähigkeit bei dynamischer Arbeit geschlossen. Eingesetzt werden spirometrische Verfahren (Spiroergometrie) in Form von Stufen- und Ausdauertests (→ Abb. 16.7).

Beim **Stufentest** wird auf einem Fahrradergometer oder Laufband die Leistungsstufe in regelmäßigen Abständen (Stufendauer 2–4 min) um einen konstanten Betrag (Stufenhöhe) meist bis zur Erschöpfung erhöht. Unterhalb der anaeroben Schwelle (etwa 250 W; → Abb. 16.8) steigen O_2-Verbrauch, Atemzeitvolumen und Herzfrequenz linear mit der Leistung an (→ Abb. 16.8, → Abb. 16.9). Beim **Ausdauertest** untersucht man das Verhalten des Körpers bei konstanter Leistung, z.B. die Zunahme der Fettoxidation anhand des Absinkens des respiratorischen Quotienten (→ Kap. 15.1). Der Test wird meist erst bei Erschöpfung der Versuchsperson abgebrochen.

Klinik

In der Leistungsdiagnostik werden zur Bestimmung des Laktats, das nach etwa 8 min Leistungsdauer ein Steady State erreicht, häufig Blutproben aus Ohrläppchen oder Finger entnommen.

Anaerobe und aerobe Schwelle

Als wichtiges diagnostisches Merkmal der aeroben Leistungsfähigkeit gilt die **anaerobe Schwelle.** Darunter versteht man die maximale Ausdauerleistung, bei der während eines Stufenbelastungstests von 10–30 min Dauer (→ Abb. 16.7) gerade noch ein Steady State der Blutlaktat-Konzentration (Schwankungen unter 1 mmol/L) aufrechterhalten wird (Laktat-Steady-State). Beim untrainierten Erwachsenen liegt sie nahe 250 W (→ Abb. 16.8).

Die Höhe des Blutlaktats bei anaerober Schwellenleistung ist individuell verschieden (daher ist die Angabe eines „Schwellenlaktatspiegels" nicht sinnvoll). Sie ist u.a. von Ernährung, Intensität der Belastung und Trainingszustand abhängig. Liegen die Blutlaktatwerte stabil bei 2–4 mmol/L (d.h. im Steady State), wie es beim Gesunden bei mäßig intensiver Arbeit der Fall ist (→ Abb. 16.9), besteht ein Gleichgewicht zwischen Laktatproduktion im Muskel und Laktatverbrauch in Leber und Herz (Stoffwechsel zu > 50 % aerob). Dann liegt die Leistung unterhalb der Dauerleistungsgrenze.

Demgegenüber ist die **aerobe Schwelle** die maximale Ausdauerleistung bei gerade noch rein aerobem Stoffwechsel. Sie liegt bei 70–80 % der individuellen anaeroben Schwelle und Blutlaktatwerten nahe 2 mmol/L (sehr große Variabilität!).

Dauerleistungsgrenze

Als Dauerleistungsgrenze bezeichnet man diejenige Leistungsintensität, bis zu der (statische oder dynamische) Arbeit für die Dauer von 8 Stunden ohne muskuläre Ermüdung durchgeführt werden kann. Dauerleistungen der Muskulatur im Steady State sind nur bei aerobem Stoffwechsel möglich.

Bei **dynamischer Arbeit** liegt die Dauerleistungsgrenze von Untrainierten bei etwa 15 % der Maximalkraft (→ Abb. 16.10) und entspricht etwa den Beanspruchungskriterien: O_2-Aufnahme 50 % des Maximalwerts, Herzfrequenz 130/min, Erholungspulssumme 100 Pulse, Atemzeitvolumen 30 L/min, Blutlaktat ≤ 2 mmol/L. Die meisten beruflichen Arbeiten erfolgen unterhalb der Dauerleistungsgrenze; kurzzeitige Überschreitungen werden durch Erholungspausen ausgeglichen.

Für **statische Arbeit** (Halte- und Haltungsarbeit mit isometrischer Kraftentwicklung, → Kap. 4.6) liegt die Dauerleistungsgrenze bei 5–10 % der Maximalkraft (→ Abb. 16.10). Eine Ermüdung der jeweiligen Muskeln tritt früher als bei dynamischer Arbeit ein, da die Muskelgefäße durch permanente Kontraktion komprimiert werden und die lokale Durchblutung (O_2-Versorgung) unzureichend wird (ab 10 % der Maximalkraft) bzw. sogar sistiert (ab ca. 60 % der Maximalkraft). Die lokale metabolische (nicht-respiratorische) Azidose (→ Kap. 12.5) limitiert dann die Kraftentwicklung (Ermüdung!). Das Einsetzen der Ermüdung kann herausgezögert werden, indem man die für die Haltearbeit zuständigen Muskelpartien rhythmisch kontrahiert/erschlafft (dynamische Arbeit). Dies verbessert die zyklische Versorgung des Muskels mit O_2 sowie den Laktatabtransport.

Häufig findet sich bei intensiver statischer Arbeit ein reflektorischer **Verschluss der Glottis** mit Auslösung einer **Bauchpresse.** Zwar dient das der Stabilisierung des Rumpfes, jedoch wird auch der intrathorakale Druck erhöht und der venöse Rückstrom sinkt (Gefahr des Ohnmächtigwerdens).

Höchstleistungsgrenze

Sie bezeichnet diejenige Leistungsintensität, bei der Erschöpfung (maximale Ermüdung, → Kap. 16.5) eintritt. Je intensiver die statische oder dynamische Arbeit ist, desto früher kommt es zur Erschöpfung. Sinnvolle Angaben zu Höchstleistungsgrenzen müssen daher die zugehörige Zeitspanne bis zur Erschöpfung enthalten. Die arbeitende Muskulatur kann umso größere Leistungen erbringen, je kürzer die Belastungszeit ist (→ Abb. 16.10). Die Geschwindigkeit der Energiebereitstellung tritt als limitierender Faktor auf.

Ausdauer- und Stufentest zur Bestimmung von Herz-Kreislauf-Parametern bei Dauerleistungen.

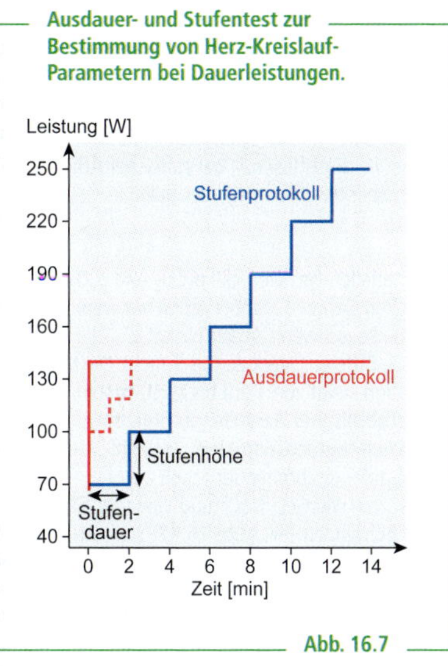

Abb. 16.7

O_2-Aufnahme und O_2-Bedarf (ermittelt im Stufentest).

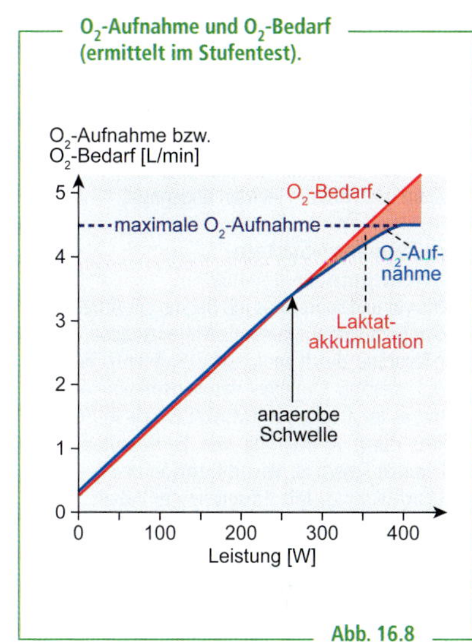

Abb. 16.8

Verlauf von Herzfrequenz, Atemzeitvolumen und Blutlaktatkonzentration im Stufentest.

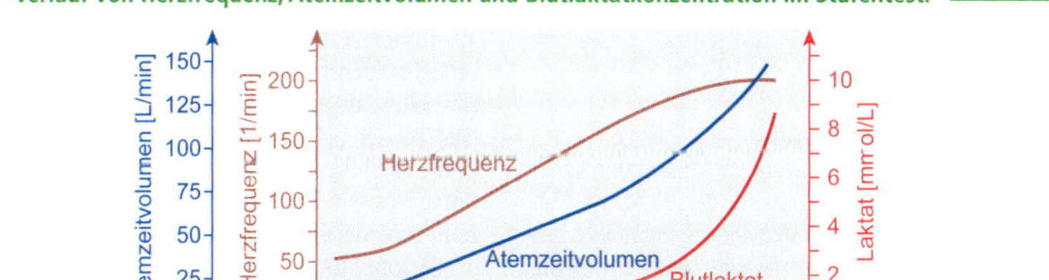

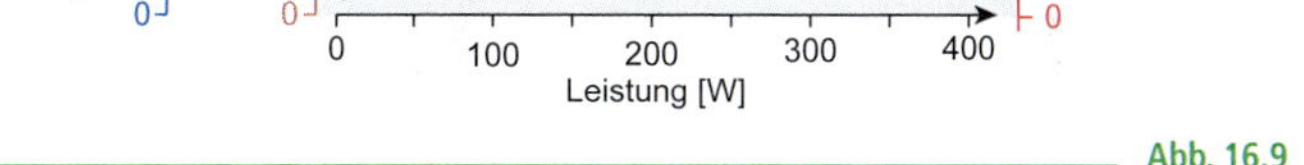

Abb. 16.9

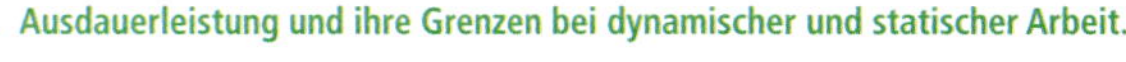

Ausdauerleistung und ihre Grenzen bei dynamischer und statischer Arbeit.

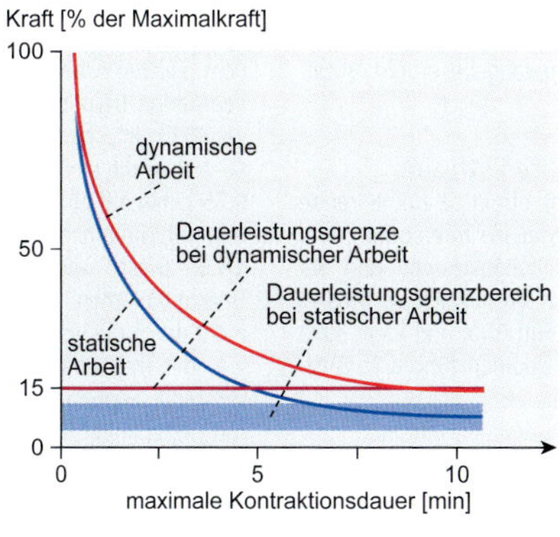

Abb. 16.10

16.4 Organbeteiligung

Bei schwerer Muskelarbeit kann der O_2-Bedarf in der Muskulatur bis auf das 100-Fache des Ruhebedarfs steigen. Zugleich müssen vermehrt Metaboliten und Wärme aus den Muskeln abtransportiert werden. Kreislauf und Atmung werden angepasst.

Herz-Kreislauf-System

Durchblutungssteigerung

Bereits vor und spätestens mit Beginn der Arbeit steigt der Sympathikotonus (zentrale Mitinnervation vegetativer Neurone durch motorische Bahnen!). Während in den meisten Organen Vasokonstriktion einsetzt, kommt es im arbeitenden Muskel (sowie in Herz und Gehirn) durch Aktivierung von β_2-Rezeptoren und cholinergen Fasern zu **Vasodilatation** und gesteigerter Durchblutung. Mit Einsetzen der Arbeit fördern dann v.a. lokale Faktoren wie H^+, K^+ und Adenosin sowie NO aus dem Endothel die Vasodilatation (→ Kap. 9.17, → Kap. 9.20). Die Mehrdurchblutung stellt sich erst nach ca. 1 min Anlaufzeit ein (dabei sinkt die Kontaktzeit in den Kapillaren, → Kap. 10.9) und beträgt bis zum 50-Fachen des Ruhewerts (→ Abb. 16.11). Die Durchblutungssteigerung sichert die adäquate Zufuhr von Glucose und O_2 sowie den Abtransport von Laktat, CO_2 und Wärme.

Anpassung des Kreislaufs

Vasodilatation in der arbeitenden Muskulatur senkt zwar den peripheren Widerstand, der Blutdruck fällt aber nur anfangs ab, da der aktivierte Sympathikus das Herzzeitvolumen bis auf das 4-Fache steigert (→ Abb. 16.11). Erreicht wird dies durch Erhöhung von Schlagvolumen (bis 2-fach) und Herzfrequenz (maximal 200/min) (Herzfrequenz-Anpassung: → Abb. 16.5). Auf den Blutdruckabfall reagieren Barorezeptoren im Niederdrucksystem (→ Kap. 9.18) und führen zu Sympathikusaktivierung und α_1-Rezeptor-vermittelter Vasokonstriktion im Splanchnikusgebiet (Magen-Darm-Trakt), in der Niere und der nicht arbeitenden Muskulatur (→ Abb. 16.12). Die Hautdurchblutung wird nach initialem Abfall zwecks Wärmeabgabe erhöht (maximale Kerntemperatur 40 °C).

Blutvolumen und kapilläre Filtration

Bei längerer Arbeit sinkt das effektive zirkulierende Blutvolumen, da Plasmawasser ins Interstitium austritt (→ Abb. 16.12), H_2O ausgeschwitzt und der Blutfluss zur Haut umgeleitet wird. Auch im Muskel erhöht sich die interstitielle Filtration und kann nach intensivem Sporttreiben zu Ödemen führen (z.B. dicke Waden nach Radfahren).

Blutdruckänderungen

Trotz Abnahme des peripheren Widerstands steigt der systolische Druck und erreicht maximal etwa 200 mmHg (→ Abb. 16.11). Der diastolische Blutdruck ändert sich bei dynamischer Arbeit kaum (Ausnahme: Herzinsuffizienz); bei statischer Arbeit erhöht er sich aber um 30 mmHg oder mehr.

Blut

Die arteriellen Partialdrücke p_aCO_2 und p_aO_2 **(Blutgase)** sinken während aerober Arbeit nur wenig (→ Abb. 16.11). Bei schwerer Arbeit nimmt v.a. die arteriovenöse O_2-Differenz stark zu (bis 3-fach). Die Laktatkonzentration steigt von 1 auf bis zu 10 mmol/L und führt zu **metabolischer Azidose** (bis pH 6,8).

Der **Plasmaglucosespiegel** (normal 4–6 mmol/L) fällt erst bei erschöpfender Arbeit ab.

Verlust von Wasser, NaCl und anderen Elektrolyten durch **Schwitzen** (→ Abb. 16.12) senkt das Plasmavolumen und steigert den Hkt und mit ihm die Anzahl zirkulierender Leukozyten und Thrombozyten. Die Schweißabgabe unterstützt die Wärmeabgabe (→ Kap. 15) und kann bei schwerer Arbeit auf bis zu 1–2 L/h ansteigen (→ Abb. 16.11). Schweiß ist gegenüber Plasma (→ Kap. 8.4) hypoton (Na^+ 40–60 mmol/L; Cl^- 30–45 mmol/L; K^+ 5–10 mmol/L), sodass der Elektrolytverlust begrenzt wird; der Körper verliert beim Schwitzen relativ mehr H_2O als Elektrolyte. Plasma-K^+ und -Na^+ können bei Arbeit ansteigen. Bei schwerer Arbeit ist die Zufuhr von Wasser und Elektrolyten unerlässlich. Unter schwerer Belastung erhöht sich die Plasmakonzentration der **Hormone** Adrenalin und Cortisol. Die Insulinkonzentration sinkt leicht ab.

Lunge

Das Atemzeitvolumen steigt bei Arbeit vom Ruhewert (7 L/min) anfangs proportional zur O_2-Aufnahme, bei erhöhter Belastung überproportional, auf maximal etwa 120 L/min (→ Abb. 16.11). Die **Ventilationssteigerung** wird sowohl durch Erhöhung der Atmungsfrequenz (etwa verdoppelbar) als auch durch Zunahme des Atemzugvolumens (bis 8-fach) ermöglicht. Leichte Arbeit führt zu bedarfsgerechter Mehrventilation (Hyperpnoe; Atemzeitvolumen bis zu etwa 30 L/min), schwere Arbeit zu Hyperventilation. Die O_2-Aufnahme steigt bei nicht ermüdender Arbeit von 0,25 L/min auf ein Plateau und bei erschöpfender Arbeit fortlaufend bis zu ca. 4,5 L/min an (→ Abb. 16.6). Dieser Anstieg erfolgt durch Zunahme von Herzzeitvolumen und arteriovenöser O_2-Differenz, nicht durch die Ventilationssteigerung. Letztere wirkt v.a. der metabolischen Azidose entgegen, da CO_2 verstärkt abgeatmet wird. Eine Ventilationssteigerung setzt außerdem bereits vor Beginn der Arbeit ein **(psychogene Hyperventilation).**

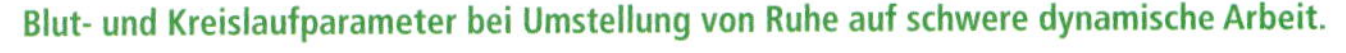

Blut- und Kreislaufparameter bei Umstellung von Ruhe auf schwere dynamische Arbeit.

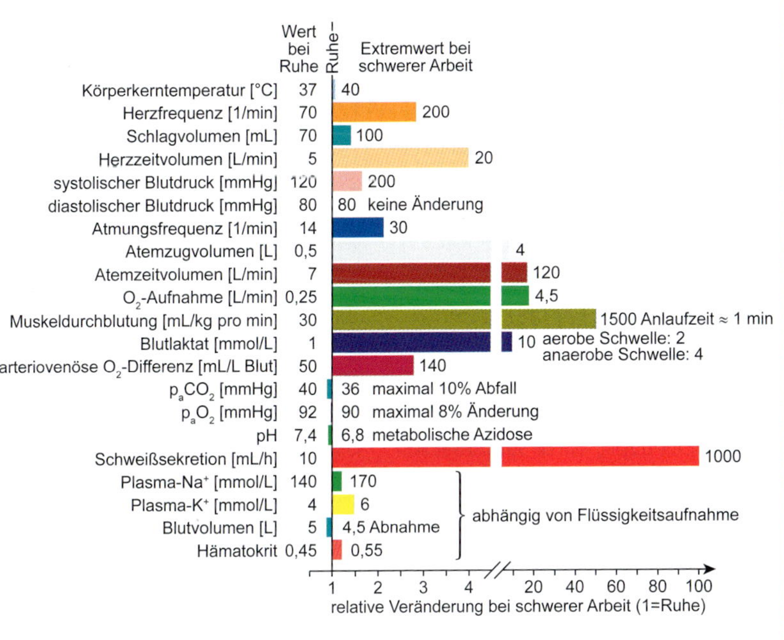

Abb. 16.11

Veränderungen der Durchblutung bei Arbeit.

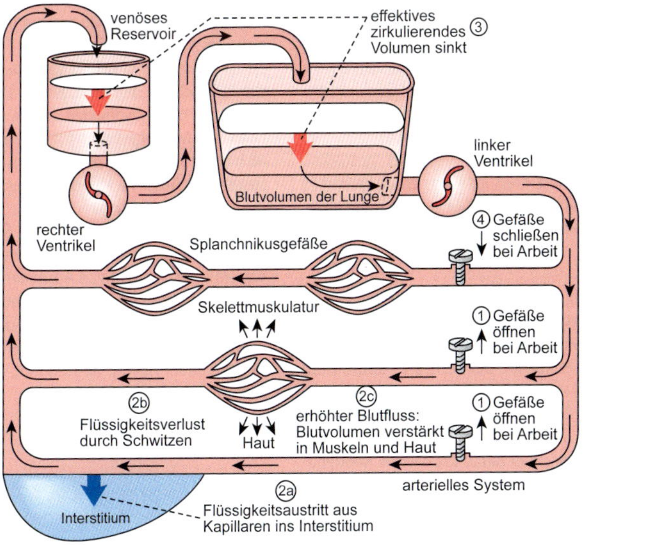

Abb. 16.12

16.5 Rolle des ZNS; Ermüdung und Erholung

ZNS-Beteiligung

Muskelaktivität wird durch das ZNS koordiniert.

Motorische Steuerung

Die zielgenaue Steuerung der Muskeln wird durch Sensomotorik, intra- und intermuskuläre Koordination, über spinale Afferenzen, Reflexe, Basalganglien und Zerebellum optimiert (→ Kap. 5.1). Eine wichtige Rolle spielt das motorische Lernen (→ Kap. 5.7), das die Zielmotorik langfristig fixiert. Beim motorischen Training ist neben der muskulären Konstitution auch die Motivation wichtig.

Kortikales Bereitschaftspotenzial

Schon vor dem Ausführen einer Bewegung bilden die kortikalen Neurone (v. a. in sekundär-motorischen Arealen) ein Bereitschaftspotenzial aus (→ Kap. 5.2, → Kap. 6.2). Gleichzeitig wird der Sympathikus aktiviert und im zu kontrahierenden Muskel setzt Vasodilatation ein (Vorstartzustand).

Leistungsbereitschaft

Die willentlich abrufbare maximale Leistungsfähigkeit (→ Abb. 16.1) wird vom ZNS limitiert und hat eine starke mentale und emotionale Komponente. Die Leistungsbereitschaft zeigt auch eine zirkadiane Rhythmik und ist u. a. altersabhängig.

Mentale und emotionale Arbeit

Mentale (z. B. Kopfrechnen) und emotionale Arbeit (z. B. Angst, Erregung) lösen die gleichen vegetativen Reaktionen wie Muskelarbeit aus: Schweißausbruch, Anstieg von Muskeltonus, Atmung, Herzfrequenz, Blutdruck und Hautdurchblutung. Die Gehirndurchblutung steigt mäßig. Bei der **Notfallreaktion** („Kampf ums Überleben") werden sympathikus- und cortisolabhängige Wirkungen verstärkt ausgelöst. Neben massiver Herz-Kreislauf-Aktivierung kommt es zu Pupillenerweiterung, Antidiurese, Glykogenolyse, Lipolyse und Hemmung der Immunabwehr.

Ermüdung

Die Leistungsabnahme bei schwerer Arbeit infolge von Veränderungen somatischer und/oder psychischer Funktionen ist ein komplexer Vorgang, den man als Ermüdung bezeichnet. Der **zentralen Ermüdung** (Leistungsabfall vor der motorischen Endplatte) steht die **periphere Ermüdung** (Leistungsabfall an/nach der neuromuskulären Synapse) gegenüber. Ermüdung ist gekennzeichnet durch Kraftabfall, Koordinationsstörungen (bei dynamischer Arbeit), Tremor (bei Haltearbeit) und beeinträchtigte Feinmotorik. Ursachen sind u. a.:

- Substratmangel im Muskel: Glykogendepletion, Abfall von Kreatinphosphat, O_2, Glucose
- Elektrolyt-, Flüssigkeitsmangel (Schwitzen)
- lokale Azidose (bis pH 6,4), Metabolitenanhäufung (z. B. Laktat- und Phosphatanstieg)
- Hyperthermie (in Körperkern oder -schale)
- Leitungsblock, Leitungsstörung oder verminderte neuromuskuläre Übertragung.

Bedeutung der Muskelfasertypen

Auf muskulärer Ebene äußert sich die Ermüdung in der Unfähigkeit, eine gewünschte Kraft dauerhaft beizubehalten. Die Maximalkraft der bei hoher Innervationsfrequenz aktiven Typ-II-Fasern nimmt schnell ab, während die Kraft der bereits bei niedrigen Innervationsfrequenzen aktiven Typ-I-Fasern bei adäquater Energiezufuhr nur sehr langsam abfällt (→ Abb. 16.13). Die Mischung von Typ-I- und Typ-II-Fasern im gesamten Muskel (→ Abb. 16.4) bedingt, dass die Ermüdung biphasisch verläuft (→ Abb. 16.13): die Kraft sinkt binnen weniger Minuten auf etwa 50 %, danach kaum noch ab. Dies führt u. a. dazu, dass die maximale Laufgeschwindigkeit von Athleten (→ Abb. 16.14) mit zunehmender Distanz relativ rasch abnimmt und dann über weite Strecken fast konstant bleibt (Sprinter „laufen" vorwiegend mit Typ-II-Fasern, Langstreckler v. a. mit Typ-I-Fasern).

Erholung

Von längerer erschöpfender Muskelarbeit erholt sich der Organismus innerhalb mehrerer Tage (→ Abb. 16.15). Nach einer kurzen Abklingphase kehren u. a. Herz- und Atmungsfrequenz, Kerntemperatur, Schweißsekretion, Blut-pH und Blutgase auf Normalwerte zurück. Der Ausgleich der defizitären Energiebilanz dauert länger und dient neben der Fettsäuresynthese v. a. der Auffrischung der Glykogenvorräte in Muskel und Leber. Bei Kohlenhydratkost und hoher Wasserzufuhr kann der Muskelglykogenvorrat innerhalb von etwa 48 h sogar bis auf das 2-Fache des Ausgangswerts ansteigen (→ Abb. 16.15); die Leistungsfähigkeit steigt **(Superkompensation).**

Das erhöhte Leistungsniveau nach Superkompensation kann einige Zeit beibehalten werden und ist ein wesentliches Element von Ausdauertraining (→ Abb. 16.16). Ist der Abstand zwischen aufeinanderfolgenden Trainingsbelastungen zu lang oder zu kurz, sinkt das Leistungsniveau. Werden Trainingsbelastung und Regeneration richtig abgestimmt, steigt die Leistungsfähigkeit.

Klinik

Muskelkater beruht auf ganz anderen Mechanismen als Ermüdung (→ Kap. 4.7): Mikrotraumen im Muskel rufen die Schmerzen hervor.

Ermüdung der Fasertypen im Skelettmuskel.

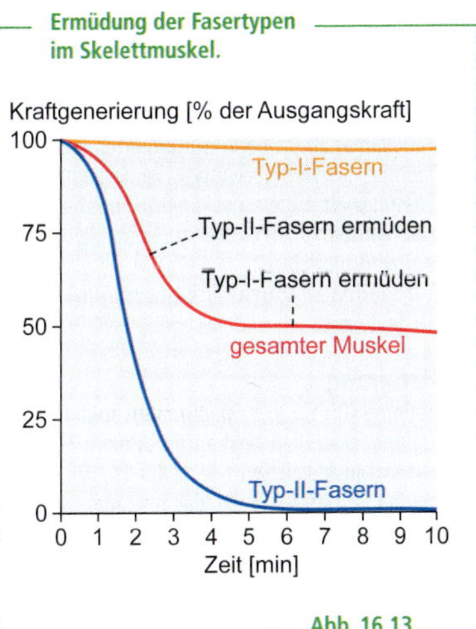

Abb. 16.13

Laufweltrekorde über unterschiedlich lange Distanzen.

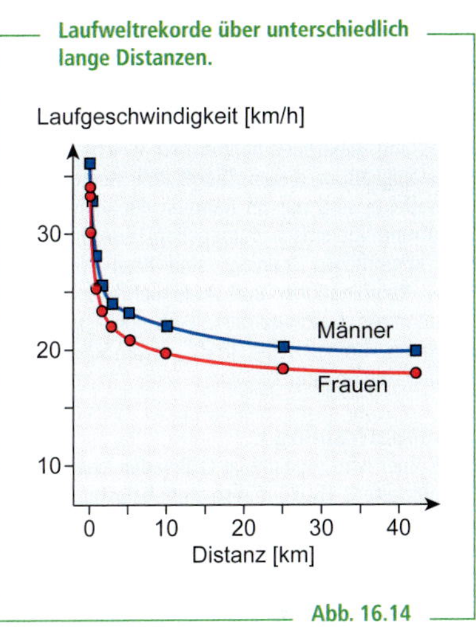

Abb. 16.14

Ablauf der Erholungsphase.

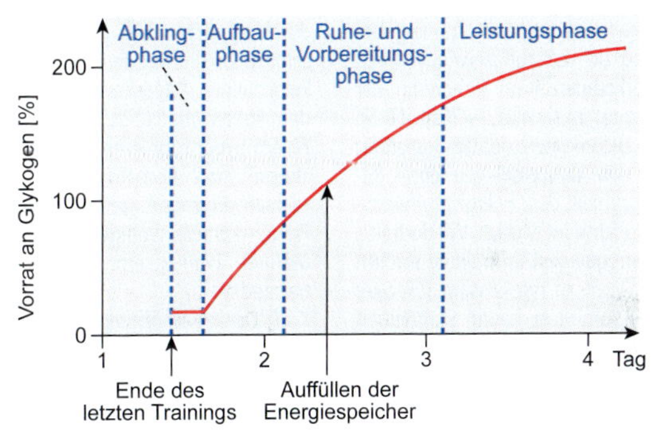

Abb. 16.15

Veränderung der sportlichen Leistungsfähigkeit bei verschiedenen Belastungsreizen.

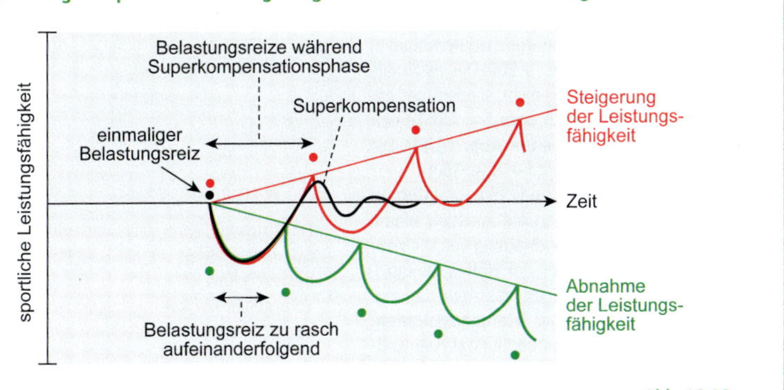

Abb. 16.16

16.6 Training und Trainingseffekte

Training ist das wiederholte Ausüben physischer und mentaler Tätigkeiten, die im Organismus spezifische Anpassungsreaktionen hervorrufen, welche die Leistungsfähigkeit in diesen Tätigkeiten steigern. Trainingseffekte sind nur im Rahmen der individuellen **Begabung** (genetisch vorgegeben) erreichbar. Formen körperlichen Trainings sind Kraft-, Schnelligkeits-, Koordinations- und Ausdauertraining sowie Mischformen. Ausdauertraining ist eine aerobe Trainingsform, isometrisches Kraft- sowie Schnellkrafttraining sind anaerob.

Ausdauertraining

Der Körper wird regelmäßig (z. B. jeden zweiten Tag) für mindestens 15–30 min so stark belastet, dass die Herzfrequenz auf 50–80 % des individuellen Maximalwerts ansteigt. Man verbessert so die aerobe Leistungsfähigkeit. Die Trainingsergebnisse sind mittels **Spiroergometrie** oder Belastungs-EKG erfassbar (Ausdauertests, → Kap. 16.3).

Muskulatur

Ein wesentlicher Nutzen von aerobem Training besteht in der Anhebung des Leistungsniveaus durch Ausnutzung der Superkompensation (Erhöhung der Glykogenspeicherkapazität im Muskel, → Kap. 16.5). Außerdem steigen die Dichte und oxidative Kapazität der Mitochondrien in den Myozyten (vermehrte Bildung von Schlüsselenzymen des Energiestoffwechsels) sowie die Kapillardichte im Muskel. Wiederholte, langsame Innervationsfrequenzen im Training fördern die Umwandlung von Typ-II- in Typ-I-Fasern. Zur Skelettmuskelhypertrophie kommt es kaum. Stattdessen werden Bewegungskoordination und Rekrutierung der Muskelfasern verbessert.

Herz-Kreislauf, Atmung, Stoffwechsel

Die Herzmuskulatur hypertrophiert **(Sportlerherz),** was zur Zunahme des Schlagvolumens (SV) führt (→ Abb. 16.17). Die Ruheherzfrequenz nimmt ab **(Sportlerbradykardie),** da durch das gesteigerte SV bereits mit weniger Schlägen das gleiche Herzminutenvolumen (HMV) erreicht wird (→ Kap. 9.20). Die maximale Herzfrequenz steigt bei Training nicht, sondern das gesteigerte maximale HMV nach dem Training kommt durch das erhöhte SV zustande (→ Abb. 16.17). Die Laktatutilisation im Herzen steigt (→ Kap. 16.1).

Durch Ausdauertraining steigt das **Plasmavolumen** um 1–2 L. Da die Erythrozytenzahl konstant bleibt, sinkt der **Hkt,** z. B. bei Flachlandtraining von 0,45 auf 0,41 (demgegenüber steigt er bei Höhentraining!). Analog zur Herzfunktion steigen das Atemzugvolumen und damit das maximale **Atemzeitvolumen.** Bei gleicher submaximaler Leistung ist das Atemzeitvolumen verkleinert. Maximale O_2-Aufnahme (Lunge) und O_2-Abgabe (Gewebe) nehmen zu (→ Abb. 16.18), ebenso wie die arteriovenöse O_2-Differenz (→ Abb. 16.17).

Infolge der gesteigerten kardiopulmonalen Leistungsfähigkeit nimmt der **Laktatspiegel** unter Belastung langsamer zu als beim Untrainierten (verbesserte anaerobe Schwellenleistung). Ferner erhöht sich das Fassungsvermögen der Energiespeicherdepots und das Verhältnis von Fett- zu Kohlenhydratstoffwechsel wird optimiert.

Die **Adrenalinausschüttung** ist beim Ausdauertrainierten gesteigert.

Krafttraining

Krafttraining führt v. a. zu Beginn der Trainingsperiode zu einem schnellen Anstieg der Maximalkraft der trainierten Muskelpartien (→ Abb. 16.19). Mit zunehmender Annäherung an die maximale Endkraft sind bei gleicher Trainingsintensität die Zuwachsraten geringer. Die Trainingsdauer beeinflusst die Dauer des Trainingseffekts: Kurzes vorangegangenes Training bewirkt einen raschen, langes vorangegangenes einen langsamen Kraftverlust (→ Abb. 16.20).

Bodybuilding oder Gerätetraining steigert in erster Linie die Maximalkraft der beanspruchten Muskeln durch **Hypertrophie.** Die Zunahme des Muskelquerschnitts beruht auf der vermehrten Bildung von Muskelproteinen (Myosin, Aktin u. a., → Kap. 4.1), die den Abbau übersteigt. Krafttraining lässt die Typ-II-Fasern hypertrophieren, v. a. unter Einfluss von Testosteron (und Somatotropin). Anabolika und Geschlechtshormone gelten daher als Dopingmittel. Frauen können weniger Muskelmasse aufbauen als Männer. Typ-I-Fasern sind Testosteron-unabhängig trainierbar.

Krafttraining erhöht auch die Anzahl motorischer Einheiten, die gleichzeitig aktiviert werden, und verbessert so die **neuromuskuläre Koordination.**

In der Sportmedizin und Physiotherapie werden Tests angewandt, die der Bestimmung von Maximalkraft (z. B. Repetition-maximum-1[RM1]-Test) bzw. maximaler anaerober Leistungsfähigkeit (z. B. Wingate-Test) dienen. Testpersonen müssen sich dabei in kurzer Zeit total verausgaben.

Klinik

Doping wird vom Internationalen Olympischen Komitee definiert als die beabsichtigte oder unbeabsichtigte Verwendung von Substanzen aus verbotenen Wirkstoffgruppen und die Anwendung verbotener Methoden entsprechend der aktuellen Dopingliste (die ständig erweitert wird).

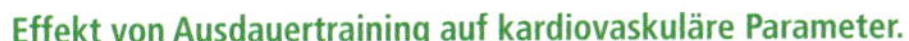

Effekt von Ausdauertraining auf kardiovaskuläre Parameter.

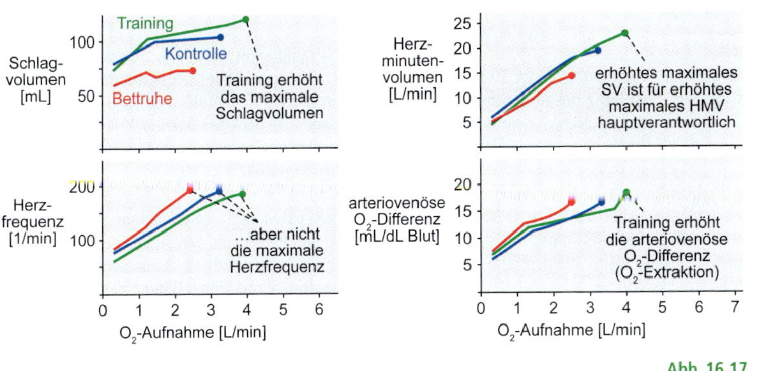

Abb. 16.17

Abhängigkeit der O_2-Aufnahme und -Abgabe im Gewebe von Aktivitätsstatus und Trainingszustand.

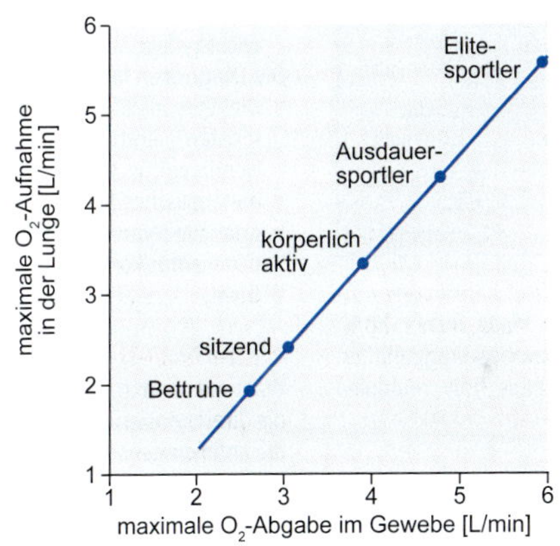

Abb. 16.18

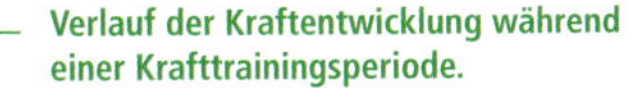

Verlauf der Kraftentwicklung während einer Krafttrainingsperiode.

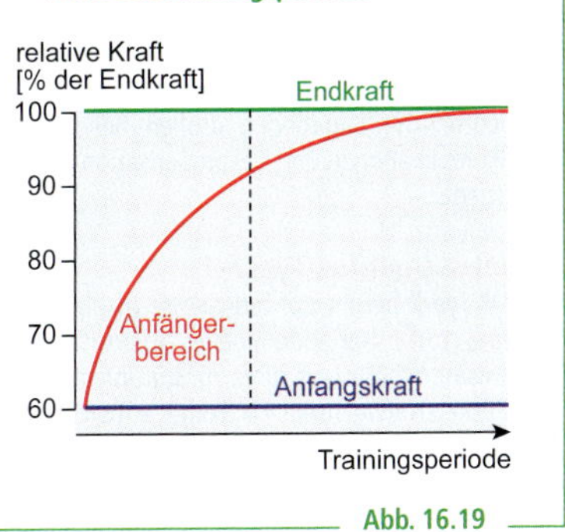

Abb. 16.19

Einfluss der Krafttrainingsdauer auf die Dauer des Trainingseffekts.

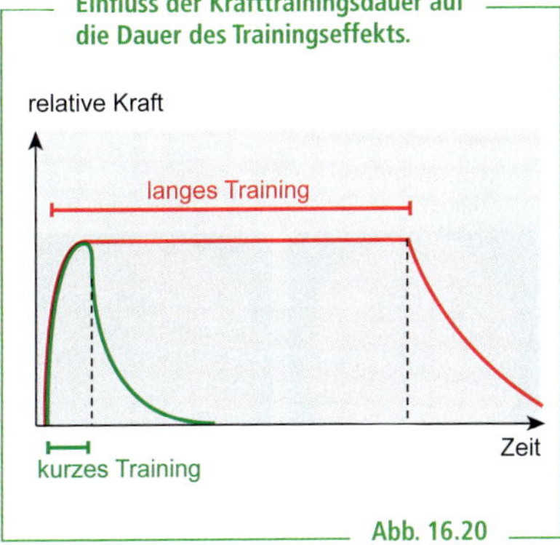

Abb. 16.20

17 Hormone

Kasuistik

Bei Frau Agnes N., 72 Jahre alt, ist seit 30 Jahren ein Diabetes mellitus (DM) Typ 2 bekannt. Aufgrund von starken Schmerzen und Dysästhesien in Beinen und Händen wird sie ins Krankenhaus eingewiesen.

Patientendaten

- Allgemeine Daten: Alter: 72 Jahre, Größe: 1,60 m, Gewicht: 110 kg, BMI: 43 kg/m^2, Nichtraucherin, Blutdruck: 211/96 mmHg, ausgeprägte Knöchel- und Unterschenkelödeme.
- Laborwerte:

	Serumwerte	Normalbereich
Glucose (nüchtern)	362 mg/dL (19,9 mmol/L)	54–110 mg/dL (3–6 mmol/L)
Gesamt-Cholesterin	367 mg/dL (9,5 mmol/L)	< 190 mg/dL (< 5,0 mmol/L)
LDL-Cholesterin	242 mg/dL (6,3 mmol/L)	< 130 mg/dL (< 3,4 mmol/L)
HDL-Cholesterin	33 mg/dL (0,86 mmol/L)	> 40 mg/dL (> 1,0 mmol/L)
Triglyceride	408 mg/dL (4,65 mmol/L)	35–150 mg/dL (0,4–1,7 mmol/L)

- Ophthalmologischer Befund: Visus rechts 30 %; links nur noch Umrisse erkennbar; Augenhintergrund: diabetische Retinopathie mit multiplen punktförmigen Blutungen (→ Abb. 17.A).

Krankengeschichte

- Vor 30 Jahren Erstdiagnose des DM Typ 2: BMI: 41,3 kg/m^2, Blutdruck: 155/83 mmHg. Therapieeinstellung auf Antihypertensiva, Diabeteskost und orale Antidiabetika (Sulfonylharnstoffe).
- Vor 10 Jahren erste stationäre Aufnahme: Symptomatik: Abgeschlagenheit, Belastungsdyspnoe (nach ½ Etage), thorakale Schmerzen links mit Ausstrahlung in den Arm, Schmerzen in beiden Großzehengrundgelenken; Blutdruck: 212/98 mmHg; Blutzucker: 21,2 mmol/L. Während des stationären Aufenthalts wird der Blutdruck auf 150/85 mmHg gesenkt, zur Diabetestherapie wird Frau N. auf Insulin eingestellt.
- Verlauf in den letzten 10 Jahren: In den folgenden Jahren entwickeln sich kribbelnde Schmerzen in Armen und Beinen, die immer stärker werden. Zunehmender Leistungsabfall, Belastungsschmerzen der Wirbelsäule und der großen Gelenke, Beinödeme und Visusverlust kommen hinzu. Einmal pro Jahr muss sich Frau N. in stationäre Behandlung begeben. Sowohl Blutdruck als auch Blutzuckerspiegel lassen sich nur schwer einstellen. Trotz Behandlung steigt der Blutdruck permanent an (→ Abb. 17.B). Die Insulindosen müssen erhöht werden (→ Abb. 17.C), trotzdem gelingt keine nachhaltige Reduktion des Blutzuckerspiegels. Maßnahmen zur Gewichtsreduktion sind bisher immer fehlgeschlagen.

Augenhintergrund. Normalbefund (rechtes Auge, a), diabetische Retinopathie (linkes Auge, b)

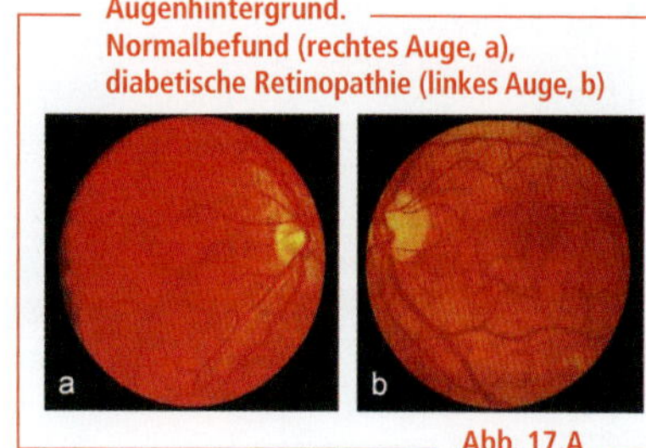

Abb. 17.A

Die **Diagnosen** lauten:

- Diabetes mellitus Typ 2 mit hochgradiger Insulinresistenz und diabetischen Folgeerkrankungen: Nephropathie, Retinopathie und Polyneuropathie
- metabolisches Syndrom
- arterielle Hypertonie, koronare Herzkrankheit, medikamentös kompensierte Herzinsuffizienz
- Gicht.

Weiterer Verlauf

Während des aktuellen stationären Aufenthaltes wird die Insulindosierung noch einmal angepasst. Auch die antihypertensive Medikation wird neu eingestellt. Weiterhin wird Frau N. der Diätberaterin vorgestellt, die mit ihr ein Programm zur Umstellung von Ernährung und Lebensgewohnheiten erarbeitet, um eine deutliche Reduktion des Körpergewichts zu erreichen. Neben einer kalorienreduzierten, fett- und zuckerarmen, aber ballaststoffreichen Kost gehört auch Bewegungstherapie zum Programm, das engmaschig überwacht wird. Ohne diese Umstellungen werden auf Dauer weder der Blutzuckerspiegel noch der Blutdruck befriedigend eingestellt werden können. Lebensbedrohliche Situationen drohen bei schweren Gefäßkomplikationen und Dekompensation der Herzinsuffizienz.

Diabetes mellitus Typ 2

Der DM Typ 2 beruht auf reduzierter Insulinwirkung (→ Kap. 17.8). Bei abdomineller Adipositas ist der Lipidumsatz erhöht und führt zu Störungen im Fett- und Zuckerstoffwechsel. Als Folge entwickeln sich gestörte Glucosetoleranz, Hyperinsulinämie und schließlich Insulinresistenz.

Die **diabetischen Folgeerkrankungen,** an denen auch Frau N. leidet, basieren primär auf der Hyperglykämie und den daraus resultierenden Stoffwechselstörungen. Diese fördern u. a. die Kollagenablagerung an den Basalmembranen der Gefäße und engen somit das Lumen kleinster Gefäße ein (diabetische Mikroangiopathie). Hypercholesterinämie, Dyslipidämie und besonders arterielle Hypertonie begünstigen die Entwicklung atherosklerotischer Plaques (Makroangiopathie). Die Gefäßschädigungen bewirken an verschiedenen Endorganen (z. B. Retina, Niere) Versorgungsstörungen und Funktionseinschränkungen, die durch Ödembildung und Proliferation verstärkt werden.

- diabetische Retinopathie: Es liegt eine Mikroangiopathie der Netzhautgefäße vor. Beim proliferativen Typ kommt eine Gefäßneubildung hinzu, die zur Ablösung der Netzhaut und zu Gefäßrupturen mit massiven Einblutungen in den Glaskörper führen kann.
- diabetische Polyneuropathie: Neben der Mikroangiopathie spielt der Glucoseabbau zu Sorbit eine Rolle. Anhäufung von Sorbitol in Schwann-Zellen und Neuronen beeinträchtigt die Nervenleitung. Alle Nervenarten können betroffen sein. Die Schmerzen und Sensibilitätsstörungen bei Frau N. weisen auf eine sensomotorische Neuropathie hin.
- diabetische Nephropathie: Die diabetische Glomerulosklerose beeinträchtigt die glomeruläre Filtration und damit die Ausscheidung von Wasser, Salzen und anderen harngängigen Substanzen (z. B. Harnsäure). Als Folge der Nephropathie entwickelt Frau N. Beinödeme und Gicht (Hauptsymptom: starke Schmerzen im Großzehengrundgelenk).
- koronare Herzkrankheit (KHK): Auch die Koronarien sind von den atherosklerotischen Gefäßveränderungen betroffen. Die KHK ist die häufigste Todesursache bei Diabetikern.

Metabolisches Syndrom

Der Begriff bezeichnet die Symptomenkombination

- Glucoseintoleranz, Insulinresistenz
- abdominelle Adipositas
- Dyslipidämie (VLDL ↑, HDL ↓)
- Hypertonie.

Bedeutsam ist die Verstärkung der atherogenen Wirkung dieser Risikofaktoren durch ihre Kombination. Genetische Faktoren werden als Ursache angenommen.

Blutdruck von Frau N.

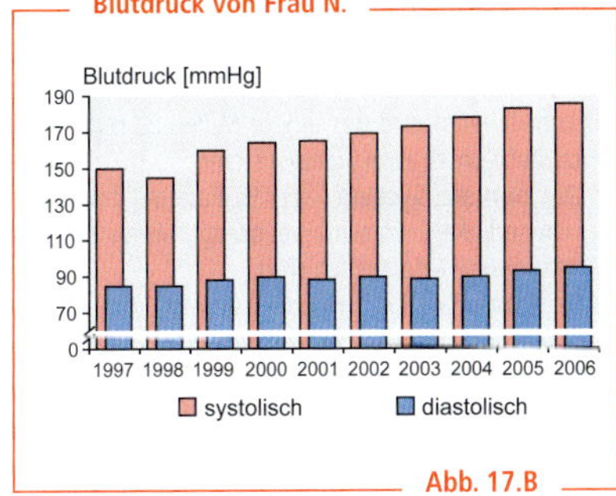

Abb. 17.B

Insulindosierung von Frau N.

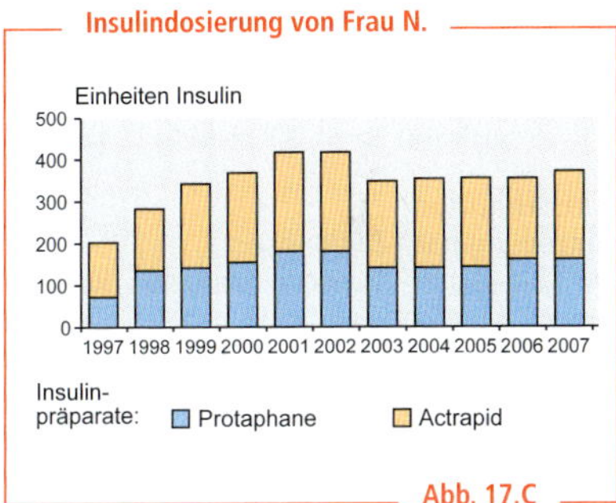

Abb. 17.C

Physiologie im Fokus

- Hormone sind Signalsubstanzen, die an der Regulation des inneren Milieus und der Steuerung langfristiger Prozesse (z. B. Reproduktion und Wachstum) beteiligt sind.
- Regulation der Hormonfreisetzung erfolgt meist über negative Rückkopplung.
- Erkrankungen des endokrinen Systems sind meist durch Überschuss oder Mangel eines Hormons bzw. seiner Wirkung gekennzeichnet.
- Zahlreiche Stoffwechselprozesse werden hormonell reguliert, z. B. der Glucosestoffwechsel. Mehrere Hormone erhöhen die Blutglucosekonzentration; Insulin ist das einzige Hormon, das sie vermindert.
- Bei eingeschränkter Insulinwirkung resultiert ein Diabetes mellitus.
- Störungen der Homöostase des inneren Milieus bewirken oft Folgeschäden; beim Diabetes mellitus z. B. Schädigungen von Gefäßen und Nerven mit konsekutiven Funktionsstörungen der betroffenen Organe.

17.1 Einleitung

Um Funktionsabläufe zwischen mehreren Organen zu koordinieren und das innere Milieu zu regulieren, nutzt der Körper zwei Signalsysteme:

- Das **nervale System** leitet Signale mit hoher Geschwindigkeit. Es wird bevorzugt, wenn schnelle Reaktionen erforderlich sind.
- Der **humorale Leitungsweg** arbeitet mit Überträgerstoffen, den Hormonen, die meist auf dem Blutweg (endokrin) zum Erfolgsorgan transportiert werden. Dieser Transport ist langsamer und wird für mittel- bis langfristige Prozesse eingesetzt.

Hormone sind **Signalsubstanzen,** die als **Stellsignale** in der Regulation des inneren Milieus sowie in der Steuerung langfristiger Prozesse wie Reproduktion und Wachstum fungieren.

Einen Überblick über einige wichtige hormonvermittelte Regulationsprozesse gibt → **Abb. 17.1**.

Klassifikation

Einteilung nach Bildungsort

Die „klassischen" Hormone (glanduläre Hormone) werden von endokrinen Drüsen gebildet, die z.T. eigenständige Organe sind (z.B. Schilddrüse, Nebenniere), und mit dem Blut zu oftmals räumlich entfernten Zielorganen transportiert. Daneben gibt es eine Vielzahl von Geweben und Zellen, die nicht als endokrine Organe im klassischen Sinn angesehen werden, die aber ebenfalls Hormone bilden (z.B. Herz, Niere). Deren Sekretionsprodukte werden unter dem Begriff Gewebshormone oder aglanduläre Hormone zusammengefasst. Sie entfalten ihre Wirkung häufig in der Nähe ihres Sekretionsorts (z.B. gastrointestinale Gewebshormone, → **Kap. 14.13**, → **Kap. 14.14**).

Zu den **glandulären Hormonen** werden sowohl die klassischen, von peripheren endokrinen Drüsen sezernierten Hormone als auch die von Hypothalamus und Hypophyse produzierten Hormone gerechne (→ **Tab. 17.1**). Hypothalamus und Hypophyse setze noch weitere Hormone frei, die die Ausschüttung de glandulären Hormone regulieren. Der Hypothalamu sezerniert **Liberine** (releasing hormones, RH) un **Statine** (release inhibiting hormones, IH); aus de Adenohypophyse (Hypophysenvorderlappen, HVL werden glandotrope Hormone oder **Tropine** (SH ode TH) ausgeschüttet (→ **Abb. 17.4**).

Aglanduläre Hormone werden von hormonbilder den Zellen in primär nicht-endokrinen Organen fre gesetzt. Sie können in einem bzw. wenigen spezif schen Organen oder in zahlreichen Zellen und Gewe ben gebildet werden (→ **Tab. 17.2**). Die gewählt Zuordnung ist nicht zwingend – bei einer Reihe vo Hormonen werden ständig neue Bildungsorte gefur den. Auch funktionell sind die Grenzen zwischen Ho monen, Mediatoren und Transmittern fließend un z.T. überlappend.

Einteilung nach Stoffgruppen

Die glandulären und auch die meisten aglanduläre Hormone lassen sich drei chemischen Gruppen zu ordnen: Peptid-/Proteohormone, Steroidhormone un Derivate von Aminosäuren (z.B. Tyrosin). Unter letzte ren sind Catecholamine und Schilddrüsenhormon hervorzuheben. Die unterschiedliche chemisch Struktur der Hormone bedingt unterschiedliche funk tionelle Eigenschaften (→ **Tab. 17.3**). Hydrophil Hormone (Peptide, Catecholamine) werden meist fre im Plasma transportiert und damit rascher abgebau als hydrophobe Hormone (Schilddrüsenhormone, Ste roidhormone), die an Proteine gebunden sind. **Ge bundenes** Hormon ist biologisch **unwirksam,** abe gegen schnellen Abbau geschützt. Dementsprechen ist die Wirkdauer hydrophober Hormone deutlich län ger als die hydrophiler Hormone.

Tab. 17.3: Hormongruppen und ihre Eigenschaften

Chemische Natur	Peptidhormone	Tyrosinderivate		Steroidhormone
		Catecholamine	Schilddrüsenhormone	
Eigenschaften	hydrophil		hydrophob	
Transport	meist frei		gebunden an Proteine	
Halbwertszeit im Blut	min – h	s – min	d	h
Wirkdauer	min – h	s – min	d	d – h
Rezeptoren	Zellmembran		intrazellulär (z.B. Zellkern)	
Wirkungsvermittlung	Aktivierung von Second-Messenger-Systemen		Kontrolle der Transkription und mRNA-Stabilität	

Beteiligung von Hormonen an der Regulation des inneren Milieus.

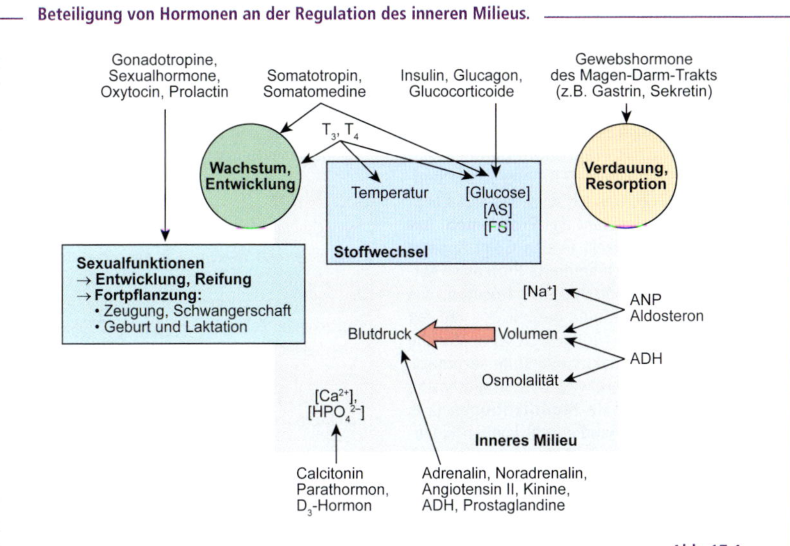

Abb. 17.1

Tab. 17.1: Glanduläre Hormone (wichtigste)

Bildungsort	Hormon
Hypothalamus (Neurohypophyse)	antidiuretisches Hormon (ADH) Oxytocin
Adenohypophyse	Somatotropin (STH) Prolactin (PRL) Melanotropin (MSH)
Schilddrüse	Trijodtyhronin (T_3) Thyroxin (T_4) Calcitonin
Nebenschilddrüsen	Parathormon (PTH)
Pankreas	Glucagon Insulin
Nebennierenrinde	Glucocorticoide (GC) Mineralocorticoide (Aldosteron) Androgene
Nebennierenmark	Catecholamine (Adrenalin, Noradrenalin)
Ovar, Plazenta	Östrogene Gestagene (Progesteron) humanes Choriongonadotropin (HCG)
Testis	Androgene (Testosteron)
Epiphyse	Melatonin

Peptidhormon; Tyrosinderivat; Steroidhormon

Tab. 17.2: Aglanduläre Hormone (Auswahl)

Bildungsort	Hormon
Magen-Darm-Trakt	Gastrin Sekretin Cholecystokinin (CCK) Motilin
Leber	Insulin-like growth factor (IGF, Somatomedin)
Fettzellen	Leptin Adiponektin
Niere	Erythropoetin (EPO) D_3-Hormon (Calcitriol)
Herzvorhöfe	Atriopeptin (ANP)
ZNS, Lunge	Neuropeptide
viele Gewebe und Zellen	biogene Amine (Histamin, Serotonin) Kinine Eicosanoide (Leukotriene, Prostaglandine) Zytokine

Peptidhormon; Steroidhormon, Abkömmlinge anderer organischer Substanzen

17.2 Biosynthese, Sekretion, Transport und Abbau

Bildung

Biosynthese der Peptidhormone

An der **mRNA** aus dem Zellkern wird zunächst mittels Signalsequenz das **Präprohormon** in das endoplasmatische Retikulum (ER) hinein synthetisiert (→ Abb. 17.2). Danach wird das Signalpeptid abgespalten; es entsteht das **Prohormon**, das in Form von Mikrovesikeln in den Golgi-Apparat transportiert wird. Durch limitierte Proteolyse entsteht daraus das biologisch aktive **Hormon**, das vorwiegend in Sekretgranula gespeichert und nur zum kleineren Teil sofort freigesetzt wird. Manche Hormone werden als inaktive Vorstufe sezerniert, die erst im Blut aktiviert wird (z. B. Angiotensin). Durch **posttranslationale Modifikationen** (z. B. durch Glykosylierung, Amidierung) können Eigenschaften des Hormons verändert oder auch mehrere Endhormone aus einem Vorläufer gebildet werden (z. B. ACTH, MSH und β-Endorphin aus Proopiomelanocortin [POMC]).

Biosynthese der Steroidhormone

Die meisten Steroide **(Gluco-, Mineralocorticoide, Sexualhormone)** werden in der Nebennierenrinde und in den Gonaden aus Cholesterin gebildet (→ Abb. 17.3). Enzymdefekte können Störungen in allen ihren Wirkungsbereichen (Stoffwechsel, Salz- und Wasserhaushalt, Sexualentwicklung und -funktionen) bewirken.

Auch **Calcitriol** leitet sich von einem Cholesterinderivat (7-Dehydrocholesterin) ab. Es wird in mehreren Schritten in der Haut, der Leber und schließlich der Niere gebildet (→ Kap. 17.10). Steroidhormone werden nicht gespeichert, sondern nach Stimulationssignal neu synthetisiert.

Zur Synthese der Catecholamine → Kap. 7.3 und der Schilddrüsenhormone → Kap. 17.6.

Sekretion

Die **basale Freisetzung** von Hormonen erfolgt kontinuierlich und ist kaum stimulierbar. Oft unterliegt sie rhythmischen Schwankungen mit Periodendauern von Minuten (z. B. Insulin) bis Jahren (z. B. Testosteron). Die **regulierte Freisetzung** erfolgt auf spezifische Stimuli hin, die meist in Verbindung mit den Signalstoffen oder deren Effekten stehen (**Rückkopplungen**, → Kap. 17.4):

- durch die **Regelgröße** oder von ihr abgeleitete Signale (z. B. Regulation der Insulinsekretion durch den Blutzuckerspiegel)
- durch die **Stellsignale** (z. B. über Hormonkonzentrationen, → Abb. 17.8b). Dieser Weg wird z. B. genutzt, wenn die Hormone langfristige Prozesse mit einer programmierten zeitlichen Entwicklung regulieren. Ihre Regelgrößen üben oft keine oder weniger bedeutende Rückkopplungen aus. Die Hormonsekretion wird über **hierarchische Regulationskaskaden** gesteuert, deren Signalstoffe die wesentlichen Rückkopplungen liefern. Solche Kaskaden sind z. B. **Hormonachsen**, in denen Hypothalamus und Hypophyse die Freisetzung der glandulären Hormone regulieren (→ Abb. 17.4).

Klinik

Das ist zu beachten, wenn Hormone medikamentös eingesetzt werden, z. B. Glucocorticoide (GC) wegen ihrer antiinflammatorischen Wirkung. Hohe GC-Spiegel können zum Untergang ACTH-produzierender Zellen in der Hypophyse führen. Nach Therapieende kann dann ein gefährlicher GC-Mangel resultieren. Um genügend neue ACTH-sezernierende Zellen auszubilden, muss die Therapie langsam reduziert werden („Ausschleichen").

Signalübermittlung

Typischerweise werden Hormone auf **endokrinem** Weg weitergeleitet (→ Abb. 17.5a), da er auch lange Distanzen überbrücken kann. Die Signalsubstanz wird ins Blut abgegeben und zu ihren Zielzellen transportiert. Endokrin ausgeschüttet werden neben glandulären und Gewebshormonen auch Neurotransmitter und Zytokine. Viele dieser Signalstoffe wirken auch auf benachbarte Zellen (**parakrin**, → Abb. 17.5b) oder rückwirkend auf die sie freisetzende Zelle selbst (**autokrin**, → Abb. 17.5c). Der parakrine Weg spielt z. B. eine Rolle bei der Wirkungsvermittlung vieler Gewebshormone (Kinine, gastrointestinale Hormone, Neuropeptide, Zytokine). Autokrin (meist hemmend) regeln viele Signalstoffe ihre eigene Sekretion.

Transport und Abbau

Die hydrophilen **Peptidhormone** und **Catecholamine** zirkulieren meist frei im Plasma und sind nur in dieser Form biologisch wirksam. Sie werden sehr schnell von Peptidasen im Plasma oder in der Niere gespalten (→ Tab. 17.3). Die Inaktivierung von Peptidhormonen kann auch nach Bindung des Hormons an den Rezeptor der Zielzelle erfolgen, z. B. über Internalisierung des Hormonrezeptor-Komplexes (Insulin).

Steroidhormone und **Schilddrüsenhormone** müssen zum Transport an Plasmaproteine gebunden werden. In dieser gebundenen Form ist das Hormon nicht wirksam, daher kann sie als zirkulierende Speicherform angesehen werden. Der Hormonabbau erfolgt deutlich verzögert, vorwiegend in der Leber („Biotransformation") durch Umwandlung in inaktive Metaboliten, die über Galle und Urin ausgeschieden werden.

Ein Maß für die Dauer der Inaktivierung und Ausscheidung ist die **Halbwertszeit:** Zeit, bis 50 % des Hormons aus dem Plasma eliminiert sind.

Synthese von Peptidhormonen

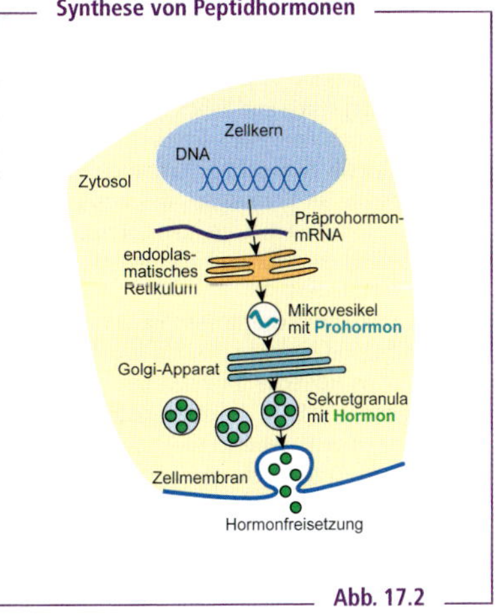

Abb. 17.2

Synthese von Steroidhormonen.

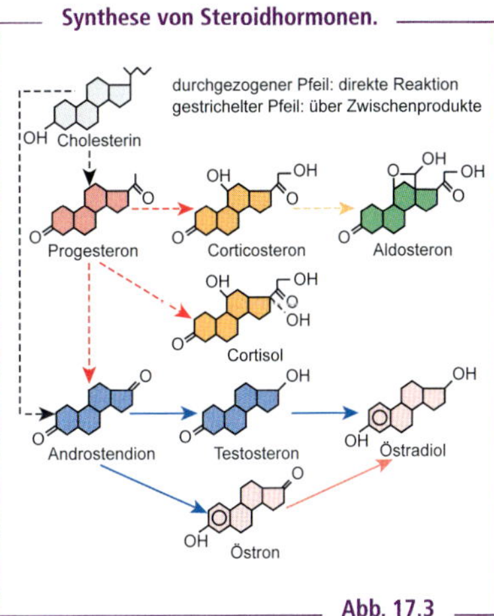

Abb. 17.3

Hypothalamisch-hypophysäre Regulationskaskaden.

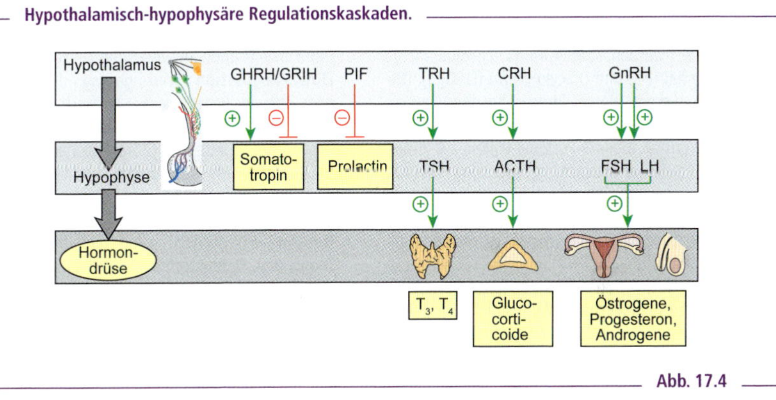

Abb. 17.4

Wege hormonaler Signalübermittlung.

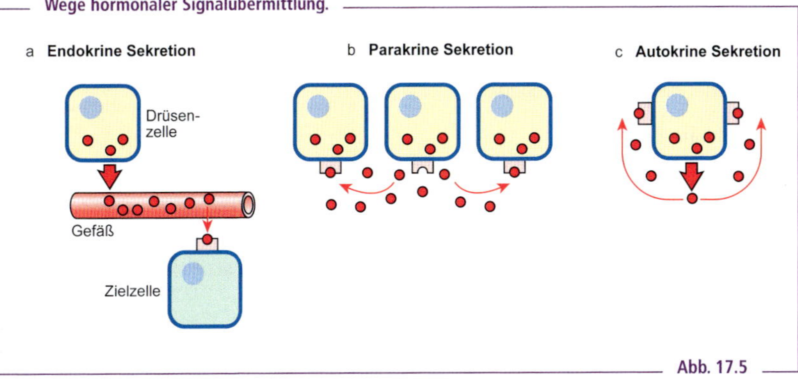

Abb. 17.5

17.3 Wirkungsvermittlung

Um ihre Wirkung an der Zielzelle zu vermitteln, binden Hormone dort an **Rezeptoren.** Zwei Grundtypen lassen sich unterscheiden:

- **Membranrezeptoren:** Sie liegen auf der Zelloberfläche und entfalten ihre Wirkung über Botenstoffe **(Second Messenger).** Über diese Rezeptoren wirken die **hydrophilen** Peptid- und Proteohormone, die die Membran nicht passieren können **(Peptidrezeptortyp).**
- **Intrazelluläre Rezeptoren:** Sie liegen im Zytoplasma oder im Zellkern und beeinflussen die **Genexpression** und damit die Proteinsynthese. Über sie wirken **lipophile** Hormone (Steroide und Schilddrüsenhormone), die durch die Membran ins Zellinnere gelangen können **(Steroidrezeptortyp).**

Membranrezeptoren

Membranrezeptoren und ihre Second-Messenger-Systeme sind in → **Abb. 17.6** dargestellt.

G-Protein-gekoppelte Rezeptoren: Die wesentlichen Second-Messenger-Systeme, die über G-Proteine reguliert werden, sind cAMP (1, 2) sowie Inositoltrisphosphat (IP_3) und Diacylglycerat (DAG, 3). Die Wirkungen werden durch Proteinphosphorylierung oder Anstieg der intrazellulären Ca^{2+}-Konzentration ($[Ca^{2+}]_i$) vermittelt. Über G-Proteine wirken z. B. Catecholamine (α- und β-Rezeptoren), Glucagon, Calcitonin, Parathormon, Angiotensin II, hypophysäre Tropine und hypothalamische Releasing-Hormone.

Enzymrezeptoren bzw. enzymgekoppelte Rezeptoren: Sie entfalten ihre Wirkung über cGMP (z. B. Atriopeptin [ANP, 4]) oder über phosphorylierte Proteine. Die Phosphorylierung erfolgt durch membranständige Tyrosinkinase(TK)-Rezeptoren (z. B. Insulin, Somatomedine, Wachstumsfaktoren [5]) oder durch assoziierte zytosolische Tyrosinkinasen (z. B. Somatotropin, Erythropoetin [6]).

Die eigentlichen Hormonwirkungen werden dann z. B. über Veränderungen der $[Ca^{2+}]_i$ bzw. der Ca^{2+}-Sensitivität (Kontraktion oder Erschlaffung glatter Muskeln) oder über die Regulierung der biologischen Aktivität von Proteinen (durch Phosphorylierung von Enzymen oder Transportproteinen) ausgelöst.

Intrazelluläre Rezeptoren

Diese Rezeptoren werden durch Hormonbindung zu aktiven Transkriptionsfaktoren (→ **Abb. 17.7**) und induzieren die Synthese z. B. von Enzymen oder Transportproteinen.

- **Typ 1: zytosolische Rezeptoren:** Typische Vertreter sind die Rezeptoren für Gluco- und Mineralocorticoide, Androgene und Progesteron. Sie befinden sich im Zytoplasma und haben ein Hitzeschockprotein (HSP) gebunden, das sich bei Hormonbindung ablöst. Jeweils zwei solcher Hormonrezeptor-Komplexe bilden ein Homodimer, das in den Zellkern gelangt. Dort bindet es an hormonresponsive Elemente (HRE) der DNA und induziert die Transkription von Proteinen.
- **Typ 2: nukleäre Rezeptoren:** Sie sind an die DNA gebunden und hemmen dort die Transkription, solange keine Hormone an ihnen binden (1). Wenn die Hormone (z. B. T_3, Calcitriol, Östrogene) in die Zelle eindringen, wandern sie in den Zellkern, besetzen die Rezeptoren und bilden mit anderen Hormonrezeptor-Komplexen Heterodimere, die als aktive Transkriptionsfaktoren wirken (2).

Rezeptorregulation

Die Hormonwirkung kann auch durch Veränderung von **Anzahl** oder **Affinität** der Rezeptoren reguliert werden:

- **Desensitivierung:** Auf langfristig erhöhte Hormonkonzentration antwortet die Zielzelle mit einer **Down-Regulation** (Verringerung der Aktivität oder Zahl der Rezeptoren), z. B. durch verminderte Rezeptorsynthese oder durch Internalisierung. G-Protein-gekoppelte Rezeptoren können z. B. durch Phosphorylierung **inaktiviert** werden. Dadurch sinkt die Empfindlichkeit der Zielzelle für das Hormon.
- **Rebound-Phänomen:** Lang anhaltende Hemmung von Rezeptoren kann die Empfindlichkeit der Zielzelle für das Hormon erhöhen. Fällt die Hemmung plötzlich weg, kann dies zu einer gesteigerten Hormonwirkung führen.

Klinik

Sowohl Toxine als auch Pharmaka können als **Agonisten** (mit gleichsinniger Wirkung) oder **Antagonisten** (als Gegenspieler) von Hormonrezeptoren wirken. Das **Choleratoxin** modifiziert das G_s-Protein an den Mukosazellen des Darmepithels und bewirkt damit eine Daueraktivierung der Adenylatcyclase (agonistische Wirkung). Der erhöhte cAMP-Spiegel führt zu einem fortwährenden Wasser- und Elektrolytverlust ins Darmlumen. Zur **Blutdrucksenkung** werden Antagonisten der β-Adrenozeptoren (Betablocker wie Propranolol) oder Antagonisten der Angiotensin-II-Rezeptoren vom Typ I (AT_1-Blocker wie Losartan) häufig eingesetzt.

Peptidrezeptoren.

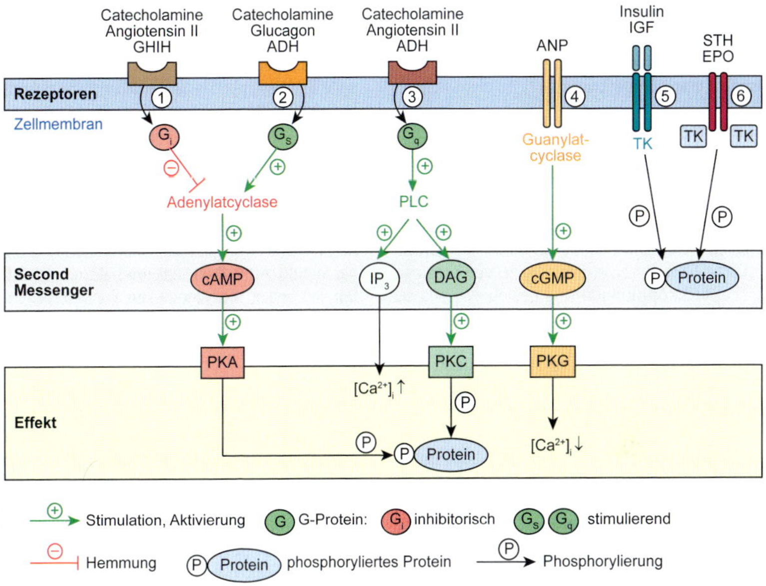

Catecholamine
Angiotensin II
GHIH
Catecholamine
Glucagon
ADH
Catecholamine
Angiotensin II
ADH
ANP
Insulin
IGF
STH
EPO
Rezeptoren
Zellmembran
1
2
3
4
5
6
G_i
G_s
G_q
Guanylat-
cyclase
TK
TK
TK
Adenylatcyclase
PLC
P
P
Second
Messenger
cAMP
IP_3
DAG
cGMP
P
Protein
PKA
PKC
PKG
$[Ca^{2+}]_i$ ↑
P
Effekt
P
P
Protein
$[Ca^{2+}]_i$ ↓
Stimulation, Aktivierung
G
G-Protein:
G_i
inhibitorisch
G_s
G_q
stimulierend
Hemmung
P
Protein
phosphoryliertes Protein
P
Phosphorylierung

Abb. 17.6

Steroidrezeptoren.

Intrazellularraum
Steroidhormon
Homodimer
aus Hormon-
Rezeptor-Komplex
HSP
90
zytosolischer
Rezeptor
HSP
90
HRE
induzierte
Proteine
Trans-
kription
Zellkern
Translation
Typ 1: zytosolischer Rezeptor
HRE: hormonresponsives Element
HSP: Hitzeschockprotein
T_3, Steroid-
hormone
Heterodimer
aus Hormon-
Rezeptor-
Komplex
2
Rezeptoren
1
Trans-
kription
Zellkern
Typ 2: nukleärer Rezeptor

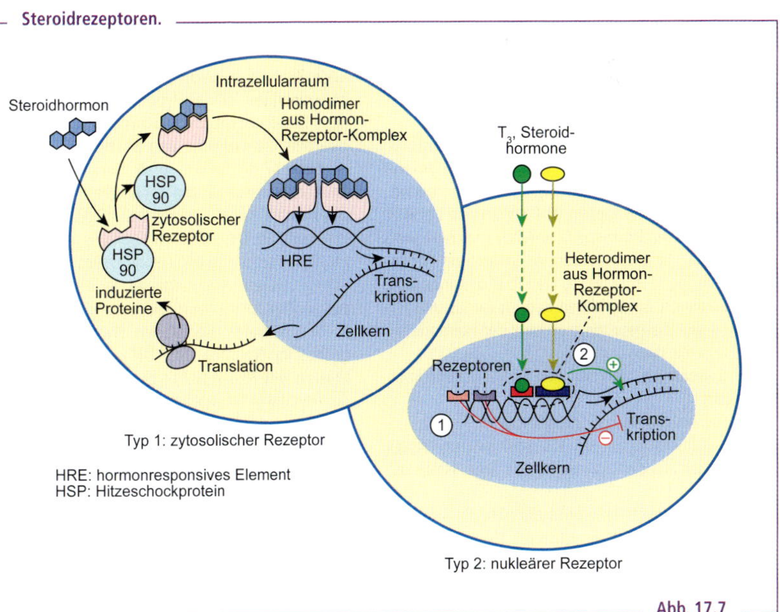

Abb. 17.7

17.4 Hormonelle Regulationen

Das Funktionsprinzip, nach dem Hormone in die Regulation des inneren Milieus eingebunden sind und durch dessen Rückkopplungen sie reguliert werden, entspricht einem **Regelkreis.**

Prinzip des Regelkreises

→ **Abb. 17.8a** zeigt die Grundstruktur eines Regelkreises. Die geregelte Größe (Regelgröße), die unter einer gegebenen Bedingung konstant bleiben soll (z. B. extrazelluläres Flüssigkeitsvolumen), wird über Messfühler (z. B. atriale Dehnungsrezeptoren) gemessen. Deren Messsignal wird dem Regler zurückgemeldet. Die **Rückkopplungen** sind gewöhnlich negativ (Minus-Symbol), d. h., eine Größe wirkt ihren Veränderungen entgegen.
In den folgenden Kapiteln sind Sekretionsregulation und Wirkung der Hormone gemäß → **Abb. 17.8b** dargestellt: Die Anwesenheit von ausreichend Hormon oder dessen Effekt wirkt hemmend auf die weitere Hormonproduktion. Positive Rückkopplungen kommen physiologisch selten vor, denn sie führen zum Aufschaukeln einer Regelgröße und können damit z. B. pathologische Entgleisungen auslösen. Der Regler (z. B. Hypothalamus/Hypophyse) vergleicht die Regelgröße („Istwert") bzw. das Messsignal (z. B. atriale Dehnung) mit einer Führungsgröße („Sollwert"). Die Differenz zwischen beiden bestimmt die Größe des Stellsignals (Ausschüttung von ADH). Die Zielzellen des Hormons (z. B. renales Sammelrohrepithel) werden als Regelstrecke oder Stellglieder bezeichnet, über die die Regelgröße verändert wird. Das innere Milieu unterliegt dem Einfluss innerer oder äußerer Störgrößen (z. B. Flüssigkeitsverlust), die durch den Regelkreis kompensiert werden müssen.

Hypothalamus und Hypophyse

Die Sekretionsregelung vieler Hormone startet im Hypothalamus. Die Hypophyse besteht aus Vorderlappen (HVL) und Hinterlappen (HHL). Während der HHL hypothalamische Hormone (z. B. ADH) speichert, werden im HVL vor allem glandotrope Hormone (**Tropine,** z. B. ACTH, TSH) gebildet, die die endokrinen Drüsen stimulieren. Somit bilden Hypothalamus und Hypophyse die übergeordnete Instanz der hormonellen Regelsysteme, die

- die hormonellen und nervalen Signalsysteme koordiniert,
- Einflüsse aus dem ZNS integriert und
- sie mit Rückkopplungen aus dem inneren Milieu, aber auch aus der Umgebung des Organismus abstimmt.

Daraus wird schließlich die für die aktuelle Situation notwendige Hormonkonzentration (Führungsgröße) ermittelt, an die die Plasmakonzentration des freien Hormons (Stellsignal) angepasst wird.

Funktionen des Hypothalamus

Der Hypothalamus liegt in der Nähe des III. Ventrike in enger Nachbarschaft zum **Thalamus** und zum **limbischen System** (→ **Abb. 17.9**). Mit diesen und anderen Hirngebieten verbinden ihn zahlreiche funktionelle Beziehungen. Sie vermitteln z. B. die Integratio hormoneller Regulationen in komplexe Prozesse ode die wechselseitige Beeinflussung zwischen psycho emotionalen Faktoren und Hormonen und deren Regelgrößen. Die **ventromediale** und **rostrale** Sei des Hypothalamus beherbergt seinen endokrinen Te Hier liegt das Zentrum der hormonellen Regulationen; in seinen Kerngebieten werden Hormone (Liber ne, Statine, ADH, Oxytocin) synthetisiert. Im **lateralen** Teil liegen die vegetativen Zentren. Durch de Austausch zwischen beiden Teilen erfolgt die Abstimmung zwischen hormonellem und nervalem Signa system.
Der Hypothalamus liegt innerhalb der **Blut-Hirn Schranke.** Hydrophile Hormone (Proteohormon können diese Schranke nicht passieren, wohl aber l pophile Hormone (Steroidhormone, Schilddrüsenho mone). Daher können sie direkt über ihre Konzentration Rückmeldungen an den Hypothalamus übermitteln. Hydrophile Hormone sind, um die Blut-Hirn Schranke zu überwinden, entweder auf **aktiv rezeptorvermittelte Transzytose** angewiesen (z. Insulin), oder sie können nur dort wirksam werde wo die Blut-Hirn-Schranke nicht ausgebildet ist. Di ist z. B. in den dem Hypothalamus eng benachbarte **zirkumventrikulären Organen** der Fall (z. B. Organum vasculosum laminae terminalis, Subfornikalo gan, Eminentia mediana und Neurohypophyse).

Endokrine Funktionen

Im endokrinen Teil des Hypothalamus enthält die mediale Region **(hypophyseotropes Areal)** kleinzellig Neurone, die **Liberine** und **Statine** (→ **Abb. 17.** → **Abb. 17.4**) synthetisieren. Ihre Axone ziehen zu Eminentia mediana und geben die Hormone dort das primäre Kapillargebiet des hypophysären Porta kreislaufs ab. Die primären Kapillaren münden in d Pfortader, die durch den Hypophysenstiel zieht und einem zweiten Kapillargebiet in der **Adenohypophyse** (Hypophysenvorderlappen, HVL) endet.
In der rostralen Region im Hypothalamus liege großzellige Neurone, die **ADH** und **Oxytocin** synthetisieren. Ihre Axone ziehen bis in die **Neurohypophyse** (Hypophysenhinterlappen, HHL) und geben d Hormone in die Blutbahn ab **(Neurosekretion).** I HHL werden die Hormone auch gespeichert und a Sekretionsstimuli hin ausgeschüttet (→ **Kap. 17.** → **Kap. 17.13**).
Darüber hinaus produziert der Hypothalamus zahlreiche **Neuropeptide** und **-transmitter,** die u. a. sein Kommunikation mit anderen ZNS-Regionen unterstützen.

Hormone als Stellsignale in der Regulation des inneren Milieus.

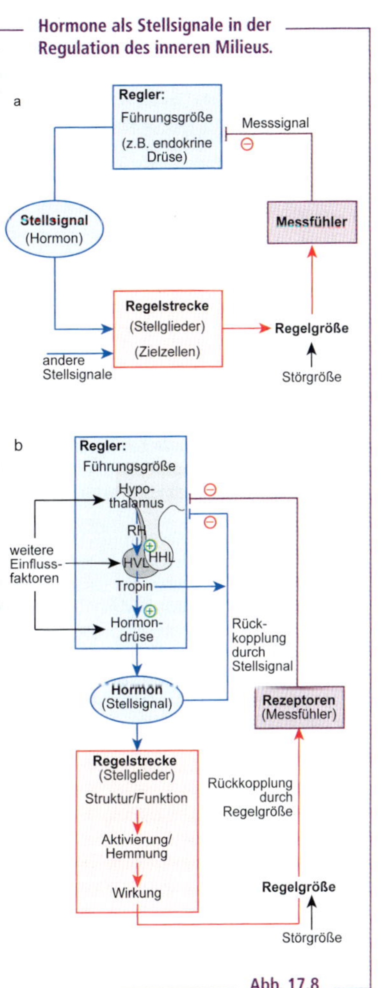

Abb. 17.8

Hypothalamus und Hypophyse.

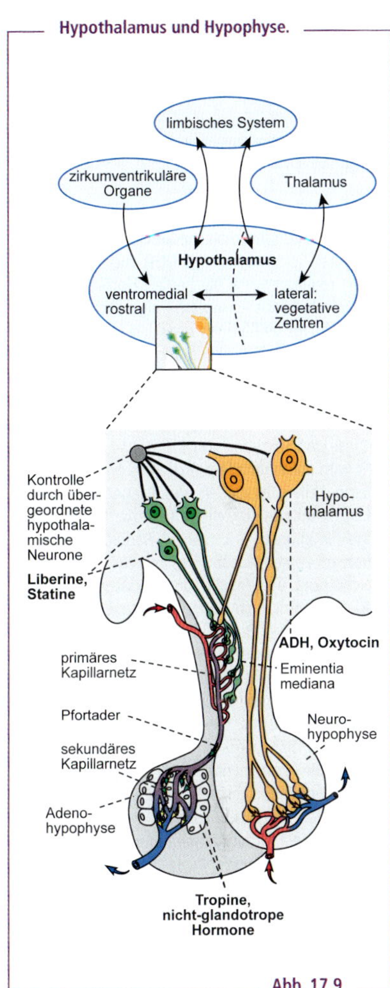

Abb. 17.9

17.5 Somatotropin (GH)

Somatotropin stimuliert Wachstum und Entwicklung (**Wachstumshormon,** growth hormone [GH]). Im Stoffwechsel wirkt es proteinanabol (aufbauend), auf Kohlenhydrate und Fette jedoch katabol (abbauend, → **Abb. 17.10**).

Sekretionsregulation

GH ist ein Peptidhormon, dessen Sekretion vorwiegend durch Somatoliberin **(GHRH)** und Somatostatin **(GHIH)** reguliert wird. Die beiden Hormone werden vom Hypothalamus episodisch freigesetzt. Ihre Sekretion unterliegt vielfältigen nervalen und humoralen Einflüssen sowie Rückkopplungen aus dem Stoffwechsel. GHRH und GHIH wirken über Aktivierung bzw. Hemmung des cAMP-Systems auf die somatotropen Zellen der **Adenohypophyse** und damit auf Synthese und Sekretion von GH.

GHIH wird außer vom Hypothalamus noch von vielen anderen Zellen, besonders des Magen-Darm-Trakts und des Pankreas (D-Zellen), sezerniert, wo es vielfältige Funktionen, z. B. bei der Regulation von Sekretionsprozessen, ausübt. Im Pankreas hemmt es die Ausschüttung von Insulin und Glucagon (→ **Kap. 17.8**). Es hemmt auch die Freisetzung weiterer Hypophysenhormone (z. B. TSH und Prolactin).

Die **GH-Sekretion** folgt einem **genetischen Programm:** Sie erreicht ihren Höchstwert während der Adoleszenz und sinkt bis ins Alter allmählich auf etwa ¼ dieses Wertes. Langfristig wird sie vor allem durch den Ernährungs- und Aktivitätsstatus (insbesondere die Proteinversorgung der Gewebe) bestimmt. Hunger und körperliche Arbeit stimulieren die GH-Sekretion kurzfristig. Zahlreiche weitere Einflussfaktoren wirken fördernd oder hemmend auf die GH-Sekretion (nur teilweise in → **Abb. 17.10** dargestellt):

- **GH-Sekretion** ↑: Hunger, Proteinmangel, Stress, Erregung, körperliche Arbeit, Trauma, Tiefschlaf; Rückkopplungen: erhöhte Aminosäurekonzentration $[AS]_{Pl}$, erniedrigte freie Fettsäuren im Plasma $[FFS]_{Pl}$, erniedrigte Plasma-Glucose-Konzentration $[Glc]_{Pl}$; Hormone und Mediatoren: GHRH, Ghrelin, T_3, T_4, Glucagon, Androgene, Östrogene, Noradrenalin (α-Rezeptoren), Dopamin, Serotonin, Endorphine
- **GH-Sekretion** ↓: Alter, Adipositas, Kälte; Rückkopplungen: GH, IGF, Glucocorticoide, $[AS]_{Pl}$ ↓, $[FFS]_{Pl}$ ↑, $[Glc]_{Pl}$ ↑; weitere Hormone und Transmitter: GHIH, Gestagene, Adrenalin (β-Rezeptoren), GABA.

Insulinähnliche Wachstumsfaktoren (IGF)

Als Vermittler der meisten GH-Wirkungen fungieren die insulinähnlichen Wachstumsfaktoren 1 und 2 (insulin-like growth factors [IGF]-1, -2; frühere Bezeichnung: Somatomedine), von denen vor allem IGF-1 bedeutsam ist. GH stimuliert hauptsächlich in der Leber die Synthese von IGF-1. Dieses bindet an seiner Zielzelle an einen Rezeptor, der mit dem Insulinrezeptor verwandt ist, aber Insulin schlechter bindet.

Wirkungen von GH und IGF-1

Die Wirkungen der beiden Hormone sind meist synergistisch, teils aber auch antagonistisch. Sie werden im Folgenden gemeinsam beschrieben:

- **Knochen und Bindegewebe:** GH und IGF-1 fördern das perichondrale und periostale **Knochenwachstum.** Vor Schluss der Epiphysenfugen steigern sie das Längenwachstum, danach die Dickenzunahme des Knochens. Weiterhin stimulieren sie das **Wachstum** des **Knorpels** und des **Bindegewebes.** IGF-1 ist der wichtigste Faktor des Längenwachstums.
- **Proteinstoffwechsel:** GH und IGF-1 stimulieren die Aufnahme von Aminosäuren in Muskel-, Knorpel- und Bindegewebszellen und die **Proteinsynthese.** Auch das Wachstum vieler Organe (z. B. Herz, Leber, Milz, Haut) wird durch die beiden Hormone gefördert.
- **Kohlenhydrat- und Fettstoffwechsel:** GH hat hier vorwiegend **insulinantagonistische** Effekte. Im Fettgewebe stimuliert GH die Lipolyse. In vielen Geweben hemmt GH die Glucoseaufnahme in die Zellen und die Glykolyse. Außerdem fördert es Glykogenabbau und Gluconeogenese und führt somit zur Hyperglykämie. Bei langfristig erhöhtem GH-Spiegel kann es **diabetogen** wirken. IGF-1, das aufgrund seines Rezeptors insulinähnliche Wirkungen hat (Steigerung der Glucoseaufnahme in Muskel- und Fettzellen, Hemmung der Lipolyse), wird gewöhnlich durch GH überspielt. Im Ergebnis dieser Reaktionen werden Energieträger mobilisiert, wobei deren Verbrauch „auf Sparflamme" gesetzt wird. Damit wird der Stoffwechsel an **Hunger- und Stresssituationen** angepasst.

Klinik

Überproduktion von GH (z. B. durch Hypophysenadenome) führt bei Jugendlichen (vor Epiphysenschluss) zum Riesenwuchs **(Gigantismus),** bei Erwachsenen zur **Akromegalie** (Vergrößerung der Akren: Nase, Kinn, Finger, Zehen).
Defekte der GH-Synthese (z. B. bei Hypophyseninsuffizienz), der IGF-1-Synthese oder Rezeptordefekte können zum **Zwergwuchs** führen.

Somatotropin.

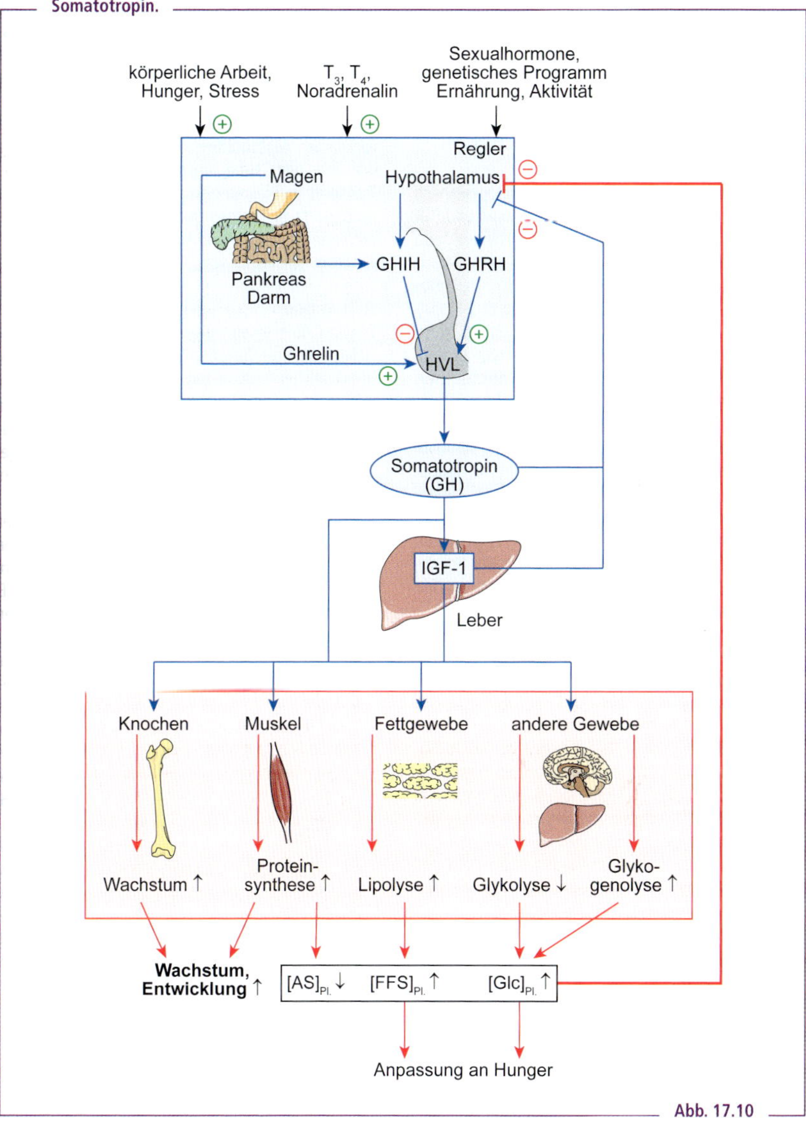

Abb. 17.10

17.6 Schilddrüsenhormone (T_3, T_4)

Trijodthyronin (T_3) und **Thyroxin (Tetrajodthyronin, T_4)** stimulieren Stoffwechsel, Energieumsatz sowie Wachstum, Entwicklung und ZNS-Reifung (→ **Abb. 17.11**).

Sekretionsregulation

Die Freisetzung von T_3 und T_4 wird hauptsächlich durch TRH (Thyreotropin releasing hormone) und TSH (Thyreoidea stimulierendes Hormon, Thyreotropin) reguliert:

- **TRH** ist ein Tripeptid, das außer im Hypothalamus auch in anderen Anteilen des ZNS (z. B. im Hirnstamm) vorkommt und dort vermutlich als Transmitter wirkt. Seine Ausschüttung erfolgt pulsatil und unterliegt der Regulation durch **noradrenerge Verbindungen** und durch eine Reihe von Hormonen, z. B. Glucocorticoide oder Somatostatin. **Kälte** kann ebenfalls die TRH-Freisetzung stimulieren – ein Mechanismus, der vor allem für Neugeborene bei der Anpassung an niedrige Umgebungstemperaturen bedeutsam ist. Die Rückkopplung durch T_3 und T_4 spielt für die TRH-Sekretion eine geringere Rolle. TRH stimuliert in der Adenohypophyse neben TSH auch die Sekretion von Somatotropin und Prolactin.
- **TSH** steuert die Synthese und Sekretion von T_3 und T_4 sowie das Wachstum der Schilddrüsenfollikel. Es unterliegt der Rückkopplungskontrolle durch die beiden Hormone, wobei die T_4-Konzentration im Plasma das entscheidende Signal ist.

Unabhängig von der TRH-TSH-Achse ist die **Jodidkonzentration** im Blut an der Sekretionsregulation von T_3 und T_4 beteiligt: Hohe Jodidkonzentration im Plasma hemmt Synthese und Sekretion der beiden Hormone, niedrige Jodidkonzentration dagegen stimuliert die Jodaufnahme im Magen-Darm-Trakt und die Hormonsynthese **(Autoregulation der Schilddrüse).**

Synthese, Umwandlung, Transport

T_3 und T_4 werden in den **Schilddrüsenfollikeln** synthetisiert (→ **Abb. 17.12**). Die Follikel bestehen aus Epithelzellen (Thyreozyten), die in ihrer Mitte das aus **Thyreoglobulin** (TG) bestehende Kolloid einschließen. Beide Kompartimente sind an der Hormonsynthese beteiligt. Die Follikelzellen können aktiv **Jodid** aus dem Blut aufnehmen (1). Es wandert durch die Zelle hindurch und wird ins Kolloid abgegeben. Durch eine Peroxidase wird Jodid zu einem J-Radikal **(Jodonium-Ion, J^+)** oxidiert und an Tyrosinreste des TG gekoppelt (**Jodination,** [2]). Zunächst entstehen Mono- und Dijodtyrosin-TG, die zu T_4-TG umgewandelt werden. Dieses wird unter dem Einfluss von TSH in den Thyreozyten aufgenommen (3) und in die Blutbahn freigesetzt (4). Durch **Dejodierung,** die überwiegend in Leber und Niere erfolgt, werden aus T_4 das etwa **10-mal wirksamere T_3** und das biologisch inaktive reverse T_3 (rT_3) gebildet (5). Die Schilddrüse produziert 10- bis 20-mal mehr T_4 als das eigentlich wirksame Hormon T_3. T_4 dient daher als periphere Speicherform. In weiteren Dejodierungsschritten wird T_3 zu unwirksamen Metaboliten abgebaut, die hauptsächlich mit dem Harn ausgeschieden werden. Der Transport im Plasma erfolgt **gebunden** an Plasmaproteine (z. B. Thyroxin-bindendes Globulin, **TBG**). Weniger als 1 % liegt in freier, d. h. biologisch aktiver Form im Plasma vor.

Wirkungen

T_3 wirkt über einen intrazellulären Rezeptor, der in vielen Zellen die Transkription und damit die Synthese zahlreicher Proteine reguliert.

- **Wachstum und Entwicklung:** T_3 ist unabdingbar für die normale Reifung und Entwicklung des **ZNS**. **Knochenwachstum** und **Proteinsynthesen** werden direkt durch T_3 stimuliert sowie über Somatotropin, dessen Synthese durch T_3 gesteigert wird.
- **Stoffwechsel und Energieumsatz:** T_3 stimuliert den Kohlenhydrat- und Fettstoffwechsel (Glykogenolyse, Gluconeogenese, Lipolyse). **O_2-Verbrauch** und **Grundumsatz** steigen an und dadurch auch die **Körpertemperatur** (wichtig für die Thermoregulation des Neugeborenen).
- **Interaktion mit Catecholaminen:** Durch Sensibilisierung gegenüber Catecholaminen erhöht T_3 die Catecholaminwirkung v. a. am Herzen und steigert damit **Herzkraft** und **-frequenz** ohne Zunahme der Catecholaminausschüttung (nicht abgebildet; Catecholaminwirkungen → **Kap. 7.3**).

Klinik

Erkrankungen der Schilddrüse führen oft zur diffusen oder knotigen Vergrößerung des Organs **(Struma, Kropf).**

- **Überfunktion (Hyperthyreose):** Die häufigsten Ursachen sind Tumoren **(autonomes Adenom)** und Autoimmunerkrankungen **(Morbus Basedow).** Typische Symptome sind Struma mit Tachykardie, Gewichtsverlust, Wärmeintoleranz.
- **Unterfunktion (Hypothyreose):** Ursachen können **Jodmangel** (z. B. endemisch) oder eine Autoimmunthyreoiditis sein. Im Erwachsenenalter tritt sie als **Myxödem** (Einlagerung von Mukopolysacchariden in der Haut) mit Bradykardie, Kälteintoleranz, Gewichtszunahme und Müdigkeit in Erscheinung. Bei Neugeborenen kommt es zu schwerwiegenden Wachstums- und Entwicklungsstörungen **(Kretinismus).** Daher ist bei Neugeborenen die TSH-Bestimmung zur Früherkennung obligat.

Schilddrüsenhormone.

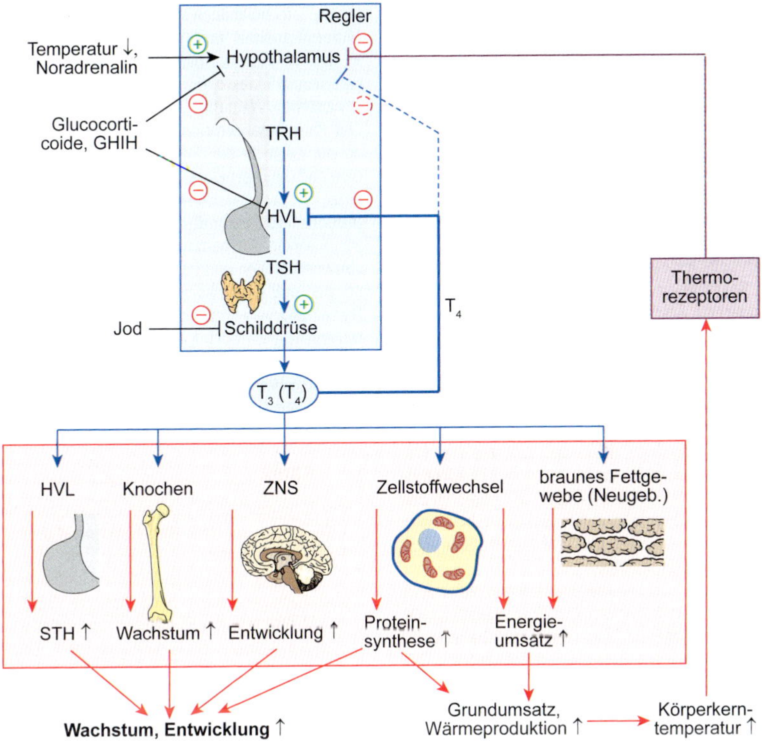

Regler
Temperatur ↓,
Noradrenalin
Hypothalamus
Glucocorti-
coide, GHIH
TRH
HVL
TSH
Jod
Schilddrüse
T4
T3 (T4)
Thermo-
rezeptoren
HVL
Knochen
ZNS
Zellstoffwechsel
braunes Fettge-
webe (Neugeb.)
STH ↑
Wachstum ↑
Entwicklung ↑
Protein-
synthese ↑
Energie-
umsatz ↑
Wachstum, Entwicklung ↑
Grundumsatz,
Wärmeproduktion ↑
Körperkern-
temperatur ↑

Abb. 17.11

Synthese und Umwandlung der Schilddrüsenhormone.

T3
Leber
rT3
Schilddrüsenfollikel
Thyreoglobulin
5'-Dejodase
5-Dejodase
2
J+
3
T4
5
T4
Kolloid
4
1
J-
Thyreozyten
Dijodtyrosin
Blutgefäß
Niere

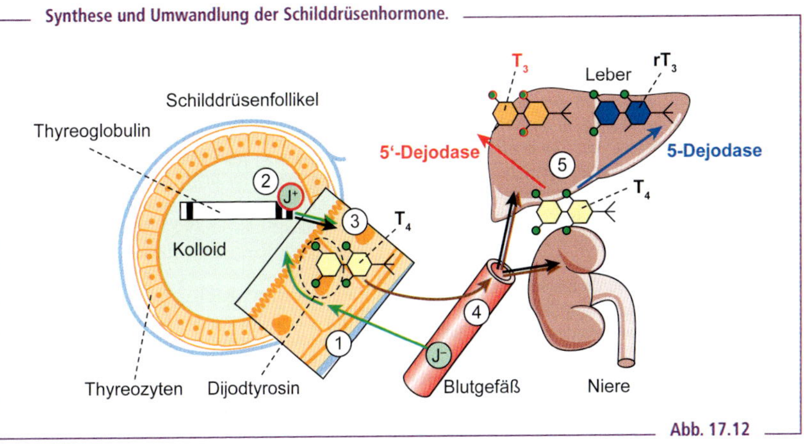

Abb. 17.12

17.7 Glucocorticoide

Zu den Glucocorticoiden (GC) gehören **Cortisol** (Hauptvertreter), Cortison und Corticosteron. Sie sind in erster Linie **Stresshormone,** die leistungssteigernde Reaktionen des Stoffwechsels und des Kreislaufs **(Ergotropie)** fördern (→ **Abb. 17.13**).

Sekretionsregulation

Die Freisetzung der GC wird hauptsächlich durch **CRH (Corticotropin releasing hormone)** und **ACTH (adrenocorticotropes Hormon)** reguliert. CRH wird im Nucleus paraventricularis des Hypothalamus gebildet. Seine Sekretion folgt einem zirkadianen Rhythmus mit morgendlichem Maximum und abendlichem Minimum. Dieser Rhythmus überträgt sich auf die Sekretion der GC. Die CRH-Sekretion wird vor allem durch physische und psychische Belastungen (Stress) stimuliert: Aktivität, Emotionen, Infektion, Schmerz, Hypoglykämie, Hypoxie etc.

CRH führt in den Proopiomelanocortin(POMC)-Zellen der Adenohypophyse (HVL) zur Synthese des Prä-POMC, aus dem ACTH sowie das lipolytisch wirkende Lipotropin, α-MSH (Melanotropin), β-Endorphin und weitere Peptidhormone entstehen. Weiterhin stimuliert CRH den Sympathikus und hemmt Nahrungs- und Flüssigkeitsaufnahme.

ACTH steigert nicht nur die Synthese und Freisetzung von GC, sondern auch Wachstum und Vaskularisation der Nebennierenrinde. Durch negative Rückkopplung hemmen GC die Synthese und Freisetzung von CRH und von ACTH.

Nebennierenrinde (NNR)

Die NNR besteht aus drei Schichten, die Steroidhormone bilden. Aufgrund ihrer unterschiedlichen Enzymexpression werden in den Schichten verschiedene Hormone gebildet (→ **Abb. 17.14**):

- Zona glomerulosa: Mineralocorticoide (MC)
- Zona fasciculata: Glucocorticoide (GC)
- Zona reticularis: Androgene.

Wirkungen

Stoffwechsel: GC wirken auf den Stoffwechsel in zahlreichen Geweben katabol. In der Leber steigern sie die Gluconeogenese aus Aminosäuren (AS). Gleichzeitig stimulieren sie die Glucoseresorption im Darm und hemmen in vielen peripheren Geweben (z. B. Muskel, Fettgewebe) die Glucoseaufnahme und -verwertung, sodass der Blutzuckerspiegel steigt (diabetogene Wirkung). Die für die Gluconeogenese benötigten AS werden durch Proteinabbau in peripheren Geweben (Muskel, Haut, Bindegewebe etc.) gewonnen. Im Fettgewebe fördern GC die Lipolyse und hemmen die Lipogenese.

Adrenozeptoren und Catecholamine: GC steigern die Sensibilität von Adrenozeptoren gegenüber Catecholaminen. Das führt zu Vasokonstriktion und Zunahme der Herzkraft und damit zum Blutdruckanstieg. Außerdem stimulieren GC parakrin die Synthese von Catecholaminen im Nebennierenmark (NNM).

Mineralhaushalt und Knochen: GC können auch an den MC-Rezeptor binden und damit MC-Wirkungen (renale Reabsorption von Na^+ und Sekretion von K^+) ausüben. Weiterhin senken GC die enterale Ca^{2+}- und Phosphatabsorption. GC fördern den Knochenabbau, indem sie die Tätigkeit der Osteoblasten hemmen und die Osteoklasten stimulieren (nicht abgebildet).

Immun- und Entzündungsprozesse: Auf beide Prozesse wirken GC hemmend, indem sie die Bildung von eosinophilen und basophilen Granulozyten, Monozyten und T-Lymphozyten sowie die Bildung bzw. Freisetzung von Entzündungsmediatoren (z. B. Prostaglandine, Interleukine, Lymphokine) hemmen (nicht abgebildet). Ein wichtiger Mediator ist **Lipocortin,** das durch Hemmung der Phospholipase A_2 die Freisetzung von Arachidonsäure reduziert.

Klinik

Durch hormonaktive Tumoren des HVL oder der NNR kann es zur **NNR-Überfunktion (Cushing-Syndrom)** kommen. Die Symptome werden durch die GC-Wirkungen bestimmt und können auch iatrogen durch hoch dosierte GC-Gabe (s. u.) auftreten: Hyperglykämie mit diabetischer Stoffwechsellage, Hypernatriämie (mit Gefahr der Entwicklung einer Hypertonie), Hypokaliämie, Muskelatrophie, Osteoporose. Charakteristisch ist die Fetteinlagerung an atypischen Stellen (Stammfettsucht, Vollmondgesicht). Erhöhte Androgenproduktion kann bei Frauen zu Virilisierungserscheinungen führen. Bei Insulinmangel kann sich ein **Steroiddiabetes** entwickeln.

Zerstörung der Nebennieren (z. B. durch Autoimmunprozesse) führt zum Ausfall der gesamten Corticosteroidproduktion (GC und MC) und zum Anstieg von CRH und ACTH **(Morbus Addison).** Typische Symptome sind: Schwäche, Gewichtsabnahme und Störungen des Wasser- und Elektrolythaushalts (Hyponatriämie, Hyperkaliämie und nicht-respiratorische Azidose). CRH steigert die Freisetzung von POMC und α-MSH. Da auch die Rezeptoren für ACTH mit denen für α-MSH verwandt sind, können sehr hohe CRH- und ACTH-Spiegel zu erhöhter Melaninbildung mit einer charakteristischen starken Hautbräunung führen.

Therapeutisch werden GC eingesetzt:

- zur Substitution bei Morbus Addison
- antiinflammatorisch, z. B. bei rheumatischen Erkrankungen oder COPD
- immunsuppressiv, z. B. bei Allergien oder nach Transplantationen.

Glucocorticoide als Stresshormone.

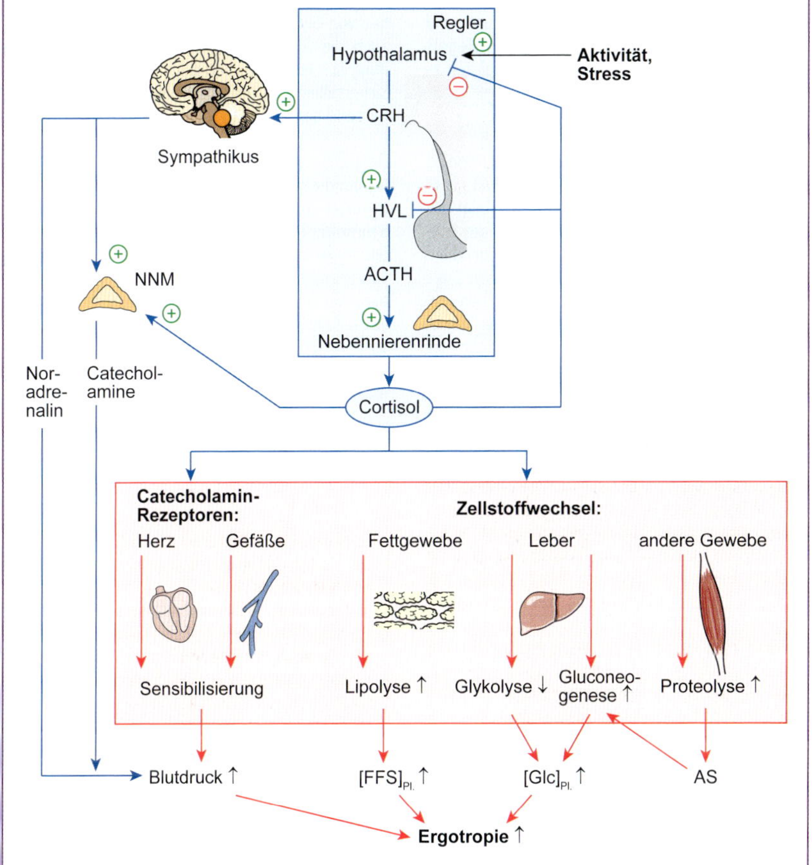

Regler
Hypothalamus
Aktivität, Stress
CRH
Sympathikus
HVL
ACTH
NNM
Nebennierenrinde
Nor-adre-nalin
Catechol-amine
Cortisol
Catecholamin-Rezeptoren:
Zellstoffwechsel:
Herz
Gefäße
Fettgewebe
Leber
andere Gewebe
Sensibilisierung
Lipolyse ↑
Glykolyse ↓
Gluconeo-genese ↑
Proteolyse ↑
Blutdruck ↑
[FFS]Pl. ↑
[Glc]Pl. ↑
AS
Ergotropie ↑

Abb. 17.13

Schichten und Hormone der Nebenniere.

Schicht der NNR
Hormone
spezifische Enzyme
Zona glomerulosa
Zona fasciculata
Zona reticularis
NNM
NNR
Aldosteron
Glucocorticoide
Androgene
Catecholamine
18-Hydroxylase, 18-Dehydrogenase
17α-Hydroxylase
17,20-Lyase

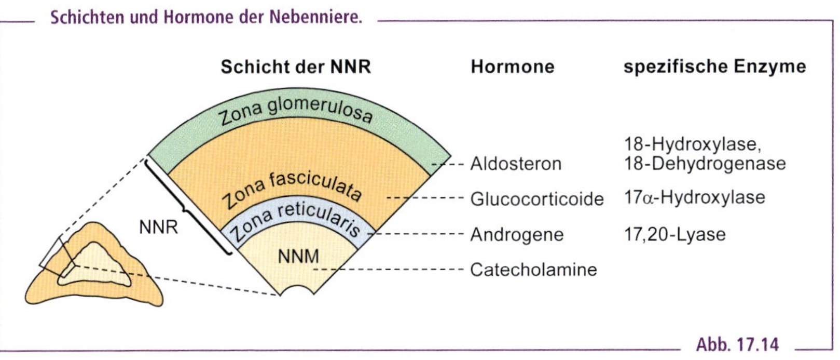

Abb. 17.14

17.8 Insulin und Glucagon

Hauptfunktion der Pankreashormone Insulin und Glucagon ist die Regulation des **Blutzuckerspiegels** ($[Glc]_{Pl}$, → **Abb. 17.15**). Insulin ist das einzige Hormon, das den Blutzuckerspiegel senkt.

Sekretionsregulation

Die Sekretion von **Insulin** wird in erster Linie von $\mathbf{[Glc]_{Pl}}$ reguliert. Bei einer Zunahme von $[Glc]_{Pl}$ (z. B. nach kohlenhydrat[KH-]reicher Mahlzeit) steigt die Aufnahme von Glucose (Glc) in die B-Zelle des Pankreas. Bei ihrer Oxidation wird vermehrt ATP gebildet, das letztlich die Freisetzung von Insulin auslöst. Orale KH-Aufnahme ist wesentlich wirksamer als parenterale Gabe, da die bei Nahrungsaufnahme ausgeschütteten gastrointestinalen Gewebshormone wie Gastrin, Sekretin und Glucagon-like peptide (Enteroglucagon, GLP) die Insulinsekretion fördern (→ **Kap. 14.4**), indem sie die B-Zelle für Glucose sensibilisieren. Auch Glucagon und GH stimulieren die Insulinsekretion.

Neben Insulin setzt die B-Zelle auch den Transmitter γ-Aminobuttersäure (GABA) frei, der die **Glucagonfreisetzung** aus der A-Zelle hemmt (nicht eingezeichnet). Im Gegensatz zur Glucose stimuliert ein erhöhter Aminosäurespiegel im Plasma ($[AS]_{Pl}$), z. B. nach eiweißreicher Mahlzeit, die Freisetzung beider Hormone.

A- und B-Zelle werden durch das in den D-Zellen des Pankreas gebildete **Somatostatin** (GHIH) gehemmt. Erhöhte $[Glc]_{Pl}$, $[AS]_{Pl}$ und Konzentration von freien Fettsäuren im Plasma ($[FFS]_{Pl}$) sowie gastrointestinale Gewebshormone fördern die GHIH-Sekretion (nicht eingezeichnet).

Die Führungsgröße für Insulin und Glucagon (= **Soll-$\mathbf{[Glc]_{Pl.}}$**) unterliegt dem Einfluss des ZNS und vor allem des vegetativen Nervensystems (VNS). Das Niveau des Soll-$[Glc]_{Pl.}$ kann damit an den längerfristigen Aktivitäts- und Ernährungsstatus (Fasten, Adipositas) angepasst werden. Vegetative Innervation beeinflusst die Pankreasfunktion auch direkt: Der Parasympathikus (PS) stimuliert die Sekretion beider Hormone. Der Sympathikus (SY) hemmt über α_2-adrenerge Wege die Insulinausschüttung. Über β-Rezeptor-Aktivierung wird die Sekretion von Glucagon gefördert (nicht eingezeichnet).

Wirkungen

Insulin und Glucagon regulieren den KH-, Fett- und Eiweißstoffwechsel zahlreicher Gewebe (z. B. Leber, Muskel, Fettgewebe) und wirken weitgehend antagonistisch. **Insulin** (→ **Abb. 17.15**) wirkt **anabol:** Es stimuliert die Aufnahme von Glc, AS und FFS in die Zellen, die Synthese von Glykogen, Lipiden und Eiweißen sowie deren Speicherung in Muskel- und Fettgewebe, während ihr Abbau gehemmt wird. Insulin ist das einzige wesentliche Hormon, das der Lipolyse entgegenwirkt. **Glucagon** (→ **Abb. 17.15**) wirkt **katabol:** Es hemmt Synthesen und fördert den Abbau von Glykogen, Lipiden und Eiweißen. Es steigert auch die Gluconeogenese und die Ketonkörperbildung aus Fettsäuren und trägt damit wesentlich zur Sicherstellung der **Energieversorgung im Hungerzustand** bei.

Regulation des Blutzuckerspiegels

Nahrungsaufnahme oder körperliche Aktivität können in kurzer Zeit starke Änderungen von $[Glc]_{Pl}$ (normal: **5 mmol/L**) hervorrufen (→ **Abb. 17.16**), an die sich der Organismus durch Bildung oder Mobilisierung von Energiereserven anpasst. Eine Reihe von Hormonen, wie Glucagon, Glucocorticoide, Catecholamine, Wachstumshormon und T_3, fördern die Mobilisierung von Energiereserven und steigern somit $[Glc]_{Pl}$ (rote Pfeile), dagegen wirkt nur Insulin blutzuckersenkend (blaue Pfeile).

Klinik

Hormonaktive Tumoren des Pankreas können zur Hormonüberproduktion führen. Bei **Glucagonüberschuss** kommt es zu Hyperglykämie und relativem Insulinmangel. **Insulinüberschuss** kann auch iatrogen verursacht sein (bei Therapie des Diabetes mellitus) und zu Hypoglykämien führen. Da Insulin die K^+-Aufnahme in die Zelle fördert (z. B. durch Stimulation der Na^+/K^+-ATPase), kann auch eine Hypokaliämie resultieren.

Mangel an Insulin oder Glucagon kann durch Schädigung des Pankreas entstehen; bedeutsam ist dabei der **Insulinmangel.**

Diabetes mellitus (DM) ist eine chronische Stoffwechselerkrankung, die durch verminderte Insulinwirkung bedingt ist. Der **Typ-1-DM** beruht auf **Insulinmangel** infolge gestörter Insulinsynthese und muss durch Insulingabe therapiert werden. Der **Typ-2-DM** kann durch **Insulinresistenz** infolge von Rezeptordefekten an der Zielzelle verursacht sein. Neben genetischen Faktoren ist **Übergewicht** bedeutsam für die Entstehung von Insulinresistenz und Typ-2-DM (→ **Praxisfall**). Zur Therapie ist meist kein Insulin erforderlich sondern Diät, Gewichtsreduktion und körperliche Aktivität. Hauptsymptom des DM ist **Hyperglykämie,** die nach Nahrungsaufnahme besonders ausgeprägt ist (oraler Glucosetoleranztest als Screening), aber auch beim Fasten bestehen bleiben kann. Gesteigerte Lipolyse führt zu vermehrter Ketonkörperbildung und kann eine **Ketoazidose** verursachen. **Spätschäden** sind vor allem sklerotische Veränderungen an Blutgefäßen und Neuropathien (→ **Praxisfall**).

Insulin und Glucagon.

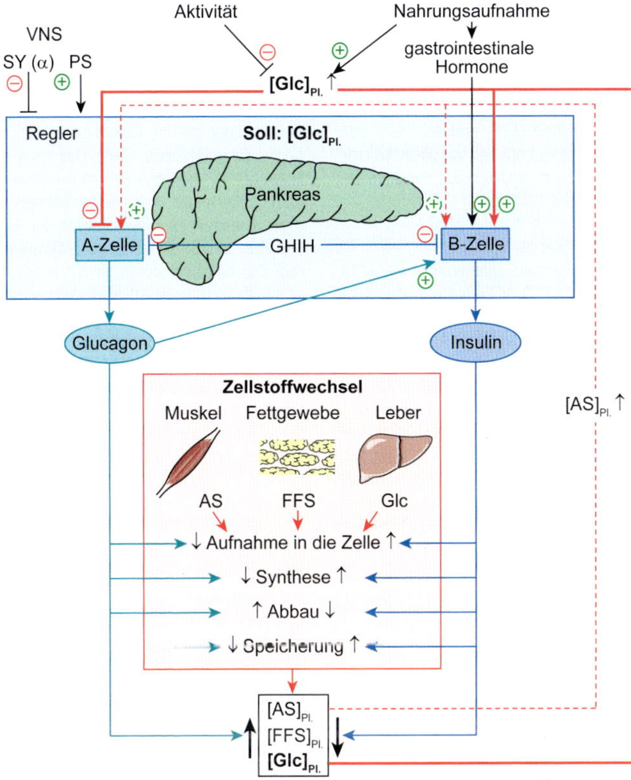

Aktivität
Nahrungsaufnahme
VNS
SY (α) PS
gastrointestinale Hormone
[Glc]Pl. ↑
Regler
Soll: [Glc]Pl.
Pankreas
A-Zelle
GHIH
B-Zelle
Glucagon
Insulin
Zellstoffwechsel
Muskel
Fettgewebe
Leber
AS
FFS
Glc
↓ Aufnahme in die Zelle ↑
↓ Synthese ↑
↑ Abbau ↓
↓ Speicherung ↑
[AS]Pl. ↑
[AS]Pl.
[FFS]Pl.
[Glc]Pl.

Abb. 17.15

Beeinflussung des Blutzuckerspiegels.

Glucagon
Glucocorticoide
Somatotropin
Catecholamine
T3
Glykogen
Insulin
Nahrungs-aufnahme
körperliche Aktivität
[Glc]PL
5 mmol/l
Glucagon
Glucocorticoide
Somatotropin
Catecholamine
T3
Insulin
Insulin
Glucocorticoide
Somatotropin
Glukoneogenese
Glykolyse

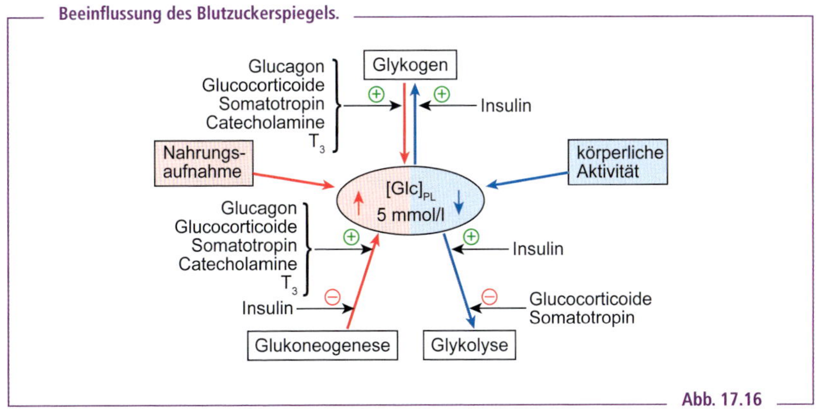

Abb. 17.16

17.9 Salz- und Wasserhaushalt

Renin-Angiotensin-Aldosteron-System (RAAS)

Haupthormone des RAAS sind das Peptidhormon Angiotensin (AT) II und das Mineralocorticoid (MC) **Aldosteron.** Letzteres reguliert das **Volumen der extrazellulären Flüssigkeit** (EZF) und den Na^+- und K^+-Haushalt. **AT II** ist ein starker **Vasokonstriktor** und der wichtigste Sekretionsstimulus des Aldosterons (→ **Abb. 17.17**).

Sekretionsregulation

Aldosteron wird in der Zona glomerulosa der NNR synthetisiert (→ **Kap. 17.7**). ACTH hat auf seine Freisetzung nur permissive Wirkung.
Das im renalen juxtaglomerulären Apparat (JGA, → **Kap. 11.15**) gebildete Enzym **Renin** leitet die Sekretionskaskade ein. Renin wird vermehrt ausgeschüttet, wenn der Blutdruck im Vas afferens (p_{VA}) des Glomerulus sinkt oder die Salz- und Flüssigkeitsbeladung im distalen Tubulus ($[NaCl]_{DT}$, $\dot{V}_{DT}$) sinkt. Die renale Sympathikusaktivität stimuliert die Reninsekretion. Renin katalysiert die Abspaltung des Dekapeptids AT I von dem aus der Leber stammenden Prohormon Angiotensinogen. Im Kreislauf spaltet das Angiotensin converting enzyme (ACE), welches vor allem in der Lunge vorkommt, von AT I ein Dipeptid ab und bildet damit **AT II.**

Wirkungen

AT II ist der Hauptstimulus zur Freisetzung von **Aldosteron.** Außerdem wirkt es stark vasokonstriktorisch und erhöht so den Blutdruck. Im Hypothalamus steigert es die ADH-Freisetzung (nicht dargestellt).
Aldosteron wirkt an Epithelien zahlreicher Organe (z. B. Kolon, Bronchialschleimhaut, Schweiß- und Speicheldrüsen) **Na^+-sparend.** Seine Hauptwirkung entfaltet es im distalen Tubulus und Sammelrohr der Niere. Dort fördert es die aktive Na^+-Reabsorption, die mit der Sekretion von K^+ gekoppelt ist (→ **Kap. 11.16**). Osmotisch bedingt wird auch Wasser reabsorbiert, wobei das Volumen der EZF zunimmt, die Osmolalität aber konstant bleibt.

Atriopeptin (ANP)

Das atriale natriuretische Peptid (Atriopeptin, ANP) wird in den Myozyten der Herzvorhöfe synthetisiert und bei Dehnung der Vorhöfe (z. B. bei Hypervolämie) ausgeschüttet. Ein ähnliches Peptid wird im Gehirn gebildet (BNP). Die Wirkung von ANP wird über vermehrte cGMP-Bildung vermittelt (→ **Abb. 17.6**) und führt zu Vasodilatation. An den Vasa afferentia der Niere steigert es dadurch die Durchblutung und die glomeruläre Filtrationsrate (GFR, nicht dargestellt). Außerdem hemmt ANP die Freisetzung von Renin und von ADH (→ **Abb. 17.17**, → **Abb. 17.18**) und bewirkt **Diurese** und **Natriurese.**

Antidiuretisches Hormon (ADH)

ADH ist ein wichtiger Regulator des **Volumens** und der **Osmolalität** der EZF. Es wirkt außerdem vasokonstriktorisch (Synonym: **Vasopressin**).

Sekretionsregulation

ADH wird im Nucleus paraventricularis des Hypothalamus gebildet, gelangt über Neurosekretion in den Hypophysenhinterlappen (HHL) und wird dort gespeichert. Über Osmorezeptoren im Hypothalamus werden ADH-Synthese und -Ausschüttung bereits bei geringfügiger Abnahme der **Osmolalität** der EZF gehemmt (→ **Abb. 17.18**). Zunahme des **Volumens** der EZF erregt Dehnungsrezeptoren im Niederdrucksystem und senkt dadurch die ADH-Sekretion und umgekehrt (Gauer-Henry-Reflex, → **Kap. 9.18**, → **Kap. 13.2**, → **Kap. 11.15**). Die Einstellung der ADH-Ausschüttung hängt eng mit der Salz- und Flüssigkeitsaufnahme zusammen, an der die Osmorezeptoren ebenfalls beteiligt sind. Stress, Schmerz und Hyperthermie stimulieren die ADH-Sekretion, während Hypothermie und Flüssigkeitsaufnahme sie reduzieren.

Wirkungen

An Gefäßen wirkt ADH über V_1-Rezeptoren vasokonstriktorisch. Da es stark auf venöse Gefäße wirkt, trägt es bei Volumenmangel zur Aufrechterhaltung des Herzminutenvolumens bei. In den distalen Tubuli und Sammelrohren der Niere bewirkt es über V_2-Rezeptoren kurzfristig den Einbau von Aquaporinen in die luminale Membran und erhöht damit die Wasserrückresorption (→ **Kap. 11.10**, → **Kap. 11.16**). Langfristig steigert ADH auch die Aquaporin-Synthese. Es senkt die Diurese und führt zu **Hypervolämie** und **Hypoosmolalität.**

Klinik

Hyperaldosteronismus kann z. B. durch ein hormonaktives NNR-Adenom **(Morbus Conn)** entstehen. Folge ist Bluthochdruck. Auch bei reduzierter Nierendurchblutung (z. B. Nierenarterienstenose) kommt es infolge vermehrter Reninsekretion und AT-II-Bildung zu Vasokonstriktion und erhöhter Aldosteronsekretion und schließlich zur **renalen Hypertonie.**
Aldosteronmangel kann bei **Morbus Addison** oder beim adrenogenitalen Syndrom (AGS) auftreten und zu Salzverlust und Azidose führen.
ADH-produzierende Tumoren (z. B. kleinzellige Bronchialkarzinome) bewirken Hypervolämie und Zellschwellung mit Gefahr eines Hirnödems.
ADH-Mangel (Diabetes insipidus) entsteht bei gestörter ADH-Bildung oder -Wirkung. Die tägliche Harnmenge kann über 20 L betragen. Es besteht die Gefahr der hypertonen Dehydratation.

Renin-Angiotensin-Aldosteron-System.

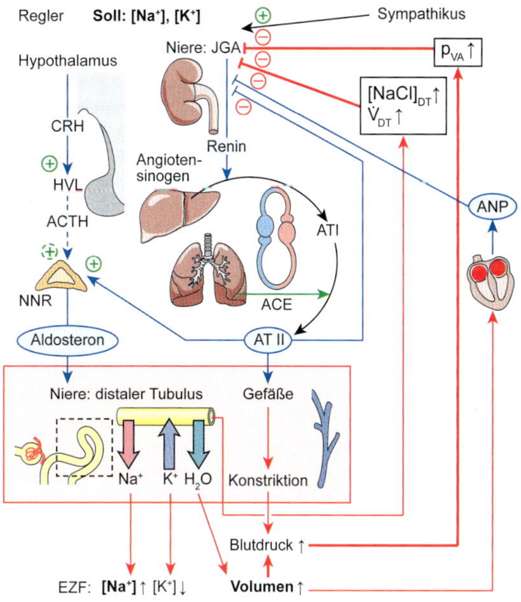

Regler
Soll: [Na+], [K+]
Sympathikus
Niere: JGA
Hypothalamus
pVA ↑
[NaCl]DT ↑
V̇DT ↑
CRH
Renin
Angioten-
sinogen
HVL
ACTH
ATI
ANP
NNR
ACE
Aldosteron
AT II
Niere: distaler Tubulus
Gefäße
Na+
K+
H2O
Konstriktion
Blutdruck ↑
EZF: [Na+] ↑ [K+] ↓
Volumen ↑

Abb. 17.17

ADH und die Regulation von Volumen und Osmolalität.

Regler
Soll: Volumen,
Osmolalität
Körperkern-
temperatur,
Stress
Hypothalamus
Trinken
AT II
Osmorezeptoren
Gauer-Henry-Reflex
HHL
ANP
ADH
Niere: Sammelrohr
Gefäße
Dehnungs-
rezeptoren
H2O
Konstriktion
EZF: Osmolalität ↓
Volumen ↑
Blutdruck ↑

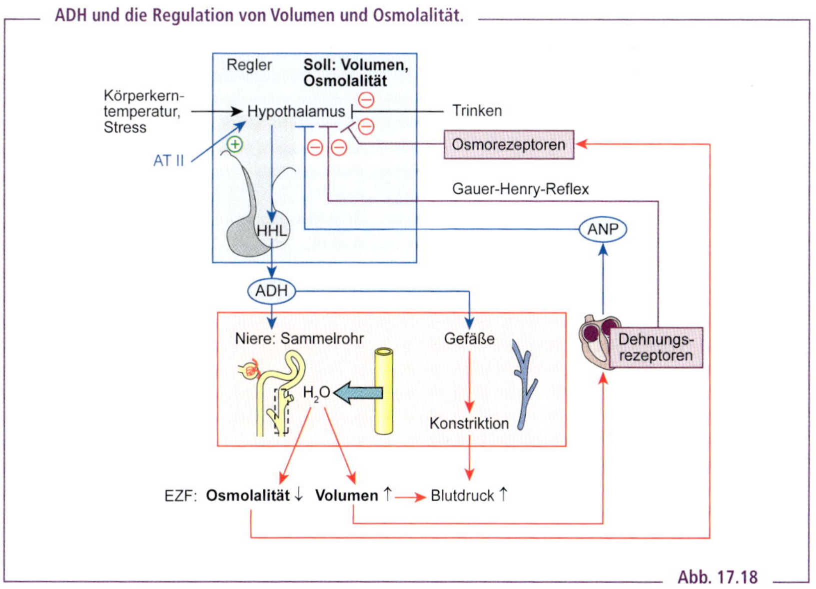

Abb. 17.18

17.10 Calcium- und Phosphathaushalt

Ca^{2+} und Phosphat (HPO_4^{2-}) bilden schwerlösliche Salze, die bei Anstieg des Konzentrationsprodukts ausfallen. Daher sind die Regulationen von $[Ca^{2+}]$ und $[HPO_4^{2-}]$ verknüpft: Anstieg von $[HPO_4^{2-}]_{Pl}$ muss mit einem Abfall von $[Ca^{2+}]_{Pl}$ einhergehen und umgekehrt, anderenfalls kann es zu pathologischen Kristallablagerungen kommen.

Parathormon (Parathyrin, PTH)

PTH reguliert $[Ca^{2+}]_{Pl}$ und verhindert Hypokalzämie (→ **Abb. 17.19**).

Das Peptidhormon PTH wird in den Epithelkörperchen (Nebenschilddrüsen) synthetisiert und bei **Hypokalzämie** rasch freigesetzt (→ **Kap. 13.5**). Hyperphosphatämie und Adrenalin steigern ebenfalls die PTH-Sekretion, massiver Mangel an Mg^{2+} hemmt sie. PTH fördert die Ca^{2+}-Freisetzung aus dem Knochen. Allerdings wird dabei auch HPO_4^{2-} ins Plasma freigesetzt. Bei gleichzeitigem Anstieg von $[Ca^{2+}]_{Pl}$ und $[HPO_4^{2-}]_{Pl}$ könnte Ca^{2+}-Phosphat ausfällen. Dadurch würde die Kompensation einer Hypokalzämie beeinträchtigt. Im proximalen Nierentubulus hemmt PTH die Reabsorption von HPO_4^{2-} und fördert damit dessen Ausscheidung. Gleichzeitig ist PTH der wichtigste Stimulator der renalen Ca^{2+}-Reabsorption. In der Folge steigt $[Ca^{2+}]_{Pl}$, während $[HPO_4^{2-}]_{Pl}$ sinkt. Durch Förderung der Synthese von Calcitriol (s. u.) wird die Entmineralisierung des Knochens limitiert.

Calcitonin

Calcitonin senkt $[Ca^{2+}]_{Pl}$ und $[HPO_4^{2-}]_{Pl}$. Der **Anstieg der $[Ca^{2+}]_{Pl}$** stimuliert die Freisetzung von Calcitonin aus den parafollikulären C-Zellen der Schilddrüse.

Calcitonin fördert die **Mineralisation des Knochens** und wirkt hier antagonistisch zum PTH (→ **Kap. 13.5**). Es hemmt die Osteoklasten und stimuliert den Knochenaufbau. An der Niere dagegen wirkt es synergistisch mit PTH: Es fördert die Ca^{2+}-Reabsorption und erhöht die HPO_4^{2-}-Ausscheidung (→ **Abb. 17.19**, → **Kap. 11.16**).

Calcitriol (D_3-Hormon)

Das D_3-Hormon Calcitriol (1,25-Dihydroxycholecalciferol, Abkömmling des Vitamins D_3) **steigert $[Ca^{2+}]_{Pl}$**, indem es die Ca^{2+}- und HPO_4^{2-}-Absorption aus dem Darm stimuliert. Dadurch wird die **Knochenmineralisation** gefördert (→ **Abb. 17.20**, → **Kap. 13.5**).

Sekretionsregulation

D_3-Hormon wird in mehreren Stationen (Leber, Haut, Niere) aus 7-Dehydrocholesterin synthetisiert. In der Haut entsteht unter dem Einfluss von UV-Bestrahlung (Sonnenlicht) das Vitamin D_3 (Cholecalciferol, Calciol). Dieses wird einmal in der Leber zu Calcidiol und anschließend in der Niere zu seiner wirksamen Form **Calcitriol** hydroxyliert. Unter Einfluss von PTH und bei Hypokalzämie wird die renale Hydroxylierung gesteigert, und die Calcitriolsynthese nimmt zu. Ca^{2+}, HPO_4^{2-} und Calcitriol hemmen diese Reaktion im Sinne einer negativen Rückkopplung.

Wirkungen

Calcitriol ist der wichtigste Stimulator der **enteralen Absorption von Ca^{2+} und HPO_4^{2-}**. Auch andere Hormone (z. B. PTH, GH, Östrogene, Prolactin, Insulin) wirken über Calcitriol fördernd auf die Absorption von Ca^{2+} und HPO_4^{2-} im Darm. Calcitriol erhöht auch an der Niere die Ca^{2+}- und HPO_4^{2-}-Reabsorption. Am Knochen steigert es über die Osteoblasten den Aufbau der Knochenmatrix und die Kalzifizierung. An den Osteoklasten wird, vor allem bei Hypokalzämie, die Demineralisation begünstigt. Der durch die enterale Absorption bedingte **Ca^{2+}-Anstieg** im Plasma hemmt die PTH-Sekretion und begünstigt die Reaktionen, die zu **Knochenaufbau und -mineralisation** führen.

Klinik

Hyperparathyreoidismus (HPT) kann z. B. durch ein autonomes Adenom der Epithelkörperchen (primärer HPT) bedingt sein. Sekundärer HPT entsteht durch Hypokalzämie, z. B. bei terminaler Niereninsuffizienz. Dabei führt die eingeschränkte Filtrationsfunktion zur Hyperphosphatämie und vermehrter Ca^{2+}-Ausscheidung. HPT bewirkt einerseits **Osteolyse,** andererseits durch die resultierende Hyperkalzämie eine Kalzifikation weicher Gewebe **(z. B. Nephrokalzinose)** sowie Konkrementbildung **(Nephrolithiasis).**

Hypoparathyreoidismus kann infolge operativer Entfernung oder Schädigung der Epithelkörperchen entstehen und zu Hypokalzämie führen. Typisches Symptom sind Muskelkrämpfe (hypokalzämische Tetanie).

Mangel an Calcitriol durch ungenügende Synthese oder Vitamin-D-Zufuhr führt zu Hypokalzämie infolge verminderter enteraler Ca^{2+}-Resorption. Bei Kleinkindern entwickelt sich eine **Rachitis** (Knochenerweichung; auch **englische Krankheit** genannt, da sie wegen fehlender Sonnenexposition häufig bei englischen Arbeiterkindern im 18./19. Jh. auftrat). Im Erwachsenenalter spricht man von **Osteomalazie** (Knochenerweichung). In Deutschland erhalten Säuglinge im 1. Lebensjahr als Prophylaxe zusätzliche Vitamin-D-Gaben.

Ca^{2+}- und Phosphathaushalt I: Calcitonin, PTH.

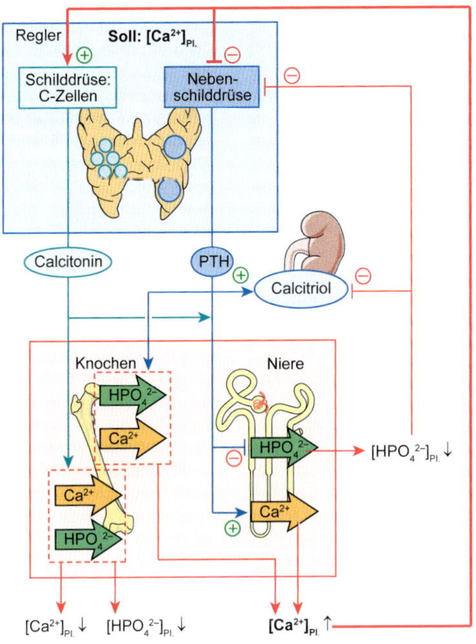

Abb. 17.19

Ca^{2+}- und Phosphathaushalt II: Calcitriol.

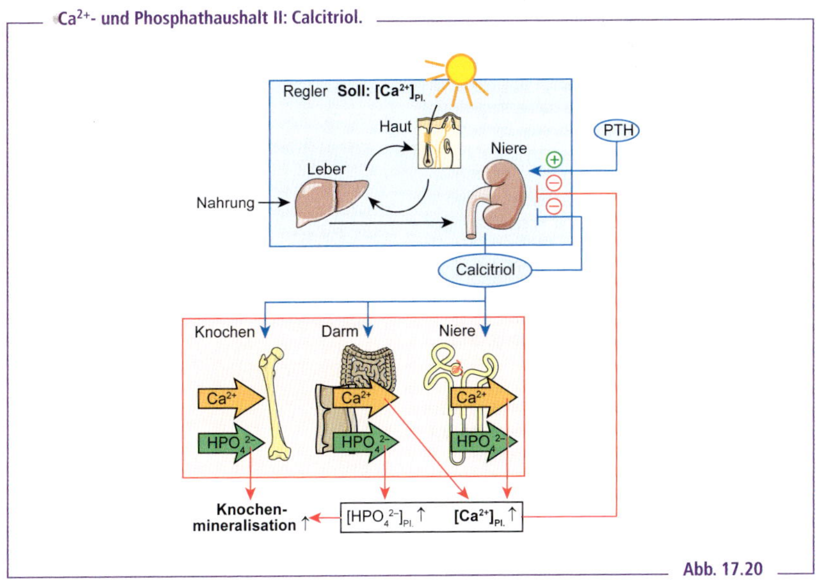

Abb. 17.20

17.11 Sexualhormone (1)

Zu den Sexualhormonen werden in erster Linie die Sexualsteroide (Androgene, Östrogene, Gestagene) gerechnet, im weiteren Sinne auch die sie regulierenden Hormone (Gonadotropine, Gn-RH, Inhibin, Aktivin etc.). Diese Hormone regulieren einerseits die Entwicklung, andererseits die Funktion der Geschlechtsorgane. Ferner werden Hormone behandelt, die für Schwangerschaft, Geburt und Laktation bedeutsam sind (z. B. Plazentahormone, Oxytocin, Prolactin).

Gonadotropine (Gn) und GnRH

Die **hypophysären** Gonadotropine **FSH (Follitropin)** und **LH (Lutropin)** werden im HVL gebildet und freigesetzt. Als glandotrope Hormone stimulieren sie die endokrine Funktion der Gonaden (Testis und Ovar). Außerdem fördern FSH und LH das Wachstum der männlichen und weiblichen Keimdrüsen sowie die Reifung von Spermien (Mann) bzw. Follikeln (Frau) (→ **Abb. 17.21**, → **Abb. 17.22**). FSH, LH und das hypothalamische Gonadoliberin (GnRH) sind bei beiden Geschlechtern identisch. **Extrahypophysäre** Gn (Choriongonadotropin, HCG) werden in der Schwangerschaft von der Plazenta gebildet (→ **Kap. 17.13**). **GnRH** wird **pulsatil** bei Männern und bei Frauen in der Lutealphase alle 3–4 h bzw. alle 90 min bei Frauen in der Follikelphase ausgeschüttet. Diese rhythmische Sekretion ist bedeutsam für die Regulation der FSH- und LH-Sekretion. Sobald sie in Gang kommt, setzt beim Kind die Pubertät ein. Die Ausschüttung von GnRH wird über negative Rückkopplung durch die Sexualsteroide reguliert. Der GnRH-Pulsgenerator unterliegt einer Reihe weiterer hormoneller (z. B. durch CRH, Endorphine, Leptin) und nervaler Einflüsse (ZNS-Einflüsse, Stress), die seinen Rhythmus verändern oder gar ausschalten und damit längerfristig die FSH- und LH-Sekretion supprimieren können.

Androgene

Androgene (Hauptvertreter: Testosteron) werden in den Leydig-Zellen des Hodens und in sehr geringem Maße in der Zona reticularis der NNR gebildet. Sie fördern Reifung und Funktion der männlichen Sexualorgane und die Ausbildung sekundärer Geschlechtsmerkmale. In der Grafik (→ **Abb. 17.21**) ist nur die testikuläre Androgensekretion dargestellt.

Sekretionsregulation

Die Sekretion der testikulären Androgene wird durch LH (früher: ICSH = interstitial cell stimulating hormone) stimuliert. FSH fördert die Spermatogenese in den Samenkanälchen. In den Sertoli-Zellen des Hodens werden drei Hormone gebildet, die die hypophysäre FSH-Sekretion hemmen (Inhibin, Follistatin) bzw. stimulieren (Aktivin). Die LH-Sekretion wird über negative Rückkopplung durch Testosteron reduziert.

Wirkungen des Testosterons

Testosteron beeinflusst bereits während der **Embryogenese** die sexuelle Differenzierung und die Ausbildung von Penis, Skrotum, Nebenhoden, Ductus deferens und akzessorischen Geschlechtsdrüsen. Das in den Sertoli-Zellen gebildete Anti-Müller-Hormon unterdrückt die Ausbildung des Müller-Gangs und damit die Bildung von Tuben, Uterus und Vagina (nicht abgebildet). Androgene prägen in der Fetal- bis Neonatalperiode auch die neuralen Zentren für das spätere Sexualverhalten. Ohne den Androgeneinfluss entwickeln sich weibliche Genitalien und weibliches Sexualverhalten.

In der **Pubertät** stimuliert Testosteron das Wachstum des Penis und der akzessorischen Geschlechtsdrüsen sowie die Ausprägung des männlichen Körperbaus und Behaarungstyps, das Wachstum des Kehlkopfs (Stimmbruch) sowie die Libido und das Sexualverhalten. Auch für andere „männliche" Merkmale von Hirnfunktionen, Verhalten und Psyche ist der Einfluss des Testosterons verantwortlich.

Im **Erwachsenenalter** werden diese Merkmale und Funktionen durch Testosteron aufrechterhalten. Testosteron wirkt stimulierend auf die Reifung der Spermatozyten.

Androgene besitzen auch **extragenitale Wirkungen:** Sie fördern als **anabole** Hormone den Muskelaufbau. Die anabole Wirksamkeit korreliert nicht mit dem androgenen Effekt.

Klinik

Das angeborene **adrenogenitale Syndrom (AGS)** beruht auf einem Enzymdefekt in der Biosynthese der NNR-Hormone. Je nach Art des gestörten Enzyms kann neben einer gestörten Cortisolsynthese ein Hyper- oder Hypoandrogenismus resultieren. Häufigste Ursache des angeborenen AGS ist 21β-Hydroxylase-Mangel, der durch Androgenüberschuss und Cortisolmangel gekennzeichnet ist. Zusätzlich kann ein Hypoaldosteronismus mit Salzverlustsyndrom bestehen.

Bei Mädchen führt **Androgenüberschuss** in der Entwicklungsphase zu Virilisierung oder zwittrigen Geschlechtsmerkmalen. Das tritt z. B. bei **AGS,** genetischen Störungen **(Hermaphroditismus verus)** oder erhöhtem Androgenspiegel der Mutter in der Schwangerschaft **(transplazentare Virilisierung)** auf.

Bei **Androgenresistenz** (Störungen am Androgen-Rezeptorgen) entwickeln sich bei Jungen (Genotyp XY) weibliche sekundäre Geschlechtsmerkmale **(testikuläre Feminisierung).**

Androgene werden zur gegengeschlechtlichen **Hormontherapie** (z. B. beim Mammakarzinom) oder als **Anabolika** (zum Muskelaufbau) genutzt.

Sexualhormone des Mannes.

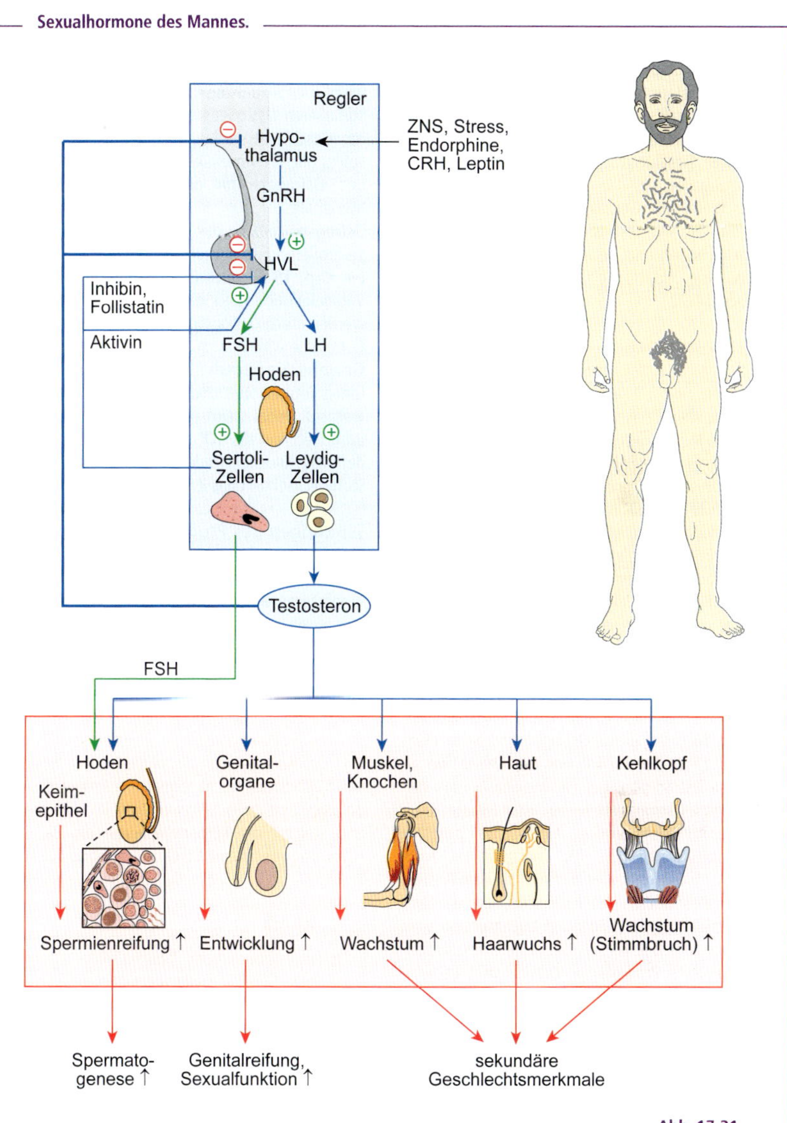

Abb. 17.21

17.12 Sexualhormone (2)

Östrogene und Gestagene

Östrogene (Hauptvertreter: Östradiol) werden im Follikel des Ovars gebildet. Sie fördern die Funktion der weiblichen Sexualorgane und die Entwicklung sekundärer Geschlechtsmerkmale. Gemeinsam mit den Gestagenen stimulieren sie das Wachstum der Uterusschleimhaut. **Gestagene** (Hauptvertreter: Progesteron) werden nach dem Eisprung vom Corpus luteum gebildet und bereiten die Uterusschleimhaut auf die Nidation eines befruchteten Eis vor (→ **Abb. 17.22**).

Sekretionsregulation

Ähnlich wie bei Androgenen wird die Sekretion von Östrogenen und Gestagenen über die hypothalamisch-hypophysäre Achse reguliert. FSH stimuliert die Sekretion von Östrogenen, LH die von Gestagenen. In der **frühen Follikelphase** des Zyklus reifen die Granulosazellen unter dem Einfluss der ansteigenden FSH-Plasmakonzentration und sezernieren zunehmende Mengen an Östrogenen. Diese hemmen die Gn-Sekretion, indem sie im HVL die Sensibilität der Gn-produzierenden Zellen gegenüber GnRH und wahrscheinlich auch die GnRH-Sekretion im Hypothalamus drosseln (negative Rückkopplung der Östrogene). Trotz sinkender FSH-Sekretion steigt die Östrogenproduktion wegen der Proliferation der Granulosazellen weiter an. LH fördert in den Thekazellen die Synthese von Androstendion, das den Granulosazellen als Substrat für die Östrogenproduktion dient (→ **Abb. 17.3**). Etwa **24 h vor der Ovulation** erreicht der Östradiolspiegel ein Maximum, das den hemmenden Östrogeneffekt auf den hypothalamischen GnRH-Pulsgenerator durch eine **positive Rückkopplung** auf den HVL überspielt (→ **Abb. 17.22**). Als Folge kommt es zu einem starken Anstieg der Gn, insbesondere von LH, der schließlich die Ovulation auslöst. In der folgenden **Lutealphase** wird der Follikel zum Gelbkörper, und seine Granulosazellen produzieren Progesteron. Dieses wirkt gemeinsam mit den Östrogenen hemmend auf Hypothalamus und HVL und senkt die FSH- und LH-Spiegel wieder auf basale Werte. Die Progesteronkonzentration erreicht ca. 7–8 Tage nach Zyklusmitte ihr Maximum und sinkt danach infolge nachlassender Gn-Sekretion wieder ab. Die verminderte Progesteronkonzentration führt zur Abstoßung des Endometriums und damit zur Menstruationsblutung.
Der regulatorische Einfluss des Leptins auf den GnRH-Pulsgenerator spielt beim weiblichen Organismus eine besondere Rolle, da er den Monatszyklus an das Vorhandensein entsprechender Fettdepots knüpft, die für eine eventuelle Schwangerschaft bedeutsam sind (→ **Kap. 18**).

Wirkungen der Östrogene

Bei Mädchen ist – im Gegensatz zu Knaben – die sexuelle Differenzierung nicht von der Anwesenheit weiblicher Sexualsteroide abhängig. In der **Pubertät** stimulieren Östrogene die Ausbildung der sekundären Geschlechtsmerkmale, z. B. Brustwachstum und subkutane Fettverteilung. Im **Erwachsenenalter** sorgen Östrogene für die Aufrechterhaltung dieser Merkmale.
Östrogene fördern die Follikelreifung sowie Uterusvergrößerung und Proliferation des Endometriums (→ **Kap. 18.2**). Auch Proliferation und Reifung des Vaginalepithels und die Durchblutung der Vagina werden durch Östrogene stimuliert.
Östrogene wirken auch auf zahlreiche **extragenitale Gewebe.** Sie fördern z. B. die Ausbildung des subkutanen Fettgewebes und beeinflussen den Lipidstoffwechsel. Dabei steigt die HDL-Konzentration im Serum, während der LDL-Spiegel sinkt (nicht abgebildet). Am Knochen fördern Östrogene den Knochenstoffwechsel und das Knochenwachstum.

Wirkungen des Progesterons

Progesteron bereitet den Uterus auf eine **Schwangerschaft** vor und fördert deren Erhaltung. Unter Progesteroneinfluss tritt das Endometrium in die Sekretionsphase ein (→ **Kap. 18.2**). Die Kontraktion des Myometriums wird herabgesetzt, Muttermund und Zervikalkanal werden enger gestellt. Der Zervixschleim wird visköser und für Spermien weniger durchlässig. Progesteron verhindert die Reifung weiterer Follikel und damit eine Schwangerschaft. Es fördert das Brustwachstum und die weitere Ausbildung von Milchdrüsen (nicht abgebildet). Progesteron wirkt auf die Thermoregulationszentren im Hypothalamus und steigert die Körpertemperatur um ca. 0,5 °C (**thermogenetischer Effekt;** nicht abgebildet).

Klinik

Östrogenüberschuss bewirkt eine glandulär-zystische Endometriumhyperplasie mit vermehrten Blutungen. **Östrogenmangel** führt zu Amenorrhoe, unter Umständen mit Rückbildung der Geschlechtsorgane. Eine mögliche Ursache ist starker Fettdepotabbau, z. B. bei Anorexia nervosa. Postmenopausal kann sich durch den Abfall der Östrogenproduktion eine **Osteoporose** entwickeln.
Orale Kontrazeption: Einnahme von Östrogen- und/oder Gestagenderivaten hemmt die Gn-Sekretion und verhindert so die Follikelreifung und die Ovulation (Ovulationshemmer). Zusätzlich hemmen sie Aszension und Kapazitation der Spermien sowie die Nidation.

Sexualhormone der Frau.

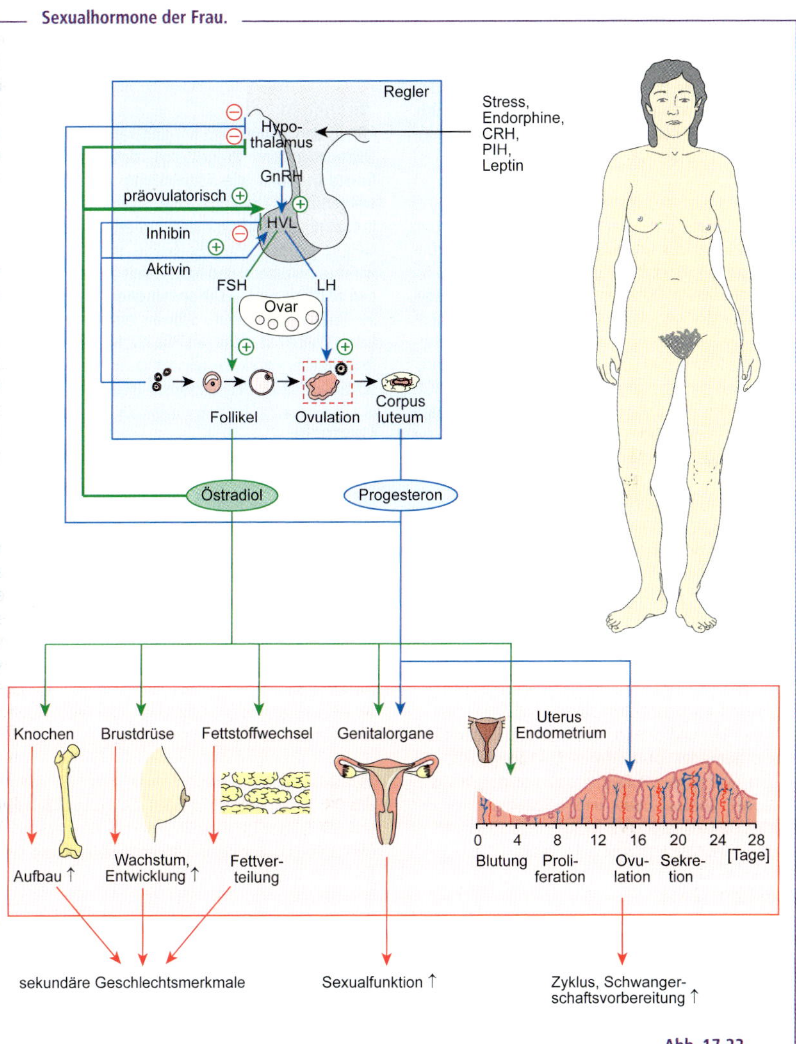

Abb. 17.22

17.13 Sexualhormone (3)

Plazentahormone

Die Hormone der Plazenta sind hauptsächlich für den Erhalt der Schwangerschaft verantwortlich. → **Abb. 17.23** zeigt die Konzentrationen der Plazentahormone während der Schwangerschaft.

Humanes Choriongonadotropin (HCG)

Die befruchtete Eizelle nistet sich im Endometrium (Dezidua) ein. Der Trophoblast beginnt bereits frühzeitig mit der Produktion des HCG (→ **Kap. 18.5**). Durch die hohen Östrogen- und Progesteronspiegel nimmt die Gn-Sekretion postovulatorisch ab. Abnehmende LH-Sekretion würde zur Regression des Endometriums führen und so das Einnisten des befruchteten Eis und die Schwangerschaft verhindern. Da HCG **LH-ähnliche** Wirkungen besitzt, hält es die **luteale Östrogen- und Progesteronsekretion** etwa bis zur 12. Schwangerschaftswoche (SSW) aufrecht.

Östrogene, Progesteron

Nach der 8.–12. SSW übernimmt die **Plazenta** die Produktion von **Östrogenen** und **Progesteron.** Dadurch wird die Schwangerschaft unabhängig vom Corpus luteum. Die NNR des Fetus unterstützt die Östrogenproduktion, indem sie Dehydroepiandrosteron **(DHEA)** synthetisiert, das in der Plazenta zu Östriol umgewandelt wird (→ **Kap. 18.5**, → **Abb. 18.12**).

Chorionsomatomammotropin (HCS)

HCS hat GH- und prolactinähnliche Wirkungen (Synonym: **humanes plazentares Laktogen, HPL**). Es fördert Wachstum und Milchproduktion der Brustdrüse sowie Kohlenhydrat- und Fettstoffwechsel der Mutter. Dadurch steigt ihr Blutglucosespiegel und sichert die Glucoseversorgung des Fetus.

Prolactin (PRL)

Prolactin ist ein Peptidhormon des HVL. Es stimuliert die Proliferation der Milchgänge in der Brust und die Milchsynthese (→ **Abb. 17.24**).

Sekretionsregulation

Synthese und Sekretion des PRL werden vor allem durch den Hypothalamus reguliert. Der Prolactin Inhibitory Factor (PIF), der als **Dopamin** identifiziert wurde, hemmt tonisch die Prolactinsekretion. Stimulierend wirken mehrere hypothalamische Faktoren, z. B. TRH, vasoaktives intestinales Peptid (VIP) und AT II. Hohe Östrogenspiegel im Plasma stimulieren ebenfalls die PRL-Sekretion und bewirken somit im Sinne einer positiven Rückkopplung einen besonders starken Anstieg der PRL-Konzentration zum Ende der Schwangerschaft. Vor der Geburt hemmen Östrogene und Progesteron die Milchproduktion. PRL selbst wirkt hemmend auf seine Sekretion zurück, indem es die hypothalamische Dopaminausschüttung steigert. Während der Stillphase fördert der Saugreiz an der Mamillen über hypothalamische Faktoren die PRL-Freisetzung.

Wirkungen

PRL fördert gemeinsam mit anderen Hormonen, z. B. Östrogenen und Progesteron, das Wachstum de[r] Brustdrüse und die Entwicklung der Milchgänge während der Schwangerschaft (nicht abgebildet). Es induziert die Milchsynthese und erhält sie nach de[r] Geburt aufrecht. Auf die GnRH- und Gn-Sekretion wirkt es hemmend und führt damit bei häufig stillenden Müttern zur **Laktationsamenorrhoe,** die in dieser Phase eine erneute Schwangerschaft verhindern kann. Weiterhin stimuliert PRL die Na^+-Reabsorption in Epithelien, wirkt insulinantagonistisch und wahrscheinlich immunmodulatorisch (nicht abgebildet).

Oxytocin

Oxytocin stimuliert die Wehentätigkeit und treibt da[-]mit die Geburt voran. Nach der Geburt fördert es die Milchejektion (→ **Abb. 17.24**).

Sekretionsregulation

Oxytocin wird wie ADH in den hypothalamischen Nuclei supraopticus und paraventricularis gebildet. Während der **Geburt** stimulieren starke Dehnungsreize im unteren Uterus und in der Zervix reflektorisch die Oxytocinsekretion im Sinne einer **positiven Rückkopplung** (Ferguson-Reflex). In der **Laktationsphase** führt der Saugreiz an den Mamillen zu[r] Oxytocinausschüttung.

Wirkungen

Während der **Geburt** steigert Oxytocin Häufigkeit und Stärke der Uteruskontraktionen. Prostaglandine (die unter Oxytocineinfluss vermehrt gebildet werden) und Östrogene sensibilisieren die Uterusmuskulatur für Oxytocin. Zusätzlich stimuliert die Dehnung der Zervix die Uterusmuskulatur direkt (→ **Kap. 18.7**). An der Brustdrüse fördert Oxytocin die Kontraktion der Milchgänge und damit den Milchfluss. Das Hormon wirkt auch als Neurotransmitter und beeinflusst die Entwicklung mütterlichen Verhaltens nach der Geburt. Seine Rolle beim Mann ist noch unklar.

Klinik

Schwangerschaftstests beruhen auf dem Nachweis von HCG im Urin, der frühestens 14 Tage nach Befruchtung der Eizelle positiv ausfällt.
PRL-Überschuss (z. B. beim Prolactinom) führt zu Libidoverlust, Zyklusstörungen und Impotenz.
PRL-Mangel kann Stillunfähigkeit bewirken.
Oxytocin wird in der Geburtshilfe zur Auslösung und Verstärkung der Wehen appliziert.

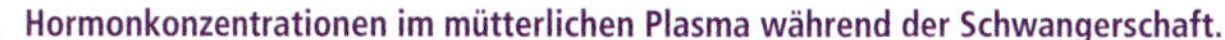

Hormonkonzentrationen im mütterlichen Plasma während der Schwangerschaft.

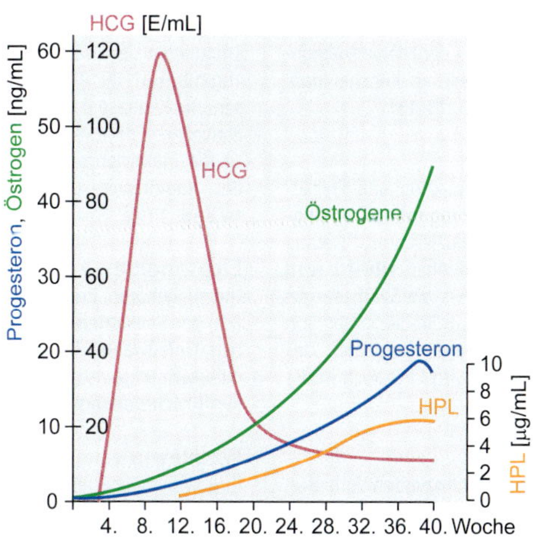

Abb. 17.23

Hormonelle Regulation von Geburt und Laktation: Prolactin und Oxytocin.

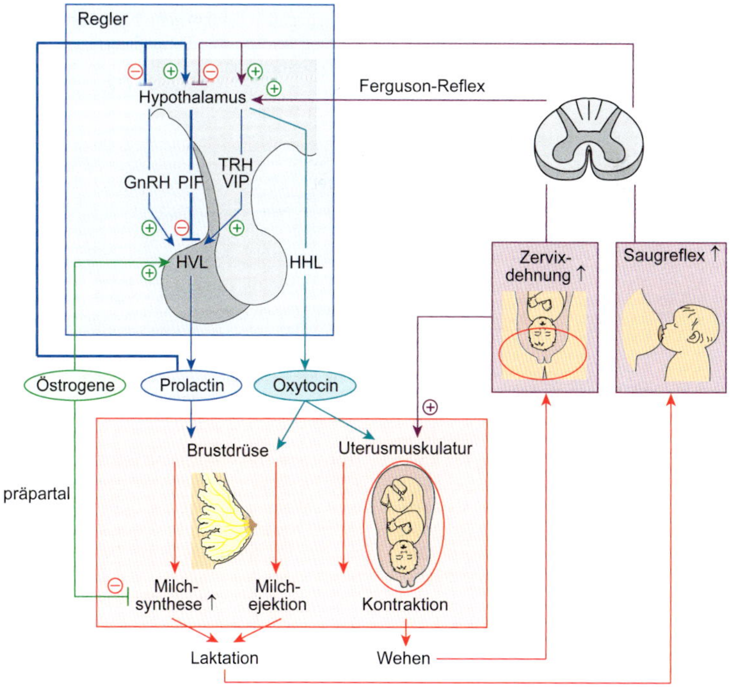

Abb. 17.24

17.14 Gewebshormone

Erythropoetin (EPO)

EPO ist ein Peptidhormon, das in der Nierenrinde gebildet wird und die Erythropoese im Knochenmark steigert (→ **Abb. 17.25**, → **Kap. 11.15**).

Sekretionsregulation

Hypoxämie stimuliert die Produktion und Freisetzung von EPO, indem es die Bildung seines Transkriptionsfaktors, des Hypoxie-induzierbaren Faktors (HIF)-1, steigert. Dessen Untereinheit **HIF-1α** wird unter Normoxie abgebaut, sodass die Synthese von HIF-1 gering ist. Hypoxie führt zur Stabilisierung von HIF-1α und damit zur vermehrten Expression des EPO-Gens. In geringer Menge wird EPO auch in der Leber synthetisiert.

Wirkungen

EPO fördert die Reifung der erythrozytären Vorläuferzellen im Knochenmark und die Hämoglobinsynthese. Als Folge steigen Erythrozytenzahl, Hämatokrit und Hämoglobinkonzentration und damit die O_2-Transportkapazität des Blutes.

> **Klinik**
>
> Geht bei chronischen Nierenerkrankungen Nierenparenchym zugrunde, kommt es infolge **verminderter EPO-Sekretion** zur **renalen Anämie.** Therapeutisch kann man EPO substituieren.
>
> Vermehrte Erythropoese und damit erhöhter Hb-Gehalt des Blutes verbessern die O_2-Transportkapazität des Blutes und damit die **Ausdauerleistungsfähigkeit.** Durch Applikation von EPO kann dies erreicht werden **(EPO-Doping).** Bluttransfusionen haben den gleichen Effekt. Auf physiologische Weise wird die EPO-Bildung durch längere Aufenthalte in großen Höhen gesteigert (→ **Kap. 10.15**).

Kinine

Kinine sind **vasodilatorisch** wirkende Gewebshormone (Hauptvertreter: Bradykinin, Kallidin). Sie werden im Plasma und in Geweben aus Vorstufen (Kininogenen) unter der katalytischen Wirkung von **Kallikrein** gebildet. Kallikrein ist eine Protease, die in Niere, Darm, Pankreas und anderen Drüsen als inaktives Präkallikrein vorkommt. Bei Gewebsverletzung oder Bakterieneinwirkung wird es zu aktivem Kallikrein umgewandelt und damit die Aktivierung der Kinine in Gang gesetzt.

Wirkungen

Kinine wirken vasodilatierend und erhöhen die Gefäßpermeabilität. Daher begünstigen sie die Ödembildung. Sie fördern die Kontraktion glatter Muskulatur (Bronchien, Darm und Uterus) sowie Sekretions- und Resorptionsprozesse (Magensaftsekretion, Resorption von Glucose, Na^+ und K^+). Außerdem stimulieren sie die Bildung von Prostaglandinen und Thromboxan. Ihr Abbau erfolgt durch zwei Kininasen. Die Kininase II ist identisch mit dem Angiotensin-converting Enzyme (ACE) und koppelt auf diese Weise die Inaktivierung der Kinine an die Aktivierung der Angiotensin (AT)-Kaskade (→ **Abb. 17.26**, → **Kap. 17.9**).

Eicosanoide

Hierzu gehören Prostaglandine (PG), Thromboxane (TX) und Leukotriene (LT). Sie werden in vielen Geweben (Gefäßwände, Thrombozyten, Uterus, Lunge) aus mehrfach ungesättigten Fettsäuren gebildet, von denen **Arachidonsäure** die wichtigste ist.

Wirkungen

Ihre Wirkungen sind vielfältig. **Prostaglandine** beeinflussen z. B. die Gefäßweite, die Regulation der Neurotransmission im vegetativen Nervensystem oder die Auslösung von Schmerz und spielen eine bedeutsame Rolle bei Entzündungsprozessen. Wichtige Vertreter sind z. B. die stark **vasodilatorisch** wirkenden PGE_2 und PGI_2 (Prostazyklin). **Thromboxane** beeinflussen neben der Gefäßweite die Thrombozytenaggregation. **Leukotriene** haben eine große Bedeutung bei Abwehr-, Entzündungs- und Überempfindlichkeitsreaktionen.

> **Klinik**
>
> Bei **allergischen** Reaktionen äußert sich die vasodilatorische und permeabilitätssteigernde Wirkung von **Bradykinin** (und Histamin) in Form von Rötung und Quaddelbildung.
>
> Ein wichtiges Enzym bei der Umwandlung der Arachidonsäure zu PG ist die Cyclooxygenase (COX, → **Abb. 17.27**). **COX-Hemmer** (z. B. Aspirin®) werden als **Analgetika, Antipyretika** (Fiebermittel) und **Gerinnungshemmer** genutzt. Hormone wie z. B. Glucocorticoide (GC) hemmen die Freisetzung von Arachidonsäure und wirken somit als endogene Antipyretika.

Hormone des Immunsystems

Auch im Immunsystem werden regulatorisch wirksame Substanzen gebildet, die zu den Hormonen gerechnet werden können. Der Thymus synthetisiert das Hormon **Thymosin,** das für die Differenzierung von Lymphozyten bedeutsam ist. Immunkompetente Zellen (z. B. T-Zellen) bilden **Zytokine** und **Lymphokine**. Diese Peptide kommen nahezu ubiquitär vor und sind an der Regulation zahlreicher physiologischer und pathologischer Prozesse beteiligt, z. B. bei Entzündungsprozessen, bei der Hämatopoese oder als Wachstumsfaktoren (→ **Kap. 8.4**).

Hypoxie und Erythropoetin.

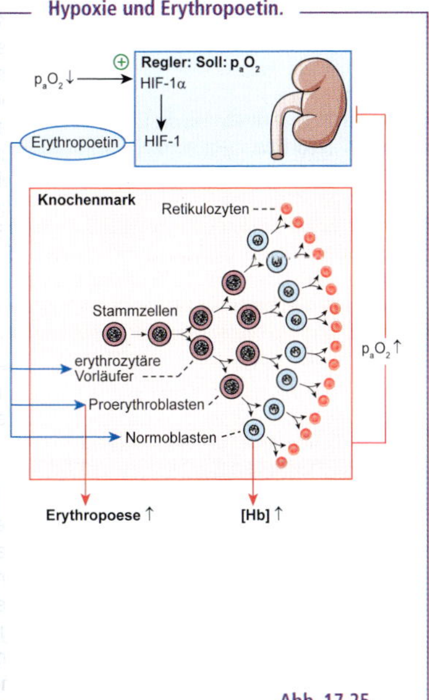

Abb. 17.25

Fiebersenkung durch Hemmung der PGE_2-Synthese.

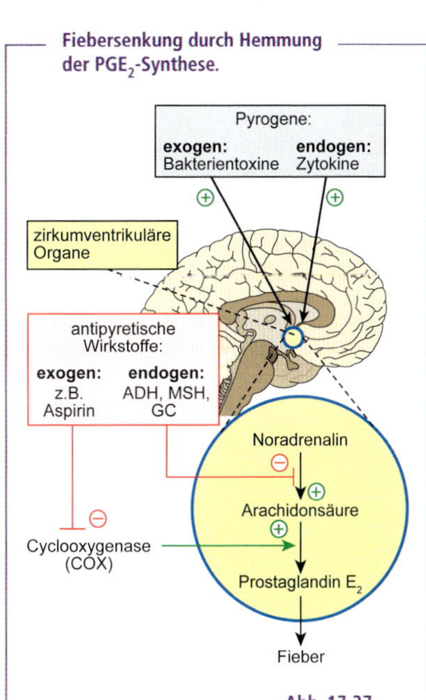

Abb. 17.27

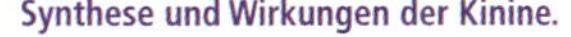

Synthese und Wirkungen der Kinine.

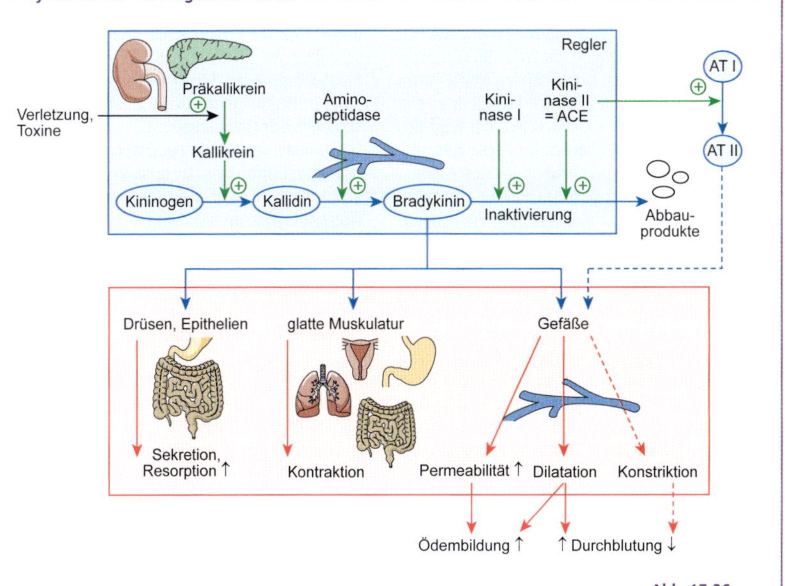

Abb. 17.26

18 Sexualentwicklung und Reproduktionsphysiologie

Kasuistik

Frau P., eine 19-jährige Erstgravida, kommt in der Schwangerschaftswoche (SSW) 32 + 5 wegen vorzeitiger Wehen in die Frauenklinik.

Patientendaten

- Allgemeine Daten: Alter: 19 Jahre, Größe: 1,65 m, Gewicht: 60 kg
- gynäkologischer Aufnahmebefund: Infektion mit Gardnerella vaginalis bei geschlossener, nicht verstrichener Zervix
- Ultraschall: vitales, relativ kleines Kind (Gewicht auf 2.160 g geschätzt); Blutversorgung normal, Fruchtwassermenge und Hinterwandplazenta unauffällig
- Anamnese: bisher komplikationsloser Schwangerschaftsverlauf; alle Vorsorgeuntersuchungen wurden pünktlich wahrgenommen. Die Patientin raucht und trinkt gelegentlich Alkohol. Ihre Mutter leidet an Typ-2-Diabetes.
- Labor: Leukozyten 9870/µL, Erythrozyten noch eben normal (Hb 11,2 mg/dL).

Verlauf

Um die Wehentätigkeit zu dämpfen, wird Frau P. zur Bettruhe aufgefordert und erhält Magnesium (5 Tage i.v., danach oral). Die Vaginalinfektion wird mit Amoxicillin behandelt. Nach einwöchigem stationären Aufenthalt entwickelt die Patientin in SSW 33 + 5 zunehmend zervixwirksame Wehen. Zur Induktion der Lungenreife (Atemnotsyndrom-Prophylaxe im Falle einer Frühgeburt) erhält die Patientin Glucocorticoide. Bei der vaginalen Untersuchung ist die Portio auf 0,5 cm verkürzt, der Muttermund weich und etwa 1–2 cm weit geöffnet (→ Abb. 18.A). Der Kopf des Kindes liegt schwer abschiebbar im Beckeneingang. Wehen kommen in etwa zehnminütigen Abständen.

Um eine drohende Frühgeburt zu vermeiden, wird unverzüglich eine Tokolyse (Unterbinden der Wehentätigkeit) gestartet und über drei Tage fortgeführt. Die Patientin erhält über die gesamte Behandlungsdauer Antibiotika und Heparin s.c. zur Thromboseprophylaxe. Da die Wehentätigkeit nachlässt, wird sie mit Gardnerella-negativem Abstrich, unauffälligem Ultraschall sowie weitgehend stabiler Zervix in der SSW 34 + 5 nach Hause entlassen. Zwei Tage später kommt Frau P. mit Blasensprung und regelmäßiger Wehentätigkeit wieder. Der Muttermund ist 5 cm weit (→ Abb. 18.B).

Noch in der gleichen Nacht wird Frau P. spontan und ohne Komplikationen von einem lebensfrohen, rosigen und spontan schreienden Mädchen entbunden; Geburtsgewicht: 2.250 Gramm. Der Wochenbettverlauf ist unauffällig, und nach vier Tagen kann die Patientin zusammen mit dem Kind in die häusliche Pflege entlassen werden.

Frühgeburt

Als Frühgeburt bezeichnet man die Geburt vor der vollendeten 37. SSW bzw. mehr als drei Wochen vor dem errechneten Termin (= Konzeptionstermin plus 266 Tage oder 1. Tag der letzten Regel plus 280 Tage). Die Frühgeburtenrate liegt in Deutschland etwa bei 8–10 %, Tendenz steigend. Weniger als 1.500 g wiegen etwa 1 %, weniger als 1.000 g nur etwa 0,3 % der Neugeborenen. Bedingt durch die Unreife der Organe ist das perinatale Mortalitäts- und Morbiditätsrisiko stark erhöht (→ Tab. 18.1); 70 % der Neugeborenen-Sterblichkeit betrifft Frühgeborene unter 1.500 g Geburtsgewicht.

Tab. 18.1: Mortalität bei Frühgeborenen

Gewicht	Überlebenswahrscheinlichkeit
< 500 g	20–30 %
500–1.000 g	50–90 %
1.000–1.500 g	80–95 %
1.500–2.500 g	90–98 %

Organische Komplikationen

Frühgeborene sind durch vielfältige Organstörungen sowie generelle Mangelentwicklung gefährdet. Bis zu 60 % der Frühgeborenen unter 1.500 g erleiden in der Perinatalperiode einen **Hirnschaden** durch Hirnblutungen und Schädigungen der weißen Substanz. Hirnblutungen entstehen häufig schon intrauterin durch Hypoxie, Hyperkapnie und Azidose. Gehirnschädigungen können auch aus einem Sauerstoffmangel resultieren. Mögliche Folgen sind neurologische Entwicklungsstörungen und/oder geistige und körperliche Behinderungen.

Die Unreife der Lunge begünstigt die Entwicklung **bronchopulmonaler Dysplasien** mit der Gefahr von Apnoen; durch Surfactant-Mangel kann es zum **Atemnotsyndrom** kommen (→ Kap. 10.2). Die Unreife der Augen kann zu **Retinopathien** mit eventueller Netzhautablösung führen. Auch das Risiko für **Hörstörungen** ist erhöht. Durch die Unreife des Darms drohen Probleme bei der Verdauung bis hin zur **nekrotisierenden Kolitis.**

Ätiologie der Frühgeburtlichkeit

Mehrere Faktoren können das Risiko für eine Frühgeburt deutlich erhöhen:

- frühere Fehl- oder Frühgeburten, Schwangerschaftsabbrüche, häufige Schwangerschaften (> 3 geborene Kinder), Uterusoperationen
- Alter der Mutter < 18 oder > 35 Jahre
- niedriger sozioökonomischer Status der Mutter
- Alleinstehende und Frauen mit starken körperlichen/psychischen Belastungen

Vaginaler Ultraschallbefund der stabilen Zervix.

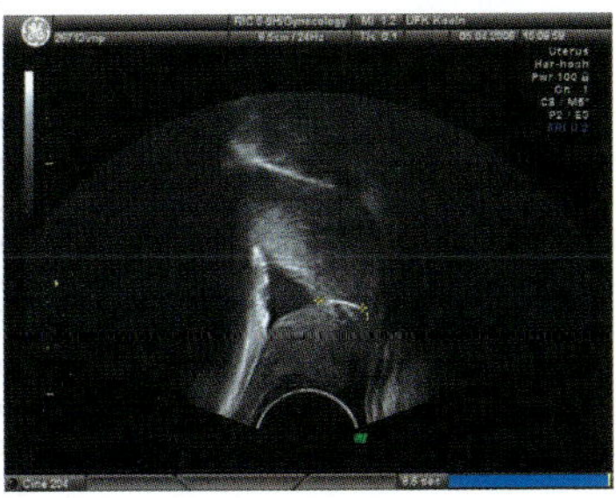

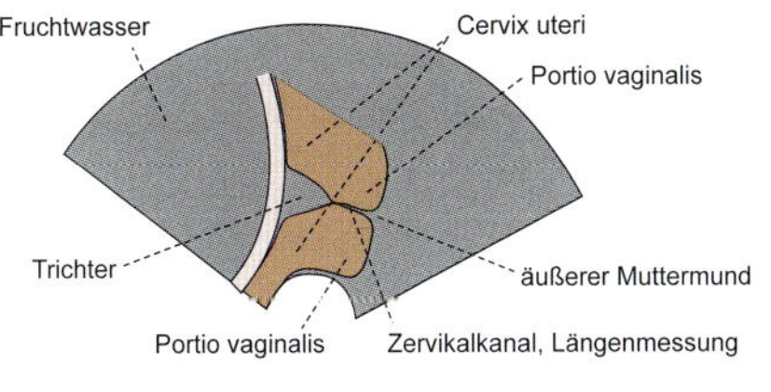

Abb. 18.A

Auf 5 cm erweiterte Zervix.

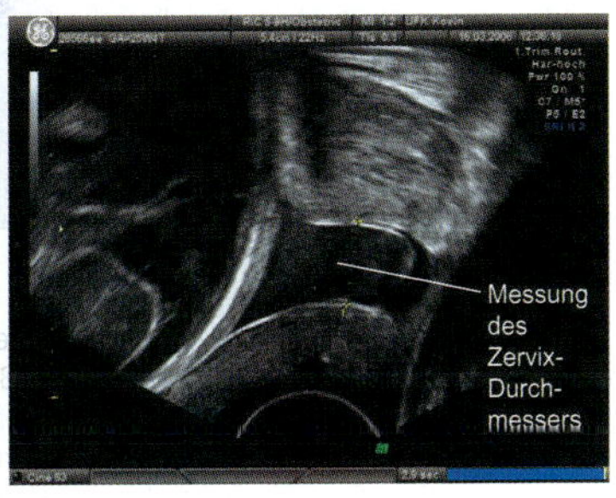

Abb. 18.B

- Mehrlingsschwangerschaften
- erhöhte Fruchtwassermenge
- Rauchen, Alkohol und Drogenabusus
- aufsteigende genitale Infektionen
- Mangelentwicklung, Chromosomenanomalien und/ oder Fehlbildungen des Fetus.

ie unmittelbaren Ursachen einer Frühgeburt sind in 0 % vorzeitiger Blasensprung, in 30 % vorzeitige Vehentätigkeit. Iatrogene (durch ärztliche Maßnahnen ausgelöste) Frühgeburten machen etwa 25 % us; Indikationen können z. B. Hypertonie, Präklampsie oder vaginale Blutungen sein.

herapie bei drohender Frühgeburt

leben der Induktion der **Lungenreifung** mit Glucocorticoiden (z. B. Betamethason) liegt der Schwerpunkt der ehandlung auf der **Tokolyse** bei vorzeitigen Wehen = schmerzhafte und/oder zervixwirksame Wehen mit iner Frequenz von mindestens 3/h vor der 30. SSW der 5/h nach der 30. SSW). Eingesetzt werden v. a. **Magnesium** i. v. (Relaxation der Uterusmuskulatur durch ompetitive Hemmung von Calcium-Kanälen) sowie **β₂-ympathomimetika** (→ Kap. 7). Deren Gabe zögert die Geburt zwar meist nur relativ kurz (um ca. 48 h) hinaus. Dieser Aufschub kann aber genügen, um insbesondere kleinen Frühgeborenen 2 wertvolle Tage zur Induktion der Lungenreife zu „schenken". Allerdings können β-Sympathomimetika vielfältige Nebenwirkungen im Kohlenhydrat- (Glykogenolyse: Hyperglykämie) und im Fettstoffwechsel (Lipolyse: Ketoazidose) nach sich ziehen und zu Lungenödemen, Arrhythmien und Blutdruckabfall führen. Beim Fetus können Tachykardie, Zeichen myokardialer Ischämie und ähnliche Stoffwechseleffekte auftreten. Cyclooxygenase-Hemmer inhibieren die **Prostaglandinsynthese** (→ Kap. 18.7), die für die Wehentätigkeit entscheidend ist. Sie erhöhen beim Fetus jedoch das Risiko für einen vorzeitigen Verschluss des Ductus arteriosus Botalli, vermindern die Urinproduktion und können zu Ventrikelblutungen führen.

Physiologie im Fokus

- Risikofaktoren für eine gestörte Entwicklung des Fetus sind Rauchen, Alkohol, Stress, Diabetes.
- Physiologie des Fetus und der Schwangeren unterscheiden sich von normaler Physiologie.
- Hormone erhalten die Schwangerschaft aufrecht bzw. lösen die Geburt aus.
- Tokolyse: Beinflussung der Uterusmuskulatur durch Mg^{2+} und β-Sympathomimetika.
- Prostaglandine führen an der glatten Muskulatur des Uterus zu Kontraktionen (Wehen).
- Surfactant spielt eine wesentliche Rolle bei der Entfaltung der Lunge während der Inspiration.
- Surfactant-Mangel kann bei Frühgeborenen zum Atemnotsyndrom führen.

18.1 Sexualentwicklung

Einleitung

Ein herausragendes Kennzeichen aller Lebewesen ist das Hervorbringen von Nachkommen zur Erhaltung der jeweiligen Art. Einfache Lebewesen tun dies durch Teilung (Einzeller) oder Knospung (Korallen). Da das einzelne Individuum im Laufe seines Lebens aber irreparable Schäden an Makromolekülen akkumuliert, das „Soma" also altert, hat sich in der Evolution sexuelle Fortpflanzung als vorteilhaft erwiesen. Dabei verschmelzen zwei Keimzellen (Eizelle und Spermium), die in Individuen verschiedenen Geschlechts gebildet werden, wobei ein neues Individuum entsteht. Die Keimzellen werden vor Schäden geschützt und/oder einem Ausleseverfahren unterworfen. Bei ihrer Entstehung werden die Erbanlagen der Eltern neu gemischt. Dadurch ähneln die Nachkommen zwar ihren Eltern, sind mit ihnen aber nicht genetisch identisch. Ein evolutionärer Ausleseprozess entscheidet, ob und wie häufig sie sich selbst wiederum erfolgreich fortpflanzen.

Alle Wirbellosen und fast alle Wirbeltiere legen ihre befruchteten Eizellen als „Eier" ab, ins Wasser oder, durch Schalen vor Austrocknung geschützt, an Land. Nur bei Säugern entwickeln sich die Nachkommen im Mutterleib. Für die innere Befruchtung wurden komplexe Fortpflanzungsorgane und -mechanismen entwickelt, deren Zweck das sichere Zusammenbringen der Keimzellen ist.

Geschlechtsdifferenzierung

Alle Körperzellen tragen 2 Sätze (diploid, 2N) von je 22 Autosomen plus 2 Geschlechtschromosomen (XX oder XY). Aus einer Oozyte mit dem Karyotyp 46XY entwickelt sich ein männliches Individuum. Dafür sorgt u. a. das SRY-Gen (sex determining region Y) auf dem Y-Chromosom. Es kodiert für einen Transkriptionsfaktor, der die Ausbildung von Hoden induziert.

In der 5. Woche der Embryogenese wandern totipotente Urkeimzellen aus dem Dottersack in die Gonadenanlagen, die aus Zölomepithel und darunter liegendem Mesenchym gebildet werden. Der Karyotyp entscheidet dann darüber, ob aus der Medulla der Gonadenanlagen Hoden- oder aus dem Kortex Ovargewebe entsteht und ob aus den Urkeimzellen Oogonien oder Spermatogonien (unreife Keimzellen) werden. Erst die so determinierte Gonade induziert die Differenzierung der inneren und äußeren Geschlechtsorgane:

- Im weiblichen Geschlecht degenerieren die Wolff-Gänge und die Urniere (Mesonephros), während die **Müller-Gänge** sich zu Eileiter, Uterus und oberem Drittel der Vagina entwickeln. Labiae und Klitoris bilden sich aus.
- Im männlichen Geschlecht induziert Testosteron die Differenzierung der **Wolff-Gänge** zu Samenleitern und der Urniere zu Nebenhoden; die Müller-Gänge degenerieren. Penis, Prostata und Skrotum bilden sich aus.

Bildung der Gameten

Oogenese

Durch Mitosen entstehen bis zur 20. Schwangerschaftswoche (SSW) etwa 7 Mio. diploide (2N) **Oogonien** (→ Abb. 18.1a), von denen aber nur manche in die Meiose eintreten. Bei der Geburt sind nur noch 2,5 Mio. dieser **primären Oozyten** vorhanden, die in der Prophase der Meiose I (1. Reifeteilung, → Abb. 18.1b) arretiert sind. Ihre Chromosomen bestehen aus je 2 zusammenhängenden Schwesterchromatiden (4N). Sie legen sich zusammen und tauschen durch homologe Rekombination große DNA-Abschnitte aus **(Crossing-over).** Bis zur Pubertät sind noch insgesamt 0,6 Mio. Oozyten übrig, die als **Primordialfollikel** von einer Prägranulosa-Schicht umgeben sind. Von diesen reifen bei jedem Zyklus einige heran, doch kommt in der Regel nur ein Follikel zur **Ovulation.** Dabei wird die Meiose I abgeschlossen. Eine der Tochterzellen degeneriert zum 1. Polkörperchen. Die **sekundäre Oozyte** (die eigentliche Eizelle oder Ovum, 2N, 46XX) durchläuft erst während der Befruchtung die Meiose II (2. Reifeteilung), wobei der haploide Chromosomensatz (1N, 23X) um den Chromosomensatz des Spermiums ergänzt wird. In den ca. 35 fruchtbaren Jahren einer Frau kommen also von den 2,5 Mio. primären Oozyten nur 400–500 zur Ovulation (möglicherweise Kontrolle auf genetische Fitness?).

Spermatogenese

Männliche Urkeimzellen differenzieren erst nach der Geburt zu **Spermatogonien** (2N, 46XY, → Abb. 18.1a). Ab Beginn der Pubertät bis ins Alter teilen sie sich mitotisch. Jeweils eine Tochterzelle bleibt Stammzelle, die andere tritt in die Meiose ein, die rasch bis zu den **Spermatiden** durchlaufen wird (2N → 4N → 1N). Durch Elongation und andere Differenzierungsvorgänge werden sie zu **Spermatozoen.**

Klinik

Das **Down-Syndrom** ist die häufigste auf Chromosomenaberration beruhende Erkrankung (1:500). Durch fehlerhafte Trennung der Schwesterchromatiden in der Meiose entsteht eine Eizelle mit 24 Chromosomen (1N + 21). Trisomie 21 führt zu dem bekannten äußeren Erscheinungsbild, die Ausprägung der einzelnen Symptome (Demenz, Septumdefekte des Herzens) ist jedoch individuell sehr unterschiedlich.

Gametogenese und Anzahl der Chromosomensätze.

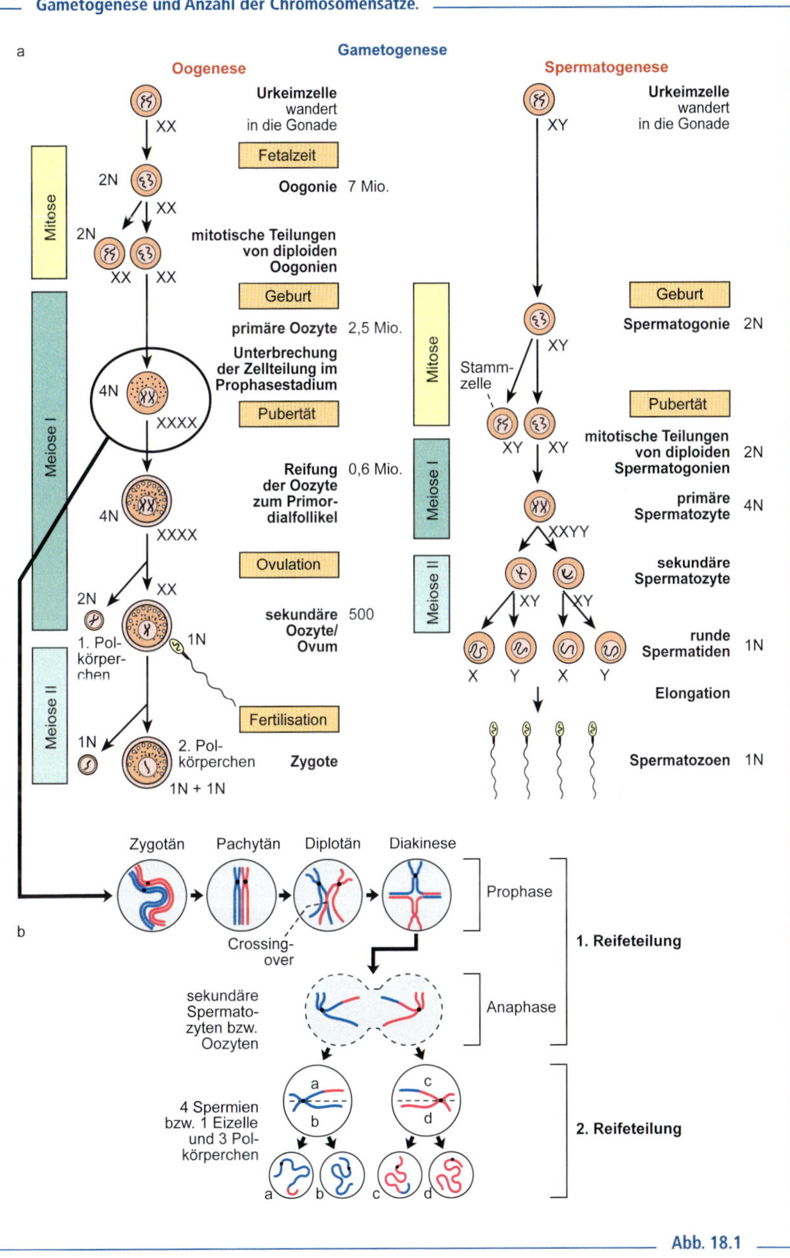

Abb. 18.1

18.2 Weibliches Reproduktionssystem

Die Ovarien der Frau lassen im Monatszyklus Eizellen heranreifen und transportieren sie zum Uterus, der nach erfolgter Befruchtung den Embryo in seine darauf vorbereitete Wand aufnimmt, den Fetus im weiteren Verlauf der Schwangerschaft beherbergt und über die Plazenta versorgt. Hormone koordinieren im Zusammenspiel mit Hypothalamus und Hypophyse den Ablauf von Zyklus, Schwangerschaft und Geburt und sind für die Ausbildung sekundärer Geschlechtsmerkmale und „typisch weiblicher" Verhaltensweisen verantwortlich.

Entwicklung

Während der **Fetalzeit** und nach der **Geburt** kommt es bei der Geschlechtsdeterminierung zu je einem vorübergehenden Peak der Gonadotropine (luteinisierendes Hormon [LH] und Follikel-stimulierendes Hormon [FSH], → **Abb. 18.2**, → **Kap. 17.11**). Erst mit Beginn der **Pubertät** steigen sie erneut an, angeregt durch die ab dann pulsatile Freisetzung von GnRH aus dem Hypothalamus (→ **Abb. 18.3**). In der Pubertät vergrößert sich unter ihrem Einfluss die Brust, die Schambehaarung wächst und die Einlagerung von subkutanem Fettgewebe sorgt für die Ausbildung der typisch weiblichen Körperformen. Nach Etablierung eines regelmäßigen Monatszyklus unterliegen LH und FSH bis zum Beginn der Menopause den gleichen Schwankungen wie die Sexualhormone. Die **Menopause** beginnt meist nach dem 50. Lebensjahr. Die Ausschüttung der Sexualhormone versiegt, da im Ovar kaum noch hormonproduzierende Follikel vorhanden sind. FSH und LH steigen an, da ihre Produktion nicht mehr durch die Sexualhormone gehemmt wird (fehlende negative Rückkopplung, → **Kap. 17.4**). Die niedrigen Östrogenspiegel im Blut führen zu Blutdruckschwankungen, Hitzewallungen, Schlaflosigkeit, Depressionen, Atrophie des Vaginalepithels und Libidoverlust, was die Lebensqualität erheblich einschränken kann. Hormonersatztherapien werden derzeit wegen möglicherweise erhöhtem Risiko für manche Krebsarten und Thrombosen kontrovers diskutiert.

Zyklusablauf

Der weibliche Zyklus (→ **Abb. 18.4**) kommt durch ein komplexes Zusammenspiel von Hypothalamus, Hypophyse und Follikel zustande, wobei GnRH, FSH und LH bzw. Östradiol, Progesteron und Inhibine für die Regulation verantwortlich sind (→ **Kap. 17.11**). Hochfrequente GnRH-Pulse am Ende des Zyklus führen zu einer hohen FSH-Konzentration während der Monatsblutung. FSH stimuliert 10–30 Primordialfollikel zur Differenzierung, aber nur einer davon entwickelt sich zum Graaf-Follikel (selten zwei → zweieiige Zwillinge). In der **Follikelphase** produzieren die äußeren **Thekazellen** unter LH-Stimulation aus Cholesterin, das sie über den LDL-Rezeptor aus dem Blut
aufnehmen, zunächst Androgene, v. a. Androstendio
Dieses wird von den inneren **Granulosazellen** üb
Testosteron zu Östradiol umgewandelt, da nur dies
über die dazu notwendige Aromatase verfüge
Langsam ansteigende Östradiolspiegel (und Inhibin
hemmen die pulsatile GnRH-Freisetzung im Hypoth
lamus; in der Folge sinkt die FSH-Konzentration.
Lokale Mechanismen sorgen dennoch für die erfol
reiche Entwicklung eines Follikels, der zur Ovulatio
kommt: Östradiol stimuliert die Zellteilung der Foll
kelzellen sowie die Synthese von FSH-Rezeptore
und Aromatase. Der **dominante Follikel** mit d
höchsten Östradiolbildung stimuliert sich also selb
in einem positiven Rückkopplungskreis; durch rapid
Vaskularisierung verbessert er außerdem seine Ve
sorgung mit FSH. Er sorgt für einen massiven Anstie
der zirkulierenden Östradiolkonzentration, außerde
beginnen seine Granulosazellen Progesteron zu syn
thetisieren (→ **Abb. 18.4**). Alle anderen Follikel ge
hen aufgrund von niedrigen FSH- und hohen lokale
Konzentrationen von Androgenen, die sie mangel
Aromatase nicht effektiv umwandeln können, apo
ptotisch zugrunde (Atresie).
Zur **Zyklusmitte** sensitivieren hohe Östradiolspieg
die FSH- und v. a. die LH-produzierenden Zellen fü
GnRH diese und entleeren daraufhin ihre Speiche
(→ **Abb. 17.22**). Hohe Konzentrationen an LH un
lokal gebildetes Progesteron induzieren die Ruptu
der Follikelwand und die Freisetzung der Eizell
(Ovulation). Der im Ovar verbleibende, reichlic
vaskularisierte leere Follikel entwickelt sich in de
Lutealphase vorübergehend zu einem endokrine
Organ: Als **Corpus luteum** (Gelbkörper) produzie
er v. a. Progesteron, aber auch weiter Östradiol. Dies
hemmen die Ausschüttung von GnRH und damit zu
nächst die Bildung der Gonadotropine (→ **Abb
18.4**). Auf diese Weise entzieht sich der Gelbkörpe
selbst aber die essenziellen Wachstumsfaktoren FS
und LH: Er atrophiert, und die Sexualhormone sinke
rasch ab. Damit entfällt ihre inhibitorische Wirkun
und unter dem Wiederanstieg von FSH beginnt ei
neuer Zyklus.
Steigende Östradiolspiegel stimulieren in der **Proli
ferationsphase** den Aufbau des **Endometriums**
Progesteron aus dem Gelbkörper stoppt die Prolifera
tion, induziert die Sekretbildung und erhöht di
Durchblutung zur Aufnahme des Embryos. Fallen di
Hormone bei nicht erfolgter Konzeption ab, kontra
hieren sich die Spiralarterien. Die Ischämie führt z
Zelltod, Proteolyse und **Monatsblutung.**
Orale Kontrazeptiva („Pille") enthalten meist Östro
gen und ein Gestagen und verhindern so den Eintrit
in einen Zyklus. Die Monatsblutung erfolgt nur auf
grund der „Pillenpause".

Sekretionsmuster von LH und FSH.

Plasma-Gonadotropine (mU/mL)
Fetus
Säug-lings-alter
Kindheit
Pubertät
Jahre der Fortpflanzung
Wechsel-jahre
FSH
LH
Monatszyklen
100
70
10
1. Trimenon
2. Trimenon
3. Trimenon
Geburt
6 Monate
10–14 Jahre
50 Jahre

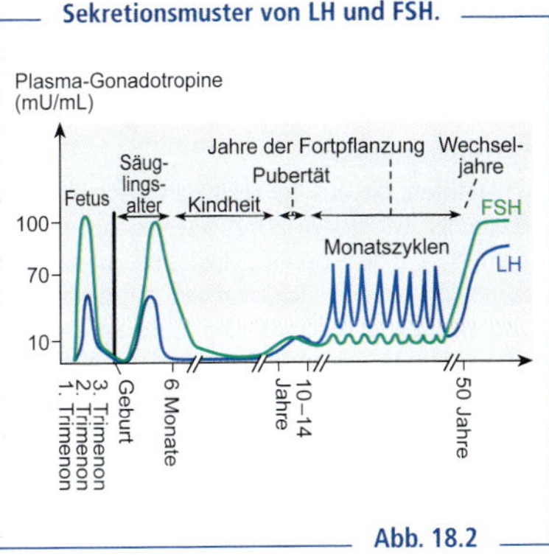

Abb. 18.2

Pulsatile Freisetzung von GnRH.

GnRH (pg/L)
LH (mU/mL)
90 min
GnRH
LH
20
10
0
0
2
4
6
Stunden

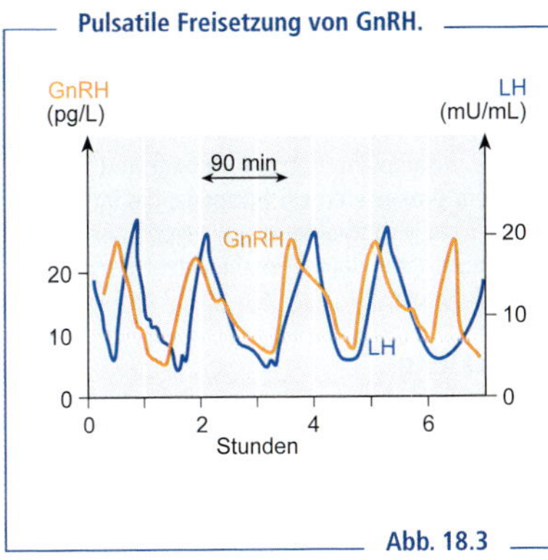

Abb. 18.3

Weiblicher Zyklus: Hormone, Endometrium und Follikelentwicklung.

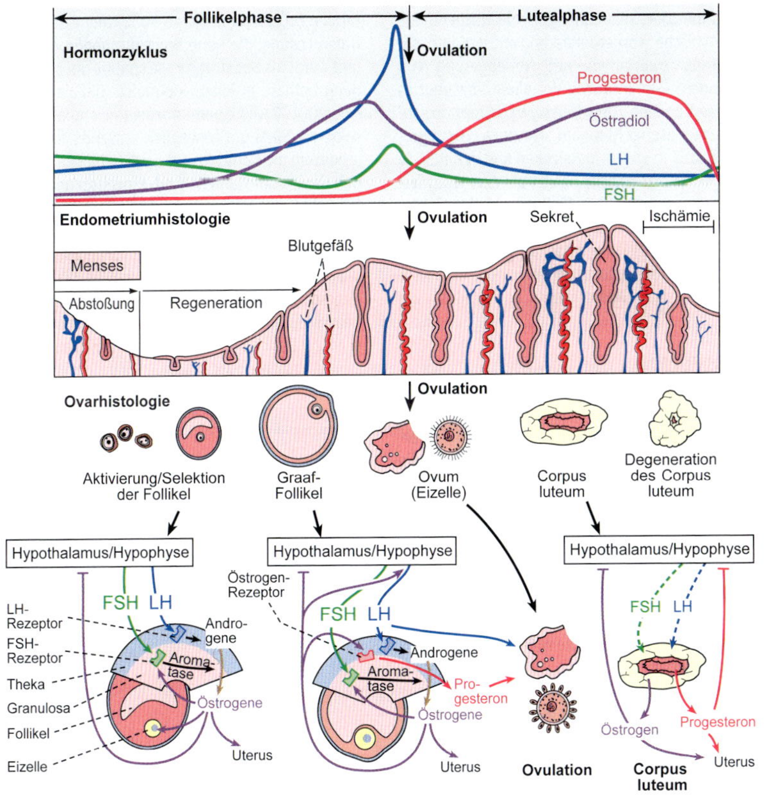

Follikelphase
Lutealphase
Hormonzyklus
Ovulation
Progesteron
Östradiol
LH
FSH
Endometriumhistologie
Ovulation
Sekret
Ischämie
Blutgefäß
Menses
Abstoßung
Regeneration
Ovarhistologie
Ovulation
Aktivierung/Selektion der Follikel
Graaf-Follikel
Ovum (Eizelle)
Corpus luteum
Degeneration des Corpus luteum
Hypothalamus/Hypophyse
FSH
LH
LH-Rezeptor
FSH-Rezeptor
Theka
Granulosa
Follikel
Eizelle
Andro-gene
Aroma-tase
Östrogene
Uterus
Hypothalamus/Hypophyse
Östrogen-Rezeptor
FSH
LH
Androgene
Aroma-tase
Pro-gesteron
Östrogene
Uterus
Ovulation
Hypothalamus/Hypophyse
FSH
LH
Östrogen
Progesteron
Uterus
Corpus luteum

Abb. 18.4

18.3 Männliches Reproduktionssystem

Die inneren männlichen Genitalorgane produzieren, speichern und transportieren Spermatozoen in einer komplex zusammengesetzten Flüssigkeit (Sperma). Außerdem produzieren sie Hormone, die im Zusammenspiel mit Hypothalamus und Hypophyse für die Ausbildung sekundärer Geschlechtsmerkmale verantwortlich sind.

Entwicklung

Noch vor der Geburt wandern die Hoden in das Skrotum. Da es außerhalb der Körperhöhle liegt, bleibt dort, z. B. auch bei Fieber, die Temperatur leicht unter 37 °C, was für die Spermatogenese essenziell ist. Mit Beginn der **Pubertät** werden vermehrt LH und FSH aus der Adenohypophyse freigesetzt. Dies bewirkt einen steilen Anstieg des Testosteron-Plasmaspiegels (s. u.). Dieser Anstieg bis auf etwa das 10-Fache dauert ungefähr bis zum 20. Lebensjahr, danach bleibt Testosteron bis ins Alter erhöht (6 ng/mL). Testosteron stimuliert die Vergrößerung von Skrotum, Hoden und Penis und induziert sekundäre Geschlechtsmerkmale wie das typische Körperbehaarungsmuster und die Vergrößerung von Larynx und Verlängerung von Stimmbändern (Stimmbruch). Vor allem aber regt es massiv das Knochen- und Muskelwachstum an, sodass ein erwachsener Mann im Schnitt ca. 10 cm größer ist, doppelt so viele Muskelzellen und damit 50 % mehr fettfreie Körpermasse besitzt als eine Frau. Testosteron ist durch direkten Einfluss auf das Gehirn auch für viele „typisch männliche" Verhaltensweisen wie Aggressivität, Risikobereitschaft etc. verantwortlich. Der Abfall von Testosteron im hohen Alter führt zu Knochen- und Muskelabbau und Verlust der Libido.

Bau und Funktion der Gonaden

Hoden sind Knäuel von Samenschläuchen, deren Epithel von hochprismatischen **Sertoli-Zellen** gebildet wird (→ Abb. 18.5). Zwischen ihnen sitzen die **Spermatogonien.** Peritubuläre Zellen umgeben die Schläuche. Zwischen den Schläuchen liegen im Interstitium die **Leydig-Zellen.** Dort stimuliert LH nach Bindung an seinen Rezeptor über ein G_s-Protein, Adenylatcyclase (AC), cAMP und PKA die Synthese von Schlüsselenzymen der Testosteronbildung aus Cholesterin (→ Abb. 18.6). **Testosteron** wird in die Blutbahn sowie über die Sertoli-Zellen nach Bindung an ein Androgen-bindendes Protein (ABP) auch in das Lumen abgegeben.
In den Sertoli-Zellen wandelt Aromatase Androgene teilweise in Östradiol um. Über die gleiche Signalkaskade fördert FSH dort die Synthese von Aromatase sowie diverser Wachstumsfaktoren, die zusammen mit dem luminalen Testosteron für die Reifung der Spermatogonien essenziell sind (→ Abb. 18.6). Dabei werden auch Inhibine und Follistatin gebildet, die zusammen mit Testosteron für die negative Rückkopplung auf Hypothalamus und Hypophyse verantwortlich sind (→ Kap. 17.11).

Spermatogenese

Spermatiden, die aus der sekundären Spermatozyte hervorgehen, entwickeln sich zu **Spermatozoen** (oder „Spermien"), indem sie ihr Zytoplasma um den Zellkern herum massiv reduzieren und stattdessen den typischen Hals- und Schwanzteil ausbilden (→ Abb. 18.7). Durch Flüssigkeitssekretion, den Zilienschlag des Epithels und die Kontraktion glatter Muskelzellen gelangen sie passiv in das **Rete testis,** ihr erstes Reservoir. Es mündet über Ausführungsgänge in den **Nebenhoden,** einen einzelnen, stark gewundenen 4–5 m langen Schlauch. Hier reifen sie weiter heran und werden gespeichert. Dabei bilden sie das Akrosom aus und exprimieren Rezeptoren, mit denen sie später die Eizelle finden bzw. den männlichen Vorkern in sie transferieren. Spermatozoen aus der Cauda epididymidis sind bereits zur Befruchtung fähig.
Die Samenbläschen, die Prostata und die bulbourethralen Drüsen produzieren 90 % einer isotonen, neutralen Lösung, die hohe Konzentrationen an Fructose und Citrat als Substrat für die spätere Spermienbewegung enthält. In einem normalen Ejakulat (2–6 mL) sind 20–100 Mio. Spermatozoen/mL enthalten, davon sollten ≥ 50 % gut beweglich sein. Hier findet wahrscheinlich die Kontrolle auf genetische Fitness (Intaktheit der Chromosomen) statt. **Emission** und **Ejakulation** sind vom VNS gesteuerte Reflexe (→ Kap. 7.7). Der männliche Orgasmus scheint bei vielen Säugern als äußerst befriedigender Akt empfunden zu werden, was wahrscheinlich die Kopulationshäufigkeit erhöht und so zur Arterhaltung beiträgt. Da der Orgasmus beim Menschen auch bei der Frau möglich ist, könnte er so zusätzlich die Paarbindung stabilisieren.

Klinik

Unerfüllter Kinderwunsch ist ein zunehmendes Problem, dessen Ursache in etwa einem Drittel der Fälle beim Mann liegt. Seit Daten dazu existieren, scheint der Anteil der Spermien mit normaler Morphologie abzunehmen. Ob Pestizide, sitzende Lebensweise oder andere Lifestyle-Faktoren verantwortlich sind, wird sehr kontrovers diskutiert. Allerdings erschwert die extreme individuelle Variabilität dieses Parameters die Interpretation.

Aufbau des Hodens und Spermatogenese.

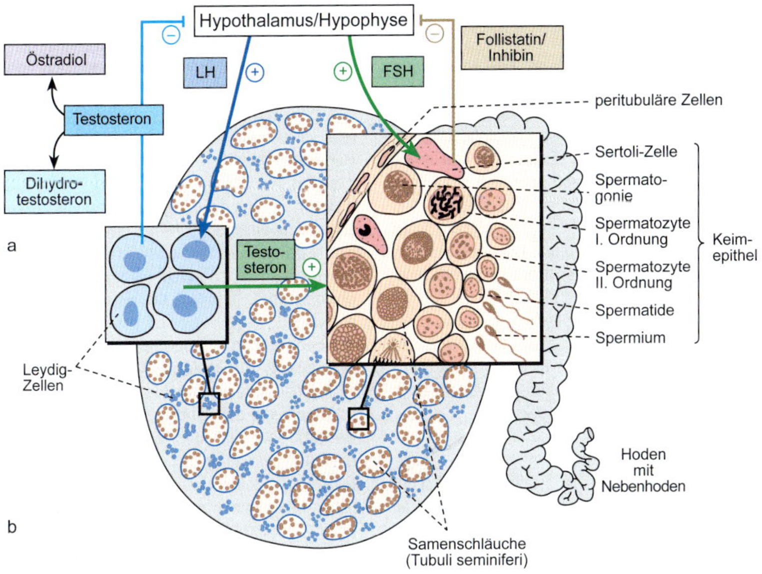

Hypothalamus/Hypophyse
⊖
⊖
Follistatin/
Inhibin
Östradiol
LH
⊕
⊕
FSH
peritubuläre Zellen
Testosteron
Sertoli-Zelle
Spermato-
gonie
Dihydro-
testosteron
Spermatozyte
I. Ordnung
Keim-
epithel
a
Testo-
steron
⊕
Spermatozyte
II. Ordnung
Spermatide
Spermium
Leydig-
Zellen
Hoden
mit
Nebenhoden
b
Samenschläuche
(Tubuli seminiferi)

Abb. 18.5

Hormonelle Interaktionen in den verschiedenen Hodenzelltypen.

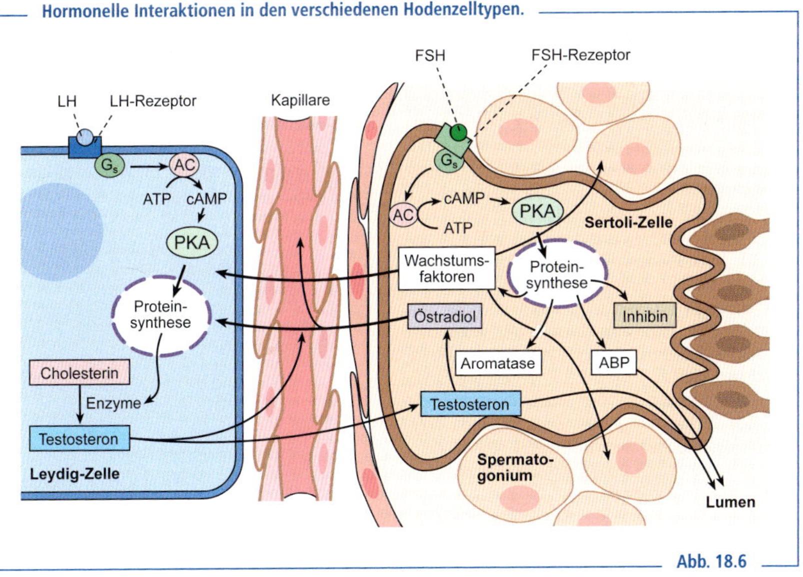

Abb. 18.6

18.4 Befruchtung, Implantation und Entwicklung

Spermienaszension

Sperma verklumpt direkt nach der Ejakulation, wird danach aber durch Proteasen schnell dünnflüssig. Ein Hindernis stellt der Zervikalschleim dar, der aber um die Ovulation herum unter Östrogeneinfluss flüssig wird (zu Fäden spinnbar: Zeichen für fruchtbare Tage). In diesem Schleim sind Spermien ca. 3 Tage lebensfähig. Von dort steigen sie innerhalb von 4–6 Stunden durch eigene Bewegung auf, unterstützt von lokal ausgelösten Kontraktionen. Dies geschieht im Eileiter sogar gegen den Zilienstrom. Während dieser **Aszension** durch Uterus und Eileiter erhöht sich die Befruchtungsfähigkeit der Spermien durch Veränderungen ihrer Oberfläche **(Kapazitation).** Der Zilienschlag zeigt den Spermien die Richtung an, evtl. zusammen mit dem Konzentrationsgradienten eines von der Eizelle abgegebenen „Lockstoffs".

Wanderung der Eizelle

Nach der Ovulation wird die Eizelle in den Eileiter aufgenommen, indem dieser durch peristaltische Kontraktionen seiner glattmuskulären Wände einen regelrechten Sog entwickelt. Unterstützend wirkt der ständige Zilienschlag des Epithels in Richtung Uterus, der aber eher das Aufsteigen von Keimen in die Bauchhöhle verhindern soll. Die Eizelle bleibt im Eileiter für ca. 24 h befruchtungsfähig, d.h., der maximal mögliche Zeitraum nach Kohabitation für eine Befruchtung beträgt insgesamt 4 Tage.

Befruchtung

Sie findet im oberen Teil der Tube statt, den nur einige hundert Spermatozoen erreichen. Dabei durchquert ein Spermium die Follikelzellschicht und bindet mithilfe eines Membranrezeptors an ein Strukturprotein der Zona pellucida (ZP3, → **Abb. 18.7**, 1). Das **Akrosom,** ein vom Golgi-Apparat stammendes Vesikel, stülpt sich helmartig über den Zellkern und gibt auf ein Ca^{2+}-Signal hin durch Exozytose Enzyme ab (2). Diese lösen die Zona pellucida lokal auf, unterstützt durch die Vorwärtsbewegung des Spermienschwanzes. Ein durch IP_3 ausgelöstes Ca^{2+}-Signal induziert die Verschmelzung von kortikalen Granula mit der Eizellmembran (3). Vermittelt durch Integrine verschmelzen die Plasmamembranen (4), sodass der männliche Zellkern und auch Plasma in die Eizelle eindringen können. Glykosidasen werden aus Eizellgranula in den perivitellinen Raum abgegeben, die aus den Glykoproteinen der Zona pellucida Polysaccharide abspalten und ihre Struktur so verändern, dass es zu keiner zweiten Befruchtung (Polyspermie) kommen kann **(Zonareaktion).**

Bei der Ovulation wurde die erste Reifeteilung abgeschlossen und die Eizelle (2N) in der Metaphase der Meiose II angehalten. Diese schließt sie erst jetzt nach dem Ca^{2+}-Signal ab. Dabei entsteht ein zweites Polkörperchen (→ **Abb. 18.1**). Die Chromosomen in beiden Zellkernen dekondensieren zu Chromatin, die Vorkerne (1N) verschmelzen (→ **Abb. 18.7**, 5). In der so entstandenen **Zygote** (2N) beginnt das Entwicklungsprogramm. Kontraktionswellen des Eileiters transportieren die Zygote in Richtung Uterus, während sie sich wiederholt teilt (→ **Abb. 18.8**). Nach vier Tagen erreicht sie als Morula, bestehend aus ein paar Dutzend Zellen, den Uterus. Dort ist das Endometrium schon auf die **Implantation** vorbereitet. Als erster Differenzierungsprozess entsteht aus der Morula eine **Blastozyste,** die sich in einen **Embryoblasten** (Anlage des späteren Körpers) und einen **Trophoblasten** teilt (bildet die Hilfsstrukturen zur Ernährung).

Das Endometrium differenziert sich in Gegenwart eines Embryos zur **Dezidua,** die eine große Zahl verschiedener Proteine, Steroide und anderer Nährstoffe sezerniert, die den Embryo zunächst ernähren. Um die **Nidation** (Einnisten) zu ermöglichen, wird die Zona pellucida aufgelöst, und die Blastozyste nimmt Kontakt mit Zellen der Uteruswand auf. Daran sind neben Integrinen in der Zellmembran auch extrazelluläre Matrixproteine wie Kollagen, Laminin und Fibronektin beteiligt.

Im Embryoblasten werden in der 2. Woche die beiden ersten Keimblätter, **Ektoderm** und **Entoderm,** gebildet, außerdem entsteht eine weitere Höhle, die Amnionhöhle. In der 3. Woche streckt sich der Embryo zu einem länglichen Keimschild. Auf dem Ektoderm bildet sich ein „Primitivstreifen" von Zellen, die in die Tiefe einwandern und das dritte Keimblatt **(Mesoderm)** mit Herzanlage und Chorda dorsalis bilden (→ **Abb. 18.9**). Die Chorda dorsalis induziert das über ihr liegende Ektoderm dazu, sich zum Neuralrohr zu falten. Das Entoderm umschließt den mit Nährstoffen gefüllten Dottersack und wird zum Darmrohr. Damit ist der Grundbauplan angelegt. Am Ende des 2. Monats sind alle inneren und äußeren Organe angelegt – ab der 11. Woche spricht man vom **Fetus.**

Klinik

Etwa die Hälfte aller befruchteten Eizellen entwickeln sich nicht weiter **(subklinische Aborte),** weitere 15 % enden mit einer **Fehlgeburt,** wobei meist Chromosomenfehler vorliegen.

Aufbau des Spermiums und Befruchtung.

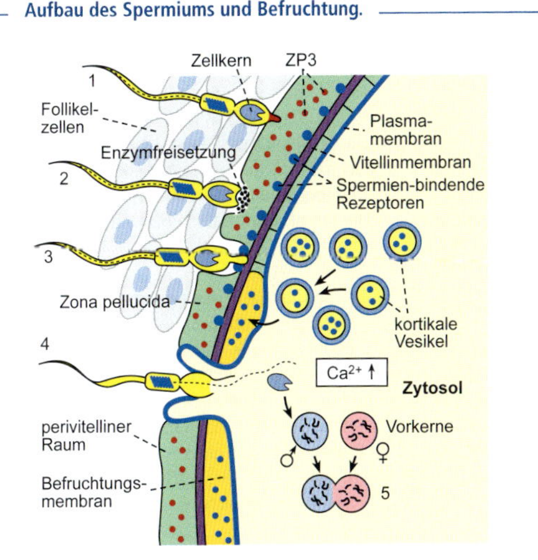

Abb. 18.7

Wanderung der Zygote, Einnistung und Entwicklung.

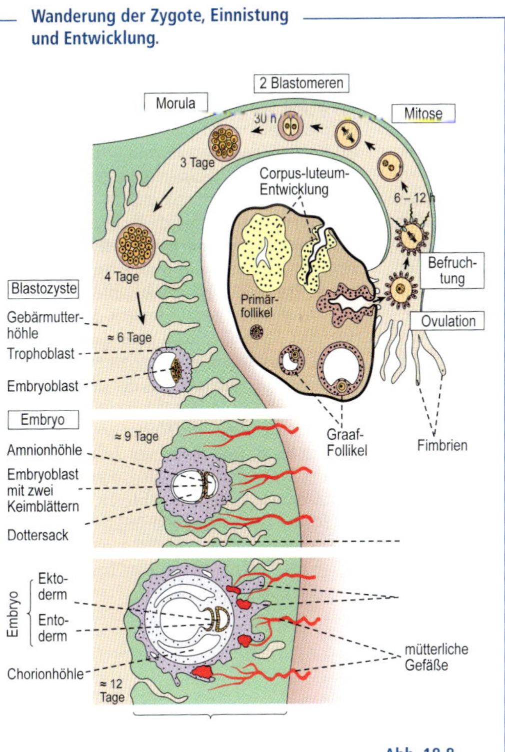

Abb. 18.8

Erste Entwicklungsstadien.

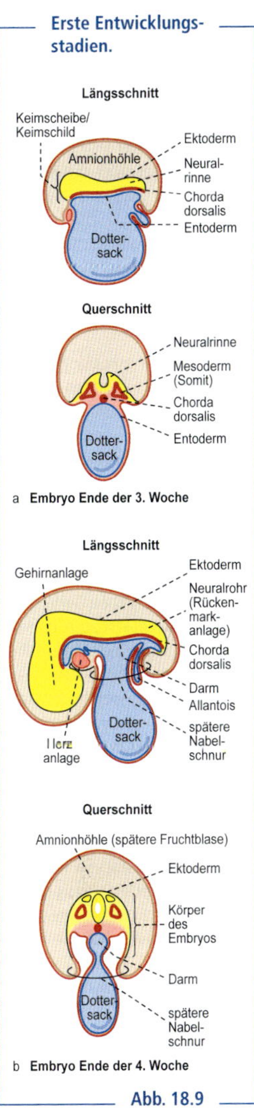

a **Embryo Ende der 3. Woche**

b **Embryo Ende der 4. Woche**

Abb. 18.9

18.5 Plazenta und Schwangerschaftshormone

Ab einer gewissen Größe kann die Blastozyste nicht mehr per Diffusion durch Endometriumsekrete versorgt werden. Der sich entwickelnde fetale Blutkreislauf tritt daher über die Plazenta in engen Kontakt mit dem der Mutter. Außerdem muss der sich entwickelnde Embryo eine nächste Ovulation verhindern, die Schwangerschaft aufrechterhalten und den mütterlichen Körper auf die Geburt und die nachfolgende Zeit vorbereiten.

Plazenta

Die äußeren Trophoblastenzellschichten, das **Chorion,** bildet Vorstülpungen aus. TNF-α-Signale und Proteasen lösen durch enzymatische Verdauung Zell-Zell-Kontakte auf und ermöglichen den Vorstülpungen, tief in die Dezidua einzudringen, bis diese den gesamten Embryo umgibt. In der äußersten Schicht lösen sich die Zellgrenzen auf und bilden den Synzytiotrophoblasten. In die darunter liegenden Lakunen **(intervillöser Raum)** münden mütterliche Kapillaren (→ **Abb. 18.10a**).

Von der mütterlichen Seite her unterteilen bindegewebige Plazentarsepten den intervillösen Raum in Kammern, in die sich die kindlichen **Zotten,** von der Chorionplatte ausgehend, baumartig verzweigen. Die Barriere zwischen mütterlichem und fetalem Blut wird also nur durch das kindliche Kapillarendothel und das Synzytium gebildet **(Plazentarschranke).** Die gesamte Austauschfläche kann in der reifen Plazenta bis zu 15 m^2 betragen. Über diese Barriere diffundieren Stoffe frei mit ihrem Konzentrationsgefälle, z. B. O_2, CO_2, Wasser und Harnstoff; andere Moleküle wie Glucose werden zusätzlich transportiert (erleichterte Diffusion) oder wie Aminosäuren oder Vitamine gegen ihren Konzentrationsgradienten durch aktiven Transport im fetalen Blut angereichert (→ **Abb. 18.10b**). Die Transportproteine und Carrier sind die gleichen wie im proximalen Tubulus der Niere und im Dünndarm (→ **Kap. 1**, → **Kap. 11** und → **Kap. 14**). Zusätzlich werden komplexe Moleküle wie LDL, Transferrin und manche Immunglobuline (IgG) durch Endozytose aufgenommen. Diesen Weg nehmen auch manche Viren sowie die Anti-D-Rhesus-Antikörper, die zur Blutgruppeninkompatibilität führen können.

Die **Plazentadurchblutung** aus ca. 120 Spiralarterien beträgt mütterlicherseits ca. 1 mL/min pro Gramm Gewebe (ähnlich wie das Herz in Ruhe!) und von fetaler Seite ca. 0,7 mL/min pro Gramm, was zum Zeitpunkt der Geburt etwa die Hälfte des fetalen Herzzeitvolumens ausmacht. Mit Fortschreiten der Schwangerschaft wird die Sauerstoffversorgung kritischer, in den letzten SSW nimmt der Fetus 20 mL O_2/min auf, was in etwa dem O_2-Bedarf des mütterlichen Herzens in Ruhe entspricht. O_2 diffundiert frei im intervillösen Raum entsprechend seinem Partialdruck gefälle (Diffusionsgleichgewicht). Drei Mechanisme erlauben den Übertritt so großer O_2-Mengen:

- Fetales Blut besitzt einen höheren Hb-Gehalt a das mütterliche Blut (170 versus 120 g/L).
- Die O_2-Affinität des fetalen Hb mit 2 γ-Untereinheite ist größer als die des mütterlichen.
- Die Abgabe von CO_2 aus dem fetalen Blut steige die Affinität des fetalen Hb, während die CO_2-Au nahme die Affinität des mütterlichen Hb senk (Bohr-Effekt).

Daher beträgt die O_2-Sättigung des fetalen Blutes i der Nabelvene trotz des niedrigen pO_2 im intervillö sen Raum 85 % (→ **Tab. 18.2**). Nimmt die Plazenta durchblutung ab, sinkt die absolute Menge an trans feriertem O_2; O_2-Sättigung und pO_2 im fetalen Blu fallen ab. Dies führt beim Fetus über Chemosensore zu Bradykardie. Aus diesem Grund wird die kindlich Herzfrequenz in den letzten Schwangerschafts wochen eng überwacht.

Schwangerschaftshormone

Die Blastozyste bildet **HCG** (humanes Choriongona dotropin, → **Abb. 18.11**), das schon wenige Tag nach der Befruchtung im Blut und wenig späte auch im Harn der Schwangeren immunologisc nachweisbar ist (Schwangerschaftstest). HCG st muliert den Gelbkörper, weiterhin große Mengen a **Progesteron** und **Östradiol** zu produzieren, un verhindert seine Degeneration. Auf der Ebene vo Hypothalamus und Hypophyse bleibt daher das Sig nal für die Monatsblutung und den Eintritt in eine neuen Zyklus aus. Progesteron sorgt für die Ausdi ferenzierung der Dezidua und hyperpolarisiert di Uterusmuskulatur, wodurch die Muskeltätigkeit ge hemmt wird. Außerdem werden **HPL** (humanes pla zentares Laktogen) und **Prolactin** (PRL) gebilde welche die Brustdrüse zur Ausdifferenzierung brir gen. Im weiteren Verlauf steigen die Konzentratic nen aller Steroidhormone über die Maximalwert während des Zyklus an, v. a. werden nun auch Ös ron und Östriol gebildet, was der Gelbkörper allein mengenmäßig nicht leisten kann. In einem komple xen Zusammenspiel von Mutter und Fetus überneh men ab der 8. SSW daher nun Zellen der Plazenta v. a. des Synzytiotrophoblasten, deren Synthese (**fe toplazentare Einheit,** → **Abb. 18.12**). Dabei stel die Mutter Cholesterin und DHEA-Sulfat, der Fetu DHEA-Sulfat und 16α-OH-DHEA zur Verfügung, au denen die Plazenta Progesteron bzw. Östradiol, Ös tron und Östriol synthetisiert.

Aufbau der Plazenta und Stofftransport.

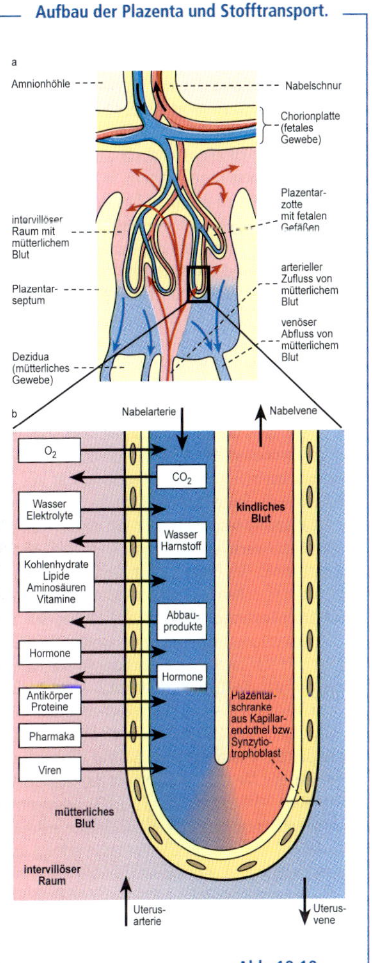

Abb. 18.10

Hormone im Verlauf der Schwangerschaft.

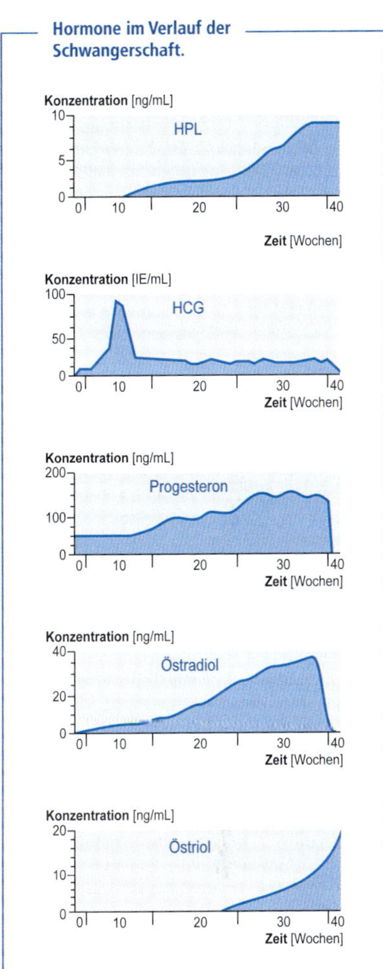

Abb. 18.11

Tab. 18.2: Plazentarer Gasaustausch

	Uterusarterie	Nabelarterie	Nabelvene	Uterusvene
Sauerstoffsättigung	97%	≈ 25%	≈ 85%	≈ 60%
O_2-Partialdruck	95 mmHg	20 mmHg	30 mmHg	30 mmHg
CO_2-Partialdruck	32 mmHg	48 mmHg	43 mmHg	43 mmHg

18.6 Physiologie des Fetus

Aus der Blastozyste entstehen neben der Plazenta auch Nabelschnur und **Fruchtblase,** die zum Leben im Uterus nötig sind. Letztere entsteht aus der Amnionhöhle, deren Epithel ab der 8. SSW Fruchtwasser sezerniert, das den Fetus gegen mechanische Stöße schützt, für konstante Temperatur sorgt und Verwachsungen mit der Wand verhindert. Teile des Amnions umschließen Dottersack und Allantois; die Wände legen sich eng aneinander und bilden die **Nabelschnur** als Verbindung zur Plazenta (→ **Abb. 18.9**). Diese ist relativ steif und sorgt so dafür, dass die in ihr verlaufenden Blutgefäße bei Bewegungen des Kindes und der Mutter nicht abgeklemmt werden.

Das Gewicht des Fetus nimmt zusammen mit Plazenta und Fruchtwasser zunächst langsam, im 3. Trimenon aber rapide zu (→ **Abb. 18.13**). Dieses **Wachstum** ist eine Folge von Zellteilungen, v.a. im Fetus (Hyperplasie), und Zellvergrößerung, v.a. in der Plazenta (Hypertrophie). Die Zygote (ca. 1 ng) teilt sich im Verlauf der Schwangerschaft etwa 42-mal und entwickelt sich zu einem 3 kg schweren Kind – eine Gewichtszunahme um das $3 \cdot 10^{12}$-Fache! Sie beruht auf einer massiven Zunahme der Proteinsynthese, v. a in Leber und Muskel, sowie dem Anlegen großer Fettdepots und Glykogenspeicher. **Glucose** ist die Hauptenergiequelle. Ihre Konzentration muss zunächst nicht vom Fetus kontrolliert werden, da dies im mütterlichen Organismus geschieht. Mütterliches Insulin kann die Plazentarschranke nicht passieren. **Insulin-like Growth Factors (IGF-I und -II)** sind beim Fetus wesentliche Wachstumshormone und korrelieren gut mit dem Geburtsgewicht. Das **Wachstumshormon GH** scheint intrauterin weniger bedeutend zu sein.

Klinik

Schlecht eingestellter **Diabetes mellitus der Mutter** mit resultierender beidseitiger Hyperglykämie resultiert in vermehrter **fetaler Insulinausschüttung.** Als Wachstumshormon führt es zu vergrößerter Körpermasse des Fetus. Diese Kinder müssen oft per Kaiserschnitt entbunden werden.

Auch **Schilddrüsenhormon** ist für die regelrechte Entwicklung von größter Bedeutung (T_4-Mangel führt zu Kretinismus!). Im ersten Trimenon wird es v.a. von der Mutter produziert, der Fetus übernimmt erst gegen Mitte der Schwangerschaft einen bedeutenden Anteil der Produktion, wenn das hypothalamisch-hypophysäre System seine Funktion aufnimmt und TSH bildet.

Die **Nebennieren** werden bis zur 16. SSW fast so groß wie die Nieren; ihre Rinde ist die Quelle des fetalen DHEA-Sulfats, aus dem die Plazenta Östrogene produziert (→ **Abb. 18.12**).

Im letzten Trimenon synthetisiert die NNR außerdem aus plazentarem Progesteron Cortisol, das in den Typ-II-Alveolarepithelzellen der **Lunge** die Synthese der Enzyme zur Bildung von **Surfactant** induziert und die Geburt mit einleitet. Ab der 12. SSW führt der Fetus mehrmals pro Minute Atmungsbewegungen aus, die aber funktionslos sind, da Lunge und **Atemwege** mit Flüssigkeit gefüllt sind. Das **Herz** beginnt in der 5. SSW Blut zu pumpen. Das **Kreislaufsystem** ist bis zur 11. SSW etabliert (→ **Abb. 18.16**). Erythrozyten werden zunächst im Mesenchym, in Blutgefäßen, Leber, Milz und erst später im Knochenmark gebildet, das auch früh schon Leukozyten produziert. Die Gerinnungsfähigkeit ist gering. Das osmotisch wichtigste Serumprotein ist α-Fetoprotein, das später von Albumin abgelöst wird.

Für die Konstanz des Salz- und Wasserhaushalts sorgt der mütterliche Organismus. Die **Nieren** beginnen zwar in der 22. SSW zu filtrieren, können aber noch nicht konzentrieren. Sie scheiden daher einen hypotonen, glucosefreien Harn ins Fruchtwasser aus. Die darin gelösten Salze und Nährstoffe werden teils über die Plazenta resorbiert, teils mit dem Fruchtwasser vom Fetus verschluckt. Gegen Ende der Schwangerschaft trinkt der Fetus täglich fast die Hälfte des Fruchtwassers. Zellen und anderes Material, das nicht im **Gastrointestinaltrakt** (der erst ab der 30. SSW funktionstüchtig ist) verdaut wird, werden mit Galle im Kolon als schwarzes, pastenartiges Mekonium abgelagert. Auch die **Leber** übernimmt viele Funktionen erst nach der Geburt. Sie speichert große Mengen Glykogen und Lipide aus mütterlicher Glucose als peripartale Energiereserve. Bis zur 28. SSW sind im **Gehirn** alle Neurone vorhanden; der Kopfumfang beträgt etwa 70 % seiner Geburtsgröße, während das Körpergewicht noch weniger als die Hälfte ausmacht. Die weitere Zunahme der Gehirnmasse erfolgt durch Neuronenwachstum, Ausdifferenzierung der synaptischen, dendritischen Verschaltungen und Proliferation von Gliazellen bis zum 4. Lebensjahr. Die Myelinisierung dauert bis zum 6. Lebensjahr an.

Klinik

Niedriges Geburtsgewicht gefährdet das Neugeborene (→ **Praxisfall**). Genetische Defekte sowie Mangelernährung, Rauchen, Drogen- und Alkoholabusus der Mutter in den ersten SSW führen zu erniedrigter Zellzahl, Stoffwechselerkrankungen der Mutter im letzten Trimenon zu einem asymmetrisch kleineren Fetus mit normalem Kopfumfang.

Hormonsynthese in der fetoplazentaren Einheit.

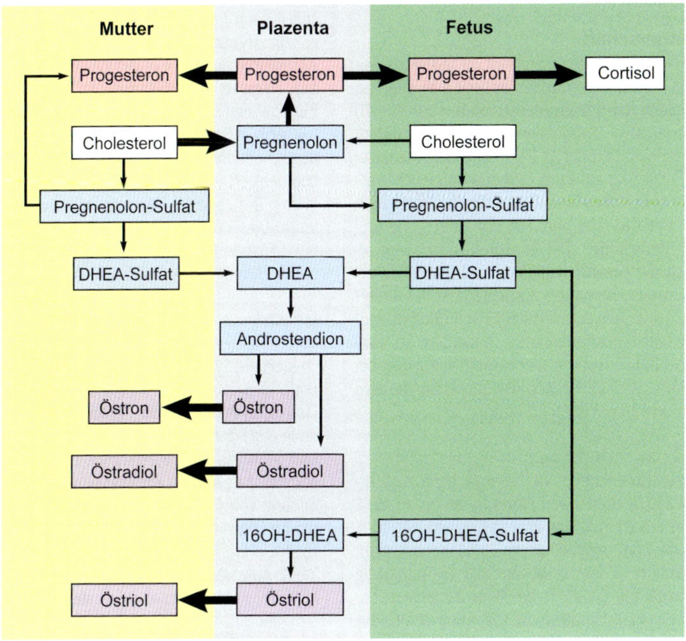

Mutter
Plazenta
Fetus
Progesteron
Progesteron
Progesteron
Cortisol
Cholesterol
Pregnenolon
Cholesterol
Pregnenolon-Sulfat
Pregnenolon-Sulfat
DHEA-Sulfat
DHEA
DHEA-Sulfat
Androstendion
Östron
Östron
Östradiol
Östradiol
16OH-DHEA
16OH-DHEA-Sulfat
Östriol
Östriol

Abb. 18.12

Wachstum des Fetus.

Gewicht [kg]
Körperlänge [cm]
4
3
2
1
0
50
40
30
20
10
0
Körperlänge
Fetus
Fruchtwasser
Plazenta
0
10
20
30
40
Schwangerschaftsdauer [Wochen]

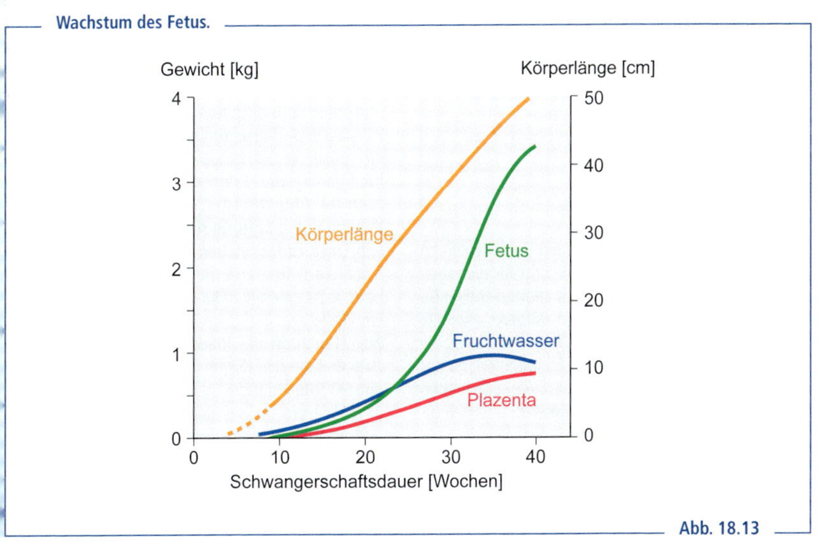

Abb. 18.13

18.7 Physiologie der Schwangeren und Geburt

Schwangerschaft

Zwar dauert eine Schwangerschaft im Mittel 38 Wochen, aus praktischen Gründen rechnet man aber mit 40 SSW nach der letzten Menstruation (280 d = 10 Mond- oder etwa 9 Kalendermonate). Dabei nimmt die Schwangere im Schnitt 14 kg an Gewicht zu. Davon entfallen 5 kg auf Kind, Plazenta und Fruchtwasser, 5 kg auf Fettgewebe und interstitielle Flüssigkeit, 2 kg auf Brustgewebe und 2 kg auf Uterus und vermehrtes Blutvolumen. Der **Energiebedarf** steigt allein durch die Gewichtszunahme und durch den erhöhten Umsatz. Besonders ausgeprägt ist der Bedarf an Protein (ca. 30 g/d zusätzlich), Eisen (Blutbildung) und Calcium (Knochenbildung). Außerdem ist eine vermehrte Zufuhr von Folsäure (Methylierungen bei DNA-, RNA- und Phospholipidsynthese für massive Zellteilungen) bzw. Vitamin D nötig.

Kreislaufveränderungen

Das **Blutvolumen** steigt zur Versorgung der zusätzlichen Gefäße in Uterus und Plazenta um bis zu 45 % an; dabei erhöht sich das Plasmavolumen um 40 % und das der Erythrozyten nur um 20 %. Der erniedrigte Hämatokrit (0,33!) verbessert die O_2-Abgabe in der Plazenta. Die Zunahme des Plasmavolumens beruht auf der vasodilatatorischen Wirkung von Östrogenen und Progesteron: Sie setzen die Empfindlichkeit für Angiotensin II herab, in der Folge sinkt der totale periphere Widerstand. Dadurch steigen auch der renale Plasmafluss und die glomeruläre Filtrationsrate in der **Niere** (→ Kap. 11). Dies wiederum aktiviert das Renin-Angiotensin-Aldosteron-System (RAAS). **Aldosteron** sorgt für vermehrte Na^+- und Wasserrückresorption, das Plasma expandiert.

Klinik

Gegen Ende der Schwangerschaft kann das RAAS entgleisen: Ausgeprägte Na^+-Retention führt zur Entwicklung von Ödemen bis hin zur **Gestose** mit Hypertonie, Proteinurie und Krämpfen.

Durch Zunahme von Frequenz und Schlagvolumen steigt das **Herzzeitvolumen** und sorgt für die regelrechte Durchblutung sowohl des mütterlichen Körpers als auch der Plazenta; der mittlere arterielle Blutdruck verändert sich kaum. Wenn der Uterus die großen Venen im Beckenbereich komprimiert, ist der venöse Rückstrom erschwert, was die Entstehung von Varizen (Krampfadern), Beinödemen und Hämorrhoiden begünstigt.

Atmung

Progesteron steigert die Empfindlichkeit chemosensibler Neurone im Atmungszentrum. Dadurch kommt es zur **Hyperventilation** mit einer Zunahme des Atemzeitvolumens über den gesteigerten Bedarf hinaus. Folge ist ein erniedrigter pCO_2 im mütterlichen Blut, der den plazentaren Transfer von CO_2 erleichtert (→ Abb. 18.10). Die respiratorische Alkalose wird durch vermehrte Ausscheidung von HCO_3^- renal teilkompensiert (→ Kap. 12.4). Der Uterus behindert im letzten Trimenon die inspiratorische Zwerchfellabsenkung. Dies kann durch vermehrte Brustkorbatmung nur teilweise kompensiert werden: Residualvolumen und funktionelle Reservekapazität sinken.

Geburt

Vom reifen Fetus in der Hypophyse gebildetes ACTH steigert die Synthese von Cortisol in der fetalen NNR und führt zur massiven Bildung von Östriol. Das **Östrogen-Progesteron-Verhältnis** steigt damit am Ende der Schwangerschaft stark an (→ Abb. 18.11) und führt zu einer verstärkten Synthese von Aktin, Myosin u. a. Muskelproteinen sowie zur vermehrten Bildung von Gap Junctions. Die Anzahl der Rezeptoren für **Oxytocin** steigt 200-fach (!) und so mit ihr die Oxytocin-Empfindlichkeit. Eine veränderte Ionenkanal-Ausstattung in den glatten Muskelzellen nähert ihr Membranpotenzial der Depolarisationsschwelle an. Im Uterusgewebe werden die **Prostaglandine** $PGF_{2\alpha}$ und PGE_2 gebildet, die

- die Kontraktionen der Muskelzellen verstärken
- die Kontraktionskraft des Uterus erhöhen
- die Zervix durch eine lokale inflammatorische Reaktion erweichen und erweitern.

Die Geburt wird wahrscheinlich durch endokrine, parakrine und mechanische Faktoren eingeleitet. Oxytocin setzt über seinen Rezeptor eine PLC-Kaskade in Gang, bei der es unter Mitwirkung von IP_3 und Ca^{2+} zu Uteruskontraktionen kommt. Oxytocin und die Kontraktionen stimulieren die weitere Prostaglandinfreisetzung; dadurch entwickelt sich ein positiver Rückkopplungskreis, der zu immer häufigeren und kräftigeren Uteruskontraktionen führt (→ Abb. 18.14). Schließlich führt die Zervixdehnung über **spinale Afferenzen** zu einer massiven Oxytocinfreisetzung, die eine Wehe induziert. Zwar wird dieses rasch durch Oxytocinase abgebaut, erzeugt aber zeitverzögert die nächste Oxytocin-Welle.

Beim Durchtritt des Kindes durch den Geburtskanal müssen Kopf und Körper nacheinander eine Drehung um 90° durchführen, damit der Kopf mit seinem größten Durchmesser (längs) und danach Schulter und Beckengürtel das querovale Becken passieren können.

Auslösung der Wehen.

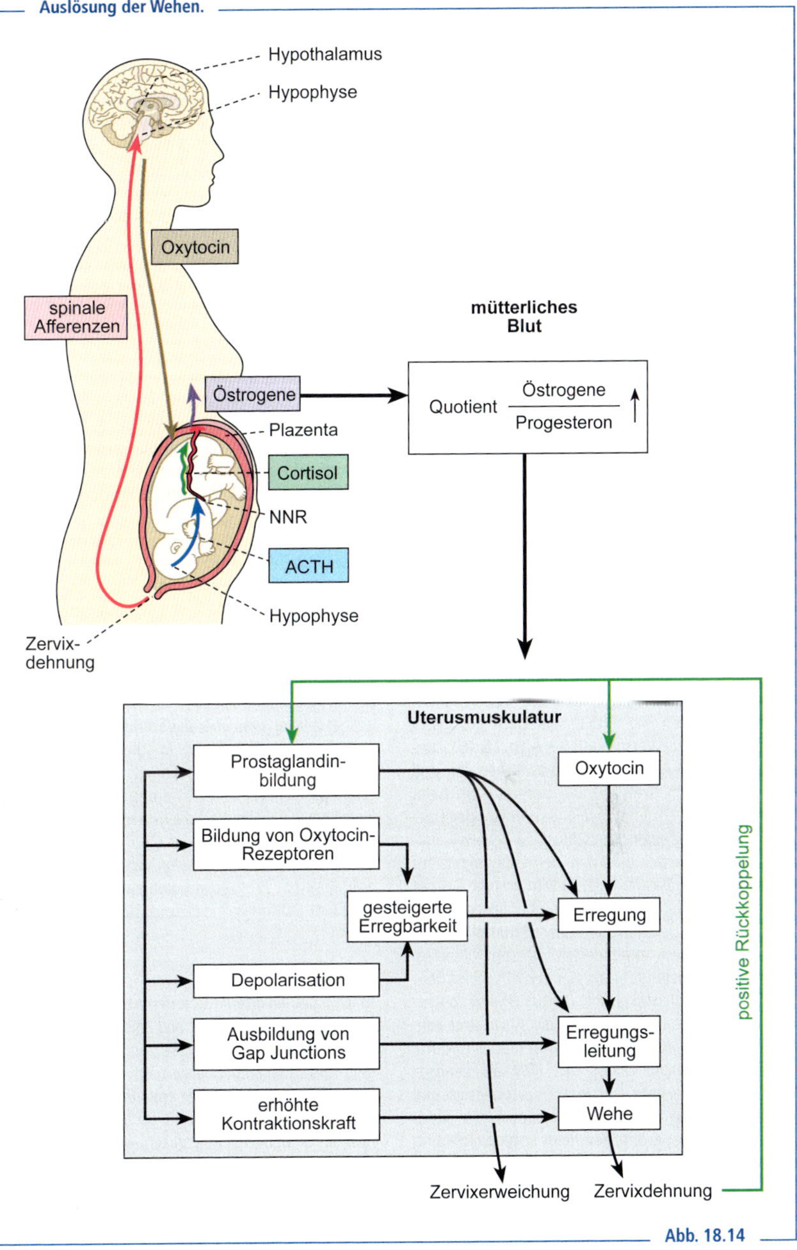

Abb. 18.14

18.8 Physiologie des Neugeborenen

Nach der Geburt muss sich das Kind an eine völlig neue Umgebung anpassen. Auf das Einsetzen der Atmung folgt die rasche Umstellung des Herz-Kreislauf-Systems, gefolgt vom Einsetzen der Verdauungsaktivität und der Temperaturregulation.

Nachgeburtsperiode

Kräftige Wehen verkleinern die Wandflächen im leeren Uterus und stoßen dabei die Plazenta ab. Dabei komprimieren sie die Spiralarterien und stillen so deren Blutung. Die Nabelschnurarterien verschließen sich aktiv, was zu einer Autotransfusion des Kindes führt (wenn dies nicht durch meistens frühzeitiges Abnabeln verhindert wird). Der Ausfall der Plazentafunktion führt zum Anstieg des pCO_2 bzw. Abfall von pO_2 und pH. Dies wirkt als starker Atmungsantrieb und löst den ersten **Atemzug** aus. Dieser muss die flüssigkeitsgefüllte, kollabierte Lunge expandieren. Dazu muss bei einem Inspirationsvolumen von 40 mL eine transpulmonale Druckdifferenz von – 60 cmH_2O aufgebracht werden (→ **Abb. 18.15**, beim Erwachsenen 500 mL bei –2,5 cmH_2O!). Bei den folgenden kräftigen Exspirationen wird die meiste Flüssigkeit ausgestoßen. Atmungsarbeit (= Flächen) und Atemwegswiderstand (→ **Kap. 10.8**) nehmen mit jedem weiteren Atemzug ab und normalisieren sich nach ca. 40 min.

Im **fetalen Kreislauf** wurden funktionell noch nicht benötigte Organe (Lunge, GI-Trakt, Leber) durch Shunts umgangen. Sie erhalten lediglich genügend Blut für ihre eigene Versorgung (→ **Abb. 18.16**). Dies erklärt die massiven Unterschiede zwischen vor- und nachgeburtlichem Kreislauf: Die Vorhöfe sind beim Fetus durch das Foramen ovale verbunden; der Ductus Botalli bildet einen Kurzschluss zwischen A. pulmonalis und Aorta, über den der Lungenkreislauf umgangen wird. Das O_2-reichste Blut kommt aus der V. cava, strömt durch das Foramen über linken Vorhof und Ventrikel in den Kopf, den oberen Rumpf und die Arme (30 % des kombinierten Herzzeitvolumens, HZV). Von dort gelangt es als venöses Mischblut über rechten Vorhof, Ventrikel und Ductus Botalli zusammen mit dem restlichen Blut in die Aorta und zum unteren Rumpf (70 %). Über die Aa. iliacae und Aa. umbilicales erreichen 50 % des HZV als venöses Mischblut die Plazenta. Dort wird es arterialisiert und gelangt über die V. umbilicalis wieder in den kindlichen Körper. Der größte Teil fließt unter Umgehung der Leber über den Ductus venosus in die V. cava.

Nach der **Abnabelung** verdoppelt sich wegen des Wegfalls der Plazentagefäße der Widerstand im großen Kreislauf. Durch die Entfaltung der Lunge und unter Einfluss von Prostaglandinen sinkt der Widerstand dort dagegen auf ein Fünftel des Widerstandes in utero ab. Diese Veränderungen (verstärkter Rückfluss aus der Lunge, erhöhter peripherer Widerstand) erhöhen den Druck im linken Vorhof und führen zum Verschluss des Foramens. Das Septum verwächst in den ersten Lebensmonaten bis -jahren vollständig mit der Scheidewand. Aufgrund der neuen Druckverhältnisse strömt nun sauerstoffreiches Blut von der Aorta in die A. pulmonalis, was im Ductus Botalli eine aktive, O_2-induzierte Konstriktion auslöst. Dieser Verschluss trennt die beiden Kreisläufe vollständig.

Der Ductus venosus und die Umbilikalgefäße verschließen sich ebenfalls und obliterieren. Der linke Leberlappen bildet sich zurück, da er nicht mehr von Nabelschnurblut versorgt wird, während sich der rechte vergrößert. Gleichzeitig mit dem Ersatz von fetalem ($\alpha\alpha\gamma\gamma$) durch erwachsenes Hb ($\alpha\alpha\beta\beta$) führt dieser Umbau häufig zu hohen Bilirubinspiegeln, es resultiert der **Neugeborenenikterus.**

Der **Gastrointestinaltrakt** nimmt seine Tätigkeit auf, wobei die Zusammensetzung der Enzyme auf die Verdauung von Muttermilch optimiert ist. Da die **Niere** den Harn zunächst noch nicht konzentrieren kann und der Körper zu 80 % (statt 60 %) aus Wasser besteht, ist die Gefahr der **Dehydratation** bei Neugeborenen besonders groß.

Da die Oberfläche in Relation zur Körpermasse sehr groß ist und der Säugling wenig isolierendes subkutanes Fettgewebe und Wärme produzierende Muskulatur besitzt, ist er stark von **Auskühlung** bedroht. Braunes Fettgewebe im Nackenbereich ist extrem reich an Mitochondrien und Fetttropfen und wird über β_3-Rezeptoren innerviert. Bei **Kältestress** werden sympathische Fasern aktiviert, und es wird TSH ausgeschüttet, was über die Schilddrüsenhormone T_4 und T_3 zum Fettabbau in diesen Zellen führt (→ **Abb. 18.17**). Dies geschieht über eine cAMP- und PKA-vermittelte Aktivierung einer Deiodinase bzw. Lipase. T_3 stimuliert die Expression und Insertion eines „uncoupling"-Proteins (UCP) in die Mitochondrien-Innenmembran, das den von der Atmungskette aufgebauten Protonengradienten kurzschließt. So wird Fett „zitterfrei" in Wärme statt ATP umgewandelt.

Stillen

Milch ist eine Fettemulsion in einer Lösung aus Laktalbumin, Kasein, Laktose und Mineralstoffen, die in den Alveolen der Brustdrüse synthetisiert bzw. aus dem Blut ins Lumen sezerniert werden. Auf den Saugreiz hin werden über spinale Bahnen PRL und Oxytocin ausgeschüttet und stimulieren die Milchproduktion bzw. den Milchfluss (→ **Kap. 17.13**).

Fetaler Kreislauf und Umstellung nach der Geburt.

a Fetaler Kreislauf (%-Angaben: Anteil am HZV)
b Kreislauf nach der Geburt
arterielles Blut
arterielles Mischblut
venöses Blut
venöses Mischblut
Kopf, Hals, Arme
Ductus arteriosus Botalli
Foramen ovale
V. cava
Ductus venosus
V. umbilicalis
Aa. umbilicales
Plazenta
30%
70%
50%
20%
Lunge
Beine
obliterierter Ductus Botalli
geschlossenes Foramen ovale
V. portae
Gastro-intestinaltrakt
Aa. iliacae
A. hepatica propria
A. mesenterica superior
obliterierte Umbilikalgefäße

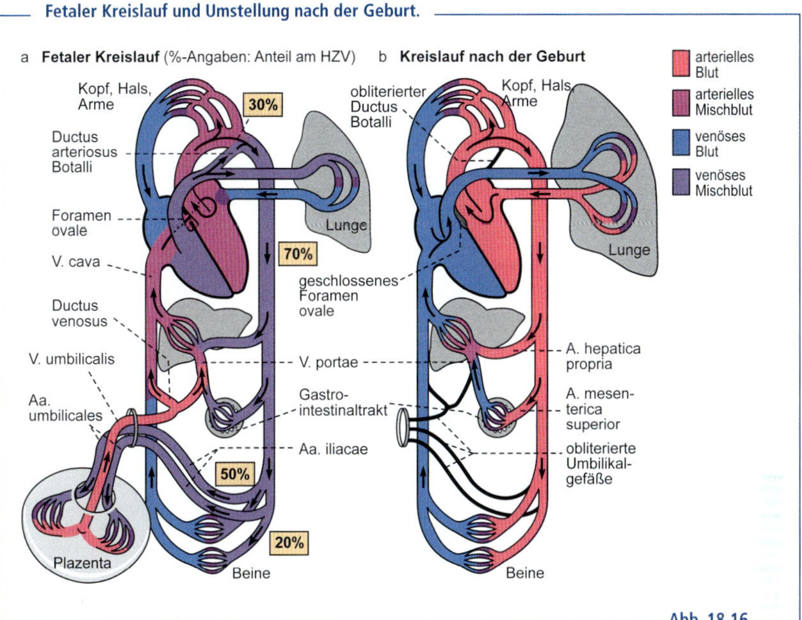

Abb. 18.16

Druck-Volumen-Diagramme der ersten Atemzüge.

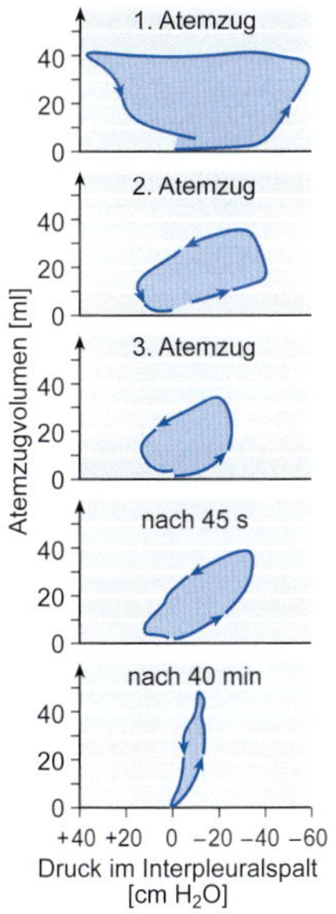

1. Atemzug
2. Atemzug
3. Atemzug
nach 45 s
nach 40 min
Atemzugvolumen [ml]
0
20
40
+40 +20 0 −20 −40 −60
Druck im Interpleuralspalt [cm H2O]

Abb. 18.15

Wärmebildung im braunen Fettgewebe.

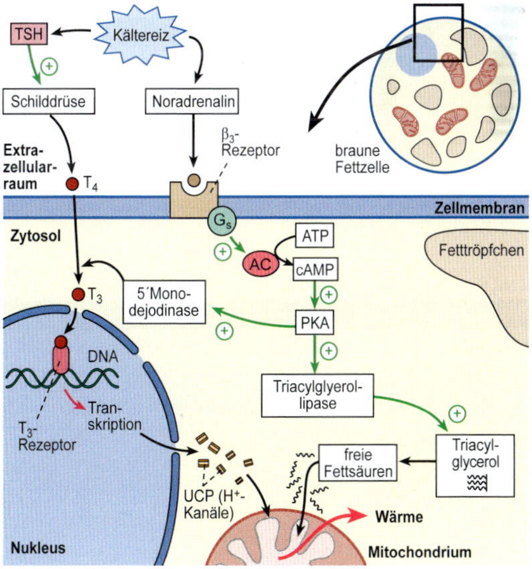

TSH
Kältereiz
Schilddrüse
Noradrenalin
β3-Rezeptor
braune Fettzelle
Extra-zellular-raum
T4
Zellmembran
Zytosol
Gs
ATP
AC
cAMP
Fetttröpfchen
T3
5´Mono-dejodinase
PKA
DNA
Triacylglyerol-lipase
T3-Rezeptor
Tran-skription
Triacyl-glycerol
freie Fettsäuren
UCP (H+-Kanäle)
Wärme
Nukleus
Mitochondrium

Abb. 18.17

Anhang

Tab. 1: Basiseinheiten.		
Basisgröße	**Basiseinheit**	**Symbol**
Länge	Meter	m
Masse	Kilogramm	kg
Stoffmenge	Mol	mol
Zeit	Sekunde	s
elektrische Stromstärke	Ampere	A
Temperatur	Kelvin	K
Lichtstärke	Candela	cd

Tab. 2: Von SI-Einheiten abgeleitete kohärente Einheiten.				
Messgröße	**Definition**	**SI-Einheit**	**Abkürzung**	**Symbol**
Kraft	Masse mal Beschleunigung	$kg \cdot m \cdot s^{-2}$	Newton	N
Arbeit, Energie, Wärmemenge	Kraft mal Weg	$kg \cdot m^2 \cdot s^{-2} = Nm$	Joule	J
Leistung	Arbeit pro Zeit	$kg \cdot m^2 \cdot s^{-3} = Js^{-1}$	Watt	W
Druck	Kraft pro Fläche	$kg \cdot m^{-1} \cdot s^{-2} = Nm^{-2}$	Pascal	Pa
elektrische Spannung	Leistung pro Stromstärke	$kg \cdot m^2 \cdot A^{-1} \cdot s^{-3} = WA^{-1}$	Volt	V
elektrischer Widerstand	Spannung pro Stromstärke	$kg \cdot m^2 \cdot A^{-2} \cdot s^{-3} = VA^{-1}$	Ohm	Ω
elektrische Leitfähigkeit	Stromstärke pro Spannung	$A^2 \cdot s^3 \cdot kg^{-1} \cdot m^{-2} = AV0^{-1}$	Siemens	S
elektrische Ladung	Stromstärke mal Sekunde	$A \cdot s$	Coulomb	C

Tab. 3: Konstanten und andere Größen.		
Bezeichnung	**Name**	**Wert**
F	Faraday-Zahl	$96.500\ °C \cdot mol^{-1}$ bzw. $A \cdot s \cdot mol^{-1}$
R	allgemeine Gaskonstante	$8{,}3\ J \cdot K^{-1} \cdot mol^{-1}$ bzw. $V \cdot A \cdot s \cdot K^{-1} \cdot mol^{-1}$
SPL	Schalldruckpegel	SPL = 20 · log (Schalldruck/Referenzschalldruck) = $20 \cdot \log (P/P_{Ref})$

Herz-Kreislauf-System

Tab. 4: Erregungsleitungsgeschwindigkeiten im EBLS.	
Bezeichnung	**Leitungsgeschwindigkeit**
Sinusknoten	–
AV-Knoten	0,04–0,1 m/s
His-Bündel	1 m/s
Kammerschenkel	1 m/s
Purkinje-Fasern	1,5–4 m/s

Tab. 5: Eigenfrequenzen der Schrittmacher des Herzens.

Rang	Herkunft und Bezeichnung	Frequenz
primärer Schrittmacher	Sinusknoten: Sinusrhythmus	60–80/min
sekundärer Schrittmacher	AV-Knoten: AV-Rhythmus	40–60/min
tertiärer Schrittmacher	ventrikuläre Teile des EBLS: Kammerrhythmus	30–40/min

Tab. 6: Winkelbegrenzungen der EKG-Lagetypen.

Winkel zur Horizontalen
• Linkstyp: –30°–0° • Quertyp: 0°–30° • Indifferenztyp: 30°–60° • Steiltyp: 60°–90° • Rechtstyp: 90°–120° • Überdrehter Rechtstyp: > 120° • Überdrehter Linkstyp: < –30°

Tab. 7: Dauer funktionell wichtiger EKG-Intervalle (bei Herzfrequenz von ca. 70 Schlägen/min).

P-Welle	< 0,1 s
PQ-Intervall („atrioventrikuläre Überleitungszeit")	< 0,2 s
QRS-Komplex	< 0, 1 s
QT-Dauer („elektrische Systole")	0,32–0,39 s

Tab. 8: Ruhewerte.

HF = 80/min
Vs = 70 mL
HMV = 5–6 L/min

Tab. 9: Drücke im Kreislauf (mmHg). Anmerkung: Die angegebenen Drücke sind: Vorhofdrücke (syst./diast.) = durchschnittliche Drücke; Ventrikeldrücke systolisch = Spitzendrücke, diastolisch = durchschnittliche Drücke.

	systolisch	diastolisch
rechter Vorhof (RA)	5	3
rechter Ventrikel (RV)	20	4
A. pulmonalis	20	9
Mitteldruck (A. pulmonalis)	13	
Druckdifferenz (ΔpL)	6	
linker Vorhof (LA)	7	4
linker Ventrikel (LV)	120	6
Aorta	120	8
Mitteldruck (Aorta)	100	
Druckdifferenz (ΔpK = pLV – pRA)	95	

Tab. 10: Mechanische Herztätigkeit.

enddiastolisches Volumen (edV) = 130 ml
endsystolisches Volumen (esV) = 60 ml

$$\text{Ejektionsfraktion (EF)} = \frac{\text{Schlagvolumen}}{\text{enddiastolisches Volumen}} \text{ (beim Gesunden} \geq 55\%)$$

Tab. 11: Wichtige Formeln Herz-Kreislauf.	
Ohm-Gesetz/ Herzminutenvolumen (HMV)	Das Ohm-Gesetz, das besagt, dass im Stromkreis die Spannung U das Produkt aus Stromstärke I und Widerstand R ist, lässt sich auch auf den Kreislauf übertragen: Die Stärke der Blutströmung, d.h. das pro Zeiteinheit durch den Kreislauf oder einen Kreislaufabschnitt fließende Blutvolumen **(Durchblutung)**, entspricht der **Stromstärke.** Als Maß der Stromstärke im Gesamtkreislauf kann das **Herzminutenvolumen (HMV)** angegeben werden, das als Produkt aus **Herzfrequenz (HF)** und **Schlagvolumen** der Ventrikel **(V_S)** berechnet wird: $$HMV = HF \cdot V_S$$
Hagen-Poiseuille-Gesetz	Der Strömungswiderstand R_x eines Einzelgefäßes wird durch seine **Länge L,** seinen **Radius r ($R \sim 1/r^4$!)** sowie die Blutviskosität η bestimmt. Setzt man diese Beziehung in das Ohm-Gesetz ein, ergibt sich das **Hagen-Poiseuille-Gesetz:** $$I = \frac{\Delta p \cdot r^4 \cdot \pi}{8 \cdot L \cdot \eta}$$
Laplace-Beziehung	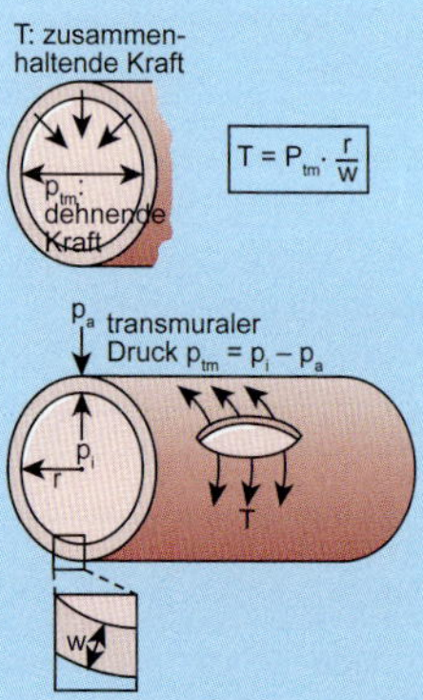 Die hier angegebene Laplace-Beziehung gilt für Blutgefäße. Die Laplace-Beziehung gilt auch für die Herzventrikel. Für die Gefäße gilt als geometrische Form der Zylinder. Für den Herzventrikel wird als geometrische Form [näherungsweise] die Kugel angenommen. Daher lautet die Laplace-Formel für den Herzventrikel: $$\text{Wandspannung } K = P_{tm} \cdot \frac{r}{2w}$$
Compliance	Die Dehnbarkeit eines Gefäßes wird durch seine **Compliance C** beschrieben. Sie ist definiert als die durch eine gegebene Änderung des transmuralen Drucks Δp_{tm} erzielte Volumenänderung ΔV: $$C = \frac{\Delta V}{\Delta p_{tm}}$$
Volumenelastizitätskoeffizient	Der Kehrwert der Compliance ist der **Volumenelastizitätskoeffizient E',** der ein Maß des Dehnungswiderstandes darstellt: $$E' = \frac{\Delta p_{tm}}{\Delta V}$$
Volumenelastizitätsmodul	Ein weiteres Maß der Elastizität (bzw. Dehnungssteifigkeit) ist der **Volumenelastizitätsmodul κ,** der Δp_{tm}, bezogen auf die relative Volumenänderung ΔV/V, angibt: $$\kappa = \frac{\Delta p_{tm}}{\Delta V} \cdot V = E' \cdot V$$

Tab. 11: Wichtige Formeln Herz-Kreislauf. *(Forts.)*		
Effektiver Filtrationsdruck (für die Flüssigkeitsverschiebungen bei der Mikrozirkulation) Für den effektiven Filtrationsdruck der glomerulären Ultrafiltration in der Niere lautet die Gleichung in Anpassung an die spezifischen Drücke im Glomerulum: $P_{eff} = p_c - p_{BK} - \pi_c$ (p_{BK} = Druck in der Bowman-Kapsel)	Gemäß der **Starling-Gleichung** ergibt sich der effektive Filtrationsdruck als Differenz der hydrostatischen Drücke in der Kapillare (p_c) und im Interstitium (p_i), vermindert um die Differenz der onkotischen Drücke in beiden Kompartimenten (π_c bzw. π_i): $P_{eff} = (p_c - p_i) - (\pi_c - \pi_i)$ Da p_i und π_i meist vernachlässigbar klein sind, lässt sich o. g. Gleichung vereinfachen: $P_{eff} = p_c - \pi_c$ $P_{eff} > 0$: Filtration, $P_{eff} < 0$: Reabsorption	
totaler peripherer Widerstand	$TPR = (MAD - ZVD)/HMV \ mmHg \cdot L^{-1} \cdot min$ MAD = mittlerer arterieller Blutdruck ZVD = zentraler Venendruck HMV = Herzminutenvolumen Der ZVD kann, weil sehr klein, auch vernachlässigt werden. Der TPR kann auch in $kPa \cdot L^{-1} \cdot s$ angegeben werden (SI-Einheit).	
Reynolds-Zahl	$Re = \frac{2r \cdot \bar{v} \cdot p}{\eta}$ Dimensionslose Reynolds-Zahl (Re) zur Abschätzung der Turbulenz einer Strömung. r = Innenradius des Gefäßes [m] $\bar{v}$ = mittlere Strömungsgeschwindigkeit [m/s] ρ = Massendichte des Blutes [kg/m^3] η = Blutviskosität [Pa/s] Überschreitet die Reynolds-Zahl den kritischen Wert von 2.000, geht die laminare in eine turbulente Strömung über.	
Blutviskosität	$\eta = \frac{\tau}{\gamma}$ Die **Viskosität (η)** ist eine temperaturabhängige Materialkonstante. Sie ist ein Maß für die innere Reibung zwischen benachbarten Schichten in einer laminar strömenden Flüssigkeit. Die Viskosität ist definiert als Quotient aus Schubspannung τ und Schergrad γ. Mit steigender Viskosität nimmt der Strömungswiderstand zu.	
	Schubspannung τ: Die Kraft (*F*), die pro Flächeneinheit (*A*) nötig ist, um Flüssigkeitsschichten gegeneinander zu verschieben: *F/A*.	
	Schergrad γ: Das Geschwindigkeitsgefälle, das sich zwischen einer ruhenden Flüssigkeitsschicht und den durch die Schubspannung in Bewegung versetzten Flüssigkeitsschichten ausbildet.	

Atmung

Tab. 12: Kennwerte der Atmung.

Parameter	Ruhe	Schwere Arbeit
Atemzugvolumen	0,5 L	2–3 L
Atmungsfrequenz	14–16/min	40/min
Atemminutenvolumen $\dot{V}$	7–8 L/min	80–120 L/min
Sauerstoffaufnahme $\dot{V}_{O_2}$	0,25–0,3 L/min	3–4 L/min
Kohlendioxidabgabe $\dot{V}_{CO_2}$	0,2–0,25 L/min	3–4 L/min

Tab. 13: Pleura- und Alveolardruck (Ruheatmung): insp./exsp.	
Pleuradruck (p_{Pl})	–3 mmHg/–6 mmHg (–0,4 kPa/–0,8 kPa)
Alveolardruck (p_A)	–0,75 mmHg/+0,75 mmHg (–0,1 kPa/+0,1 kPa)

Tab. 14: Lungenvolumina und -kapazitäten. Diese Werte gelten näherungsweise für einen erwachsenen etwa 22-jährigen Mann von ca. 1,70 m Größe. Die TLC kann in Abhängigkeit von Körpergröße, Geschlecht und Alter zwischen 4 und 8 L betragen.	
V_T	0,5 L
VC	4,8 L
RV	1,2 L
MV, KV	Je 0,6 L
IRV	3 L
FRC	2,5 L
ERV	1,3 L
IC	3,5 L
TLC	6 L

Tab. 15: Konzentrationen und Partialdrücke von O_2 und CO_2 in den Kompartimenten.

cO_2	cCO_2		pO_2	pCO_2
[mL/100 mL]		Luft	[mmHG]	
21	0,04	inspiratorisch	159	0,2
16	4	exspiratorisch	115	33
14	5,6	Alveolarluft	100	40
		Blut		
20*	49	arteriell	100*	40
15	54	gemischt-venös	40	47

* idealisierter Wert

Tab. 16: O_2-Bedarf, Durchblutung und O_2-Ausschöpfung einiger Organe.

Organ	O_2-Bedarf (µmol/min je g)	Durchblutung (mL/min je g)	O_2-Ausschöpfung (%)
Herz (Ruhe)	4,0	0,8	57
Nieren	2,4	4,0	7
Leber	2,5	1,0	28
Gehirn	1,5	0,5	34
Skelettmuskel			
• Ruhe	0,1	0,04	28
• Arbeit	7,0	1,0	80
Haut	0,04	0,1	4

Tab. 17: Zusammensetzung der atmosphärischen Luft.

Gas	Vol.-%	Fraktioneller Anteil
Stickstoff (N_2, einschließlich eines geringen Anteils Argon)	79,02	0,790
Sauerstoff	20,94	0,209
Kohlendioxid (CO_2)	0,04	0,0004
In der Physiologie werden die Konzentrationen i. d. R. als fraktionelle Anteile angegeben. Dabei entspricht eine Fraktion von 0,01 (dimensionslos) einem prozentualen Anteil von 1%.		

Tab. 18: Strömungswiderstand.

$R = \frac{\Delta P_A}{\dot{V}}$	In vereinfachter Form kann der Strömungswiderstand der Atemwege (*R* = Resistance) nach dem Ohm-Gesetz aus der Luftströmung bei In- und Exspiration (in L/s) und aus dem intrapulmonalen Druck (P_{pul} = Differenz von intraalveolärem und Umgebungsdruck) berechnet werden.

Tab. 19: Standardwerte intrapulmonaler Druck.

in Ruhe	$\pm 0\ cmH_2O = 0\ mmHg = 0\ kPa$
bei Inspiration	$-1\ cmH_2O = -0{,}75\ mmHg = -0{,}1\ kPa$
bei Exspiration	$+1\ cmH_2O = +0{,}75\ mmHg = +0{,}1\ kPa$

Tab. 20: Wichtige Formeln und Konstanten der Atmung.

Fick-Diffusionsgesetz	$\dot{V}_{Gas} = \Delta P_{Gas} \cdot d \cdot \alpha \cdot A/s$ Die Diffusionsrate ($\dot{V}_{Gas}$) wird von der Partialdruckdifferenz (ΔP_{Gas}) als Haupteinflussgröße sowie von der Größe der Austauschfläche (A) und der Diffusionsstrecke (s) bestimmt. d = Diffusionskoeffizient. Durch Zusammenfassung von d und α erhält man den Krogh-Diffusionskoeffizienten K. $\dot{V}_{Gas} = \Delta P_{Gas} \cdot K \cdot A/s$ K = Krogh-Diffusionskoeffizient (Materialkonstante, abhängig vom Diffusionsmedium, von der Temperatur und Art und Größe des diffundierenden Gasmoleküls) Durch Zusammenfassung von K, A und s erhält man die Diffusionskapazität D_{Gas}. $\dot{V}_{Gas} = \Delta P_{Gas} \cdot D_{Gas}$ Die Diffusionskapazitäten betragen: D_{O_2} = 20–30 bzw. D_{CO_2} = 300–400 mL/min pro mmHg.
Van't-Hoff-Gesetz	$P = c \cdot R \cdot T$ P = osmotischer Druck, c = Konzentration der gelösten Substanz, R = allgemeine Gaskonstante, T = absolute Temperatur
ideale Gasgleichung	$V \cdot P = n \cdot R \cdot T$ V = Volumen des Gases, P = Druck des Gases, R = allgemeine Gaskonstante, n = Anzahl der Mole
Henry-Gesetz	$C_{Gas} = \alpha_{Gas} \cdot P_{Gas}$ C_{Gas} = Konzentration des Gases, P_{Gas} = Partialdruck des Gases, α_{Gas} = temperaturabhängiger Löslichkeitskoeffizient
alveoläre Gasgleichung	$P_{aO_2} = P_{IO_2} - P_{aCO_2}/RQ$ P_{aO_2} = alveolärer Sauerstoffpartialdruck, P_{IO_2} = inspiratorischer Sauerstoffpartialdruck, P_{aCO_2} = alveolärer Kohlendioxidpartialdruck, RQ = respiratorischer Quotient
Bohr-Formel	$\frac{V_D}{V_T} = \frac{F_E - F_A}{F_I - F_A}$ V_D = Totraumvolumen, V_T = Exspirationsvolumen, F_E = exspiratorische Gasfraktion, F_I = inspiratorische Gasfraktion, F_A = Gasfraktion im Alveolarraum
Compliance	$Compliance = \frac{\Delta V}{\Delta P}$ ΔV = Volumenänderung, ΔP = Druckänderung

Tab. 20: Wichtige Formeln und Konstanten der Atmung. *(Forts.)*	
Hagen-Poiseuille-Gesetz	$R = 8 \cdot \eta \cdot l / \pi \cdot r^4$ R = Resistance, η = Viskosität, l = Atemwegslänge, r = Atemwegsradius
allgemeine Gaskonstante	$8{,}3\ J \cdot K^{-1} \cdot mol^{-1}$ bzw. $V \cdot A \cdot s \cdot K^{-1} \cdot mol^{-1}$
Gesetz von Boyle-Mariotte	$P \cdot V = konst.$ Bei gleichbleibender Temperatur und gleichbleibender Stoffmenge für ein ideales Gas.
Hüfner-Zahl	Jedes Gramm Hb kann ein Volumen von 1,34 ml O_2 binden.
respiratorischer Quotient (RQ)	Verhältnis von CO_2-Produktion zu O_2-Verbrauch, bei ausgeglichener Ernährung ca. 0,8

Säure-Basen-Haushalt

Tab. 21: Parameter des Säure-Basen-Status (Normalwerte).

Parameter	normal	Streubreite	Beeinflussung
pH	7,4	7,35–7,45	
pCO_2 [mmHg]	40	32–45	respiratorisch
$[HCO_3^-]_{akt}$ [mmol/L]	24	20–27	nicht-respiratorisch
$[HCO_3^-]_{ST}$ [mmol/L]	24	21–26	
BB [mmol/L]	48	42–54	
BE [mmol/L]	0	–3 – + 3	

Tab. 22: Veränderungen des Säure-Basen-Status bei pH-Abweichungen.

Parameter	respiratorisch		nicht-respiratorisch	
	AZ	AL	AZ	AL
pH	↓	↑	↓	↑
pCO_2	↑	↓	n	n
$[HCO_3^-]_{akt}$	↑	↓	↓	↑
$[HCO_3^-]_{ST}$	n	n	↓	↑
BB	n	n	↓	↑
BE	n	n	↓	↑

AZ: Azidose; AL: Alkalose; n: unverändert

Tab. 23: Wichtige Formeln und Konstanten Säure-Basen-Haushalt.	
Henderson-Hasselbalch-Gleichung	$pH = pK' + \lg \frac{[Base\ X^-]}{[Säure\ HX]}$ pK′ ist der negative dekadische Logarithmus der scheinbaren Dissoziationskonstante K′.

Register

C

E

G

H

I

M

P

U

V